"十三五"国家重点图书出版规划项目

道地药材
品质保障技术研究

主　编　黄璐琦

副主编　杨秀伟　肖小河　郝庆秀　段金廒　郭兰萍

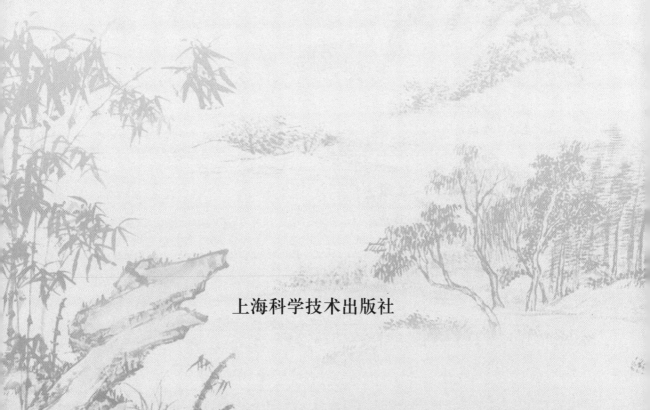

上海科学技术出版社

图书在版编目(CIP)数据

道地药材品质保障技术研究／黄璐琦主编.—上海：
上海科学技术出版社,2018.1
ISBN 978-7-5478-3757-3

Ⅰ.①道… Ⅱ.①黄… Ⅲ.①中药材-质量管理-研
究 Ⅳ.①R282

中国版本图书馆 CIP 数据核字(2017)第 267310 号

审图号：GS(2017)2373 号

本书出版得到以下项目支持：

"十二五"国家科技支撑计划"基于遗传与环境的道地药材品质保障技术示范研究"(2012BAI29B02)

本书出版由上海科技专著出版资金资助

道地药材品质保障技术研究
主编 黄璐琦

上海世纪出版(集团)有限公司
上海科学技术出版社 出版、发行
(上海钦州南路 71 号 邮政编码 200235 www.sstp.cn)
上海盛通时代印刷有限公司印刷
开本 787×1092 1/16 印张 44.25
字数 1000 千字
2018 年 1 月第 1 版 2018 年 1 月第 1 次印刷
ISBN 978-7-5478-3757-3/R·1484
定价：268.00 元

内容提要

　　本书是一部有关中药道地药材品质保障技术研究的学术专著，旨在探讨当前道地药材在生产、流通及应用中存在的品质下降、资源短缺等问题，开展道地药材品质保障及可持续利用关键技术研究。

　　本书内容来源于国家科技支撑计划项目，由"道地药材国家重点实验室培育基地"和国家中医药管理局"道地药材生态遗传"重点研究室编写。全书基于道地药材的品质特征、生态因子和人为因素影响，以白芷、雷公藤、穿心莲、三七道地药材为研究对象，从化学成分、遗传特征、品质区划、产地加工、栽培技术、活性成分生物转化技术，以及根际土壤微生态和连作障碍问题等多方面、多维度进行了示范研究，建立了快速、有效的道地药材品质评价技术及规范。

　　本书可供从事中药材栽培、生产及研究者在实践工作中参考。

编 委 会

主 编

黄璐琦

副主编

（以姓氏笔画为序）

杨秀伟　肖小河　郝庆秀　段金廒　郭兰萍

编 委

（以姓氏笔画为序）

万　明	马　昭	马致洁	王　娟	王伽伯	王杰华	王莉莉
王晓云	王浙健	韦　玮	牛　明	化海霞	邓改改	卢　恒
朱寿东	刘　勇	刘　培	刘　超	刘大会	刘永刚	刘金欣
苏　平	苏　昆	杨成民	杨秀伟	杨鑫宝	李　静	李金鑫
肖小河	吴照祥	谷　巍	张　萍	张　燕	张小波	张友波
张寿文	张定堃	张海珠	陈　蓉	陈保冬	陈美兰	林淑芳
周　利	周至明	周骁腾	孟繁蕴	赵　静	赵爱红	郝庆秀
郝志鹏	郝俊杰	胡之璧	钟国跃	段金廒	侯静怡	秦振娴
格小光	徐　嵬	高文远	郭玉明	郭兰萍	黄璐琦	康利平
宿树兰	景志贤	詹志来	谭　鹏	熊　吟	黎万奎	魏建和

前　言

　　在第 390 次香山科学会议上，笔者作为执行主席和与会专家们阐释了道地药材的科学内涵。在该会议的基础上，《中华人民共和国中医药法》正式提出道地药材的定义：道地药材是指经过中医临床长期应用优选出来的，产在特定地域，与其他地区所产同种中药材相比，品质和疗效更好，且质量稳定，具有较高知名度的中药材。

　　当前，道地药材在生产、流通及应用中存在冒用、品质低、资源短缺等问题，严重影响了道地药材的可持续利用。我们立足于道地药材现状及行业发展的需要，系统地开展了道地药材品质保障及可持续利用关键技术研究。

　　通过对全国主要产区的白芷、穿心莲、雷公藤、三七道地药材的化学成分、遗传特征、生物活性、特色生产及加工技术进行阐述，建立了快速、有效的道地药材品质评价关键技术和规范；通过研究道地药材适宜性区划和品质区划，为道地药材的推广种植及寻求潜在适宜种植区域提供了科学依据；从三七道地药材的根际土壤微生态角度出发，对道地药材栽培连作障碍问题进行了示范研究；同时，还开展了内生真菌对穿心莲有效成分的生物转化研究，建立了三七细胞与不定根的培养体系，利用生物技术手段生产道地药材活性成分，为缓解道地药材资源压力提供了示范。

　　以上研究为全面提升我国道地药材的科学生产、指导人民群众安全用药及促进中医药事业健康发展奠定了基础。

　　我们对研究成果进行了全面、系统地整理和总结，并参阅了近十几年来国内外相关研究资料，编著成本书。在此，谨对所有参与研究和编写的人员以及所引用资料的作者表示深深的感谢与敬意！

希望本书的出版能够对我国道地药材的研究和产业发展提供借鉴。限于经验和时间等原因,书中不足之处,敬请同仁及广大读者提出批评和建议。

2017 年 10 月

研究结论

本研究以白芷、雷公藤、穿心莲、三七道地药材为对象,系统地整理、分析了道地药材生产与研究的数据信息,阐述了道地药材的临床使用、栽培、道地产区分布,以及资源现状等内容。通过进一步构建和完善白芷、穿心莲、雷公藤、三七道地药材生产与研究的数据信息,为全面提升道地药材生产及保护水平,有效促进道地药材的科学生产及可持续利用,为人民群众安全用药及中医药事业健康发展提供了研究示范。

通过研究取得了以下主要结论。

(1)通过对全国主要产区的穿心莲、白芷、三七、雷公藤道地药材的化学成分、遗传特征分析,提取道地药材特征,建立了快速有效的道地药材品质评价技术及规范,为保证道地药材质量、促进道地药材合理利用提供技术支持。通过对生物活性研究,建立了穿心莲、白芷、三七、雷公藤的生物效(毒)价检测方法,将生物活性信息与化学活性成分含量、药材地理生态和遗传种质信息关联分析,为所研究道地药材品质辨识和质量评价提供了关联生物活性的新方法。

(2)研究结果"ISO/FDIS 18664:2014 Traditional Chinese Medicine —— Determination of heavy metals in herbal medicines used in Traditional Chinese Medicine"标准发布和《中华人民共和国药典》白芷项下"含量测定"草案的提出,将对药材质量标准的提升做出贡献,为其他中药质量标准提高提供了研究示范。

(3)通过提取白芷、雷公藤、穿心莲、三七药材道地产区的环境特征,研究环境对其品质形成的影响,研究道地药材栽培、产地加工等因素,提炼了穿心莲、雷公藤、三七栽培关键技术;通过对道地药材特色生产、采收及加工技术研究,确定白芷、穿心莲、雷公藤道地药材的

1

最佳初加工工艺,建立了道地药材特色生产和加工技术评价及规范,为道地药材特色栽培与加工技术推广提供示范。

(4)通过道地药材适宜性区划和品质区划的示范研究,为道地药材种植推广提供了依据,尤其对受连作障碍困扰的道地药材的种植问题,本研究为求寻新的潜在适宜种植区提供了依据。

(5)以栽培三七为例,从根际土壤微生态角度出发,对三七栽培连作障碍进行了示范研究,确定了土壤微生物群落改变在三七连作障碍中的主导因子地位;通过比较三七发病株与健康株根际土壤以及根系内微生物群落结构和功能组成,确定了三七根腐病发生与植株根际土壤和根系内微生物群落结构的关系,确认植株根际土壤 *Cylindrocarpon destructans* 数量与三七根腐病发生之间的关系;初步探明 AM 真菌作用的调控机制。道地药材栽培连作障碍的原因复杂,连作土壤微生态修复和连作障碍克服是一项艰巨的任务,AM 真菌增强三七植株抵抗病原菌的机制研究为克服栽培药材连作障碍提供了示范。

(6)建立了三七细胞与不定根的液体培养体系并进行了反应器放大培养研究,实现了皂苷含量增加目标,这为三七不定根的大规模培养提供依据。同时,系统地开展了内生真菌对穿心莲内酯及新穿心莲内酯的生物转化研究,获取结构新颖的穿心莲二萜内酯类衍生物,发掘穿心莲内酯及其衍生物的新生物活性和应用途径,为穿心莲的研究提供数据支持。道地药材替代品开发是解决道地药材紧缺的必由之路,本研究通过利用生物技术手段生产道地药材活性成分,为缓解道地药材资源压力提供了研究示范。

目　录

绪 论

　　道地药材是中药中用量最大、疗效最好、经济价值最高的公认优质中药材,是经过长期中医临床应用优选出来的,在特定地域采用特定生产过程所产的,较其他地区所产的同种药材品质佳、疗效好,具有较高知名度的药材。道地药材是最能体现中医辨证施治的物质基础,是几千年来我国人民防治疾病的有力武器。

　　当前,道地药材在生产、流通及应用中存在的品质下降、资源短缺等一系列问题,严重影响了道地药材持续利用。为此,《国务院关于扶持和促进中医药事业发展的若干意见》中促进中药资源的保护和持续发展部分明确要求"建设道地药材良种繁育体系和中药材种植规范化、规模化生产基地",在加强中医药法制建设和知识产权保护部分明确要求"加强中药道地药材原产地保护工作,将道地药材优势转化为知识产权优势"。《中医药创新发展规划纲要(2006—2020 年)》在中药基础理论研究部分明确要求"对中药道地药材、中药药性理论和方剂配伍理论进行科学表征"。

　　道地药材现代研究最重要的标志,是 20 世纪 80 年代中国中医科学院中药研究所胡世林在继承和发扬传统中药理论的基础上,提出"天药相应"观点和"现代道地论";并深入发掘方志古籍,首次对本草、方书、正史和地理总志以及清宫医案中道地药材资料,特别是清宫医案和《大清一统志》中道地资料进行系统整理,并结合实际调查,梳理了有道地记录的 200 种药材的历史沿革;还出版了《中国道地药材》专著及发表了一系列道地药材研究的论述。其中《中国道地药材》是我国历史上首部道地药材研究的专著。书中记载道地药材 159 种,系统地阐述了道地药材的总体特征,首创药材道地区划分类。此后,道地药材研究在生物学、生态学、形态学、组织学、化学、药理学、栽培学、遗传学、分子生物学等方面均积累了很多实用的信息。

　　近年来,有学者先后就道地药材形成的生物学本质、道地药材形成的模式假说、道地药材属性及研究对策、环境胁迫下次生代谢产物的积累与道地药材的形成、道地药材的分子机制及遗传学本质等问题进行了系统探讨,人们认识到道地药材的形成受到遗传变异、环境饰变和人文作用因素的综合影响,其生物学原理可表示为:道地性表型＝遗传＋环境饰变。与道地药材相关的研究曾获得过不同层次的相关课题资助,为本研究积累了思路方法,构建了技术平台。相关研究包括:国家自然科学基金重点项目"中药材道地性的系统研究""中医药随机对照临床试验终止技术研究""基于 3S 技术的中药道地性研究及空间信息分析数据库的构建"，国家中医药管理局行业专项"苍术等道地药材鉴别特征提取""道地药材标准示范研究""我国20种道地药材的形成模式、商品规格及其行业标准的研究"，国家中医药管理局行业科研专项"道地药材保护与规范化种植基地建设及试点""20种道地药材特色栽培及加工技术整理、规范及应用"，国家"十一五"科技支撑计划课题"道地药材生态适宜性分析技术研究及适宜生产区区划""有效恢复中药材生产立地条件与土壤微生态环境修复技术研究"，科技部社会公益项目"10种常用中药材栽培品与野生品差异特征研究"，科技基础性工作专项"珍稀濒危和大宗常用药用植物资源调查""中药材标准及中医临床疗效评价标准"，国家科技部科技基础性工作和社会公益研究专项"基于3S技术的道地药材生态评价系统的构建"，国家中医药管理局"符合中药特点的立法研究""《野生药材资源保护条例》修订研究"，国家环保总局"药用生物资源知识产权战略研究"等课题。相关研究取得了一系列的科技成果，如：运用现代生物学理论，系统阐述了道地药材形成的生物学原理，提出了道地药材形成的三个模式假说；以苍术、黄芩、丹参等道地药材为例，发现了道地性在化学组成上表现为独特的自适应特征；用 RAPD、ISSR、AFLP 等分子标记方法，开展了当归、黄芩、苍术等药材的遗传多样性分析，揭示了道地药材的遗传多样性水平及遗传结构；以苍术、青蒿等在全国分布面积广的道地药材为例，以典型相关结合逐步回归得到气候因子与药材中化学成分的相关模型，实现了基于地理信息系统的道地产区气候生态特征提取；利用地理信息系统（ArcGIS）及本项目组构建的道地药材空间分析数据库，实现了基于次生代谢产物积累的道地药材区划研究；建立了野生道地药材遥感监测及动态监测的方法；提出并证实了道地药材形成的逆境效应理论；从政策法律的角度提出了道地药材知识产权保护的对策。

道地药材的优良品质表现为其表征（特别是化学成分）上的某种特异性，但道地药材作为一个种下的居群，使得这种特异性具有综合性和连续性的特点，独特的品质特征是道地药材区别于非道地药材的关键，主要包括性状规格、化学成分、遗传特征等几个方面，建立快速有效的道地药材品质评价技术及规范，提取道地药材特征，是保证道地药材质量、促进道地药材优质生产及安全合理利用的关键。道地药材优良品质的形成是特定地域复杂的自然生态因子及人为加工作用于道地药材特性基因型的结果，其中环境是品质形成的动力，种质是遗传基础，人为影响是品质形成的重要环节。因此，道地药材的品质保证涉及遗传、环境及人为因子三个方面，如何在由遗传、环境及人为因子组成的复杂系统中提取影响道地药材品质的关键因子，并确定其影响道地药材的特征和规律，从而在揭示其科学性的基础上，建立道地药材品质保证的技术体系即是本研究的关键。

野生道地药材濒危的根本原因复杂，土壤微生态环境恶化导致的连作障碍是栽培道地药材濒危的根本原因，由于多数道地药材为多年生植物，自毒作用强，土壤微生态环境在栽培过程中变化复杂。因此栽培道地药材连作土壤微生态修复和连作障碍克服，以及野生道地药材替代品开发是解决道地药材濒危紧缺的必由之路。无法实现人工种植（养殖）的野生濒危道地药材，其生物学特征一般比较独特，开展生物技术保护研究，用生物技术手段生产活性成分，缓解野生资源的压力。

因此，本研究立足于道地药材现状及行业发展的需要，在以往道地药材研究的基础上，选取白芷、穿心莲、雷公藤、三七道地药材为研究对象，系统开展道地药材品质保障及可持续利用关键技术及规范研究,系统收集、整理、分析、提取道地药材保障利用的关键技术,形成优质特色生产及可持续利用的技术体系及标准规范,全面提升我国道地药材研究、生产及保护水平,有效促进道地药材的科学生产及可持续利用,为人民群众安全用药及中医药事业健康发展提供保障。

第一章

白芷品质基础研究

　　白芷始载于《神农本草经》，列为中品，是药用历史最悠久的中药材之一，其应用以明代及明代以前最为广泛，功效有祛风除湿、行气止痛、止血、消痈散结、托毒排脓、生肌止痛等，清代以后白芷的应用范围逐渐缩小，其中止血、解蛇毒等功效少见论述。

　　《名医别录》《离骚》《尔雅》等书均有白芷的记载，但原植物无法查清是哪种植物。宋代苏颂的《本草图经》中对白芷的植物形态、产地等有较详细的记载，并附有泽州白芷图。宋万志等对全国 10 个白芷的主产地原植物进行了研究，结果发现共有 7 种植物，分属于当归属（Angeliea）和牛防风属（Heracleum）。袁昌齐于 20 世纪 70 年代对中药白芷的药材和原植物进行了整理、鉴定与合并，认为中药白芷的原植物主要来源于当归属的白芷及杭白芷。

　　现行《中国植物志》根据 1983 年《中国当归属（Angelica L.）和山芹属（Ostericum Hoffm.）植物的分类研究》将杭白芷和祁白芷修订为白芷的 2 个新栽培变种，植物白芷拉丁学名为 Angelica dahurica（Fisch. ex Hoffm.）Benth. et Hook. f. ex Franch. et Sav.，植物杭白芷的拉丁学名定为 Angelica dahurica（Fisch. ex Hoffm.）Benth. et Hook. f. ex Franch. et Sav. cv. Hangbaizhi，植物祁白芷拉丁名为 Angelica dahurica（Fisch. ex Hoffm.）Benth. et Hook. f. ex Franch. et Sav. cv. Qibaizhi。

　　《中华人民共和国药典》对白芷药材的记载：1963 年版记载基原为伞形科（Umbelliferae）植物白芷 Angelica dahurica（Fisch.）Benth. et Hook 或川白芷 Angeliea anomala Lall. 的干燥根部；1977 年版记载基原为伞形科植物白芷 Angelica dahurica（Fisch. ex Hoffm.）Benth. et Hook. f. 或杭白芷 Angeliea dahurica（Fisch. ex Hoffm.）Benth. et Hook. f. var. taiwaniana（Boiss.）Shan et Yuan 的干燥根，将川白芷 Angeliea anomala Lall. 改为杭白芷 Angeliea dahurica（Fisch. ex Hoffm.）Benth. et Hook. f. var. taiwaniana（Boiss.）Shan et Yuan；1985 年版记载基原是伞形科植物白芷 Angelica dahurica（Fisch. ex Hoffm.）Benth. et Hook. f. 或杭白芷 Angeliea dahurica（Fisch. ex Hoffm.）Benth. et Hook. f. var. formosana（Boiss.）Shan et Yuan 的干燥根，杭白芷拉丁学名有变化；1990 年版以后到 2015 年版中的来源均为"伞形科植物白芷 Angelica dahurica（Fisch. ex Hoffm.）Benth. et Hook. f. 或杭白芷 Angeliea dahurica（Fisch. ex Hoffm.）Benth. et Hook. f. var. formosana（Boiss.）Shan et Yuan 的干燥根"。

　　有关白芷的产地，据《济生方》《遂宁白芷志》和《遂宁县志》记载，明代遂州（今四川省遂宁市)有席、黄、吕、旷四大家族,他们均有人在外地做官,分别从江浙带回种子,试种后立即成功,于是在家族内推广,种植面积逐年扩大。由此可见川白芷已有 400~600 年的栽培历史。川白芷和杭白芷来源于一个物种,只是因为气候不同而性状有所变化。川白芷呈圆锥形,"疙瘩丁"排成的四棱形也不明显。木部约占横断面的 1/3。现今,我国已在遂宁建立白芷规范化种植基地。遂宁市银发白芷产业有限公司以川白芷现有混杂群体为材料,经过系统选育培育出川白芷 1 号优良品系,2007 年通过四川省农作物品种审定委员会审定(品种审定编号:川审药 2007001)。现今川白芷主产于四川遂宁市船山区、安居区,资阳市安岳县,达州市达州区,以及重庆市南川区等。目前川白芷产量最大,约占全国商品白芷的 70% 以上。

据《长葛县志》记载,清代乾隆年间,后河溪镇画匠村有个乔姓药商,从外地带回白芷试种成功,从此禹白芷驰名全国。由此看来,禹白芷已有 200 多年历史。现今禹白芷主产于河南省禹县、长葛市、商丘市等。目前禹白芷产量不大,约占全国商品白芷的 15%。禹白芷"疙瘩丁"较少,体轻,断面淡棕色,粉性小。

祁白芷是后起之秀。据《祁州药志》《安国县志》记载,祁白芷的历史不早于 20 世纪 30 年代,只有百年不到的历史。主产于河北省安国市、定州市等。祁白芷产量较小,约占全国商品白芷的 10%。祁白芷根表面较光滑,少有横皮孔。质柔软,粉性小,气微香。

现在,市场上的白芷商品以川白芷、禹白芷和祁白芷为主,杭白芷很少看到。禹白芷和祁白芷比较难以区分。

由于产地和物种不同可能会影响到药材质量,有必要对道地产区白芷的物质基础进行研究。

此外,遗传多样性是生物物种所固有的特性,是长期适应环境与进化的结果。在白芷栽培过程中,不同产地间存在种子互用的情况。例如,在 20 世纪五六十年代,因浙江杭白芷的种子短缺,曾由四川调拨种子到浙江栽种,从而使两产地的原植物相同。植物生物学上的居群是同一物种在不同地点上形成的群体单元。因为核基因组结构复杂,影响因素多,而叶绿体基因组(cpDNA)在绝大多数被子植物中为母体遗传,不经受遗传重组,影响因素较少,能反映由于种子扩散而引起的遗传结构差异。因此,叶绿体基因组已被广泛用于研究生物学种下居群水平的遗传分化问题。

川白芷、杭白芷、禹白芷、祁白芷地上部分见附录彩图 1,药用部位(干燥根)见附录彩图 2。

本章内容将通过化学成分、遗传特征等方面的研究,建立快速有效的白芷品质评价技术及规范,提取道地药材特征,保证道地药材质量、促进道地药材合理利用。完成道地药材白芷化学成分品质评价,包括川白芷、杭白芷、禹白芷和祁白芷,比较野生品兴安白芷,进行白芷类药材化学成分品质评价,分析其特征性。选取不同居群的栽培白芷(祁白芷、禹白芷、杭白芷、川白芷)和野生兴安白芷的硅胶快速干燥叶片,提取叶绿体 DNA,选叶绿体 DNA 通用引物片段 $trnH\text{-}psbA$、$matK$、$rbcL$、$trnL\text{-}trnF$、$psbB\text{-}psbF$ 和核基因 $ITS4\text{-}ITS5$ 区间基因,进行 PCR 扩增和测序,ClustalW 多序列比对,用 MEGA5.1 软件 K2P 模型、邻接法(NJ)进行聚类分析,考察不同产地白芷间的遗传特征差异,并讨论进行产地鉴别的可能性。

第一节　传统知识及文献研究

一、传统种植及使用历史

白芷一词最早见于公元前 278 年前成书的屈原诗歌《离骚》,包括以"辟芷""芳芷""兰芷""茝"等名称记载。芷、茝,即白芷,但并未注明是否药用。白芷药用一般认为始载于《神农本草经》,云:"白芷,味辛,温。主女人漏下赤白;血闭阴肿;寒热;风头侵目泪出;长肌肤润泽,可作面脂。一名芳香。生川谷。"但早于《神农本草经》成书的《五十二病方》(公元前 168 年前)中就明确记有白芷,首次提出白芷治痈,用"白芷、白衡、菌桂、枯畺(姜)、薪(新)雉,凡五物等"。因此白芷作为药用应是始载于《五十二病方》,至今已有 2 000 余年药用历史。至于"香白芷"之名,一般认为始见于宋代洪迈所撰《夷坚志·疗蛇毒药》,云:"此药不难得,亦甚易办,吾不惜传诸人,乃香白芷一物也。"

魏晋时期《名医别录》云:"生河东川谷下泽。二月、八月采根,曝干。"宋代《本草图经》云:"生河东川谷下泽,今所在有之,吴地尤多。"并附有泽州白芷图,泽州为今山西晋城一带。这说明了山西在汉代就出产白芷。"今所在有之",就是除上述产区外,在河东的所有地区即山西、河北、河南、山东等地亦有,与目前华北、华中、华东等地所种白芷的分布区是一致的。吴地,从《中国历史地图集》来看,三国时的吴地包括现在的江苏、浙江、福建、广东、广西、江西、安徽、湖北等地,西晋时的吴地包括现在的江苏、浙江,晋、宋、齐等仍为吴郡,吴兴郡隋属南江表,吴郡地唐代属江南东道,五代十国为吴及吴越,包括江苏、浙江、安徽、江西、湖北等地。从《图经本草》"吴地尤多"及《本草衍义》"出吴地者良"的记载,可以看出宋代江浙的白芷已有取代泽州白芷成为主流商品的趋势。明代《本草品汇精要》中记载"道地泽州,吴地尤胜",其后的《本草乘雅半偈》进一步记载"所在有之,吴地尤多,近钱唐笕桥亦种莳矣"。由此可见杭州自明代以前就是白芷的道地产区之一了,杭白芷自古就是道地药材之一。

综合白芷传统种植和使用历史,可以得出:

(1) 早在一千多年前的宋代,在我国的南北两地就有白芷、杭白芷药用的情况。

(2) 从本草的记载来看,北方的山西、南方的江浙一带为白芷的道地产区,但由于历史的变迁,北方白芷的主产地已由山西一带变为现在的河北、河南,形成现在的祁白芷、禹白芷。山西在清代及民国时期并不栽种白芷,该时期的本草著作均无山西出产白芷的记载。依据 1959 年的《山西中药志》记载"绛县人工栽种白芷已经成功",说明之前山西并无栽培白芷的历史。

(3) 历代本草所载的江南白芷,同现在浙江地区分布的杭白芷基本相符。以后杭白芷广泛引种到南方多个地区,产地逐渐扩大。如四川遂宁在明代由杭州的杭白芷引种栽培而形成道地药材"川白芷"。同时实地调查结果也证实四川安岳、南充、达州等地从遂宁引种白芷在当地栽培,同样成为川白芷的主产地。此外由于杭州的城区扩大及经济的发展,杭白芷的主产区已不再是以前的杭州,而是迁移到离杭州较远的磐安、东阳一带,目前杭州市已不再栽种白芷了。

二、道地产区分布和资源现状

(一)道地产区

道地白芷为川白芷、杭白芷、禹白芷、祁白芷、亳白芷。

药用白芷包括白芷 *Angelica dahurica*(Fisch. ex Hoffm.)Benth. et Hook. f. 或杭白芷 *Angelica dahurica*(Fisch. ex Hoffm.)Benth. et Hook. f. var. *formosana*(Boiss.)Shan et Yuan。

(二)资源现状

1. 野生资源现状

(1) 杭白芷:杭白芷目前主产于浙江磐安,该地区位于浙江省中部。地理坐标东经120°17′~120°47′,北纬28°49′~29°19′,属亚热带季风气候区,年均气温16.1℃,年均降水量1 450 mm左右。

(2) 祁白芷:祁白芷主产于河北安国,该地区属华北大陆季风性气候,特点是冬春季节干旱多风,降雨集中于7~9月份。祁白芷喜温,要求有阳光充足的环境,在荫蔽的地方生产不良,白芷主产地无霜期187日,年平均气温12.1℃,≥10℃的积温4 302.1℃;最热月份(7月)平均气温26.4℃,最冷月份(1月)平均气温为−4.5℃,年日照总时数2 685.3 h,年降水量550 mm左右。

2. 栽培资源现状

(1) 杭白芷:栽种采用秋播,播种时间较四川晚,每年9月下旬至10月上旬播种,翌年小暑至大暑(7月上旬至下旬)采挖,繁种与四川相同。

杭白芷主产于浙江省,历史上主要栽培于笕桥、余姚、杭州、临海等地;近年来由于城市扩大,耕地面积减少,杭白芷逐年减少,据实地调查,上述产地已有30多年未栽种白芷了。目前,杭白芷的产地已由杭州迁移至磐安、东阳一带,栽种面积很小,年产白芷200 000 kg左右,一般自产自销,曾有少量出口,当地大量使用川白芷。

(2) 祁白芷:栽种分春播和秋播两种。春播于每年春分至谷雨前(3月下旬至4月中旬)播种,当年秋分(9月下旬)采挖药材;秋播于每年白露(9月上旬)前后下种,翌年处暑至白露(8月下旬至9月上旬)采挖药材。以秋播的质量为优,种子于立秋时节(8月上旬)陆续成熟。

祁白芷主产于河北安国。中华人民共和国成立初期祁白芷亩产仅75~100 kg;20世纪80年代采用合理密植的方法,亩产达400 kg;前些年祁白芷产量较小,每年产300 000 kg左右。安国药材市场上绝大部分为川白芷,少部分为祁白芷。药商普遍认为祁白芷头大、花心,质量差;川白芷质量上乘。川白芷价格也较祁白芷每千克高出1~2元。近两年来,由于整个商品白芷价格上扬,祁白芷的栽种面积增大。据调查,2013年祁白芷产量达2 000 000 kg。

三、临床使用状况

白芷性味辛温,入肺、胃、大肠三经。功能发表散风,燥湿排脓。应用于感冒头痛、头胀,鼻渊,赤白带下,痈肿疮疡。

(一)临床配伍

1. 治风寒感冒、头痛、牙痛   白芷辛能祛风止痛,温可散寒除湿,上行头目,入主阳明,擅治头痛及眉棱骨痛。用治外感风寒湿邪,恶寒发热,头痛偏于前额,四肢酸楚,常与羌活、防风、苍术、细辛等祛风解表药同用。用治偏头痛、眉棱骨痛,常与川芎、防风同用,如风寒引起者,配荆芥、紫苏;风热而致配菊花、桑叶。治牙痛,如属风寒者,可配细辛以散寒止痛;如属风火者可配石膏以清热止痛。

2. 治鼻塞、鼻渊   白芷兼入肺经,能宣通鼻窍,用之颇效。用治鼻塞不通,鼻流浊涕,头额胀痛者,每入苍耳子、辛夷、薄荷等宣通鼻窍药配伍。用治鼻涕黄厚腥臭,证属风热者,可配丹皮、蒲公英等清热凉血解毒之药;亦可与清肺之鱼腥草、黄芩等同用。

3. 治湿盛之久泻、白带   白芷治久泻、白带,主要取其辛香入脾、温升清阳、祛风除湿之功。用治寒湿伤中、清阳下陷之湿泻、久泻可与升麻、柴胡、葛根、羌活等同用;用治寒湿白带常与白术、茯苓、海螵蛸等配伍;用治湿热带下,须与清热燥湿之椿根皮、黄柏、苍术等同用。

4. 治痈疽疮疡、毒蛇咬伤   白芷治疗痈疽蛇伤,取其辛香散结、消肿排脓之功,为外科常用之辅助药,内服外用均可。如外科之外敷药"如意金黄散"其中即有白芷。用治疮疡初起未溃者,可配赤芍、蒲公英、野菊花等清热解毒散结;用治脓成不易穿溃者可配金银花、天花粉、连翘以托毒排脓。用治阴疽发背,阴冷流注,则宜与乌头、肉桂等温阳祛寒药同用。用治肠痈可配丹皮、冬瓜仁;用治乳痈可配贝母、瓜蒌等。用治毒蛇咬伤,常在蛇药方剂中加入本品;用治蛇伤溃烂,配麝香、胆矾外用。

(二)临床应用

1. 治疗头痛、牙痛、三叉神经痛   取白芷 60 g,冰片 0.6 g,共研成末,以少许置于患者鼻前庭,嘱均匀吸入。治疗牙痛 20 例,三叉神经痛 2 例,显效时间最短 1 min,最长 10 min;治疗头痛 21 例,有效 20 例;神经衰弱头痛 17 例,有效 14 例,在 2～7 min 内显效。

2. 治疗功能性头痛   取 5% 的白芷水溶液,用常规平流电游子导入,前额衬垫阳极,枕部为阴极,电流 3～5 mA,治疗时间为 25 min,每 10～15 次为 1 个疗程。共治疗 62 例,其中血管性头痛 15 例,显效 8 例,有效 5 例,无效 2 例;神经性头痛 27 例,显效 16 例,有效 8 例,无效 3 例;脑震荡后遗症 11 例,显效 7 例,有效 2 例,无效 2 例;慢性鼻窦炎 9 例,显效 5 例,有效 3 例,无效 1 例。

3. 治疗腰麻后头痛   每日取白芷 30 g,水煮分 2 次服。治疗腰麻后 3 日内出现头痛、头晕等症状者 73 例,治愈者 69 例,好转 3 例,无效 1 例,总有效率达 98.6%。本法对硬膜外麻醉所致的头晕、头痛也有良效。

4. 治疗风湿性关节炎和关节软组织损伤　取白芷、独活按 3∶1 比例共研细粉，用煤油调成糊状敷患处 10～20 min，敷药处有灼伤感时将药取下，再过 2～4 h 敷药处有小水泡出现，然后敷以消毒纱布，用绷带扎好，以免水泡擦破。一般 1 次为 1 疗程。半月或 20 日病痛无好转者，可重敷 1 次，重者最多 3 次即可。治疗风湿性关节炎 34 例，总有效率 88.2%；关节软组织损伤 46 例，总有效率 84.8%。大多 1 次治愈，经半年随访，复发率较低。

5. 治疗白癜风　取 0.5% 的杭白芷酊剂或 1% 的杭白芷软膏，每日中午外用酊剂或软膏后，立即或隔 10～20 min 加日光照射，初次照射时间为 5 min，如无反应，逐次延长至 20～30 min 为止。如发现局部有丘疹、红肿、水泡者暂停使用，反应缓解或消退后继续治疗。共治疗 321 例，治愈率 3.42%，显效率 20.87%，好转率 36.76%，总有效率 61.05%。

四、生物学特性及栽培技术研究进展

笔者通过对四川遂宁、重庆南川、浙江磐安、河南禹州、安徽亳州以及河北安国等白芷主产区的实地调研，同时查阅文献，整理综述了白芷生物学特性和栽培技术研究现状。

（一）白芷的生物学特征

白芷为多年生高大草本，高 1～2.5 m，花期 7～8 月，果期 8～9 月。主要为秋季播种，部分产区春季播种。春播在当年 10 月中、下旬采收；秋播当年为幼苗期，第 2 年为营养生长期，至第 2 年秋季植株枯萎时收获；抖去泥土，晒干或烘干。采种植株则继续进入第 3 年的生殖生长期，5～6 月抽薹开花，7 月中旬种子成熟。

白芷喜温暖湿润气候、耐寒。宜在阳光充足、土层深厚、疏松肥沃、排水良好的砂质壤土栽培。土质过黏、过砂易导致主根分叉，影响产量和质量。沙土种植白芷，易耕作，种植的白芷分枝少，但白芷产量较低，白芷最佳栽培土壤为微团粒或团粒结构土壤。

白芷种子在恒温下发芽率低，在变温下发芽较好，以 10～30℃ 变温为佳。杨枝中等对白芷种子检验方法进行了研究，明确了光照 12 h 作为白芷种子发芽最佳光照时间。在不经过激素处理的情况下，发芽启动时间在 9 日左右，30 日后无种子发芽，种子萌发周期持续时间较长。韦中强等对白芷种子萌发特性进行了研究，发现隔年陈种发芽力降低，不宜久藏，应当年采当年用。

陈郡雯等研究了白芷传粉生物学特性，对花粉活力寿命及柱头可授性在开花过程中的变化规律进行了深入研究。白芷柱头于开花后第 4 日逐渐具有可授性，此时花柱逐渐伸长，柱头扁平。通常于第 6 日具最强可授性，随后柱头逐渐萎蔫变褐，开花后第 10 日不具可授性。

（二）白芷新品种选育

在产区调查发现栽培白芷多为传统农家品种，传统川白芷栽培品种有青茎白芷和紫茎白芷两种，其中以紫茎白芷植株较高，根部肥大，叶柄基部带紫色，产量高，香气浓，品质优，为川白芷的优良栽培品种。"川芷 1 号"和"川芷 2 号"是白芷的新品种，后者平均产量

8 679 kg/公顷,比对照增产 29.5%,丰产性、稳定性和适应性良好,2012 年获得了川审药登记号。

在白芷品种选育新技术新方法中,应用了多倍体育种和太空育种技术。罗跃龙等研究杭白芷多倍体育种,采取了多种途径,如处理发芽种子的根尖、小苗的顶芽、植株的腋芽等,最终通过对花序进行诱变的方法,成功培育出了多倍体杭白芷。彭菲测定发现人工四倍体白芷根中欧前胡素的含量达到 0.46%,比原二倍体白芷根中欧前胡素的含量(0.22%)增加了 104.4%。朱艳英等研究了太空育种白芷与普通白芷的差异,主要为香豆素类组分(主要活性成分)含量增加,蛋白质和脂肪组分含量略有增加,而淀粉、膳食纤维的含量大幅度降低。

(三)白芷的营养与施肥研究

白芷积累的大量矿物质元素中,氮、钾最多,磷最少,且随着白芷生长发育,叶干物质含量逐渐降低,根干物质含量逐渐升高,生长后期生长中心转向地下,干物质不断向根中积累,使产量得到保证。蒲盛才和陈郡雯等研究均发现施用量在一定范围内,氮、磷、钾肥对白芷产量提高均为正效应,配合施用比单施产量高。氮肥优先促进地上部生长,提高根中香豆素浓度,提高产量。磷肥会降低株高、根长,提高植株含水率,提高叶片和根中氮素浓度和积累量,提高叶片中香豆素浓度和积累量,提高产量。钾肥有利于增加株高、根长、根粗和干重,降低根中氮素浓度和积累量,提高磷素、钾素的浓度和积累量,提高叶片和根中香豆素积累量。同时施用有机肥可以提高根和叶片中香豆素积累量,提高产量,有机肥处理作用效果好于单施化肥处理。肥料种类对白芷早期抽薹率及产量也有较大影响,单施钾肥的早期抽薹率最低。

利用腐殖酸肥对作物增产和提高品质作用明显,并有改良土壤结构、增强抗逆和抗病等特性。童文等研究发现合理施用腐殖酸、腐殖酸钾、黄腐酸均可提高白芷的产量与质量,其中黄腐酸叶面喷施浓度 1.0 g/L 增产效果最明显。张志梅等用次生代谢增强剂在祁白芷不同时期叶面喷洒,研究发现其有助于提高白芷产量和中欧前胡素含量。

(四)白芷病虫害防治研究

白芷在整个生长期中,均有不同程度的病虫害发生,并严重影响产量和质量,一般减产15%,严重时高达60%。常见病害有斑枯病、根腐病、黑斑病、紫纹羽病、立枯病、灰斑病等;主要虫害有红蜘蛛、蚜虫、地老虎、食心虫、根结线虫、灰象甲和赤条蝽等。

在白芷栽培生产中,应坚持"预防为主,防治结合"的植保防治原则,按照病虫害发生的规律,科学地使用物理防治、生物防治与化学防治技术,有效控制白芷病虫害。严禁使用中药材 GAP 生产规范中的禁用农药,严格按照农药使用时间间隔及农药有效期安全使用农药。

1. **白芷斑枯病**　白芷斑枯病是白芷产区的主要病害之一,由白芷壳针孢(*Septoria dearnessii* Ellis et Everhart)侵染引起。该病发生普遍,严重时引起叶片枯死,植株早衰,造成白芷产量损失,同时会影响白芷药材的品质。病害的初侵染源主要是留种株的病叶和田间病残体。最初在植株下部老叶上发病,随后分生孢子借雨滴飞溅的方式传播,在白芷生长期中不断引起再侵染。郑艳对白芷病原菌生物学特性进行了研究,明确环境因素和营养条件对白芷壳针孢生长、产孢及其分生孢子萌发的影响。室内药剂测定发现,多菌灵对白芷壳针孢菌丝生长的抑制作用最强,但对孢子萌发的抑制效果较差;甲基托布津、代森锰锌和百菌清对病菌菌丝生长和孢子萌发的抑制作用均较好;而三唑酮对白芷壳针孢菌丝生长几乎无抑制作用,但对孢子萌发的抑制效果较好。

2. 白芷细菌性叶斑病　白芷细菌性叶斑病为丁香假单胞菌白芷致病变种(*Pseucomonas syringae* pv. *angelicae* pv. nov),症状为叶片布满黄褐至暗褐色病斑,直径为2～4 mm,病健交界不明显。室内接种的白芷叶片被感染后,产生黄白至黄褐色的斑点,直径2～4 mm,斑点周围有黄色晕圈。调查发现浙江、江苏、安徽等地栽培的白芷均有不同程度的发病,浙江发病率为13%～58%,以江苏最为严重,发病率为57%～85%,安徽最轻,发病率为5%～10%。生产中建议应用春雷霉素、农用抗生素等药剂防治。

3. 白芷黑斑病　白芷黑斑病病原菌为当归叶点霉(*Phyllosticta angelicae* Sacearedo),喻霜等对白芷黑斑病发病症状、病原菌致病性和形态特征等进行了研究,该病在四川地区始发期为3月上旬,高峰期为6月份,病叶率达74.51%。病害侵染源主要是留种株的病叶和田间病残体,因此建议在生产上做好秋季田间病残体的清理,及时摘除留种株上的病叶,同时配合药剂防治,可有效减少病害发生。

4. 白芷根腐病　白芷根腐病是生产上的重要病害之一,病原为菜豆壳球孢(*Macrophomina phaseplina* Goid)。笔者调查发现白芷栽培过程中并无根腐病发生,白芷根腐病主要发生于收获后的加工、干燥过程中,一般发病率在15%左右,严重时达30%,甚至全部腐烂。蒲盛才也认为病菌不能侵染健康的新鲜白芷,只能侵染有伤口和萎蔫的白芷,伤口是病菌侵入的主要途径,根周皮在抵抗病菌侵入中起重要作用。因此,在采挖、运输和加工过程中要注意保护白芷周皮不被破坏,采挖后应及时加工干燥。

5. 白芷线虫病害　江文芳等对白芷病原线虫的生物学生特性进行了报道,白芷线虫以卵、幼虫在土壤、寄主、病残体上越冬,多在土壤5～30 cm深处生存,生存最适温度25～30℃,温度高于40℃或低于5℃时都很少活动,在干燥或过湿的土壤中活动受抑制。笔者调查发现河南禹州栽培白芷线虫为害严重,发病严重地块病死率达30%～50%,连作地发病更为严重。白芷被线虫寄生后,根部发生许多根瘤,根呈结节状,地上部分生长不良。当条件适宜时,越冬卵在根结中孵化为幼虫,1龄幼虫留在卵内,2龄幼虫钻出卵外进入土壤侵染幼嫩的新根,并刺激寄主细胞膨大形成根结。该病在白芷整个生长过程中均可发生,生产中可以应用噻唑膦(福气多)、棉隆等低毒杀线虫剂防治。

6. 红蜘蛛　红蜘蛛又称朱砂叶螨,成虫、若虫拉丝结网,主要危害白芷叶片,影响光合作用,吸食叶片汁液使叶片变红、枯焦,可造成减产20%,为害症状为初期叶片出现黄色针尖样斑点,引起植株长势衰弱,后期叶片焦枯,似火烧状,俗称"火龙"。红蜘蛛为害具有世代重叠现象,主要以雌虫成群聚在枝叶、残株及菜草根部越冬。次年3月越冬成虫出蛰活动,开始为害白芷,并繁殖。春季干旱、夏季高温少雨时发生严重,6～7月为害白芷叶片,影响光合作用而造成减产。生产中建议用吡虫啉、杀螨威等药剂防治。

(五)白芷连作研究

在同一块土壤中连续栽培同种或同科作物时,即使在正常的栽培管理状况下,也会出现生长势变弱、产量降低、品质下降、病虫害严重的现象,即连作障碍(continuous cropping obstacles),在日本称为忌地现象、连作障害或连作障碍,欧美国家称之为再植病害(replant disease)或再植问题(replant problem),我国常称重茬问题。在调查过程中发现,白芷在生产过程中存在连作障碍问题,一般采用轮作、换行套作等方式加以解决。

关于白芷化感连作障碍研究未见报道,仅见祁白芷种子化感研究。贾蕾等发现祁白芷种子和种翅膜中均存在某种水溶性萌发抑制物质,该物质对双子叶和单子叶植物种子的萌发有抑制作用,还可延迟种子萌发时间。因此,提出了在播种前浸泡祁白芷种子24 h,或在不损伤种仁前提下搓去种翅膜的建议。赵金莉等研究发现,接种 AM 真菌能够明显促进白芷植株生长,植株生物量显著提高,尤其是根部生物量,同时可提高白芷根中总香豆素和欧前胡素的含量,对白芷连作障碍有一定缓解作用。

笔者调查中发现重庆、遂宁、安国等白芷产区多用轮作的栽培方式,病虫害发生较轻,分析与该地种植方式有关;而亳州地区白芷病虫害发生较其他产区严重,尤其是连作多年的区域根结线虫病和红蜘蛛为害严重,减产较大,严重制约了该区域白芷栽培产业的发展。因此,在白芷生产过程中,宜采用轮作的方式减缓连作危害。

(六)白芷规范化生产技术研究进展

按照 GAP 要求进行白芷种植管理,才能达到优质高产的目的。因此加强白芷的规范化生产技术研究,对白芷产业发展意义重大。苑军、蒲盛才和孙凤建等分别对不同道地产区白芷规范化生产技术规程进行了阐述。杨枝中等从扦样、净度分析、真实性鉴定、重量测定、发芽试验、水分测定、生活力测定、健康度测定8个方面对白芷种子质量检验方法进行研究,初步确定了白芷种子质量指标的检验方法。韦中强等对川产白芷的留种繁育技术进行了系统阐述,种子优劣影响田间出苗率、产量、品质,其中特别指出白芷种子不宜久藏,隔年陈种易丧失发芽力,种子要当年采收、当年用,确定了适宜四川地区白芷种植留种的规范栽培方法。

周淑荣等研究了不同加工方法对白芷有效成分的影响,自然晒干的白芷样品中二氧化硫残留量低于其他经过硫黄熏蒸的样品,氧化前胡素和欧前胡素均高于其他经过硫黄熏蒸的样品。笔者调查发现,白芷主产区用硫黄熏蒸干燥较为普遍,尤其是四川、重庆地区,白芷采收季节高温、高湿,如果不用硫黄熏蒸,晾晒过程中易发生霉变腐烂。因此在白芷主产区有必要开发小型药材干燥设备,建立统一干燥加工点,降低药材中的二氧化硫残留量。

(七)现存问题

白芷的栽培研究是一项基础性工作,对白芷产业发展至关重要。通过对白芷生物学特性和栽培研究进展的调研与综述,发现白芷栽培过程中仍有很多问题亟待解决。

1. 白芷标准化种植　通过对白芷主产区的调研,发现白芷栽培、加工多为农户小规模种植,缺少规模化、产业化。截止到 2014 年,通过国家食品药品监督管理局中药材 GAP 认证的白芷栽培基地仅有 1 家。今后白芷栽培研究工作首先应建立白芷规范化栽培基地,加强对白芷栽培技术的研究,实现白芷生产专业化和标准化。

2. 白芷先期抽薹问题有待深入研究　调研发现生产当中所用的白芷种质混杂,先期抽薹严重。因此要加强白芷品种选育,并通过抽薹分子机制的深入研究,定向培育高产、优质和不易发生早期抽薹的品种,确保种子质量是提高白芷药材品质的前提。

3. 不同产地白芷栽培技术标准亟需建立 白芷产地分布广,且不同产区栽培技术存在差异。宜根据各个主产区的气候环境因素,制定出不同道地产区的"白芷栽培技术标准",实现白芷规范化种植和产业化生产。做好对白芷栽培技术、病虫害防治的规范化,通过白芷的规模化生产,加快推进地区经济发展,以实现良好的经济效益、生态效益和社会效益。

五、栽培种植及生产加工

(一)栽培要点

生物学特性:喜温暖湿润气候,耐寒。宜在阳光充足、土层深厚、疏松肥沃、排水良好的砂质壤土栽培。种子在恒温下发芽率低,在变温下发芽较好,以 10～30℃ 变温为佳。

栽培技术:用种子繁殖,一般采用址播,不宜移栽。6 月果实外皮呈绿色时,选侧枝上结的果实,分批采收,挂通风处干燥。春播于 3～4 月进行,但产量和质量较差,通常采用秋播,适宜播种期因地而异,华北地区多在 8 月下旬至 9 月初,穴播,按行株距 35 cm×(15～20)cm 开穴,深 5～10 cm,每公顷用种量约 11.25 kg。条播按行距 35 cm 开浅沟,将种子均匀撒入沟内,盖薄层细土,压实,浇水,每公顷用种子 22.5 kg。播后 15～20 日出苗。

田间管理:苗高 5 cm 左右开始间苗,结合中耕除草,苗高 15 cm 左右定苗,条播每隔 15～16 cm 留苗 1 株;穴播,每穴留苗 1～3 株。一般在间苗、定苗后和封垄前各追肥 1 次,用人粪尿、腐熟饼肥或尿素等,也可结合浇水。

病虫害防治:病害有斑枯病,主要为害叶部,用 1∶100 的波尔多液或多抗霉素 100～200 U 喷雾。还有紫纹羽病,根结线虫病为害。虫害有黄凤蝶,幼虫为害叶片,幼龄期或用青虫菌(每 1 g 菌粉含孢子 100 亿个)500 倍液或 Bt 乳剂 200～300 倍液喷雾。还要防治胡萝卜微管蚜、黄翅茴香螟、红蜘蛛为害。

(二)采收加工

春播在当年 10 月中、下旬;秋播于翌年 8 月下旬叶枯萎时采收,抖去泥土,晒干或烘干。

六、化学成分及药理作用研究

(一)化学成分文献研究

1. 杭白芷 根含欧前胡内酯(imperatorin),异欧前胡内酯(isoimperatorin),别异欧前胡内酯(alloisoimperatorin),别欧前胡内酯(alloimperatorin),氧化前胡素(oxypeucedanin),异氧化前胡素(isooxypeucedanin),水合氧化前胡素(oxypeucedanin hydrate),白当归素(byakangelicin),白当归脑(byakangelicol),新白当归脑(neobyakangelicol),珊瑚菜内酯(phellopterin),花椒毒酚(xanthotoxol),香柑内酯(bergapten),5 -甲氧基- 8 -羟基补骨脂素(5 - methoxy - 8 - hydroxypsoralen),8 -甲氧基- 4 -氧-(3 -甲基- 2 -丁烯基)补骨脂素

(cnidilin),栓翅芹烯醇(pabulenol)等多种香豆素类成分。还含谷甾醇(sitosterol),棕榈酸(palmitic acid)及钙、铜、铁、锌、锰、钠、磷、镍、镁、钴、铬、钼等多种元素,而钠、镁、钙、铁、磷的含量较高。

2. 祁白芷　根含香豆素类:欧前胡内酯,异欧前胡内酯,氧化前胡内酯,水合氧化前胡内酯,珊瑚菜内酯(phellopterin),白当归素及叔 - O - 甲基白当归素($tert$ - O - methylbyakangelicin)等;香豆素葡萄糖苷类:紫花前胡苷(nodakenin),3 - 羟基印枳苷(3 - hydroxy-marmesinin),白当归素 - 叔 - O - β - D - 吡喃葡萄糖苷($tert$ - O - β - D - glucopyranosylbyakangelicin),白当归素 - 仲 - O - β - D - 吡喃葡萄糖苷(sec - O - β - D - glucopyranosyl byakangeliein),东莨菪苷(scopolin),茵芋苷(skimmin),花椒毒酚 - 8 - O - β - D - 吡喃葡萄糖苷(8 - O - β - D - glucopyranosyl xanthotoxol),独活属醇 - 叔 - O - β - D - 吡喃葡萄糖苷($tert$ - O - β - D - glucopyranosyl heraclenol)等;另含腺苷(adenosine)。

(二)药理作用文献研究

1. 解热、镇痛与抗炎作用　0.5%浓度的总香豆素溶液高剂量(0.15 g/kg)、低剂量(0.05 g/kg)均有明显的镇痛作用,能明显减少冰醋酸所致的小鼠扭体反应次数,高剂量组还能明显延缓小鼠扭体反应的出现;腹腔注射给药,高、低剂量对小鼠醋酸扭体反应的抑制率分别为57.8%、40.0%;小鼠热板法试验表明,每只小鼠给药前及给药后15 min、30 min、60 min、90 min测定痛反应潜伏期,白芷总香豆素有明显的镇痛作用,在30 min内作用最强。白芷香豆素高剂量(120 mg/kg)、中剂量(60 mg/kg)均能明显减轻巴豆油所致小鼠右耳的红肿等症状,显著抑制巴豆油所致的小鼠耳肿胀,高剂量组的抑制率可达72.8%,作用强度与剂量呈正相关;白芷香豆素高、中剂量均能明显抑制醋酸所致小鼠腹腔毛细血管通透性的增高,高剂量组的抑制率可达42.2%,作用强度与剂量呈正相关;白芷香豆素高、中剂量均能明显减轻角叉菜胶所致小鼠右后足的红肿等症状,显著抑制角叉菜胶所致的小鼠足肿胀,高剂量组的抑制率可达72.1%,作用强度与剂量呈正相关。对川白芷的醚提液、醇提液、水提液和水煎液药理研究发现,川白芷几种制剂其抗炎镇痛的有效部位是脂溶性部位。通过小鼠实验表明,白芷总挥发油对物理、化学性刺激具有明显的镇痛作用,且无身体依赖性,对其自主活动有显著的抑制效应。因此,白芷的镇痛效果确切,显著的镇静效应可能是其发挥镇痛作用的重要机制之一。最新研究表明:白芷总挥发油对疼痛模型大鼠的β - 内啡肽及其前体物质前阿黑皮素有明显的升高作用,其镇痛机制是通过促进具有镇痛作用的β - 内啡肽前体物质前阿黑皮素信使核糖核酸(POMC mRNA)的表达而实现。

2. 抗病原微生物作用　白芷对多种细菌,如大肠埃希菌、宋氏痢疾杆菌、弗氏痢疾杆菌、变形杆菌、伤寒杆菌、副伤寒杆菌、铜绿假单胞菌、霍乱杆菌、革兰阳性菌、人型结核杆菌、金黄色葡萄球菌等均有不同程度抑制作用。70%乙醇提取液能抑制克氏锥虫表边毛体的形成。白芷对接种新城疫苗的鸡胚延长生命6 h,对甲型流感病毒PR8株无抑制作用。为了探讨中草药对解脲支原体的抗菌作用,应用微量稀释法测定156种中草药对14株解脲支原体国际标准株的体外抑制效应,结果表明解脲支原体对黄柏、白芷、地肤子和大黄等有较高的敏感性,其MIC_{90}小于相当于生药7.81 mg/ml。

3. 抗肿瘤作用　异欧前胡素及白当归素对人体癌HeLa细胞有细胞毒活性,其LD_{50}均

为 $100~\mu g/ml$。白芷中的东莨菪素体外对鼻咽癌 9KB 细胞的 ED_{50} 为 $100~\mu g/ml$。白芷能强烈抑制 $12-O-14$ 烷酰佛波醇-13-醋酸酯（TPA 肿瘤促进剂）促进 ^{32}Pi 掺入培养细胞磷脂中的作用，有效成分为欧前胡素及异欧前胡素。经研究发现白芷中含有的欧前胡素、异欧前胡素均能抑制小鼠腹腔巨噬细胞释放肿瘤坏死因子（TNF），其抑制作用在 $10^{-6}\sim10^{-4}$ mol/L 浓度范围内呈剂量依赖性。美国得克萨斯州大学癌症研究中心发现欧前胡素能够抑制 Sencar 小鼠上皮癌细胞和前胃癌细胞中由细胞色素 P_{450} 酶调节的 benoz[a]lpyrene（B[a]P）和 7,2-dimethylbenz[a] anthracene（DMBA）的代谢，进而抑制癌细胞 DNA 的合成，在体外对人乳腺癌细胞（MCF-7）也有同样的作用。日本学者也发现欧前胡素有抑制癌细胞株增殖的作用。

4. 对酶和受体活性的影响 小鼠灌胃 1 h 后，腹腔注射戊巴比妥钠和 100 mg/kg、50 mg/kg、25 mg/kg 杭白芷香豆素类（CAD），其睡眠时间均显著延长，分别为溶媒对照组（5% 聚山梨酯-80；20 ml/kg）的 38.0%、28.4%、35.3% 和 36.6%。其中 100 mg/kg 和 50 mg/kg CAD 组延长程度与氯霉素阳性对照组（25 mg/kg）相似；溶媒对照组、氯霉素阳性对照组和 CAD 低剂量组小鼠经腹腔注射戊巴比妥钠后，多数在 45 min 内翻正反射消失，进入睡眠状态；中、高剂量组分别有 1 只和 3 只小鼠经腹腔注射戊巴比妥钠后，表现为共济失调和自发活动减少，2 h 内翻正反射未消失。高剂量 CAD 能延长戊巴比妥钠的催眠潜伏期，并缩短睡眠时间，而 3 个剂量的 CAD 均使戊巴比妥的睡眠时间显著延长。WON SICKWOO 等发现朝鲜产白芷的甲醇提取物可明显增强戊巴比妥的催眠作用，其作用机制是白芷中的佛手内酯、氧化前胡内酯、异氧化前胡内酯等直链型呋喃香豆素类酶抑制药，能抑制药物代谢。

5. 对皮肤的作用 白芷中富含香豆素成分，其中线性呋喃香豆素为光敏活性物质。当这种物质进入机体后，一旦受到日光或紫外线照射，可使受照射处的皮肤产生日光性皮炎、红肿、色素增加、表皮增厚等症状；在长波紫外线照射下，能与细胞内 DNA 结合，抑制 DNA 复制，使迅速增殖的银屑病表皮细胞恢复正常的增殖率，从而使皮损愈合。白芷多糖（ADP）对皮肤细胞的生长存在一定的剂量关系，与空白组比较，大于 50 mg/L 剂量组差异有极显著性，25 mg/L 剂量组差异有显著性，12.5 mg/L 剂量组差异无显著性；在所考察的浓度范围内，ADP 对细胞生长增殖存在一定的剂量依存关系。

6. 对心血管与血液的作用 白芷和杭白芷的醚溶性成分对体外家兔耳血管有显著扩张作用，而白芷的水溶性成分有血管收缩作用。毛细血管法试验表明：白芷的水溶性成分灌胃给药可明显缩短小鼠凝血时间。欧芹素乙、异欧芹素乙对花生四烯酸（AA）诱导的兔血小板聚集有抑制作用，而对 ADP 及 PAF 诱导的血小板聚集无作用，认为其可能作用机制是通过抑制 AA 代谢来抑制血小板聚集，并通过对兔血小板内 $TAXB_2$ 的影响证实了这一推测，两者对 CAMP 的影响有相反趋势行为。

7. 对脂肪代谢的作用 木村善行等经研究发现白芷中呋喃香豆素单独应用不能促进脂肪作用，但在与肾上腺素、ACTH 存在下则能活化这些激素的作用，增强肾上腺素和 ACTH 诱导的脂肪分解，抑制胰岛素诱导的由葡萄糖转化为脂肪的作用，从而间接促进脂肪分解和抑制脂肪合成。其所含的欧芹素乙对毒激素-L 诱导的脂肪分解有显著抑制作用，从而可望使其成为预防肿瘤恶病质耗竭的有效药物之一。

8. 对中枢神经的作用 白芷具有中枢兴奋作用,白芷毒素在小量时能兴奋延脑呼吸中枢、血管运动中枢、迷走中枢和脊髓,使呼吸兴奋、血压升高、心率减慢,并引起流涎,大量时可致间歇性惊厥,继而导致麻痹。BERGENDROFF 等从白芷干燥根的甲醇提取液中分离了 8 种呋喃香豆素成分(furanocoumarins),并发现其中的 phellop terin 能强烈地抑制苯甲二氮䓬对中枢神经的束缚。

9. 其他作用 YOSH IYUKI 等运用反复硅胶柱层析方法从白芷抑制组胺释放活性部位中分离得到了佛手苷内酯、水合氧化前胡素、白当归素、珊瑚菜内酯等 6 个香豆素成分,并进行了抗组胺实验,发现佛手苷内酯、水合氧化前胡素、白当归素具有抑制组胺释放的作用,而珊瑚菜内酯、氧化前胡素则无明显作用。白芷提取物对钙通道阻滞药受体和 β-羟基-β-甲基戊二酸辅酶 A 还原酶及肝药物代谢酶有抑制作用。另欧前胡素对肝有保护作用。

第二节 香豆素类成分鉴定

一、川白芷化学成分分析

1. 材料与仪器 川白芷药材于 2012 年 7 月采自四川遂宁银发集团川白芷规范化种植基地,凭证标本为 201207CBZ。

Bruker AV Ⅲ 400 型核磁共振波谱仪(Bruker BioSpin AG Facilities, Fällanden, Switzerland),TMS 为内标;Finnigan TRACE 2000 GC-MS 质谱仪(EI-MS, Thermo Finnigan, San Jose, CA, USA)和 MDS SCIEX API QSTAR 型质谱仪(ESI-TOF-MS, Applied Biosystems/MDS Sciex. , Foster City, CA, USA);LC 3000 半制备型高效液相色谱仪(HPLC,北京创新通恒科技有限公司,北京),配置 P3050 型二元泵,UV3000 型 UV 检测器,CXTH-3000 工作站,Phenomenex Prodigy ODS 柱(21. 2 mm×250 mm, 10 μm);柱色谱硅胶(200~300 目)和 GF254 薄层色谱(TLC)硅胶(青岛海洋化工厂,青岛);色谱纯甲醇和乙腈(天津赛孚世纪科技发展有限公司,天津);分析纯乙醇、甲醇(MeOH)、环己烷、乙酸乙酯(EtOAc)、正丁醇和三氯甲烷(北京化工厂,北京)。

2. 方法与结果

(1)提取与分离:川白芷干燥根粉末 6. 0 kg,用 3 倍量的 75%乙醇水溶液回流提取 5 次,第 1 次提取 2 h,以后每次 1 h,合并提取液,减压浓缩,得浓缩液 4 900 ml(取 100 ml 浓缩液冷冻干燥,得干膏粉 27. 325 2 g,计算提取收率为 22. 32%),继续浓缩至 2 500 ml,用 2 倍量的环己烷、乙酸乙酯、水饱和的正丁醇依次萃取 3 次、5 次、5 次,得环己烷萃取物 87. 4 g(按投料生药计算收率为 1. 46%,下同)、乙酸乙酯萃取物 51. 4 g(收率 0. 85%)、正丁醇萃取物 187. 8 g(收率 3. 13%)和残留水层。

取环己烷萃取物 87. 4 g,经硅胶柱色谱,环己烷-三氯甲烷、三氯甲烷、三氯甲烷-乙酸乙酯、乙酸乙酯、乙酸乙酯-甲醇梯度洗脱,得到 57 个流分。三氯甲烷-乙酸乙酯流分分为 2 个部分:第 1 个部分经硅胶柱色谱,用环己烷-乙酸乙酯(15:1→1:1)梯度洗脱,再反复经硅胶柱色谱和半制备性 HPLC(甲醇-水,65∶35→70∶30)纯化,得化合物 **1**(0.4 g)和 **2**(0.2 g);第 2 个部分经硅胶柱色谱,用环己烷-乙酸乙酯(10∶1→1∶1)梯度洗脱,得化合物 **3**(0.7 g)。

取乙酸乙酯萃取物 51.4 g 进行硅胶柱色谱,环己烷-乙酸乙酯(4∶1→1∶1)、三氯甲烷-甲醇(30∶1→1∶1)梯度洗脱。环己烷-乙酸乙酯(4∶1)洗脱部分经反复重结晶(乙酸乙酯),得到化合物 **1**(3.0 g),其余组分经 TLC 检识,与环己烷萃取物相同或类似的流分合并,得到 6 个组分(Fr. 1~Fr. 6)。Fr. 2(8.5 g)经反复硅胶柱色谱,环己烷-乙酸乙酯(40∶1→1∶1)梯度洗脱得化合物 **4**(2.0 g)和 Fr. 2-1。Fr. 2-1 再经半制备性 HPLC(甲醇-水,64∶36)分离、纯化,得化合物 **5**(10 mg, t_R = 25 min)、Fr. 2-1.1 和 Fr. 2-1.2。Fr. 2-1.1 再经半制备性 HPLC(甲醇-水,60∶40)纯化,得化合物 **6**(50 mg, t_R = 18 min)、**7**(10 mg, t_R = 23 min)、**4**(20 mg, t_R = 28 min)、**8**(5 mg, t_R = 28 min)。Fr. 2-1.2 再经半制备性 HPLC(乙腈-水,45∶55)纯化,得化合物 **9**(50 mg, t_R = 166 min)、**10**(20 mg, t_R = 46 min)和 Fr. 2-1.2.1。Fr. 2-1.2.1 再经半制备性 HPLC(乙腈-水,40∶60)纯化,得化合物 **11**(5 mg, t_R = 66 min)和 **12**(30 mg, t_R = 70 min)。Fr. 3(4.4 g)经反复硅胶柱色谱和半制备性 HPLC(甲醇-水,64∶36)纯化,得化合物 **13**(40 mg, t_R = 10 min)、**14**(20 mg, t_R = 24 min)、**15**(10 mg, t_R = 46 min)和 **16**(10 mg, t_R = 55 min)。Fr. 4(7.6 g)经反复硅胶柱色谱和半制备性 HPLC(甲醇-水,55∶45)纯化,得化合物 **17**(30 mg, t_R = 19 min)和 Fr. 4-1。Fr. 4-1 再经半制备性 HPLC(乙腈-水,30∶70)纯化,得化合物 **18**(10 mg, t_R = 47 min)和 **19**(10 mg, t_R = 54 min)。Fr. 5(6.0 g)经反复硅胶柱色谱,三氯甲烷-甲醇(80∶1→30∶1)洗脱,得化合物 **20**(2.5 g)、Fr. 5-1 和 Fr. 5-2。Fr. 5-1 经半制备性 HPLC(乙腈-水,35∶65)纯化,得化合物 **21**(10 mg, t_R = 26 min)和 **22**(50 mg, t_R = 31 min)。Fr. 5-2 经半制备性 HPLC(乙腈-水,35∶65)纯化,得化合物 **23**(10 mg, t_R = 20 min)、**20**(10 mg, t_R = 27 min)和 Fr. 5-2.1。Fr. 5-2.1 经半制备性 HPLC(乙腈-水,40∶60)纯化,得 **24**(20 mg, t_R = 29 min)。Fr. 6(9.2 g)经硅胶柱色谱,三氯甲烷-甲醇(30∶1→1∶1)梯度洗脱,得化合物 **25**(1.0 g)、Fr. 6-1-Fr. 6-4 和 **26**(50 mg)。Fr. 6-1 经硅胶柱色谱,三氯甲烷-甲醇(30∶1→15∶1)梯度洗脱,然后经半制备性 HPLC(乙腈-水,30∶70)纯化,得化合物 **27**(10 mg, t_R = 19 min)和 **25**(30 mg, t_R = 30 min)。Fr. 6-2 依次经硅胶(三氯甲烷-甲醇,30∶1→5∶1)和 Sephadex LH-20(三氯甲烷-甲醇,1∶1)柱色谱以及半制备性 HPLC(乙腈-水,25∶75)纯化,得到化合物 **28**(10 mg, t_R = 16 min)、**29**(10 mg, t_R = 17 min)。Fr. 6-3 经硅胶(三氯甲烷-甲醇,30∶1→15∶1)及半制备性 HPLC(乙腈-水,25∶75)纯化,得到 **30**(10 mg, t_R = 17 min)。Fr. 6-4 经硅胶柱色谱,三氯甲烷-甲醇(30∶1→15∶1)纯化和重结晶(MeOH),得化合物 **31**(30 mg)。

取正丁醇萃取物 187.8 g,经 D101 大孔树脂,乙醇-水(30∶1→95∶5)梯度洗脱,得组分 Fr. 1 和组分 Fr. 2。Fr. 1 (18.7 g)经三氯甲烷-甲醇(10∶1→1∶1)梯度洗脱及半制备性 HPLC(乙腈-水,24∶76)分离、纯化得化合物 **32**(20 mg, t_R = 39 min)、**33**(20 mg, t_R = 47 min)和 Fr. 1-1。Fr. 1-1 经半制备性 HPLC(乙腈-水,23∶77)纯化得化合物 **34**(20 mg, t_R = 69 min)。Fr. 2 (36.0 g)经三氯甲烷-甲醇-水(10∶1∶0.1→1∶1∶0.1)梯度洗脱得组分 Fr. 2-1~2-3。Fr. 2-1 经半制备性 HPLC(乙腈-水,15∶85)分离、纯化,得

化合物 **35**(5 mg, t_R = 23 min)、**36**(50 mg, t_R = 27 min)、**37**(30 mg, t_R = 38 min)和 Fr. 2 - 1.1。Fr. 2 - 1.1 经半制备性 HPLC(乙腈-水,10∶90)纯化得化合物 **38**(10 mg, t_R = 33 min)。Fr. 2 - 2 经半制备性 HPLC(乙腈-水,15∶85)分离、纯化,得化合物 **39**(5 mg, t_R = 18 min)、**40**(10 mg, t_R = 40 min)、**41**(100 mg, t_R = 51 min)和 Fr. 2 - 2.1。Fr. 2 - 2.1 经半制备性 HPLC(乙腈-水,10∶90)纯化得化合物 **42**(10 mg, t_R = 26 min)。Fr. 2 - 3 经半制备性 HPLC(乙腈-水,15∶85)分离、纯化,得化合物 **43**(10 mg, t_R = 23 min)和 **44**(20 mg, t_R = 92 min)。

(2) 结构鉴定:44 个化合物分别鉴定为异欧前胡素(1)、β-谷甾醇(2)、欧前胡素(3)、香柑内酯(4)、欧芹酚(5)、花椒毒素(6)、异茴芹内酯(7)、去氢柳叶白姜花内酯(8)、珊瑚菜内酯(9)、异去甲基呋喃羽叶芸香素(10)、7-脱甲基软木花椒素(11)、别欧前胡素(12)、花椒毒酚(13)、异氧化前胡内酯(14)、别异欧前胡素(15)、去甲基呋喃羽叶芸香素(16)、5-羟基-8-甲氧基补骨脂素(17)、氧化前胡素甲醚(18)、栓翅芹烯醇(19)、白当归素(20)、印枳苷元(21)、(＋)-前胡醇(22)、独活属醇(23)、(±)-川白芷双香豆素(24)、水合氧化前胡内酯(25)、(-)-印枳苷(26)、尤劳帕替醇(27)、赤式-愈创木基甘油-β-阿魏酸醚(28)、苏式-愈创木基甘油-β-阿魏酸醚(29)、(-)-羟基前胡醇(30)、尿嘧啶(31)、白当归素-叔-O-β-D-吡喃葡萄糖苷(32)、($2''S$)-$3''$-O-β-D-吡喃葡萄糖苷-水合氧化前胡内酯(33)、白当归素-仲-O-β-D-吡喃葡萄糖苷(34)、异秦皮定-7-O-β-D-吡喃葡萄糖苷(35)、苄基-β-D-葡萄糖苷(36)、花椒毒酚-8-O-β-D-吡喃葡萄糖苷(37)、异戊烯基-O-β-D-吡喃葡萄糖苷(38)、东莨菪苷(39)、$2'$-羟基印度楝梓素-$2'$-O-β-D-吡喃葡萄糖苷(40)、($2'S,3'R$)-$3'$-羟基印枳苷(41)、茵芋苷(42)、苄基-β-D-呋喃芹糖基-($1''$→$6'$)-β-D-吡喃葡萄糖苷(43)、前胡苷Ⅳ(44)。其中,化合物 24 和 30 为新化合物,化合物 5,8,11,18,21～23,27～29,33,35,36,38,40～43 为首次从川白芷根中分离得到。

化合物 **1**〔异欧前胡素(isoimperatorin)〕 无色针晶(乙酸乙酯);EI - MS m/z 270〔M〕$^+$, 202, 174, 149, 69, 57;^{1}H - NMR(CDCl$_3$, 400 MHz)δ: 8.12(1H, d, J = 9.8 Hz, H-4),7.57(1H, d, J = 2.2 Hz, H-$2'$),7.09(1H, s, H-8),6.93(1H, d, J = 2.2 Hz, H-$3'$),6.23(1H, d, J = 9.8 Hz, H-3),5.51(1H, t, J = 7.0 Hz, H-$2''$),4.90(2H, d, J = 7.0 Hz, H-$1''$),1.78(3H, s, $3''$-CH$_3$),1.68(3H, s, $3''$-CH$_3$);^{13}C-NMR(CDCl$_3$, 100 MHz)δ: 161.2(C-2),158.0(C-7),152.5(C-9),148.9(C-5),144.8(C-$2'$),139.7(C-$3''$),139.5(C-4),119.0(C-$2''$),114.0(C-6),112.4(C-3),107.3(C-10),105.0(C-$3'$),94.0(C-8),69.6(C-$1''$),25.7($3''$-CH$_3$),18.1($3''$-CH$_3$)。

化合物 **2**〔β-谷甾醇(β-sitosterol)〕 经 IR、NMR 和 MS 测试并与对照品共薄层色谱分析,鉴定为 β-谷甾醇。

化合物 **3**〔欧前胡素(imperatorin)〕 无色针晶(乙酸乙酯);EI - MS m/z 270〔M〕$^+$, 202, 174, 146, 118, 89, 69, 63, 53;^{1}H - NMR(CDCl$_3$, 400 MHz)δ: 7.75(1H, d, J = 9.6 Hz, H-4),7.67(1H, d, J = 2.1 Hz, H-$2'$),7.36(1H, d, J = 2.1 Hz, H-$3'$),6.80(1H, s, H-5),6.34(1H, d, J = 9.6 Hz, H-3),5.59(1H, t, J = 7.2 Hz, H-$2''$),4.98(2H, d, J = 7.2 Hz, H-$1''$),1.72(3H, s, $3''$-CH$_3$),1.70(3H, s, $3''$-CH$_3$);

^{13}C - NMR （CDCl$_3$，100 MHz）δ：160. 5（C - 2），148. 5（C - 7），146. 6（C - 2'），144. 3（C - 4），143. 7（C - 9），139. 6（C - 3''），131. 6（C - 8），125. 8（C - 6），119. 7（C - 2''），116. 4（C - 10），114. 6（C - 3），113. 1（C - 5），106. 7（C - 3'），70. 1（C - 1''），25. 7（3'' - CH$_3$），18. 0（3'' - CH$_3$）。

化合物 **4**〔香柑内酯（bergapten）〕　白色粉末（MeOH - EtOAc）；EI - MS m/z 216 〔M〕$^+$，201，188，173，145，89，63，51；^{1}H - NMR （CDCl$_3$，400 MHz）δ：8. 15（1H，d，$J = 9.8$ Hz，H - 4），7. 59（1H，d，$J = 2.4$ Hz，H - 2'），7. 13（1H，s，H - 8），7. 02（1H，d，$J = 2.4$ Hz，H - 3'），6. 27（1H，d，$J = 9.8$ Hz，H - 3），4. 27（3H，s，5 - OCH$_3$）；^{13}C - NMR （CDCl$_3$，100 MHz）δ：161. 2（C - 2），158. 4（C - 7），152. 7（C - 9），149. 6（C - 5），144. 8（C - 2'），139. 2（C - 4），112. 7（C - 6），112. 5（C - 3），106. 4（C - 10），105. 0（C - 3'），93. 8（C - 8），60. 1（5 - OCH$_3$）。

化合物 **5**〔欧芹酚（osthenol）〕　白色粉末（MeOH - EtOAc）；EI - MS m/z 230〔M〕$^+$，215，201，187，175，146，131，115，91，77，65；^{1}H - NMR （CDCl$_3$，400 MHz）δ：7. 63（1H，d，$J = 9.4$ Hz，H - 4），7. 18（1H，d，$J = 7.8$ Hz，H - 5），6. 87（1H，d，$J = 7.8$ Hz，H - 6），6. 22（1H，d，$J = 9.4$ Hz，H - 3），5. 26（1H，t，$J = 6.2$ Hz，H - 2'），3. 56（2H，d，$J = 6.2$ Hz，H - 1'），1. 82（3H，s，3' - CH$_3$），1. 68（3H，s，3' - CH$_3$）；^{13}C - NMR （CDCl$_3$，100 MHz）δ：162. 2（C - 2），158. 6（C - 7），153. 2（C - 9），144. 6（C - 4），134. 5（C - 3'，C - 8），126. 4（C - 5），120. 7（C - 2'），113. 2（C - 6），112. 4（C - 10），111. 8（C - 3），25. 7（3' - CH$_3$），22. 0（C - 1'），17. 9（3' - CH$_3$）。

化合物 **6**〔花椒毒素（xanthotoxin）〕　白色粉末（MeOH - EtOAc）；EI - MS m/z 216〔M〕$^+$，201，188，173，145，89，63；^{1}H - NMR （CDCl$_3$，400 MHz）δ：7. 74（1H，d，$J = 9.6$ Hz，H - 4），7. 67（1H，d，$J = 2.2$ Hz，H - 3'），7. 32（1H，s，H - 5），6. 80（1H，$J = 2.2$ Hz，H - 2'），6. 33（1H，d，$J = 9.6$ Hz，H - 3），4. 26（3H，s，8 - OCH$_3$）；^{13}C - NMR （CDCl$_3$，100 MHz）δ：160. 4（C - 2），147. 6（C - 7），146. 6（C - 2'），144. 3（C - 4），142. 9（C - 9），132. 7（C - 8），126. 0（C - 6），116. 4（C - 10），114. 6（C - 3），112. 9（C - 5），106. 7（C - 3'），61. 2（8 - OCH$_3$）。

化合物 **7**〔异茴芹内酯（isoimpinellin）〕　淡黄色粉末（MeOH - EtOAc）；EI - MS m/z 246〔M〕$^+$，231，203，188，175，160，147，132，119，104，76，66；^{1}H - NMR （CDCl$_3$，400 MHz）δ：8. 11（1H，d，$J = 9.8$ Hz，H - 4），7. 62（1H，d，$J = 2.3$ Hz，H - 2'），6. 99（1H，d，$J = 2.3$ Hz，H - 3'），6. 27（1H，d，$J = 9.8$ Hz，H - 3），4. 16（6H，s，5，8 - OCH$_3$）；^{13}C - NMR （CDCl$_3$，100 MHz）δ：160. 4（C - 2），150. 0（C - 7），145. 1（C - 2'），144. 3（C - 5），143. 7（C - 9），139. 3（C - 4），128. 2（C - 8），114. 8（C - 6），112. 8（C - 3），107. 6（C - 10），105. 1（C - 3'），61. 7（8 - OCH$_3$），60. 8（5 - OCH$_3$）。

化合物 **8**〔去氢柳叶白姜花内酯（dehydrogeijerin）〕　淡黄色粉末（MeOH - EtOAc）；EI - MS m/z 258〔M〕$^+$，243，227，216，201，173，160，145，89，83，55；^{1}H - NMR （CDCl$_3$，400 MHz）δ：7. 71（1H，s，H - 5），7. 64（1H，d，$J = 9.5$ Hz，H - 4），6. 82（1H，s，H - 8），6. 59（1H，t，$J = 1.0$ Hz，H - 2'），6. 27（1H，d，$J = 9.5$ Hz，H - 3），3. 93（3H，s，7 - OCH$_3$），2. 22（3H，d，$J = 1.0$ Hz，3' - CH$_3$），1. 97（3H，d，$J = $

1.0 Hz, 3′-CH₃); ¹³C-NMR (CDCl₃, 100 MHz) δ: 190.5 (C-1′), 160.7 (C-2), 157.3 (C-7), 156.6 (C-9), 143.3 (C-4), 130.3 (C-5), 128.2 (C-6), 124.8 (C-2′), 113.9 (C-3), 112.1 (C-10), 99.6 (C-8), 56.2 (7-OCH₃), 28.0 (3′-CH₃), 21.4 (3′-CH₃)。

化合物 **9**［珊瑚菜内酯(phellopterin)］ 淡黄色粉末(MeOH)；ESI-MS *m/z* 301［M+H］⁺；¹H-NMR(CDCl₃, 400 MHz) δ: 8.12 (1H, d, *J* = 9.8 Hz, H-4), 7.62 (1H, br s, H-2′), 6.98 (1H, br s, H-3′), 6.28 (1H, d, *J* = 9.8 Hz, H-3), 5.60 (1H, t, *J* = 7.2 Hz, H-2″), 4.85 (2H, d, *J* = 7.2 Hz, H-1″), 4.17 (3H, s, 5-OCH₃), 1.74 (3H, s, 3″-CH₃), 1.70 (3H, s, 3″-CH₃); ¹³C-NMR (CDCl₃, 100 MHz) δ: 160.5 (C-2), 150.8 (C-7), 145.1 (C-2′), 144.4 (C-5, C-9), 139.6 (C-3″), 139.3 (C-4), 127.0 (C-8), 119.9 (C-2″), 114.6 (C-6), 112.8 (C-3), 107.6 (C-10), 105.0 (C-3′), 70.4 (C-1″), 60.8 (5-OCH₃), 25.8 (3″-CH₃), 18.1 (3″-CH₃)。

化合物 **10**［异去甲基呋喃羽叶芸香素（isodemethylfuropinarine）］ 淡黄色粉末(MeOH)；EI-MS *m/z* 270［M］⁺, 255, 237, 199, 171, 128, 115, 69; ¹H-NMR (CDCl₃, 400 MHz) δ: 8.50 (1H, d, *J* = 10.3 Hz, H-4), 7.65 (1H, d, *J* = 2.3 Hz, H-2′), 7.22 (1H, d, *J* = 2.3 Hz, H-3′), 6.28 (1H, dd, *J* = 17.6, 10.6 Hz, H-2″), 6.25 (1H, d, *J* = 10.3 Hz, H-3), 5.10 (1H, d, *J* = 10.6 Hz, Hₐ-3″), 4.97 (1H, d, *J* = 17.6 Hz, H_b-3″), 1.71 (6H, s, 1″-CH₃×2); ¹³C-NMR (CDCl₃, 100 MHz) δ: 159.7 (C-2), 150.0 (C-2″), 145.5 (C-2′), 144.9 (C-7), 144.6 (C-4), 140.8 (C-9), 128.3 (C-5), 124.4 (C-6), 113.9 (C-10), 112.0 (C-3″), 111.5 (C-3), 108.3 (C-3′), 44.1 (C-1″), 32.2 (1″-CH₃×2)。

化合物 **11**［7-脱甲基软木花椒素（7-demethylsuberosin）］ 白色粉末(MeOH)；EI-MS *m/z* 230［M］⁺, 215, 175, 147, 69; ¹H-NMR (CDCl₃, 400 MHz) δ: 7.65 (1H, d, *J* = 9.4 Hz, H-4), 7.17 (1H, s, H-5), 7.05 (1H, s, H-8), 6.21 (1H, d, *J* = 9.4 Hz, H-3), 5.31 (1H, t, *J* = 7.2 Hz, H-2′), 3.35 (2H, d, *J* = 7.2 Hz, H-1′), 1.76 (3H, s, 3′-CH₃), 1.71 (3H, s, 3′-CH₃); ¹³C-NMR (CDCl₃, 100 MHz) δ: 162.9 (C-2), 158.9 (C-7), 154.0 (C-9), 144.7 (C-4), 134.4 (C-5), 128.1 (C-3′), 126.3 (C-2′), 121.2 (C-6), 112.1 (C-10), 111.8 (C-3), 103.0 (C-8), 28.1 (C-1′), 25.8 (3′-CH₃), 17.8 (3′-CH₃)。

化合物 **12**［别欧前胡素（alloimperatorin）］ 淡黄色粉末(MeOH-EtOAc)；EI-MS *m/z* 270［M］⁺, 255, 227, 202, 171, 115, 83, 69; ¹H-NMR (CDCl₃, 400 MHz) δ: 8.00 (1H, d, *J* = 9.9 Hz, H-4), 7.69 (1H, d, *J* = 2.1 Hz, H-2′), 6.84 (1H, d, *J* = 2.1 Hz, H-3′), 6.36 (1H, d, *J* = 9.9 Hz, H-3), 6.03 (1H, s, 8-OH), 5.13 (1H, t, *J* = 6.6 Hz, H-2″), 3.69 (2H, d, *J* = 6.6 Hz, H-1″), 1.84 (3H, s, 3″-CH₃), 1.70 (3H, s, 3″-CH₃); ¹³C-NMR (CDCl₃, 100 MHz) δ: 160.0 (C-2), 146.4 (C-2′), 144.0 (C-7), 141.7 (C-4), 139.7 (C-9), 132.7 (C-3″), 127.7 (C-8), 125.6 (C-6), 123.1 (C-2″), 122.3 (C-5), 113.5 (C-3, C-10), 105.7 (C-3′), 27.9 (C-1″), 25.6 (3″-CH₃), 18.1 (3″-CH₃)。

化合物 **13**［花椒毒酚（xanthotoxol）］ 淡黄色粉末（MeOH‐EtOAc）；EI‐MS m/z 202［M］$^+$，174，145，118，89，63；^{1}H‐NMR（DMSO‐d_6，400 MHz）δ：10.65（1H，s，8‐OH），8.10（1H，d，$J=9.6$ Hz，H‐4），8.06（1H，br s，H‐2$'$），7.43（1H，s，H‐5），7.02（1H，br s，H‐3$'$），6.39（1H，d，$J=9.6$ Hz，H‐3）；^{13}C‐NMR（DMSO‐d_6，100 MHz）δ：160.1（C‐2），147.5（C‐2$'$），145.6（C‐4），145.5（C‐7），139.8（C‐9），130.2（C‐8），125.3（C‐6），116.3（C‐10），113.9（C‐3），110.2（C‐5），107.1（C‐3$'$）。

化合物 **14**［异氧化前胡内酯（isooxypeucedanin）］ 白色粉末（MeOH‐EtOAc）；EI‐MS m/z 286［M］$^+$，215，201，187，145，89，71，55；^{1}H‐NMR（CDCl$_3$，400 MHz）δ：8.31（1H，d，$J=9.8$ Hz，H‐4），7.60（1H，br s，H‐2$'$），7.17（1H，s，H‐8），6.83（1H，br s，H‐3$'$），6.32（1H，d，$J=9.8$ Hz，H‐3），5.08（2H，s，H‐1$''$），2.86（1H，q，$J=8.0$ Hz，H‐3$''$），1.18（6H，d，$J=8.0$ Hz，3$''$‐CH$_3\times2$）；^{13}C‐NMR（CDCl$_3$，100 MHz）δ：208.8（C‐2$''$），160.9（C‐2），158.0（C‐7），152.6（C‐9），147.9（C‐5），145.5（C‐2$'$），139.2（C‐4），113.6（C‐6），113.2（C‐3），107.4（C‐10），104.0（C‐3$'$），95.0（C‐8），74.9（C‐1$''$），37.3（C‐3$''$），17.9（3$''$‐CH$_3\times2$）。

化合物 **15**［别异欧前胡素（alloisoimperatorin）］ 淡黄色结晶（无水乙醇）；EI‐MS m/z 270［M］$^+$，255，227，215，202，199，171，141，128，115，83，69，55；^{1}H‐NMR（DMSO‐d_6，400 MHz）δ：8.16（1H，d，$J=9.9$ Hz，H‐4），8.02（1H，br s，H‐2$'$），7.06（1H，br s，H‐3$'$），6.38（1H，d，$J=9.9$ Hz，H‐3），5.10（1H，t，$J=6.4$ Hz，H‐2$''$），3.70（2H，d，$J=6.4$ Hz，H‐1$''$），3.17（1H，br s，5‐OH），1.79（3H，s，3$''$‐CH$_3$），1.62（3H，s，3$''$‐CH$_3$）；^{13}C‐NMR（DMSO‐d_6，100 MHz）δ：160.0（C‐2），146.9（C‐2$'$），145.2（C‐7），142.2（C‐5，9），140.7（C‐4），131.5（C‐3$''$），128.7（C‐6），124.9（C‐8），123.1（C‐2$''$），113.7（C‐10），113.3（C‐3），106.1（C‐3$'$），27.2（3$''$‐CH$_3$），25.4（C‐1$''$），18.0（3$''$‐CH$_3$）。

化合物 **16**［去甲基呋喃羽叶芸香素（demethylfuropinarine）］ 淡黄色粉末（MeOH）；EI‐MS m/z 270［M］$^+$，255，227，215，199，171，128，115，92，77；^{1}H‐NMR（CDCl$_3$，400 MHz）δ：8.25（1H，d，$J=9.7$ Hz，H‐4），7.86（1H，br s，H‐2$'$），7.18（1H，br s，H‐3$'$），6.29（1H，dd，$J=17.2$，10.7 Hz，H‐2$''$），6.20（1H，d，$J=9.7$ Hz，H‐3），4.91（1H，d，$J=10.7$ Hz，H$_a$‐3$''$），4.89（1H，d，$J=17.2$ Hz，H$_b$‐3$''$），1.68（6H，s，1$''$‐CH$_3\times2$）；^{13}C‐NMR（CDCl$_3$，100 MHz）δ：160.2（C‐2），155.6（C‐7），150.4（C‐9），147.7（C‐2$''$），146.6（C‐5），144.3（C‐2$'$），140.6（C‐4），113.3（C‐6），111.6（C‐7），110.3（C‐3$''$），109.9（C‐3），104.5（C‐10），104.3（C‐3$'$），40.4（C‐1$''$），28.9（1$''$‐CH$_3\times2$）。

化合物 **17**［5‐羟基‐8‐甲氧基补骨脂素（5‐hydroxy‐8‐methoxypsoralen）］ 淡黄色针晶（EtOAc）；EI‐MS m/z 232［M］$^+$，217，202，189，161，133，116，105，95，77；^{1}H‐NMR（DMSO‐d_6，400 MHz）δ：8.12（1H，d，$J=9.6$ Hz，H‐4），8.00（1H，br s，H‐2$'$），7.24（1H，br s，H‐3$'$），6.28（1H，d，$J=9.6$ Hz，H‐3），4.07（3H，s，8‐OCH$_3$）；^{13}C‐NMR（DMSO‐d_6，100 MHz）δ：160.1（C‐2），147.2（C‐7），146.2

(C-2′)，141.2 (C-5)，139.9 (C-4)，139.7 (C-9)，125.6 (C-8)，114.8 (C-6)，112.4 (C-3)，107.2 (C-10)，105.4 (C-3′)，61.1 (8-OCH₃)。

化合物 18［氧化前胡素甲醚（oxypeucedanin methanolate）］　淡黄色粉末（MeOH-EtOAc）；EI-MS m/z 318［M］⁺，202，174，145，99，73；¹H-NMR (CDCl₃，400 MHz) δ：8.22 (1H, d, J=9.8 Hz, H-4)，7.59 (1H, d, J=2.4 Hz, H-2′)，7.16 (1H, s, H-8)，7.00 (1H, d, J=2.4 Hz, H-3′)，6.28 (1H, d, J=9.8 Hz, H-3)，4.57 (1H, dd, J=9.9, 3.5 Hz, H$_a$-1″)，4.39 (1H, dd, J=9.9, 7.7 Hz, H$_b$-1″)，3.94 (1H, dd, J=7.7, 3.5 Hz, H-2″)，3.27 (3H, s, 3″-OCH₃)，2.70 (1H, d, J=3.5 Hz, 2″-OH)，1.27 (3H, s, 3″-CH₃)，1.24 (3H, s, 3″-CH₃)；¹³C-NMR (CDCl₃，100 MHz) δ：161.2 (C-2)，158.1 (C-7)，152.6 (C-9)，148.8 (C-5)，145.0 (C-2′)，139.3 (C-4)，114.1 (C-6)，112.9 (C-3)，107.3 (C-10)，104.9 (C-3′)，94.5 (C-8)，76.1 (C-2″)，75.9 (C-3″)，74.3 (C-1″)，49.3 (3″-OCH₃)，20.7 (3″-CH₃×2)。

化合物 19［栓翅芹烯醇（pabulenol）］　无色针晶（CHCl₃-MeOH）；EI-MS m/z 286［M］⁺，202，174，145，118，89，69，57；¹H-NMR (CDCl₃，400 MHz) δ：8.18 (1H, d, J=9.8 Hz, H-4)，7.60 (1H, J=2.3 Hz, H-2′)，7.15 (1H, s, H-8)，6.97 (1H, J=2.3 Hz, H-3′)，6.27 (1H, d, J=9.8 Hz, H-3)，5.20 (1H, s, H$_a$-4″)，5.07 (1H, s, H$_b$-4″)，4.39 (1H, dd, J=9.7, 7.0 Hz, H$_a$-1″)，4.46 (1H, dd, J=9.7, 3.5 Hz, H$_b$-1″)，4.54 (1H, dd, J=7.0, 3.5 Hz, H-2″)，2.40 (1H, br s, 2″-OH)，1.83 (3H, s, 3″-CH₃)；¹³C-NMR (CDCl₃，100 MHz) δ：161.1 (C-2)，158.1 (C-7)，152.5 (C-9)，148.5 (C-3″)，145.2 (C-2′)，143.3 (C-5)，139.2 (C-4)，114.1 (C-6)，113.4 (C-3)，112.9 (C-4″)，107.3 (C-10)，104.7 (C-3′)，94.7 (C-8)，75.6 (C-2″)，74.2 (C-1″)，18.7 (3″-CH₃)。

化合物 20［白当归素（byakangelicin）］　白色粉末（MeOH-EtOAc）；EI-MS m/z 334［M］⁺，232，217，202，189，161，59；¹H-NMR (CDCl₃，400 MHz) δ：8.10 (1H, d, J=9.8 Hz, H-4)，7.63 (1H, d, J=2.3 Hz, H-2′)，7.00 (1H, d, J=2.3 Hz, H-3′)，6.26 (1H, d, J=9.8 Hz, H-3)，4.58 (1H, dd, J=10.2, 2.7 Hz, H$_a$-1″)，4.25 (1H, dd, J=10.2, 7.9 Hz, H$_b$-1″)，4.18 (3H, s, 5-OCH₃)，3.83 (1H, dd, J=7.9, 2.7 Hz, H-2″)，1.31 (3H, s, 3″-CH₃)，1.27(3H, s, 3″-CH₃)；¹³C-NMR (CDCl₃，100 MHz) δ：160.3 (C-2)，150.1 (C-7)，145.2 (C-2′)，144.8 (C-5)，143.8 (C-9)，139.5 (C-4)，126.8 (C-8)，114.5 (C-6)，112.7 (C-3)，107.4 (C-10)，105.3 (C-3′)，76.0 (C-1″, 2″)，71.5 (C-3″)，60.7 (5-OCH₃)，26.6 (3″-CH₃)，25.0 (3″-CH₃)。

化合物 21［印枳苷元（marmesin）］　白色粉末（MeOH-EtOAc）；EI-MS m/z 246［M］⁺，213，187，160，131，77，59；¹H-NMR (DMSO-d_6，400 MHz) δ：7.93 (1H, d, J=9.5 Hz, H-4)，7.48 (1H, s, H-8)，6.79 (1H, s, H-5)，6.21 (1H, d, J=9.5 Hz, H-3)，4.70 (1H, t, J=8.7 Hz, H-2′)，3.18 (2H, d, J=8.7 Hz, H-3′)，1.15 (3H, s, 4′-CH₃)，1.13 (3H, s, 4′-CH₃)；¹³C-NMR (DMSO-d_6，100 MHz) δ：163.4 (C-7)，160.6 (C-2)，155.1 (C-10)，144.8 (C-4)，125.6 (C-6)，124.0 (C-5)，112.1

（C‑9），111.3（C‑3），96.8（C‑8），91.0（C‑2′），70.1（C‑4′），28.8（C‑3′），25.9（4′‑CH₃），24.9（4′‑CH₃）。

化合物 22｛（＋）‑前胡醇［（＋）‑ decursinol］｝ 白色粉末（MeOH‑EtOAc）；ESI‑MS m/z 247［M＋H］⁺，245［M‑H］⁻；¹H‑NMR（CDCl₃，400 MHz）δ：7.57（1H，d，$J=$ 9.5 Hz，H‑4），7.17（1H，s，H‑5），6.77（1H，s，H‑8），6.21（1H，d，$J=$9.5 Hz，H‑3），3.87（1H，t，$J=$5.9 Hz，H‑3′），3.11（1H，dd，$J=$16.8，5.9 Hz，H_a‑4′），2.83（1H，dd，$J=$16.8，5.9 Hz，H_b‑4′），1.39（3H，s，2′‑CH₃），1.36（3H，s，2′‑CH₃）；¹³C‑NMR（CDCl₃，100 MHz）δ：161.3（C‑2），156.5（C‑7），154.2（C‑9），143.1（C‑4），129.0（C‑5），116.4（C‑6），113.3（C‑3），113.0（C‑10），104.8（C‑8），78.2（C‑3′），69.2（C‑2′），30.7（C‑1′），25.0（2′‑CH₃），22.0（2′‑CH₃）。

化合物 23［独活属醇（heraclenol）］ 白色粉末（MeOH‑EtOAc）；EI‑MS m/z 304［M］⁺，202，174，146，118，89，59；¹H‑NMR（CDCl₃，400 MHz）δ：7.77（1H，d，$J=$9.6 Hz，H‑4），7.70（1H，d，$J=$2.2 Hz，H‑2′），7.39（1H，s，H‑5），6.83（1H，d，$J=$2.2 Hz，H‑3′），6.37（1H，d，$J=$9.6 Hz，H‑3），4.75（1H，dd，$J=$10.2，2.7 Hz，H_a‑1″），4.41（1H，dd，$J=$10.2，7.9 Hz，H_b‑1″），3.87（1H，dd，$J=$7.9，2.7 Hz，H‑2″），1.33（3H，s，3″‑CH₃），1.30（3H，s，3″‑CH₃）；¹³C‑NMR（CDCl₃，100 MHz）δ：160.1（C‑2），148.0（C‑7），146.8（C‑2′），144.3（C‑4），143.4（C‑9），131.6（C‑8），126.1（C‑6），116.5（C‑10），114.8（C‑3），113.8（C‑5），106.9（C‑3′），76.1（C‑2″），75.7（C‑1″），71.5（C‑3″），26.7（3″‑CH₃），25.1（3″‑CH₃）。

化合物 24｛（±）‑川白芷双香豆素［（±）‑ dahuribiscoumarin］｝ 淡黄色透明针状结晶（甲醇）；IR（KBr）ν_{max}：3734，2977，2873，2830，1721，1596，1520，1060；UV（MeOH）λ_{max} nm（log ε）：271（3.93），313（3.73）；HR‑ESI‑MS m/z 485.0877［M‑H］⁻（calculated for $C_{27}H_{17}O_9$，485.0873）；¹H‑NMR（DMSO‑d_6，400 MHz）δ：8.61（1H，d，$J=$10.1 Hz，H‑4），8.22（1H，d，$J=$1.8 Hz，H‑9），7.12（1H，d，$J=$1.8 Hz，H‑10），6.48（1H，d，$J=$10.1 Hz，H‑3），5.25（1H，d，$J=$8.6 Hz，H‑11），3.76（1H，d，$J=$8.6 Hz，H‑12），1.37（3H，s，13‑CH₃），1.20（3H，s，13‑CH₃），7.77（1H，d，$J=$10.1 Hz，H‑4′），7.81（1H，d，$J=$1.9 Hz，H‑9′），5.97（1H，br s，H‑10′），6.22（1H，d，$J=$10.1 Hz，H‑3′）；¹³C‑NMR（DMSO‑d_6，100 MHz）δ：159.7（C‑2），159.3（C‑2′），148.0（C‑9），147.2（C‑10′），145.7（C‑7′），145.4（C‑7），142.9（C‑4），141.6（C‑4′），140.9（C‑8′a），140.6（C‑8a），129.9（C‑8′），129.6（C‑8），124.9（C‑6），124.2（C‑6′），123.2（C‑5），120.2（C‑5′），114.5（C‑4′a），114.3（C‑4a），113.8（C‑3′），113.6（C‑3），107.1（C‑10），105.7（C‑9′），66.6（C‑12），61.0（C‑13），42.7（C‑11），24.2（13‑CH₃），18.7（13‑CH₃）。

化合物 25［水合氧化前胡内酯（oxypeucedanin hydrate）］ 淡黄色粉末（MeOH‑EtOAc）；EI‑MS m/z 304［M］⁺，202，174，145，89，59；¹H‑NMR（CDCl₃，400 MHz）δ：8.15（1H，d，$J=$9.8 Hz，H‑4），7.59（1H，br s，H‑2′），7.10（1H，s，H‑8），6.98（1H，br s，H‑3′），6.24（1H，d，$J=$9.8 Hz，H‑3），4.55（1H，dd，$J=$9.4，2.0 Hz，H_a‑1″），4.44（1H，dd，$J=$9.4，8.1 Hz，H_b‑1″），3.91（1H，dd，$J=$8.1，2.0 Hz，H‑

2″），1.36（3H，s，3″-CH$_3$），1.31（3H，s，3″-CH$_3$）；^{13}C-NMR（CDCl$_3$，100 MHz）δ：161.2（C-2），158.0（C-7），152.4（C-9），148.5（C-5），145.2（C-2′），139.1（C-4），114.1（C-6），112.9（C-3），107.2（C-10），104.7（C-3′），94.6（C-8），76.5（C-2″），74.4（C-1″），71.6（C-3″），26.6（3″-CH$_3$），25.1（3″-CH$_3$）。

化合物 26{（-）-印枳苷［（-）-marmesinin］}　白色粉末（EtOAc）；ESI-MS m/z 431［M+Na］$^+$，407［M-H］$^-$；^{1}H-NMR（DMSO-d_6，400 MHz）δ：7.95（1H，d，$J=$9.5 Hz，H-4），7.48（1H，s，H-5），6.82（1H，s，H-8），6.22（1H，d，$J=$9.5 Hz，H-3），4.82-4.88（4H，m，H-2′，4″-OH，3″-OH，2″-OH），4.41（1H，d，$J=$7.8 Hz，H-1″），4.31（1H，t，$J=$5.7 Hz，6″-OH），3.43（1H，dd，$J=$5.0 Hz，11.3 Hz，H$_a$-6″），3.37（1H，overlap，H$_b$-6″），3.04-3.34（5H，m，H-3′×2，H-3″，4″，5″），2.85-2.90（1H，m，H-2″），1.26（3H，s，4′-CH$_3$），1.23（3H，s，4′-CH$_3$）；^{13}C-NMR（DMSO-d_6，100 MHz）δ：163.2（C-7），160.6（C-2），155.1（C-9），144.8（C-4），125.7（C-6），124.0（C-5），112.3（C-10），111.4（C-3），97.4（C-1″），96.9（C-8），90.2（C-2′），77.0（C-4′），77.0（C-5″），76.6（C-3″），73.6（C-2″），70.2（C-4″），61.0（C-6″），29.0（C-3′），23.2（C-4′-CH$_3$），21.9（C-4′-CH$_3$）。

化合物 27［尤劳帕替醇（ulopterol）］　无色针晶（EtOAc）；EI-MS m/z 278［M］$^+$，220，189，177，159，147，131，103，77，59；^{1}H-NMR（CDCl$_3$，400 MHz）δ：7.62（1H，d，$J=$9.5 Hz，H-4），7.31（1H，s，H-5），6.80（1H，s，H-8），6.24（1H，d，$J=$9.5 Hz，H-3），3.90（3H，s，7-OCH$_3$），3.63（1H，dd，$J=$10.4，1.8 Hz，H-2′），3.00（1H，dd，$J=$13.9，1.8 Hz，H$_a$-1′），2.54（1H，dd，$J=$13.9，10.4 Hz，H$_b$-1′），2.32（1H，br s，OH），2.15（1H，br s，OH），1.31（3H，s，3′-CH$_3$），1.28（3H，s，3′-CH$_3$）；^{13}C-NMR（CDCl$_3$，100 MHz）δ：161.3（C-7），160.7（C-2），154.9（C-9），143.4（C-4），129.6（C-5），125.0（C-6），113.2（C-3），112.1（C-10），98.9（C-8），77.6（C-2′），72.9（C-3′），56.0（7-OCH$_3$），32.5（C-1′），26.4（3′-CH$_3$），23.6（3′-CH$_3$）。

化合物 28［赤式-愈创木基甘油-β-阿魏酸醚（*erythro*-guaiacylglycerol-β-ferulic acid ether）］　油状物；EI-MS m/z 390［M］$^+$，342，328，281，220，194，179，153，137，93，77，65；^{1}H-NMR（DMSO-d_6，400 MHz）δ：7.47（1H，d，$J=$16.0 Hz，H-7′），7.24（1H，d，$J=$1.6 Hz，H-2′），7.11（1H，dd，$J=$8.9，1.6 Hz，H-6′），7.01（1H，d，$J=$8.9 Hz，H-5′），7.00（1H，d，$J=$1.8 Hz，H-2），6.77（1H，dd，$J=$8.1，1.8 Hz，H-6），6.66（1H，d，$J=$8.1 Hz，H-5），6.39（1H，d，$J=$16.0 Hz，H-8′），4.70（1H，d，$J=$5.2 Hz，H-7），4.41（1H，dd，$J=$9.9，5.2 Hz，H-8），3.76（3H，s，3′-OCH$_3$），3.72（3H，s，3-OCH$_3$），3.62（2H，qd，$J=$15.0，9.9，4.7 Hz，H-9）；^{13}C-NMR（DMSO-d_6，100 MHz）δ：168.1（C-9′），150.3（C-4′），149.7（C-3′），147.0（C-3），145.6（C-4），144.0（C-7′），133.1（C-1），127.1（C-1′），122.3（C-6′），119.6（C-6），116.9（C-8′），114.8（C-5′），114.6（C-5），111.6（C-2），111.2（C-2′），83.5（C-8），71.7（C-7），60.3（C-9），55.8（3′-OCH$_3$），55.5（3-OCH$_3$）。

化合物 **29**［苏式-愈创木基甘油-β-阿魏酸醚（*threo*-guaiacylglycerol-β-ferulic acid ether）］　油状物；EI-MS *m*/*z* 390［M］⁺，342，328，281，220，194，179，153，137，93，77，65；¹H-NMR（DMSO-d_6，400 MHz）δ：7.47（1H，d，*J* = 15.9 Hz，H-7′），7.28（1H，d，*J* = 1.5 Hz，H-2′），7.13（1H，dd，*J* = 8.5，1.5 Hz，H-6′），7.04（1H，d，*J* = 8.5 Hz，H-5′），6.97（1H，d，*J* = 1.6 Hz，H-2），6.76（1H，dd，*J* = 8.1，1.6 Hz，H-6），6.68（1H，d，*J* = 8.1 Hz，H-5），6.41（1H，d，*J* = 15.9 Hz，H-8′），4.71（1H，d，*J* = 4.6 Hz，H-7），4.37（1H，dd，*J* = 11.0，4.6 Hz，H-8），3.81（3H，s，3′-OCH₃），3.72（3H，s，3′-OCH₃），3.59（2H，br d，*J* = 11.0，3.7 Hz，H-9）；¹³C-NMR（DMSO-d_6，100 MHz）δ：168.7（C-9′），150.4（C-4′），149.7（C-3′），147.1（C-3），145.6（C-4），143.5（C-7′），132.9（C-1），127.3（C-1′），122.2（C-6′），119.1（C-6），116.9（C-8′），114.8（C-5，5′），111.1（C-2，2′），84.0（C-8），71.1（C-7），60.2（C-9），55.8（3′-OCH₃），55.5（3′-OCH₃）。

化合物 **30**｛（-）-羟基前胡醇［（-）-hydroxydecursinol］｝　白色粉末；$[\alpha]_D^{25}$ -29.09（*c* 0.028，MeOH）；IR（KBr）ν_{max}：3739，2979，2928，2871，1728，1600，1476，1061；UV（MeOH）λ_{max} nm（log ε）：206（4.29），225（3.99），248（3.59），258（3.52），335（4.15）；HR-ESI-MS *m*/*z* 261.0762［M-H］⁻（calculated for $C_{14}H_{13}O_5$，261.0763）；¹H-NMR（DMSO-d_6，400 MHz）δ：7.92（1H，d，*J* = 9.4 Hz，H-4），7.48（1H，s，H-5），6.78（1H，s，H-8），6.21（1H，d，*J* = 9.4 Hz，H-3），4.89（1H，dd，*J* = 7.8，9.5 Hz，H-3′），4.79（1H，br s，2′-CH₂OH），4.66（1H，br s，3′-OH），3.34（2H，s，2′-CH₂OH），3.27（1H，dd，*J* = 7.8，16.8 Hz，H_a-4′），3.15（1H，dd，*J* = 16.8，9.5 Hz，H_b-4′），1.11（3H，s，2′-CH₃）；¹³C-NMR（DMSO-d_6，100 MHz）δ：163.4（C-7），160.6（C-2），155.1（C-9），144.8（C-4），125.8（C-6），124.0（C-5），112.2（C-10），111.2（C-3），96.9（C-8），87.6（C-3′），72.6（C-2′），66.8（2′-CH₂OH），28.2（C-4′），20.1（2′-CH₃）。

化合物 **31**［尿嘧啶（uracil）］　经 IR、NMR 和 MS 测试并与对照品共薄层色谱分析，鉴定为尿嘧啶（uracil）。

化合物 **32**｛白当归素-叔-*O*-β-D-吡喃葡萄糖苷［*tert.*-*O*-β-D-glucopyranosyl-（*R*）-byakangelicin］｝　淡黄色粉末；ESI-MS *m*/*z* 519［M+Na］⁺，495［M-H］⁻；¹H-NMR（DMSO-d_6，400 MHz）δ：8.18（1H，d，*J* = 9.8 Hz，H-4），8.07（1H，d，*J* = 2.3 Hz，H-2′），7.37（1H，d，*J* = 2.3 Hz，H-3′），6.34（1H，d，*J* = 9.8 Hz，H-3），4.89（2H，br s，3‴-OH，4‴-OH），4.69（1H，d，*J* = 7.8 Hz，H-1‴），4.67（1H，dd，*J* = 10.9，2.8 Hz，H_a-1″），4.35（1H，d，*J* = 10.9，6.2 Hz，H_b-1″），4.58（1H，d，*J* = 3.4 Hz，2‴-OH），4.38（1H，s，2″-OH），4.34（1H，s，6‴-OH），4.16（3H，s，5-OCH₃），3.93（1H，dd，*J* = 6.2，2.8 Hz，H-2″），3.66（1H，dd，*J* = 11.5，2.7 Hz，H_a-6‴），3.46（1H，m，H_b-6‴），3.21-3.06（3H，m，H-3‴，4‴，5‴），3.0（1H，m，H-2‴），1.21（3H，s，3″-CH₃），1.12（3H，3″-CH₃）；¹³C-NMR（DMSO-d_6，100 MHz）δ：25.4（3-CH₃），27.3（3-CH₃），60.9（5-OCH₃），61.3（C-6‴），70.3（C-4‴），73.8（C-2‴），75.5（C-5‴），75.5（C-3‴），76.5（C-2″），76.8（C-1″），

82. 8（C - 3″），101. 9（C - 1‴），105. 7（C - 3′），107. 0（C - 10），112. 6（C - 3），114. 5（C - 6），126. 5（C - 8），139. 7（C - 4），143. 1（C - 9），144. 2（C - 5），146. 3（C - 2′），149. 3（C - 7），159. 6（C - 2）。

化合物 **33**｛（2″S）- 3″- O - β - D -吡喃葡萄糖基-水合氧化前胡内酯［（2″S）- 3″- O - (β - D - glucopyranosyl)-oxypeucedanin hydrate］｝　白色粉末；ESI - MS *m/z* 489［M + Na］$^+$，465［M - H］$^-$；^{1}H - NMR（DMSO - d_6，400 MHz）δ：8. 57（1H, d, *J* = 9. 8 Hz, H - 4），8. 02（1H, d, *J* = 2. 0 Hz, H - 2′），7. 36（1H, d, *J* = 2. 0 Hz, H - 3′），7. 33（1H, s, H - 8），6. 32（1H, d, *J* = 9. 8 Hz, H - 3），5. 47（1H, br s, 2″-OH），4. 81 - 5. 08（3H, br s, 4‴-OH, 3‴-OH, 2‴-OH），4. 75（1H, dd, *J* = 9. 9, 2. 7 Hz, H_a-1″），4. 49（1H, d, *J* = 7. 8 Hz, H - 1‴），4. 42（1H, dd, *J* = 6. 9, 9. 8 Hz, H_b- 1″），3. 86（1H, dd, *J* = 6. 9, 2. 7 Hz, H - 2″），3. 66（1H, d, *J* = 11. 4 Hz, H_b- 6‴），3. 44（1H, m, H_a- 6‴），3. 02 - 3. 21（4H, m, H - 2‴，3‴，4‴，5‴），1. 24（3H, s, 3″- CH_3），1. 22（3H, s, 3″- CH_3）；^{13}C - NMR（DMSO - d_6，100 MHz）δ：25. 6（C - 5″），26. 3（C - 4″），61. 1（C - 6‴），70. 0（C - 4‴），71. 2（C - 2″），72. 7（C - 2‴），74. 2（C - 1″），76. 7（C - 5‴），77. 2（C - 3‴），85. 2（C - 3″），93. 1（C - 8），104. 6（C - 1‴），105. 9（C - 3′），106. 2（C - 10），112. 0（C - 3），112. 7（C - 6），141. 0（C - 2′），145. 9（C - 4），149. 1（C - 9），152. 2（C - 5），157. 7（C - 7），160. 5（C - 2）。

化合物 **34**［白当归素-仲- O - β - D -吡喃葡萄糖苷（*sec*. - O - β - D - glucopyranosyl-byakangelicin)］　白色粉末；ESI - MS *m/z* 519［M + Na］$^+$，495［M - H］$^-$；^{1}H - NMR（DMSO - d_6，400 MHz）δ：8. 17（1H, d, *J* = 9. 8 Hz, H - 4），8. 06（1H, d, *J* = 2. 3 Hz, H - 2′），7. 36（1H, d, *J* = 2. 3 Hz, H - 3′），6. 33（1H, d, *J* = 9. 8 Hz, H - 3），5. 27 - 4. 90（3H, br s, 2‴- OH, 3‴- OH, 4‴- OH），4. 50 - 4. 43（4H, m, H - 1‴，H_a- 1″，H_b- 1″，3″- OH），4. 16（3H, s, 5 - OCH_3），4. 10（1H, br s, 6‴- OH），3. 76（1H, t, *J* = 4. 9 Hz, H - 2″），3. 40（2H, overlap, H - 6‴），3. 19 - 3. 08（3H, m, H - 3‴，4‴，5‴），3. 01（1H, t, *J* = 8. 3 Hz, H - 2‴），1. 25（3H, s, 3″- CH_3），1. 23（3H, s, 3″- CH_3）；^{13}C - NMR（DMSO - d_6，100 MHz）δ：25. 5（3″- CH_3），26. 1（3″- CH_3），61. 0（5 - OCH_3），61. 0（C - 6‴），70. 0（C - 4‴），71. 4（C - 3″），74. 2（C - 2‴），74. 4（C - 1″），76. 6（C - 3‴），76. 6（C - 5‴），86. 0（C - 2″），105. 1（C - 1‴），105. 7（C - 3′），107. 0（C - 10），112. 7（C - 3），114. 6（C - 6），126. 6（C - 8），139. 8（C - 4），143. 0（C - 9），144. 2（C - 5），146. 4（C - 2′），149. 3（C - 7），159. 7（C - 2）。

化合物 **35**［异秦皮定- 7 - O - β - D -吡喃葡萄糖苷（isofraxidin - 7 - O - β - D - glucopyranoside)］　白色粉末；ESI - MS *m/z* 407［M + Na］$^+$；^{1}H - NMR（DMSO - d_6，400 MHz）δ：7. 97（1H, d, *J* = 9. 5 Hz, H - 4），7. 13（1H, s, H - 5），6. 40（1H, d, *J* = 9. 5 Hz, H - 3），5. 28（1H, br s, 4′-OH），5. 16（1H, d, *J* = 7. 2 Hz, H - 1′），5. 06（1H, br s, 3′- OH），4. 98（1H, br s, 2′- OH），4. 36（1H, br s, 6′- OH），3. 92（3H, s, 8 - OCH_3），3. 83（3H, s, 6 - OCH_3），3. 61（1H, d, *J* = 11. 6 Hz, H_a- 6″），3. 30（1H, overlap, H_b- 6″），3. 25 - 3. 10（4H, m, H - 2″，3″，4″，5″）；^{13}C - NMR（DMSO - d_6，100 MHz）δ：56. 6（6 - OCH_3），60. 8（C - 6′），61. 3（8 - OCH_3），69. 9（C - 4′），74. 2

（C-2'），76.6（C-3'），77.6（C-5'），102.2（C-1'），105.6（C-5），114.6（C-3），114.8（C-10），140.3（C-8），141.7（C-6），142.4（C-7），144.4（C-4），149.5（C-9），159.8（C-2）。

化合物 **36**［苄基-β-D-葡萄糖苷（benzyl-β-D-glucopyranoside）］ 油状物；ESI-MS m/z 293［M+Na］$^+$；^{1}H-NMR（DMSO-d_6，400MHz）δ：7.25-7.40（5H，m，Ar-H），4.83（1H，d，J=12.2 Hz，H_a-7），4.58（1H，d，J=12.2 Hz，H_b-7），4.24（1H，d，J=7.7 Hz，H-1'），3.71（1H，br d，J=11.6 Hz，H_a-6'），3.46（1H，dd，J=11.6，5.1 Hz，H_b-6'），3.03-3.19（4H，m，H-2'，3'，4'，5'）；^{13}C-NMR（DMSO-d_6，100MHz）δ：61.4（C-6'），69.8（C-7），70.4（C-4'），73.8（C-2'），77.0（C-5'），77.2（C-3'），102.3（C-1'），127.7（C-4），127.9（C-2，6），128.4（C-3，5），138.3（C-1）。

化合物 **37**［花椒毒酚 8-O-β-D-吡喃葡萄糖苷（8-O-β-D-glycopyranosyl xanthotoxol）］ 油状物；ESI-MS m/z 387［M+Na］$^+$；^{1}H-NMR（DMSO-d_6，400 MHz）δ：8.15（1H，d，J=9.6 Hz，H-4），8.11（1H，d，J=2.2 Hz，H-2'），7.69（1H，s，H-5），7.09（1H，d，J=2.2 Hz，H-3'），6.44（1H，d，J=9.6 Hz，H-3），5.62（1H，d，J=7.5 Hz，H-1''），5.53（1H，d，J=5.0 Hz，4''-OH），5.15（1H，d，J=3.6 Hz，3''-OH），5.03（1H，br s，2''-OH），4.34（1H，t，J=5.6 Hz，H_a-6''），3.53（1H，dd，J=11.6，4.9 Hz，H_b-6'），3.39（2H，overlap，H-3''，5''），3.21（2H，br s，H-2''，4''）；^{13}C-NMR（DMSO-d_6，100 MHz）δ：60.7（C-6''），69.8（C-4''），74.1（C-2''），76.9（C-3''），77.7（C-5''），102.1（C-1''），107.1（C-3'），114.2（C-5），114.4（C-3），116.5（C-10），126.1（C-6），128.9（C-8），142.3（C-9），145.4（C-4），146.3（C-7），148.0（C-2'），160.1（C-2）。

化合物 **38**［异戊烯基-O-β-D-吡喃葡萄糖苷（prenyl glucopyranoside）］ 淡黄色粉末；ESI-MS m/z 271［M+Na］$^+$，495［2M-1］$^-$；^{1}H-NMR（DMSO-d_6，400 MHz）δ：5.28（1H，t，J=6.4 Hz，H-2），4.97（1H，m，2'-OH），4.90（2H，m，3'-OH，4'-OH），4.49（1H，m，6'-OH），4.20（1H，dd，J=6.4，11.7 Hz，H_a-1），4.11（1H，d，J=7.9 Hz，H-1'），4.06（1H，dd，J=7.8，11.7 Hz，H_b-1），3.67（1H，d，J=11.5 Hz，H_b-6'），3.45（1H，m，H_a-6'），3.14-3.01（3H，m，H-3'，H-4'，H-5'），2.94（1H，t，J=8.2 Hz，H-2'），1.71（3H，s，3-CH$_3$），1.62（3H，s，3-CH$_3$）；^{13}C-NMR（DMSO-d_6，100 MHz）δ：17.9（3-CH$_3$），25.5（3-CH$_3$），61.2（C-6'），64.4（C-1），70.2（C-4'），73.5（C-2'），76.9（C-5'），77.0（C-3'），101.6（C-1'），121.2（C-2），135.9（C-3）。

化合物 **39**［东莨菪苷（scopolin）］ 白色粉末；ESI-MS m/z 377［M+Na］$^+$，353［M-H］$^-$；^{1}H-NMR（DMSO-d_6，400 MHz）δ：7.95（1H，d，J=9.5 Hz，H-4），7.28（1H，s，H-5），7.15（1H，s，H-8），6.32（1H，d，J=9.5 Hz，H-3），5.35（1H，br s，4'-OH），5.08（1H，d，J=7.4 Hz，H-1'），5.08（1H，br s，3'-OH），4.59（1H，br s，2'-OH），3.81（3H，s，6-OCH$_3$），3.70（1H，d，J=9.2 Hz，H_a-6''），3.44（1H，d，J=8.2 Hz，H_a-6''），3.30-3.17（4H，m，H-2''，3''，4''，5''）；^{13}C-NMR（DMSO-d_6，

100 MHz)δ：56.2（6-OCH₃），60.8（C-6′），69.7（C-4′），73.2（C-2′），76.9（C-5′），77.2（C-3′），99.7（C-1′），103.1（C-8），109.8（C-5），112.4（C-10），113.4（C-3），144.3（C-4），146.1（C-6），149.0（C-9），150.0（C-7），160.7（C-2）。

化合物 **40**[2′-羟基印度榅桲素-2′-O-β-D-吡喃葡萄糖苷（2′-hydroxymarmesin-2′-O-β-D-glucopyranoside）]　白色粉末；ESI-MS m/z 447［M+Na］⁺，423［M-H］⁻；¹H-NMR（DMSO-d_6，400 MHz）δ：7.94（1H，d，$J=9.5$ Hz，H-4），7.48（1H，s，H-5），6.81（1H，s，H-8），6.21（1H，d，$J=9.5$ Hz，H-3），5.05（1H，d，$J=4.0$ Hz，2″-OH），4.97-4.90（3H，m，H-2′，4″-OH，3″-OH），4.83（1H，br s，4′-OH），4.49（1H，t，$J=5.5$ Hz，6″-OH），4.18（1H，d，$J=7.8$ Hz，H-1″），3.74-3.67（2H，m，H$_a$-5′，H$_a$-6″），3.47-3.41（2H，m，H$_b$-5′，H$_b$-6″），3.29-2.97（6H，m，H-3′，H-2″，H-3″，H-4″，H-5″），1.14（3H，s，4′-CH₃）；¹³C-NMR（DMSO-d_6，100 MHz）δ：20.1（4′-CH₃），28.2（C-3′），61.1（C-6″），70.1（C-4″），72.0（C-4′），73.6（C-2″），74.4（C-5′），76.5（C-3″），77.0（C-4′），87.2（C-2′），96.9（C-8），103.9（C-1″），111.3（C-3），112.2（C-10），124.0（C-5），125.7（C-6），144.8（C-4），155.1（C-9），160.6（C-2），163.2（C-7）。

化合物 **41**{（2′S,3′R）-3′-羟基印枳苷［（2′S,3′R）-3′-hydroxy marmesinin］}　白色粉末；ESI-MS m/z 447［M+Na］⁺；¹H-NMR（DMSO-d_6，400 MHz）δ：8.02（1H，d，$J=9.5$ Hz，H-4），7.68（1H，s，H-5），6.92（1H，s，H-8），6.26（1H，d，$J=9.5$ Hz，H-3），5.20-5.27（2H，m，H-3′，3′-OH），4.99（1H，d，$J=3.1$ Hz，4″-OH），4.89（1H，br s，3″-OH），4.86（1H，br s，2″-OH），4.52-4.55（2H，m，H-1″，H-2′），4.31（1H，br s，6″-OH），3.36（1H，overlap，H$_a$-6″，H$_b$-6″），3.15（1H，m，H-5″），3.06（2H，br s，H-3″,4″），2.88（1H，d，$J=7.2$ Hz，H-2″），1.47（6H，s，H₃-5′，H₃-6′）；¹³C-NMR（DMSO-d_6，100 MHz）δ：22.8（C-6′），24.6（C-5′），60.8（C-6″），69.8（C-4′），70.1（C-4″），73.5（C-2″），76.7（C-5″），76.9（C-3″），77.5（C-3′），91.9（C-2′），97.3（C-8），97.7（C-1″），111.8（C-3），112.9（C-10），125.7（C-5），128.6（C-6），144.9（C-4），156.1（C-9），160.4（C-2），162.4（C-7）。

化合物 **42**[茵芋苷（skimmin）]　白色粉末；ESI-MS m/z 323［M-H］⁻，325［M+H］⁺；¹H-NMR（DMSO-d_6，400 MHz）δ：8.00（1H，d，$J=9.5$ Hz，H-4），7.64（1H，d，$J=8.6$ Hz，H-5），7.05（1H，d，$J=1.9$ Hz，H-8），7.01（1H，dd，$J=8.6$ Hz，1.9 Hz，H-6），6.32（1H，d，$J=9.5$ Hz，H-3），5.02（1H，d，$J=7.1$ Hz，H-1′）；¹³C-NMR（DMSO-d_6，100 MHz）δ：60.8（C-6′），69.8（C-4′），73.3（C-2′），76.6（C-5′），77.3（C-3′），100.1（C-1′），103.3（C-8），113.3（C-10），113.4（C-3），113.8（C-6），129.6（C-5），144.4（C-4），155.2（C-9），160.4（C-2，C-7）。

化合物 **43**{苄基-β-D-呋喃芹糖基-（1″→6′）-β-D-吡喃葡萄糖苷［benzyl-β-D-apiofuranosyl-（1″→6′）-β-D-glucopyranoside］}　油状物；ESI-MS m/z 401［M-H］⁻；¹H-NMR（DMSO-d_6，400 MHz）δ：7.26-7.40（5H，m，H-2，3，4，5，6），4.92（1H，d，$J=2.9$ Hz，H-1″），4.78（1H，d，$J=12.2$ Hz，H$_a$-7），4.57（1H，d，

J = 12.2 Hz, H_b - 7), 4.22 (1H, d, J = 7.7 Hz, H - 1′); ^{13}C - NMR（DMSO - d_6，100 MHz）δ：63.4 (C - 5″)，67.9 (C - 6′)，69.8 (C - 7)，70.5 (C - 4′)，73.5 (C - 2′)，73.6 (C - 4″)，75.8 (C - 5′)，76.2 (C - 2″)，76.8 (C - 3′)，79.0 (C - 3″)，102.1 (C - 1′)，109.5 (C - 1″)，127.6 (C - 4)，128.4 (C - 2, 6)，128.0 (C - 3, 5)，138.1 (C - 1)。

化合物 **44**[前胡苷Ⅳ（decuroside Ⅳ）]　油状物；ESI - MS m/z 563 [M + Na]$^+$，539 [M - H]$^-$；^{1}H - NMR（DMSO - d_6，400 MHz）δ：7.90 (1H, d, J = 9.5 Hz, H - 4)，7.45 (1H, s, H - 5)，6.79 (1H, s, H - 8)，6.20 (1H, d, J = 9.5 Hz, H - 3)，4.80 (1H, d, J = 2.7 Hz, H - 1‴)，4.40 (1H, d, J = 7.7 Hz, H - 1″)，1.25 (3H, s, 5′- CH$_3$)，1.22 (3H, s, 6′- CH$_3$)；^{13}C - NMR（DMSO - d_6，100 MHz）δ：21.9 (6′- CH$_3$)，23.1 (5′- CH$_3$)，29.0 (C - 3′)，63.5 (C - 5‴)，67.6 (C - 6″)，70.4 (C - 4″)，73.4 (C - 2″)，73.6 (C - 4‴)，75.3 (C - 5″)，76.1 (C - 2‴)，77.0 (C - 4′)，77.2 (C - 3″)，79.0 (C - 3‴)，90.3 (C - 2′)，97.0 (C - 8)，97.4 (C - 1″)，109.4 (C - 1‴)，111.4 (C - 3)，112.4 (C - 10)，124.1 (C - 5)，125.8 (C - 6)，144.9 (C - 4)，155.2 (C - 9)，160.7 (C - 2)，163.2 (C - 7)。

二、杭白芷化学成分分析

1. **材料与仪器**　杭白芷药材于 2012 年 8 月采自浙江省磐安县深泽乡仰头村，凭证标本为 HBZ201208。

仪器同"川白芷化学成分分析"。

2. **方法与结果**

（1）提取与分离：杭白芷干燥根粉末 7.5 kg 加入 3 倍体积的 70%乙醇水溶液回流提取 5 次，第 1 次提取 2 h，第 2～5 次每次提取 1 h，过滤，合并滤液，减压回收有机溶剂，得乙醇浸膏 1 093.5 g。浸膏加入适量的水溶解分散，依次用 2 倍体积的环己烷、乙酸乙酯、正丁醇萃取，减压回收溶剂，得到环己烷萃取物 124.37 g、乙酸乙酯萃取物 51.4 g、正丁醇萃取物 209.67 g。

乙酸乙酯萃取物(51.4 g)与硅胶按 1∶1 质量比混合均匀后，自然风干经硅胶柱色谱，环己烷-乙酸乙酯(10∶1→1∶1)梯度洗脱，得到 10 个流分(Fr. 1～Fr. 10)。Fr. 1(3 g)经硅胶柱色谱，环己烷-丙酮(10∶1)等度洗脱，得到化合物 **1**(1.1 g)、**2**(1.8 g)、**3**(5 mg)。Fr. 2 (6.4 g)经硅胶柱色谱，环己烷-乙酸乙酯(20∶1→5∶1)梯度洗脱，再经 Sephadex LH - 20 凝胶柱反复纯化(CHCl$_3$- MeOH，1∶1)，得到化合物 **4**(25 mg)、**5**(1.5 g)、**6**(1.1 g)。Fr. 3 (4 g)经硅胶柱色谱，三氯甲烷-甲醇(20∶1)等度洗脱，得到 6 个流分，Fr. 3 - 1～Fr. 3 - 6。其中 Fr. 3 - 2 (1 g)经制备 HPLC，乙腈-水(30∶70)等度洗脱，得到化合物 **7**(500 mg, t_R = 33 min)、**8**(7 mg, t_R = 37 min)、**9**(13 mg, t_R = 44 min)、**10**(3 mg, t_R = 55 min)。Fr. 3 - 3 (350 mg)依次经 Sephadex LH - 20 凝胶、硅胶(三氯甲烷-甲醇，30∶1)柱色谱，得到化合物 **11**(5 mg)、**12**(4 mg)、**13**(6 mg)。Fr. 3 - 4 (500 mg)经 MCI 柱色谱(甲醇-水，40∶60)除色素，Sephadex LH - 20 凝胶柱色谱(CHCl$_3$- MeOH，1∶1)反复纯化，得到化合物 **14**(7 mg)、**15**(3 mg)。Fr. 3 - 5 经 Sephadex LH - 20 凝胶柱(CHCl$_3$- MeOH，1∶1)色谱，得到化合物

16(4 mg)。Fr. 4（1 g）经硅胶柱色谱，三氯甲烷-乙酸乙酯（30∶1）洗脱，得到化合物 **17**（3 mg）、**18**（5 mg）、**19**（15 mg）、**20**（5 mg）。Fr. 5（600 mg）依次经 Sephadex LH‑20 凝胶、硅胶（环己烷∶丙酮，5∶1）柱色谱，得到化合物 **21**（45 mg）、**22**（3 mg）、**23**（3 mg）、**24**（6 mg）。Fr. 6（1.2 g）经硅胶柱色谱，三氯甲烷-甲醇（50∶1→3∶1）梯度洗脱，得到 3 个流分，Fr. 6‑1～Fr. 6‑3。Fr. 6‑2（300 mg）经 Sephadex LH‑20 凝胶柱色谱反复纯化，得到化合物 **25**（5 mg）、**26**（5 mg）、**27**（5 mg）。Fr. 6‑3（200 mg）经制备 HPLC，乙腈-水（24∶76）洗脱，得到化合物 **28**（5 mg，t_R = 6 min）、**29**（500 mg，t_R = 15 min）、**30**（3 mg，t_R = 22 min）、**31**（15 mg，t_R = 25 min）。Fr. 7（300 mg）依次经硅胶柱色谱及 Sephadex LH‑20 纯化，得到化合物 **32**（4 mg）、**33**（3 mg）、**34**（5 mg）。Fr. 8（100 mg）经制备 HPLC，乙腈-水（22∶78）洗脱，得到化合物 **35**（3 mg，t_R = 50 min）、**36**（25 mg，t_R = 66 min）、**37**（5 mg，t_R = 100 min）。Fr. 9（150 mg）经硅胶柱色谱，三氯甲烷-甲醇（7∶1）洗脱，得到化合物 **38**（8 mg）、**39**（5 mg）、**40**（8 mg）。

（2）结构鉴定：40 个化合物分别鉴定为欧前胡素（1）、珊瑚菜内酯（2）、佛手酚（3）、独活属醇（4）、镰叶芹二醇（5）、异欧前胡素（6）、白当归素（7）、补骨脂素（8）、香柑内酯（9）、异栓翅芹烯醇（10）、日本当归醇 A（11）、白术内酰胺（12）、二氢欧山芹素（13）、5‑羟基‑8‑甲氧基补骨脂素（14）、(8E)‑1,8‑十七碳二烯‑4,6‑二炔‑3,10‑二醇（15）、栓翅芹烯醇（16）、白当归素乙醇醚（17）、异白当归脑（18）、伞形花内酯（19）、蛇床子素（20）、5‑（2‑乙酰氧基‑3‑羟基‑3‑甲基丁氧基）补骨脂素（21）、水合氧化前胡内酯（22）、氧化前胡素乙醇醚（23）、别异欧前胡素（24）、牧草栓翅芹酮（25）、氧化别欧前胡素（26）、异氧化前胡内酯（27）、腺嘌呤（28）、阿魏酸（29）、香草酸（30）、2‑乙氧基‑2‑对羟基苯乙醇（31）、栓质花椒素（32）、异茴芹素（33）、花椒毒素（34）、尤劳帕替醇（35）、2,4‑二羟基苯甲酸甲酯（36）、滨蒿内酯（37）、东印度檫木内酯醇（38）、印度楝梓素（39）、5‑羟甲基糠醛（40）。

化合物 **1**［欧前胡素（imperatorin）］　无色针晶（乙酸乙酯）；^{1}H NMR（400 MHz，CDCl$_3$）δ：7.76（1H，d，J = 9.6 Hz，H‑4），7.68（1H，d，J = 2.2 Hz，H‑2′），7.35（1H，s，H‑5），6.80（1H，d，J = 2.2 Hz，H‑3′），6.35（1H，d，J = 9.6 Hz，H‑3），5.60（1H，t，J = 7.2 Hz，H‑2″），4.99（2H，d，J = 7.2 Hz，H‑1″），1.73（3H，s，3″‑CH$_3$），1.71（3H，s，3″‑CH$_3$）；^{13}C NMR（101 MHz，CDCl$_3$）δ：160.7（C‑2），148.7（C‑7），146.8（C‑2′），144.5（C‑4），143.9（C‑8a），139.9（C‑3″），131.8（C‑8），126.0（C‑6），119.9（C‑2″），116.6（C‑4a），114.8（C‑3），113.3（C‑5），106.8（C‑3′），70.3（C‑1″），25.9（3″‑CH$_3$），18.2（3″‑CH$_3$）。

化合物 **2**［珊瑚菜内酯（phellopterin）］　淡黄色固体，EI‑MS m/z 300［M］$^+$；^{1}H‑NMR（CDCl$_3$，400 MHz）δ：8.11（1H，d，J = 9.8 Hz，H‑4），7.60（1H，d，J = 2.3 Hz，H‑2′），6.99（1H，J = 2.3 Hz，H‑3′），6.26（1H，d，J = 9.8 Hz，H‑3），5.59（1H，t，J = 7.2 Hz，H‑2″），4.83（2H，d，J = 7.2 Hz，H‑1″），4.16（3H，s，5‑OCH$_3$），1.72（3H，s，3″‑CH$_3$），1.68（3H，s，3″‑CH$_3$）；^{13}C‑NMR（CDCl$_3$，100 MHz）δ：160.7（C‑2），150.9（C‑7），145.2（C‑2′），144.5（C‑8a），144.4（C‑5），139.8（C‑3″），139.6（C‑4），126.9（C‑8），119.9（C‑2″），114.6（C‑6），112.8（C‑3），107.6（C‑4a），105.2（C‑3′），70.5（C‑1″），60.8（5‑OCH$_3$），25.9（3″‑CH$_3$），18.2（3″‑CH$_3$）。

化合物 **3**［佛手酚（bergaptol）］ 无色针晶（乙酸乙酯）；EI - MS m/z 202［M］$^+$；^{1}H - NMR（DMSO - d_6，400 MHz）δ：11. 31（1H，s，5 - OH），8. 26（1H，d，J = 9. 8 Hz，H - 4），7. 91（1H，d，J = 2. 3 Hz，H - 2$'$），7. 20（1H，d，J = 2. 3 Hz，H - 3$'$），7. 16（1H，s，H - 8），6. 27（1H，d，J = 9. 8 Hz，H - 3）。

化合物 **4**［独活属醇（heraclenol）］ 白色粉末；EI - MS m/z 304［M］$^+$；^{1}H - NMR（CDCl$_3$，400 MHz）δ：7. 74（1H，d，J = 9. 6 Hz，H - 4），7. 69（1H，d，J = 2. 2 Hz，H - 2$'$），7. 35（1H，s，H - 5），6. 81（1H，d，J = 2. 2 Hz，H - 3$'$），6. 34（1H，d，J = 9. 6 Hz，H - 3），4. 73（1H，dd，J = 10. 2，2. 7 Hz，H$_b$- 1$''$），4. 40（1H，dd，J = 10. 2，7. 9 Hz，H$_a$- 1$''$），3. 87（1H，dd，J = 7. 9，2. 7 Hz，H - 2$''$），1. 32（3H，s，3$''$- CH$_3$），1. 28（3H，s，3$''$- CH$_3$）；^{13}C - NMR（CDCl$_3$，100 MHz）δ：160. 4（C - 2），148. 0（C - 7），146. 9（C - 2$'$），144. 5（C - 4），143. 3（C - 8a），131. 7（C - 8），126. 2（C - 6），116. 5（C - 4a），114. 8（C - 3），113. 8（C - 5），106. 9（C - 3$'$），76. 1（C - 2$''$），75. 7（C - 1$''$），71. 7（C - 3$''$），25. 2（3$''$- CH$_3$），26. 7（3$''$- CH$_3$）。

化合物 **5**［镰叶芹二醇（falcarindiol）］ 淡黄色油状物；^{1}H NMR（400 MHz，CDCl$_3$）δ：5. 89（1H，ddd，J = 17. 0，10. 1，5. 4 Hz，H - 2），5. 58 - 5. 54（1H，m，H - 10），5. 48（1H，d，J = 8. 2 Hz，H - 9），5. 41（1H，d，J = 17. 1 Hz，Hb - 1），5. 20（1H，d，J = 10. 1 Hz，Ha - 1），5. 15（1H，d，J = 8. 2 Hz，H - 8），4. 89（1H，d，J = 5. 4 Hz，H - 3），2. 05（2H，q，J = 7. 4 Hz，H - 11），1. 30 - 1. 39（m，2H），1. 20 - 1. 30（m，8H），0. 84（3H，t，J = 6. 8 Hz，H - 17）；^{13}C NMR（100 MHz，CDCl$_3$）δ：135. 9（C - 2），134. 2（C - 10），127. 8（C - 9），117. 2（C - 1），79. 8（C - 4），78. 4（C - 7），70. 2（C - 5），68. 7（C - 6），63. 2（C - 3），58. 4（C - 8），31. 8（C - 15），29. 3（C - 12），29. 2（C - 13），29. 1（C - 14），27. 7（C - 11），22. 6（C - 16），14. 1（C - 17）。

化合物 **6**［异欧前胡素（isoimperatorin）］ 无色针晶（乙酸乙酯）；^{1}H NMR（400 MHz，CDCl$_3$）δ：8. 16（1H，d，J = 9. 8 Hz，H - 4），7. 59（1H，d，J = 2. 4 Hz，H - 2$'$），7. 15（1H，s，H - 8），6. 95（1H，d，J = 2. 4 Hz，H - 3$'$），6. 27（1H，d，J = 9. 8 Hz，H - 3），5. 54（1H，t，J = 7. 0 Hz，H - 2$''$），4. 92（2H，d，J = 7. 0 Hz，H - 1$''$），1. 80（3H，s，3$''$- CH$_3$），1. 70（3H，s，3$''$- CH$_3$）；^{13}C NMR（101 MHz，CDCl$_3$）δ：161. 4（C - 2），158. 3（C - 7），152. 8（C - 9），149. 1（C - 5），145. 0（C - 2$'$），140. 0（C - 3$''$），139. 7（C - 4），119. 3（C - 2$''$），114. 4（C - 6），112. 7（C - 3），107. 7（C - 4a），105. 2（C - 3$'$），94. 4（C - 8），69. 9（C - 1$''$），25. 9（3$''$- CH$_3$），18. 4（3$''$- CH$_3$）。

化合物 **7**［白当归素（byakangelicin）］ 白色粉末；ESI - MS m/z 357. 1［M + Na］$^+$；^{1}H NMR（400 MHz，CDCl$_3$）δ：8. 12（1H，d，J = 9. 8 Hz，H - 4），7. 63（1H，d，J = 2. 3 Hz，H - 2$'$），7. 02（1H，d，J = 2. 3 Hz，H - 3$'$），6. 29（1H，d，J = 9. 8 Hz，H - 3），4. 60（1H，dd，J = 10. 2，2. 6 Hz，Hb - 1$''$），4. 26（1H，dd，J = 10. 2，7. 9 Hz，Ha - 1$''$），4. 19（3H，s，5 - OCH$_3$），3. 83（1H，dd，J = 7. 9，2. 6 Hz，H - 2$''$），1. 32（3H，s，3$''$- CH$_3$），1. 28（3H，s，3$''$- CH$_3$）；^{13}C NMR（100 MHz，CDCl$_3$）δ：160. 3（C - 2），150. 3（C - 7），145. 4（C - 2$'$），145. 0（C - 5），144. 1（C - 8a），139. 6（C - 4），126. 9（C - 8），114. 7（C - 6），113. 0（C - 3），107. 7（C - 4a），105. 5（C - 3$'$），76. 2（C - 2$''$），76. 1（C - 1$''$），71. 7（C -

$3''$），60.9（$5-OCH_3$），26.8（$3''-CH_3$），25.2（$3''-CH_3$）。

化合物 **8**［补骨脂素（psoralen）］　黄色固体；EI - MS m/z 186 ［M］$^+$；^{1}H - NMR（CDCl$_3$，400 MHz）δ：7.80（1H，d，$J=9.6$ Hz，H-4），7.69（1H，d，$J=2.2$ Hz，H-$2'$），7.68（1H，s，H-5），7.47（1H，s，H-8），6.83（1H，d，$J=2.2$ Hz，H-$3'$），6.38（1H，d，$J=9.6$ Hz，H-3）。

化合物 **9**［香柑内酯（bergapten）］　淡黄色结晶（甲醇）；EI - MS m/z 216 ［M］$^+$；^{1}H - NMR（CDCl$_3$，400 MHz）δ：8.13（1H，d，$J=9.8$ Hz，H-4），7.59（1H，d，$J=2.2$ Hz，H-$2'$），7.10（1H，s，H-8），7.02（1H，d，$J=2.2$ Hz，H-$3'$），6.25（1H，d，$J=9.8$ Hz，H-3），4.27（3H，s，$5-OCH_3$）；^{13}C - NMR（CDCl$_3$，100 MHz）δ：161.2（C-2），158.3（C-7），152.7（C-8a），149.5（C-5），144.7（C-$2'$），139.2（C-4），112.7（C-6），112.5（C-3），106.4（C-4a），105.0（C-$3'$），93.8（C-8），60.1（$5-OCH_3$）。

化合物 **10**［异栓翅芹醇（isogosferol）］　无色针晶（乙酸乙酯）；ESI - MS m/z 309.1 ［M+H］$^+$；^{1}H NMR（400 MHz，CDCl$_3$）δ：7.77（1H，d，$J=9.6$ Hz，H-4），7.70（1H，d，$J=2.2$ Hz，H-$2'$），7.40（1H，s，H-5），6.83（1H，d，$J=2.2$ Hz，H-$3'$），6.38（1H，d，$J=9.6$ Hz，H-3），5.16（1H，brs，Hb-$4''$），4.99（1H，brs，Ha-$4''$），4.61（1H，dd，$J=10.0$，2.9 Hz，Hb-$1''$），4.54（1H，dd，$J=8.4$，2.4 Hz，Ha-$1''$），4.31（1H，dd，$J=10.0$，8.4 Hz，H-$2''$），1.82（3H，s，$3''-CH_3$）；^{13}C NMR（100 MHz，CDCl$_3$）δ：160.3（C-2），148.3（C-7），146.9（C-$2'$），144.4（C-4），143.7（C-$3''$），142.9（C-8a），131.7（C-8），126.1（C-6），116.7（C-4a），115.0（C-3），113.9（C-5），112.9（C-$4'$），112.9（C-$4''$），107.0（C-$3'$），77.6（C-$1''$），74.1（C-$2''$），19.1（$3''-CH_3$）。

化合物 **11**［日本当归醇 A（japoangelol A）］　淡黄色油状物；^{1}H NMR（400 MHz，CDCl$_3$）δ：8.12（1H，d，$J=9.8$ Hz，H-4），7.64（1H，d，$J=2.3$ Hz，H-$2'$），7.00（1H，d，$J=2.3$ Hz，H-$3'$），6.28（1H，d，$J=9.8$ Hz，H-3），5.92（1H，ddd，$J=17.0$，10.2，5.3 Hz，H-$2'''$），5.46（1H，dd，$J=10.5$，8.1 Hz，H-$10'''$），5.44（1H，d，$J=17$ Hz，Hb-$1'''$），5.41（1H，dd，$J=7.1$，10.5 Hz，H-$9'''$），5.23（1H，d，$J=10.1$ Hz，Ha-$1'''$），5.15（1H，d，$J=7.1$ Hz，H-$8'''$），4.91（1H，d，$J=5.3$ Hz，H-$3'''$），4.59（1H，dd，$J=10.3$，3.0 Hz，Hb-$1''$），4.26（1H，dd，$J=10.3$，8.3 Hz，Ha-$1''$），4.18（3H，s，$5-OCH_3$），3.97（1H，dd，$J=8.3$，3.0 Hz，H-$2''$），2.06（2H，m，H-$11'''$），1.38（3H，s，$3''-CH_3$），1.36（2H，m，H-$12''$），1.31（3H，s，$3''-CH_3$），1.25-1.27（8H，m，H-$13'''-16'''$），0.87（3H，t，$J=6.8$ Hz，H-$17'''$）；^{13}C NMR（101 MHz，CDCl$_3$）δ：160.5（C-2），150.5（C-7），145.4（C-$2'$），144.8（C-5），144.1（C-8a），139.6（C-4），136.1（C-$2'''$），132.3（C-$10'''$），128.0（C-$9'''$），127.4（C-8），117.3（C-$1'''$），114.9（C-6），113.0（C-3），107.8（C-4a），105.3（C-$3'$），80.6（C-$7'''$），78.7（C-$3''$），78.1（C-$4'''$），76.1（C-$2''$），75.7（C-$1''$），70.7（C-$5'''$），68.7（C-$6'''$），63.6（C-$3'''$），61.0（$5-OCH_3$），59.1（C-$8'''$），31.9（C-$15'''$），29.4（C-$13'''$），29.3（C-$12'''$），29.1（C-$14'''$），28.1（C-$11'''$），23.2（$3''-CH_3$），22.8（C-$16'''$），22.3（$3''-CH_3$），14.2（C-$17'''$）。HMBC 谱中，H-$8'''$（δ_H 5.15）与 C-$3''$（δ_C 78.7）

有相关,表明该化合物由镰叶芹二醇通过 C-8‴ 上的羟基与香豆素 C-3″ 上的羟基脱水缩合而成。

化合物 **12**［白术内酰胺(atractylenolactam)］　白色粉末;ESI-MS m/z 230.2［M+H］$^+$;^{1}H-NMR (CDCl$_3$, 400 MHz),δ: 7.50 (1H, s, N-H), 4.63 (1H, brs, Ha-15), 4.89 (1H, brs, Hb-15), 5.45 (1H, s, H-9), 2.63 (1H, dd, J=3.8, 16.4 Hz, Hb-6), 2.46 (1H, d, J=13.4 Hz, Ha-6), 2.36 (1H, m, H-3), 2.34 (1H, m, H-1), 2.04 (1H, m, H-1), 1.64 (2H, m, H-2), 1.61 (1H, m, H-3), 1.58 (1H, m, H-5), 1.87 (3H, s, H-13), 0.91 (3H, s, H-14);^{13}C-NMR (CDCl$_3$, 100 MHz) δ: 173.3 (C-12), 148.8 (C-4), 141.8 (C-8), 135.4 (C-7), 124.9 (C-11), 120.9 (C-9), 107.2 (C-15), 49.2 (C-5), 39.5 (C-1), 38.2 (C-10), 36.4 (C-3), 23.3 (C-6), 22.5 (C-2), 18.7 (C-14), 8.3 (C-13)。

化合物 **13**［二氢欧山芹素(columbianadin)］　无色针晶(三氯甲烷);^{1}H-NMR (400 MHz, CDCl$_3$) δ: 7.63 (1H, d, J=9.5 Hz, H-4), 7.27 (1H, d, J=8.3 Hz, H-5), 6.74 (1H, d, J=8.3 Hz, H-6), 6.21 (1H, d, J=9.5 Hz, H-3), 5.97 (1H, m, H-3″), 5.12 (1H, dd, J=9.4, 7.9 Hz, H-2′), 3.38 (2H, m, H-1′), 1.89 (3H, dd, J=7.3, 1.5 Hz, H-4″), 1.67 (3H, brs, H-5″), 1.64 (3H, s, H-5′), 1.59 (3H, s, H-4′);^{13}C-NMR (101 MHz, CDCl$_3$) δ: 167.3 (C-1″), 164.2 (C-7), 161.2 (C-2), 151.4 (C-8a), 144.1 (C-4), 137.6 (C-3″), 128.9 (C-2″), 128.8 (C-5), 113.7 (C-4a), 113.1 (C-3), 112.3 (C-8), 106.8 (C-6), 89.4 (C-2′), 82.2 (C-3′), 27.8 (C-1′), 22.5 (C-4′), 21.4 (C-5′), 15.6 (C-4″), 20.7 (C-5″)。

化合物 **14**［5-羟基-8-甲氧基补骨脂素(5-hydroxy-8-methoxy psoralen)］　淡黄色针晶(乙酸乙酯);^{1}H-NMR (DMSO-d_6, 400 MHz) δ: 8.17 (1H, d, J=10.0 Hz, H-4), 8.04 (1H, d, J=2.2 Hz, H-2′), 7.30 (1H, d, J=2.2 Hz, H-3′), 6.32 (1H, d, J=10.0 Hz, H-3), 4.11 (3H, s, 8-OCH$_3$);^{13}C-NMR (DMSO-d_6, 100 MHz) δ: 159.9 (C-2), 147.1 (C-7), 146.1 (C-2′), 141.1 (C-5), 139.8 (C-4), 139.6 (C-9), 125.5 (C-8), 114.7 (C-6), 112.3 (C-3), 107.0 (C-4a), 105.3 (C-3′), 61.0 (8-OCH$_3$)。

化合物 **15** ｛(8E)-1,8-十七碳二烯-4,6-二炔-3,10-二醇［(8E)-1,8-heptadecadiene-4,6-diyne-3,10-diol］｝　淡黄色油状物,^{1}H-NMR (CDCl$_3$, 400 MHz) δ: 6.33 (1H, dd, J=15.9, 5.6 Hz, H-9), 5.96 (1H, ddd, J=17.0, 10.2, 5.3 Hz, H-2), 5.77 (1H, d, J=15.9 Hz, H-8), 5.48 (1H, d, J=17.0 Hz, Ha-1), 5.26 (1H, d, J=10.2 Hz, Hb-1), 4.98 (1H, d, J=5.3 Hz, H-3), 4.19 (1H, dt, J=5.6, 6.4 Hz, H-10), 0.88 (3H, t, J=6.8 Hz, H-17);^{13}C-NMR (CDCl$_3$, 100 MHz) δ: 150.1 (C-9), 136.1 (C-2), 117.1 (C-1), 108.2 (C-8), 80.6 (C-4), 77.7 (C-7), 73.7 (C-6), 72.2 (C-10), 71.1 (C-5), 63.8 (C-3), 37.0 (C-11), 31.9 (C-15), 29.4 (C-13), 29.3 (C-14), 25.3 (C-12), 22.8 (C-16), 14.2 (C-17)。

化合物 **16**［栓翅芹烯醇(pabulenol)］　白色固体;^{1}H-NMR (400 MHz, CDCl$_3$) δ:

8. 19 (1H, d, $J = 9.6$ Hz, H - 4), 7. 60 (1H, brs, H - 2′), 7. 19 (1H, s, H - 8), 6. 97 (1H, brs, H - 3′), 6. 30 (1H, d, $J = 9.6$ Hz, H - 3), 5. 20 (1H, brs, Hb - 4″), 5. 06 (1H, brs, Ha - 4″), 4. 46 (1H, dd, $J = 9.6$, 2. 0 Hz, Hb - 1″), 4. 39 (1H, dd, $J = 9.6$, 2. 0 Hz, Ha - 1″), 1. 84 (3H, s, 3″- CH₃); ¹³C - NMR (CDCl₃, 100 MHz) δ: 161. 2 (C - 2), 158. 1 (C - 7), 152. 6 (C - 8a), 148. 5 (C - 3′), 143. 2 (C - 5), 139. 2 (C - 4), 114. 1 (C - 6), 113. 4 (C - 3), 112. 8 (C - 4′), 107. 3 (C - 4a), 94. 7 (C - 8), 75. 6 (C - 2′), 74. 2 (C - 1′), 18. 7 (CH₃)。

化合物 17［白当归素乙醇醚（byakangelicin ethoxide）］ 白色粉末；EI - MS m/z 362 ［M］⁺, ¹H - NMR (400 MHz, CDCl₃) δ: 8. 12 (1H, d, $J = 9.8$ Hz, H - 4), 7. 63 (1H, d, $J = 2.3$ Hz, H - 2′), 7. 00 (1H, d, $J = 2.3$ Hz, H - 3′), 6. 28 (1H, d, $J = 9.8$ Hz, H - 3), 4. 60 (1H, dd, $J = 10.3$, 3. 0 Hz, Hb - 1″), 4. 23 (1H, dd, $J = 10.3$, 8. 3 Hz, Ha - 1″), 4. 18 (3H, s, 5 - OCH₃), 3. 98 (1H, dd, $J = 8.3$, 3. 0 Hz, H - 2″), 3. 54 - 3. 40 (m, 2H, H - 1‴), 1. 26 (3H, s, 3″- CH₃), 1. 25 (3H, s, 3″- CH₃), 1. 14 (3H, t, $J = 7.0$ Hz, H - 2‴); ¹³C - NMR (100 MHz, CDCl₃) δ: 160. 5 (C - 2), 150. 5 (C - 7), 145. 3 (C - 2′), 144. 8 (C - 5), 144. 2 (C - 8a), 139. 6 (C - 4), 127. 4 (C - 8), 114. 8 (C - 6), 113. 0 (C - 3), 107. 2 (C - 4a), 105. 3 (C - 3′), 76. 0 (C - 3″), 75. 9 (C - 2″), 75. 8 (C - 1″), 60. 9 (5 - OCH₃), 56. 9 (C - 1‴), 22. 1 (C - 2‴), 21. 2 (3″- CH₃), 16. 2 (3″- CH₃)。

化合物 18［异白当归脑（anhydrobyakangelicin）］ 白色粉末；¹H - NMR (CDCl₃, 400 MHz) δ: 8. 08 (1H, d, $J = 9.8$ Hz, H - 4), 7. 59 (1H, d, $J = 2.3$ Hz, H - 2′), 6. 98 (1H, d, $J = 2.3$ Hz, H - 3′), 6. 23 (1H, d, $J = 9.8$ Hz, H - 3), 5. 00 (2H, s, H - 1″), 4. 15 (3H, s, 5 - OCH₃), 3. 07 (1H, q, $J = 6.9$ Hz, H - 3″), 1. 18 (6H, d, $J = 6.9$ Hz, 3″- CH₃); ¹³C - NMR (CDCl₃, 100 MHz) δ: 210. 3 (C - 2″), 160. 2 (C - 2), 149. 5 (C - 7), 145. 3 (C - 2′), 144. 7 (C - 5), 143. 3 (C - 8a), 139. 5 (C - 4), 126. 4 (C - 8), 114. 7 (C - 6), 112. 8 (C - 3), 107. 5 (C - 4a), 105. 3 (C - 3′), 75. 9 (C - 1″), 60. 8 (5 - OCH₃), 37. 0 (C - 3″), 18. 0 (3″- CH₃)。

化合物 19［伞形花内酯（umbelliferone）］ 白色固体；EI - MS m/z 162 ［M］⁺; ¹H - NMR (DMSO - d_6, 400 MHz) δ: 7. 95 (1H, d, $J = 9.3$ Hz, H - 4), 7. 54 (1H, d, $J = 8.0$ Hz, H - 5), 6. 88 (1H, dd, $J = 8.0$, 2. 0 Hz, H - 6), 6. 75 (1H, d, $J = 2.0$ Hz, H - 8), 6. 19 (1H, d, $J = 9.3$ Hz, H - 3); ¹³C - NMR (DMSO - d_6, 100 MHz) δ: 102. 0 (C - 8), 111. 6 (C - 10), 111. 5 (C - 3), 113. 0 (C - 6), 129. 6 (C - 5), 144. 5 (C - 4), 155. 7 (C - 9), 160. 4 (C - 2), 161. 4 (C - 7)。

化合物 20［蛇床子素（osthole）］ 白色粉末；ESI - MS m/z 299. 1 ［M + K］⁺; ¹H - NMR (400 MHz, CDCl₃) δ: 7. 61 (1H, d, $J = 9.4$ Hz, H - 4), 7. 29 (1H, d, $J = 8.6$ Hz, H - 5), 6. 83 (1H, d, $J = 8.6$ Hz, H - 6), 6. 24 (1H, d, $J = 9.4$ Hz, H - 3), 5. 22 (1H, t, $J = 7.3$ Hz, 2′- H), 3. 92 (3H, s, 7 - OH₃), 3. 54 (2H, d, $J = 7.3$ Hz, H - 1′), 1. 84 (3H, s, 3′- CH₃), 1. 67 (3H, s, 3′- CH₃); ¹³C - NMR (100 MHz, CDCl₃) δ: 161. 5 (C - 2), 160. 4 (C - 7), 153. 0 (C - 8a), 143. 9 (C - 4), 132. 8 (C - 3′), 126. 3 (C - 5), 121. 3 (C - 2′), 118. 2 (C - 8), 113. 2 (C - 3), 110. 2 (C - 4a), 107. 5 (C - 6), 56. 2 (7 - OCH₃),

25.9（3$'$-CH$_3$），22.1（C-1$'$），18.1（3$'$-CH$_3$）。

化合物 **21**〖5-（2-乙酰氧基-3-羟基-3-甲基丁氧基）补骨脂素［5-（2-acetoxy-3-hydroxy-3-methylbutoxy）psoralen］〗　白色粉末；ESI-MS m/z 347.3［M+H］；^{1}H-NMR（400 MHz，CDCl$_3$）δ：7.98（1H，d，J=9.8 Hz，H-4），7.53（1H，d，J=2.3 Hz，H-2$'$），6.98（1H，s，H-8），6.94（1H，d，J=2.3 Hz，H-3$'$），6.17（1H，d，J=9.8 Hz，H-3），5.30（1H，dd，J=8.5，2.6 Hz，H-2$''$），4.76（1H，dd，J=10.1，2.6 Hz，Hb-1$''$），4.55（1H，dd，J=10.1，8.5 Hz，Ha-1$''$），2.10（3H，s，COCH$_3$），1.32（3H，s，3$''$-CH$_3$），1.29（3H，s，3$''$-CH$_3$）；^{13}C-NMR（101 MHz，CDCl$_3$）δ：170.7（C＝O），161.3（C-2），158.1（C-7），152.4（C-8a），148.5（C-5），145.1（C-2$'$），139.3（C-4），113.0（C-6），112.6（C-3），106.5（C-4a），105.0（C-3$'$），94.0（C-8），71.2（C-1$''$），77.6（C-2$''$），71.5（C-3$''$），26.7（3$''$-CH$_3$），26.0（3$''$-CH$_3$），21.1（COCH$_3$）。

化合物 **22**［水合氧化前胡内酯（oxypeucedanin hydrate）］　淡黄色固体；EI-MS m/z 304［M］$^+$；^{1}H-NMR（400 MHz，CDCl$_3$）δ：8.16（1H，d，J=9.8 Hz，H-4），7.59（1H，d，J=1.8 Hz，H-2$'$），7.11（1H，s，H-8），6.98（1H，d，J=1.8 Hz，H-3$'$），6.24（1H，d，J=9.8 Hz，H-3），4.54（1H，dd，J=9.7，2.5 Hz，Hb-1$''$），4.43（1H，t，J=9.7 Hz，Ha-1$''$），3.91（1H，d，J=7.2 Hz，H-2$''$），1.36（3H，s，3$''$-CH$_3$），1.31（3H，s，3$''$-CH$_3$）；^{13}C-NMR（100 MHz，CDCl$_3$）δ：161.3（C-2），158.2（C-7），152.6（C-8a），148.7（C-5），145.4（C-2$'$），139.3（C-4），114.3（C-6），113.1（C-3），107.4（C-4a），104.9（C-3$'$），94.8（C-8），76.7（C-3$''$），74.6（C-2$''$），71.8（C-1$''$），26.8（3$''$-CH$_3$），25.3（3$''$-CH$_3$）。

化合物 **23**［氧化前胡素乙醇醚（oxypeucedanin ethanolate）］　淡黄色粉末；^{1}H-NMR（CDCl$_3$，400 MHz）δ：8.24（1H，d，J=9.8 Hz，H-4），7.59（1H，d，J=2.0 Hz，H-2$'$），7.18（1H，s，H-8），7.02（1H，d，J=2.0 Hz，H-3$'$），6.29（1H，d，J=9.8 Hz，H-3），4.39（1H，dd，J=7.9，10.0 Hz，Ha-1$''$），4.59（1H，dd，J=3.1，10.0 Hz，Hb-1$''$），3.93（1H，dd，J=3.1，7.9 Hz，H-2$''$），3.46（2H，q，J=6.9 Hz，3$''$-OCH$_2$CH$_3$），1.27（3H，s，3$''$-CH$_3$），1.24（3H，s，3$''$-CH$_3$），1.18（3H，t，J=7.0 Hz，H-2$'''$）；^{13}C-NMR（CDCl$_3$，100 MHz）δ：161.2（C-2），158.3（C-7），152.7（C-8a），148.9（C-5），145.1（C-2$'$），139.6（C-4），114.1（C-6），112.8（C-3），107.4（C-4a），105.1（C-3$'$），94.5（C-8），76.3（C-3$''$），75.9（C-2$''$），74.4（C-1$''$），56.8（C-1$'''$），21.5（3$''$-CH$_3$），21.5（C-2$'''$），16.2（3$''$-CH$_3$）。

化合物 **24**［别异欧前胡素（alloisoimperatorin）］　无色针晶（甲醇）；ESI-MS m/z 271.5［M+H］$^+$；^{1}H-NMR（DMSO-d_6，400 MHz）δ：8.18（1H，d，J=9.8 Hz，H-4），8.04（1H，br s，H-2$'$），7.08（1H，br s，H-3$'$），6.40（1H，d，J=9.8 Hz，H-3），5.12（1H，t，J=6.6 Hz，H-2$''$），3.72（2H，d，J=6.6 Hz，H-1$''$），3.19（1H，br s，5-OH），1.80（3H，s，3$''$-CH$_3$），1.63（3H，s，3$''$-CH$_3$）；^{13}C-NMR（DMSO-d_6，100 MHz）δ：160.2（C-2），146.9（C-2$'$），145.4（C-7），142.0（C-5，9），140.9（C-4），131.2（C-3$''$），128.1（C-6），124.9（C-8），123.2（C-2$''$），113.9（C-10），113.6

（C-3），106.6（C-3'），27.4（3″-CH₃），25.1（C-1″），18.0（3″-CH₃）。

化合物 **25**［牧草栓翅芹酮（pabularinone）］　无色针晶（石油醚-乙酸乙酯）；ESI-MS m/z 287.1［M+H］⁺；¹H-NMR（CDCl₃，400 MHz）δ：7.76（1H，d，J=9.6 Hz，H-4），7.66（1H，d，J=2.0 Hz，H-2'），7.36（1H，s，H-5），6.81（1H，d，J=2.0 Hz，H-3'），6.37（1H，d，J=9.6 Hz，H-3），5.19（2H，s，H-1″），3.05（1H，m，H-3″），1.21（3H，s，3″-CH₃），1.20（3H，s，3″-CH₃）。

化合物 **26**［氧化别欧前胡素（oxyalloimperatorin）］　白色粉末；EI-MS m/z 300［M］⁺；¹H-NMR（CDCl₃，400 MHz）δ：7.78（1H，d，J=1.7 Hz，H-2'），7.65（1H，d，J=9.6 Hz，H-4），6.68（1H，d，J=1.7 Hz，H-3'），6.60（1H，d，J=9.6 Hz，H-3），4.60（1H，t，J=7.6 Hz，H-2″），2.97（3H，s，5-OCH₃），2.72（2H，t，J=6.5 Hz，H-1″），1.53（3H，s，3″-CH₃），1.36（3H，s，3″-CH₃）；¹³C-NMR（CDCl₃，100 MHz）δ：165.1（C-8），159.0（C-2），151.1（C-8a），149.5（C-2'），147.8（C-7），140.2（C-4），137.8（C-3″），138.7（C-6），127.0（C-4a），121.0（C-3），115.2（C-2″），110.1（C-3'），76.8（C-5），52.9（5-OCH₃），40.0（C-1″），25.9（3″-CH₃），18.2（3″-CH₃）。

化合物 **27**［异氧化前胡内酯（isooxypeucedanin）］　白色粉末；EI-MS m/z 286［M］⁺；¹H-NMR（CDCl₃，400 MHz）δ：8.32（1H，d，J=9.8 Hz，H-4），7.61（1H，d，J=2.4 Hz，H-2'），7.17（1H，s，H-8），6.84（1H，d，J=2.4 Hz，H-3'），6.32（1H，d，J=9.8 Hz，H-3），5.10（2H，s，H-1″），2.86（1H，q，J=8.0 Hz，H-3″），1.18（6H，d，J=6.9 Hz，3″-CH₃）；¹³C-NMR（CDCl₃，100 MHz）δ：208.9（C-2″），161.1（C-2），158.1（C-7），152.7（C-8a），148.0（C-5），145.6（C-2'），139.4（C-4），113.7（C-6），113.4（C-3），107.6（C-4a），104.2（C-3'），95.2（C-8），75.1（C-1″），37.5（C-3″），18.1（3″-CH₃）。

化合物 **28**［腺嘌呤（adenine）］　白色粉末；EI-MS m/z 135［M］⁺；¹H-NMR（400 MHz，DMSO-d_6）δ：12.83（1H，s，-NH），8.12（1H，s，H-2），7.11（1H，s，H-8）；¹³C-NMR（DMSO-d_6，100 MHz）δ：155.9（C-6），152.5（C-2），151.7（C-4），139.2（C-8），117.5（C-5）。

化合物 **29**［阿魏酸（ferulic acid）］　白色针晶（甲醇）；EI-MS m/z 194［M］⁺；¹H-NMR（DMSO-d_6，400 MHz）δ：7.49（1H，d，J=15.9 Hz，H-7），7.27（1H，d，J=1.6 Hz，H-2），7.07（1H，dd，J=8.1，1.6 Hz，H-6），6.79（1H，d，J=8.1 Hz，H-5），6.37（1H，d，J=15.9 Hz，H-8），3.81（3H，s，3-OCH₃）；¹³C-NMR（DMSO-d_6，100 MHz）δ：168.1（C-9），149.1（C-3），148.0（C-4），144.4（C-7），125.9（C-1），122.8（C-8），115.9（C-6），115.6（C-5），112.2（C-2），55.7（3-OCH₃）。

化合物 **30**［香草酸（vanillic acid）］　无色针晶；EI-MS m/z 168［M］⁺；¹H-NMR（DMSO-d_6，400 MHz）δ：10.89（1H，brs，COOH），7.47（1H，d，J=1.6 Hz，H-2），7.46（1H，dd，J=8.4，1.6 Hz，H-6），6.87（d，J=8.4 Hz，H-5），3.83（3H，s，3-OCH₃）；¹³C-NMR（DMSO-d_6，100 MHz）δ：167.4（COOH），151.2（C-3），147.3（C-4），123.6（C-6），122.8（C-1），115.1（C-2），112.8（C-5），55.6（3-OCH₃）。

化合物 **31**〔2－乙氧基－2－对羟基苯乙醇〔2－ethoxy－2－(4－hydroxyphenyl)-ethanol〕〕　白色粉末；EI－MS m/z 182〔M〕$^+$；^{1}H－NMR (DMSO－d_6, 400 MHz) δ：7.07 (2H, d, H－5, 7), 6.72 (2H, d, $J=8.5$ Hz, H－4, 8), 4.16 (1H, dd, $J=7.4$, 4.2 Hz, H－2), 3.48 (1H, dd, $J=4.2$, 11.2 Hz, Hb－1), 3.34 (1H, dd, $J=4.2$, 11.2 Hz, Ha－1), 3.29 (2H, q, $J=7.0$ Hz, H－1′), 1.08 (3H, t, $J=7.0$ Hz, H－2′)；^{13}C－NMR (DMSO－d_6, 100 MHz) δ：156.8 (C－6), 130.5 (C－3), 127.9 (C－5, 7), 114.9 (C－4, 8), 82.4 (C－2), 66.1 (C－1), 63.3 (C－1′), 15.3 (C－2′)。

化合物 **32**〔栓质花椒素(suberosin)〕　无色方晶；^{1}H－NMR (400 MHz, CDCl$_3$) δ：7.61 (1H, d, $J=9.4$ Hz, H－4), 7.17 (1H, s, H－5), 6.77 (1H, s, H－8), 6.22 (1H, d, $J=9.4$ Hz, H－3), 5.27 (1H, t, $J=7.4$ Hz, H－2′), 3.89 (3H, s, 7－OCH$_3$), 3.30 (2H, d, $J=7.4$ Hz, H－1′), 1.76 (3H, s, 3′－CH$_3$), 1.70 (3H, s, 3′－CH$_3$)；^{13}C－NMR (100 MHz, CDCl$_3$) δ：161.2 (C－2), 160.8 (C－7), 154.6 (C－8a), 143.8 (C－4), 133.9 (C－3′), 127.7 (C－6), 127.6 (C－5), 121.5 (C－2′), 112.9 (C－3), 112.1 (C－4a), 98.7 (C－8), 56.0 (7－OCH$_3$), 27.9 (C－1′), 25.9 (3′－CH$_3$), 17.9 (3′－CH$_3$)。

化合物 **33**〔异茴芹素(isopimpinellin)〕　白色固体；^{1}H－NMR (400 MHz, CDCl$_3$) δ：8.05 (1H, d, $J=9.8$ Hz, H－4), 7.59 (1H, d, $J=1.8$ Hz, H－2′), 6.97 (1H, d, $J=1.8$ Hz, H－3′), 6.21 (1H, d, $J=9.8$ Hz, H－3), 4.13 (3H, s, OCH$_3$), 4.11 (3H, s, OCH$_3$)。与对照品 TLC 色谱行为一致。

化合物 **34**〔花椒毒素(xanthotoxin)〕　无色针晶(乙酸乙酯)；^{1}H－NMR (400 MHz, CDCl$_3$) δ：7.77 (1H, d, $J=9.6$ Hz, H－4), 7.69 (1H, d, $J=2.2$ Hz, H－2′), 7.35 (1H, s, H－5), 6.82 (1H, d, $J=2.2$ Hz, H－3′), 6.38 (1H, d, $J=9.6$ Hz, H－3), 4.30 (3H, s, 8－OCH$_3$)；^{13}C－NMR (CDCl$_3$, 100 MHz) δ：160.6 (C－2), 147.9 (C－7), 146.8 (C－2′), 144.4 (C－4), 143.2 (C－8a), 133.0 (C－8), 126.3 (C－6), 116.7 (C－4a), 115.0 (C－3), 113.0 (C－5), 106.9 (C－3′), 61.5 (8－OCH$_3$)。

化合物 **35**〔尤劳帕替醇(ulopterol)〕　白色粉末；ESI－MS m/z 279.2〔M＋H〕$^+$；^{1}H－NMR (CDCl$_3$, 400 MHz) δ：7.62 (1H, d, $J=9.6$ Hz, H－4), 7.30 (1H, s, H－5), 6.81 (1H, s, H－8), 6.23 (1H, d, $J=9.6$ Hz, H－3), 3.90 (3H, s, 7－OCH$_3$), 3.63 (1H, dd, $J=10.4$, 2.0 Hz, H－2′), 3.00 (1H, dd, $J=13.9$, 2.0 Hz, H$_a$－1′), 2.55 (1H, dd, $J=13.9$, 10.4 Hz, H$_b$－1′), 1.31 (3H, s, 3′－CH$_3$), 1.28 (3H, s, 3′－CH$_3$)；^{13}C－NMR (CDCl$_3$, 100 MHz) δ：161.5 (C－7), 160.9 (C－2), 155.0 (C－9), 143.4 (C－4), 129.6 (C－5), 125.0 (C－6), 113.3 (C－3), 112.1 (C－10), 98.9 (C－8), 77.7 (C－2′), 72.9 (C－3′), 56.2 (7－OCH$_3$), 32.5 (C－1′), 26.4 (3′－CH$_3$), 23.7 (3′－CH$_3$)。

化合物 **36**〔2,4－二羟基苯甲酸甲酯(2,4－dihydroxybenzoic acid methylate)〕　无色针晶(甲醇)；EI－MS m/z 168〔M〕$^+$；^{1}H－NMR (DMSO－d_6, 400 MHz) δ：7.48 (1H, dd, $J=8.1$, 2.0 Hz, H－5), 7.46 (1H, s, H－3), 6.87 (1H, d, $J=8.1$ Hz, H－6), 3.83 (3H, s, 7－OCH$_3$)；^{13}C－NMR (DMSO－d_6, 100 MHz) δ：167.4 (C－7), 151.2 (C－4), 147.3 (C－2), 123.6 (C－6), 121.8 (C－1), 115.1 (C－5), 112.8 (C－3), 55.6 (7－

OCH$_3$)。

化合物 **37**[滨蒿内酯(scoparone)] 无色针晶(丙酮),EI-MS m/z 206 [M]$^+$;^{1}H-NMR (CDCl$_3$,400 MHz)δ:7.62 (1H,d,$J=9.5$ Hz,H-4),6.85 (1H,s,H-5),6.84 (1H,s,H-8),6.29 (1H,d,$J=9.5$ Hz,H-3),3.95 (3H,s,OCH$_3$),3.92 (3H,s,OCH$_3$);^{13}C-NMR (CDCl$_3$,100 MHz)δ:161.5 (C-2),153.1 (C-7),100.2 (C-8),150.2 (C-8a),146.5 (C-6),143.4 (C-4),113.7 (C-3),111.6 (C-4a),108.2 (C-5),56.5 (OCH$_3$)。

化合物 **38**[东印度椴木内酯醇(swietenol)] 白色针晶(丙酮);^{1}H-NMR (CDCl$_3$,400 MHz)δ:7.57 (1H,d,$J=9.4$ Hz,H-4),7.15 (1H,s,H-5),6.72 (1H,s,H-8),6.20 (1H,d,$J=9.4$ Hz,H-3),2.82 (2H,t,$J=6.7$ Hz,H-1$'$),1.84 (2H,t,$J=6.7$ Hz,H-2$'$),1.36 (6H,s,3$'$-CH$_3$);^{13}C-NMR (CDCl$_3$,100 MHz)δ:161.7 (C-2),157.9 (C-7),154.2 (C-8a),143.5 (C-4),128.4 (C-5),118.6 (C-6),113.0 (C-3),112.3 (C-4a),104.8 (C-8),22.1 (C-1$'$),32.6 (C-2$'$),75.9 (C-3$'$),27.0 (3$'$-CH$_3$)。

化合物 **39**[印度榅桲素(marmesin)] 白色针晶(CDCl$_3$);ESI-MS m/z 245.1[M-H]$^-$;^{1}H-NMR (CDCl$_3$,400 MHz)δ:7.55 (1H,d,$J=9.5$ Hz,H-4),7.18 (1H,s,H-5),6.66 (1H,s,H-8),6.15 (1H,d,$J=9.5$ Hz,H-3),4.71 (1H,d,$J=8.8$ Hz,H-2$'$),3.19 (1H,qd,$J=15.9$,8.8 Hz,H-3$'$),1.22 (3H,s,4$'$-CH$_3$),1.35 (3H,s,4$'$-CH$_3$);^{13}C-NMR (CDCl$_3$,100 MHz)δ:163.3 (C-2),161.6 (C-7),155.7 (C-8a),143.8 (C-4),125.3 (C-6),123.5 (C-3),112.8 (C-4a),112.2 (C-5),97.7 (C-8),91.3 (C-2$'$),71.7 (C-4$'$),29.5 (C-3$'$),26.1 (4$'$-CH$_3$),24.5 (4$'$-CH$_3$)。

化合物 **40**[5-羟甲基糠醛(5-hydroxymethylfurfural)] 黄色油状物;EI-MS m/z 126 [M]$^+$;^{1}H-NMR (DMSO-d_6,400 MHz)δ:9.50 (1H,s,CHO),7.47 (1H,d,$J=3.4$ Hz,H-3),6.59 (1H,d,$J=3.4$ Hz,H-4),4.50 (2H,s,CH$_2$OH);^{13}C-NMR (DMSO-d_6,100 MHz)δ:178.0 (CHO),162.2 (C-5),151.8 (C-2),124.5 (C-3),109.9 (C-4),56.0 (CH$_2$OH)。

三、禹白芷化学成分分析

1. **材料与仪器** 禹白芷药材于 2011 年 7 月采自河南省禹州市郭连乡,凭证标本为 201107YBZ。

仪器同"川白芷化学成分分析"。

2. **方法与结果**

(1) 提取与分离:禹白芷药材干燥根粉末 7.0 kg,加入 4 倍量 75%的乙醇回流提取 5 次,第 1 次提取 2 h,以后每次 1 h,合并提取液,减压浓缩,得浓缩液 2 800 ml(取 400 ml 浓缩液干燥,得浸膏 268.72 g,计算提取收率为 26.87%),剩余浓缩液 2 400 ml 加蒸馏水稀释至 3 200 ml,用 2 倍量的环己烷、乙酸乙酯、正丁醇依次萃取 9 次、10 次、10 次,得环己烷萃取物

104.2 g(按投料生药计算收率为 1.74%,下同)、乙酸乙酯萃取物 51.7 g(收率 0.86%)、正丁醇萃取物 313.2 g(收率 5.22%)和残留水层。

取环己烷萃取物 100.0 g(留样 4.2 g),经硅胶柱色谱,环己烷-乙酸乙酯(10∶1→1∶1)梯度洗脱,已结晶流分经反复重结晶得到化合物 **1**(3.0 g)、**2**(10.0 g)、**3**(570 mg)、**4**(100 mg)和 **5**(110 mg),其余流分经 TLC 检识,合并,得到组分 Fr. 1～Fr. 3。Fr. 1(5.66 g)经环己烷-乙酸乙酯(5∶1→2∶1)梯度洗脱,得到组分 Fr. 1-1 和 Fr. 1-2。Fr. 1-1 经半制备性 HPLC(甲醇-水,65∶35)分离、纯化,得到化合物 **6**(20 mg,t_R = 22 min)、**7**(50 mg,t_R = 32 min)、**8**(30 mg,t_R = 59 min)、**9**(2.0 g,t_R = 92 min)和 Fr. 1-1.1。Fr. 1-1.1 再经半制备性 HPLC(甲醇-水,52∶48)纯化,得到化合物 **10**(10 mg,t_R = 134 min)。Fr. 1-2 经反复硅胶柱色谱和 Sephadex LH-20(三氯甲烷-甲醇,1∶1)柱色谱,得到化合物 **11**(30 mg)、**12**(15 mg)、**13**(20 mg)、**14**(10 mg)、**15**(10 mg)、**16**(30 mg)。Fr. 2(3.86 g)经硅胶柱色谱,环己烷-乙酸乙酯(9∶1→1∶1)梯度洗脱,得到 Fr. 2-1 和 Fr. 2-2。Fr. 2-1 经半制备性 HPLC(甲醇-水,65∶35)分离、纯化,得到化合物 **17**(10 mg,t_R = 30 min)和 **18**(5 mg,t_R = 34 min)。Fr. 2-2 经半制备性 HPLC(甲醇-水,65∶35)分离、纯化,得化合物 **19**(90 mg,t_R = 19 min)和 Fr. 2-2.1。Fr. 2-2.1 再经半制备性 HPLC(甲醇-水,55∶45)纯化,得到化合物 **20**(5 mg,t_R = 28 min)和 **21**(5 mg,t_R = 105 min)。Fr. 3(0.61 g)经硅胶柱色谱,石油醚-丙酮(6∶1→2∶1)梯度洗脱,再经半制备性 HPLC(甲醇-水,60∶40)分离、纯化,得化合物 **22**(10 mg,t_R = 22 min)、**23**(20 mg,t_R = 39 min)和 **24**(25 mg,t_R = 84 min)。

取乙酸乙酯萃取物 47.7 g(留样 4.0 g),经硅胶柱色谱,三氯甲烷-甲醇(30∶1→1∶1)梯度洗脱,已结晶流分经反复重结晶得到化合物 **25**(2.0 g)、**26**(4.3 g)和 **27**(50 mg),其余流分经 TLC 检识,合并,并经硅胶柱色谱,三氯甲烷-甲醇(10∶1→1∶1)梯度洗脱,得到 Fr. 1 和 Fr. 2。Fr. 1(2.62 g)经半制备性 HPLC(甲醇-水,60∶40)分离、纯化,得到化合物 **28**(10 mg,t_R = 14 min)、**29**(10 mg,t_R = 27 min)、**30**(20 mg,t_R = 116 min)、Fr. 1-1 和 Fr. 1-2。Fr. 1-1 经半制备性 HPLC(甲醇-水,55∶45)分离、纯化,得到化合物 **31**(30 mg,t_R = 78 min)。Fr. 1-2 经半制备性 HPLC(乙腈-水,40∶60)分离、纯化,得到化合物 **32**(10 mg,t_R = 115 min)。Fr. 2(0.81 g)经半制备性 HPLC(甲醇-水,52∶48)纯化,得到 **33**(10 mg,t_R = 45 min)。

取正丁醇萃取物 305.2 g(留样 8.0 g),蒸馏水溶解后过滤,滤液经 D101 大孔树脂柱,乙醇-水(30∶1→95∶5)洗脱;MCI 柱,甲醇-水(10∶90→60∶40)洗脱;及硅胶柱色谱,三氯甲烷-甲醇-水(10∶1∶0.1→1∶1∶0.1)梯度洗脱,得到组分 Fr. 1 和 Fr. 2。Fr. 1(10.1 g)经硅胶、Sephadex LH-20(三氯甲烷-甲醇,1∶1)柱色谱,得到 Fr. 1-1～Fr. 1-3。Fr. 1-1 经半制备性 HPLC(乙腈-水,17∶83)分离、纯化,得到化合物 **34**(50 mg,t_R = 77 min)。Fr. 1-2 经半制备性 HPLC(乙腈-水,20∶80)分离、纯化,得到化合物 **35**(40 mg,t_R = 32 min)和 Fr. 1-2.1。Fr. 1-2.1 经半制备性 HPLC(乙腈-水,18∶82)纯化,得到化合物 **36**(50 mg,t_R = 55 min)。Fr. 1-3 经半制备性 HPLC(乙腈-水,18∶82)分离、纯化,得到化合物 **37**(10 mg,t_R = 24 min)、**38**(40 mg,t_R = 56 min)、**39**(50 mg,t_R = 78 min)、Fr. 1-3.1、Fr. 1-3.2 和 Fr. 1-3.3。Fr. 1-3.1 经半制备性 HPLC(乙腈-水,13∶87)纯化,得到

化合物 **40**(10 mg, t_R = 49 min)。Fr. 1 – 3. 2 经半制备性 HPLC(乙腈-水,10∶90)纯化,得到化合物 **41**(10 mg, t_R = 217 min)。Fr. 1 – 3. 3 经半制备性 HPLC(乙腈-水,10∶90)纯化,得到化合物 **42**(50 mg, t_R = 50 min)。Fr. 2(3. 32 g)经硅胶、Sephadex LH – 20(三氯甲烷-甲醇,1∶1)柱色谱,得到化合物 **43**(10 mg)和 Fr. 2 – 1。Fr. 2 – 1 经半制备性 HPLC(乙腈-水,20∶80)分离、纯化,得到化合物 **44**(20 mg, t_R = 20 min)、**45**(10 mg, t_R = 33 min)、**46**(20 mg, t_R = 41 min)、Fr. 2 – 1. 1 和 Fr. 2 – 1. 2。Fr. 2 – 1. 1 经半制备性 HPLC(乙腈-水,10∶90)纯化,得到化合物 **47**(30 mg, t_R = 51 min)。Fr. 2 – 1. 2 经半制备性 HPLC(乙腈-水,13∶87)纯化,得到化合物 **48**(10 mg, t_R = 63 min)。

(2) 结构鉴定:48 个化合物分别鉴定为异欧前胡素(1)、欧前胡素(2)、豆甾醇(3)、异氧化前胡内酯(4)、栓翅芹烯醇(5)、补骨脂素(6)、香柑内酯(7)、异去甲基呋喃羽叶芸香素(8)、珊瑚菜内酯(9)、欧芹酚(10)、别欧前胡素(11)、花椒毒素(12)、花椒毒酚(13)、异茴芹内酯(14)、别异欧前胡素(15)、β-谷甾醇(16)、氧化别欧前胡素(17)、牧草栓翅芹酮(18)、5 -羟基-8 -甲氧基补骨脂素(19)、二氢欧山芹醇(20)、独活醇(21)、异栓翅芹醇(22)、2″R -新白当归脑(23)、白当归素乙醇醚(24)、白当归素(25)、水合氧化前胡内酯(26)、尿嘧啶(27)、伞形花内酯(28)、佛手酚(29)、去甲基呋喃羽叶芸香素(30)、异白当归脑(31)、氧化前胡素乙醇醚(32)、独活属醇(33)、墓地匡瑞木醛(34)、(2′S,3′R) – 3′-羟基印枳苷(35)、印枳苷(36)、哈满-3 -羧酸(37)、前胡苷Ⅳ(38)、β – D -葡萄糖基 – 6′-(β -D -芹糖基)二氢欧山芹醇(39)、(1R,3S) – 1 -甲基-1,2,3,4 -四氢-β -咔啉-3 -羧酸(40)、2′-羟基印度楝梓素-2′ – O – β – D -吡喃葡萄糖苷(41)、4 -磺酸基-水合氧化前胡内酯(42)、腺苷(43)、3 -甲基-2,3 -丁烷二醇-甲基蛇床苷 A(44)、异酸橙苷(45)、酸橙苷(46)、(1S,3S) – 1 -甲基-1,2,3,4 -四氢-β -咔啉-3 -羧酸(47)和绿原酸甲酯(48)。化合物 42、44 和 45 为新化合物,化合物 10,21,34,37,39,40,41,46~48 为首次从禹白芷根中分离得到。

化合物 **1**[异欧前胡素(isoimperatorin)] 无色针晶(乙酸乙酯);EI – MS m/z 270 [M]⁺, 202,174,145,118,89,69,51;¹H – NMR (CDCl₃, 400 MHz) δ:8. 11 (1H, d, J = 9. 8 Hz, H – 4),7. 57 (1H, d, J = 2. 0 Hz, H – 2′),7. 09 (1H, s, H – 8),6. 93 (1H, d, J = 2. 0 Hz, H – 3′),6. 23 (1H, d, J = 9. 8 Hz, H – 3),5. 51 (1H, t, J = 7. 0 Hz, H – 2″),4. 89 (2H, d, J = 7. 0 Hz, H – 1″),1. 78 (3H, s, 3″- CH₃),1. 68 (3H, s, 3″- CH₃);¹³C – NMR (CDCl₃, 100 MHz) δ:18. 1 (3″- CH₃),25. 7 (3″- CH₃),69. 6 (C – 1″),94. 0 (C – 8),105. 0 (C – 3′),107. 3 (C – 10),112. 4 (C – 3),114. 0 (C – 6),119. 0 (C – 2″),139. 5 (C – 4),139. 7 (C – 3″),144. 8 (C – 2′),148. 9 (C – 5),152. 5 (C – 9),158. 0 (C – 7),161. 2 (C – 2)。

化合物 **2**[欧前胡素(imperatorin)] 无色针晶(乙酸乙酯);EI – MS m/z 270 [M]⁺,232,217,202,189,174,160,89,69,63,53;¹H – NMR (CDCl₃, 400 MHz) δ:7. 76 (1H, d, J = 9. 6 Hz, H – 4),7. 69 (1H, d, J = 2. 1 Hz, H – 2′),7. 36 (1H, d, J = 2. 1 Hz, H – 3′),6. 81 (1H, s, H – 5),6. 37 (1H, d, J = 9. 6 Hz, H – 3),5. 61 (1H, t, J = 7. 2 Hz, H – 2″),5. 00 (2H, d, J = 7. 2 Hz, H – 1″),1. 74 (3H, s, 3″- CH₃),1. 72 (3H, s, 3″- CH₃);¹³C – NMR (CDCl₃, 100 MHz) δ:18. 0 (3″- CH₃),25. 7 (3″- CH₃),70. 1 (C – 1″),106. 7 (C – 3′),113. 1 (C – 3),114. 5 (C – 5),116. 4 (C – 10),119. 7 (C – 2″),

125. 8 (C-6)，131. 5 (C-8)，139. 6 (C-3″)，143. 7 (C-9)，146. 5 (C-2′)，144. 3 (C-4)，148. 5 (C-7)，160. 5 (C-2)。

化合物 3[豆甾醇(stigmasterol)] 白色粉末，与对照品豆甾醇(stigmasterol)共 TLC 分析，3 种展开剂展开，色谱行为一致。

化合物 4[异氧化前胡内酯(isooxypeucedanin)] 白色粉末(MeOH - EtOAc)；EI - MS *m/z* 286 ［M］⁺，215，201，187，173，157，145，129，89，71；¹H - NMR (CDCl₃，400 MHz)δ：8. 33 (1H，d，*J* = 9. 8 Hz，H-4)，7. 61 (1H，d，*J* = 2. 0 Hz，H-2′)，7. 20 (1H，s，H-8)，6. 84 (1H，d，*J* = 2. 0 Hz，H-3′)，6. 34 (1H，d，*J* = 9. 8 Hz，H-3)，5. 08 (2H，s，H-1″)，2. 87 (1H，q，*J* = 8. 0 Hz，H-3″)，1. 20 (3H，s，3″-CH₃)，1. 18 (3H，s，3″-CH₃)；¹³C - NMR (CDCl₃，100 MHz)δ：17. 9 (3″-CH₃×2)，75. 0 (C-1″)，37. 4 (C-3″)，208. 8 (C-2″)，104. 1 (C-3′)，107. 5 (C-10)，113. 3(C-3)，113. 6 (C-6)，95. 0 (C-8)，139. 2 (C-4)，152. 6 (C-9)，147. 8 (C-5)，145. 5 (C-2′)，158. 0 (C-7)，160. 9 (C-2)。

化合物 5[栓翅芹烯醇(pabulenol)] 无色针晶(CHCl₃ - MeOH)；EI - MS *m/z* 286 ［M］⁺，202，174，145，118，89，57；¹H - NMR (CDCl₃，400 MHz)δ：8. 18 (1H，d，*J* = 9. 8 Hz，H-4)，7. 60 (1H，*J* = 2. 4 Hz，H-2′)，7. 15 (1H，s，H-8)，6. 97 (1H，*J* = 2. 4 Hz，H-3′)，6. 27 (1H，d，*J* = 9. 8 Hz，H-3)，5. 20 (1H，s，Hᵦ-4″)，5. 07 (1H，s，Hₐ-4″)，4. 39 (1H，dd，*J* = 9. 7，7. 3 Hz，Hₐ-1″)，4. 46 (1H，dd，*J* = 9. 7，3. 6 Hz，Hᵦ-1″)，4. 55 (1H，dd，*J* = 7. 3，3. 6 Hz，H-2″)，1. 83 (3H，s，3″-CH₃)；¹³C - NMR (CDCl₃，100 MHz)δ：18. 7 (C-5″)，74. 2 (C-1″)，75. 6 (C-2″)，94. 7 (C-8)，104. 7 (C-3′)，107. 3 (C-10)，112. 9 (C-4″)，113. 4 (C-3)，114. 1 (C-6)，139. 2 (C-4)，143. 3 (C-5)，145. 2 (C-2′)，148. 5 (C-3″)，152. 5 (C-9)，158. 0 (C-7)，161. 1 (C-2)。

化合物 6[补骨脂素(psoralen)] 白色粉末；EI - MS *m/z* 186 ［M］⁺，158，130，102，71，57；¹H - NMR (CDCl₃，400 MHz)δ：7. 79 (1H，d，*J* = 9. 5 Hz，H-4)，7. 69 (1H，br s，H-2′)，7. 68 (1H，s，H-5)，7. 46 (1H，s，H-8)，6. 83 (1H，br s，H-3′)，6. 37 (1H，d，*J* = 9. 5 Hz，H-3)；¹³C - NMR (CDCl₃，100 MHz)δ：99. 8 (C-8)，106. 3 (C-3′)，114. 6 (C-3)，115. 4 (C-10)，119. 8 (C-5)，124. 9 (C-6)，144. 0 (C-4)，146. 9 (C-2′)，152. 0 (C-9)，156. 4 (C-7)，161. 0 (C-2)。

化合物 7[香柑内酯(bergapten)] 白色粉末(MeOH - EtOAc)；EI - MS *m/z* 216 ［M］⁺，201，188，173，145，127，89，63，51；¹H - NMR (CDCl₃，400 MHz)δ：8. 16 (1H，d，*J* = 9. 8 Hz，H-4)，7. 59 (1H，d，*J* = 1. 9 Hz，H-2′)，7. 14 (1H，s，H-8)，7. 02 (1H，d，*J* = 1. 9 Hz，H-3′)，6. 28 (1H，d，*J* = 9. 8 Hz，H-3)，4. 27 (3H，s，5-OCH₃)；¹³C - NMR (CDCl₃，100 MHz)δ：60. 1 (5-OCH₃)，93. 8 (C-8)，105. 0 (C-3′)，106. 4 (C-10)，112. 5 (C-3)，112. 7 (C-6)，139. 2 (C-4)，144. 8 (C-2′)，149. 6 (C-5)，152. 7 (C-9)，158. 4 (C-7)，161. 2 (C-2)。

化合物 8[异去甲基呋喃羽叶芸香素(isodemethylfuropinarine)] 淡黄色粉末 (MeOH)；EI - MS *m/z* 270 ［M］⁺，255，227，199，171，128，115，77；¹H - NMR

(CDCl$_3$，400 MHz）δ：8.49（1H，d，$J=10.1$ Hz，H-4），7.65（1H，br s，H-2'），7.22（1H，br s，H-3'），6.28（1H，dd，$J=17.5$，10.5 Hz，H-2"），6.24（1H，d，$J=10.1$ Hz，H-3），5.10（1H，d，$J=10.5$ Hz，H$_a$-3"），4.97（1H，d，$J=17.5$ Hz，H$_b$-3"），1.71（6H，s，1"-CH$_3$）；^{13}C-NMR（CDCl$_3$，100 MHz）δ：32.2（1"-CH$_3$），32.2（1"-CH$_3$），44.0（C-1"），108.3（C-3'），111.4（C-3），112.0（C-3"），113.9（C-10），124.4（C-6），128.7（C-5），140.9（C-9），145.0（C-4），145.0（C-7），145.5（C-2'），150.1（C-2"），160.0（C-2）。

化合物 **9**［珊瑚菜内酯（phellopterin）］　淡黄色粉末（MeOH）；ESI-MS m/z 301［M+H］$^+$；^{1}H-NMR（CDCl$_3$，400 MHz）δ：8.12（1H，d，$J=9.8$ Hz，H-4），7.62（1H，d，$J=2.0$ Hz，H-2'），6.99（1H，d，$J=2.0$ Hz，H-3'），6.28（1H，d，$J=9.8$ Hz，H-3），5.60（1H，t，$J=7.1$ Hz，H-2"），4.85（2H，d，$J=7.1$ Hz，H-1"），4.17（3H，s，5-OCH$_3$），1.74（3H，s，3"-CH$_3$），1.70（3H，s，3"-CH$_3$）；^{13}C-NMR（CDCl$_3$，100 MHz）δ：18.1（3"-CH$_3$），25.8（3"-CH$_3$），60.8（5-OCH$_3$），70.4（C-1"），105.0（C-3'），107.6（C-10），112.8（C-3），114.6（C-6），119.9（C-2"），126.9（C-8），139.3（C-4），139.6（C-3"），144.4（C-9），144.4（C-5），145.1（C-2'），150.8（C-7），160.5（C-2）。

化合物 **10**［欧芹酚（osthenol）］　白色粉末（MeOH-EtOAc）；EI-MS m/z 230［M］$^+$，215，201，187，175，146，131，115，91，77，65；^{1}H-NMR（CDCl$_3$，400 MHz）δ：7.62（1H，d，$J=9.4$ Hz，H-4），7.23（1H，d，$J=8.4$ Hz，H-5），6.79（1H，d，$J=8.4$ Hz，H-6），6.24（1H，d，$J=9.4$ Hz，H-3），6.09（1H，s，7-OH），5.28（1H，t，$J=7.1$ Hz，H-2"），3.63（2H，d，$J=7.1$ Hz，H-1"），1.86（3H，s，3"-CH$_3$），1.76（3H，s，3"-CH$_3$）。

化合物 **11**［别欧前胡素（alloimperatorin）］　淡黄色粉末（MeOH-EtOAc）；EI-MS m/z 270［M］$^+$，216，201，173，145，89；^{1}H-NMR（CDCl$_3$，400 MHz）δ：8.00（1H，d，$J=9.9$ Hz，H-4），7.69（1H，d，$J=2.2$ Hz，H-2'），6.84（1H，d，$J=2.2$ Hz，H-3'），6.37（1H，d，$J=9.9$ Hz，H-3），5.99（1H，s，8-OH），5.13（1H，t，$J=6.9$ Hz，H-2"），3.69（2H，d，$J=6.9$ Hz，H-1"），1.84（3H，s，3"-CH$_3$），1.70（3H，s，3"-CH$_3$）；^{13}C-NMR（CDCl$_3$，100 MHz）δ：18.1（3"-CH$_3$），25.6（3"-CH$_3$），27.9（C-1"），105.7（C-3'），113.5（C-3），113.5（C-10），122.3（C-5），123.1（C-2"），125.6（C-6），127.7（C-8），132.7（C-3"），139.7（C-9），141.7（C-4），144.0（C-7），146.4（C-2'），160.0（C-2）。

化合物 **12**［花椒毒素（xanthotoxin）］　白色粉末（MeOH-EtOAc）；EI-MS m/z 216［M］$^+$，201，188，173，145，89，63；^{1}H-NMR（CDCl$_3$，400 MHz）δ：7.76（1H，d，$J=9.6$ Hz，H-4），7.69（1H，d，$J=2.1$ Hz，H-3'），7.35（1H，s，H-5），6.82（1H，$J=2.1$ Hz，H-2'），6.37（1H，d，$J=9.6$ Hz，H-3），4.30（3H，s，8-OCH$_3$）；^{13}C-NMR（CDCl$_3$，100 MHz）δ：61.2（8-OCH$_3$），106.7（C-3'），112.9（C-5），114.6（C-3），116.4（C-10），126.1（C-6），132.7（C-8），142.9（C-9），144.3（C-4），146.6（C-2'），147.6（C-7），160.4（C-2）。

化合物 **13**〔花椒毒酚(xanthotoxol)〕 淡黄色粉末(MeOH - EtOAc);EI - MS m/z 202〔M〕$^+$,174,145,118,89,63;^{1}H - NMR (DMSO - d_6,400 MHz)δ:10.67 (1H,s,8 - OH),8.12 (1H,d,J = 9.6 Hz,H - 4),8.08 (1H,d,J = 2.2 Hz,H - 2′),7.45 (1H,s,H - 5),7.04 (1H,d,J = 2.2 Hz,H - 3′),6.40 (1H,d,J = 9.6 Hz,H - 3);^{13}C - NMR (DMSO - d_6,100 MHz)δ:107.1 (C - 3′),110.2 (C - 5),113.9 (C - 3),116.3 (C - 10),125.3 (C - 6),130.2 (C - 8),139.8 (C - 9),145.5 (C - 7),145.6 (C - 4),147.5 (C - 2′),160.1 (C - 2)。

化合物 **14**〔异茴芹内酯(isopimpinellin)〕 淡黄色粉末(MeOH - EtOAc);EI - MS m/z 246〔M〕$^+$,231,203,188,175,160,147,119,104,76,66,62;^{1}H - NMR (CDCl$_3$,400 MHz)δ:8.11 (1H,d,J = 9.5 Hz,H - 4),7.62 (1H,br s,H - 2′),6.99 (1H,br s,H - 3′),6.28 (1H,d,J = 9.8 Hz,H - 3),4.16 (6H,s,OCH$_3$);^{13}C - NMR (CDCl$_3$,100 MHz)δ:60.8 (5 - OCH$_3$),61.7 (8 - OCH$_3$),105.1 (C - 3′),107.7 (C - 10),112.9 (C - 3),114.9 (C - 6),128.3 (C - 8),139.3 (C - 4),143.7 (C - 9),144.3 (C - 5),145.1 (C - 2′),150.0 (C - 7),160.4 (C - 2)。

化合物 **15**〔别异欧前胡素(alloisoimperatorin)〕 淡黄色结晶(无水乙醇);EI - MS m/z 270〔M〕$^+$,255,227,215,199,171,115,77,55,43;^{1}H - NMR (DMSO - d_6,400 MHz)δ:10.38 (1H,br s,8 - OH),8.19 (1H,d,J = 9.9 Hz,H - 4),8.05 (1H,d,J = 2.1 Hz,H - 2′),7.09 (1H,d,J = 2.1 Hz,H - 3′),6.40 (1H,d,J = 9.9 Hz,H - 3),5.11 (1H,t,J = 6.5 Hz,H - 2″),3.72 (2H,d,J = 6.5 Hz,H - 1″),1.80 (3H,s,3″- CH$_3$),1.63 (3H,s,3″- CH$_3$);^{13}C - NMR (DMSO - d_6,100 MHz)δ:18.0 (3″- CH$_3$),25.4 (3″- CH$_3$),27.2 (C - 1″),106.1 (C - 3′),113.3 (C - 3),113.7 (C - 10),121.8 (C - 8),123.1 (C - 2″),124.9 (C - 6),128.7 (C - 8),131.5 (C - 3″),140.7 (C - 9),142.2 (C - 4′),145.2 (C - 7),146.9 (C - 2′),160.0 (C - 2)。

化合物 **16**〔β-谷甾醇(β- sitosterol)〕 白色粉末,与对照品 β-谷甾醇(β- sitosterol)共 TLC 分析,3 种展开剂展开,色谱行为一致。

化合物 **17**〔氧化别欧前胡素(oxyalloimperatorin)〕 淡黄色粉末;ESI - MS m/z 323〔M + Na〕$^+$,299〔M - H〕$^-$;^{1}H - NMR (CDCl$_3$,400 MHz)δ:7.79 (1H,d,J = 1.8 Hz,H - 2′),7.65 (1H,d,J = 9.7 Hz,H - 4),6.69 (1H,d,J = 1.8 Hz,H - 3′),6.62 (1H,d,J = 9.7 Hz,H - 3),4.61 (1H,t,J = 7.6 Hz,H - 2″),2.98 (3H,s,5 - OCH$_3$),2.72 (2H,m,H - 1″),1.54 (3H,s,3″- CH$_3$),1.37 (3H,s,3″- CH$_3$);^{13}C - NMR (CDCl$_3$,100 MHz)δ:18.1 (3″- CH$_3$),25.8 (3″- CH$_3$),39.9 (C - 1″),52.8 (5 - OCH$_3$),76.6 (C - 5),109.9 (C - 3′),115.1 (C - 2″),120.9 (C - 3),126.9 (C - 10),137.7 (C - 3″),138.6 (C - 6),140.1 (C - 4),147.3 (C - 7),149.3 (C - 2′),151.0 (C - 9),158.9 (C - 2),164.9 (C - 8)。

化合物 **18**〔牧草栓翅芹酮(pabularinone)〕 白色粉末;EI - MS m/z 286〔M〕$^+$,217,189,149,71;^{1}H - NMR (CDCl$_3$,400 MHz)δ:7.76 (1H,d,J = 9.6 Hz,H - 4),7.66 (1H,d,J = 2.0 Hz,H - 2′),7.36 (1H,s,H - 5),6.81 (1H,d,J = 2.0 Hz,H - 3′),6.37 (1H,d,J = 9.6 Hz,H - 3),5.19 (2H,s,H - 1″),3.05 (1H,m,H - 3″),1.21

（3H，s，3″- CH₃），1.20（3H，s，3″- CH₃）。

化合物 19〔5-羟基-8-甲氧基补骨脂素（5-hydroxy-8-methoxypsoralen）〕 淡黄色针晶（EtOAc）；EI-MS m/z 232〔M〕⁺，203，188，175，160，147，119，104，91，76；¹H-NMR（DMSO-d_6，400 MHz）δ：10.12（1H，br s，5-OH），8.17（1H，d，$J=9.8$ Hz，H-4），8.05（1H，d，$J=2.3$ Hz，H-2′），7.30（1H，d，$J=2.3$ Hz，H-3′），6.32（1H，d，$J=9.8$ Hz，H-3），4.09（3H，s，OCH₃）；¹³C-NMR（DMSO-d_6，100 MHz）δ：61.1（5-OCH₃），105.4（C-3′），107.2（C-10），112.4（C-3），114.8（C-6），125.6（C-8），139.7（C-9），139.9（C-4），141.2（C-5），146.2（C-2′），147.2（C-7），160.1（C-2）。

化合物 20〔二氢欧山芹醇（columbianetin）〕 白色粉末；EI-MS m/z 246〔M〕⁺，213，187，175，160，131，102，77，59，51；¹H-NMR（CDCl₃，400 MHz）δ：7.63（1H，d，$J=9.5$ Hz，H-4），7.27（1H，d，$J=8.3$ Hz，H-5），6.75（1H，d，$J=8.3$ Hz，H-6），6.21（1H，d，$J=9.5$ Hz，H-3），4.80（1H，t，$J=9.0$ Hz，H-2′），3.32（2H，m，H-1′），1.37（3H，s，3′-CH₃），1.24（3H，s，3′-CH₃）；¹³C-NMR（CDCl₃，100 MHz）δ：26.0（3′-CH₃），23.9（3′-CH₃），27.6（C-1′），71.8（C-3′），91.4（C-2′），106.7（C-6），112.3（C-3），113.1（C-10），114.0（C-8），128.7（C-5），143.9（C-4），151.4（C-9），161.0（C-2），163.7（C-7）。

化合物 21〔独活醇（heracol）〕 白色粉末；EI-MS m/z 318〔M〕⁺，232，217，202，189，161，133，105，95，69，57；¹H-NMR（CDCl₃，400 MHz）δ：8.12（1H，d，$J=9.8$ Hz，H-4），7.63（1H，d，$J=2.3$ Hz，H-2′），7.01（1H，d，$J=2.3$ Hz，H-3′），6.28（1H，d，$J=9.8$ Hz，H-3），4.60（1H，dd，$J=10.2,2.7$ Hz，H$_b$-1″），4.26（1H，dd，$J=10.2,7.9$ Hz，H$_a$-1″），4.18（3H，s，5-OCH₃），3.83（1H，dd，$J=7.9,2.7$ Hz，H-2″），1.32（3H，s，3″-CH₃），1.28（3H，s，3″-CH₃）；¹³C-NMR（CDCl₃，100 MHz）δ：25.0（3″-CH₃），26.6（3″-CH₃），60.7（OCH₃），71.5（C-3″），76.0（C-1″），76.1（C-2″），105.3（C-3′），107.5（C-10），112.8（C-3），114.5（C-6），126.8（C-8），139.5（C-4），143.9（C-9），144.8（C-5），145.2（C-2′），150.1（C-7），160.2（C-2）。

化合物 22〔异栓翅芹醇（isogosferol）〕 白色粉末；EI-MS m/z 286〔M〕⁺，215，202，174，89，63；¹H-NMR（CDCl₃，400 MHz）δ：7.77（1H，d，$J=9.6$ Hz，H-4），7.70（1H，br s，H-2′），7.40（1H，s，H-5），6.83（1H，br s，H-3′），6.38（1H，d，$J=9.6$ Hz，H-3），5.17（1H，br s，H$_b$-4″），5.00（1H，br s，H$_a$-4″），4.62（1H，dd，$J=9.8,2.4$ Hz，H$_a$-1″），4.54（1H，br d，$J=8.8,2.4$ Hz，H$_b$-1″），4.31（1H，dd，$J=9.8,8.8$ Hz，H-2″），1.83（3H，s，3″-CH₃）；¹³C-NMR（CDCl₃，100 MHz）δ：19.0（C-5″），73.9（C-2″），77.4（C-1″），106.9（C-3′），112.8（C-4′），112.8（C-4″），113.8（C-5），114.8（C-3），116.5（C-10），126.0（C-6），131.6（C-8），142.7（C-9），143.5（C-3″），144.3（C-4），146.8（C-2′），148.1（C-7），160.3（C-2）。

化合物 23〔2″R-新白当归脑（2″R-neobyakangelicol）〕 淡黄色粉末；EI-MS m/z 316〔M〕⁺，232，217，189，161；¹H-NMR（CDCl₃，400 MHz）δ：8.09（1H，d，$J=$

9. 8 Hz，H-4)，7. 61 (1H，d，J = 2. 3 Hz，H-2′)，7. 00 (1H，d，J = 2. 3 Hz，H-3′)，6. 25 (1H，d，J = 9. 8 Hz，H-3)，5. 13 (1H，br s，H_b-4″)，4. 96 (1H，d，J = 0. 6 Hz，H_a-4″)，4. 49 (1H，dd，J = 2. 8，8. 3 Hz，H_a-1″)，4. 44 (1H，dd，J = 10. 0，2. 8 Hz，H_b-1″)，4. 14 (1H，dd，J = 10. 0，8. 3 Hz，H-2″)，4. 17 (3H，s，OCH_3)，1. 79 (3H，s，3″-CH_3)；^{13}C-NMR (CDCl$_3$，100 MHz) δ：18. 9 (C-5″)，60. 6(OCH_3)，73. 8 (C-1″)，77. 6 (C-2″)，105. 3 (C-3′)，107. 3 (C-10)，112. 6 (C-4″)，112. 7 (C-3)，114. 3 (C-6)，126. 6 (C-8)，139. 4 (C-4)，142. 8 (C-3″)，144. 0 (C-9)，144. 8 (C-5)，145. 1 (C-2′)，150. 2 (C-7)，160. 1 (C-2)。

化合物 **24**[白当归素乙醚(byakangelicin ethoxide)] 白色粉末；EI-MS m/z 362 [M]$^+$，232，217，202，87，59；^{1}H-NMR (CDCl$_3$，400MHz) δ：8. 12 (1H，d，J = 9. 8 Hz，H-4)，7. 63 (1H，d，J = 2. 4 Hz，H-2′)，7. 00 (1H，d，J = 2. 3 Hz，H-3′)，6. 29 (1H，d，J = 9. 8 Hz，H-3)，4. 60 (1H，dd，J = 10. 2，3. 0 Hz，H_a-1″)，4. 23 (1H，dd，J = 10. 2，8. 3 Hz，H_b-1″)，4. 18(3H，s，5-OCH_3)，3. 98 (1H，dd，J = 8. 3，3. 0 Hz，H-2″)，3. 47 (2H，m，-$\underline{C}H_2CH_3$)，1. 26 (3H，s，3″-CH_3)，1. 25 (3H，s，3″-CH_3)，1. 14 (3H，t，J = 7. 0 Hz，-$CH_2\underline{C}H_3$)。

化合物 **25**[白当归素(byakangelicin)] 白色粉末(MeOH-EtOAc)；EI-MS m/z 334 [M]$^+$，232，217，202，189，161，149，133，105，77，59；^{1}H-NMR (CDCl$_3$，400 MHz) δ：8. 12 (1H，d，J = 9. 8 Hz，H-4)，7. 63 (1H，d，J = 2. 3 Hz，H-2′)，7. 01 (1H，d，J = 2. 3 Hz，H-3′)，6. 28 (1H，d，J = 9. 8 Hz，H-3)，4. 60 (1H，dd，J = 10. 2，2. 7 Hz，H_b-1″)，4. 26 (1H，dd，J = 10. 2，7. 9 Hz，H_a-1″)，4. 18 (3H，s，5-OCH_3)，3. 83 (1H，dd，J = 7. 9，2. 7 Hz，H-2″)，1. 32 (3H，s，3″-CH_3)，1. 28(3H，s，3″-CH_3)；^{13}C-NMR (CDCl$_3$，100 MHz) δ：25. 0 (3″-CH_3)，26. 6 (3″-CH_3)，60. 7 (OCH_3)，71. 5 (C-3″)，76. 0 (C-1″)，76. 1 (C-2″)，105. 3 (C-3′)，107. 5 (C-10)，112. 8 (C-3)，114. 5 (C-6)，126. 8 (C-8)，139. 5 (C-4)，143. 9 (C-9)，144. 8 (C-5)，145. 2 (C-2′)，150. 1 (C-7)，160. 2 (C-2)。

化合物 **26**[水合氧化前胡内酯(oxypeucedanin hydrate)] 淡黄色粉末(MeOH-EtOAc)；EI-MS m/z 304 [M]$^+$，202，174，145，118，101，89，59；^{1}H-NMR (CDCl$_3$，400 MHz) δ：8. 16 (1H，d，J = 9. 8 Hz，H-4)，7. 60(1H，d，J = 2. 4 Hz，H-2′)，7. 14 (1H，s，H-8)，6. 99 (1H，d，J = 2. 4 Hz，H-3′)，6. 27 (1H，d，J = 9. 8 Hz，H-3)，4. 54 (1H，dd，J = 9. 8，3. 0 Hz，H_b-1″)，4. 44 (1H，dd，J = 9. 8，7. 7 Hz，H_a-1″)，3. 91 (1H，dd，J = 7. 7，3. 0 Hz，H-2″)，1. 36 (3H，s，3″-CH_3)，1. 31 (3H，s，3″-CH_3)；^{13}C-NMR (CDCl$_3$，100 MHz) δ：25. 1 (3″-CH_3)，26. 7 (3″-CH_3)，71. 6 (C-3″)，74. 5 (C-1″)，76. 5 (C-2″)，94. 8 (C-8)，104. 7 (C-3′)，107. 3 (C-10)，113. 0 (C-3)，114. 2 (C-6)，139. 0 (C-4)，145. 2 (C-2′)，148. 5 (C-5)，152. 5 (C-9)，158. 1 (C-7)，161. 1 (C-2)。

化合物 **27**[尿嘧啶(uracil)] 白色粉末；EI-MS m/z 112 [M]$^+$，84，69，55；^{1}H-NMR (DMSO-d_6，400 MHz) δ：11. 00 (1H，s，NH)，10. 80 (1H，s，NH)，7. 38 (1H，dd，J = 5. 8，7. 6 Hz，H-6)，5. 46 (1H，m，H-5)；^{13}C-NMR (DMSO-d_6，

100 MHz) δ：100. 4 (C - 5)，142. 3 (C - 6)，151. 7 (C - 2)，164. 5 (C - 4)。

化合物 **28**[伞形花内酯(umbelliferone)] 淡黄色粉末；EI - MS m/z 162 [M]$^+$，134，105，78，69，63，51；^{1}H - NMR (DMSO - d_6，400 MHz) δ：10. 55 (1H, br s, 7 - OH)，7. 93 (1H, d, J = 9. 5 Hz, H - 4)，7. 52 (1H, d, J = 8. 5 Hz, H - 5)，6. 78 (1H, dd, J = 8. 5, 2. 2 Hz, H - 6)，6. 71 (1H, d, J = 2. 2 Hz, H - 8)，6. 20 (1H, d, J = 9. 5 Hz, H - 3)；^{13}C - NMR (DMSO - d_6，100 MHz) δ：102. 2 (C - 8)，113. 2 (C - 6)，111. 3 (C - 10)，111. 5 (C - 3)，129. 8 (C - 5)，144. 6 (C - 4)，155. 6 (C - 9)，160. 5 (C - 2)，161. 4 (C - 7)。

化合物 **29**[佛手酚(bergaptol)] 黄色粉末；ESI - MS m/z 201 [M - H]$^-$；^{1}H - NMR (DMSO - d_6，400 MHz) δ：11. 31 (1H, d, J = 3. 1 Hz, 5 - OH)，8. 25 (1H, d, J = 9. 8 Hz, H - 4)，7. 91 (1H, br s, H - 2′)，7. 19 (1H, br s, H - 3′)，7. 15 (1H, s, H - 8)，6. 25 (1H, d, J = 9. 8 Hz, H - 3)。

化合物 **30**[去甲基呋喃羽叶芸香素 (demethylfuropinarine)] 淡黄色粉末(MeOH)；EI - MS m/z 270 [M]$^+$，255，227，199，171，128，115，77；^{1}H - NMR (CDCl$_3$，400 MHz) δ：8. 28 (1H, d, J = 9. 7 Hz, H - 4)，7. 84 (1H, d, J = 2. 2 Hz, H - 2′)，7. 21 (1H, d, J = 2. 2 Hz, H - 3′)，6. 30 (1H, dd, J = 17. 3, 10. 6 Hz, H - 2″)，6. 17 (1H, d, J = 9. 7 Hz, H - 3)，4. 92 (1H, d, J = 17. 3 Hz, H$_a$ - 3″)，4. 91 (1H, d, J = 10. 6 Hz, H$_b$ - 3″)，1. 71(6H, s, 1″ - CH$_3$)；^{13}C - NMR (CDCl$_3$，100 MHz) δ：28. 9 (1″ - CH$_3$)，28. 9 (1″ - CH$_3$)，40. 3 (C - 1″)，104. 6 (C - 3′)，104. 7 (C - 10)，109. 7 (C - 3)，109. 8 (C - 3″)，113. 5 (C - 6)，140. 6 (C - 4)，144. 0 (C - 2′)，147. 8 (C - 2″)，147. 8 (C - 5)，150. 5 (C - 9)，155. 7 (C - 7)，160. 3 (C - 2)。

化合物 **31**[异白当归脑(anhydrobyakangelicin; isobyakangelicol)] 白色粉末；EI - MS m/z 316 [M]$^+$，245，231，217，188，175，160；^{1}H - NMR (CDCl$_3$，400 MHz) δ：8. 08 (1H, d, J = 9. 8 Hz, H - 4)，7. 59 (1H, d, J = 2. 3 Hz, H - 2′)，6. 98 (1H, d, J = 2. 3 Hz, H - 3′)，6. 24 (1H, d, J = 9. 8 Hz, H - 3)，5. 00 (2H, s, H - 1″)，4. 15 (3H, s, OCH$_3$)，3. 07 (1H, m, H - 3″)，1. 19 (3H, s, 3″ - CH$_3$)，1. 17 (3H, s, 3″ - CH$_3$)；^{13}C - NMR (CDCl$_3$，100 MHz) δ：17. 8 (3″ - CH$_3$ × 2)，36. 9 (C - 3″)，60. 7 (5 - OCH$_3$)，75. 8 (C - 1″)，105. 1 (C - 3′)，107. 4 (C - 10)，112. 7 (C - 3)，114. 6 (C - 6)，126. 3 (C - 8)，139. 4 (C - 4)，143. 1 (C - 9)，144. 5 (C - 5)，145. 1 (C - 2′)，149. 4 (C - 7)，160. 0 (C - 2)，210. 2 (C - 2″)。

化合物 **32**[氧化前胡内酯乙醇醚(oxypeucedanin ethanolate; oxypeucedanin hydrate - 3″ - ethyl ether)] 淡黄色粉末；EI - MS m/z 332 [M]$^+$，286，202，174，145，87，59；^{1}H - NMR (CDCl$_3$，400 MHz) δ：8. 23 (1H, d, J = 9. 8 Hz, H - 4)，7. 59 (1H, d, J = 2. 0 Hz, H - 2′)，7. 15 (1H, s, H - 8)，7. 02 (1H, d, J = 2. 0 Hz, H - 3′)，6. 28 (1H, d, J = 9. 8 Hz, H - 3)，4. 59 (1H, dd, J = 3. 2, 10. 0 Hz, H - 1″)，4. 39 (1H, dd, J = 7. 6, 10. 0 Hz, H - 1″)，3. 93 (1H, dd, J = 3. 2, 7. 6 Hz, H - 2″)，3. 48 (2H, dd, J = 7. 0, 13. 9 Hz, 3″ - OCH$_2$CH$_3$)，1. 27 (3H, s, 3″ - CH$_3$)，1. 24 (3H, s, 3″ - CH$_3$)，1. 18 (3H, t, J = 7. 0 Hz, 3″ - OCH$_2$ CH$_3$)；^{13}C - NMR (CDCl$_3$，100 MHz) δ：16. 0 (3″ - CH$_3$)，

21. 3 (3″ - CH₃)，21. 4 (C - 2‴)，56. 7 (C - 1‴)，74. 2 (C - 1″)，75. 7 (C - 2″)，76. 2 (C - 3″)，94. 4 (C - 8)，104. 9 (C - 3′)，107. 3 (C - 10)，112. 8 (C - 3)，114. 0 (C - 6)，139. 4 (C - 4)，145. 0 (C - 2′)，148. 8 (C - 5)，152. 6 (C - 9)，158. 1 (C - 7)，161. 2 (C - 2)。

化合物 **33**［独活属醇 (heraclenol)］ 白色粉末 (MeOH - EtOAc)；EI - MS m/z 304 ［M］⁺，202，174，145，89，59；¹H - NMR (CDCl₃，400 MHz) δ：7. 76 (1H, d, J = 9. 6 Hz, H - 4)，7. 69 (1H, d, J = 2. 2 Hz, H - 2′)，7. 38 (1H, s, H - 5)，6. 82 (1H, d, J = 2. 2 Hz, H - 3′)，6. 36 (1H, d, J = 9. 6 Hz, H - 3)，4. 74 (1H, dd, J = 10. 2, 2. 6 Hz, Hₐ - 1″)，4. 41 (1H, dd, J = 10. 2, 7. 9 Hz, H_b - 1″)，3. 87 (1H, dd, J = 7. 9, 2. 6 Hz, H - 2″)，1. 33 (3H, s, 3″ - CH₃)，1. 29 (3H, s, 3″ - CH₃)；¹³C - NMR (CDCl₃，100 MHz) δ：25. 1 (3″ - CH₃)，26. 7 (3″ - CH₃)，71. 5 (C - 3″)，75. 7 (C - 1″)，76. 1 (C - 2″)，106. 9 (C - 3′)，113. 8 (C - 5)，114. 8 (C - 3)，116. 5 (C - 10)，126. 1 (C - 6)，131. 6 (C - 8)，143. 4 (C - 9)，144. 3 (C - 4)，146. 8 (C - 2′)，148. 0 (C - 7)，160. 1 (C - 2)。

化合物 **34**［墓地匡瑞木醛 (funebral)］ 无色油状；EI - MS m/z 236 ［M - H］⁻，260 ［M + Na］⁺；¹H - NMR (DMSO - d_6，400 MHz) δ：9. 32 (1H, s, H - 7)，7. 15 (1H, d, J = 4. 0 Hz, H - 3)，6. 31 (1H, d, J = 4. 0 Hz, H - 4)，5. 45 (1H, t, J = 5. 6 Hz, 6 - OH)，5. 21 (1H, d, J = 11. 3 Hz, H - 9)，4. 53 (1H, br s, Hₐ - 6)，4. 53 (1H, br s, H_b - 6)，4. 30 (1H, m, H - 11)，2. 49 (1H, m, H - 10)，1. 45 (3H, d, J = 6. 1 Hz, 11 - CH₃)，1. 04 (3H, d, J = 6. 1 Hz, 10 - CH₃)；¹³C - NMR (DMSO - d_6，100 MHz) δ：13. 9 (10 - CH₃)，18. 4 (11 - CH₃)，43. 4 (C - 10)，55. 0 (C - 6)，61. 7 (C - 9)，79. 5 (C - 11)，110. 0 (C - 4)，126. 5 (C - 3)，131. 4 (C - 5)，145. 2 (C - 2)，171. 6 (C - 8)，178. 7 (C - 7)。

化合物 **35**{(2′S,3′R) - 3′ - 羟基印枳苷［(2′S,3′R) - 3′ - hydroxymarmesinin］} 白色粉末；ESI - MS m/z 447 ［M + Na］⁺，423 ［M - H］⁻；¹H - NMR (DMSO - d_6，400 MHz) δ：8. 02 (1H, d, J = 9. 5 Hz, H - 4)，7. 68 (1H, s, H - 5)，6. 93 (1H, s, H - 8)，6. 27 (1H, d, J = 9. 5 Hz, H - 3)，5. 27 - 5. 20 (2H, m, H - 3′, 3′ - OH)，4. 98 (1H, d, J = 3. 9 Hz, 4″ - OH)，4. 88 (1H, d, J = 4. 8 Hz, 3″ - OH)，4. 85 (1H, br s, 2″ - OH)，4. 55 - 4. 52 (2H, m, H - 1″, H - 2′)，4. 30 (1H, br s, 6″ - OH)，3. 37 (1H, m, H_b - 6″)，3. 32 (1H, m, Hₐ - 6″)，3. 17 (1H, br d, J = 4. 9 Hz, H - 5″)，3. 06 (2H, br s, H - 3″, 4″)，2. 89 (1H, d, J = 8. 0 Hz, H - 2″)，1. 47 (6H, s, 5′ - CH₃, 6′ - CH₃)；¹³C - NMR (DMSO - d_6，100 MHz) δ：22. 8 (6′ - CH₃)，24. 6 (5′ - CH₃)，60. 8 (C - 6″)，69. 8 (C - 4′)，70. 1 (C - 4″)，73. 4 (C - 2″)，76. 7 (C - 5″)，76. 9 (C - 3″)，77. 5 (C - 3′)，91. 9 (C - 2′)，97. 3 (C - 8)，97. 7 (C - 1″)，111. 8 (C - 3)，112. 8 (C - 10)，125. 7 (C - 5)，128. 6 (C - 6)，144. 9 (C - 4)，156. 0 (C - 9)，160. 4 (C - 2)，162. 3 (C - 7)。

化合物 **36**{印枳苷［(-) - marmesinin］} 白色粉末 (EtOAc)；ESI - MS m/z 431 ［M + Na］⁺，407 ［M - H］⁻；¹H - NMR (DMSO - d_6，400 MHz) δ：7. 95 (1H, d, J = 9. 5 Hz, H - 4)，7. 48 (1H, s, H - 5)，6. 82 (1H, s, H - 8)，6. 22 (1H, d, J = 9. 5 Hz, H - 3)，4. 82 - 4. 89 (4H, m, H - 2′, 4″ - OH, 3″ - OH, 2″ - OH)，4. 40 (1H, d, J = 7. 8 Hz, H - 1″)，4. 30 (1H, t, J = 5. 7 Hz, 6″ - OH)，3. 44 - 3. 33 (2H, m, H_b - 6″, Hₐ - 6″)，3. 33 - 3. 03 (5H, m, H - 3′, 3″, 4″, 5″)，2. 88 - 2. 83 (1H, m, H - 2″)，1. 26 (3H, s, 5′ - CH₃)，

1.23 (3H, s, $6'-CH_3$)；$^{13}C-NMR$ (DMSO-d_6, 100 MHz) δ：21.9 ($6'-CH_3$)，23.2 ($5'-CH_3$)，28.9 (C-3')，61.0 (C-6″)，70.1 (C-4″)，73.6 (C-2″)，76.6 (C-3″)，77.0 (C-5″)，77.0 (C-4')，90.2 (C-2')，96.9 (C-8)，97.4 (C-1″)，111.4 (C-3)，112.3 (C-10)，124.0 (C-5)，125.7 (C-6)，144.8 (C-4)，155.1 (C-9)，160.6 (C-2)，163.2 (C-7)。

化合物 **37**[哈满-3-羧酸(harman-3-carboxylic acid)] 白色粉末；ESI-MS m/z 225 [M-H]⁻，227 [M+H]⁺；^1H-NMR (DMSO-d_6, 400 MHz) δ：12.02 (1H, s, N_9-H)，8.76 (1H, s, H-4)，8.35 (1H, br d, $J=7.7$ Hz, H-5)，7.65 (1H, br d, $J=8.1$ Hz, H-8)，7.59 (1H, dd, $J=8.1$, 7.3 Hz, H-7)，7.30 (1H, dd, $J=7.7$, 7.3 Hz, H-6)，2.83 (3H, s, 1-CH_3)；$^{13}C-NMR$ (DMSO-d_6, 100 MHz) δ：20.3 (1-CH_3)，112.4 (C-8)，115.6 (C-4)，120.2 (C-6)，121.4 (C-4b)，122.2 (C-5)，127.2 (C-4a)，128.5 (C-7)，136.2 (C-9a)，136.6 (C-3)，140.9 (C-8a)，141.8 (C-1)，166.8 (3-COOH)。

化合物 **38**[前胡苷Ⅳ (decuroside Ⅳ)] 油状物；ESI-MS m/z 563[M+Na]⁺，539 [M-H]⁻；^1H-NMR (DMSO-d_6, 400 MHz) δ：7.92 (1H, d, $J=9.5$ Hz, H-4)，7.47 (1H, s, H-5)，6.81 (1H, s, H-8)，6.21 (1H, d, $J=9.5$ Hz, H-3)，4.81 (1H, d, $J=2.6$ Hz, H-1‴)，4.41 (1H, d, $J=7.7$ Hz, H-1″)，1.26 (3H, s, $5'-CH_3$)，1.23 (3H, s, $6'-CH_3$)；$^{13}C-NMR$ (DMSO-d_6, 100 MHz) δ：21.9 ($6'-CH_3$)，23.1 ($5'-CH_3$)，29.0 (C-3')，63.5 (C-5‴)，67.6 (C-6″)，70.4 (C-4″)，73.4 (C-2″)，73.6 (C-4‴)，75.3 (C-5″)，76.1 (C-2‴)，76.8 (C-4')，77.0 (C-3″)，79.0 (C-3‴)，90.3 (C-2')，97.0 (C-8)，97.4 (C-1″)，109.4 (C-1‴)，111.4 (C-3)，112.4 (C-10)，124.2 (C-5)，125.8 (C-6)，144.9 (C-4)，155.2 (C-9)，160.7 (C-2)，163.2 (C-7)。

化合物 **39**{β-D-葡萄糖基-6'-(β-D-芹糖基)二氢欧山芹醇[β-D-glucosyl-6'-(β-D-apiosyl) columbianetin]} 油状物；ESI-MS m/z 563 [M+Na]⁺，539 [M-H]⁻；^1H-NMR (DMSO-d_6, 400 MHz) δ：7.95 (1H, d, $J=9.5$ Hz, H-4)，7.47 (1H, d, $J=8.3$ Hz, H-5)，6.82 (1H, d, $J=8.3$ Hz, H-6)，6.22 (1H, d, $J=9.5$ Hz, H-3)，4.76 (1H, d, $J=2.8$ Hz, H-1‴)，4.41 (1H, d, $J=7.8$ Hz, H-1″)，1.26 (6H, s, $4'-CH_3$, $5'-CH_3$)；$^{13}C-NMR$ (DMSO-d_6, 100 MHz) δ：22.3 ($5'-CH_3$)，23.1 ($4'-CH_3$)，26.9 (C-1')，63.4 (C-5‴)，67.4 (C-6″)，70.2 (C-4″)，73.4 (C-2″)，73.6 (C-4‴)，75.2 (C-5″)，76.0 (C-3″)，76.9 (C-2‴)，76.9 (C-3‴)，78.9 (C-3')，90.3 (C-2')，97.5 (C-1″)，106.5(C-6)，109.2 (C-1‴)，111.6 (C-3)，112.8 (C-10)，114.0 (C-8)，129.2 (C-5)，144.9 (C-4)，151.0 (C-9)，160.3 (C-7)，163.6 (C-2)。

化合物 **40**{(1R,3S)-1-甲基-1,2,3,4-四氢-β-咔啉-3-羧酸[(1R,3S)-1-methyl-1,2,3,4-tetrahydro-β-carboline-3-carboxylic acid]} 油状物；ESI-MS m/z 231 [M+H]⁺；^1H-NMR (DMSO-d_6, 400 MHz) δ：11.2(1H, s, N_9-H)，7.42 (1H, br d, $J=7.6$ Hz, H-5)，7.33 (1H, br d, $J=7.7$ Hz, H-8)，7.07 (1H, dd, $J=$

7.1, 7.7 Hz, H-7), 6.98 (1H, dd, J = 7.6, 7.1 Hz, H-6), 4.69 (1H, d, J = 6.7 Hz, H-1), 3.85 (1H, dd, J = 5.6, 7.8 Hz, H-3), 3.12 (1H, dd, J = 5.6, 15.9 Hz, H_a-4), 2.98 (1H, dd, J = 7.8, 15.9 Hz, H_b-4), 1.60 (3H, J = 6.7 Hz, 1-CH$_3$); ^{13}C-NMR (DMSO-d_6, 100 MHz) δ: 18.3 (1-CH$_3$), 22.7 (C-4), 46.7 (C-1), 53.0 (C-3), 105.5(C-4a), 111.4(C-8), 118.1 (C-5), 118.8 (C-6), 121.4 (C-7), 126.2 (C-4b), 132.4 (C-9a), 136.3 (C-8a), 170.0 (3-COOH)。

化合物 **41**〔2'-羟基印度楧梓素-2'-O-β-D-吡喃葡萄糖苷(2'-hydroxymarmesin-2'-O-β-D-glucopyranoside)〕　白色粉末;ESI-MS m/z 447〔M + Na〕$^+$, 423〔M-H〕$^-$;^{1}H-NMR (DMSO-d_6, 400 MHz) δ: 7.94 (1H, d, J = 9.5 Hz, H-4), 7.49 (1H, s, H-5), 6.82 (1H, s, H-8), 6.22 (1H, d, J = 9.5 Hz, H-3), 5.07 (1H, br s, 2''-OH), 4.98-4.93 (3H, m, H-2', 4''-OH, 3''-OH), 4.85 (1H, br s, 4'-OH), 4.51 (1H, br s, 6''-OH), 4.18 (1H, d, J = 7.8 Hz, H-1''), 3.74-3.67 (2H, m, H_a-5', H_a-6''), 3.43-3.41 (2H, m, H_b-5', H_b-6''), 3.27-2.98 (6H, m, H-3', H-2'', H-3'', H-4'', H-5''), 1.15 (3H, s, 4'-CH$_3$); ^{13}C-NMR (DMSO-d_6, 100 MHz) δ: 20.1 (4'-CH$_3$), 28.2 (C-3'), 61.1 (C-6''), 70.1 (C-4''), 72.0 (C-4'), 73.6 (C-2''), 74.4 (C-5'), 76.5 (C-3''), 77.0 (C-4'), 87.2 (C-2'), 96.9 (C-8), 103.9 (C-1''), 111.3 (C-3), 112.2 (C-10), 124.0 (C-5), 125.7 (C-6), 144.8 (C-4), 155.1 (C-9), 160.6 (C-2), 163.3 (C-7)。

化合物 **42**〔4-磺酸基-水合氧化前胡内酯(4-sulfo-oxypeucedanin hydrate)〕　白色粉末;$[\alpha]_D^{20}$-4.32°(c1.02, MeOH);UV (MeOH) λ_{max} nm: 223, 255, 262;IR (KBr) ν_{max}: 3450, 1758, 1621, 1589, 1538, 1448, 1353, 1319, 1230, 1180, 727;HR-ESI-MS m/z 385.0597〔M-H〕$^-$ (calculated for C$_{16}$H$_{17}$O$_9$S, 385.0593);^{1}H-NMR (DMSO-d_6, 400 MHz) δ: 7.91 (1H, d, J = 2.2 Hz, H-2'), 7.17 (1H, br s, H-3'), 6.96 (1H, s, H-8), 5.47 (1H, d, J = 2.0 Hz, 2''-OH), 4.88 (1H, br d, J = 9.0 Hz, H_a-1''), 4.44 (1H, br s, 3''-OH), 4.37 (1H, br d, J = 6.2 Hz, H-4), 4.05 (1H, br d, J = 9.0 Hz, H_b-1''), 3.62 (1H, br d, J = 9.0 Hz, H-2''), 3.02 (2H, m, H-3), 1.17 (3H, s, 3''-CH$_3$), 1.07 (3H, s, 3''-CH$_3$); ^{13}C-NMR (DMSO-d_6, 100 MHz) δ: 24.1 (3''-CH$_3$), 27.8 (3''-CH$_3$), 31.2 (C-3), 50.3(C-4), 70.4(C-3''), 74.3(C-1''), 76.6 (C-2''), 93.2 (C-8), 105.4 (C-3'), 105.6 (C-10), 112.7 (C-6), 144.8 (C-2'), 150.2(C-5), 150.2 (C-9), 155.4 (C-7), 166.8 (C-2)。

化合物 **43**〔腺苷(adenosine)〕　白色粉末;ESI-MS m/z 290〔M + Na〕$^+$, 266〔M-H〕$^-$;^{1}H-NMR (DMSO-d_6, 400 MHz) δ: 8.35 (1H, s, H-2), 8.13 (1H, s, H-8), 7.35 (2H, br s, -NH$_2$), 5.87 (1H, d, J = 6.1 Hz, H-1'), 5.46 (1H, d, J = 5.7 Hz, 2'-OH), 5.43 (1H, m, 3'-OH), 5.20 (1H, d, J = 3.8 Hz, 4'-OH), 4.63 (1H, q, J = 5.5 Hz, H-2'), 4.14 (1H, d, J = 2.8 Hz, H-3'), 3.96 (1H, d, J = 2.6 Hz, H-4'), 3.67 (1H, m, H_a-5'), 3.55 (1H, m, H_b-5')。

化合物 **44**〔3-甲基-2,3-丁烷二醇-甲基蛇床苷 A (3-methyl-2,3-butanediol-methylcnidioside A)〕　油状物;$[\alpha]_D^{20}$-29.4°(c0.64, MeOH);UV (MeOH) λ_{max} nm:

209，214，252，278；IR（KBr）ν_{max}：3390，2942，2871，1720，1622，1546，1451，1165，1067；HR－ESI－MS m/z 545.1870［M－H］$^-$（calculated for $C_{24}H_{33}O_{14}$，545.1870）；^{1}H－NMR（DMSO－d_6，400 MHz）δ：7.06（1H，s，H－3），7.80（1H，d，$J=1.8$ Hz，H－4），7.04（1H，br s，H－5），2.99（2H，m，H－7），2.57（1H，m，H_a－8），2.43（1H，m，H_b－8），4.45（1H，br d，H_a－1′），4.03（1H，m，H_b－1′），3.56（1H，br d，H－2′），5.01（1H，m，2′－OH），1.05（3H，s，3′－CH_3），1.13（3H，s，3′－CH_3），4.42（1H，s，3′－OH），4.80（1H，d，$J=6.8$ Hz，H－1″），3.27（1H，overlap，H－2″），5.26（1H，br s，2″－OH），3.28（1H，overlap，H－3″），5.08（1H，br s，3″－OH），3.16（1H，m，H－4″），5.04（1H，m，4″－OH），3.30（1H，overlap，H－5″），3.73（1H，dd，$J=5.0$，11.8 Hz，H_a－6″），3.45（1H，dd，$J=5.0$，11.8 Hz，H_b－6″），4.61（1H，br t，6″－OH），3.59（3H，s，9－OCH_3）；^{13}C－NMR（DMSO－d_6，100 MHz）δ：115.6（C－1），154.3（C－2），93.3（C－3），154.9（C－3a），143.9（C－4），105.2（C－5），112.7（C－5a），150.4（C－6），19.2（C－7），33.7（C－8），173.5（C－9），74.7（C－1′），76.8（C－2′），70.9（C－3′），24.5（3′－CH_3），27.5（3′－CH_3），101.5（C－1″），73.6（C－2″），76.9（C－3″），70.1（C－4″），77.2（C－5″），61.0（C－6″），51.3（9－OCH_3）。

化合物 **45**［异酸橙苷（isocitrauranoside）］ 油状物；$[\alpha]_D^{20}$－55.6°（c0.045，MeOH）；UV（MeOH）λ_{max} nm：290；IR（KBr）ν_{max}：3420，2973，2931，2102，1731，1598，1478，1353，1144，1064；HR－ESI－MS m/z 465.1732［M＋Na］$^+$（calculated for $C_{21}H_{30}O_{10}Na$，465.1737）；^{1}H－NMR（DMSO－d_6，400 MHz）δ：6.90（1H，s，H－7），6.52（1H，s，H－3），4.77（1H，d，$J=7.3$ Hz，H－1″），4.50（1H，t，$J=8.9$ Hz，H－5），3.70（1H，d，$J=11.0$ Hz，H_a－6″），3.57（3H，s，10－OCH_3），3.45（1H，m，H_b－6″），3.25（1H，m，H－3″），3.25（1H，m，H－5″），3.23（1H，m，H－2″），3.12（1H，m，H－4″），3.00（2H，m，H－6），2.75（2H，m，H－8），2.56（2H，m，H－9），1.11（3H，s，4－CH_3），1.10（3H，s，4－CH_3）；^{13}C－NMR（DMSO－d_6，100 MHz）δ：24.8（4－CH_3），25.2（C－8），26.1（4－CH_3），29.6（C－6），34.1（C－9），51.2（10－OCH_3），61.0（C－6″），70.0（C－4″），70.2（C－4），73.5（C－2″），76.8（C－3″），77.1（C－5″），89.7（C－5），97.0（C－3），101.3（C－1″），119.8（C－6a），120.5（C－1），125.3（C－7），155.3（C－2），159.2（C－3a），173.3（C－10）。

化合物 **46**［酸橙苷（citrauranoside）］ 油状物；ESI－MS m/z 323［M＋Na］$^+$；^{1}H－NMR（DMSO－d_6，400 MHz）δ：6.84（1H，d，$J=8.1$ Hz，H－7），6.37（1H，d，$J=8.1$ Hz，H－6），4.75（1H，d，$J=7.4$ Hz，H－1″），4.46（1H，t，$J=9.0$ Hz，H－4），3.56（3H，s，10－OCH_3），3.26－3.23（2H，m，H－3），2.89－2.73（2H，m，H－8），2.55（2H，m，H－9），1.11（6H，s，4－CH_3×2）；^{13}C－NMR（DMSO－d_6，100 MHz）δ：25.0（4－CH_3），25.0（C－8），25.7（4－CH_3），29.3（C－3），34.4（C－9），51.2（10－OCH_3），61.1（C－6″），69.9（C－4″），70.3（C－5），73.9（C－2″），76.6（C－3″），77.1（C－5″），89.3（C－4），102.1（C－1″），103.6（C－6），116.9（C－2a），123.6（C－1），128.8（C－7），151.9（C－2），160.1（C－5a），173.3（C－10）。

化合物 **47**｛（1S，3S）－1－甲基－1，2，3，4－四氢－β－咔啉－3－羧酸［（1S，3S）－1－

methyl - 1,2,3,4 - tetrahydro - β - carboline - 3 - carboxylic acid]} 淡黄色粉末；ESI - MS m/z 231[M + H]$^+$，229[M - H]$^-$；^{1}H - NMR (DMSO - d_6，400 MHz) δ：11.2(1H, s, N$_9$- H)，7.42 (1H, br d, J = 7.6 Hz, H - 5)，7.33 (1H, br d, J = 7.7 Hz, H - 8)，7.07 (1H, dd, J = 7.1, 7.7 Hz, H - 7)，6.98 (1H, dd, J = 7.6, 7.1 Hz, H - 6)，4.69 (1H, d, J = 6.7 Hz, H - 1)，3.85 (1H, dd, J = 5.6, 7.8 Hz, H - 3)，3.12 (1H, dd, J = 5.6, 15.9 Hz, H$_a$- 4)，2.98 (1H, dd, J = 7.8, 15.9 Hz, H$_b$- 4)，1.60 (3H, J = 6.7 Hz, 1 - CH$_3$)；^{13}C - NMR (DMSO - d_6，100 MHz) δ：18.3 (1 - CH$_3$)，22.7 (C - 4)，46.7 (C - 1)，53.0 (C - 3)，105.5 (C - 4a)，111.4 (C - 8)，118.1 (C - 5)，118.8 (C - 6)，121.4 (C - 7)，126.2 (C - 4b)，132.4 (C - 9a)，136.3 (C - 8a)，170.0 (3 - COOH)。

化合物 **48**[绿原酸甲酯(methyl chlorogenate)] 油状物；ESI - MS m/z 391 [M + Na]$^+$，367 [M - H]$^-$；^{1}H - NMR (DMSO - d_6，400MHz) δ：7.38 (1H, d, J = 15.9 Hz, H - 7′)，7.02 (1H, br s, H - 2′)，6.97 (1H, dd, J = 8.1, 1.6 Hz, H - 6′)，6.77 (1H, d, J = 8.1 Hz, H - 5′)，6.10 (1H, d, J = 15.9 Hz, H - 8′)，5.01 (1H, m, H - 5)，3.87 (1H, m, H - 3)，3.57(1H, m, H - 4)，3.55(3H, s, 8 - OCH$_3$)，2.14 - 2.07(2H, m, H$_b$- 2, H$_b$- 6)，1.93(1H, dd, J = 13.8, 3.4 Hz, H$_a$- 6)，1.76 (1H, dd, J = 12.6, 9.5 Hz, H$_a$- 2)；^{13}C - NMR (DMSO - d_6，100MHz)：35.2 (C - 6)，37.3 (C - 2)，51.9 (8 - OCH$_3$)，67.0 (C - 3)，69.4 (C - 4)，71.1 (C - 5)，73.1 (C - 1)，113.9 (C - 8′)，114.7(C - 2′)，115.9 (C - 5′)，121.4 (C - 6′)，125.4 (C - 1′)，145.2 (C - 3′)，145.7 (C - 7′)，148.6 (C - 4′)，165.5(C - 9′)，173.7 (C - 7)。

四、祁白芷化学成分分析

1. **材料与仪器** 祁白芷药材采自河北省安国市，凭证标本为20081025QBZ。仪器同"川白芷化学成分分析"。

2. **方法与结果**

(1) 提取与分离：祁白芷药材干燥根粉末4.2 kg，用3倍量的70%乙醇水溶液回流提取5次，第1次提取2 h，以后每次1 h，合并提取液，减压回收溶剂得粗提取物(1.2 kg；收率：28.57%)；混悬于水(1 L)中，依次用3倍量的环己烷、乙酸乙酯、正丁醇各萃取7次，得环己烷萃取物76 g(按投料生药计算收率为1.81%，下同)、乙酸乙酯萃取物40 g (0.95%)、正丁醇萃取物100.0 g (2.38%)和残留水溶性部分965.0 g (22.98%)。

取环己烷萃取物69.3 g，经硅胶柱色谱，环己烷-乙酸乙酯(30：1→1：1)梯度洗脱，得到组分(Fr.)1(10.0 g)、2(8.1 g)、3(6.7 g)、4(7.4 g)、5(4.7 g)。Fr.1 经硅胶柱色谱，环己烷-乙酸乙酯(20：1→10：1)梯度洗脱，再反复经硅胶柱色谱和结晶，得到化合物 **1**(5 mg)、**2**(2 mg)、**3**(1.8 g)、**4**(2.8 g)、**5**(17 mg)。Fr.2 经硅胶柱色谱，环己烷-乙酸乙酯(10：1→6：1)梯度洗脱，再经 Sephadex LH - 20 柱色谱(三氯甲烷-甲醇 1：1)、结晶和重结晶以及半制备性 HPLC(甲醇-水，80：20→70：30)纯化，得到化合物 **6**(12 mg)、**7**(6 mg)、**8**(1 mg)、**9**(3 mg)、**10**(4 mg)。Fr.3 经硅胶柱色谱，环己烷-乙酸乙酯(6：1→4：1)梯度洗脱，再经 Sephadex LH - 20 柱色谱(三氯甲烷-甲醇，1：1)、结晶和重结晶、半制备性 HPLC

（甲醇-水，70∶30→65∶35）纯化，得到化合物 **11**（4 mg）、**12**（2 mg）、**13**（6 mg）。Fr. 4 经硅胶柱色谱，环己烷-乙酸乙酯（5∶1→3∶1）梯度洗脱，再经 Sephadex LH-20 柱色谱（三氯甲烷-甲醇，1∶1）和制备性 HPLC（甲醇-水，65∶35→60∶40）纯化，得到化合物 **14**（8 mg）、**15**（2.50 g）、**16**（2 mg）、**17**（4 mg）、**18**（6 mg）。Fr. 5 经硅胶柱色谱，环己烷-乙酸乙酯（3∶1→1∶1）梯度洗脱，半制备性 HPLC（甲醇-水，60∶40→55∶45）纯化，得到化合物 **19**（4 mg）、**20**（3 mg）、**21**（1 mg）。

取乙酸乙酯萃取物 34.3 g，经硅胶柱色谱，三氯甲烷-甲醇（60∶1→1∶1）梯度洗脱，得到 Fr. 1（4.0 g）、2（5.1 g）、3（6.7 g）。Fr. 1 经硅胶柱色谱，三氯甲烷-甲醇（40∶1→20∶1）梯度洗脱，再经 Sephadex LH-20 柱色谱（甲醇）和半制备性 HPLC（甲醇-水，55∶45→50∶50）纯化，得到化合物 **22**（5 mg）、**23**（1 mg）、**24**（4 mg）。Fr. 2 经硅胶柱色谱，三氯甲烷-甲醇（20∶1→5∶1）梯度洗脱，再经 Sephadex LH-20 柱色谱（甲醇）和半制备性 HPLC（甲醇-水，50∶50→45∶55）纯化，得到化合物 **25**（1 mg）。Fr. 3 经硅胶柱色谱，三氯甲烷-甲醇（8∶1→1∶1）梯度洗脱，再经 Sephadex LH-20 柱色谱（甲醇）和制备性 HPLC（甲醇-水，45∶55→40∶60）纯化，得到化合物 **26**（1 mg）、**27**（2 mg）。

取水饱和正丁醇萃取物 100 g，经大孔树脂 AB-8，乙醇-水（30∶1→95∶5）梯度洗脱，得到 Fr. 1（7.1 g）和 2（9.7 g）。Fr. 1 经 MCI（甲醇-水，30∶70→70∶30）梯度洗脱，再经 Sephadex LH-20 柱色谱（甲醇-水，30∶80→70∶30）梯度洗脱，再经半制备性 HPLC（乙腈-水，25∶80→30∶70）纯化，得到化合物 **28**（6 mg）。Fr. 2 经 MCI 柱色谱，甲醇-水（10∶90→50∶50）梯度洗脱；再经 Sephadex LH-20 柱色谱，甲醇-水（20∶80→60∶40）梯度洗脱，得到亚组分 2.1 和 2.2，亚组分 2.1 经半制备性 HPLC（乙腈-水，10∶90→25∶75）纯化，得到化合物 **29**（3 mg）、**30**（115 mg）、**31**（10 mg）、**32**（4 mg）、**33**（3 mg）、**34**（12 mg）。亚组分 2.2 经半制备性 HPLC（乙腈-水，5∶95→15∶85）纯化，得到化合物 **35**（4 mg）、**36**（5 mg）、**37**（22 mg）、**38**（32 mg）、**39**（20 mg）。

（2）结构鉴定：39 个化合物，分别为异欧前胡素（1）、别异欧前胡素（2）、水合氧化前胡素（3）、白当归素（4）、别欧前胡素（5）、β-谷甾醇（6）、邻苯二甲酸二丁酯（7）、6-（3,3-二甲基烯丙氧基）-7-羟基香豆素（8）、花椒毒酚（9）、5-羟基-8-甲氧基补骨脂素（10）、奥氏芹二醇（11）、伞形花内酯（12）、香柑内酯（13）、欧前胡素（14）、珊瑚菜内酯（15）、异茴芹素（16）、6-乙酰基-7-甲氧基-香豆素（17）、补骨脂素（18）、异东莨菪内酯（19）、滨蒿内酯（20）、花椒毒素（21）、当归醇 A（22）、氧化前胡素乙醇醚（23）、去氢柳叶白姜花内酯（24）、尤劳帕替醇（25）、独活属醇（26）、栓翅芹烯醇（27）、（2″S）-3″-O-（β-D-吡喃葡萄糖基）-水合氧化前胡内酯（28）、佛手酚-O-β-D-吡喃葡萄糖苷（29）、印枳苷（30）、（2′S,3′R）-3′-羟基印枳苷（31）、前胡苷Ⅳ（32）、（2′S,3′R）-3′-羟基前胡苷Ⅳ（33）、尿嘧啶（34）、分叉当归苷Ⅲb（35）、腺嘌呤（36）、腺苷（37）、胡萝卜苷（38）、蔗糖（39）。化合物 8 为新的天然产物，化合物 33 为新化合物；除化合物 1、3、14 外，其余化合物均为首次从祁白芷根中分离得到。

化合物 1［异欧前胡素（isoimperatorin）］ 无色结晶（乙酸乙酯）；EI-MS m/z 270 $[M]^+$，255，202，174，145，118，89，69，53；^{1}H-NMR（CDCl$_3$，400 MHz）δ：8.10（1H，d，$J=10.0$ Hz，H-4），7.60（1H，d，$J=2.2$ Hz，H-2′），7.15（1H，s，H-8），6.96（1H，d，$J=2.2$ Hz，H-3′），6.27（1H，d，$J=10.0$ Hz，H-3），5.55（1H，t，$J=$

6. 4 Hz, H-2″), 4. 93 (2H, d, $J = 6.4$ Hz, H-1″), 1. 81 (3H, s, 3″-CH$_3$), 1. 71 (3H, s, 3″-CH$_3$); ^{13}C-NMR (CDCl$_3$, 100 MHz) δ: 18. 2 (3″-CH$_3$), 25. 8 (3″-CH$_3$), 69. 7 (C-1″), 94. 1 (C-8), 105. 1 (C-3′), 107. 5 (C-10), 112. 5 (C-3), 114. 2 (C-6), 119. 2 (C-2″), 139. 5 (C-4), 139. 8 (C-3″), 144. 9 (C-2′), 149. 0 (C-5), 152. 7 (C-9), 158. 1 (C-7), 160. 2 (C-2)。

化合物 2[别异欧前胡素（alloisoimperatorin）]　淡黄色结晶（乙酸乙酯）；EI-MS m/z 270 [M]$^+$, 255, 237, 227, 215, 202, 199, 187, 171, 149, 128, 115, 89, 83, 77, 69, 63, 55, 44; ^{1}H-NMR (DMSO-d_6, 400 MHz) δ: 10. 43 (1H, br s, 8-OH), 8. 17 (1H, d, $J = 10.0$ Hz, H-4), 8. 01 (1H, d, $J = 2.2$ Hz, H-2′), 7. 07 (1H, d, $J = 2.2$ Hz, H-3′), 6. 39 (1H, d, $J = 10.0$ Hz, H-3), 5. 09 (1H, t, $J = 6.8$ Hz, H-2″), 3. 71 (2H, d, $J = 6.8$ Hz, H-1″), 1. 78 (3H, s, CH$_3$), 1. 61(3H, s, CH$_3$)。

化合物 3[水合氧化前胡素（oxypeucedanin hydrate）]　无色结晶（乙酸乙酯）；EI-MS m/z 304 [M]$^+$, 202, 173, 145, 89, 59; ^{1}H-NMR (CDCl$_3$, 400 MHz) δ: 8. 15 (1H, d, $J = 9.6$ Hz, H-4), 7. 59 (1H, d, $J = 2.4$ Hz, H-2′), 7. 14 (1H, s, H-8), 6. 98 (1H, d, $J = 2.4$ Hz, H-3′), 6. 27 (1H, d, $J = 9.6$ Hz, H-3), 4. 53 (1H, dd, $J = 9.8$, 2.8 Hz, H$_a$-1″), 4. 43 (1H, dd, $J = 9.8$ Hz, 7.6 Hz, H$_b$-1″), 3. 90 (1H, dd, $J = 7.6$, 2.8 Hz, H-2″), 1. 30 (3H, s, 3″-CH$_3$), 1. 35 (3H, s, 3″-CH$_3$); ^{13}C-NMR (CDCl$_3$, 100 MHz) δ: 25. 2 (3″-CH$_3$), 26. 7 (3″-CH$_3$), 71. 7 (C-1″), 74. 5 (C-2″), 76. 6 (C-3″), 94. 8 (C-8), 104. 7 (C-3′), 107. 3 (C-10), 113. 1 (C-3), 114. 3 (C-6), 139. 4 (C-4), 145. 3 (C-2′), 148. 5 (C-5), 152. 5 (C-9), 158. 1 (C-7), 161. 1 (C-2)。

化合物 4[白当归素（byakangelicin）]　淡黄色粉末；EI-MS m/z 334[M]$^+$, 316, 245, 233, 232, 217, 203, 187, 175, 161, 143, 133, 105, 95, 88, 77, 59, 43; ^{1}H-NMR (CDCl$_3$, 400 MHz) δ: 8. 12 (1H, d, $J = 9.8$ Hz, H-4), 7. 63 (1H, d, $J = 2.2$ Hz, H-2′), 7. 01 (1H, d, $J = 2.2$ Hz, H-3′), 6. 29 (1H, d, $J = 9.8$ Hz, H-3), 4. 60 (1H, dd, $J = 10.2$, 2.4 Hz, H$_a$-1″), 4. 28 (1H, dd, $J = 10.2$, 7.8 Hz, H$_b$-1″), 4. 19 (3H, s, 5-OCH$_3$), 3. 83 (1H, dd, $J = 7.8$, 2.4 Hz, H-2″), 1. 32 (3H, s, 3″-CH$_3$), 1. 28(3H, s, 3″-CH$_3$); ^{13}C-NMR (CDCl$_3$, 100 MHz) δ: 25. 1 (3″-CH$_3$), 26. 7 (3″-CH$_3$), 60. 8 (OCH$_3$), 71. 5 (C-1″), 76. 0 (C-2″), 76. 1 (C-3″), 105. 3 (C-3′), 107. 5 (C-10), 112. 9 (C-3), 114. 6 (C-6), 126. 9 (C-8), 139. 4 (C-4), 143. 9 (C-9), 144. 9 (C-5), 145. 3 (C-2′), 150. 2 (C-7), 160. 1 (C-2)。

化合物 5[别欧前胡素（alloimperatorin）]　无色结晶（乙酸乙酯）；EI-MS m/z 270 [M]$^+$, 243, 229, 215, 201, 174, 129, 83, 69, 57; ^{1}H-NMR (CDCl$_3$, 400 MHz) δ: 8. 00 (1H, d, $J = 10.0$ Hz, H-4), 7. 68 (1H, d, $J = 2.2$ Hz, H-2′), 6. 84 (1H, d, $J = 2.2$ Hz, H-3′), 6. 37 (1H, d, $J = 10.0$ Hz, H-3), 5. 91 (1H, s, 8-OH), 5. 13 (1H, t, $J = 6.6$ Hz, H-2″), 3. 69 (2H, d, $J = 6.6$ Hz, H-1″), 1. 84 (3H, s, 3″-CH$_3$), 1. 70 (3H, s, 3″-CH$_3$); ^{13}C-NMR (CDCl$_3$, 100 MHz) δ: 18. 1 (3″-CH$_3$), 25. 6 (3″-CH$_3$), 27. 9 (C-1″), 105. 7 (C-3′), 113. 5 (C-3), 113. 5 (C-10), 122. 3 (C-5), 123. 1 (C-2″), 125. 6 (C-6), 127. 7 (C-8), 132. 8 (C-3″), 139. 7 (C-9), 141. 7 (C-4), 144. 0

（C－7），146.4（C－2′），160.0（C－2）。

化合物 6［β-谷甾醇（β- sitosterol）］ 经 IR、NMR 和 MS 测试并与对照品共薄层色谱分析，鉴定为 β-谷甾醇。

化合物 7［邻苯二甲酸二丁酯（dibutylphthalate）］ 经 IR、NMR 和 MS 测试并与对照品共薄层色谱分析，鉴定为邻苯二甲酸二丁酯。

化合物 8｛6－(3,3-二甲基烯丙氧基)－7－羟基香豆素［6－(3,3-dimethyl allyloxy)－7－hydroxycoumarin］｝ 淡黄色粉末，EI－MS m/z 246［M］$^+$，230［M－OH＋H］$^+$，202［M－OH－CO＋H］$^+$，175，149，131，68，57，43；^{1}H－NMR（CDCl$_3$，400 MHz）δ：7.60（1H，d，$J=10.0$ Hz），6.23（1H，d，$J=10.0$ Hz），7.19（1H，s，H－5），6.79（1H，s，H－8），3.38（2H，d，$J=7.1$ Hz，H－1′），5.30（1H，t，$J=7.1$ Hz，H－2′），1.80（3H，s，3′－CH$_3$），1.78（3H，s，3′－CH$_3$）。

化合物 9［花椒毒酚（xanthotoxol）］ 无色针晶（乙酸乙酯）；EI－MS m/z 202［M］$^+$，174，145，118，89，72，63，50；^{1}H－NMR（CDCl$_3$，400 MHz）δ：7.81（1H，d，$J=9.6$ Hz，H－4），7.72（1H，d，$J=2.0$ Hz，H－2′），7.28（1H，s，H－5），6.82（1H，d，$J=2.0$ Hz，H－3′），6.37（1H，d，$J=9.6$ Hz，H－3），6.08（1H，br s，8－OH）；^{13}C－NMR（CDCl$_3$，100 MHz）δ：106.8（C－3′），110.7（C－5），114.4（C－3），115.8（C－10），126.1（C－6），129.3（C－8），139.0（C－9），144.4（C－7），144.7（C－4），147.1（C－2′），160.0（C－2）。

化合物 10［5－羟基－8－甲氧基补骨脂素（5－hydroxy－8－methoxypsoralen；5－hydroxyxanthotoxin）］ 淡黄色针晶（乙酸乙酯）；EI－MS m/z 232［M］$^+$，217，202，189，174，160，146，118，89，67，63，53，40；^{1}H－NMR（DMSO－d_6，400 MHz）δ：10.10（1H，br s，5－OH），8.17（1H，d，$J=10.0$ Hz，H－4），8.04（1H，d，$J=2.2$ Hz，H－2′），7.28（1H，d，$J=2.2$ Hz，H－3′），6.31（1H，d，$J=10.0$ Hz，H－3），4.09（3H，s，OCH$_3$）；^{13}C－NMR（DMSO－d_6，100 MHz）δ：61.0（5－OMe），105.3（C－3′），107.1（C－10），112.3（C－3），114.8（C－6），125.4（C－8），139.6（C－9），139.8（C－4），141.1（C－5），146.1（C－2′），147.0（C－7），159.9（C－2）。

化合物 11［奥氏芹二醇（smyrindiol）］ 无色结晶（甲醇）；EI－MS m/z 262［M］$^+$，202［M－C$_3$H$_8$O］$^+$，186［M－C$_3$H$_8$O－O］$^+$，158［M－C$_3$H$_8$O－O－CO］$^+$，130，101，84，65，59，51；^{1}H－NMR（CDCl$_3$，400 MHz）δ：7.67（1H，d，$J=9.6$ Hz，H－4），7.53（1H，s，H－5），6.86（1H，s，H－8），6.28（1H，d，$J=9.6$ Hz，H－3），5.39（1H，d，$J=6.3$ Hz，H－3′），4.38（1H，d，$J=6.3$ Hz，H－2′），1.62（3H，s，4′－CH$_3$），1.56（3H，s，4′－CH$_3$）；^{13}C－NMR（CDCl$_3$，100 MHz）δ：25.2（4′－CH$_3$），28.5（4′－CH$_3$），71.8（C－3′），73.0（C－2′），90.5（C－4′），98.9（C－8），112.9（C－3），113.6（C－9），124.8（C－5），128.1（C－6），143.7（C－4），156.7（C－10），161.0（C－2），162.3（C－7）。

化合物 12［伞形花内酯（umbelliferone）］ 淡黄色粉末；EI－MS m/z 162［M］$^+$，134，105，78，69，66，63，51；^{1}H－NMR（DMSO－d_6，400 MHz）δ：10.57（1H，br s，7－OH），7.94（1H，d，$J=9.5$ Hz，H－4），7.53（1H，d，$J=8.4$ Hz，H－5），6.78（1H，dd，$J=8.4$，1.7 Hz，H－6），6.71（1H，d，$J=1.7$ Hz，H－8），6.20（1H，d，$J=$

9.5 Hz，H-3）；^{13}C-NMR（DMSO-d_6，100 MHz）δ：102.1（C-8），111.3（C-10），111.4（C-3），113.0（C-6），129.6（C-5），144.5（C-4），155.4（C-9），160.3（C-2），161.2（C-7）。

化合物 **13**［香柑内酯（bergapten）］　淡黄色结晶（甲醇）；EI-MS m/z 216［M］$^+$，201，188，173，145，89，74，63，51；^{1}H-NMR（CDCl$_3$，400 MHz）δ：8.16（1H，d，J=9.6 Hz，H-4），7.59（1H，d，J=2.0 Hz，H-2′），7.14（1H，s，H-8），7.02（1H，d，J=2.0 Hz，H-3′），6.28（1H，d，J=9.6 Hz，H-3），4.27（3H，s，5-OCH$_3$）；^{13}C-NMR（CDCl$_3$，100 MHz）δ：60.1（5-OCH$_3$），93.8（C-8），105.0（C-3′），106.4（C-10），112.5（C-3），112.7（C-6），139.2（C-4），144.7（C-2′），149.5（C-5），152.7（C-9），158.3（C-7），161.2（C-2）。

化合物 **14**［欧前胡素（imperatorin）］　无色针晶（乙酸乙酯）；EI-MS m/z 270［M］$^+$，202，174，145，118，89，69，63，53；^{1}H-NMR（CDCl$_3$，400 MHz）δ：7.76（1H，d，J=9.6 Hz，H-4），7.69（1H，br s，H-2′），7.35（1H，br s，H-3′），6.82（1H，s，H-5），6.36（1H，s，J=9.6 Hz，H-3），5.61（1H，t，J=6.6 Hz，H-2″），5.01（2H，d，J=6.6 Hz，H-1″），1.73（6H，s，3″-CH$_3$×2）；^{13}C-NMR（CDCl$_3$，100 MHz）δ：18.1（3″-CH$_3$），25.8（3″-CH$_3$），70.1（C-1″），106.7（C-3′），114.7（C-3），113.1（C-5），116.5（C-10），119.7（C-2″），125.8（C-6），131.6（C-8），139.7（C-3″），143.8（C-9），146.6（C-2′），144.3（C-4），148.6（C-7），160.5（C-2）。

化合物 **15**［珊瑚菜内酯（phellopterin）］　无色棱晶（乙酸乙酯）；EI-MS m/z 300［M］$^+$，232，217，189，160，133，69，63，53；^{1}H-NMR（CDCl$_3$，400 MHz）δ：8.12（1H，d，J=9.6 Hz，H-4），7.63（1H，br s，H-2′），6.99（1H，br s，H-3′），6.28（1H，d，J=9.6 Hz，H-3），5.61（1H，t，J=7.1 Hz，H-2″），4.84（2H，d，J=7.1 Hz，H-1″），4.17（3H，s，5-OCH$_3$），1.74（3H，s，3″-CH$_3$），1.70（3H，s，3″-CH$_3$）；^{13}C-NMR（CDCl$_3$，100 MHz）δ：18.0（3″-CH$_3$），25.8（3″-CH$_3$），60.7（5-OCH$_3$），70.2（C-1″），105.0（C-3′），107.6（C-10），112.8（C-3），114.5（C-6），119.8（C-2″），126.9（C-8），139.3（C-4），139.6（C-3″），144.3（C-9），144.3（C-5），145.0（C-2′），150.8（C-7），160.5（C-2）。

化合物 **16**［异茴芹素（isoimpinellin）］　淡黄色粉末；EI-MS m/z 246［M］$^+$，231，203，188，175，160，147，132，119，116，104，87，76，66，62；^{1}H-NMR（CDCl$_3$，400 MHz）δ：8.12（1H，d，J=9.8 Hz，H-4），7.62（1H，d，J=2.2 Hz，H-2′），6.99（1H，d，J=2.2 Hz，H-3′），6.29（1H，d，J=9.8 Hz，H-3），4.17（3H，s，OCH$_3$），4.17（3H，s，OCH$_3$）；^{13}C-NMR（CDCl$_3$，100 MHz）δ：60.9（5-OCH$_3$），61.7（8-OCH$_3$），105.1（C-3′），107.7（C-10），113.0（C-3），114.9（C-6），128.3（C-8），139.4（C-4），143.7（C-9），144.3（C-5），145.1（C-2′），150.0（C-7），160.4（C-2）。

化合物 **17**［6-乙酰基-7-甲氧基-香豆素（6-acyl-7-methoxycoumarin）］　淡黄色粉末；EI-MS m/z 218［M］$^+$，147，131，103，91，77，51；^{1}H-NMR（CDCl$_3$，400 MHz）δ：7.98（1H，s，H-5），7.70（1H，d，J=9.3 Hz，H-4），6.90（1H，s，H-

8），6.33（1H，d，$J = 9.3$ Hz，H - 3），4.02（3H，s，7 - OCH$_3$），2.66（3H，s，Ac - CH$_3$）；^{13}C - NMR（CDCl$_3$，100 MHz）δ：31.8（Ac - CH$_3$），56.2（7 - OCH$_3$），99.8（C - 8），112.2（C - 3），114.2（C - 9），125.3（C - 5），128.9（C - 6），130.9（C - 7），143.3（C - 4），158.1（C - 10），161.8（C - 2）。

化合物 **18**［补骨脂素（psoralen）］ 无色针晶（乙酸乙酯）；EI - MS m/z 186［M］$^+$，158，130，102，93，79，76，63，51；^{1}H - NMR（CDCl$_3$，400 MHz）δ：7.80（1H，d，$J = 9.6$ Hz，H - 4），7.69（1H，d，$J = 2.2$ Hz，H - 2′），7.68（1H，s，H - 5），7.47（1H，s，H - 8），6.83（1H，dd，$J = 2.2$ Hz，H - 3′），6.38（1H，d，$J = 9.6$ Hz，H - 3）；^{13}C - NMR（CDCl$_3$，100 MHz）δ：106.3（C - 3′），119.9（C - 5），114.6（C - 3），115.7（C - 10），124.8（C - 6），99.7（C - 8），152.0（C - 9），144.0（C - 4），146.9（C - 2′），156.9（C - 7），161.1（C - 2）。

化合物 **19**［异东莨菪内酯（isoscopletin）］ 无色针晶（乙酸乙酯）；EI - MS m/z 192［M］$^+$，177，164，149，121，79，69，51；^{1}H - NMR（CDCl$_3$，400 MHz）δ：7.60（1H，d，$J = 9.6$ Hz，H - 4），6.92（1H，s，H - 5），6.85（1H，s，H - 8），6.27（1H，d，$J = 9.6$ Hz，H - 3），6.17（1H，s，OH），3.96（3H，s，6 - OCH$_3$）；^{13}C - NMR（CDCl$_3$，100 MHz）δ：56.4（6 - OCH$_3$），103.2（C - 5），107.5（C - 8），111.5（C - 10），113.4（C - 3），143.3（C - 4），144.0（C - 9），149.7（C - 6），150.3（C - 7），161.4（C - 2）。

化合物 **20**［滨蒿内酯（scoparone）］ 无色针晶（甲醇）；EI - MS m/z 206［M］$^+$，191，163，135，107，79，69，51；^{1}H - NMR（CDCl$_3$，400 MHz）δ：7.62（1H，d，$J = 9.6$ Hz，H - 4），6.85（1H，s，H - 5），6.84（1H，s，H - 8），6.28（1H，d，$J = 9.6$ Hz，H - 3），3.95（3H，s，6 - OCH$_3$），3.92（3H，s，7 - OCH$_3$）；^{13}C - NMR（CDCl$_3$，100 MHz）δ：56.4（6 - OCH$_3$，7 - OCH$_3$），100.0（C - 5），108.0（C - 8），111.5（C - 10），113.5（C - 3），143.3（C - 4），146.4（C - 9），150.0（C - 7），152.9（C - 6），161.4（C - 2）。

化合物 **21**［花椒毒素（xanthotoxin）］ 无色针晶（乙酸乙酯）；EI - MS m/z 216［M］$^+$，201，188，173，149，145，131，108，89，74，63；^{1}H - NMR（CDCl$_3$，400 MHz）δ：7.77（1H，d，$J = 9.6$ Hz，H - 4），7.70（1H，br s，H - 3′），7.36（1H，s，H - 5），6.83（1H，br s，H - 2′），6.38（1H，d，$J = 9.6$ Hz，H - 3），4.31（3H，s，8 - OCH$_3$）；^{13}C - NMR（CDCl$_3$，100 MHz）δ：61.3（8 - OCH$_3$），106.7（C - 3′），112.9（C - 5），114.8（C - 3），116.5（C - 10），126.1（C - 6），132.8（C - 8），143.0（C - 9），144.3（C - 4），146.7（C - 2′），147.8（C - 7），160.4（C - 2）。

化合物 **22**［当归醇 A（angelol A）］ 无色针晶（乙醚）；EI - MS m/z 376［M］$^+$，358，354，343，330，319；^{1}H - NMR（CDCl$_3$，400 MHz）δ：7.58（1H，d，$J = 10.0$ Hz，H - 4），7.57（1H，s，H - 5），6.73（1H，s，H - 8），6.22（1H，d，$J = 10.0$ Hz，H - 3），5.87（1H，dq，$J = 6.6，0.8$ Hz，H - 3′），5.63（1H，br s，H - 11），5.13（1H，br s，H - 12），3.91（3H，s，7 - OCH$_3$），1.75（3H，d，$J = 0.8$ Hz，2′ - CH$_3$），1.65（3H，dd，$J = 6.6，0.8$ Hz，3′ - CH$_3$），1.55（3H，s，13 - CH$_3$），1.27（3H，s，13 - CH$_3$）；^{13}C - NMR（CDCl$_3$，100 MHz）δ：166.6（C - 1′），161.4（C - 2），159.1（C - 7），155.2（C - 9），143.7（C - 4），137.8（C - 3′），127.3（C - 6），126.5（C - 5），126.4（C - 2′），113.0（C -

3），111.9（C－10），98.5（C－8），75.7（C－12），74.5（C－13），67.5（C－11），56.2（7－OCH$_3$），28.0（C－14），26.3（C－15），20.4（C$_{2'}$－CH$_3$），15.4（C$_{3'}$－CH$_3$）。

化合物 **23**〔氧化前胡素乙醇醚（oxypeucedanin ethanolate；oxypeucedanin hydrate－3″－ethyl ether）〕 淡黄色粉末；EI－MS m/z 332〔M〕$^+$，270，202，187，171，149，115，83，69，57；^{1}H－NMR（CDCl$_3$，400 MHz）δ：8.18（1H，d，$J=9.8$ Hz，H－4），7.54（1H，d，$J=2.0$ Hz，H－2'），7.03（1H，s，H－8），6.99（1H，d，$J=2.0$ Hz，H－3'），6.18（1H，d，$J=9.8$ Hz，H－3），4.59（1H，dd，$J=2.6$，9.9 Hz，H－1″），4.37（1H，dd，$J=7.9$，9.9 Hz，H－1″），3.93（1H，dd，$J=2.6$，7.9 Hz，H－2″），3.46（2H，dd，$J=6.8$，13.7 Hz，3″－OCH$_2$CH$_3$），1.25（3H，s，3″－CH$_3$），1.23（3H，s，3″－CH$_3$），1.15（3H，t，$J=6.8$ Hz，3″－OCH$_2$CH$_3$）；^{13}C－NMR（CDCl$_3$，100 MHz）δ：16.0（C$_{3''}$－CH$_3$），21.3（C$_{3''}$－CH$_3$），21.5（C－2‴），56.8（C－1‴），74.2（C－1″），75.8（C－2″），76.2（C－3″），94.1（C－8），104.8（C－3'），107.1（C－10），112.4（C－3），113.8（C－6），139.6（C－4），145.0（C－2'），148.9（C－5），152.4（C－9），158.1（C－7），161.4（C－2）。

化合物 **24**〔去氢柳叶白姜花内酯（dehydrogeijerin）〕 淡黄色粉末；EI－MS m/z 258〔M〕$^+$，243，227，203，175，160，145，117，104，89，83，76；^{1}H－NMR（CDCl$_3$，400 MHz）δ：7.73（1H，s，H－5），7.68（1H，d，$J=9.6$ Hz，H－4），6.85（1H，s，H－8），6.61（1H，s，H－2'），6.30（1H，d，$J=9.6$ Hz，H－3），3.95（3H，s，7－OCH$_3$），2.24（3H，s，3'－CH$_3$），1.99（3H，s，3'－CH$_3$）；^{13}C－NMR（CDCl$_3$，100 MHz）δ：21.5（3'－CH$_3$），28.1（3'－CH$_3$），56.3（7－OCH$_3$），99.7（C－8），112.2（C－10），114.0（C－3），124.9（C－2'），128.3（C－6），130.4（C－5），139.3（C－3'），143.3（C－4），156.7（C－9），157.4（C－7），160.8（C－2），190.5（C－1'）。

化合物 **25**〔尤劳帕替醇（ulopterol）〕 无色针晶（乙酸乙酯）；EI－MS m/z 278〔M〕$^+$，220，189，177，159，147，131，118，103，89，69，59，51；^{1}H－NMR（CDCl$_3$，400 MHz）δ：7.61（1H，d，$J=9.2$ Hz，H－4），7.31（1H，s，H－5），6.79（1H，s，H－8），6.23（1H，d，$J=9.2$ Hz，H－3），3.89（3H，s，7－OCH$_3$），3.62（1H，br d，$J=10.4$ Hz，H－2'），3.00（1H，br d，$J=14.0$ Hz，H$_a$－1'），2.53（1H，dd，$J=14.0$，10.4 Hz，H$_b$－1'），2.39（1H，br s，OH），2.21（1H，br s，OH），1.31（3H，s，3'－CH$_3$），1.27（3H，s，3'－CH$_3$）；^{13}C－NMR（CDCl$_3$，100 MHz）δ：23.5（3'－CH$_3$），26.3（3'－CH$_3$），32.6（C－1'），56.0（7－OCH$_3$），72.9（C－3'），77.6（C－2'），98.9（C－8），112.1（C－10），113.2（C－3），125.0（C－6），129.6（C－5），143.4（C－4），154.9（C－9），160.7（C－2），161.3（C－7）。

化合物 **26**〔独活属醇（heraclenol）〕 无色粉末；EI－MS m/z 304〔M〕$^+$，289，174，145，129，118，89，59；^{1}H－NMR（CDCl$_3$，400 MHz）δ：7.76（1H，d，$J=9.6$ Hz，H－4），7.69（1H，d，$J=2.2$ Hz，H－2'），7.38（1H，s，H－5），6.82（1H，d，$J=2.2$ Hz，H－3'），6.36（1H，d，$J=9.6$ Hz，H－3），4.74（1H，dd，$J=10.2$，2.6 Hz，H$_a$－1″），4.41（1H，dd，$J=10.2$，8.0 Hz，H$_b$－1″），3.87（1H，dd，$J=8.0$，2.6 Hz，H－2″），1.33（3H，s，3″－CH$_3$），1.29（3H，s，3″－CH$_3$）；^{13}C－NMR（CDCl$_3$，100 MHz）δ：25.1（3″－CH$_3$），26.7（3″－CH$_3$），71.5（C－3″），75.7（C－1″），76.1（C－2″），106.9（C－3'），

113.8（C-5），114.8（C-3），116.5（C-10），126.1（C-6），131.6（C-8），143.3（C-9），144.3（C-4），146.9（C-2'），148.0（C-7），160.2（C-2）。

化合物 **27**［栓翅芹烯醇(pabulenol)］　无色针晶（三氯甲烷-甲醇）；EI-MS m/z 286 ［M］$^+$，232，217，202，174，145，118，89，73，57；^{1}H-NMR（CDCl$_3$，400 MHz）δ：8.18（1H，d，J = 10.0 Hz，H-4），7.60（1H，br s，H-2'），7.15（1H，s，H-8），6.97（1H，br s，H-3'），6.27（1H，d，J = 10.0 Hz，H-3），5.20（1H，br s，H$_b$-4"），5.06（1H，br s，H$_a$-4"），4.39（1H，dd，J = 9.6，7.0 Hz，H$_a$-1"），4.46（1H，dd，J = 9.6，2.0 Hz，H$_b$-1"），4.55（1H，dd，J = 7.0，2.0 Hz，H-2"），1.82（3H，s，3"-CH$_3$）；^{13}C-NMR（CDCl$_3$，100 MHz）δ：18.7（C-5'），74.2（C-1'），75.6（C-2'），94.7（C-8），107.3（C-10），112.8（C-4'），113.4（C-3），114.1（C-6），139.2（C-4），143.2（C-5），148.5（C-3'），152.6（C-9），158.1（C-7），161.2（C-2）。

化合物 **28**｛(2"S)-3"-O-(β-D-吡喃葡萄糖基)-水合氧化前胡内酯［(2"S)-3"-O-(β-D-glucopyranosyl)-oxypeucedanin hydrate]｝　白色粉末；ESI-MS m/z 489［M+Na］$^+$；^{1}H-NMR（400 MHz，DMSO-d_6）δ：8.57（1H，d，J = 9.6 Hz，H-4），8.02（1H，d，J = 2.4 Hz，H-2'），7.35（1H，d，J = 2.4 Hz，H-3'），7.34（1H，s，H-8），6.32（1H，d，J = 9.6 Hz，H-3），5.40（1H，d，J = 4.4 Hz，2"-OH），4.98（1H，d，J = 4.8 Hz，4‴-OH，3‴-OH），4.91（1H，d，J = 4.3 Hz，2‴-OH），4.73（1H，dd，J = 10.0，7.2 Hz，H$_a$-1"），4.48（1H，d，J = 7.6 Hz，H-1‴），4.45（1H，dd，J = 7.2，2.8 Hz，H$_b$-1"），4.43（1H，ddd，J = 10.0，4.4，2.8 Hz，H-2"），3.85（1H，dd，J = 5.1，2.8 Hz，6‴-OH），3.65（1H，br dd，J = 10.0，5.1 Hz，H$_b$-6‴），3.44（1H，br dd，J = 10.0，5.1 Hz，H$_a$-6‴），3.18（1H，ddd，J = 8.8，8.5，5.2 Hz，H-5‴），3.14（1H，ddd，J = 8.8，8.0，4.8 Hz，H-3‴），3.09（1H，br dd，J = 8.8，8.0 Hz，H-4‴），3.02（1H，ddd，J = 8.0，7.6，4.3 Hz，H-2‴），1.24（3H，s，H-5"），1.22（3H，s，H-6"）；^{13}C-NMR（DMSO-d_6，100 MHz）δ：160.4（C-2），111.9（C-3），145.8（C-4），152.1（C-5），112.6（C-6），157.7（C-7），93.0（C-8），149.0（C-9），106.1（C-10），140.9（C-2'），105.8（C-3'），74.1（C-1"），71.1（C-2"），85.1（C-3"），26.2（C-4"），25.5（C-5"），104.5（C-1‴），72.6（C-2‴），77.1（C-3‴），69.9（C-4‴），76.6（C-5‴），61.0（C-6‴）。

化合物 **29**［佛手酚-O-β-D-吡喃葡萄糖苷（bergaptol-O-β-D-glucopyranoside)］　无色针晶（MeOH），ESI-MS m/z 387［M+Na］$^+$，201［M-C$_6$H$_{11}$O$_5$］$^+$；^{1}H-NMR（DMSO-d_6，400 MHz）δ：8.49（1H，d，J = 9.8 Hz，H-4），8.03（1H，d，J = 2.4 Hz，H-2'），7.49（1H，s，H-8），7.32（1H，d，J = 2.4 Hz，H-3'），6.37（1H，d，J = 9.8 Hz，H-3），5.66（1H，d，J = 5.6 Hz，4"-OH），5.19（1H，d，J = 4.8 Hz，3"-OH），5.09（1H，d，J = 5.2 Hz，2"-OH），4.94（1H，d，J = 7.6 Hz，H-1"），4.69（1H，d，J = 6.0 Hz，6"-OH），3.74（1H，dt，J = 12.0，6.0 Hz，H$_b$-6"），3.51（1H，ddd，J = 12.0，8.5，6.0 Hz，H$_a$-6"），3.38（1H，ddd，J = 9.0，8.5，6.0 Hz，H-5"），3.31（1H，ddd，J = 9.0，8.5，4.8 Hz，H-3"），3.28（1H，ddd，J = 9.0，8.5，5.6 Hz，H-4"），3.20（1H，ddd，J = 8.5，7.6，5.2 Hz，H-2"）；^{13}C NMR（DMSO-d_6，

100 MHz) δ：60. 8 (C - 6″)，69. 7 (C - 4″)，73. 8 (C - 2″)，76. 2 (C - 3″)，77. 5 (C - 5″)，95. 0 (C - 8)，103. 9 (C - 1″)，105. 5 (C - 2′)，107. 5 (C - 10)，112. 8 (C - 3)，115. 2 (C - 6)，140. 1 (C - 4)，146. 5 (C - 3′)，147. 2 (C - 9)，151. 8 (C - 5)，157. 2 (C - 7)，160. 1 (C - 2)。

化合物 **30**〔印枳苷[(-) - marmesinin]〕　白色粉末；ESI - MS m/z 431 [M + Na]$^+$，245 [M - $C_6H_{11}O_5$]$^+$；^{1}H - NMR (400 MHz, DMSO - d_6) δ：7. 94 (1H, d, J = 9. 6 Hz, H - 4)，7. 48 (1H, s, H - 5)，6. 81 (1H, s, H - 8)，6. 21 (1H, d, J = 9. 6 Hz, H - 3)，4. 85 (1H, t, J = 8. 5 Hz, H - 2′)，4. 84 (1H, d, J = 5. 6 Hz, 4″ - OH)，4. 83 (2H, d, J = 4. 8 Hz, 3″ - OH, 2″ - OH)，4. 39 (1H, d, J = 8. 0 Hz, H - 1″)，4. 29 (1H, t, J = 5. 6 Hz, 6″ - OH)，3. 37 (1H, ddd, J = 11. 6, 5. 6, 5. 2 Hz, Hb - 6″)，3. 30 (1H, ddd, J = 11. 6, 8. 5, 5. 6 Hz, Ha - 6″)，3. 28 (2H, br d, J = 8. 5 Hz, H2 - 3′)，3. 18 (1H, ddd, J = 9. 0, 8. 5, 5. 2 Hz, H - 5″)，3. 14 (1H, ddd, J = 9. 0, 8. 5, 4. 8 Hz, H - 3″)，3. 02 (1H, ddd, J = 9. 0, 8. 5, 5. 6 Hz, H - 4″)，2. 85 (1H, ddd, J = 8. 5, 8. 0, 4. 8 Hz, H - 2″)，1. 25 (3H, s, H3 - 5′)，1. 22 (3H, s, H3 - 6′)；^{13}C - NMR (DMSO - d_6, 100 MHz) δ：160. 5 (C - 2)，111. 3 (C - 3)，144. 7 (C - 4)，123. 9 (C - 5)，125. 6 (C - 6)，163. 1 (C - 7)，96. 8 (C - 8)，155. 0 (C - 9)，112. 2 (C - 10)，90. 1 (C - 2′)，28. 8 (C - 3′)，76. 9 (C - 4′)，23. 1 (C - 5′)，21. 8 (C - 6′)，97. 3 (C - 1″)，73. 5 (C - 2″)，76. 5 (C - 3″)，70. 1 (C - 4″)，76. 8 (C - 5″)，60. 9 (C - 6″)。

化合物 **31**〔(2′S,3′R) - 3′-羟基印枳苷[(2′S,3′R) - 3′- hydroxymarmesinin]〕　白色粉末；ESI - MS m/z 447 [M + Na]$^+$；^{1}H - NMR (400 MHz, DMSO - d_6) δ：8. 03 (1H, d, J = 9. 6 Hz, H - 4)，7. 69 (1H, s, H - 5)，6. 93 (1H, s, H - 8)，6. 27 (1H, d, J = 9. 5 Hz, H - 3)，5. 24 (1H, dd, J = 7. 6, 4. 0 Hz, H - 3′)，5. 21 (1H, d, J = 4. 0 Hz, 3′- OH)，4. 99 (1H, d, J = 4. 4 Hz, 4″ - OH)，4. 90 (1H, d, J = 4. 4 Hz, 3″ - OH)，4. 87 (1H, d, J = 4. 0 Hz, 2″ - OH)，4. 55 (1H, d, J = 7. 6 Hz, H - 2′)，4. 53 (1H, d, J = 7. 6 Hz, H - 1″)，4. 32 (1H, t, J = 5. 2 Hz, 6″ - OH)，3. 35 (1H, br dd, J = 11. 2, 5. 6 Hz, Hb - 6″)，3. 31 (1H, overlap, Ha - 6″)，3. 18 (1H, br dd, J = 8. 4, 3. 6 Hz, H - 5″)，3. 08 (1H, br d, J = 8. 4 Hz, H - 3″)，3. 05 (1H, br d, J = 8. 5 Hz, H - 4″)，2. 85 (1H, ddd, J = 8. 3, 7. 6, 4. 0 Hz, H - 2″)，1. 47 (6H, s, H3 - 5′, H3 - 6′)；^{13}C - NMR (DMSO - d_6, 100 MHz) δ：160. 3 (C - 2)，111. 7 (C - 3)，144. 8 (C - 4)，125. 6 (C - 5)，128. 5 (C - 6)，162. 3 (C - 7)，97. 2 (C - 8)，156. 0 (C - 9)，112. 8 (C - 10)，91. 8 (C - 2′)，77. 4 (C - 3′)，69. 7 (C - 4′)，24. 5 (C - 5′)，22. 7 (C - 6′)，97. 7 (C - 1″)，73. 4 (C - 2″)，76. 8 (C - 3″)，70. 0 (C - 4″)，76. 6 (C - 5″)，60. 7 (C - 6″)。

化合物 **32**〔前胡苷Ⅳ (decuroside Ⅳ)〕　无色油状；ESI - MS m/z 563 [M + Na]$^+$；^{1}H - NMR (400 MHz, DMSO - $d6$) δ：7. 93 (1H, d, J = 9. 6 Hz, H - 4)，7. 48 (1H, s, H - 5)，6. 83 (1H, s, H - 8)，6. 22 (1H, d, J = 9. 6 Hz, H - 3)，4. 85 (1H, t, J = 8. 5 Hz, H - 2′)，4. 79 (1H, d, J = 2. 8 Hz, H - 1‴)，4. 39 (1H, d, J = 7. 7 Hz, H - 1″)，3. 21 (2H, br d, J = 8. 5 Hz, H2 - 3′)，3. 18 (1H, ddd, J = 9. 0, 8. 5, 5. 2 Hz, H - 5″)，3. 15 (1H, ddd, J = 8. 5, 8. 0, 4. 8 Hz, H - 3″)，3. 99 (1H, ddd, J = 8. 5, 8. 0, 5. 2 Hz,

H-4″), 2.87 (1H, ddd, J = 8.5, 7.7, 4.8 Hz, H-2″), 1.26 (3H, s, H3-5′), 1.22 (3H, s, H3-6′); 3.37 (1H, ddd, J = 11.6, 5.6, 5.2 Hz, Hb-6″), 3.30 (1H, ddd, J = 11.6, 8.5, 5.6 Hz, Ha-6″); ^{13}C-NMR (DMSO-d_6, 100 MHz) δ: 160.6 (C-2), 111.3 (C-3), 144.8 (C-4), 124.0 (C-5), 125.6 (C-6), 163.1 (C-7), 96.9 (C-8), 155.1 (C-9), 112.3 (C-10), 90.1 (C-2′), 28.9 (C-3′), 77.0 (C-4′), 23.0 (C-5′), 21.8 (C-6′), 97.2 (C-1″), 73.2 (C-2″), 76.8 (C-3″), 70.2 (C-4″), 75.1 (C-5″), 67.5 (C-6″), 109.2 (C-1‴), 76.0 (C-2‴), 78.8 (C-3‴), 73.3 (C-4‴), 63.3 (C-5‴)。

化合物 **33**{(2′S,3′R)-3′-羟基前胡苷Ⅳ[(2′S,3′R)-3′-hydroxydecuroside Ⅳ]} 无色油状；$[α]_D^{25}$ -68.8 (c 0.008, EtOH); ESI-MS m/z 579 [M+Na]$^+$; positive HR-ESI-MS m/z 579.1688 [M+Na]$^+$ (计算值: 579.1690); UV $λ_{MeOH}$ nm (log ε): 310 (3.61), 299 (3.59), 257 (2.92), 247 (3.10); IR (KBr) $ν_{max}$ (cm^{-1}): 3488, 2925, 2882, 1730, 1627, 1571, 1488, 1398, 1267, 824; ^{1}H-NMR (400 MHz, DMSO-d_6) δ: 8.01 (1H, d, J = 9.6 Hz, H-4), 7.67 (1H, s, H-5), 6.92 (1H, s, H-8), 6.26 (1H, d, J = 9.6 Hz, H-3), 5.24 (1H, br d, J = 6.8 Hz, H-3′), 4.54 (1H, d, J = 6.8 Hz, H-2′), 4.76 (1H, d, J = 2.8 Hz, H-1‴), 4.48 (1H, d, J = 7.7 Hz, H-1″), 1.46 (6H, s, H-5′, H-6′); ^{13}C-NMR (DMSO-d_6, 100 MHz) δ: 160.4 (C-2), 111.7 (C-3), 144.9 (C-4), 125.7 (C-5), 128.5 (C-6), 162.3 (C-7), 97.2 (C-8), 156.0 (C-9), 112.8 (C-10), 91.9 (C-2′), 77.6 (C-3′), 77.6 (C-4′), 24.5 (C-5′), 22.7 (C-6′), 97.7 (C-1″), 73.3 (C-2″), 76.8 (C-3″), 70.1 (C-4″), 75.1 (C-5″), 67.1 (C-6″), 109.2 (C-1‴), 76.0 (C-2‴), 78.8 (C-3‴), 73.4 (C-4‴), 63.4 (C-5‴)。

化合物 **34**[尿嘧啶（uracil）] 白色粉末，EI-MS m/z 112 [M]$^+$, 84, 69, 42; ^{1}H-NMR (400 MHz, DMSO-d_6) δ: 11.02 (1H, s, NH), 10.82 (1H, s, NH), 7.39 (1H, d, J = 7.6 Hz, H-6), 5.45 (1H, d, J = 7.6 Hz, H-5); ^{13}C-NMR (DMSO-d_6, 100 MHz) δ: 164.3 (C-4), 151.5 (C-2), 142.1 (C-6), 100.2 (C-5)，对照品尿嘧啶共薄层色谱分析，行为一致。

化合物 **35**[分叉当归苷Ⅲb（hyuganoside Ⅲb）] 无色油状；ESI-MS m/z 561 [M+Na]$^+$; ^{1}H-NMR (400 MHz, DMSO-d_6) δ: 8.77 (1H, s, 4-OH), 7.05 (1H, d, J = 1.8 Hz, H-2′), 6.97 (1H, d, J = 8.0 Hz, H-5′), 6.96 (1H, d, J = 2.0 Hz, H-2), 6.88 (1H, dd, J = 8.0, 1.8 Hz, H-6′), 6.76 (1H, dd, J = 8.0, 2.0 Hz, H-6), 6.67 (1H, d, J = 8.0 Hz, H-5), 6.56 (1H, d, J = 15.8 Hz, H-7′), 6.24 (1H, dt, J = 6.0, 15.8 Hz, H-8′), 5.27 (1H, d, J = 4.3 Hz, 7-OH), 5.06 (1H, d, J = 4.8 Hz, 4″-OH), 4.94 (1H, d, J = 4.2 Hz, 3″-OH), 4.90 (1H, d, J = 4.5 Hz, 2″-OH), 4.71 (1H, t, J = 4.2 Hz, H-7), 4.64 (1H, t, J = 5.2 Hz, 9-OH), 4.53 (1H, t, J = 5.6 Hz, 6″-OH), 4.41 (1H, dd, J = 13.8, 6.0 Hz, H$_b$-9′), 4.27 (1H, br q, J = 4.2 Hz, H-8), 4.21 (1H, br d, J = 7.8 Hz, H-1″), 4.18 (1H, dd, J = 13.8, 6.0 Hz, H$_a$-9′), 3.79 (3H, s, -OMe), 3.72 (3H, s, -OMe), 3.68 (1H, dd, J = 11.5, 5.6 Hz, H$_a$-6″), 3.58 (1H, dt, J = 11.5, 4.2 Hz, H$_b$-9), 3.45 (1H, dt, J = 11.5, 5.6 Hz, H$_b$-

6″），3. 24（1H, dt, J = 11. 5, 5. 2 Hz, H_a - 9），3. 16（1H, br dd, J = 8. 0, 3. 4 Hz, H - 5″），3. 09（1H, ddd, J = 8. 5, 8. 0, 3. 0 Hz, H - 3″），3. 06（2H, br dd, J = 8. 0, 4. 0 Hz, H - 4″），2. 98（1H, ddd, J = 8. 5, 7. 8, 4. 5 Hz, H - 2″）; ^{13}C - NMR（DMSO - d_6, 100 MHz）δ: 132. 9（C - 1），110. 9（C - 2），147. 0（C - 3），145. 4（C - 4），114. 7（C - 5），119. 0（C - 6），70. 9（C - 7），84. 2（C - 8），60. 1（C - 9），129. 7（C - 1′），109. 8（C - 2′），149. 7（C - 3′），148. 2（C - 4′），115. 3（C - 5′），119. 4（C - 6′），131. 4（C - 7′），124. 1（C - 8′），68. 8（C - 9′），55. 6（3 - OMe），55. 4（3′ - OMe），102. 1（C - 1″），73. 5（C - 2″），76. 8（C - 3″），70. 1（C - 4″），76. 9（C - 5″），61. 1（C - 6″）。

化合物 **36**［腺嘌呤（adenine）］ 白色粉末; EI - MS m/z 135［M］$^+$, 108, 81, 66, 54; ^{1}H - NMR（400 MHz, DMSO - $d6$）δ: 12. 83（1H, s, - NH），8. 11（1H, s, H - 2），7. 10（1H, s, H - 8）; ^{13}C - NMR（DMSO - d_6, 100 MHz）δ: δ: 155. 8（C - 6），152. 4（C - 2），151. 6（C - 4），139. 1（C - 8），117. 4（C - 5）。

化合物 **37**［腺苷（adenosine）］ 白色粉末; ESI - MS m/z 290［M + Na］$^+$; ^{1}H - NMR（400 MHz, DMSO - d_6）δ: 8. 35（1H, s, H - 2），8. 13（1H, s, H - 8），7. 35（2H, br s, - NH$_2$），5. 87（1H, d, J = 6. 2 Hz, H - 1′），5. 44（1H, d, J = 6. 2 Hz, 2′ - OH），5. 42（1H, q, J = 4. 7 Hz, 3′ - OH），5. 18（1H, d, J = 3. 6 Hz, 4′ - OH），4. 61（1H, q, J = 6. 2 Hz, H - 2′），4. 14（1H, dd, J = 7. 1, 4. 7 Hz, H - 3′），3. 96（1H, dd, J = 7. 1, 3. 6 Hz, H - 4′），3. 67（1H, td, J = 12. 0, 4. 1 Hz, H_a - 5′），3. 55（1H, ddd, J = 12. 0, 4. 1, 3. 6 Hz, H_b - 5′）; ^{13}C - NMR（DMSO - d_6, 100 MHz）δ: 152. 4（C - 2），149. 0（C - 4），119. 3（C - 5），156. 2（C - 6），139. 9（C - 8），87. 9（C - 1′），73. 4（C - 2′），70. 6（C - 3′），85. 9（C - 1′），61. 7（C - 5′）。

化合物 **38**［胡萝卜苷（daucosterol）］ 与对照品胡萝卜苷共薄层色谱分析, 行为一致。鉴定为胡萝卜苷。

化合物 **39**｛蔗糖［D -（ + ）- saccharose］｝ 与对照品蔗糖共薄层色谱分析, 行为一致。鉴定为蔗糖。

五、兴安白芷化学成分研究

1. **材料与仪器** 兴安白芷采自吉林省通化市东昌区佐安村, 凭证标本为 20100701AD。仪器同"川白芷化学成分分析"。

2. **方法与结果**

（1）提取与分离: 兴安白芷干燥根粉末 3. 0 kg, 用 3 倍量的 70% 乙醇水溶液回流提取 5次, 第 1 次提取 2 h, 以后每次 1 h, 合并提取液, 减压回收溶剂得粗提取物（1. 2 kg; 收率: 40. 00%）; 混悬于水（1 L）中, 依次用 3 倍量的乙酸乙酯、水饱和正丁醇萃取 7 次, 得乙酸乙酯萃取物 125 g（按投料生药计算收率为 4. 17%, 下同）、水饱和正丁醇萃取物 120. 0 g（4. 00%）。

取乙酸乙酯萃取物 125 g, 经硅胶柱色谱, 环己烷-乙酸乙酯（30∶1→1∶0）梯度洗脱, 得到组分（Fr. ）1（10. 0 g）、2（8. 1 g）、3（6. 7 g）、4（7. 4 g）。Fr. 1 经硅胶柱色谱, 环己烷-乙酸乙酯(6∶1)洗脱,得到亚组分1.1和亚组分1.2,亚组分1.1再反复经硅胶柱色谱和半制备性 HPLC(甲醇-水,65∶35→70∶30)纯化,得到化合物 **1**(15 mg)、**2**(10 mg)、**3**(6 mg)、**4**(10 mg)、**5**(20 mg);亚组分1.2再反复经硅胶柱色谱和半制备性 HPLC(甲醇-水,60∶40→65∶35)纯化,得到化合物 **6**(8 mg)、**7**(7 mg)、**8**(9 mg)、**9**(10 mg)、**10**(11 mg)。Fr. 2 经硅胶柱色谱,环己烷-乙酸乙酯(3∶0.8)洗脱,得到亚组分2.1、亚组分2.2和亚组分2.3,亚组分2.1再反复经硅胶柱色谱和半制备性 HPLC(甲醇-水,55∶50→60∶40)纯化,得到化合物 **11**(9 mg)、**12**(7 mg);亚组分2.2再反复经硅胶柱色谱和半制备性 HPLC(甲醇-水,52∶48→56∶44)纯化,得到化合物 **13**(16 mg)、**14**(3 mg)、**15**(8 mg)、**16**(9 mg)、**17**(6 mg)、**18**(5 mg);亚组分2.3再反复经硅胶柱色谱和半制备性 HPLC(甲醇-水,48∶52→53∶47)纯化,得到化合物 **19**(11 mg)、**20**(4 mg)、**21**(8 mg)、**22**(10 mg)。Fr. 3 经硅胶柱色谱,环己烷-乙酸乙酯(2∶1)洗脱,得到亚组分3.1、亚组分3.2和亚组分3.3。亚组分3.1再反复经硅胶柱色谱和经半制备性 HPLC(甲醇-水,45∶55→50∶50)纯化,得到化合物 **23**(4 mg)、**24**(6 mg)、**25**(5 mg)、**26**(10 mg);亚组分3.2再反复经硅胶柱色谱和经半制备性 HPLC(甲醇-水,42∶58→46∶54)纯化,得到化合物 **27**(7 mg)、**28**(10 mg)、**29**(19 mg)、**30**(15 mg)、**31**(3 mg);亚组分3.3再反复经硅胶柱色谱和经半制备性 HPLC(甲醇-水,38∶62→43∶57)纯化,得到化合物 **32**(8 mg)、**33**(16 mg)、**34**(14 mg)、**35**(10 mg)。Fr. 4 经硅胶柱色谱,环己烷-乙酸乙酯(2∶1→1∶0)梯度洗脱,再经半制备性 HPLC(甲醇-水,30∶70→40∶60)纯化,得到化合物 **36**(10 mg)、**37**(11 mg)、**38**(8 mg)、**39**(6 mg)、**40**(9 mg)、**41**(4 mg)。

取水饱和正丁醇萃取物120 g,经大孔树脂 AB-8,乙醇-水(30∶1→95∶5)梯度洗脱,得到组分1(7.1 g)和组分2(9.7 g)。组分1经 MCI 柱,甲醇-水(10∶90→50∶50)梯度洗脱,再经 Sephadex LH-20 柱色谱,甲醇-水(10∶90→60∶40)梯度洗脱,得到亚组分1.1和亚组分1.2,亚组分1.1经半制备性 HPLC(乙腈-水,20∶80→30∶70)纯化,得到化合物 **42**(16 mg)、**43**(13 mg)、**44**(28 mg)、**45**(35 mg);亚组分1.2经半制备性 HPLC(乙腈-水,15∶85→25∶75)纯化,得到化合物 **46**(4 mg)、**47**(6 mg)、**48**(16 mg)、**49**(6 mg)。组分2经 MCI 柱色谱,甲醇-水(10∶90→30∶70)梯度洗脱,析出化合物 **50**(20 mg)、**51**(28 mg)。

(2)结构鉴定:51个化合物分别鉴定为异欧前胡素(1)、补骨脂素(2)、香柑内酯(3)、β-谷甾醇(4)、欧前胡素(5)、珊瑚菜内酯(6)、花椒毒素(7)、异茴芹内酯(8)、去氢柳叶白姜花内酯(9)、异氧化前胡内酯(10)、氧化前胡素(11)、邻苯二甲酸二丁酯(12)、伞形花内酯(13)、花椒毒酚(14)、5-羟基-8-甲氧基补骨脂素(15)、对羟基苯乙醇-反式阿魏酰酯(16)、牧草栓翅芹酮(17)、异白当归脑(18)、白芷属素(19)、二氢山芹醇(20)、异栓翅芹醇(21)、栓翅芹烯醇(22)、白当归素乙醇醚(23)、2″R-新白当归脑(24)、2″S-新白当归脑(25)、氧化前胡素甲醚(26)、异东莨菪内酯(27)、1′,2′-去氢印枳苷元(28)、当归醇 A(29)、当归醇 E(30)、叔-O-甲基独活属醇(31)、印枳苷元(32)、兴安白芷醇(33)、水合氧化前胡内酯(34)、独活属醇(35)、白当归素(36)、当归醇 L(37)、当归醇 G(38)、反式松柏醛(39)、香草酸(40)、反式阿魏酸(41)、异秦皮定-7-O-β-D-吡喃葡萄糖苷(42)、秦皮定-8-O-β-D-吡喃葡萄糖苷(43)、(-)印枳苷(44)、(2′S,3′R)-3′-羟基印枳苷(45)、(2′S,3′R)-印枳苷元-3′-O-β-D-吡喃葡萄糖苷(46)、兴安白芷苷 A(47)、分叉当归苷 V(48)、兴安白芷苷 B(49)、胡萝卜苷(50)、蔗糖(51)。化合物33为新的天然产物,化合物46、47、49为新化合物。

化合物 **1**［异欧前胡素(isoimperatorin)］ 无色结晶(乙酸乙酯)；EI‐MS m/z 270 ［M］$^+$，202，174，144，118，89，89，69，53；^{1}H‐NMR(CDCl$_3$，400 MHz) δ：8.15 (1H，d，$J = 9.8$ Hz，H‐4)，7.59 (1H，d，$J = 2.3$ Hz，H‐2$'$)，7.14 (1H，s，H‐8)，6.95 (1H，d，$J = 2.3$ Hz，H‐3$'$)，6.26 (1H，d，$J = 9.8$ Hz，H‐3)，5.54(1H，t，$J = 7.0$ Hz，H‐2$''$)，4.92 (2H，d，$J = 7.0$ Hz，H‐1$''$)，1.79 (3H，s，3$''$‐CH$_3$)，1.69 (3H，s，3$''$‐CH$_3$)；^{13}C‐NMR (CDCl$_3$，100 MHz) δ：18.2 (3$''$‐CH$_3$)，25.8 (3$''$‐CH$_3$)，69.7 (C‐1$''$)，94.2 (C‐8)，105.1 (C‐3$'$)，107.5 (C‐10)，112.5 (C‐3)，114.2 (C‐6)，119.1 (C‐2$''$)，139.6 (C‐4)，139.8 (C‐3$''$)，144.9 (C‐2$'$)，149.0 (C‐5)，152.7 (C‐9)，158.1 (C‐7)，161.3 (C‐2)。

化合物 **2**［补骨脂素(psoralen)］ EI‐MS m/z 186 ［M］$^+$，158，130，102，93，79，76，63，51；^{1}H‐NMR (CDCl$_3$，400 MHz) δ：7.80 (1H，d，$J = 9.6$ Hz，H‐4)，7.69 (1H，d，$J = 1.8$ Hz，H‐2$'$)，7.68 (1H，s，H‐5)，7.47 (1H，s，H‐8)，6.83 (1H，d，$J = 1.8$ Hz，H‐3$'$)，6.38 (1H，d，$J = 9.6$ Hz，H‐3)。

化合物 **3**［香柑内酯(bergapten)］ EI‐MS m/z 216 ［M］$^+$，201，188，173，145，89，74，63，51；^{1}H‐NMR (CDCl$_3$，400 MHz) δ：8.16 (1H，d，$J = 9.6$ Hz，H‐4)，7.59 (1H，br s，H‐2$'$)，7.14 (1H，s，H‐8)，7.02 (1H，br s，H‐3$'$)，6.28 (1H，d，$J = 9.6$ Hz，H‐3)，4.27 (3H，s，5‐OMe)；^{13}C‐NMR (CDCl$_3$，100 MHz) δ：60.1 (5‐OCH$_3$)，93.9 (C‐8)，105.0 (C‐3$'$)，106.5 (C‐10)，112.7 (C‐3)，112.8 (C‐6)，139.2 (C‐4)，144.8 (C‐2$'$)，149.6 (C‐5)，152.8 (C‐9)，158.4 (C‐7)，161.2 (C‐2)。NMR 数据与祁白芷的一致，与对照品共 TLC 色谱行为一致。

化合物 **4**［β‐谷甾醇(β‐sitosterol)］ 与对照品 β‐谷甾醇共 TLC 分析，3 种展开剂展开，色谱行为一致。

化合物 **5**［欧前胡素(imperatorin)］ 无色针晶(乙酸乙酯)；EI‐MS m/z 270 ［M］$^+$，202，174，115，69，63，51；^{1}H‐NMR (CDCl$_3$，400 MHz) δ：7.76 (1H，d，$J = 9.6$ Hz，H‐4)，7.69 (1H，br s，H‐2$'$)，7.36 (1H，br s，H‐3$'$)，6.81 (1H，s，H‐5)，6.37 (1H，s，$J = 9.6$ Hz，H‐3)，5.61 (1H，t，$J = 7.2$ Hz，H‐2$''$)，5.01 (2H，d，$J = 7.2$ Hz，H‐1$''$)，1.74 (3H，s，3$''$‐CH$_3$)，1.72 (3H，s，3$''$‐CH$_3$)；^{13}C‐NMR (CDCl$_3$，100M Hz) δ：18.1 (3$''$‐CH$_3$)，25.8 (3$''$‐CH$_3$)，70.2 (C‐1$''$)，106.7 (C‐3$'$)，114.7 (C‐3)，113.1 (C‐5)，116.5 (C‐10)，119.8 (C‐2$''$)，125.9 (C‐6)，131.5 (C‐8)，139.7 (C‐3$''$)，143.9 (C‐9)，146.6 (C‐2$'$)，144.3 (C‐4)，148.7 (C‐7)，160.5 (C‐2)。NMR 数据与祁白芷的一致，与对照品共 TLC 行为一致。

化合物 **6**［珊瑚菜内酯(phellopterin)］ 无色棱晶(乙酸乙酯)；300 ［M］$^+$，232，217，189，160，133，69，63，53；^{1}H‐NMR(CDCl$_3$，400 MHz) δ：8.12 (1H，d，$J = 10.0$ Hz，H‐4)，7.62 (1H，br s，H‐2$'$)，6.99 (1H，br s，H‐3$'$)，6.28 (1H，d，$J = 10.0$ Hz，H‐3)，5.60 (1H，t，$J = 7.2$ Hz，H‐2$''$)，4.85 (2H，d，$J = 7.2$ Hz，H‐1$''$)，4.17 (3H，s，5‐OMe)，1.74 (3H，s，CH$_3$)，1.70 (3H，s，CH$_3$)；^{13}C‐NMR (CDCl$_3$，100 MHz) δ：18.1 (3$''$‐Me)，25.8 (3$''$‐Me)，60.8 (5‐OMe)，70.4 (C‐1$''$)，105.0 (C‐3$'$)，107.6 (C‐10)，112.8 (C‐3)，114.6 (C‐6)，119.9 (C‐2$''$)，126.9 (C‐8)，139.4 (C‐4)，

139. 7（C - 3″），144. 4（C - 9），144. 4（C - 5），145. 1（C - 2′），150. 9（C - 7），160. 5（C - 2）。NMR 数据与祁白芷的一致，与对照品共 TLC 行为一致。

化合物 7[花椒毒素（xanthotoxin）]　EI - MS m/z 216 [M]$^+$，201，186，173，158，145，130，102，89，63；^{1}H - NMR（CDCl$_3$，400 MHz）δ：7. 74（1H，d，J = 9. 6 Hz，H - 4），7. 66（1H，d，J = 0. 8 Hz，H - 3′），7. 32（1H，s，H - 5），6. 79（1H，J = 0. 8 Hz，H - 2′），6. 33（1H，d，J = 9. 6 Hz，H - 3），4. 26（3H，s，8 - OMe）；^{13}C - NMR（CDCl$_3$，100 MHz）δ：61. 2（8 - OMe），106. 7（C - 3′），112. 9（C - 5），114. 7（C - 3），116. 4（C - 10），126. 1（C - 6），132. 8（C - 8），143. 0（C - 9），144. 3（C - 4），146. 6（C - 2′），147. 6（C - 7），160. 4（C - 2）。NMR 数据与祁白芷的一致，与对照品共 TLC 行为一致。

化合物 8[异茴芹内酯（isoimpinellin）]　EI - MS m/z 246 [M]$^+$，231，203，188，175，160，147，132，119，116，104，76，66；^{1}H - NMR（CDCl$_3$，400 MHz）δ：8. 11（1H，d，J = 10. 0 Hz，H - 4），7. 62（1H，d，J = 2. 0 Hz，H - 2′），6. 99（1H，d，J = 2. 0 Hz，H - 3′），6. 27（1H，d，J = 10. 0 Hz，H - 3），4. 17（3H，s，OMe），4. 15（3H，s，OMe）。^{1}H - NMR 数据与祁白芷一致，与对照品共 TLC 行为一致。

化合物 9[去氢柳叶白姜花内酯（dehydrogeijerin）]　EI - MS m/z 258 [M]$^+$，243，227，203，175，160，145，117，104，89，83，76；^{1}H - NMR（CDCl$_3$，400 MHz）δ：7. 73（1H，s，H - 5），7. 66（1H，d，J = 9. 6 Hz，H - 4），6. 84（1H，s，H - 8），6. 60（1H，s，H - 2′），6. 29（1H，d，J = 9. 6 Hz，H - 3），3. 95（3H，s，7 - OMe），2. 24（3H，s，3′ - CH$_3$），1. 99（3H，s，3′ - CH$_3$）；^{13}C - NMR（CDCl$_3$，100 MHz）δ：21. 5（3′ - CH$_3$），28. 1（3′ - CH$_3$），56. 3（7 - OMe），99. 7（C - 8），112. 2（C - 10），114. 0（C - 3），124. 9（C - 2′），128. 3（C - 6），130. 4（C - 5），139. 4（C - 3′），143. 3（C - 4），156. 7（C - 9），157. 4（C - 7），160. 8（C - 2），190. 5（C - 1′）。NMR 数据与祁白芷的一致，与对照品共 TLC 行为一致。

化合物 10[异氧化前胡内酯（isooxypeucedanin）]　EI - MS m/s（%）：286 [M]$^+$，215，202，187，174，157，145，129，85，71，59，51；^{1}H - NMR（CDCl$_3$，400 MHz）δ：8. 31（1H，d，J = 9. 6 Hz，H - 4），7. 60（1H，d，J = 2. 4 Hz，H - 2′），7. 18（1H，s，H - 8），6. 83（1H，d，J = 2. 4 Hz，H - 3′），6. 32（1H，d，J = 9. 6 Hz，H - 3），5. 08（2H，s，H - 1″），2. 87（1H，q，J = 8. 0 Hz，H - 3″），1. 18（6H，d，J = 8. 0 Hz，H - 3″ × 2）；^{13}C - NMR（CDCl$_3$，100 MHz）δ：17. 9（3″ - CH$_3$ × 2），75. 0（C - 1″），37. 3（C - 3″），208. 8（C - 2″），104. 5（C - 3′），107. 4（C - 10），113. 1（C - 3），114. 2（C - 6），95. 0（C - 8），139. 2（C - 4），152. 5（C - 9），147. 8（C - 5），145. 5（C - 2′），158. 0（C - 7），160. 9（C - 2）。以上数据与祁白芷的一致。

化合物 11[氧化前胡素（oxypeucedanin）]　EI - MS m/s（%）：286 [M]$^+$，215，202，187，173，157，145，129，85，71，59，57；^{1}H - NMR（CDCl$_3$，400 MHz）δ：8. 19（1H，d，J = 9. 6 Hz，H - 4），7. 60（1H，d，J = 2. 4 Hz，H - 2′），7. 16（1H，s，H - 8），6. 95（1H，d，J = 2. 4 Hz，H - 3′），6. 29（1H，d，J = 9. 5 Hz，H - 3），4. 60（1H，dd，J = 10. 8，4. 0 Hz，H$_a$ - 1″），4. 42（1H，dd，J = 10. 8，6. 4 Hz，H$_b$ - 1″），3. 22（1H，dd，J = 4. 0，6. 4 Hz，H - 2″），1. 40（3H，s，3″ - CH$_3$），1. 33（3H，s，3″ - CH$_3$）；^{13}C - NMR（CDCl$_3$，

100 MHz)δ：19.0（3″-CH₃），24.6（3″-CH₃），58.3（C-3″），61.1（C-2″），72.3（C-1″），94.8（C-8），104.7（C-3′），107.4（C-10），113.2（C-3），113.5（C-6），138.9（C-4），145.3（C-2′），148.3（C-5），152.5（C-9），158.0（C-7），161.9（C-2）。

化合物 **12**〔邻苯二甲酸二丁酯（dibutylphthalate）〕 EI-MS m/s（%）：278（M⁺），259，246，231，203，188，175，149，57；¹H-NMR（400 MHz，CDCl₃）δ：7.72（2H，dd，J=5.3，3.5 Hz，H-3，6），7.53（2H，dd，5.3，3.5 Hz，H-4，5），4.30（4H，t，J=6.7 Hz，H-9，9′），1.72（4H，m，H-11，11′），1.44（4H，m，H-10，10′），0.96（6H，t，J=7.4 Hz，CH₃, 12，12′）。

化合物 **13**〔伞形花内酯（umbelliferone）〕 EI-MS m/z 162〔M〕⁺，134，105，78，69，63，51；¹H-NMR（DMSO-d₆，400 MHz）δ：10.61（1H，br s，OH），7.93（1H，d，J=9.2 Hz，H-4），7.52（1H，d，J=8.4 Hz，H-5），6.78（1H，dd，J=8.4，2.0 Hz，H-6），6.70（1H，d，J=2.0 Hz，H-8），6.19（1H，d，J=9.2 Hz，H-3）；¹³C-NMR（DMSO-d₆，100 MHz）δ：102.1（C-8），111.2（C-10），111.3（C-3），113.1（C-6），129.6（C-5），144.5（C-4），155.5（C-9），160.4（C-2），161.4（C-7）。

化合物 **14**〔花椒毒酚（xanthotoxol）〕 无色针晶（乙酸乙酯）；EI-MS m/z 202〔M〕⁺，174，145，118，89，74，63，51；¹H-NMR（CDCl₃，400 MHz）δ：7.81（1H，d，J=9.6 Hz，H-4），7.72（1H，d，J=2.4 Hz，H-2′），7.27（1H，s，H-5），6.82（1H，d，J=2.4 Hz，H-3′），6.37（1H，d，J=9.6 Hz，H-3）；¹³C-NMR（CDCl₃，100 MHz）δ：106.8（C-3′），110.6（C-5），114.2（C-3），115.8（C-10），126.1（C-6），129.5（C-8），139.0（C-9），144.5（C-7），144.9（C-4），147.0（C-2′），160.3（C-2）。

化合物 **15**〔5-羟基-8-甲氧基补骨脂素（5-hydroxy-8-methoxypsoralen）〕 淡黄色针晶（乙酸乙酯）；EI-MS m/z 232〔M〕⁺，217，202，189，174，160，145，89，66；¹H-NMR（CDCl₃，400 MHz）δ：8.15（1H，d，J=9.6 Hz，H-4），7.65（1H，d，J=2.0 Hz，H-2′），6.98（1H，d，J=2.0 Hz，H-3′），6.29（1H，d，J=9.6 Hz，H-3），4.14（3H，s，OMe），5.77（1H，br s，5-OH）；¹³C-NMR（CDCl₃，100 MHz）δ：61.2（5-OMe），104.9（C-3′），107.2（C-10），112.5（C-3），115.5（C-6），124.9（C-8），138.7（C-9），139.9（C-4），142.2（C-5），145.5（C-2′），145.9（C-7），160.1（C-2）。

化合物 **16**〔对羟基苯乙醇-反式阿魏酰酯（p-hydroxyphenethyl-trans-ferulate）〕 白色针晶；EI-MS m/z 314，194，177，145，120，107；¹H-NMR（CDCl₃，400 MHz）δ：7.60（1H，d，J=15.9 Hz，H-7），7.10（2H，d，J=8.0 Hz，H-3′，H-5′），7.05（1H，d，J=8.1 Hz，H-6），7.01（1H，s，H-2），6.91（1H，d，J=8.1 Hz，H-5），6.80（2H，d，J=8.0 Hz，H-2′，H-6′），6.27（1H，d，J=15.9 Hz，H-8），4.37（2H，t，J=6.9 Hz，H-8′），3.91（3H，s，-OCH₃），2.93（2H，t，J=6.9 Hz，H-7′）；¹³C-NMR（CDCl₃，100 MHz）δ：167.5（C-9），154.5（C-4′），146.8（C-3），148.0（C-4），145.1（C-7），130.0（C-3′，C-5′），129.7（C-1′），126.9（C-1），123.1（C-6），115.4（C-2′，C-6′），115.3（C-8），114.7（C-5），109.5（C-2），65.2（C-8′），55.9（—OCH₃），34.3（C-7′）。

化合物 **17**[牧草栓翅芹酮（pabularinone）] 无色结晶（环己烷-乙酸乙酯）；EI - MS *m*/*z* 286，215，186，157，129，89，71；^{1}H - NMR（CDCl$_3$，400 MHz）δ：7. 76（1H，d，*J* = 10. 0 Hz，H - 4），7. 66（1H，d，*J* = 2. 2 Hz，H - 2′），7. 36（1H，s，H - 5），6. 81（1H，d，*J* = 2. 2 Hz，H - 3′），6. 36（1H，d，*J* = 10. 0 Hz，H - 3），5. 19（2H，s，H - 1″），3. 05（1H，q，*J* = 7. 2 Hz，H - 3″），1. 20（6H，d，*J* = 7. 2 Hz，3″- CH$_3$ × 2）；^{13}C - NMR（CDCl$_3$，100 MHz）δ：17. 9（3″- CH$_3$ × 2），75. 3（C - 1″），37. 0（C - 3″），106. 8（C - 3′），113. 3（C - 5），114. 8（C - 3），116. 6（C - 10），126. 1（C - 6），131. 1（C - 8），142. 6（C - 9），144. 3（C - 4），146. 7（C - 2′），147. 1（C - 7），160. 1（C - 2），209. 8（C - 2″）。

化合物 **18**[异白当归脑（anhydrobyakangelicin）] EI - MS m/s（%）：316[M$^+$]，245，231，217，203，188，160；^{1}H - NMR（CDCl$_3$，400 MHz）δ：8. 11（1H，d，*J* = 9. 8 Hz，H - 4），7. 61（1H，d，*J* = 2. 3 Hz，H - 2′），6. 99（1H，d，*J* = 2. 3 Hz，H - 3′），6. 27（1H，d，*J* = 9. 8 Hz，H - 3），5. 02（2H，s，H - 1″），4. 17（3H，s，OMe），3. 09（1H，q，*J* = 6. 8 Hz，H - 3″），1. 20（6H，d，*J* = 6. 8 Hz，3″- CH$_3$ × 2）；^{13}C - NMR（CDCl$_3$，100 MHz）δ：17. 9（3″- CH$_3$ × 2），36. 9（C - 3″），60. 8（OCH$_3$），75. 9（C - 1″），210. 2（C - 2″），34. 0（C - 3″），105. 1（C - 3′），107. 6（C - 10），112. 8（C - 3），114. 8（C - 6），126. 5（C - 8），139. 4（C - 4），143. 2（C - 9），144. 6（C - 5），145. 2（C - 2′），149. 5（C - 7），160. 0（C - 2）。

化合物 **19**[白芷属素（heraclenin）] EI - MS *m*/*z* 286[M$^+$]，215，202，185，174，145，129，85，71，59；^{1}H - NMR（CDCl$_3$，400 MHz）δ：7. 77（1H，d，*J* = 9. 6 Hz，H - 4），7. 69（1H，d，*J* = 2. 2 Hz，H - 2′），7. 39（1H，s，H - 5），6. 82（1H，d，*J* = 2. 2 Hz，H - 3′），6. 37（1H，d，*J* = 9. 6 Hz，H - 3），4. 57（2H，d，*J* = 5. 6 Hz，H - 1″），3. 31（1H，t，*J* = 5. 6 Hz，H - 2″），1. 34（3H，s，3″- CH$_3$），1. 28（3H，s，3″- CH$_3$）；^{13}C - NMR（CDCl$_3$，100 MHz）δ：18. 8（3″- CH$_3$），24. 5（3″- CH$_3$），58. 1（C - 3″），72. 4（C - 1″），61. 3（C - 2″），106. 8（C - 3′），113. 8（C - 5），114. 8（C - 3），116. 5（C - 10），126. 0（C - 6），131. 4（C - 8），143. 6（C - 9），144. 3（C - 4），146. 8（C - 2′），148. 3（C - 7），160. 3（C - 2）。

化合物 **20**[二氢欧山芹醇（columbianetin）] EI - MS m/s（%）：246[M$^+$]，213，187，175，160，131，102，77，59；EI - MS *m*/*z* 246 [M]$^+$，213，160，159，131，102，77，59，51；^{1}H - NMR（CDCl$_3$，400 MHz）δ：7. 61（1H，d，*J* = 9. 6 Hz，H - 4），7. 25（1H，d，*J* = 8. 4 Hz，H - 5），6. 74（1H，d，*J* = 8. 4 Hz，H - 6），6. 19（1H，d，*J* = 9. 6 Hz，H - 3），4. 79（1H，t，*J* = 9. 0 Hz，H - 2′），3. 31（2H，m，H - 1′），1. 36（3H，s，3′- CH$_3$），1. 24（3H，s，3′- CH$_3$）；^{13}C - NMR（CDCl$_3$，100 MHz）δ：26. 0（3′- CH$_3$），24. 0（3′- CH$_3$），27. 6（C - 1′），71. 8（C - 3′），91. 4（C - 2′），106. 6（C - 6），112. 2（C - 3），113. 1（C - 10），114. 0（C - 8），128. 7（C - 5），144. 0（C - 4），151. 3（C - 9），161. 0（C - 2），163. 7（C - 7）。

化合物 **21**[异栓翅芹醇（isogosferol）] EI - MS *m*/*z* 286[M$^+$]，215，202，174，145，89，63；^{1}H - NMR（CDCl$_3$，400 MHz）δ：7. 77（1H，d，*J* = 9. 6 Hz，H - 4），7. 69（1H，br s，H - 2′），7. 39（1H，s，H - 5），6. 83（1H，br s，H - 3′），6. 37（1H，d，*J* = 9. 6 Hz，

H-3)，5.16（1H，br s，H_b-4″），4.99（1H，br s，H_a-4″），4.61（1H，dd，J=9.8，2.4 Hz，H_a-1″），4.54（1H，br d，J=8.8，2.4 Hz，H_b-1″），4.31（1H，dd，J=9.8，8.8 Hz，H-2″），1.82（3H，s，3″-CH_3）；^{13}C-NMR（$CDCl_3$，100 MHz）δ：19.0（C-5″），77.4（C-1″），73.9（C-2″），143.4（C-3″），112.8（C-4″），131.6（C-8），116.5（C-10），112.8（C-4′），114.8（C-3），126.0（C-6），144.3（C-4），113.8（C-5），106.9（C-3′），146.8（C-2′），142.8（C-9），148.1（C-7），160.3（C-2）。

化合物 **22**［栓翅芹烯醇（pabulenol）］　无色针晶（三氯甲烷-甲醇）；EI-MS m/z 286［M］$^+$，232，217，202，174，145，118，89，57；^1H-NMR（$CDCl_3$，400 MHz）δ：8.18（1H，d，J=9.8 Hz，H-4），7.60（1H，J=2.3 Hz，H-2′），7.17（1H，s，H-8），6.97（1H，J=2.3 Hz，H-3′），6.28（1H，d，J=9.8 Hz，H-3），5.20（1H，br s，H_b-4″），5.07（1H，br s，H_a-4″），4.39（1H，dd，J=9.7，7.0 Hz，H_a-1″），4.46（1H，dd，J=9.7，3.5 Hz，H_b-1″），4.55（1H，dd，J=7.0，3.5 Hz，H-2″），1.84（3H，s，3″-CH_3）；^{13}C-NMR（$CDCl_3$，100 MHz）δ：18.7（C-5″），74.2（C-1″），75.7（C-2″），94.7（C-8），104.7（C-3′），107.4（C-10），113.0（C-4″），113.4（C-3），114.2（C-6），139.1（C-4），143.3（C-5），148.5（C-3″），152.6（C-9），158.1（C-7），161.0（C-2），145.2（C-2′）。

化合物 **23**［白当归素乙醇醚（byakangelicin ethoxide）］　EI-MS m/z 362［M$^+$］，232，217，202，174，87，59；^1H-NMR（$CDCl_3$，400 MHz）δ：8.11（1H，d，J=9.8 Hz，H-4），7.62（1H，d，J=2.4 Hz，H-2′），6.99（1H，d，J=2.3 Hz，H-3′），6.27（1H，d，J=9.8 Hz，H-3），4.60（1H，dd，J=10.2，3.0 Hz，H_a-1″），4.23（1H，dd，J=10.2，8.2 Hz，H_b-1″），4.17（3H，s，5-OMe），3.98（1H，dd，J=8.2，3.0 Hz，H-2″），3.47（2H，m，-CH_2CH_3），1.26（3H，s，3″-CH_3），1.25（3H，s，3″-CH_3），1.14（3H，t，J=6.8 Hz，-CH_2CH_3）；^{13}C-NMR（$CDCl_3$，100 MHz）δ：16.1（3″-CH_3），21.3（3″-CH_3），22.0（-CH_2CH_3），56.7（-CH_2CH_3），60.8（OCH_3），73.9（C-1″），75.8（C-2″），75.9（C-3″），105.1（C-3′），107.6（C-10），112.8（C-3），114.7（C-6），127.3（C-8），139.4（C-4），144.0（C-9），144.6（C-5），145.2（C-2′），150.3（C-7），160.3（C-2）。参考文献将白当归素和氧化前胡素乙醇醚（oxypeucedanin ethanolate；oxypeucedanin hydrate-3″-ethyl ether）进行 NMR 信号归属，该化合物有文献报道，命名为白当归素乙醇醚，但无 NMR 数据报道。

化合物 **24**［2″R-新白当归脑（2″R-neobyakangelicol）］　EI-MS m/z 316［M$^+$］，232，217，189，161；^1H-NMR（$CDCl_3$，400 MHz）δ：8.09（1H，d，J=9.6 Hz，H-4），7.62（1H，J=2.0 Hz，H-2′），7.00（1H，J=2.0 Hz，H-3′），6.26（1H，d，J=9.6 Hz，H-3），5.14（1H，br s，H_b-4″），4.97（1H，br s，H_a-4″），4.48（2H，dd，J=10.0，2.4 Hz，H-1″），4.15（1H，t，J=2.4 Hz，H-2″），4.18（3H，s，OCH_3），1.80（3H，s，3″-CH_3）；^{13}C-NMR（$CDCl_3$，100 MHz）δ：60.7（OCH_3），77.7（C-2″），73.8（C-1″），105.2（C-3′），107.5（C-10），112.8（C-3），18.9（C-5″），112.6（C-4″），114.4（C-6），126.8（C-8），139.3（C-4），142.8（C-3″），144.0（C-9），144.8（C-5），145.2（C-2′），150.3（C-7），160.1（C-2）。

化合物 **25**[2″*S*-新白当归脑(2″*S* - neobyakangelicol)] EI - MS *m/z* 316[M⁺], 232, 217, 189, 161, 89; ¹H - NMR (CDCl₃, 400 MHz) δ: ¹H - NMR (CDCl₃, 400 MHz) δ: 8.08 (1H, d, *J* = 9.6 Hz, H - 4), 7.62 (1H, *J* = 2.0 Hz, H - 2′), 7.00 (1H, *J* = 2.0 Hz, H - 3′), 6.25 (1H, d, *J* = 9.6 Hz, H - 3), 5.14 (1H, br s, Hb - 4″), 4.97 (1H, br s, Ha - 4″), 4.46 (2H, dd, *J* = 10.0, 8.4 Hz, H - 1″), 4.13 (1H, t, *J* = 8.4 Hz, H - 2″), 4.18 (3H, s, OCH₃), 1.80 (3H, s, 3″ - CH₃); ¹³C - NMR (CDCl₃, 100 MHz) δ: 60.7 (OCH₃), 76.9 (C - 2″), 73.8 (C - 1″), 105.2 (C - 3′), 107.5 (C - 10), 112.8 (C - 3), 18.9 (C - 5″), 112.6 (C - 4″), 114.4 (C - 6), 126.8 (C - 8), 139.3 (C - 4), 142.8 (C - 3″), 144.0 (C - 9), 144.8 (C - 5), 145.2 (C - 2′), 150.3 (C - 7), 160.1 (C - 2)。

化合物 **26**[氧化前胡素甲醚(oxypeucedanin methanolate)] EI - MS *m/z* 318[M⁺], 232, 202, 174, 145, 73; ¹H - NMR (CDCl₃, 400 MHz) δ: 8.22 (1H, d, *J* = 9.8 Hz, H - 4), 7.59 (1H, d, *J* = 2.2 Hz, H - 2′), 7.16 (1H, s, H - 8), 7.00 (1H, d, *J* = 2.2 Hz, H - 3′), 6.28 (1H, d, *J* = 9.8 Hz, H - 3), 4.57 (1H, dd, *J* = 10.0, 3.0 Hz, Ha - 1″), 4.39 (1H, dd, *J* = 10.0 Hz, 7.8 Hz, Hb - 1″), 3.94 (1H, dd, *J* = 7.8, 3.0 Hz, H - 2″), 3.27 (3H, s, OCH₃), 1.27 (3H, s, 3″ - CH₃), 1.24 (3H, s, 3″ - CH₃); ¹³C - NMR (CDCl₃, 100 MHz) δ: 20.6 (3″ - CH₃), 20.7 (3″ - CH₃), 49.3 (OCH₃), 74.3 (C - 1″), 75.9 (C - 3″), 76.2 (C - 2″), 94.5 (C - 8), 107.4 (C - 10), 104.9 (C - 3′), 112.9 (C - 3), 114.1 (C - 6), 139.3 (C - 4), 145.0 (C - 2′), 148.8 (C - 5), 152.6 (C - 9), 158.1 (C - 7), 161.1 (C - 2)。

化合物 **27**[异东莨菪内酯(isoscopletin)] 无色针晶(乙酸乙酯); EI - MS *m/z* 192 [M]⁺, 177, 164, 149, 121, 79, 69, 51; ¹H - NMR (CDCl₃, 400 MHz) δ: 7.60 (1H, d, *J* = 9.6 Hz, H - 4), 6.92 (1H, s, H - 5), 6.85 (1H, s, H - 8), 6.27 (1H, d, *J* = 9.6 Hz, H - 3), 6.15 (1H, s, 6 - OH), 3.95 (3H, s, 7 - OCH₃)。与对照品共 TLC 行为一致。

化合物 **28**[1′,2′-去氢印枳苷元(1′,2′ - dehydromarmesin)] EI - MS *m/z* 244, 229, 198, 187, 149, 115, 100, 69, 51; ¹H - NMR (CDCl₃, 400 MHz) δ: 7.79 (1H, d, *J* = 9.6 Hz, H - 4), 7.60 (1H, s, H - 5), 7.43 (1H, s, H - 8), 6.63 (1H, s, H - 3′), 6.37 (1H, d, *J* = 9.6 Hz, H - 3), 1.69 (6H, s, 1″ - CH₃ × 2); ¹³C - NMR (CDCl₃, 100 MHz) δ: 28.7 (1″ - CH₃ × 2), 69.4 (C - 1″), 99.8 (C - 3′), 100.0 (C - 8), 114.6 (C - 3), 115.4 (C - 10), 119.5 (C - 5), 125.9 (C - 6), 144.1 (C - 4), 151.9 (C - 9), 156.4 (C - 7), 165.4 (C - 2′), 161.1 (C - 2)。

化合物 **29**[当归醇 A (angelol A)] 无色针晶(乙醚); EI - MS *m/z* 376 [M + H]⁺, 287, 205, 83; ¹H - NMR (CDCl₃, 400 MHz) δ: 7.57 (1H, d, *J* = 10.0 Hz, H - 4), 7.56 (1H, s, H - 5), 6.75 (1H, s, H - 8), 6.20 (1H, d, *J* = 10.0 Hz, H - 3), 5.90 (1H, dq, *J* = 7.2, 1.1 Hz, H - 3″), 5.61 (1H, d, *J* = 2.0 Hz, H - 1′), 5.12 (1H, d, *J* = 2.0 Hz, H - 2′), 3.90 (3H, s, 7 - OCH₃), 1.74 (3H, d, *J* = 1.1 Hz, 2″ - CH₃), 1.64 (3H, dd, *J* = 7.2, 1.1 Hz, H₃ - 4″), 1.54 (3H, s, 3′ - CH₃), 1.23 (3H, s, 3′ - CH₃); ¹³C - NMR (CDCl₃, 100 MHz) δ: 15.4 (3′ - CH₃), 20.4 (2″ - CH₃), 26.3 (3′ - CH₃), 27.9 (3′ - CH₃), 56.2 (7 - OMe), 67.4 (C - 1′), 74.4 (C - 3′), 75.7 (C - 2′), 98.4 (C - 8), 111.8

（C-10），112.9（C-3），126.5（C-5，C-2″），127.2（C-6），137.7（C-3″），143.6（C-4），155.1（C-9），159.1（C-7），161.3（C-2），166.5（C-1″）。

化合物 **30**［当归醇 E（angelol E）］ EI-MS m/z 378［M]$^+$，289，218，205，189，175，85；^{1}H-NMR（CDCl$_3$，400 MHz）δ：7.63（1H，d，J=9.3 Hz，H-4），7.60（1H，s，H-5），6.74（1H，s，H-8），6.22（1H，d，J=9.3 Hz，H-3），5.59（1H，br s，H-1′），5.10（1H，br s，H-2′），3.91（3H，s，7-OMe），2.06（1H，dd，J=15.0，7.0 Hz，H$_b$-2″），1.92（1H，dd，J=15.0，7.0 Hz，H$_a$-2″），1.80（1H，dq，d，J=7.0，6.5 Hz，H-3″），1.54（3H，s，3′-CH$_3$），1.22（3H，s，3′-CH$_3$），0.71（3H，d，J=6.5 Hz，3″-CH$_3$），0.61（3H，d，J=6.5 Hz，3″-CH$_3$）；^{13}C-NMR（CDCl$_3$，100 MHz）δ：22.1（3″-CH$_3$），22.4（3″-CH$_3$），25.2（C-3″），26.2（3′-CH$_3$），28.0（3′-CH$_3$），42.8（C-2″），56.2（7-OMe），67.6（C-1′），74.5（C-3′），75.6（C-2′），98.6（C-8），111.9（C-10），113.1（C-3），126.4（C-5），126.4（C-6），143.5（C-4），155.2（C-9），159.0（C-7），161.3（C-2），171.8（C-1″）。

化合物 **31**［叔-O-甲基独活属醇（$tert$-O-methyl heraclenol）］ EI-MS m/z 318［M]$^+$，274，202，174，73；^{1}H-NMR（CDCl$_3$，400 MHz）δ：7.77（1H，d，J=9.6 Hz，H-4），7.70（1H，br s，H-2′），7.38（1H，s，H-5），6.82（1H，br s，H-3′），6.37（1H，d，J=9.6 Hz，H-3），4.72（1H，dd，J=10.4，2.8 Hz，H$_a$-1″），4.39（1H，dd，J=10.4，8.2 Hz，H$_b$-1″），4.01（1H，dd，J=8.2，2.8 Hz，H-2″），3.25（3H，s，3″-OCH$_3$），1.27（6H，s，3″-CH$_3$×2）；^{13}C-NMR（CDCl$_3$，100 MHz）δ：20.6（3″-CH$_3$），21.4（3″-CH$_3$），49.4（OCH$_3$），75.4（C-1″），75.6（C-3″），76.0（C-2″），106.8（C-3′），113.5（C-5），114.8（C-3），116.5（C-10），126.0（C-6），131.9（C-8），143.0（C-9），144.3（C-4），146.8（C-2′），148.2（C-7），160.3（C-2）。

化合物 **32**［印枳苷元（marmesin）］ ［α]$_D^{25}$-19.23（c 0.01，MeOH）；EI-MS m/z 246［M]$^+$，213，187，160，131，77，59；^{1}H-NMR（CDCl$_3$，400 MHz）δ：7.55（1H，d，J=9.5 Hz，H-4），7.19（1H，s，H-8），6.68（1H，s，H-5），6.16（1H，d，J=9.5 Hz，H-3），4.72（1H，t，J=8.4 Hz，H-2′），3.23（1H，dd，J=16.0，8.4 Hz，H$_a$-3′），3.16（2H，dd，J=16.0，8.4 Hz，H$_b$-3′），1.35（3H，s，4′-CH$_3$），1.22（3H，s，4′-CH$_3$）；^{13}C-NMR（CDCl$_3$，100 MHz）δ：24.3（4′-CH$_3$），26.0（4′-CH$_3$），29.4（C-3′），71.5（C-4′），91.1（C-2′），97.8（C-8），112.1（C-3），112.6（C-9），123.3（C-5），125.1（C-6），143.7（C-4），155.5（C-10），161.4（C-2），163.1（C-7）。

化合物 **33**［兴安白芷醇（dahurianol）］ ESI-MS m/z［M+Na]$^+$ 343，^{1}H-NMR（CDCl$_3$，400 MHz）δ：7.67（1H，d，J=9.6 Hz，H-4），7.63（1H，d，J=2.4 Hz，H-2′），6.74（1H，d，J=2.4 Hz，H-3′），6.25（1H，s，J=9.6 Hz，H-3），4.69（1H，dd，J=10.4，2.6 Hz，H$_b$-1″），4.37（1H，dd，J=10.4，8.0 Hz，H$_a$-1″），3.87（1H，dd，J=8.0，2.6 Hz，H-2″），1.29（3H，s，3″-CH$_3$），1.26（3H，s，3″-CH$_3$）；^{13}C-NMR（CDCl$_3$，100 MHz）δ：25.0（3″-CH$_3$），26.1（3″-CH$_3$），71.5（C-3″），75.3（C-1″），76.1（C-2″），106.6（C-3′），113.3（C-10），114.2（C-3），116.1（C-6），125.9（C-8），131.3（C-4），142.7（C-9），144.3（C-5），146.6（C-2′），147.4（C-7），160.4

（C－2）。

化合物 **34**［水合氧化前胡内酯（oxypeucedanin hydrate）］　淡黄色粉末；EI－MS m/z 304［M］$^+$，202，187，174，145，118，89，59；^{1}H－NMR（CDCl$_3$，400 MHz）δ：8.14（1H，d，$J=9.6$ Hz，H－4），7.57（1H，d，$J=2.4$ Hz，H－2$'$），7.05（1H，s，H－8），6.97（1H，d，$J=2.4$ Hz，H－3$'$），6.20（1H，d，$J=9.6$ Hz，H－3），4.54（1H，dd，$J=9.8$，2.8 Hz，H$_b$－1$''$），4.42（1H，dd，$J=9.8$，8.0 Hz，H$_a$－1$''$），3.90（1H，dd，$J=8.0$，2.8 Hz，H－2$''$），1.35（3H，s，3$''$－CH$_3$），1.30（3H，s，3$''$－CH$_3$）；^{13}C－NMR（CDCl$_3$，100 MHz）δ：25.1（3$''$－CH$_3$），26.6（3$''$－CH$_3$），71.7（C－3$''$），74.5（C－1$''$），76.6（C－2$''$），94.7（C－8），104.7（C－3$'$），107.3（C－10），112.9（C－3），114.2（C－6），139.1（C－4），145.2（C－2$'$），148.5（C－5），152.5（C－9），158.1（C－7），161.2（C－2）。

化合物 **35**［独活属醇（heraclenol）］　无色粉末；EI－MS m/z 304［M］$^+$，289，202，174，145，129，118，89，59；^{1}H－NMR（CDCl$_3$，400 MHz）δ：7.77（1H，d，$J=9.6$ Hz，H－4），7.70（1H，d，$J=2.2$ Hz，H－2$'$），7.39（1H，s，H－5），6.83（1H，d，$J=2.2$ Hz，H－3$'$），6.37（1H，d，$J=9.6$ Hz，H－3），4.75（1H，dd，$J=10.2$，2.8 Hz，H$_a$－1$''$），4.41（1H，dd，$J=10.2$，7.8 Hz，H$_b$－1$''$），3.87（1H，dd，$J=7.8$，2.8 Hz，H－2$''$），1.33（3H，s，3$''$－CH$_3$），1.30（3H，s，3$''$－CH$_3$）；^{13}C－NMR（CDCl$_3$，100 MHz）δ：25.1（3$''$－CH$_3$），26.7（3$''$－CH$_3$），71.5（C－3$''$），75.7（C－1$''$），76.1（C－2$''$），106.9（C－3$'$），113.8（C－5），114.8（C－3），116.5（C－10），126.1（C－6），131.6（C－8），143.4（C－9），144.3（C－4），146.8（C－2$'$），148.0（C－7），160.1（C－2）。

化合物 **36**［白当归素（byakangelicin）］　淡黄色粉末；EI－MS m/z 334［M］$^+$，232，217，203，189，161，143，133，105，77，59；^{1}H－NMR（CDCl$_3$，400 MHz）δ：8.12（1H，d，$J=9.8$ Hz，H－4），7.63（1H，d，$J=2.2$ Hz，H－2$'$），7.01（1H，d，$J=2.2$ Hz，H－3$'$），6.28（1H，d，$J=9.8$ Hz，H－3），4.60（1H，dd，$J=10.1$，2.5 Hz，H$_b$－1$''$），4.26（1H，dd，$J=10.1$，7.8 Hz，H$_a$－1$''$），4.18（3H，s，5－OCH$_3$），3.83（1H，dd，$J=7.8$，2.5 Hz，H－2$''$），1.32（3H，s，3$''$－CH$_3$），1.28（3H，s，3$''$－CH$_3$）；^{13}C－NMR（CDCl$_3$，100 MHz）δ：25.1（3$''$－CH$_3$），26.7（3$''$－CH$_3$），60.7（OCH$_3$），71.5（C－3$''$），76.0（C－1$''$），76.1（C－2$''$），105.3（C－3$'$），107.5（C－10），112.9（C－3），114.5（C－6），126.9（C－8），139.4（C－4），143.9（C－9），144.9（C－5），145.2（C－2$'$），150.2（C－7），160.1（C－2）。

化合物 **37**［当归醇 L（angelol L）］　EI－MS m/z 378［M］$^+$，290，257，218，205，189，131，85；^{1}H－NMR（CDCl$_3$，400 MHz）δ：7.60（1H，d，$J=9.8$ Hz，H－4），7.53（1H，br s，H－5），6.80（1H，br s，H－8），6.25（1H，br s，H－1$'$），6.24（1H，d，$J=9.5$ Hz，H－3），3.95（3H，s，7－OMe），3.84（1H，br s，H－2$'$），2.20（2H，dd，$J=0.8$，6.6 Hz，H－2$''$），2.06（1H，dq，$J=13.2$，6.6 Hz，H－3$''$），1.29（3H，s，3$'$－CH$_3$），1.23（3H，s，3$'$－CH$_3$），0.90（1H，br d，$J=6.6$ Hz，3$''$－CH$_3$），0.89（1H，br d，$J=6.6$ Hz，3$''$－CH$_3$）；^{13}C－NMR（CDCl$_3$，100 MHz）δ：22.0（3$''$－CH$_3$），22.1（3$''$－CH$_3$），25.2（3$'$－CH$_3$），26.6（3$'$－CH$_3$），43.1（C－2$''$），56.0（7－OMe），68.1（C－1$'$），72.6（C－3$'$），77.5（C－2$'$），98.6（C－8），111.7（C－10），112.5（C－3），124.6（C－5），

126.9（C-6），143.6（C-4），154.9（C-9），160.1（C-2），160.2（C-7），171.5（C-1″）。

化合物 38［当归醇 G（angelol G）］ EI-MS m/z 378［M］⁺，290，257，218，205，189，131，85；¹H-NMR（CDCl₃，400 MHz）δ：7.63（1H，d，$J=9.8$ Hz，H-4），7.53（1H，br s，H-5），6.81（1H，br s，H-8），6.24（1H，d，$J=6.5$ Hz，H-1′），6.22（1H，d，$J=9.5$ Hz，H-3），3.95（3H，s，7-OMe），3.94（1H，d，$J=6.5$ Hz，H-2′），1.28（3H，s，3′-CH₃），1.26（3H，s，3′-CH₃），6.12（1H，dq，$J=7.0$，1.5 Hz，H-3″），1.98（3H，br d，$J=7.0$，0.8 Hz，3″-CH₃），1.95（3H，d，$J=0.8$ Hz，2″-CH₃）；¹³C-NMR（CDCl₃，100 MHz）δ：56.0（7-OMe），98.6（C-8），111.7（C-10），112.5（C-3），128.2（C-5），126.9（C-6），143.6（C-4），154.9（C-9），160.1（C-2），160.2（C-7），69.2（C-1′），78.1（C-2′），72.4（C-3′），27.4（3′-CH₃），24.8（3′-CH₃），166.1（C-1″），124.6（C-2″），139.0（C-3″），15.4（3″-CH₃），20.2（3″-CH₃）。

化合物 39［反式松柏醛（*trans*-coniferyl aldehyde）］ EI-MS m/z 178［M］⁺，161，149，135，107，77；¹H-NMR（CDCl₃，400 MHz）δ：9.65（1H，d，$J=8.0$ Hz，H-9），7.40（1H，d，$J=16.0$ Hz，H-7），7.13（1H，dd，$J=8.0$，2.0 Hz，H-6），7.07（1H，d，$J=2.0$ Hz，H-2），6.96（1H，d，$J=8.0$ Hz，H-5），6.60（1H，dd，$J=16.0$，8.0 Hz，H-8），3.95（3H，s，3-OMe）；¹³C-NMR（CDCl₃，100 MHz）δ：56.0（3-OMe），109.4（C-2），114.9（C-5），123.9（C-1），126.4（C-6，C-8），146.9（C-4），148.9（C-3），153.1（C-7），193.6（C-9）。

化合物 40［香草酸（vanillic acid）］ EI-MS m/z 168［M］⁺，153，125，97，79，51；¹H-NMR（DMSO-d_6，400 MHz）δ：10.58（1H，br s，-COOH），7.44（1H，d，$J=1.6$ Hz，H-2），7.43（1H，dd，$J=8.4$，1.6 Hz，H-6），6.83（1H，d，$J=8.4$ Hz，H-5），3.80（3H，s，3-OMe）；¹³C-NMR（DMSO-d_6，100 MHz）δ：55.5（3-OMe），112.8（C-5），114.9（C-2），123.3（C-1，C-6），147.1（C-4），150.8（C-3），167.7（COOH）。

化合物 41［反式阿魏酸（*trans*-ferulic acid）］ EI-MS m/z 194［M］⁺，179，151，133，105，77；¹H-NMR（DMSO-d_6，400 MHz）δ：12.04（1H，-OH），9.59（1H，br s，—COOH），7.49（1H，d，$J=16.0$ Hz，H-7），7.27（1H，d，$J=1.2$ Hz，H-2），7.08（1H，dd，$J=8.0$，1.6 Hz，H-6），6.79（1H，d，$J=8.0$ Hz，H-5），6.36（1H，d，$J=16.0$ Hz，H-8），3.81（3H，s，3-OMe）；¹³C-NMR（DMSO-d_6，100 MHz）δ：55.7（3-OMe），111.2（C-8），115.5（C-5），115.6（C-2），122.8（C-6），125.8（C-1），144.5（C-7），147.9（C-4），149.1（C-3），168.0（C-9）。

化合物 42［异秦皮定-7-O-β-D-吡喃葡萄糖苷（isofraxidin-7-O-β-D-glucopyranoside）］ 白色粉末，ESI-MS m/z 407［M+Na］⁺；¹H-NMR（400 MHz，DMSO-d_6）δ：6.40（1H，d，$J=9.5$ Hz，H-3），7.96（1H，d，$J=9.5$ Hz，H-4），7.13（1H，s，H-5），3.91（3H，s，8-OMe），3.82（3H，s，6-OMe），5.16（1H，d，$J=7.4$ Hz，H-1′），5.29（1H，d，$J=4.8$ Hz，4′-OH），5.06（1H，br d，$J=2.8$ Hz，3′-OH），4.97（1H，d，$J=4.8$ Hz，2′-OH），4.36（1H，t，$J=5.6$ Hz，6′-OH），3.60（1H， br dd, $J = 11.6$, 5.6 Hz, $H_b - 6''$), 3.30 (1H, dd, $J = 11.6$, 5.6 Hz, $H_a - 6''$), 3.25 (1H, br dd, $J = 9.0$, 8.5 Hz, H $- 5''$), 3.23 (1H, ddd, $J = 9.0$, 8.5, 2.8 Hz, H $- 3''$), 3.14 (1H, ddd, $J = 9.0$, 8.5, 4.8 Hz, H $- 4''$), 3.09 (1H, ddd, $J = 8.5$, 7.4, 4.8 Hz, H $- 2''$); ^{13}C $-$ NMR (DMSO $- d_6$, 100 MHz) δ: 159.8 (C $-$ 2), 114.5 (C $-$ 3), 144.4 (C $-$ 4), 105.5 (C $-$ 5), 141.6 (C $-$ 6), 142.4 (C $-$ 7), 140.2 (C $-$ 8), 149.4 (C $-$ 9), 114.7 (C $-$ 10), 102.1 (C $- 1'$), 74.1 (C $- 2'$), 76.5 (C $- 3'$), 69.8 (C $- 4'$), 77.5 (C $- 5'$), 60.8 (C $- 6'$), 61.3 (8 $-$ OMe), 56.6 (6 $-$ OMe)。

化合物 **43**［秦皮定 $-$ 8 $-$ O $-$ β $-$ D $-$ 吡喃葡萄糖苷（fraxidin $-$ 8 $-$ O $-$ β $-$ D $-$ glucopyranoside）］ 白色粉末,ESI $-$ MS m/z 407 ［M $+$ Na］$^+$; ^{1}H $-$ NMR (DMSO $- d_6$, 400 MHz) δ: 6.39 (1H, d, $J = 9.5$ Hz, H $-$ 3), 7.96 (1H, d, $J = 9.5$ Hz, H $-$ 4), 7.12 (1H, s, H $-$ 5), 3.85 (3H, s, 6 $-$ OMe), 3.84 (3H, s, 8 $-$ OMe), 5.19 (1H, d, $J = 7.4$ Hz, H $- 1'$), 5.39 (1H, d, $J = 4.0$ Hz, $4' -$ OH), 5.09 (1H, br, $3' -$ OH), 4.99 (1H, br s, $2' -$ OH), 4.34 (1H, t, $J = 5.2$ Hz, $6' -$ OH), 3.59 (1H, br dd, $J = 11.2$, 3.2 Hz, $H_b - 6''$), 3.31 (1H, dd, $J = 11.2$, 8.5 Hz, $H_a - 6''$), 3.27 (1H, br dd, $J = 9.0$, 8.5 Hz, H $- 5''$), 3.23 (1H, br dd, $J = 9.0$, 8.5 Hz, H $- 3''$), 3.14 (1H, ddd, $J = 9.0$, 8.5, 4.8 Hz, H $- 4''$), 3.10 (1H, dd, $J = 8.5$, 7.4 Hz, H $- 2''$); ^{13}C $-$ NMR (DMSO $- d_6$, 100 MHz) δ: 159.9 (C $-$ 2), 114.8 (C $-$ 3), 144.4 (C $-$ 4), 104.9 (C $-$ 5), 142.0 (C $-$ 6), 144.8 (C $-$ 7), 136.5 (C $-$ 8), 149.8 (C $-$ 9), 114.3 (C $-$ 10), 102.3 (C $- 1'$), 74.1 (C $- 2'$), 76.5 (C $- 3'$), 69.8 (C $- 4'$), 77.5 (C $- 5'$), 60.8 (C $- 6'$), 60.7 (7 $-$ OMe), 56.1 (6 $-$ OMe)。

化合物 **44**{($-$)-印枳苷［($-$)- marmesinin］} $[\alpha]_D^{25} -$ 80.73 (c 0.004, MeOH); ESI $-$ MS m/z 431 ［M $+$ Na］$^+$, 245 ［M $-$ C$_6$H$_{11}$O$_5$］$^+$; ^{1}H $-$ NMR (DMSO $- d_6$, 400 MHz) δ: 6.21 (1H, d, $J = 9.6$ Hz, H $-$ 3), 7.92 (1H, d, $J = 9.6$ Hz, H $-$ 4), 7.46 (1H, s, H $-$ 5), 6.79 (1H, s, H $-$ 8), 4.85 (1H, t, $J = 8.5$ Hz, H $- 2'$), 3.32 (2H, br d, $J = 8.5$ Hz, $H_2 - 3'$), 4.84 (1H, br s, $4'' -$ OH), 4.83 (2H, br s, $3'' -$ OH, $2'' -$ OH), 4.41 (1H, d, $J = 8.0$ Hz, H $- 1''$), 4.32 (1H, br s, $6'' -$ OH), 3.37 (1H, br dd, $J = 11.2$, 5.6 Hz, $H_b - 6''$), 3.30 (1H, br dd, $J = 11.2$, 8.0 Hz, $H_a - 6''$), 3.17 (1H, br dd, $J = 9.0$, 8.0 Hz, H $- 5''$), 3.15 (1H, br dd, $J = 9.0$, 8.5 Hz, H $- 3''$), 3.04 (1H, br dd, $J = 9.0$, 8.5 Hz, H $- 4''$), 2.87 (1H, br dd, $J = 8.5$, 8.0 Hz, H $- 2''$), 1.26 (3H, s, $H_3 - 5'$), 1.23 (3H, s, $H_3 - 6'$); ^{13}C $-$ NMR (DMSO $- d_6$, 100 MHz) δ: 160.6 (C $-$ 2), 111.3 (C $-$ 3), 144.8 (C $-$ 4), 124.0 (C $-$ 5), 125.7 (C $-$ 6), 163.1 (C $-$ 7), 96.9 (C $-$ 8), 155.1 (C $-$ 9), 112.3 (C $-$ 10), 90.1 (C $- 2'$), 28.9 (C $- 3'$), 76.9 (C $- 4'$), 23.1 (C $- 5'$), 21.8 (C $- 6'$), 97.4 (C $- 1''$), 73.6 (C $- 2''$), 76.5 (C $- 3''$), 70.1 (C $- 4''$), 76.9 (C $- 5''$), 60.9 (C $- 6''$)。

化合物 **45**{($2'S,3'R$)-3′-羟基印枳苷［($2'S,3'R$)-3′- hydroxy marmesinin］} 白色粉末,$[\alpha]_D^{25} -$ 89.32 (c 0.005, MeOH OH); ESI $-$ MS m/z 447 ［M $+$ Na］$^+$; ^{1}H $-$ NMR (DMSO $- d_6$, 400 MHz) δ: 6.27 (1H, d, $J = 9.6$ Hz, H $-$ 3), 8.02 (1H, d, $J = 9.6$ Hz, H $-$ 4), 7.68 (1H, s, H $-$ 5), 6.93 (1H, s, H $-$ 8), 4.54 (1H, d, $J = 6.2$ Hz, H $- 2'$), 5.25 (1H, dd, $J = 8.0$, 6.2 Hz, H $- 3'$), 5.20 (1H, d, $J = 8.0$ Hz, $3' -$ OH), 4.96 (1H, d, $J = 4.6$ Hz, $4'' -$ OH), 4.86 (1H, d, $J = 5.0$ Hz, $3'' -$ OH), 4.83 (1H, d, $J = 4.6$ Hz,

2″-OH)，4. 53（1H，d，J = 7.8 Hz，H-1″），4. 29（1H，t，J = 5.7 Hz，6″-OH），3. 39（1H，br dd，J = 11.5，5.4 Hz，H_b-6″），3. 38（1H，br dd，J = 11.5，8.4 Hz，H_a-6″），3. 15（1H，br dd，J = 8.4，8.0 Hz，H-5″），3. 08（1H，dd，J = 8.4，7.8 Hz，H-3″），3. 05（1H，dd，J = 8.4，8.0 Hz，H-4″），2. 88（1H，br dd，J = 8.4，7.8 Hz，H-2″），1. 47（6H，s，4′-CH_3×2）；^{13}C-NMR（DMSO-d_6，100 MHz）δ：160. 3（C-2），111. 7（C-3），144. 8（C-4），125. 6（C-5），128. 5（C-6），162. 3（C-7），97. 2（C-8），156. 0（C-9），112. 7（C-10），91. 8（C-2′），77. 4（C-3′），69. 7（C-4′），24. 5（4′-CH_3），22. 7（4′-CH_3），97. 6（C-1″），73. 3（C-2″），76. 9（C-3″），70. 0（C-4″），76. 6（C-5″），60. 7（C-6″）。

化合物 **46**{（2′S,3′R）-印枳苷元-3′-O-β-D-吡喃葡萄糖苷［（2′S,3′R）-marmesin-3′-O-β-D-glucopyranoside］}　无色油状，$[\alpha]_D^{25}$-42. 37（c 0.008，MeOH）；ESI-MS m/z 447 ［M+Na］$^+$；positive HR-ESI-MS m/z 447. 1259 ［M+Na］$^+$（计算值：447. 1267）；UV λ_{MeOH} nm（log ε）：327（3.92），296（3.70），256（3.52），223（4.07）；IR（KBr）ν_{max}（cm^{-1}）：3433，2924，1725，1627，1488，1396，1271，1021，825；^1H-NMR（DMSO-d_6，400 MHz）δ：6. 26（1H，d，J = 9.6 Hz，H-3），8. 02（1H，d，J = 9.6 Hz，H-4），7. 63（1H，s，H-5），6. 88（1H，s，H-8），5. 87（1H，d，J = 5.2 Hz，4′-OH），5. 43（1H，d，J = 4.8 Hz，H-3′），5. 43（1H，br s，3″-OH），4. 97（1H，br s，2″-OH），4. 85（1H，br s，4″-OH），4. 41（1H，d，J = 4.8 Hz，H-2′），4. 43（1H，d，J = 7.6 Hz，H-1″），4. 32（1H，t-like，J = 3.9 Hz，6″-OH），3. 42（1H，overlap，H_b-6″），3. 34（1H，overlap，H_a-6″），3. 14（1H，dd，J = 8.5，8.2 Hz，H-3″），3. 03（1H，dd，J = 8.5，9.0 Hz，H-4″），3. 01（1H，dd，J = 9.0，8.6 Hz，H-5″），2. 85（1H，br dd，J = 8.2，7.6 Hz，H-2″），1. 30（3H，s，4′-CH_3），1. 21（3H，s，4′-CH_3）；^{13}C-NMR（DMSO-d_6，100 MHz）δ：160. 4（C-2），111. 7（C-3），144. 9（C-4），125. 3（C-5），128. 4（C-6），162. 9（C-7），97. 4（C-8），155. 9（C-9），112. 7（C-10），97. 2（C-2′），70. 3（C-3′），76. 5（C-4′），22. 3（4′-CH_3），22. 8（4′-CH_3），97. 6（C-1″），73. 6（C-2″），76. 9（C-3″），70. 1（C-4″），76. 5（C-5″），60. 7（C-6″）；HSQC δ：6. 26（1H，d，J = 9.6 Hz，H-3）/111. 7（C-3），8. 02（1H，d，J = 9.6 Hz，H-4）/144. 9（C-4），7. 63（1H，s，H-5）/125. 3（C-5），6. 88（1H，s，H-8）/97. 4（C-8），4. 41（1H，d，J = 4.8 Hz，H-2′）/97. 2（C-2′），5. 43（1H，d，J = 4.8 Hz，H-3′）/70. 3（C-3′）；HMBC δ：6. 26（1H，d，J = 9.6 Hz，H-3）/112. 7（C-10），160. 4（C-2）；8. 02（1H，d，J = 9.6 Hz，H-4）/125. 3（C-5），155. 9（C-9），160. 4（C-2）；7. 63（1H，s，H-5）/162. 9（C-7），155. 9（C-9），144. 9（C-4），70. 3（C-3′），112. 7（C-10），97. 4（C-8）；6. 88（1H，s，H-8）/112. 7（C-10），128. 4（C-6），155. 9（C-9），162. 9（C-7）；4. 43（1H，d，J = 7.6 Hz，H-1″）/70. 3（C-3′），76. 9（C-3″），76. 5（C-5″）；4. 41（1H，d，J = 4.8 Hz，H-2′）/162. 9（C-7），128. 4（C-6），76. 5（C-4′），70. 3（C-3′）；^1H-^1H COSY δ：6. 26（1H，d，J = 9.6 Hz，H-3）/8. 02（1H，d，J = 9.6 Hz，H-4），4. 41（1H，d，J = 4.8 Hz，H-2′）/5. 43（1H，d，J = 4.8 Hz，H-3′），4. 41（1H，d，J = 4.8 Hz，H-2′）/5. 43（1H，d，J = 4.8 Hz，H-3′），2. 85（1H，br dd，J = 8.2，7.6 Hz，H-2″）/3. 14（1H， dd, $J = 8.5$, 8.2 Hz, H-3″), 3.14 (1H, dd, $J = 8.5$, 8.2 Hz, H-3″)/3.03 (1H, dd, $J = 8.5$, 9.0 Hz, H-4″), 3.03 (1H, dd, $J = 8.5$, 9.0 Hz, H-4″)/3.01 (1H, dd, $J = 9.0$, 8.6 Hz, H-5″), 3.01 (1H, dd, $J = 9.0$, 8.6 Hz, H-5″)/3.42 (1H, overlap, H$_b$-6″), 3.34 (1H, overlap, H$_a$-6″)。根据以上数据并与(2′S,3′R)-3′-羟基印枳苷[(2′S,3′R)-3′-hydroxy marmesinin]和印枳苷元(marmesin)比较,鉴定为(2′S,3′R)-印枳苷元-3′-O-β-D-吡喃葡萄糖苷。此化合物为新化合物。

化合物 **47**(兴安白芷苷 A) 无色油状,$[\alpha]_D^{25}$ + 30.56 (c 0.005, MeOH);ESI-MS m/z 479 [M+Na]$^+$;positive HR-ESI-MS m/z 479.1513 [M+Na]$^+$(计算值:479.1529);UV λ_{MeOH} nm (log ε):349 (2.96),325 (3.46),296 (3.06),221 (4.02);IR (KBr) ν_{max}(cm^{-1}):3446,2923,1770,1730,1621,1464,1379,1271,1019,825;^{1}H-NMR (DMSO-d_6, 400 MHz) δ:6.26 (1H, d, $J = 9.6$ Hz, H-3),8.03 (1H, d, $J = 9.6$ Hz, H-4),7.81 (1H, s, H-5),6.99 (1H, s, H-8),3.87 (3H, s, OMe),5.23 (1H, d, $J = 2.1$ Hz, H-1′),3.32 (1H, d, $J = 2.1$ Hz, H-2′),1.18 (3H, s, 3′-CH$_3$),1.15 (3H, s, 3′-CH$_3$),4.24 (1H, d, $J = 7.8$ Hz, H-1″),2.90 (1H, br dd, $J = 8.2$, 7.8 Hz, H-2″),3.15 (1H, br dd, $J = 8.5$, 8.2 Hz, H-3″),3.08 (1H, dd, $J = 8.5$, 9.0 Hz, H-4″),3.03 (1H, dd, $J = 9.0$, 8.6 Hz, H-5″),3.66 (1H, br dd, $J = 11.5$, 3.9 Hz, H$_b$-6″),3.38 (1H, br dd, $J = 11.5$, 8.6 Hz, H$_a$-6″),4.94 (1H, br s, 2″-OH),5.43 (1H, br s, 3″-OH),4.88 (1H, br s, 4″-OH),4.37 (1H, t, $J = 3.9$ Hz, 6″-OH);^{13}C-NMR (DMSO-d_6, 100 MHz) δ:160.6 (C-2),112.2 (C-3),144.9 (C-4),128.9 (C-5),127.3 (C-6),158.9 (C-7),98.4 (C-8),154.5 (C-9),111.4 (C-10),56.3 (7-OMe),76.3 (C-1′),78.0 (C-2′),72.1 (C-3′) 27.7 (3′-CH$_3$),26.5 (3′-CH$_3$),104.2 (C-1″),74.4 (C-2″),76.8 (C-3″),70.0 (C-4″),76.9 (C-5″),61.0 (C-6″);HSQC δ:8.03 (1H, d, $J = 9.6$ Hz, H-4)/144.9 (C-4);7.81 (1H, s, H-5)/128.9 (C-5);6.99 (1H, s, H-8)/98.4 (C-8);6.26 (1H, d, $J = 9.6$ Hz, H-3)/111.4 (C-10);5.23 (1H, d, $J = 2.1$ Hz, H-1′)/76.3 (C-1′);4.24 (1H, d, $J = 7.8$ Hz, H-1″)/104.2 (C-1″);3.87 (3H, s, 7-OMe)/56.3 (OMe);3.66 (1H, br dd, $J = 11.5$, 3.9 Hz, H$_b$-6″),3.38 (1H, br dd, $J = 11.5$, 8.6 Hz, H$_a$-6″)/61.0 (C-6″);1.18 (3H, s, 3′-CH$_3$)/27.7 (3′-CH$_3$);1.15 (3H, s, 3′-CH$_3$)/26.5 (3′-CH$_3$);HMBC δ:8.03 (1H, d, $J = 9.6$ Hz, H-4)/160.6 (C-2),128.9 (C-5),154.5 (C-9),112.2 (C-3);6.26 (1H, d, $J = 9.6$ Hz, H-3)/160.6 (C-2),111.4 (C-10);7.81 (1H, s, H-5)/158.9 (C-7),154.5 (C-9),144.9 (C-4);6.99 (1H, s, H-8)/158.9 (C-7),154.5 (C-9);3.87 (3H, s, OMe)/158.9 (C-7);4.24 (1H, d, $J = 7.8$ Hz, H-1″)/76.3 (C-1′);1.18 (3H, s, 3′-CH$_3$)/78.0 (C-2′),72.1 (C-3′);1.15 (3H, s, 3′-CH$_3$)/78.0 (C-2′),72.1 (C-3′);5.23 (1H, d, $J = 2.1$ Hz, H-1′)/127.3 (C-6),104.2 (C-1″);3.32 (1H, d, $J = 2.1$ Hz, H-2′)/27.7 (3′-CH$_3$),26.5 (3′-CH$_3$),72.1 (C-3′);^{1}H-^{1}H COSY δ:6.26 (1H, d, $J = 9.6$ Hz, H-3)/8.03 (1H, d, $J = 9.6$ Hz, H-4),5.23 (1H, d, $J = 2.1$ Hz, H-1′)/3.32 (1H, d, $J = 2.1$ Hz, H-2′),4.24 (1H, d, $J = 7.8$ Hz, H-1″)/2.90 (1H, br dd, $J = 8.2$, 7.8 Hz, H-2″),2.90 (1H, br dd, $J =$

8.2, 7.8 Hz, H-2″)/3.15 (1H, br dd, J = 8.5, 8.2 Hz, H-3″), 3.15 (1H, br dd, J = 8.5, 8.2 Hz, H-3″)/3.08 (1H, dd, J = 8.5, 9.0 Hz, H-4″), 3.08 (1H, dd, J = 8.5, 9.0 Hz, H-4″)/3.03 (1H, dd, J = 9.0, 8.6 Hz, H-5″), 3.03 (1H, dd, J = 9.0, 8.6 Hz, H-5″)/3.66 (1H, br dd, J = 11.5, 3.9 Hz, H_b-6″), 3.38 (1H, br dd, J = 11.5, 8.6 Hz, H_a-6″)。此化合物为新化合物,命名为兴安白芷苷 A。

化合物 48[分叉当归苷 V（hyuganoside V）] 无色油状;ESI-MS m/z 451 [M+Na]+;^{1}H-NMR (DMSO-d_6, 400 MHz) δ:6.91 (1H, s, H-6), 6.51 (1H, s, H-3), 2.74 (1H, m, H_b-7), 2.69 (1H, m, H_a-7), 2.45 (2H, m, H-8), 3.00 (2H, m, H-1′), 4.50 (1H, t, J = 9.2 Hz, H-2′), 1.10 (3H, s, H_3-5′), 1.11 (3H, s, H_3-4′), 4.72 (1H, d, J = 7.2 Hz, H-1″), 3.24 (1H, dd, J = 7.2, 7.6 Hz, H-2″), 3.14 (1H, dd, J = 8.5, 7.6 Hz, H-3″), 3.13 (1H, dd, J = 9.0, 8.5 Hz, H-4″), 3.27 (1H, dd, J = 9.0, 6.0 Hz, H-5″), 3.70 (1H, d, J = 11.6 Hz, H_b-6″), 3.45 (1H, dd, J = 11.6, 6.0 Hz, H_a-6″);^{13}C-NMR (DMSO-d_6, 100 MHz) δ:120.8 (C-1), 155.2 (C-2), 96.9 (C-3), 159.1 (C-4), 119.7 (C-5), 125.2 (C-6), 25.2 (C-7), 34.5 (C-8), 174.5 (C-9), 29.6 (C-1′), 89.6 (C-2′), 70.2 (C-3′), 26.1 (C-4′), 24.8 (C-5′), 101.2 (C-1″), 73.5 (C-2″), 76.7 (C-3″), 69.9 (C-4″), 77.1 (C-5″), 60.9 (C-6″);HSQC:6.91 (1H, s, H-6)/125.2, 6.51 (1H, s, H-3)/96.9, 4.50 (1H, t, J = 9.2 Hz, H-2′)/89.6, 1.10 (3H, s)/24.8 (C-5′), 1.11 (3H, s)/26.1 (C-4′), 2.72 (2H, m)/25.2 (C-7), 3.00 (1H, t)/29.6 (C-1′), 2.43 (1H, t)/34.5 (C-8). 4.72 (1H, d, J = 7.2 Hz, H-1″)/101.2 (C-1″), 3.24 (1H, dd, J = 7.2, 7.6 Hz, H-2″)/73.5 (C-2″), 3.14 (1H, dd, J = 8.5, 7.6 Hz, H-3″)/76.7 (C-3″), 3.13 (1H, dd, J = 9.0, 8.5 Hz, H-4″)/69.9 (C-4″), 3.27 (1H, dd, J = 9.0, 6.0 Hz, H-5″)/77.1 (C-5″), 3.70 (1H, d, J = 11.6 Hz, H_b-6″)/60.9, 3.45 (1H, dd, J = 11.6, 6.0 Hz, H_a-6″)/60.9。

化合物 49(兴安白芷苷 B) 无色油状;$[\alpha]_D^{25}$ -43.84 (c 0.006, MeOH);ESI-MS m/z 479 [M+Na]+;positive HR-ESI-MS m/z 479.1524 [M+Na]+ (计算值:479.1529);UV λ_{MeOH} nm (log ε):326(3.26), 292 (3.25), 252 (2.96);IR (KBr) ν_{max}(cm^{-1}):3475, 2922, 1728, 1620, 1493, 1378, 1271, 1021, 825;^{1}H-NMR (DMSO-d_6, 400 MHz) δ:6.26 (1H, d, J = 9.5 Hz, H-3), 8.00 (1H, d, J = 9.5 Hz, H-4), 7.70 (1H, s, H-5), 6.98 (1H, s, H-8), 3.87 (3H, s, 7-OMe), 5.11 (1H, J = 4.5 Hz, H-1′), 4.81 (1H, d, J = 4.5 Hz, H-2′), 1.33 (3H, s, 3′-CH$_3$), 1.28 (3H, s, 3′-CH$_3$), 4.41 (1H, d, J = 7.7 Hz, H-1″), 2.93 (1H, br dd, J = 8.3, 7.7 Hz, H-2″), 3.14 (1H, br dd, J = 8.5, 8.3 Hz, H-3″), 3.10 (1H, dd, J = 8.5, 9.0 Hz, H-4″), 3.01 (1H, dd, J = 9.0, 8.5 Hz, H-5″), 3.69 (1H, br dd, J = 11.8, 4.0 Hz, H_b-6″), 3.36 (1H, br dd, J = 11.8, 8.5 Hz, H_a-6″), 5.00 (1H, br s, 2″-OH), 5.46 (1H, br s, 3″-OH), 4.85 (1H, d, J = 3.1 Hz, 4″-OH), 4.41 (1H, br s, 6″-OH);^{13}C-NMR (DMSO-d_6, 100 MHz) δ:160.9 (C-2), 112.5 (C-3), 145.1 (C-4), 127.4 (C-5), 130.3 (C-6), 159.2 (C-7), 98.6 (C-8), 154.5 (C-9), 111.6 (C-10), 56.4 (7-OMe), 65.4 (C-1′), 77.4 (C-2′), 80.5 (C-3′), 24.9 (3H, s, 3′-CH$_3$), 21.9 (3H, s, 3′-CH$_3$), 97.2

(C-1″)，73.9（C-2″），76.8（C-3″），70.1（C-4″），76.9（C-5″），61.3（C-6″）；HSQC δ：8.00（1H，d，$J=9.5$ Hz，H-4）/145.1（C-4）；6.26（1H，d，$J=9.5$ Hz，H-3）/112.5（C-3）；7.70（1H，s，H-5）/127.4（C-5）；6.98（1H，s，H-8）/98.6（C-8）；4.49（1H，t，$J=9.0$ Hz，glc-H）/89.8；4.41（1H，d，$J=7.7$ Hz，H-1″）/97.2（C-1″）；5.11（1H，br s，H-1′）/65.4（C-1′）；HMBC δ：6.26（1H，d，$J=9.5$ Hz，H-3）/160.9（C-2），111.6（C-10）；8.00（1H，d，$J=9.5$ Hz，H-4）/160.9（C-2），127.4（C-5），154.5（C-9），111.6（C-10）；7.70（1H，s，H-5）/145.1（C-4），159.2（C-7），154.5（C-9），111.6（C-10）；6.98（1H，s，H-8）/130.3（C-6），159.2（C-7），154.5（C-9），111.6（C-10）；3.87（3H，s，7-OMe）/159.2（C-7），1.33（3H，s，3′-CH$_3$），1.28（3H，s，3′-CH$_3$）/80.5（C-3′），77.4（C-2′）；^{1}H-^{1}H COSY δ：6.26（1H，d，$J=9.5$ Hz，H-3）/8.00（1H，d，$J=9.5$ Hz，H-4）；5.11（1H，$J=4.5$ Hz，H-1′）/4.81（1H，d，$J=4.5$ Hz，H-2′）。化学结构为 6-[（1R,2S）-1,2-dihydroxy-3-β-D-glucopyranosyloxy-3-methylbutyl]-7-methoxycoumarin。此化合物为新化合物，命名为兴安白芷苷 B。

化合物 50［胡萝卜苷（daucosterol）］　与对照品胡萝卜苷共薄层色谱分析，行为一致。

化合物 51｛蔗糖［D-（+）-saccharose］｝　与对照品蔗糖共薄层色谱分析，行为一致。

第三节　香豆素类成分定量分析研究

一般来说，中药物质基础的种类决定其作用性质，物质基础含量决定其作用强度。本研究对化学成分结构上具有代表性且具有活性的、稳定的香豆素类化合物进行含量测定，并比较分析传统应用的川白芷、杭白芷、禹白芷、祁白芷和兴安白芷这些成分的含量差异。关于白芷中香豆素类化合物含量测定的方法，文献中多有报道，但主要是选用欧前胡素和异欧前胡素等少数香豆素苷元作为定量成分。本研究选取具有代表性的12 个化合物为指标，包括两个香豆素苷类成分，建立了同时对白芷中 12 个化学成分进行 HPLC-DAD 分析的方法，并利用此方法，对 13 个不同产地白芷中的香豆素成分进行含量测定。

一、仪器和样品处理

1. 仪器、药品与材料　HPLC 仪：Agilent 1260 HPLC 仪，配有四元梯度泵、自动进样器、柱温箱、DAD（Agilent Technologies，USA）。色谱柱：Diamonsil© ODS C$_{18}$（2）（250 mm×4.6 mm，5 μm），耦联 Dikma Easy Guard C$_{18}$保护柱（20 mm×4.6 mm）（中国迪克玛公司）。

乙腈和甲醇为色谱纯（Merck，Damstadt，德国）；水为自制三重蒸馏水。对照品（2′S,

$3'R$)- $3'$-羟基印枳苷、印枳苷、伞形花内酯、花椒毒酚、水合氧化前胡素、白当归素、花椒毒素、补骨脂素、佛手柑内酯、欧前胡素、珊瑚菜内酯、异欧前胡素等均为本研究组从白芷根中分离并鉴定,各化合物纯度均大于 98%。

数据处理软件:EXCEL2003,SPSS 13.0。

本研究所用白芷样品相关信息记载见表 1-3-1。祁白芷 *A. dahurica*(Fisch. ex Hoffm.)Benth. et Hook. f. ex Franch. et Sav. cv. Qibaizhi 以及安徽省亳州市谯城区十九里镇、浙江省磐安县新渥镇麻车下村和重庆市南川县三泉镇药材村栽培品杭白芷,经北京中医药大学王文全鉴定;河南省禹州市郭连乡、河南省宛西制药股份有限公司药用植物园(西峡县)、河南中医学院药用植物园栽培品禹白芷 *A. dahurica*(Fisch. ex Hoffin.)Benth. et Hook. f. cv. Yubaizhi 和郑州市张仲景大药房商品禹白芷饮片,经河南中医药大学董诚明鉴定;四川省遂宁市银发白芷产业有限公司"白芷规范化种植基地(GAP)"栽培品川白芷 *A. dahurica*(Fisch. ex Hoffm.)Benth. et Hook. f. var. *formosana*(Boiss.)Shan et Yuan cv. Chuanbaizhi,经北京大学药学院杨秀伟鉴定;吉林省通化市东昌区佐安村野生兴安白芷 *A. dahurica* Benth. et Hook. f. ex Franch. et Sav.,经通化师范学院于俊林鉴定;黑龙江省绥棱县张家湾林场野生兴安白芷,经黑龙江中医药大学中药资源教研室王振月鉴定。

表 1-3-1　不同产地药材白芷基原植物拉丁学名及来源

编号	药材名称	基原植物拉丁学名	产　地　或　来　源
1	祁白芷	*A. dahurica* cv. Qibaizhi	河北省安国市霍庄村(栽培品,2008 年 10 月采集)
2	禹白芷	*A. dahurica* cv. Yubaizhi	河南省禹州市郭连乡(栽培品,2011 年 7 月采集)
3	禹白芷	*A. dahurica* cv. Yubaizhi	河南省西峡县药用植物园(2011 年 7 月采集)
4	禹白芷	*A. dahurica* cv. Yubaizhi	河南中医院大学药用植物园(2011 年 7 月采集)
5	禹白芷	*A. dahurica* cv. Yubaizhi	河南省郑州市张仲景大药房(2011 年 7 月购买)
6	杭白芷	*A. dahurica* var. *formosana* cv. Hangbaizhi	安徽省亳州市谯城区十九里镇(栽培品,2008 年采集)
7	杭白芷	*A. dahurica* var. *formosana* cv. Hangbaizhi	浙江省磐安县新渥镇麻车下村(栽培品,2008 年采集)
8	杭白芷	*A. dahurica* var. *formosana* cv. Hangbaizhi	重庆市南川区三泉镇药材村(栽培品,2008 年采集)
9	川白芷	*A. dahurica* var. *formosana* cv. Chuanbaizhi	四川省遂宁市银发白芷产业有限公司白芷 GAP 基地(Ⅰ级品,2011 年 7 月采集)

(续表)

编号	药材名称	基原植物拉丁学名	产　地　或　来　源
10	川白芷	*A. dahurica* var. *formosana* cv. Chuanbaizhi	四川省遂宁市银发白芷产业有限公司白芷 GAP 基地（Ⅱ级品；2011 年 7 月采集）
11	川白芷	*A. dahurica* var. *formosana* cv. Chuanbaizhi	四川省遂宁市银发白芷产业有限公司白芷 GAP 基地（2012 年 7 月采集）
12	兴安白芷	*A. dahurica*	吉林省通化市东昌区佐安村（2010 年 7 月采集）
13	兴安白芷	*A. dahurica*	黑龙江省绥棱县张家湾林场（2012 年 9 月采集）

2. 供试品的制备　分别精密称取 5 g 样品，定溶于 100 ml 的 75%甲醇水溶液中，超声 40 min，0.45 μm 微孔滤膜过滤。滤液作为各样品含量测定的供试品溶液。

二、实验方法

1. HPLC 条件的建立

（1）色谱条件的选择

波长的选择：对本实验分析所用的化合物，利用 3D 谱图，确定检测波长为 310 nm。

溶剂的选择：考察了不同配比的甲醇-水、甲醇-甲酸-水、甲醇-冰乙酸-水、乙腈-水、乙腈-甲酸-水、乙腈-冰乙酸-水的溶液作为流动相的分离能力。结合文献中关于白芷中香豆素类成分分析方法学的报道，最终选择乙腈-水为流动相。流速为 1 ml/min，采用梯度洗脱。

柱温的选择：考察了 25℃、35℃、40℃、45℃不同温度对于香豆素类化合物分离度的影响，发现温度对香豆素类化合物的分离度没有明显的影响。因此本实验选用 35℃。

（2）色谱条件的建立：根据以上所述，最终的色谱条件如下。

色谱柱：Diamonsil® ODS C_{18}(2)（250 mm×4.6 mm，5 μm），Dikma Easy Guard C_{18} 保护柱（20 mm×4.6 mm）。

流动相 A：乙腈。流动相 B：水。梯度洗脱方法见表 1-3-2，柱温 35℃。

表 1-3-2　香豆素类成分分离色谱条件的梯度洗脱方法

时　间（min）	A 相	B 相
0	5	95
10	20	80
27	21	79

（续表）

时 间（min）	A 相	B 相
30	35	65
46	48	52
47	73	27
55	75	25
60	95	5

通过与对照品的保留时间做对比和在线紫外吸收光谱图,指认了 12 个化合物的色谱峰。所得色谱图见图 1-3-1。

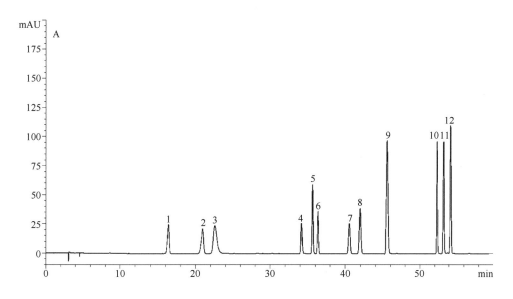

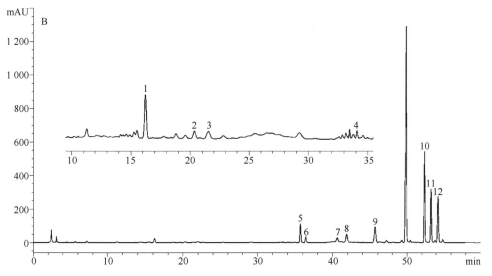

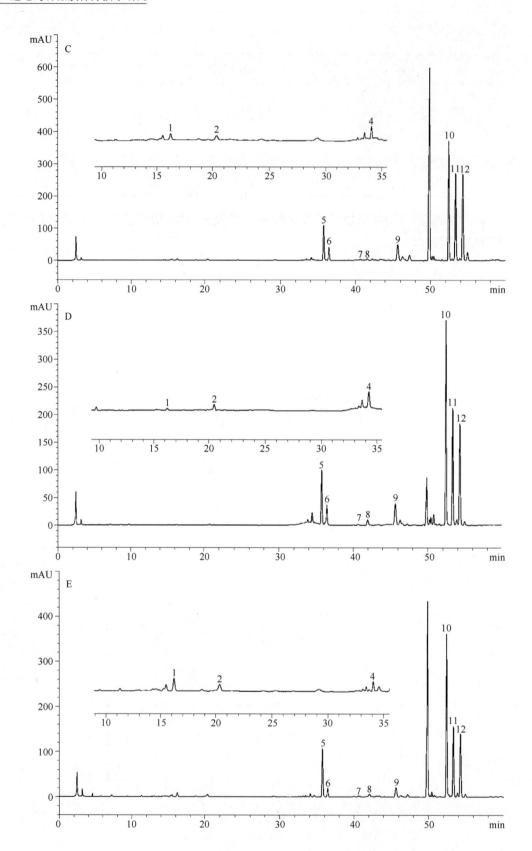

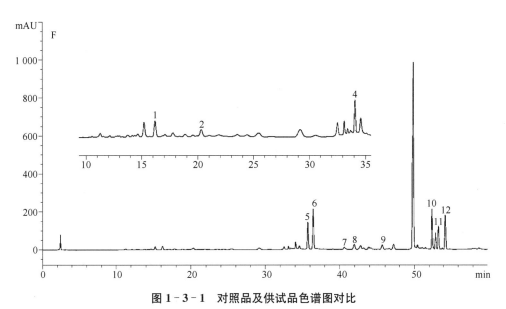

图 1-3-1 对照品及供试品色谱图对比

（A：对照品；B：祁白芷；C：禹白芷；D：杭白芷；E：川白芷；F：兴安白芷。**1**：(2′S,3′R)-3′-羟基印枳苷；**2**：印枳苷；**3**：伞形花内酯；**4**：花椒毒酚；**5**：水合氧化前胡素；**6**：白当归素；**7**：补骨脂素；**8**：花椒毒素；**9**：佛手柑内酯；**10**：欧前胡素；**11**：珊瑚菜内酯；**12**：异欧前胡素）

2. 方法学考察

（1）标准曲线的建立：精密称取上述 12 个香豆素适量，溶于甲醇配成储备液。由储备液逐一稀释，得到一系列浓度不同的对准样品溶液，密封，4℃下保存。分别吸取 20 μl 进行 HPLC 分析，测量峰面积。以浓度为横坐标，峰面积为纵坐标，进行回归分析，制作标准曲线。其回归方程、相关系数和线性范围见表 1-3-3。所有标准曲线的 R^2 均在 0.999 7～0.999 8 之间，表明线性关系良好。

表 1-3-3 各分析物的回归方程、相关系数及线性范围

分 析 物	回 归 方 程	相关系数平方（R^2）	线性范围（$\mu g/ml$）
(2′S,3′R)-3′-羟基印枳苷	$y = 43.741x + 8.210\,2$	0.999 8	0.250～50.00
印枳苷	$y = 49.199x + 5.978\,3$	0.999 8	0.250～50.00
伞形花内酯	$y = 103.85\,x - 2.122$	0.999 8	0.222～50.00
花椒毒酚	$y = 65.031\,x - 40.717$	0.999 8	0.100～50.00
水合氧化前胡素	$y = 63.899x + 15.738$	0.999 8	0.064～80.00
白当归素	$y = 38.849x + 10.299$	0.999 8	0.080～80.00
补骨脂素	$y = 43.579x + 6.268\,9$	0.999 8	0.040～50.00
花椒毒素	$y = 70.683x + 18.774$	0.999 7	0.032～80.00
佛手柑内酯	$y = 80.733x + 40.896$	0.999 8	0.032～160.00
欧前胡素	$y = 41.775x + 23.165$	0.999 8	0.032～160.00
珊瑚菜内酯	$y = 48.402x + 23.02$	0.999 8	0.032～160.00
异欧前胡素	$y = 57.621x + 23.369$	0.999 8	0.022～160.00

（2）精密度实验：精密配制高、中、低 3 个浓度的对照品溶液，按照上述确定的 HPLC 测定方法进行分析。一日内各浓度连续进样 3 次，计算日内精密度。连续进样 3 日，每日各个浓度分别测定 3 次，计算日间精密度。由峰面积值，根据标准曲线求得样品中各分析物的浓度，结果见表 1-3-4。所有分析物的日内精密度 RSD 在 0.30%～1.92%，日间精密度 RSD 在 0.15%～2.19%，符合测定要求。

表 1-3-4　分析物的精密度结果 ($n=3$)

化　合　物	日　　内		日　　间	
	浓度（μg/ml）	RSD（%）	浓度（μg/ml）	RSD（%）
($2'S,3'R$)-3'-羟基印枳苷	49.73±0.19	0.38	50.10±0.26	0.53
	24.94±0.25	0.99	25.17±0.12	0.47
	6.24±0.03	0.46	6.33±0.06	1.01
印枳苷	49.77±0.28	0.55	50.21±0.22	0.45
	24.90±0.16	0.66	25.15±0.09	0.37
	6.24±0.12	1.92	6.39±0.06	0.93
伞形花内酯	49.79±0.15	0.30	50.19±0.24	0.47
	24.85±0.19	0.74	25.07±0.06	0.22
	6.31±0.05	0.73	6.44±0.07	1.10
花椒毒酚	54.01±0.25	0.46	54.52±0.22	0.40
	26.80±0.18	0.68	27.00±0.04	0.15
	6.97±0.03	0.40	7.11±0.16	2.19
水合氧化前胡素	79.57±0.34	0.43	80.32±0.41	0.50
	39.90±0.32	0.81	40.29±0.11	0.28
	9.98±0.14	1.38	10.19±0.14	1.35
白当归素	79.57±0.33	0.41	80.41±0.48	0.59
	39.88±0.34	0.86	40.31±0.10	0.26
	9.97±0.15	1.48	10.23±0.15	1.42
补骨脂素	49.71±0.22	0.44	50.13±0.25	1.35
	24.94±0.19	0.78	25.17±0.08	0.31
	6.24±0.09	1.45	6.40±0.09	0.50
花椒毒素	79.51±0.36	0.46	80.19±0.38	0.48
	39.93±0.30	0.76	40.26±0.15	0.38
	9.97±0.16	1.56	10.22±0.13	1.27
佛手柑内酯	159.06±0.76	0.48	160.38±0.74	0.46
	79.83±0.70	0.87	80.51±0.32	0.40
	19.96±0.30	1.49	20.34±0.23	1.12
欧前胡素	159.05±0.67	0.42	160.50±0.87	0.54
	79.84±0.67	0.84	80.62±0.30	0.38
	19.95±0.29	1.44	20.44±0.26	1.26

（续表）

化　合　物	日　内		日　间	
	浓度（μg/ml）	RSD（%）	浓度（μg/ml）	RSD（%）
珊瑚菜内酯	159.06±0.65	0.41	160.51±0.87	0.54
	79.87±0.65	0.81	80.63±0.29	0.36
	19.96±0.29	1.46	20.47±0.26	1.29
异欧前胡素	159.05±0.50	0.31	160.09±1.08	0.68
	79.89±0.67	0.84	80.53±0.36	0.44
	19.97±0.28	1.41	20.36±0.24	1.20

（3）加样回收率：精密称取祁白芷样品 6 份，每份 1.00 g，分别加入各分析物适量，加入 75% 甲醇水溶液 20 ml，超声 40 min，按照 HPLC 分析方法进行分析，测定各个对照品的峰面积，计算回收率。结果见表 1-3-5。所有分析物的回收率在 95.05%～99.46% 之间，RSD 在 0.15%～3.90% 之间。

表 1-3-5　分析物的加样回收率结果

化　合　物	初始量（μg）	加入量（μg）	测得量（μg）$\bar{x}\pm SD$	回收率（%）	初始量 RSD（%）	测得量 RSD（%）
$(2'S,3'R)$-3'-羟基印枳苷	109.25	108.00	213.15±1.21	96.21	0.48	0.57
印枳苷	19.96	19.80	38.90±0.67	95.65	3.22	1.73
伞形花内酯	21.00	32.00	51.81±1.10	96.28	3.37	2.12
花椒毒酚	18.00	24.50	41.36±0.14	95.35	3.78	0.34
水合氧化前胡素	287.10	360.00	636.44±0.94	97.04	2.12	0.15
白当归素	131.45	160.00	284.19±8.67	95.46	1.10	3.05
补骨脂素	104.94	145.00	242.76±9.46	95.05	2.81	3.90
花椒毒素	133.61	160.00	292.75±0.31	99.46	0.61	0.11
佛手柑内酯	277.51	330.00	601.10±2.69	98.06	0.66	0.45
欧前胡素	2 073.42	2 220.00	4 288.27±101.58	99.77	1.04	2.37
珊瑚菜内酯	1 122.64	1 180.00	2 275.11±26.63	97.67	0.80	1.17
异欧前胡素	874.18	950.00	1 802.23±20.25	97.69	0.66	1.12

（4）检测下限（LOD）与定量下限（LOQ）：取各个对照品标准曲线的终浓度，并加甲醇逐级稀释，以 S/N 的值为 3 时的数据为检测下限（LOD），以 S/N 的值为 10 时的数据为定量下限（LOQ）。本法测定的各分析物的 LOD 与 LOQ 见表 1-3-6。所测定的分析物中，LOD 在 1.7～80 ng/ml，LOQ 在 22～250 ng/ml。

表 1-3-6　各分析物的检测下限与定量下限（ng/ml）

分　析　物	LOD（ng/ml）	LOQ（ng/ml）
$(2'S,3'R)$-3'-羟基印枳苷	80	250
印枳苷	80	250

（续表）

分 析 物	LOD（ng/ml）	LOQ（ng/ml）
伞形花内酯	66.7	222
花椒毒酚	33	100
水合氧化前胡素	16	64
白当归素	25.6	80
补骨脂素	16.7	40
花椒毒素	3.2	32
佛手柑内酯	3.2	32
欧前胡素	3.2	32
珊瑚菜内酯	3.2	32
异欧前胡素	1.7	22

（5）重复性：精密称取祁白芷样品 5 g，定溶于 100 ml 的 75% 甲醇水溶液中，超声 40 min，0.45 μm 微孔膜过滤，将滤液连续进样 6 次，测定各个分析物的峰面积，计算 RSD（%）。结果见表 1-3-7。

表 1-3-7　各分析物的重复性实验结果

化 合 物	峰 面 积						RSD（%）
	1	2	3	4	5	6	
$(2'S, 3'R)$-3'-羟基印枳苷	280.82	280.40	280.66	279.49	280.68	280.56	0.17
印枳苷	66.30	64.78	64.49	62.96	63.12	61.71	2.54
伞形花内酯	64.31	67.13	63.67	64.53	63.59	67.20	2.55
花椒毒酚	62.89	64.22	65.56	62.90	66.20	65.57	2.23
水合氧化前胡素	1 079.44	1 080.73	1 082.65	1 078.06	1 087.18	1 087.31	0.36
白当归素	327.44	330.63	331.57	329.02	331.64	330.15	0.49
补骨脂素	351.30	351.12	351.19	352.11	350.91	350.08	0.19
花椒毒素	710.57	710.90	708.51	709.15	704.01	702.43	0.50
佛手柑内酯	1 372.30	1 374.22	1 374.24	1 372.98	1 376.36	1 377.01	0.13
欧前胡素	4 669.66	4 669.39	4 668.35	4 672.22	4 676.05	4 672.94	0.06
珊瑚菜内酯	2 994.91	2 993.55	2 992.51	2 993.01	2 995.00	2 996.57	0.05
异欧前胡素	2 810.35	2 809.17	2 808.77	2 808.98	2 810.14	2 808.37	0.03

三、样品分析

1. 样品的含量测定　称取不同产地白芷样品 5.00 g，精密加入 75% 甲醇水溶液 100 ml，超声 40 min，0.45 μm 微孔滤膜过滤，滤液即作为待测样品。每个样品进样 20 μl，按照建立的 HPLC 法进行分析并计算各个分析物的含量。含量测定结果见表 1-3-8。

表1-3-8　不同产地白芷中各化合物的含量测定结果

分析物含量（μg/g）

编号	(2'S,3'R)-3'-羟基印枳苷	印枳苷	伞形花内酯	花椒毒酚	水合氧化前胡素	白当归素	补骨脂素	花椒毒素	佛手柑内酯	欧前胡素	珊瑚菜内酯	异欧前胡素
1	118.68±3.63	24.95±0.53	16.09±0.47	21.74±0.24	317.87±9.13	165.24±0.24	162.05±3.32	194.53±2.74	315.52±10.93	2200.49±65.07	1191.81±29.89	932.87±33.48
2	15.05±0.43	15.67±0.50	0.00	35.59±0.32	329.09±10.42	206.59±7.03	18.83±0.07	18.11±0.56	173.87±2.77	1537.60±35.14	1064.71±19.16	957.88±18.59
3	142.26±1.91	124.51±3.00	9.10±0.12	46.88±1.11	173.93±1.11	169.84±4.36	212.63±4.07	134.21±2.42	689.48±13.84	2986.49±48.00	1363.76±20.28	755.07±12.87
4	183.87±2.36	105.49±1.04	168.59±1.11	67.43±0.44	178.09±3.92	69.15±1.29	207.12±3.32	600.11±21.42	1674.89±18.84	4874.34±107.06	3102.50±16.32	844.82±12.07
5	0.00	0.00	0.00	61.33±1.03	96.19±1.52	69.30±2.00	0.00	0.00	101.50±2.14	1752.45±51.05	967.08±21.72	718.53±26.60
6	0.00	0.00	0.00	16.42±0.32	157.90±5.55	120.58±2.07	0.00	6.48±0.15	57.24±1.94	1234.72±42.89	588.65±11.61	656.04±18.82
7	—	26.38±0.72	0.00	26.30±0.68	279.94±4.58	202.14±0.78	11.91±0.31	37.91±1.03	134.90±3.71	1523.27±8.93	847.41±31.66	656.14±8.32
8	39.84±0.20	22.72±0.70	0.00	24.29±0.35	331.02±7.08	112.75±4.33	13.19±0.36	7.00±0.21	125.52±2.28	1186.41±4.36	971.61±7.07	710.54±2.76
9	37.57±0.54	28.63±0.83	0.00	27.17±0.53	310.65±3.78	91.99±2.00	19.01±0.72	11.76±0.39	68.08±0.62	1466.30±7.15	603.04±6.05	495.69±2.44
10	35.38±0.70	38.62±0.53	0.00	18.61±0.18	336.29±2.81	63.61±0.62	0.00	11.00±0.37	98.63±1.25	1937.21±12.19	811.90±3.41	482.37±0.50
11	57.50±0.80	28.50±0.81	12.57±0.28	26.67±0.64	363.36±5.55	134.73±2.97	59.65±1.06	68.02±1.26	155.84±4.58	1760.69±53.10	808.73±21.62	692.40±26.07
12	88.90±0.20	53.79±0.44	0.00	101.78±2.70	411.66±3.72	1101.41±33.13	83.01±1.08	36.05±0.47	70.82±1.06	817.66±19.61	459.88±10.72	628.15±14.32
13	116.75±0.10	107.78±1.90	250.67±2.28	110.69±2.76	228.19±8.25	1017.73±33.88	13.73±0.42	16.91±0.57	98.40±3.65	1538.00±15.97	1422.55±42.58	9675.90±254.30

注：— 为检测线以下。

2. 聚类分析　将以上数据选用欧氏距离计算样品间的相似系数,利用系统聚类法进行聚类,得到树状图如图1-3-2。

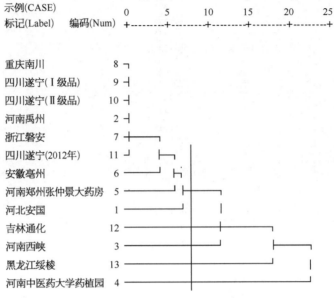

图1-3-2　不同产区白芷香豆素化合物含量聚类图

由图1-3-2中可以看出,在距离7.5处画一条线,可以将不同产区的13个白芷样品分为五类,河南中医药大学药植园产区的白芷与其他产区的白芷为距离最远的一类;河南西峡药植园、吉林通化市、黑龙江绥棱县这3个产区的白芷各自归为一类,其余9个产区的白芷均为人工栽培品,产生的香豆素类化合物距离比较近,所以这9个产区的白芷归为一类。已有报道从中药白芷种质资源、分子遗传学以及其近缘野生植物演化等方面论证了产于东北的兴安白芷与传统中药白芷不尽相同。此数据也表明,产于东北的兴安白芷与传统入药白芷在其有效成分香豆素类化合物上也不尽相同,此种不同应当是由于生长环境以及内在遗传因素的共同影响造成的。

四、小结

(1) 本法建立的白芷中多种香豆素类化合物的 RP-HPLC-DAD 分析方法,简便、快捷、灵敏,可以用来检测白芷根中的12个香豆素类化合物,其中两个为香豆素苷类化合物。

(2) 从对不同产区的13个白芷样品进行聚类分析结果来看,河南西峡药植园、吉林通化市、黑龙江绥棱县这3个产区的白芷各自归为一类,其余9个产区的白芷均为人工栽培品归为一类。产于东北的兴安白芷与药用白芷在其有效成分香豆素类化合物上也不尽相同。

(3) 杭白芷、川白芷、禹白芷、祁白芷共有且相对含量较高的香豆素类化合物为水合氧化前胡素、白当归素、欧前胡素、异欧前胡素和珊瑚菜内酯,建议作为考察其化学物质基础的质量标志物。

第四节 挥发油成分分析

关于白芷、杭白芷、川白芷挥发油成分的研究已有报道,但祁白芷和兴安白芷挥发油成分的研究还未见报道,可能由于白芷根中的挥发油含量甚微,难以代表白芷的道地性。

一、祁白芷挥发性成分研究

1. 材料与仪器 祁白芷采自道地产区河北省安国市霍庄村,栽培品;经北京中医药大学王文全鉴定为祁白芷 *Angelica dahurica* var. *dahurica* cv. Qibaizhi,凭证标本(20081025Q)存放于北京大学天然药物及仿生药物国家重点实验室。

美国 Finnigan 公司 TRACE MS 2000 型气相色谱-质谱联用仪。

2. 方法

(1)挥发油的制备:按照 2010 年版《中华人民共和国药典》一部附录 XD(乙法)提取祁白芷挥发油,得到具有特殊香气的淡黄色油状物,收油率为 0.058%(ml/g)。

(2)GC-MS 条件:DB-5MS 毛细管色谱柱(30 m×0.25 μm×0.25 mm)。汽化温度 270℃;升温程序:初始温度 40℃(3 min),以 5℃/min 升温速率升至 120℃,再以 4℃/min 升至 200℃;以 6℃/min 升温速率升至 250℃,维持 10 min;进样量 0.3 μl;溶剂延迟 2 min;流速 1.0 μl/min。EI 电离源,离子源温度 200℃;扫描质量范围 m/z 35～650。

3. 结果与分析 将所得挥发油进行分析,得总离子流(TIC)色谱图,见图 1-4-1。从挥发油中共检出 290 个色谱峰,鉴定出 111 个化合物,占挥发油总量的 90.61%,见表 1-4-1。其中,单萜及其衍生物 27 个(26.18%),主要为 3-蒈烯(3-carene,12.70%)、β-萜品烯(β-terpinene,3.53%)、β-香叶烯(β-myrcene,1.97%)、β-水芹烯(β-phellandrene,1.65%);倍半萜及其衍生物 32 个(20.06%),主要为 β-榄香烯(β-elemene,6.20%)、γ-榄香烯(γ-elemene,1.82%)、β-马阿里烯(β-maaliene,1.61%)、左旋-匙叶桉油烯醇[(-)-spathulenol,1.27%];有机烃、醇、醛、酮、酸和酯类 41 个(41.69%),主要为正十二烷醇(1-dodecanol,11.57%)、环十四烷(cyclotetradecane,8.07%)、正十六酸(n-hexadecanoic acid,3.11%)、顺式-11-十四烯酸(Z-11-tetradecenoic acid,2.68%)、反式-9-十八碳烯-1-醇(trans-9-octadecen-1-ol,2.39%)等;芳烃类 8 个(1.39%),聚乙炔醇类 1 个(0.99%),香豆素类 1 个(0.16%),生物碱类 1 个(0.14%)。含量较高者亦无特殊生物学活性。

应用 GC-MS 法,姚川等从白芷中鉴定出 29 个化合物,含量较高的化合物为:甲基环癸烷(12.4%)、正十四碳烯(10.9%)、月桂酰乙酯(5.43%);聂红从白芷中鉴定了 111 个组分,主要成分为甲基环癸烷(22.4%)、正十二烷醇(8.6%)、十三烷醇(5.53%)、正十四烷醇(5.10%);杨祖金从白芷中鉴定了 41 个成分,主要为 α-蒎烯(4.14%)、十二碳醇(9.83%)、十四碳醇(7.27%)、榄香烯(6.26%)、十三醇(6.46%)、环十二碳烷(5.25%)、正十六碳烯(4.68%);乔善义从野生白芷中鉴定了 82 个化合物,含量较高的有环十二烷

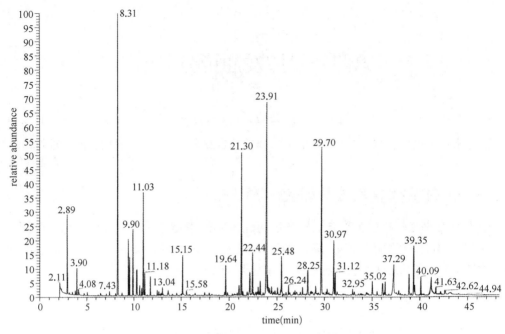

图 1－4－1　祁白芷挥发油的 GC－MS 总离子流色谱图

(cyclododecane)、马兜铃酮(aristolone)、11,14－二十碳二烯酰甲酯(11,14－eicosadienoic acid methyl ester)、十四醇－1－乙酰酯（1－eteradecanol acetate）、棕榈酰乙酯 (hexadecanoic acid ethyl ester)、香芹酚（carvacrol）、丁香酚（eugenol）、异荒漠木烯 (isoerempilene)；张强从杭白芷中鉴定了 23 个化合物，主要成分为壬基环丙烷 (nonylcyclopropane,44.8%)、α－蒎烯（α－pinene,14.1%）、正十四烷醇（1－tetradecanol, 5.1%）；张国彬从杭白芷中鉴定了 38 个化合物，主要成分为樟脑、α－甲基芷香酮、1,7,7－三 甲基双环[2,2,1]庚－2－醇乙酸酯和 2－甲基巴豆醛；李宏宇从川白芷中鉴定出 69 个化学成 分，主要成分为有机酸类、烯类及醇类。本实验结果与以上数据相比，具有一定的相似性。 其主要成分皆为有机烃、醇、醛、酮、酸和酯类、单萜和倍半萜类化合物，不同之处是同类别的 具体化学成分存在一定差异，这与药材的来源、产地等方面可能具有一定关系。

表 1－4－1　祁白芷挥发油化学成分分析

序号	保留时间(min)	化　合　物　名　称	分子式	相对分子质量	相对含量(%)
1	2.11	乙酸乙酯(ethyl acetate)	$C_4H_8O_2$	88	1.23
2*	2.28	异丙醇乙酰酯(isopropyl acetate)	$C_5H_{10}O_2$	102	0.54
3*	2.89	丙酰乙酯(propanoic acid ethyl ester)	$C_5H_{10}O_2$	102	1.60
4*	2.92	正丙醇乙酯(n－propyl acetate)	$C_5H_{10}O_2$	102	0.40
5	3.42	2－甲基－2－丁烯醛（2－methyl－2－butenal）	C_5H_8O	84	0.07
6*	3.73	1－甲基丙醇乙酰酯(acetic acid 1－methylpropyl ester)	$C_6H_{12}O_2$	116	0.13
7*	3.90	甲苯（toluene）	C_7H_8	92	0.70

（续表）

序号	保留时间（min）	化 合 物 名 称	分子式	相对分子质量	相对含量（%）
8*	4.08	烯丙基乙酯（allyl acetate）	$C_5H_8O_2$	100	0.13
9*	4.11	3-甲基-2-丁烯-1-醇（3-methyl-2-buten-1-ol）	$C_5H_{10}O$	86	0.12
10*	6.23	乙基苯（ethylbenzene）	C_8H_{10}	106	0.02
11*	6.47	1,3-二甲基苯（1,3-dimethylbenzene）	C_8H_{10}	106	0.08
12*	6.52	1,2-二甲基苯（1,2-dimethyl benzene）	C_8H_{10}	106	0.04
13*	7.10	对二甲苯（p-xylene）	C_8H_{10}	106	0.05
14*	7.43	庚醛（heptanal）	$C_7H_{14}O$	114	0.15
15	8.08	1R-α-蒎烯（1R-α-pinene）	$C_{10}H_{16}$	136	0.07
16	8.31	3-蒈烯（3-carene）	$C_{10}H_{16}$	136	12.70
17*	8.73	樟脑萜（camphene）	$C_{10}H_{16}$	136	0.08
18*	8.85	2,4(10)-侧柏二烯［2,4(10)-thujadiene］	$C_{10}H_{14}$	134	0.01
19	9.40	β-水芹烯（β-phellandrene）	$C_{10}H_{16}$	136	1.65
20	9.53	左旋-β-蒎烯［(-)-β-pinene］	$C_{10}H_{16}$	136	1.03
21*	9.90	β-香叶烯（β-myrcene）	$C_{10}H_{16}$	136	1.97
22*	10.30	辛醛（octanal）	$C_8H_{16}O$	128	0.74
23	10.34	α-水芹烯（α-phellandrene）	$C_{10}H_{16}$	136	0.76
24*	10.64	α-萜品烯（α-terpinene）	$C_{10}H_{16}$	136	0.28
25*	10.86	β-聚伞花素（β-cymene）	$C_{10}H_{14}$	134	0.23
26	11.03	β-萜品烯（β-terpinene）	$C_{10}H_{16}$	136	3.53
27	11.18	消旋-β-蒎烯［(±)-β-pinene］	$C_{10}H_{16}$	136	0.68
28*	11.46	反式-β-罗勒烯（trans-β-ocimene）	$C_{10}H_{16}$	136	0.03
29	11.77	γ-萜品烯（γ-terpinene）	$C_{10}H_{16}$	136	0.59
30*	12.50	消旋-2-蒈烯［(±)-2-carene］	$C_{10}H_{16}$	136	0.17
31*	12.66	2-壬酮（2-nonanone）	$C_9H_{18}O$	142	0.19
32*	12.80	6-莰烯酮（6-camphenone）	$C_{10}H_{14}O$	150	0.05
33*	12.91	十一烷（undecane）	$C_{11}H_{24}$	156	0.12
34*	13.04	壬醛（nonanal）	$C_9H_{18}O$	142	0.31
35*	13.65	五甲基环戊二烯（pentamethylcyclopentadiene）	$C_{10}H_{16}$	136	0.21
36*	14.08	顺式-β-萜品醇（cis-β-terpineol）	$C_{10}H_{18}O$	154	0.07
37*	15.01	4-异丙基-1-环己烯-1-甲醛［4-(1-methylethyl)-1-cyclohexene-1-carboxaldehyde］	$C_{10}H_{16}O$	152	0.07
38*	15.15	消旋-4-萜品醇［(±)-4-terpineol］	$C_{10}H_{18}O$	154	1.39

（续表）

序号	保留时间（min）	化　合　物　名　称	分子式	相对分子质量	相对含量（%）
39	15.58	α-萜品醇（α-terpineol）	$C_{10}H_{18}O$	154	0.25
40*	15.97	反式-胡椒醇（trans-piperitol）	$C_{10}H_{18}O$	154	0.05
41*	16.50	麝酚甲醚（thymol methyl ether）	$C_{11}H_{16}O$	164	0.15
42*	16.78	消旋-胡薄荷酮［（±）-pulegone］	$C_{10}H_{16}O$	152	0.03
43*	16.92	α-甲基氢化肉桂醛（α-methylhydrocinnamaldehyde）	$C_{10}H_{12}O$	148	0.04
44*	17.24	消旋-胡椒酮［（±）-piperitone］	$C_{10}H_{16}O$	152	0.02
45*	17.48	反式-2-癸烯醛［（E）-2-decenal］	$C_{10}H_{18}O$	154	0.17
46*	17.95	水芹醛（phellandral）	$C_{10}H_{16}O$	152	0.11
47*	19.64	δ-榄香烯（δ-elemene）	$C_{15}H_{24}$	204	1.16
48	20.33	δ-蛇床烯（δ-selinene）	$C_{15}H_{24}$	204	0.08
49*	20.84	胡椒烯（copaene）	$C_{15}H_{24}$	204	0.12
50*	21.04	1-乙烯基-1-甲基-2,4-二(1-异丙烯基)-环己烷［1-ethenyl-1-methyl-2,4-bis(1-methylethenyl)-cyclohexane］	$C_{15}H_{24}$	204	0.48
51*	21.30	β-榄香烯（β-elemene）	$C_{15}H_{24}$	204	6.20
52*	21.43	α-布黎烯（α-bulnesene）	$C_{15}H_{24}$	204	0.18
53*	21.88	月桂醛（dodecanal）	$C_{12}H_{24}O$	184	0.15
54*	22.16	石竹烯（caryophyllene）	$C_{15}H_{24}$	204	1.21
55	22.44	γ-榄香烯（γ-elemene）	$C_{15}H_{24}$	204	1.82
56*	22.55	α-佛手柑油烯（α-bergamotene）	$C_{15}H_{24}$	204	0.10
57*	22.79	左旋-马兜铃烯［（-）-aristolene］	$C_{15}H_{24}$	204	0.14
58*	23.03	γ-古芸烯（γ-gurjunene）	$C_{15}H_{24}$	204	0.42
59	23.14	β-金合欢烯（β-farnesene）	$C_{15}H_{24}$	204	0.11
60	23.22	α-石竹烯（α-caryophyllene）	$C_{15}H_{24}$	204	0.63
61	23.53	消旋-α-菖蒲二烯［（±）-α-acoradiene］	$C_{15}H_{24}$	204	0.12
62*	23.73	2-异丙烯基-4a,8-二甲基-1,2,3,4,4a,5,6,7-八氢萘（2-isopropenyl-4a,8-dimethyl-1,2,3,4,4a,5,6,7-octahydronaphthalene）	$C_{15}H_{24}$	204	0.09
63*	23.91	正十二烷醇（1-dodecanol）	$C_{12}H_{26}O$	186	11.57
64*	23.98	吉玛烯 D（germacrene D）	$C_{15}H_{24}$	204	0.88
65*	24.07	β-广藿香烯（β-patchoulene）	$C_{15}H_{24}$	204	0.39
66*	24.16	1a,2,3,3a,4,5,6,7b-八氢-1,1,3a,7-四甲基-1H-环丙烷［α］萘 {1a,2,3,3a,4,5,6,7b-octahydro-1,1,3a,7-tetramethyl-1H-cyclopropa［α］naphthalene}	$C_{15}H_{24}$	204	0.13

（续表）

序号	保留时间（min）	化 合 物 名 称	分子式	相对分子质量	相对含量（%）
67*	24.22	4(14),11-桉叶二烯［eudesma-4(14),11-diene］	$C_{15}H_{24}$	204	0.24
68*	24.31	右旋-瓦伦烯［(+)-valencene］	$C_{15}H_{24}$	204	0.03
69*	24.43	α-蛇床烯（α-selinene）	$C_{15}H_{24}$	204	0.37
70*	24.78	姜黄烯（curcumene）	$C_{15}H_{22}$	202	0.25
71	25.07	β-杜松烯（β-cadinene）	$C_{15}H_{24}$	204	0.36
72*	25.39	12-甲基-氧杂环十二碳-6-烯-2-酮（12-methyl-oxacyclododec-6-en-2-one）	$C_{12}H_{20}O_2$	196	0.23
73*	25.48	β-马阿里烯（β-maaliene）	$C_{15}H_{24}$	204	1.61
74*	25.95	α-榄香醇（α-elemol）	$C_{15}H_{26}O$	222	0.16
75*	26.24	甘香烯（elixene）	$C_{15}H_{24}$	204	0.43
76*	26.92	石竹烯氧化物（caryophyllene oxide）	$C_{15}H_{24}O$	220	0.21
77	27.47	十六烷（hexadecane）	$C_{16}H_{34}$	226	0.14
78	27.70	正十二酰乙酯（1-dodecanol acetate）	$C_{14}H_{28}O_2$	228	0.36
79*	28.25	左旋-匙叶桉油烯醇［(-)spathulenol］	$C_{15}H_{24}O$	220	1.27
80*	28.53	匙叶桉油烯醇（spathulenol）	$C_{15}H_{24}O$	220	0.16
81	28.74	榄香脂素（elemicin）	$C_{12}H_{16}O_3$	208	0.32
82*	29.00	τ-木罗醇（τ-muurolol）	$C_{15}H_{26}O$	222	0.11
83*	29.09	蛇床-6-烯-4-醇（selina-6-en-4-ol）	$C_{15}H_{26}O$	222	0.46
84*	29.70	环十四烷（cyclotetradecane）	$C_{14}H_{28}$	196	8.07
85*	30.18	蛇床-7(11)-烯-4-醇［selin-7(11)-en-4-ol］	$C_{15}H_{26}O$	222	0.14
86*	30.28	十七烷（heptadecane）	$C_{17}H_{36}$	240	0.26
87*	30.97	顺式-11-十四烯酸（Z-11-tetradecenoic acid）	$C_{14}H_{26}O_2$	226	2.68
88*	31.33	反式-12-环丙基-11-十二碳烯-1-醇［(E)-12-cyclopropyl-11-dodecen-1-ol］	$C_{15}H_{28}O$	224	0.15
89*	32.95	十八烷（octadecane）	$C_{18}H_{38}$	254	0.28
90*	33.14	2-十四烷氧基乙醇（2-tetradecyloxyethanol）	$C_{16}H_{34}O_2$	258	0.23
91*	34.58	十五酸（pentadecanoic acid）	$C_{15}H_{30}O_2$	242	0.11
92*	35.02	顺式-11-十六碳烯-1-醇［(Z)-11-hexadecen-1-ol］	$C_{16}H_{32}O$	240	0.04
93*	35.02	反式-9-十六碳烯-1-醇（trans-9-hexadecen-1-ol）	$C_{16}H_{32}O$	240	0.68
94*	35.52	十九烷（nonadecane）	$C_{19}H_{40}$	268	0.20
95*	36.12	十六碳环内酯（hexadecanolide）	$C_{16}H_{30}O_2$	254	0.46
96	36.12	棕榈酰甲酯（hexadecanoic acid methyl ester）	$C_{17}H_{34}O_2$	270	0.42
97*	36.27	氧杂环十七碳-8-烯-2-酮（oxacycloheptadec-8-en-2-one）	$C_{16}H_{28}O_2$	252	0.15

（续表）

序号	保留时间(min)	化 合 物 名 称	分子式	相对分子质量	相对含量(%)
98	36.39	α-亚麻酰甲酯(α-linolenic acid methyl ester)	$C_{19}H_{32}O_2$	292	0.60
99	37.29	正十六酸 (n-hexadecanoic acid)	$C_{16}H_{32}O_2$	256	3.11
100	37.80	棕榈酰乙酯(palmityl acetate)	$C_{18}H_{36}O_2$	284	0.18
101*	38.87	镰叶芹醇(falcarinol)	$C_{17}H_{24}O$	243	0.99
102*	39.07	反式-9-十六碳烯醇(trans-9-hexadecenol)	$C_{16}H_{32}O$	240	0.12
103*	39.35	反式-9-十八碳烯-1-醇(trans-9-octadecen-1-ol)	$C_{18}H_{36}O$	268	2.39
104*	39.45	顺式-9-十八碳烯-1-醇(cis-9-octadecenol)	$C_{18}H_{36}O$	268	0.53
105	40.09	亚油酰甲酯(methyl linoleate)	$C_{19}H_{34}O_2$	294	0.80
106*	41.17	α-亚油酸 (α-linoleic acid)	$C_{18}H_{32}O_2$	280	1.50
107*	41.33	油酸 (oleic acid)	$C_{18}H_{32}O_2$	280	0.18
108*	41.63	9,12-十八碳二烯酰乙酯(9,12-octadecadienoic acidethyl ester)	$C_{20}H_{36}O_2$	308	0.31
109*	42.63	软木花椒素(suberosin)	$C_{15}H_{16}O_3$	244	0.16
110*	43.19	α-萘基苯胺(α-naphthylphenylamine)	$C_{16}H_{13}N$	219	0.14
111*	44.94	4-甲氧基肉桂酰-2-乙基己基酯(2-ethylhexyl-4-methoxycinnamate)	$C_{18}H_{26}O_3$	290	0.03

注：* 为首次从药材白芷挥发油中鉴定出。

二、兴安白芷挥发性成分研究

1. 材料与仪器　兴安白芷采自吉林省通化市东昌区佐安村,经长白山大学(通化师范学院)于俊林鉴定为兴安白芷 Angelica dahurica Benth. et Hook. f. ex Franch. et Sav. 的根,凭证标本(20100701AD)存放在北京大学天然药物及仿生药物国家重点实验室。

TRACE MS 2000 型 GC-MS 联用仪,Xcalibur 工作站,NIST 标准质谱图库(美国 Finnigan 公司)。

2. 方法

(1)挥发油的制备：取阴干兴安白芷粉碎,称取 200 g,置于 1 000 ml 圆底烧瓶中,加水 400 ml,参照 2010 年版《中华人民共和国药典》一部附录 XD 挥发油测定法(甲法),水蒸气蒸馏提取挥发油,得含水特殊香气的黄色油状物,无水硫酸钠干燥后得 0.56 ml,计算含油量为 0.28%(V/W),封装备用。

(2)GC-MS 条件：DB-5MS 石英毛细管色谱柱(30 m×0.25 μm×0.25 mm);汽化

温度 270℃；程序升温：初始温度 40℃（维持 3 min），以升温速率 5℃/min 升至 120℃，然后以 4℃/min 升至 200℃，再以 6℃/min 升至 250℃（维持 10 min）；分流比 20：1，进样量 0.3 μl；溶剂延迟时间 2 min；柱前压 92 kPa，柱流量 1.0 ml/min；载气为高纯氦气。电离方式为 EI，电离能量 70 eV，传输线温度 250℃，离子源温度 200℃；扫描质量范围 m/z 35～650。

3. 结果与分析 将所得挥发油进行分析，得总离子流（TIC）色谱图，见图 1-4-2。通过 GC-MS 检测，其成分的质谱图经计算机质谱数据库检索，按各色谱峰的质谱裂解碎片图与文献核对，对基峰、质荷比和相对丰度等进行比较，并结合有关图谱解析，分别对各色谱峰加以确认，从而鉴定兴安白芷挥发油中的化学成分。采用面积归一化法测得各组分的相对百分含量，分析鉴定结果见表 1-4-2。共检出 244 个色谱峰，鉴定出 76 个化合物，占挥发油总量的 86.13%。其中，单萜及其衍生物类成分 22 个（占总检出成分含量的 33.79%），主要为 α-柠檬烯（α-limonene，15.25%）、3-蒈烯（3-carene，10.94%）、1R-α-蒎烯（1R-α-pinene，3.85%）；倍半萜及其衍生物类成分 21 个（13.22%），主要为左旋匙叶桉油烯醇［(-)-spathulenol，1.68%］、姜黄烯（curcumene，1.65%）、β-榄香烯（β-elemene，1.15%）、β-没药醇（β-bisabolol，1.11%）、蛇床烷-6-烯-4-醇（selina-6-en-4-ol，1.09%）；有机烃、醇、醛、酮、酸和酯类 32 个（38.24%），主要为十四烷醇（tetradecanol，19.43%）、正十二烷醇（1-dodecanol，5.74%）、顺式-9-十四烯酸（Z-9-tetradecenoic acid，2.76%）、δ-十四烷内酯（δ-tetradecalactone，1.67%）、正十五烷醇（1-pentadecanol，1.44%）等；芳烃类 2 个（0.88%）。含量较高者亦无特殊生物学活性。

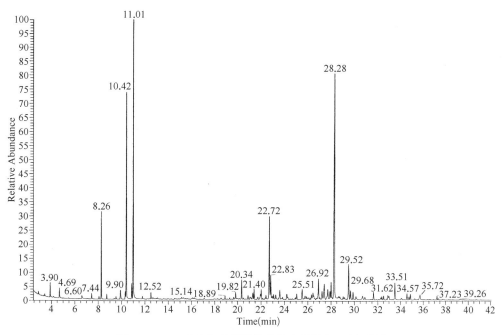

图 1-4-2 兴安白芷挥发油的总离子流（TIC）色谱图

表 1－4－2　兴安白芷挥发油化学成分的 GC－MS 分析结果

序号	保留时间（min）	化 合 物 名 称	分子式	相对分子质量	相对含量(%)
1	2.88	丙酸乙酯（propanoic acid ethyl ester）	$C_5H_{10}O_2$	102	0.10
2	2.92	正丙醇乙酰酯（n-propyl acetate）	$C_5H_{10}O_2$	102	0.05
3	3.35	3-甲基正丁醇（3-methyl-1-butanol）	$C_5H_{12}O$	88	0.04
4	3.43	2-甲基-2-丁烯醛（2-methyl-2-butenal）	C_5H_8O	84	0.14
5	3.90	甲苯（toluene）	C_7H_8	92	0.63
6	4.69	己醛（hexanal）	$C_6H_{12}O$	100	0.53
7	6.60	己醇（hexanol）	$C_6H_{14}O$	102	0.33
8	7.44	庚醛（heptanal）	$C_7H_{14}O$	114	0.34
9	8.07	β-侧柏烯（β-thujene）	$C_{10}H_{16}$	136	0.13
10	8.26	$1R$-α-蒎烯（$1R$-α-pinene）	$C_{10}H_{16}$	136	3.85
11	8.73	樟脑萜（camphene）	$C_{10}H_{16}$	136	0.22
12	9.36	β-聚伞花素（β-cymene）	$C_{10}H_{14}$	134	0.04
13	9.40	β-萜品烯（β-terpinene）	$C_{10}H_{16}$	136	0.02
14	9.52	左旋-β-蒎烯 [(-)-β-pinene]	$C_{10}H_{16}$	136	0.13
15	9.90	β-月桂烯（β-myrcene）	$C_{10}H_{16}$	136	0.71
16	10.31	辛醛（octanal）	$C_8H_{16}O$	128	0.43
17	10.42	3-蒈烯（3-carene）	$C_{10}H_{16}$	136	10.94
18*	10.87	对-聚伞花素（p-cymene）	$C_{10}H_{14}$	134	0.82
19*	11.01	α-柠檬烯（α-limonene）	$C_{10}H_{16}$	136	15.25
20	11.78	γ-萜品烯（γ-terpinene）	$C_{10}H_{16}$	136	0.13
21	12.41	δ-萜品烯（δ-terpinene）	$C_{10}H_{16}$	136	0.03
22	12.52	右旋 4-蒈烯 [(+)-4-carene]	$C_{10}H_{16}$	136	0.36
23*	12.67	对-聚伞花烯（p-cymenene）	$C_{10}H_{12}$	132	0.13
24*	12.99	β-芳樟醇（β-linalool）	$C_{10}H_{18}O$	154	0.06
25	13.07	壬醛（nonanal）	$C_9H_{18}O$	142	0.10
26*	13.58	反式-对-薄荷烷-2,8-二烯醇（$trans$-p-mentha-2,8-dienol）	$C_{10}H_{16}O$	152	0.04
27*	14.54	反式-2-壬烯醛 [(E)-2-nonenal]	$C_9H_{16}O$	140	0.11
28*	14.65	1,5-对-薄荷二烯-8-醇（1,5-p-menthadien-8-ol）	$C_{10}H_{16}O$	152	0.06
29*	15.14	对-聚伞花素-8-醇（p-cymene-8-ol）	$C_{10}H_{14}O$	150	0.19
30	15.47	α-萜品醇（α-terpineol）	$C_{10}H_{18}O$	154	0.03

（续表）

序号	保留时间(min)	化 合 物 名 称	分子式	相对分子质量	相对含量(%)
31*	16.07	反式-香芹醇(*trans* - carveol)	$C_{10}H_{16}O$	152	0.15
32	16.23	麝酚甲醚(thymol methyl ether)	$C_{11}H_{16}O$	164	0.14
33	17.07	反式-2-癸烯醛[(*E*)-2 - decenal]	$C_{10}H_{18}O$	154	0.12
34*	18.54	2,4-二烯癸醛(2,4 - decadienal)	$C_{10}H_{16}O$	152	0.14
35	18.89	δ-榄香烯(δ - elemene)	$C_{15}H_{24}$	204	0.20
36*	19.30	α-长叶蒎烯(α - longipinene)	$C_{15}H_{24}$	204	0.15
37	20.34	β-榄香烯(β - elemene)	$C_{15}H_{24}$	204	1.15
38*	20.89	十二醛(dodecanal)	$C_{12}H_{24}O$	184	0.27
39*	21.31	右旋-β-雪松烯[(+)-β - cedrene]	$C_{15}H_{24}$	204	0.61
40	21.40	γ-榄香烯(γ - elemene)	$C_{15}H_{24}$	204	0.64
41*	21.95	异喇叭烯(isoledene)	$C_{15}H_{24}$	204	0.45
42	22.02	β-金合欢烯(β - farnesene)	$C_{15}H_{24}$	204	0.67
43	22.14	α-石竹烯(α - caryophyllene)	$C_{15}H_{24}$	204	0.11
44	22.42	消旋-α-菖蒲二烯[($\pm$)-α - acoradiene]	$C_{15}H_{24}$	204	0.27
45	22.72	正十二醇(1 - dodecanol)	$C_{12}H_{26}O$	186	5.74
46	22.83	姜黄烯(curcumene)	$C_{15}H_{22}$	202	1.65
47*	23.06	β-桉叶烯(β - eudesmene)	$C_{15}H_{24}$	204	0.32
48	23.25	α-蛇床烯(α - selinene)	$C_{15}H_{24}$	204	0.37
49*	23.60	(*R*)-花侧柏烯[(*R*)- cuparene]	$C_{15}H_{22}$	202	0.77
50*	23.83	右旋-δ-杜松烯[(+)-δ - cadinene]	$C_{15}H_{24}$	204	0.17
51	24.21	β-马阿里烯(β - maaliene)	$C_{15}H_{24}$	204	0.53
52	24.95	甘香烯(elixene)	$C_{15}H_{24}$	204	0.16
53	25.51	匙叶桉油烯醇(spathulenol)	$C_{15}H_{24}O$	220	0.84
54*	26.19	芳樟醇异戊酰酯(linalyl isovalerate)	$C_{15}H_{26}O_2$	238	0.10
55	26.31	月桂醇乙酰酯(lauryl acetate)	$C_{14}H_{28}O_2$	228	0.35
56	26.92	左旋匙叶桉油烯醇[(-)- spathulenol]	$C_{15}H_{24}O$	220	1.68
57*	27.42	δ-十四烷内酯(δ - tetradecalactone)	$C_{14}H_{26}O_2$	226	1.67
58*	27.72	蛇床烷-6-烯-4-醇(selina - 6 - en - 4 -ol)	$C_{15}H_{26}O$	222	1.09
59*	27.92	紫苏醇乙酰酯(perillyl acetate)	$C_{12}H_{18}O_2$	194	0.60
60*	28.00	β-没药醇(β - bisabolol)	$C_{15}H_{26}O$	222	1.11
61	28.28	十四烷醇(tetradecanol)	$C_{14}H_{30}O$	214	19.43
62	28.77	杜松脑(juniper camphor)	$C_{15}H_{26}O$	222	0.28

（续表）

序号	保留时间（min）	化 合 物 名 称	分子式	相对分子质量	相对含量（%）
63*	29.52	顺式-9-十四烯酸（Z-9-tetradecenoic acid）	$C_{14}H_{26}O_2$	226	2.76
64*	29.89	6顺式,9顺式-十五烷二烯-1-醇 [(Z)6,(Z)9-pentadecadien-1-ol]	$C_{15}H_{28}O$	224	0.61
65*	30.89	9-亚甲基芴（9-methylenefluorene）	$C_{14}H_{10}$	178	0.25
66	31.62	正十四烯（1-tetradecene）	$C_{14}H_{28}$	196	0.53
67*	32.51	顺式-11-十六碳烯酸（Z-11-hexadecenoic acid）	$C_{16}H_{30}O_2$	254	0.32
68*	32.79	麝葵内酯（ambrettolic acid lactone）	$C_{16}H_{28}O_2$	252	0.08
69*	33.00	反式-对-茴萝脑（$trans$-p-anethole）	$C_{10}H_{12}O$	148	0.4
70	33.51	正十五醇（1-pentadecanol）	$C_{15}H_{32}O$	228	1.44
71	34.57	十六碳环内酯（hexadecanolide）	$C_{16}H_{30}O_2$	254	0.46
72*	34.75	反亚油酸甲酯（methyl linolelaidate）	$C_{19}H_{32}O_2$	292	0.24
73*	34.87	（顺式,顺式,顺式）-十八烷-9,12,15-三烯-1-醇 [(Z,Z,Z)-9,12,15-octadecatrien-1-ol]	$C_{18}H_{32}O$	264	0.43
74	35.72	正十六酸（n-hexadecanoic acid）	$C_{16}H_{32}O_2$	256	0.65
75*	36.59	十八烷醇乙酰酯（octadecyl acetate）	$C_{20}H_{40}O_2$	316	0.04
76	37.73	顺式-11-十六烯-1-醇[(Z)-11-hexadecen-1-ol]	$C_{16}H_{32}O$	240	0.05

注：* 为首次从白芷药材挥发油中鉴定出。

第五节　遗传多样性研究

本研究选取不同居群的栽培白芷（祁白芷、禹白芷、杭白芷、川白芷）和野生兴安白芷的硅胶快速干燥叶片，提取叶绿体DNA，选叶绿体DNA通用引物片段 $trnH$-$psbA$、$matK$、$rbcL$、$trnL$-$trnF$、$psbB$-$psbF$ 和核基因 ITS4-ITS5 区间基因，进行 PCR 扩增和测序，ClustalW 多序列比对，用 MEGA5.1 软件 K2P 模型、邻接法（NJ）进行聚类分析，考察不同产地白芷间的遗传特征差异，并讨论进行产地鉴别的可能性。

一、仪器、药品与材料

PCR 仪（Eppendorf,5332），低温离心机（Eppendorf centrifuge 5810R），全自动凝胶成像分析仪（GENE GENIUS），电泳系统（北京市六一仪器厂，DYY-2），混合型球磨仪（Retsch,MM400），微量移液器（Eppendorf）。

琼脂糖（promega），溴化乙锭（Floka），DNA 聚合酶（Takara），2000 bp DNA Marker

(Takara)、β-巯基乙醇(Amresco)、PVP 粉、EDTA、Tris、盐酸、氢氧化钠、三氯甲烷、无水乙醇、异戊醇、异丙醇均为国产分析纯。2xCTAB 提取液,2xTAE 缓冲液均由实验室自行配制。

本研究所用白芷样品信息记载见表 1-5-1。10 个栽培白芷居群、2 个野生居群的硅胶快速干燥叶片,栽培品白芷由中国中医科学院中药资源中心黄璐琦鉴定为白芷 *Angelica dahurica*(Fisch. ex Hoffm.)Benth. et Hook. f.或杭白芷 *Angelica dahurica*(Fisch. ex Hoffm)Benth. et Hook. f. var. *formosana*(Boiss.)Shan et Yuan,野生品兴安白芷由长白山大学(通化师范学院)于俊林鉴定为 *Angelica dahurica*(Fisch.)Benth. et Hook. ex Franch. et Sav.。分别取经硅胶快速干燥不同居群的白芷叶片约 10 mg,分装在 2 ml 的 EP 管中,用混合型球磨仪以 2 000 次/s 的震动频率粉碎 30 s,备用。

表 1-5-1 白芷叶片样品信息

编 号	品 种	采 样 点	经度(E)	纬度(N)
1	祁白芷	河北安国市霍庄	115°17′56.03″	38°21′44.26″
2	禹白芷	河南禹州市古城镇钟楼	113°34′12.15″	34°12′10.60″
3	禹白芷	河南焦作市武陟县大封村	112°54′39.7″	34°51′8.19″
4	杭白芷	浙江磐安县仰头村	120°25′9.97″	29°0′19.95″
5	川白芷(川芷 1 号)	四川遂宁中脊村	105°34′42.71″	30°33′55.85″
6	川白芷(川芷 1 号)	四川遂宁沱牌镇	105°24′19.09″	30°43′19.28″
7	川白芷(川芷 1 号)	四川遂宁新桥镇孙河村	105°31′26.44″	30°33′49.29″
8	川白芷	重庆南川三泉村 6 组	107°12′14.85″	29°07′56.87″
9	川白芷	重庆南川区三泉村 3 组	107°12′56.25″	29°08′8.07″
10	川白芷	重庆南川区半河村(原烽火村)	107°14′56.10″	29°06′47.61″
11	兴安白芷	吉林通化市佐安村高丽沟	125°59′59.70″	41°43′41.34″
12	兴安白芷	吉林通化市佐安村雷达站	125°59′59.70″	41°43′41.34″

二、实验方法

1. 总 DNA 提取 采用改良的 CTAB 法提取总 DNA。在加入白芷叶片粉末的 EP 管中,依次加入 900 μl 65℃预热的 2×CTAB 提取液、10 μl 的 β-巯基乙醇和少量 PVP 粉,震荡摇匀,置于水浴锅中 65℃水浴 1.5~2 h,期间每隔 30 min 摇匀一次。温浴后取出 EP 管,自然冷却至室温,加入 900 μl 三氯甲烷-异戊醇(24∶1),快速摇匀,4℃ 离心 10 min(12 000 r/min);取上清液转移至另一 2 ml EP 管中,加入等体积的三氯甲烷-异戊醇,摇匀,4℃ 离心 10 min(12 000 r/min);取上清液转移至 1.5 ml 的 EP 管中,加入 500 μl 预冷的异丙醇,轻轻颠倒 2~3 次,置-20℃冰箱中 30 min,取出,4℃ 离心 10 min(12 000 r/min),弃上清,所得沉淀用 300 μl 的 70%乙醇水洗 1~2 次,离心弃上清,再用 300 μl 无水乙醇洗 1 次,离心弃上清液,将沉淀置于 37℃烘箱烘干,加 70 μl 灭菌高纯水溶解,-20℃保存,备用。

2. 琼脂糖凝胶电泳 取 1 μl 提取的总 DNA,加 5 μl 的 6×loading buffer,1%琼脂糖

凝胶电泳,溴化乙锭染色法,电泳电压设定为 150 V,电流为 150 mA,全自动凝胶成像分析仪检测 DNA,并拍照。

3. PCR 扩增

(1) 引物片段及其引物序列:选取陆地植物 DNA 条形码通用的 4 个片段,即叶绿体基因 *psbA - trnH*、*matK*、*rbcL* 和核基因 *ITS*,另外对 *trnL - trnF* 和 *psbB - psbF* 叶绿体基因片段进行了考察。引物由上海生工生物技术有限公司合成。本研究选用的片段及其引物序列见表 1-5-2。

表 1-5-2 引物片段及其引物序列

片 段 名 称	引 物 名 称	引物序列 5′→3′
psbA - trnH	*psbA*	GTTATGCATGAACGTAATGCTC
	trnH	CGCGCATGGTGGATTCACAATCC
atpB - rbcL	*atpB*	TTTTTTCAAGCGTGGAAGCC
	rbcL	ATCCCTCCCTACAACTCATG
trnL - trnF	*trnL*	CGAAATCGGTAGACGCTACG
	trnF	ATTTGAACTGGTGACACGAG
psbB - psbF	*psbB*	GTTTACTTTTGGGCATGCTTCG
	psbF	CGCAGTTCGTCTTGGACCAG
matK	*AF*	CTATATCCACTTATCTTTCAGGAGT
	8R	AAAGTTCTAGCACAAGAAAGTCGA
ITS	*ITS*5	GGAAGTAAAAGTCGTAACAAGG
	*ITS*4	TCCTCCGCTTATTGATATGC

(2) PCR 反应体系及程序:20 μl PCR 反应体系:2 μl 的 10×ExTaq buffer,1.6 μl 脱氧核糖核酸(dNTP),1.25 μl 正向引物,1.25 μl 反向引物,0.2 μl 的 ExTaq 酶,1 μl 的 DNA 模板,13.7 μl 的 ddH₂O。

PCR 扩增条件:本实验选取的引物片段的 PCR 扩增条件见表 1-5-3,35 个循环后,72℃延伸 7 min,扩增产物 4℃保存。

表 1-5-3 PCR 扩增条件

引 物 名 称	预变性温度(℃),时间(min)	变性温度(℃),时间(s)	退火温度(℃),时间(s)	复性温度(℃),时间(s)
psbA - trnH	95℃,5 s	95℃,30 s	58℃,60 s	72℃,100 s
trnL - trnF	94℃,4 s	94℃,45 s	58℃,30 s	72℃,90 s
psbB - psbF	94℃,4 s	94℃,45 s	58℃,30 s	72℃,90 s
atpB - rbcL	94℃,4 s	94℃,45 s	50℃,30 s	72℃,90 s
matK	95℃,5 s	95℃,30 s	50℃,60 s	72℃,100 s
*ITS*4 - *ITS*5	95℃,5 s	95℃,30 s	54℃,60 s	72℃,100 s

PCR 扩增产物电泳：取 1 μl PCR 扩增产物，1%琼脂糖凝胶电泳，溴化乙锭染色，全自动凝胶成像分析仪检测扩增结果并拍照。

三、测序及序列分析

PCR 扩增产物送北京睿博兴科生物技术有限公司测序，各样品均正向测序。

用 CONTIG 软件对序列进行对比分析，并辅以人工校对；用 ClustalW 多序列比对工具进行序列比对，空位（gap）始终作为缺失状态，查找变异位点；用 MEGA5.1 软件、邻接法（NJ）统计分析，bootstrap analysis 检验，Kimura 2 - parameter model 计算，重复次数 1 000 次，对不同产地白芷进行聚类分析。

四、电泳及测序结果

1. 叶绿体 DNA 琼脂糖凝胶电泳结果　取 1 μl 白芷叶绿体 DNA 进行琼脂糖凝胶电泳检测，结果均有明亮的 DNA 条带，符合 PCR 扩增要求。部分白芷叶片叶绿体 DNA 琼脂糖凝胶电泳的结果见图 1 - 5 - 1。

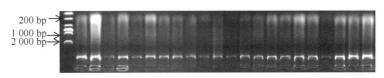

图 1 - 5 - 1　部分白芷叶片叶绿体 DNA 琼脂糖凝胶电泳结果

2. PCR 扩增产物琼脂糖凝胶电泳结果　取 1 μl 的 PCR 扩增产物，1%琼脂糖凝胶电泳，溴化乙锭染色，全自动凝胶成像分析仪检测扩增结果并拍照。结果显示，*psbA - trnH*、*matK*、*rbcL trnL - trnF*、*psbB - psbF*、*ITS*4 - *ITS*5 五个 DNA 片段在白芷中均能得到单一的高亮度条带，通用性好，符合 PCR 产物测序的要求。部分 PCR 扩增产物的琼脂糖凝胶电泳结果见图 1 - 5 - 2。

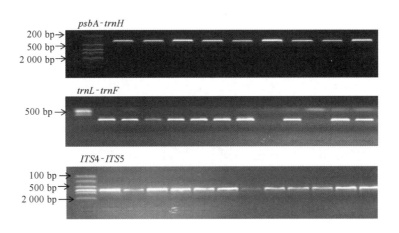

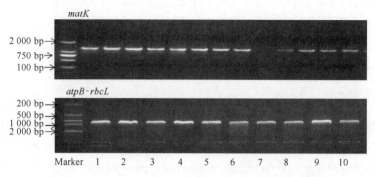

图 1-5-2　部分 PCR 扩增产物的琼脂糖凝胶电泳结果

3. 测序结果　通过对 10 个居群不同产地来源的栽培白芷和 2 个居群的野生兴安白芷 240 个样品 PCR 扩增产物序列比对分析,结果为 matK、atpB-rbcL、trnH-psbA、trnL-trnF 和 ITS 5 个 DNA 片段 PCR 扩增成功率/测序成功率均在 90% 以上,而 psbB-psbF 和 rbcL-accD 片段的 PCR 扩增产物测序不成功。测序时因有多个 poly 结构,不同产地白芷叶片的 5 个 DNA 片段 psbA-trnH、matK、rbcL-atpB、trnL-trnF、ITS4-ITS5 的序列特征见表 1-5-4 和图 1-5-3。

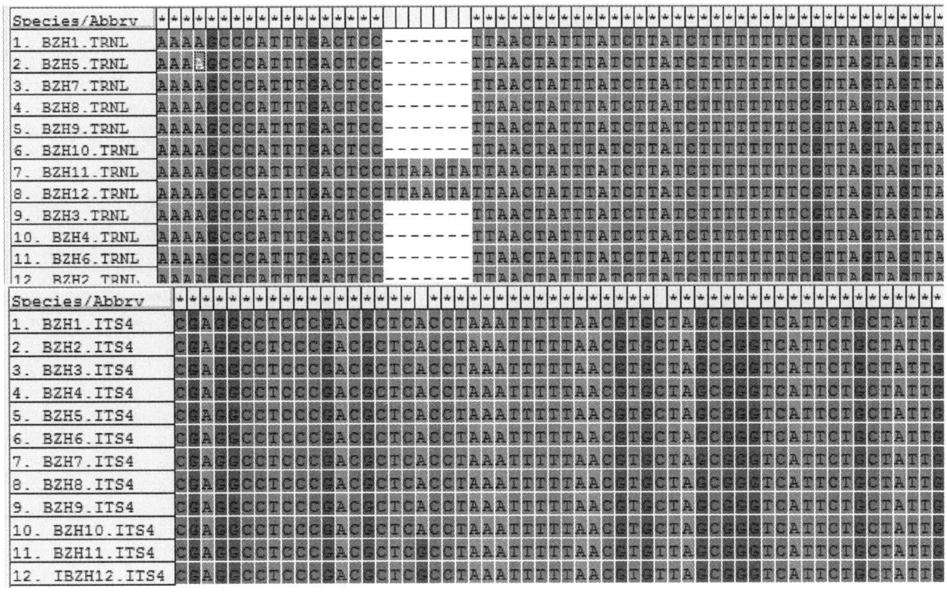

图 1-5-3 不同产地栽培白芷与兴安白芷 DNA 片段部分序列特征

表 1-5-4 不同产地白芷叶片的序列特征

引　物	序列长度(bp)	核酸组成(%)				变异位点信息
		T	C	A	G	
psbA-trnH	265	33.5	11.6	35.8	19.2	7个:野生白芷有 3 个位点发生缺失 44 bp T(-),59 bp A(-),81 bp T(A),83 bp C(A),84 bp T(G),86 bp T(A),167 bp T(-)与 GenBank:JN033546、KC812807 序列一致
matK	906	35.9	18.1	30.9	15.1	2个:275 bp T(G),474 bp T(C),与 GenBank:KC812774 序列一致
trnL-trnF	910	29.2	17.8	34.2	18.7	1个:栽培白芷在 533~539 bp 之间缺失 TTAACTA 片段,与 GenBank:AF444011 序列一致
atpB-rbcL	845	36.3	15.5	33.8	14.4	4个:栽培白芷在 145~150 bp 缺失 ATTCAA 片段,284 bp G(A),629 bp T(G),642 bp G(A),与 GenBank:GU456628 序列一致
*ITS*4-*ITS*5	623	22.8	27.9	23.4	25.9	3个:36 bp A(G),531 bp A(G),549 bp C(T)与 GenBank:HQ699461 序列一致

五、聚类分析结果

根据序列特征,用 MEGA5.1 软件、NJ 法类聚分析结果见图 1-5-4。由图 1-5-4 可以看出,对选择叶绿体 *matK*、*atpB-rbcL*、*psbA-trnH*、*trnL-trnF* 和核基因 *ITS*4-

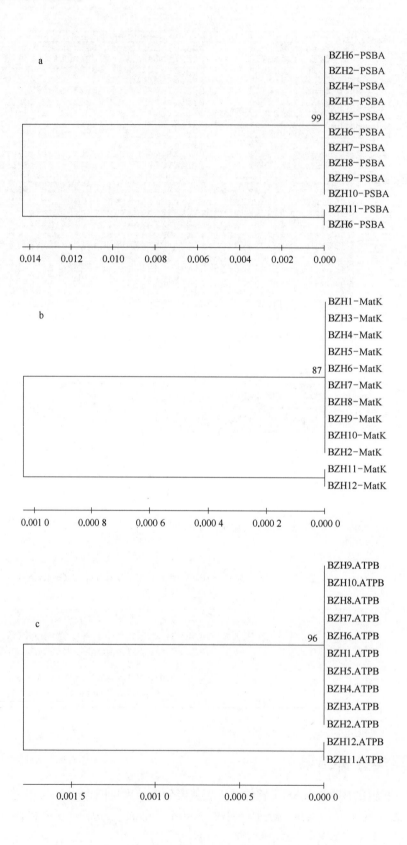

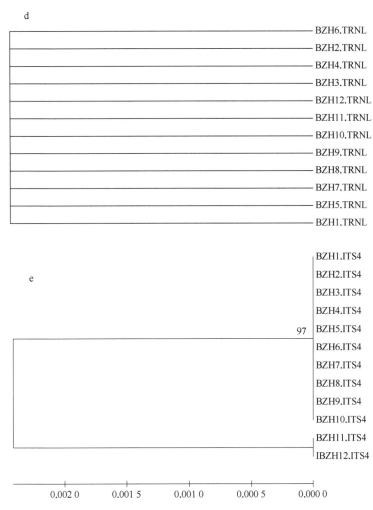

图 1-5-4　不同产地栽培白芷与兴安白芷 DNA 片段的 NJ 聚类图

（a：*psbA-trnH* 片段；b：*matK* 片段；c：*atpB-rbcL* 片段；d：*trnL-trnF*
DNA 片段；e：*ITS*4 - *ITS*5 DNA 片段）

*ITS*5 间区等 5 个 DNA 片段扩增产物序列分析，10 个不同产地的栽培白芷在遗传特征上未发现显著差异，兴安白芷的 2 个野生居群间在遗传特征上也未发现差异。12 个居群聚为两类：不同产地的栽培白芷聚为一类，2 个野生居群兴安白芷聚为另一类。在栽培品与野生品之间有遗传上的差异，主要是碱基的转换或颠换在 *trnL-trnF* 和 *atpB-rbcL* 片段上，栽培白芷与兴安白芷之间各有 1 段碱基缺失。虽然栽培白芷与兴安白芷相比，在 *trnL-trnF* 基因片段上栽培白芷有 TTAACTA 片段缺失，但是，在与 *psbA*、*atpB* 等其他基因片段相同的分析条件下，*trnL-trnF* 片段 NJ 聚类分析结果为栽培白芷与兴安白芷之间没有明显差异。因此，用本研究选择的叶绿体 *matK*、*atpB-rbcL*、*psbA-trnH*、*trnL-trnF* 等片段和 *ITS*4 - *ITS*5 核基因区间均不能区分川白芷、杭白芷、祁白芷、禹白芷等栽培品；用 *matK*、*atpB-rbcL*、*psbA-trnH* 叶绿体 DNA 片段和 *ITS*4 - *ITS*5 核基因区间均可以有效鉴别栽培白芷与兴安白芷。

六、讨论

遗传多样性是生物物种所固有的特性,是长期适应环境与进化的结果。虽然白芷已有相当长的栽培和药用历史,但是,相对于生物的进化史来说还是比较短暂的。宋代杭州是栽培白芷的道地产区之一,遂宁川白芷从杭州引种栽培以来有 600 多年历史,而禹白芷只有 200 多年的栽培历史,祁白芷的栽培历史更短。在白芷栽培过程中,不同产地间存在种子互用的情况,例如,在 20 世纪五六十年代,因浙江杭白芷的种子短缺,曾由四川调种子到浙江栽种,从而使两产地的原植物相同。黄璐琦通过对中药白芷种质资源的系统研究认为,川、杭、祁、禹四类栽培白芷之间在形态解剖、染色体、香豆素类化学成分、分子系统学等各个层面上没有明显的区别,且与台湾白芷亲缘关系近,而与雾灵当归和兴安白芷之间则存在着明显区别。本研究川、杭、祁、禹四类白芷样品全部来源于栽培居群,通过对叶绿体 $matK$、$atpB-rbcL$、$psbA-trnH$、$trnL-trnF$ 基因片段和核基因 $ITS4-ITS5$ 间区等 5 个 DNA 片段的序列结果分析,川白芷、杭白芷、祁白芷、禹白芷等 10 个栽培居群在遗传特征上均未发现明显差异,兴安白芷的 2 个野生居群间在遗传特征上也没有明显差异。可能一方面,因各地引种白芷时间较短,栽培过程中人工选择的因素较少;另一方面,由于各产区种质的频繁交流,使得其群体间的遗传背景单一化。用 $matK$、$atpB-rbcL$、$psbA-trnH$ 叶绿体 DNA 片段和 $ITS4-ITS5$ 核基因区间均可以有效鉴别栽培白芷与兴安白芷;而用叶绿体 $matK$、$atpB-rbcL$、$psbA-trnH$、$trnL-trnF$ 等片段和 $ITS4-ITS5$ 核基因区间均不能区分川白芷、杭白芷、祁白芷、禹白芷等栽培品。要实现不同产地栽培白芷的分子鉴别,仍需要改进方法,进一步深入研究。

第六节　研究结论

四大药用白芷,即杭白芷、川白芷、禹白芷、祁白芷分布于我国南北不同的区域,遗传特性趋于相同。从化学成分(药用物质基础)研究结果基本一致,逆向推论主要受遗传因素控制,欧前胡素、异欧前胡素和水合氧化前胡素是白芷的主要成分,含量较高;比克白芷素为白芷的特异性成分。深入的聚类分析表明,栽培的杭白芷、川白芷、禹白芷、祁白芷聚为一类,野生种兴安白芷聚为另一类。杭白芷、川白芷、禹白芷、祁白芷应能同等药用,可在全国不受地域限制地流通、应用,此对中药白芷产业链的发展提供了支撑。用 $matK$、$atpB-rbcL$、$psbA-trnH$ 叶绿体 DNA 片段和 $ITS4-ITS5$ 核基因区间均可以有效鉴别栽培白芷与兴安白芷。由于杭白芷、川白芷、禹白芷、祁白芷产量能够满足市场、临床的需求,兴安白芷可作为非正品白芷管理。

附一 《中华人民共和国药典》白芷 "含量测定"(草案)

一、前期基础

(一)《中华人民共和国药典》规定

《中华人民共和国药典》从 2005 年版开始,在白芷项下增加了含量测定项。至 2015 年版规定白芷"按干燥品计算,含欧前胡素($C_{16}H_{14}O_4$)不得少于 0.080%"。

(二)文献报道

肖永庆等研究了白芷质量标准,经过对所收集白芷样品中欧前胡素和异欧前胡素的含量测定,认为白芷药材中欧前胡素和异欧前胡素的含量分别不得低于 0.1% 和 0.04%。

(三)本项研究

从本研究白芷"香豆素成分定量分析研究"可知:杭白芷、川白芷、禹白芷、祁白芷均有相对含量较高的香豆素类化合物,包括水合氧化前胡素、白当归素、欧前胡素、异欧前胡素和珊瑚菜内酯。欧前胡素、异欧前胡素和水合氧化前胡素是白芷中的主要成分,含量较高;白当归素为白芷的特异性成分,建议作为《中华人民共和国药典》白芷项下含量测定项的化学物质基础的质量标志物。

二、《中华人民共和国药典》白芷项下含量测定草案

【含量测定】 照高效液相色谱法(通则 0512)测定。

色谱条件与系统适用性试验 以 Diamonsil® ODS C_{18}(2)(250 mm×4.6 mm,5 μm)为色谱柱,以乙腈(A)和水(B)为流动相,按表 1-附-1 程序梯度洗脱;检测波长为 310 nm。理论板数按欧前胡素峰计算应不低于 3 000。

表 1-附-1 香豆素类成分分离色谱条件的梯度洗脱方法

时 间(min)	A 相	B 相
0	5	95
10	20	80
27	21	79
30	35	65

（续表）

时　间(min)	A 相	B 相
46	48	52
47	73	27
55	75	25
60	95	5

对照品溶液的制备　取欧前胡素、异欧前胡素、珊瑚菜内酯、水合氧化前胡素和白当归素对照品适量,精密称定,加甲醇制成每毫升含 10 μg 的溶液,即得。

供试品溶液的制备　取本品粉末(过三号筛)约 0.4 g,精密称定,置 50 ml 量瓶中,加甲醇 45 ml,超声处理(功率 300 W,频率 50 kHz)1 h,取出,放冷,加甲醇至刻度,摇匀,滤过,取续滤液,即得。

测定法　分别精密吸取对照品溶液与供试品溶液各 20 μl,注入液相色谱仪,测定,即得。

本品按干燥品计算,含欧前胡素（$C_{16}H_{14}O_4$）不得少于 0.080%;含异欧前胡素（$C_{16}H_{14}O_4$）、珊瑚菜内酯（$C_{17}H_{16}O_5$）各不得少于 0.040 %;含水合氧化前胡素（$C_{16}H_{16}O_6$）、白当归素（$C_{17}H_{18}O_7$）各不得少于 0.020%。

附二　药用白芷拉丁学名的建议

杭白芷、川白芷、禹白芷、祁白芷已形成稳定的栽培类型,建议拉丁学名如下:

1. 杭白芷　*Angelica dahurica* 'Hangbaizhi'（*Angelica dahurica* cv. Hangbaizhi）

2. 川白芷　*Angelica dahurica* 'Chuanbaizhi'（*Angelica dahurica* cv. Chuanbaizhi）

3. 禹白芷　*Angelica dahurica* ' Yubaizhi'（*Angelica dahurica* cv. Yubaizhi）

4. 祁白芷　*Angelica dahurica* 'Qibaizhi'（*Angelica dahurica* cv. Qibaizhi）

参考文献

[1] OKUYAMA T, TAKATA M, NISHINO H, et al. Studies on the antitumor-promoting activity of naturally occurring substances. Ⅱ. Inhibition of tumor-promoter-enhanced phospholipid metabolism by umbelliferous materials [J]. Chem Pharm Bull, 1990, 38(4):1084.

[2] DOYLE J J. A rapid DNA isolation procedure for small quantities of fresh leaf tissue [J]. Phytochemical Bulletin, 1987, 9(1):11.

[3] SCHINELLA G R, TOURNIER H A, PRIETO J M, et al. Inhibition of Trypanosoma cruzi growth by medical plant extracts [J]. Fitoterapia, 2002, 73(7-8):569.

[4] KLEINER H E, VULMIRI S V, MILLER L, et al. Oral administration of naturally occurring coumarins leads to altered phase Ⅰ and Ⅱ enzyme activities and reduced DNA adduct formation by polycyclic aromatic hydrocarbons in various tissues of SENCAR mice [J]. Carcinogenesis, 2001, 22 (1):73-82.

［5］LECHNER D，STAVRI M，OLUWATUYI M，et al. The antistaphy-lococcal activity of angelica dahurica(Bai Zhi)［J］. Phytochemistry，2004，65(3):331.

［6］KLEINER H E，VULIMIRI S V，REED M J，et al. Role of cytochrome P450 1A1 and 1B1 in the metabolic activation of 7，12‐dimethylbenz［a］anthracene and the effects of naturally occurring furanocoumarins on skin tumor initiation［J］. Chem Res Toxicol，2002，15(2):226‐235.

［7］KLEINER H E，REED M J，DIGIOVANNI J. Naturally occurring coumarins inhibit human cytochromes P450 and block benzo［a］pyrene and 7，12‐dimethylbenz［a］anthracene NDA adduct formation in MCF‐7 cells［J］. Chem Res Toxieol，2003，6(3):415‐422.

［8］KAWAIIS T Y，OGAWA K，SUGIURA M，et al. Antiproliferative effect of isopentenylated coumarins on several cancer cell lines［J］. Anticancer Res，2001，21(3B):1905‐1911.

［9］KUK HYUN S，et al. ［J］C A，1988，109:122447r.

［10］SEOUNGHAN K，et al. ［J］C A，1992，117:208893k.

［11］YONGSOO K，et al. ［J］C A，1993，119:146436u.

［12］宋万志，朱兆仪，诚静容.中国白芷的原植物问题［J］.药学学报,1965,12(7):460-470.

［13］袁昌齐.中药白芷药材和原植物的鉴定整理［J］.中草药通讯,1979,10(7):35-38.

［14］中华人民共和国卫生部药典委员会.中华人民共和国药典:一部［M］.北京:人民卫生出版社,1964:82.

［15］中华人民共和国卫生部药典委员会.中华人民共和国药典:一部［M］.北京:人民卫生出版社,1978:170.

［16］中华人民共和国卫生部药典委员会.中华人民共和国药典:一部［M］.北京:人民卫生出版社,1985:83.

［17］中华人民共和国卫生部药典委员会.中华人民共和国药典:一部［M］.北京:人民卫生出版社,1990:86.

［18］国家药典委员会.中华人民共和国药典:一部［M］.北京:中国医药科技出版社,2015:105-106.

［19］遂宁市地方志编纂委员会.遂宁县志［M］.成都:巴蜀书社,1992:163.

［20］长葛县志编纂委员会.长葛县志［M］.北京:生活·读书·新知三联书店,1991:135.

［21］安国市地方志编纂委员会.安国县志［M］.北京:方志出版社,1996:176.

［22］袁庆军,黄璐琦,郭兰萍,等.展望分子谱系地理学在道地药材研究中的应用［J］.中国中药杂志,2009,34(16):2007-2011.

［23］袁庆军,张文婧,姜丹.论中药分子鉴定的方法和原则［J］.植物分类与资源学报,2012,34(6):607-613.

［24］姚川,周成明,崔国印,等.白芷挥发油化学成分的鉴定［J］.中药材,1990,13(12):34.

［25］聂红,沈映君.白芷挥发油的 GC‐MS 分析［J］.贵阳中医学院学报,1992,17(2):110.

［26］杨祖金,雷华平,葛发欢.超临界 CO_2 萃取白芷挥发油的 GC‐MS 分析［J］.中药材,2005,28(8):661.

［27］乔善义,姚新生,刘传华.野生白芷挥发油成分的研究［J］.中国药物化学杂志,1997,7(3):200,222.

［28］张强,李章万.杭白芷挥发成分的 GC‐MS 分析［J］.中药材,1997,20(1):28.

［29］张国彬,尚尔宁.杭白芷挥发油化学成分的研究［J］.宁夏医学院学报,1997,19(4):7.

［30］李宏宇,戴跃进,谢成科,等.川白芷的挥发油成分分析［J］.华西药学杂志,1990,5(2):79.

［31］马王堆汉墓帛书整理小组.五十二病方［M］.北京:文物出版社,1979:113.

［32］余杭县志编纂委员会.余杭县志［M］.杭州:浙江人民出版社,1990:189.

［33］黄璐琦.中药白芷种质资源的系统研究［J］.江西中医学院学报,2004,16(6):5.

［34］王年鹤,黄璐琦,杨滨,等.中药白芷的基原植物研究Ⅳ.白芷的基原植物、栽培历史以及其近缘野生植物演化的讨论［J］.中国中药杂志,2001,26(10):733.

［35］郭丁丁,马逾英,唐琳,等.白芷种质资源遗传多样性的 ISSR 研究［J］.中草药,2009,40(10):1627.

［36］肖永庆,李丽,游小琳,等.白芷质量标准研究［J］.中国中药杂志,2004,29(7):654.

［37］国家中医药管理局.中华本草:第 15 卷［M］.上海:上海科学技术出版社,1999:883-887.

［38］张愚山.楚辞译注［M］.济南:山东教育出版社,1986:4,5,21.

［39］陶弘景.本草经集注:辑校本[M].北京:人民卫生出版社,1994:294.

［40］马王堆汉墓帛书整理小组.五十二病方[M].北京:文物出版社,1979:114.

［41］薛愚.中国药学史[M].北京:人民卫生出版社,1984:52,75.

［42］黄胜白,陈重明.本草学[M].南京:南京工学院出版社,1988:10.

［43］赵存义,赵春塘.本草名考[M].北京:中医古籍出版社,2000:152.

［44］陶弘景.名医别录:辑校本[M].北京:人民卫生出版社,1986:138.

［45］苏颂.图经本草:辑复本[M].福州:福建科学技术出版社,1988:168.

［46］卢之颐.本草乘雅半偈:校点本[M].北京:人民卫生出版社,1986:271.

［47］刘文泰.本草品汇精要[M].北京:人民卫生出版社,1982:308.

［48］王梦月,熊英,贾敏如,等.白芷的产销概况[J].华西药学杂志,2002,17(4):305-306.

［49］张涵庆,袁昌齐,陈桂英,等.杭白芷根化学成分的研究[J].药学通报,1980,15(9):2-4.

［50］周继铭.白芷的研究Ⅴ.化学成分的研究[J].中草药,1987,18(6):242-246.

［51］戴跃进,谢成科,李宏宇.白芷中微量元素的分析[J].华西药学杂志,1990(1):22-23.

［52］张如意,张建华,王洋,等.白芷化学成分的分离和鉴定[J].北京医学院学报,1985(2):104.

［53］王梦月,贾敏如,马逾英,等.白芷总香豆素的药理作用研究[J].时珍国医国药,2005,16(10):954-955.

［54］王春梅,崔新颖,李贺.白芷香豆素的抗炎作用研究[J].北华大学学报(自然科学版),2006,7(4):318-320.

［55］聂红,沈映君,吴俊梅,等.白芷挥发油镇痛、镇静作用和身体依赖性研究[J].中药新药与临床药理,2002,13(4):221-223.

［56］聂红,沈映君.白芷挥发油对伤害性疼痛模型大鼠基因表达的影响[J].中药新药与临床药理,2003,14(1):211-213.

［57］刘忠义,张国威,何去志.解脲支原体中药药敏试验[J].中华皮肤科杂志,1996,29(5):349.

［58］季宇彬.中药有效成分药理与应用[M].哈尔滨:黑龙江科学技术出版社,1995:269,416.

［59］郑虎占,董泽宏,佘靖.中药现代研究与应用(第2卷)[M].北京:学苑出版社,1997:1511-1522.

［60］刘忠和,李佳,吴基良.杭白芷香豆素对巴比妥类药物催眠作用的影响及其机制研究[J].武汉大学学报(医学版),2006,27(1):63-65.

［61］曲见松,康学军,郑水龙.白芷多糖的提取及其对小鼠皮肤细胞生长作用研究[J].中国药理学通报,2005,21(5):637.

［62］曾国钱,林峰,王雪松,等.欧芹素乙和异欧芹素乙对兔血小板及兔小板内血栓素 B_2、环腺苷酸水平的影响[J].第二军医大学学报,1994,14(6):369.

［63］吴耕书,张荔彦.五加皮、茜草、白芷对毒激素 2L 诱导的恶病质样表现抑制作用的实验研究[J].中国中医药科技,1997,4(1):131.

［64］江苏新医学院.中药大辞典:上册[M].上海:上海科学技术出版社,1977:675-679.

［65］BERGENDROFF O, DEKERMENDJIAN K. Nielsen M, et al. Furanocoumarins with affinity to brainbenzodiazepine receptors in vitro [J]. Phytochemi stry,1997,44(6):1121-1124.

［66］刘玉萍,曹晖,韩桂茹,等.中日产川芎的 *matK*、*ITS* 基因序列及其物种间的亲缘关系[J].药学学报,2002,37 (1):63-68.

第二章

穿心莲品质基础研究

穿心莲为常用中药材,《中华人民共和国药典》规定其来源于爵床科植物穿心莲 Andrographis paniculata(Burm. f.)Ness 的干燥地上部分,功能清热解毒、凉血消肿,临床用于治疗感冒发热,咽喉肿痛,口舌生疮,顿咳劳嗽,泄泻痢疾,热淋涩痛,痈肿疮疡,蛇虫咬伤等。

穿心莲广泛分布于印度、斯里兰卡、印度尼西亚、马来西亚、文莱和泰国,在中国、泰国和马来西亚广泛种植供药用。我国穿心莲属植物有 2 种 1 变种,即栽培种穿心莲 A. paniculata,疏花穿心莲 A. laxiflora 和腺毛疏花穿心莲 A. paniculata var.glomerulifera。我国是否有野生穿心莲 A. paniculata 分布尚存疑。目前我国穿心莲药材均来自栽培生产,已有 80 余年的栽培历史,最初主要在广东、广西、海南、福建等地栽培,因市场需求增加,现四川、云南等地也有引种栽培。

内酯类成分是穿心莲的主要活性成分,以叶中含量为高。《中华人民共和国药典》规定,穿心莲药材中叶的比例不得低于 30%,穿心莲内酯和脱水穿心莲内酯的总量不得少于 0.80%。文献报道,不同产地穿心莲中穿心莲内酯和脱水穿心莲内酯含量有较大差异。在生产实践中,用作中药、西药制药的穿心莲药材来源于不同的栽培区域,环境条件差异较大,因而质量和化学成分含量参差不齐,尚未见有规范化种植技术发布。市场上常见将穿心莲叶片用于提取穿心莲内酯,剩余茎枝部分作药材,由此推测各地穿心莲质量参差不齐可能与遗传、生态、生产加工等环节密切相关。故本研究拟从穿心莲遗传背景、生态环境、生产区划布局、种植技术、质量评价标准等角度对穿心莲开展系统研究,为穿心莲生产提供指导,保障穿心莲药材质量。

第一节 传统知识及文献研究

一、传统种植和资源现状

穿心莲原产于亚热带地区,如印度、菲律宾、斯里兰卡、泰国、越南、缅甸、巴基斯坦等国,在这些国家多为野生资源。穿心莲主要生长于热带、亚热带季风气候区,喜高温、湿润、向阳的生长环境,不耐旱、怕冻,生长地多为地势平坦、排水良好的砂质壤土,且多为中性偏酸土壤。我国穿心莲种植历史悠久,广东、广西、福建、四川、云南等均适宜穿心莲的生长。我国于 20 世纪 50 年代开始从东南亚引种,先后在广东、福建南部栽培,后在长江以南省份如江西、湖南、广西、四川以及上海等地广泛栽培,因其适应性强,在我国其他地方如山东、北京以及西北等地亦曾有引种。

二、临床应用状况

《中华人民共和国药典》2015 年版(一部)收载穿心莲来源于爵床科植物穿心莲的干燥地上部分。性味苦、寒,有清热解毒、凉血消肿之功效。主要用于治疗感冒发热,咽喉肿痛,口舌生疮,顿咳劳嗽,热淋涩痛,痈疖疮肿,蛇虫咬伤。据文献记载,印度最早药用穿心莲叶治疗毒蛇咬伤,1919 年曾用于治疗全球性流感,在全球性流感爆发时,印度因穿心莲的广泛使用避免了流感的伤害。在马来西亚穿心莲称"Hempedu Bumi",意为"地球的胆汁",由此可知穿心莲味极苦。

在我国穿心莲药用始见于《岭南采药录》(1932 年),以"春莲秋柳"之名记载,有一见喜(《泉州本草》)、榄核莲、苦胆草、斩蛇剑、圆锥须药草(广州部队《常用中草药手册》)、日行千里、四方莲、金香草、金耳钩、春莲夏柳、印度草(《广东中草药》)、苦草(《福建中草药》)等别名,应用历史悠久。穿心莲在中国、美国、印度、泰国等国家均有广泛应用,其药理作用的广谱性使其已然成为医药市场不可或缺的一部分,还被开发成不同用途的商业性产品。

临床用于治疗多种疾病:

1. 治细菌性痢疾,阿米巴痢疾,肠炎　穿心莲鲜叶 10～15 片。水煎调蜜服。(《福建中草药》)

2. 治急性菌痢,胃肠炎　穿心莲三至五钱。水煎服,每日 1 剂,二次分服。(江西《草药手册》)

3. 治感冒,发热,头痛,热泻　一见喜研末。每次三分,每日三次,白汤送下。(《泉州本草》)

4. 治流行性感冒,肺炎　一见喜干叶研末。每次一钱,每日三至四次。(《福建中草药》)

5. 治支气管炎,肺炎　穿心莲叶三钱。水煎服。(《江西草药》)

6. 治大叶性肺炎　一见喜六钱,梅叶冬青一两,麦门冬五钱,白茅根一两,金银花五钱。水煎,分二次服,每日 1 剂。(江西《草药手册》)

7. 治肺结核(轻症),发热　① 一见喜干叶研末,蜜丸梧桐子大。每次 15～30 粒,每日两至三次,开水下。(《福建中草药》)　② 一见喜五钱,十大功劳叶五钱,丰城鸡血藤一两。水煎,分两次服,每日 1 剂,15～30 日为 1 疗程。(江西《草药手册》)

8. 治百日咳　穿心莲叶 3 片。水泡,蜂蜜调服,每日 3 次。(《江西草药》)

9. 治胆囊炎　穿心莲五钱,六月雪二两,大青根一两半,黄栀子根一两,虎刺一两,阴行草一两。水煎服。如食欲不振,加野山植果(炒)二两。(《江西草药》)

10. 治高血压(充血型)　穿心莲叶 5～7 片。开水泡服,一日数次。(《江西草药》)

11. 治口腔炎,扁桃体炎　一见喜干叶研末,一钱至一钱半。调蜜,开水送服。(《福建中草药》)

12. 治咽喉炎　穿心莲(鲜)三钱。嚼烂吞服。(《江西草药》)

13. 治急性阑尾炎　野菊花一两,一见喜五钱。水煎,每日两剂分服。(江西《草药手册》)

14. 治疖肿,蜂窝组织炎　三颗针五钱,一见喜五钱,金银花三钱,野菊花三钱,七叶一枝花二钱。水煎服。(江西《草药手册》)

15. 治鼻窦炎,中耳炎,结合膜炎,胃火牙痛　鲜一见喜全草三至五钱,水煎服;或捣汁滴耳。(《福建中草药》)

16. 治热淋　鲜一见喜叶 10～15 片。捣烂,加蜜,开水冲服。(《福建中草药》)

17. 治汤火伤　一见喜干叶研末调茶油或鲜叶煎汤涂患处。(《福建中草药》)

18. 治毒蛇咬伤　① 一见喜鲜叶捣烂调旱烟筒内的烟油外敷;另取鲜叶三至五钱,水煎服。(《福建中草药》)　② 一见喜一两,七叶一枝花三钱,狭叶韩信草一两,白花蛇舌草一两。每日一至两剂,水煎服。(江西《草药手册》)

19. 治阴囊湿疹　一见喜粉 30 g,甘油 100 ml,调匀涂患处。(江西《草药手册》)

三、生态和生物学特性

穿心莲为一年生草本植物。茎高 50～80 cm,4 棱,下部多分枝,节膨大。叶卵状矩圆形至矩圆状披针形,长 4～8 cm,宽 1～2.5 cm,顶端略钝。花序轴上叶较小,总状花序顶生和腋生,集成大型圆锥花序;苞片和小苞片微小,长约 1 mm;花萼裂片三角状披针形,长约 3 mm,有腺毛和微毛;花冠白色而小,下唇带紫色斑纹,长约 12 mm,外有腺毛和短柔毛,2 唇形,上唇微 2 裂,下唇 3 深裂,花冠筒与唇瓣等长;雄蕊 2,花药 2 室,一室基部和花丝一侧有柔毛。蒴果扁,中有一沟,长约 10 mm,疏生腺毛;种子 12 粒,四方形,有皱纹。

穿心莲为雌雄同株、自花繁殖植物,柱头和花药紧贴在一起,花药开裂与柱头授粉高度同步,在花朵完全开放之前就能够完成自花授粉过程。针对穿心莲独特的生物学特性,有学者发现杂交时间和花柱长度适当可以提高种内杂交的成功率,研究表明在时间段 8 点到 11 点进行人工杂交的成功率高于 12 点到 18 点,而 12 mm 的花柱长度被认为是杂交最佳的长度。

穿心莲适宜生长在高温潮湿、光线充足、土壤肥沃的地域。25～30℃ 时种子发芽率最高,也最适宜幼苗生长。低温不利于植株生长甚至生长停滞,温度过低,或者霜冻等恶劣天气,植株将全部枯萎。宜种植在肥沃、疏松、排水良好的砂壤土,pH 为弱酸性或中性皆宜;栽培管理措施合理时,pH 8.0 的碱性土壤上也能正常生长(见附录彩图 3、彩图 4)。

四、国内穿心莲种植情况

作为物美价廉的清热解毒药,市场对穿心莲需求量人幅增长。然而其粗放的栽培技术、滞后且单一的良种选育、产量不一的单位面积、资源状况混淆不清等一系列问题日渐凸显，极大地阻碍了穿心莲相关产业的发展。穿心莲栽培资源分布相对集中，在我国长江流域及以南各地和华北、西北地区均有栽培，主产区有广西贵港、玉林、南宁，广东湛江、清远、阳江，福建漳浦等，种植的省份还包括四川、安徽，这些产地占全国穿心莲总产量的90%以上。调查发现穿心莲有大叶型和小叶型两种。就目前所知，广东清远和广东湛江的规范化种植基地已经通过了国家食品药品监督管理总局GAP认证，其他产地的穿心莲种植由于采用订单农业或其他方式，管理方面则较为粗放。穿心莲种质来源单一，种子多在广西、福建等地出售。

不同省份、不同产地穿心莲的栽培、产销和使用情况不一样。有研究表明广东多采用直播种植，在春季2月下旬至3月上旬播种；广西主要的栽培方式为育苗移栽法，在春季2月下旬至3月上旬播种；福建以育苗移栽的同时亦进行直播，基本在4月上旬播种育苗；四川和广西类似，基本采用育苗移栽，在3月中旬进行温床育苗，4月开始冷床育苗。云南的穿心莲仅有少数种植，并且仅在居民的庭院中采集发现，而种植基地没有种植穿心莲。关于种子来源，四川由于气候因素影响，栽培穿心莲不能形成种子，故需从其他产区购买；广西拥有专门的穿心莲种子田，为其他产区提供了足够的种质资源。由于各地生态环境不一样，广东大部分地区呈黄黏壤类型，广西呈黄褐壤及棕褐壤类型，福建为灰褐砂壤类型，四川为灰褐壤类型，云南为黑壤、红黏和红壤类型。因此各地的栽培管理不一，比如在广西、四川，田间管理施肥中以施氮肥为主，而在种植的具体实施中，广西在种植穿心莲外另套种玉米。

保障穿心莲药材品质才能保证临床疗效，需要在生产管理中实现穿心莲药材的地道化、产业规模化、合理种植和科学开发。例如广东省已有广东湛江和广东清远获得食品药品监督管理总局颁发的GAP认证，广西拥有专业的穿心莲种子田，福建漳浦穿心莲申报国家地理标志已获国家农业部通过。

五、穿心莲遗传多样性研究进展

作为生物多样性研究的核心，遗传多样性的研究是发展较快的领域。首先，遗传多样性的研究设计符合现代生物学的理论、技术和方法；其次，研究所得结果和新方法形成的新理论与学科也让遗传多样性的保护理论和方法得到很大发展。分子生物学的迅速发展带动了当今遗传多样性的研究水平，丰富了遗传多样性的研究手段。它的发展过程从最初的形态学水平到现在的分子水平，中间涵盖细胞水平和生化水平。

等位酶作为同工酶中的一种特殊形式，最早由Prakash于1969年提出。等位酶即是同一基因位点的不同等位基因所编码的一种酶的不同形式。等位酶和同工酶的不同之处在于编码多肽的基因位点，前者由一个基因位点编码，后者是两个以上的基因位点。等位酶分析的遗传学基础在于：根据中心法则，组成酶蛋白质多肽链的氨基酸种类和顺序是由DNA核苷酸链的碱基编码所决定的，当DNA链上酶结构基因发生点突变时，一个或多个核苷酸发生了置换，就会导致由它编码的氨基酸的改变，从而可以直接影响蛋白质的构型和静电荷的变化。通过蛋白质电泳技术得到的酶谱，可以推断出假定酶基因位点的所有等位基因的存在。

DNA 分子水平上的变化通过酶谱可以得到诠释,而酶谱的变化也代表了等位基因和位点的变化。K. K. Sabu 等利用等位酶分析技术测定了穿心莲 8 种等位酶的谱带,包括乙醇脱氢酶、酯酶、谷氨酸脱氢酶、苹果酸脱氢酶、过氧化物酶、超氧化物歧化酶、SDH、GOT;由于 15 份实验样品均来自不同采集点,并且每个采集点至少相距 15 km,排除了基因漂移对遗传差异的影响。统计等位酶资料发现,8 种酶体系产生 15 种等位酶位点,其中 6 种只在少数样品中存在,实验样品大部分来自印度,少部分来自泰国、印度尼西亚、马来西亚,采样范围广,遗传差异为中等水平。

DNA 分子标记技术最早开始于 19 世纪 80 年代,该技术能发现存在于生物个体或种群间基因组中有差异、特异的 DNA 片段,直接反映 DNA 水平上的遗传多态性,并且大多数个体间差异以电泳谱带的形式直接表现。DNA 分子标记具有如下优点:① 多态性较高。② DNA 表现形式显著直接。不受环境、季节限制,不受个体发育阶段的影响,与基因表达与否无关,组织及器官不存在特异性。③ 许多分子标记表现为共显性。④ 数量的丰富性。⑤ 表现为"中性"。⑥ 经济方便和易于观察记录。

李劲平曾用 5SrRNA 基因研究不同产地穿心莲 DNA 序列之间差异性。DNA 序列分析比 RAPD 等分子标记的灵敏性高,某个碱基的变化即能被检测从而对物种作出鉴别。研究分析了广东省的 3 个穿心莲主产区样品,在样品的 DNA 序列内的 5SrRNA 基因间隔区没有发现差异。然而这并不能充分地解释该地区穿心莲的多态性。对不同产地的同一物种之间的鉴别,仅检测某一个基因是不够的,不能说明穿心莲的遗传多态性。从 DNA 序列分析穿心莲的道地性,阐明其遗传背景,可以检测多种基因,增加理论依据。相比 RAPD 技术操作的简单性,并且检测在总基因组内进行,检测范围更全面。作为一种研究物种基因组多态性的新方法,RAPD 能发现物种之间或内部不同群体之间基因组存在的微小差异。利用 RAPD 探寻广东省花都、湛江、饶平及药材公司的穿心莲药材在基因组方面的差异,实验中共筛选出 52 条多态性比率高的引物,不同产地穿心莲的差异从其中 4 条随机引物中反映,并由此判断药材公司收集的穿心莲药材来源地。由于中药材差异性的形成涉及遗传、土壤、气候等因素,而本次研究只针对广东省的穿心莲药材,因此有必要扩大研究范围,进一步验证 RAPD 技术研究中药材地区差异性的可行性。

穿心莲因其临床疗效被广泛应用,在马来西亚得到大面积种植推广。基于良种选育的考虑,对来自马来西亚 4 个产地的穿心莲药材进行遗传多样性研究,比较体内化学成分含量的差异以及对 MCF - 7 细胞的作用。利用 ISSR 分子标记研究了来自马来西亚 4 个产地共26 份药材,选用了 28 条引物,其中 17 条引物产生多态性高的条带;在 123 条条带中仅有 35条多态性条带,多态性比率仅为 29%,Jaccard 相似系数在 0.84,表明研究群体间多态性较低,相似度高,聚类结果与地理位置基本符合。研究中发现,体内穿心莲内酯和异穿心莲内酯(neoandrographolide)含量高的样品对 MCF - 7 也有很好的活性作用,同时推测三者成分含量差异可能跟遗传背景相关。

为了进一步阐述穿心莲的繁育体系和遗传背景,对马来西亚 6 个不同地区的穿心莲进行 RAPD 分析,发现 Jaccard 相似系数在 0.81~1.00,相似度高,表明样本间多态性低。聚类分析将样本分成两个大群,旗下又有 5 个小群。对穿心莲花进行套袋实验,发现套袋与未套袋生长出来的种子的活力指数差异不大。研究进一步从柱头发育、花粉囊分裂、花药活力指标探讨穿心莲的繁育体系,发现当花粉囊裂开、花芽长到 11.5 m 并且柱头成长到 12 mm 时植株完成授粉过程,并且整个过程花冠仍呈闭合状态,并且柱头紧靠花粉囊。这一发现进一步论证了穿心莲为自花授粉的繁育体系。

针对穿心莲的遗传多样性,泰国学者就泰国的穿心莲进行了 RAPD 分子标记技术分析,并结合形态特征以及总内酯综合分析。RAPD 技术用了 14 对引物共产生 247 条多态性条带,相似系数高达 95%,平均相似度为 83%,聚类结果为 5 组。在盛花期时(50%开花)测定植株高度、植株整体宽度、节点数、节间长度、枝长、叶片长度、叶片宽、花瓣长、花瓣宽、叶片鲜重、叶片干重等 18 个形态指标以及地上部分总内酯的含量,将形态指标的聚类结果与 RAPD 结果比较发现不一致,并且两者的结果也不符合样品采集的地理位置聚类,除了分子标记引物较少这个因素,还是能推测所采的样品间相似性系数高,遗传多态性低。Shiv Narayan Sharma 就印度恰蒂斯加尔邦以及相邻邦的穿心莲药材进行 RAPD 分析,通过研究得到的分子标记数据、形态学数据以及有效成分含量的数据。RAPD 标记实验中取开花前叶子提取总基因组 DNA,资料分析得到由 10 对引物扩增得到的产物,相似系数为 51.4%～97.0%,而多态性比例为 70.27%。形态学指标包含植株高度、分枝数、叶片数、叶片宽、叶片数等指标。利用 HPLC 测定开花前叶子中的穿心莲内酯含量,穿心莲内酯含量高的样品它的形态学指标叶片宽、植株干重、种子产量亦较高。通过研究没有得到遗传背景与化学成分之间的相关性。

即使是样本数量大、取样范围广的穿心莲,遗传多态性也较低。泰国学者就泰国东西南北以及中部取样,利用 RAPD 分子标记技术,聚类树只分成一类,并且相似系数在 0.81～1.00 之间,表明这些地区的穿心莲种质资源极有可能来源于同一个地区。同样,用 SSR 和 AFLP 分子标记技术得到的相似性系数依旧很高。三种方法更有力地佐证了泰国穿心莲种质来源单一,植物严格的闭花授粉方式。

根据 RAPD 资料分析,不同采集地样本间存在差异可能由于种质来源于野生。遗传多态性与形态特征相关性低,但与穿心莲的繁育体系呈三角关系。为了更好地开发和利用穿心莲资源,有必要将三者结合研究。

六、遗传及环境与品质的相关性

植物性状是由基因决定的,全部的基因构成了基因组。可以这么说,绝大多数的性状的变化都可能是基因组的改变。遗传背景很大程度上影响着产量,甚至质量。农作物的品种选育,无论是大豆还是水稻,大部分以农艺性状优良的亲本为母体,经过一系列回交、自交等,挑选出表现好的后代,而后代的各种农艺性状表现均为显性。

药用植物的药用成分是特有基因的产物,如果能掌控特有基因的表达及成分合成的调控机制,将是药用植物生产的一大进步。药用植物化学成分体外合成大多存在问题,如路线繁琐、成本过高、收率过低等,而且成分复杂的结构亦难以实现生产,因此,不得不寻求生物体内的合成。解析药用成分的生物合成途径是首要的工作。焦磷酸香叶基香叶酯(GGPP)环合形成 ent-焦磷酸古巴酯(ent-CPP)是穿心莲内酯生物合成的关键步骤,而 GGPP 由焦磷酸香叶基香叶酯合酶催化形成。迄今为止,已经从不同的生物体中克隆了焦磷酸香叶基香叶酯合酶的基因,上至细菌,下至真核生物。上述的关键步骤,决定了穿心莲内酯的母核结构,而催化这个环合反应的二萜合酶——*ent*-柯巴基焦磷酸合酶(ent-copalyl diphosphate synthase,简称 CPS),是影响穿心莲内酯生物合成的关键限速酶。Tathaporn Maison 在泰国的穿心莲中发现这个功能基因片段存在 SNP 位点,这种多态性是否跟穿心莲的品质相关,还有待进一步验证。萜类成分是一个庞大的天然产物家族,其生物合成及代谢调控一直是科学研究的热点。短链异戊烯基转移酶的特殊抑制性是一个开发点,对药物开发和农林作物的保护都有重要的意义。

借鉴农作物的品种选育,药用植物可以通过调控功能基因控制某一性状的表达,选出优良亲本,再通过亲本的杂交挑选出优良的种质资源,实现产量的飞跃,甚至是质的飞跃。目前检测基因变化的手段有很多,最常用的为分子标记,能检测出物种多态性,将这种多态性与形态特征结合,深入到基因的表达上,这种多态性的出现有可能是导致植物特异变化的因素。

植物生长过程受各种生态因子影响,如土壤因子、温度、湿度、光照等。温度对植物生长的影响是综合的。比如四川种植的穿心莲引物因为温度低的缘故不能结种,所以四川穿心莲栽培基地要从其他省份购买种子。而海南的温度高,穿心莲一年可收获两次,提高了当地的穿心莲产量。湿度会影响植物的吸水和蒸腾。对于要进行光合作用的植物,光照是不可或缺的因子。自然灾害也会对植物的生长造成不同程度的影响。酸雨不仅对建筑物造成破坏,也损害植物的生长。酸雨的淋洗造成土壤养分的丢失,减弱植物的光合作用和蒸腾作用。周欣等选择了 4 种生境类型作为研究对象,分别是流动沙丘、半固定沙丘和固定沙丘,以及封育的草地,以植物地上生物量为指标。研究表明固定沙丘的叶干重、枝干重、总生物量、枝和总的碳储量、枝的氮储量较高,分析原因是固定沙丘植被具有较大的碳氮固存潜力。为研究不同生境条件对多花黄精的生长特征及光合特性的影响,陈芳软观察了种植在毛竹-杉木混交林下、大田栽培、盆栽种植三种生境条件下的多花黄精,大田栽培条件下的黄精株高茎粗、叶面积、叶片数等生长性状表达最高,生长速率最快;在施肥管理中,复合施肥效果最好。

生态环境与药用植物次生代谢产物的形成和积累密切相关,国内 GAP 种植基地的兴起也是进一步控制生态因子对药材质量的影响,使之高产、高效。随着生态环境的破坏和资源的滥用开采,药用植物数量缩减的同时成分也会发生变化,因此保护生态环境是保护野生药用植物资源的必要措施之一。

七、国内穿心莲品质研究现状

1. 不同药用部位影响穿心莲的质量　药材穿心莲以植物穿心莲的地上部分入药,不同部位所含的有效成分的含量存在显著差异。研究表明,穿心莲内酯、脱水穿心莲内酯叶中含量明显高于茎,果中也含有两种成分,但是含量最低。黄酮是植物穿心莲除内酯类成分外的主要化学成分,主要为吡喃葡糖基黄酮和甲氧基黄酮。穿心莲黄酮对心血管系统疾病有较好的临床疗效,主要是:能改善由肾上腺素导致小鼠心肌组织形态损伤和心电图异常等情况,能明显对抗心肌梗死;可预防实验性冠状动脉血栓导致的急性心肌梗死;可促进纤溶并且舒张血管等临床应用。研究发现,黄酮类成分在穿心莲叶中的含量最高,种子最低。不同产地穿心莲黄酮含量存在较大差异,这一现象可能跟地域条件、环境、栽培管理方式等因素相关,具体的还有待进一步研究。而除了种子,穿心莲其他部位为提取黄酮类成分提供了又一开发资源。邓乔华收集广东、福建、安徽、海南、广西5省穿心莲药材,根据2010年版《中华人民共和国药典》项下的穿心莲指标进行检测分析,研究发现不同产地及批次穿心莲药材总内酯的波动很大,在1.03%~6.98%之间;对不同部位总内酯检测分析,叶的总内酯明显最高,茎最低;同时自采样品的含量也高于产地供应商提供的样品,不论是商品药材还是栽培地药材,叶中的穿心莲内酯和脱水穿心莲内酯含量均最高。基于此,严格控制穿心莲的采收和加工过程,对中药穿心莲的临床应用有显著的意义。

此外邓贵华发现根中不含内酯类成分,从而进一步验证了传统上以穿心莲地上部分作为主要药用部位的科学性。因此,叶所占的比例大小直接导致化学成分的含量高低,进而影响临床疗效。

2. 不同加工(贮存)方式影响穿心莲的质量　中药材在运输及贮存过程中叶片易脱落,导致有效成分的含量差异。而药材在制剂生产之前,必须放置一段时间,以方便运输、仓库存放和生产安排。研究发现穿心莲药材自然放置3个月后穿心莲内酯含量大幅下降,而脱水穿心莲内酯含量上升,这种变化的原因是穿心莲内酯部分转化成了脱水穿心莲内酯。中药穿心莲以植物穿心莲的地上部分入药,采收的地上部分需要经过烘干,烘干的温度会影响内酯类成分的含量变化。有文献报道,高温烘干的穿心莲根、茎、叶和果实中穿心莲内酯和脱水穿心莲内酯的含量与新鲜样品中的含量相当,自然晒干的药材含量呈下降趋势,这种变化与穿心莲内酯类成分的酶有关,高温使酶失活,从而避免了内酯类成分的降解。自然晒干的过程,由于植物对环境的适应及自我保护机制,再加上穿心莲内酯的抗氧化、清除自由基等作用,自然晒干的过程类似于干旱的过程,激活植物体内相关的代谢途径,产生相应的成分如穿心莲内酯等保护繁殖器官,以达到繁衍后代的目的。因此在晒干的过程中,穿心莲其他部位穿心莲内酯成分含量下降,果实中的成分反而上升。穿心莲遇水或受潮其穿心莲内酯和脱水穿心莲内酯的含量明显下降,穿心莲应晴天采收并及时晒干。

3. 不同产地影响穿心莲质量　穿心莲原产于亚热带,我国大部分地区均有引种栽培。种植环境(大气、水源、土壤)是生产优质药材的前提和基础,按照中药材GAP标准建立优质中药材药源基地,是保障中成药质量的前提。唐维宏等以穿心莲药材中穿心莲内酯和脱水穿心莲内酯的含量为指标,比较了广西南宁、玉林、梧州GAP基地所产穿心莲药材与普通产地的药材,发现GAP基地的药材两者成分的含量普遍高于普通基地且相对稳定,实验规范化种植很有必要。

通过测定不同产地穿心莲中总内酯、总黄酮及醇溶性浸出物的含量,并分析相应土壤的理化性质,发现不同产地穿心莲的质量差异显著,土壤因子对穿心莲中成分的含量影响较大,富含速效磷、速效钾的土壤有利于穿心莲活性成分的积累,从而也进一步证实了穿心莲喜肥的生长习性。并且发现种植密度对穿心莲的株高、鲜质量、干质量、脱水穿心莲内酯的量有极显著影响。近年来中药穿心莲的临床应用越来越广泛,种植区域越来越往北,出现了南种北移。穿心莲对土壤的要求是肥沃、疏松、保水良好、微酸性或中性砂壤土或壤土。皖北砂姜黑土缺磷少氮,砂浆层保水能力差,土壤偏碱性,但富钾,灌溉条件好,只要在生产上增施氮、磷并选用合适的肥料品种,栽培技术应用得当,皖北砂浆黑土地区种植穿心莲药材质量是有保证的。在种植过程中的栽培技术管理对穿心莲的品质起着关键的作用。穿心莲为喜光植物,但遇强日照、干旱或半干旱的天气,不利于穿心莲生长发育,穿心莲栽培过程中要注意严格控制地表温度,监控并保持土壤水分。研究发现单层遮阴网下穿心莲的叶片数、分蘖数、鲜质量、干质量比自然光照组高,穿心莲内酯和脱水穿心莲内酯的总质量分数比 CK组下降了 3.28%,而双层遮阴组叶片数、分蘖数、鲜质量、干质量下降,两种内酯的总量下降幅度大于单层遮阴组。研究表明从提高穿心莲的生产和产量的角度而言,可适当遮阴,但从穿心莲品质出发则要避免遮阴,生产过程中要具体情况具体分析。韦坤华的研究进一步验证了遮阴条件下穿心莲药材中穿心莲内酯和脱水穿心莲内酯含量减少;裸地种植的穿心莲药材由于光照充分,药材品质高于其他套种形式种植的穿心莲药材;套种于桉树林下、香蕉林下和大棚内的穿心莲药材品质不高。但从利用土地资源的角度看,玉米地套种穿心莲药材还是可行的。穿心莲生长后期对光照要求较高,此时玉米已经收获,内酯成分得以正常积累,玉米和穿心莲药材的套种,有利于总内酯含量的提高,从而提高药材质量,带动当地的经济效益。推测基于连作效应,长期种植穿心莲可能对穿心莲内酯含量的积累具有一定影响。广西壮族自治区内旧产区的穿心莲药材总内酯含量相对低于新产区,因此在发展穿心莲产业化种植中应注意栽培产区的重新利用。

4. 不同采收期影响穿心莲质量　2010 年版《中华人民共和国药典》规定穿心莲药材应在秋初茎叶茂盛时采割,含量指标项下规定穿心莲内酯和脱水穿心莲内酯的含量之和不得少于 0.8%。穿心莲的生长发育规律与各生育期的划分因栽培地气候及育苗早晚不同而异。广东清远穿心莲 GAP 基地 8 月下旬至 9 月上旬为现蕾期,9 月下旬为开花期。8 月下旬植株生长缓慢,植株和叶的干重较快速生长期增加极少,在现蕾期达到产量的最大增长点,叶片干重在 9 月下旬呈下降趋势;就整个生长过程而言,叶中干物质的增长始终慢于整个植株。药材中穿心莲内酯含量变化较明显,并且整个生长过程始终领先脱水穿心莲内酯和醇溶性浸出物,始花期(9 月 10 日左右)增长到最高点,脱水穿心莲内酯变化不明显。综上,穿心莲最佳采收期在穿心莲生长的现蕾期与始花期之间(8 月下旬到 9 月上旬之间)。相关性分析表明,穿心莲内酯的含量与叶片的数量、植株高度、乙醇浸出物叶片干重和植株干重以及生长发育时期具有显著的相关性,而脱水穿心莲内酯与这些性状之间无明显的相关性,表明穿心莲干物质的积累和穿心莲内酯变化规律一致。另有文献报道了始花期与成分含量之间的相关性,穿心莲内酯含量与始花期成正相关,随着始花期的延长,穿心莲内酯含量变高,而脱水穿心莲内酯与始花期长短为负相关,随始花期时间变短而含量减少。始花期的早晚与当地的栽培习惯及生态环境是分不开的,但是否与遗传因素有关还有待进一步探讨。国外相关文献表明,穿心莲在开花盛期采收为最佳。A. K. Pandey 等人研究发现穿心莲开花前叶中穿心莲内酯含量最高,但此时茎的含量最低,即使种植条件一致,开花期也会有差异。为避免混淆生育期,M. K. Bhan 等选取三个时间段分析,分别为 70 日、100 日、130 日,发现 70 日时地上部分干重、茎叶比以及穿心莲内酯含量均为最高。

八、化学成分及药理学研究

(一)化学成分研究进展

1. 黄酮类化合物　黄酮类化合物主要含于穿心莲根中,系多甲氧基黄酮。近年来国内外学者相继从穿心莲中分得多种黄酮类活性成分。王金兰等报道，从穿心莲中分离得到 1 种主要存在于根部的黄酮类化合物，从叶中也分出 2 种黄酮类成分。陈丽霞等从穿心莲中分离得到 11 个黄酮化合物，分别为 5 -羟基- 7,8 -二甲氧基黄酮、5 -羟基- 7,8 二甲氧基二氢黄酮、5 -羟基- 7,8,2′,5′-四甲氧基黄酮、2′-甲氧基黄芩新素、5 -羟基- 7,8,2′,3′-四甲氧基黄酮、5,4′-二羟基- 7,8,2′,3′-四甲氧基黄酮、二氢黄芩新素、5,7,8 -三甲氧基二氢黄酮、5,2′-二羟基- 7,8 -二甲氧基黄酮、andrographidine C,5,7,4′-三羟基黄酮、5,7,3′,4′-四羟基黄酮。王林丽报道穿心莲黄酮类活性成分主要存在于根部，现已分离出 6 种，分别为 5 -羟基- 7,8,2′,3′-四甲氧基黄酮、5 -羟基- 7,8,2′-三甲氧基黄酮、5,2′-二羟基- 7,8 -二甲氧基黄酮、芹菜素 7,4′-二甲醚、5 -二羟基- 7,8 -二甲氧基黄酮和 5 -羟基- 3,7,8,2′-四甲氧基黄酮。靳鑫等在水提取液中分离出 10 种化合物：穿心莲酸（andrographic acid）、芹菜素- 7 - O - β - D -葡萄糖醛酸丁酯（apigenin - 7 - O - β - D - glycuronate butyl ester）、芹菜素- 7 - O - β - D -葡萄糖醛酸乙酯（apigenin - 7 - O - β - D - glycuronate ethyl ester）、糖醛酸苷（luteolin - 7 - O - β - D - glucuronide）、木犀草素- 7 - O - β - D -葡萄、金合欢素- 7 - O - β - D -葡萄糖醛酸苷（acacetin - 7 - O - β - D - glucuronide）、芹菜素- 7 - O - β - D -葡萄糖醛酸苷（apigenin - 7 - O - β - D - glucuronide）、异高黄芩素- 8 - O - β - D -葡萄糖醛酸苷（isoscutellarein - 8 - O - β - D - glucuronide）、芹菜素- 7 - O - β - D -葡萄糖苷（apigenin - 7 - O - β - D - glucoside）、6 - C - β - D -葡萄糖- 8 - C - β - D -半乳糖芹菜素（6 - C - β - D - glucosyl - 8 - C - β - D - galactosy-lapigenin）、绿原酸。徐冲在对穿心莲根部研究中，分离出 20 种黄酮化合物，分别为 5, 5′-二羟基- 7, 8, 2′-三甲氧基黄酮、5 -羟基- 7, 8, 2′, 6′-四甲氧基黄酮、5, 3′- dihydroxy - 7, 8, 4′, - trimethoxyflavone、2′-羟基- 5, 7, 8 -三甲氧基黄酮、5 -羟基- 7, 8, 2′, 3′, 4′-五甲氧基黄酮、wightin、5, 2′, 6′- trihydroxy - 7 - methoxyflavone 2′- O - β - D - glucopyranoside、5, 7, 8, 2′-四甲氧基黄酮、5 -羟基- 7, 8 -二甲氧基二氢黄酮、5 -羟基- 7, 8 - 二甲氧基黄酮、5, 2′-二羟基- 7, 8 -二甲氧基黄酮、5 -羟基- 7, 8, 2′, 5′-四甲氧基黄酮、5 -羟基- 7, 8, 2′, 3′-四甲氧基黄酮、5 -羟基- 7, 8, 2′-三甲氧基黄酮、5, 4′-二羟基- 7, 8, 2′, 3′-四甲氧基黄酮、二氢黄芩新素、andrographidine A、andrographidine B、andrographidine C 和 5, 2′- dihydroxy - 7, 8 - dimethoxyflavone 2′- O - β - D - glucopyranoside。

2. 二萜内酯类化合物　内酯化合物主要含于穿心莲叶中，主要成分有：穿心莲内酯（andrographolide）、新穿心莲内酯（neoandrographolide）、去氧穿心莲内酯（deoxyandrographolide）、脱水穿心莲内酯（dehydroandrographolide）。王国才等报道从穿心莲中可分离得到 8 -甲基新穿心莲内酯苷元（8 - methyl-andrograpanin）、3 -脱氢脱氧穿心莲内酯（3 - dehydrodeoryandrographpholide）、新穿心莲内酯苷元（androgrpanin）。王金兰等利用柱层析及 HPLC 法对穿心莲地上部分的乙酸乙酯提取物进行了分离，共得到了 9 种二萜内酯类化合物和 1 种主要存在于根部的黄酮类化合物，并利用核磁碳谱（C - NMR）分析，对各种化合物的结构进行了确证。陈丽霞等从穿心莲地上部分的 85% 乙醇提取物中分离得到 14 个二萜内酯类化合物，分别鉴定为穿心莲新苷（neoandrographolide）、3,14 -二去氧穿心莲内酯（3,14 - dideoxyandrographolide）、穿心莲内酯（andrographolide）、14 -去氧- 11,12 -二去氢穿心莲内酯（14 - deoxy - 11,12 - didehydroandrographolide）、19 -羟基-

8(17),13 -赖百当二烯- 15,16 -内酯[19 -hydroxy - 8(17),13 - labdadien - 15,16 - olide]、14 -去氧穿心莲内酯(14 - deoxyandrographolide)、3 - oxo - 14 - deoxyandrographolide、异穿心莲内酯(isoandrographolide)、双穿心莲内酯(bisandrographiside)、14 -去氧- 11,12 -二去氢穿心莲内酯苷(14 - deoxy - 11,12 - didehydroandrogra phiside)、穿心莲内酯苷(andrographiside),其中化合物 3 - oxo - 14 - deoxyandrographolide 为新的天然产物,化合物 19 - hydroxy - 8(17),13 - labdadien - 15,16 - olide 为从该属植物中首次分离得到。邓贵华等建立 RP - HPLC 法同时测定穿心莲药材 6 个主要内酯成分(穿心莲内酯、异穿心莲内酯、新穿心莲内酯、去氧穿心莲内酯、脱水穿心莲内酯和穿心莲宁)的含量。徐冲等人在对穿心莲根部的研究中,分离出新穿心莲内酯苷元、新穿心莲内酯和穿心莲内酯。

3. 其他成分 国内外学者还从穿心莲(*A. paniculata*)中分离得到烷、酮、蜡、甾醇、有机酸、二萜醇、二萜酸盐、环烯醚等成分。此外,张慧对穿心莲(*A. paniculata*)营养成分进行了分析,穿心莲中含有多种营养成分,包括丰富的矿质元素 Na、Mg、Fe、K、Ca、Cu、Zn、Co、P 和 Mn 等维生素含有维生素 C、维生素 P、维生素 B_1、维生素 B_2 和 β -胡萝卜素;至少含有 17 种氨基酸,其中 7 种为人体必需氨基酸。

(二)药理学文献研究

1. 解热,抗感染 研究表明,穿心莲内酯具有抑制和缓解肺炎球菌和溶血性乙型链球菌引起的体温升高的作用,对于伤寒、副伤寒菌苗所致发热的家兔或 2,4 -二硝基苯酚所致发热的大鼠有一定的解热作用,对同时感染肺炎球菌和溶血性链球菌所致发热家兔能延迟体温上升时间,减弱体温上升程度。陈国祥发现,穿心莲灌服对大鼠注射致炎模型有明显抗感染作用,且见效快,于 30 min 开始,可持续 8 h 之久,其中大剂量组作用略强于阿司匹林。穿心莲制剂作为广谱抗菌药广泛应用于各类感染性疾病,尤其是穿琥宁注射液,因对呼吸道感染、胃肠道疾病、带状疱疹、手足口病等疗效确切迅速,已列入全国中医院急诊室首批必备中药制剂之一。

2. 抗菌,抗病毒 临床研究表明穿心莲具有抑菌、促进白细胞吞噬细菌作用,对菌苗所致发热的家兔有解热作用。穿心莲能抗菌消炎,可治疗细菌痢疾等疾病。侯庆昌等研究发现,用维持培养液稀释的穿心莲水提物对宿主 McCoy 细胞无破坏作用,因此认为,其抗衣原体活性无破坏宿主细胞的间接作用,而对衣原体生长具有直接抑制作用。

3. 抗肿瘤 李玉祥等以抑制细胞增殖为检验指标,用人体癌细胞株为供试体,对穿心莲提取物的抗癌活性进行了测试,发现该药对乳腺癌细胞株 MCF7,肝癌细胞株 HepG2,肠癌细胞株 HT29、SW620 和 LS180 均有不同程度的增殖抑制作用。孙振华等研究表明,穿心莲内酯与硫酸氢钠制备的莲必治注射液(LBZ)的体外研究与动物实验均对胃癌、肝癌、肺癌、乳腺癌等有确切抗癌作用。穿心莲内酯具有抗肿瘤、消炎抗菌、抗病毒感染等广泛药理作用。在抗肿瘤方面,穿心莲内酯具有抗胃癌、肝癌、肺癌、乳腺癌、食管癌、舌癌、皮肤癌、膀胱癌、前列腺癌等作用。其抗肿瘤的机制可能与诱导肿瘤细胞的凋亡、抑制细胞周期、提高淋巴细胞抗肿瘤活性等方面有关。

4. 抗心血管疾病

(1)抗血小板聚集:穿心莲对腺苷二磷酸(ADP)和肾上腺素诱导的血小板聚集有明显

抑制作用,而对花生四烯酸和瑞斯托霉素诱导的血小板聚集反应并无明显影响。谭获通过体外组 61 例和体内组 8 例实验观察,发现穿心莲提取物对 ADP 诱导的血小板聚集反应有显著抑制作用($P<0.001$),在体外这种作用程度稍强于川芎嗪、潘生丁注射液。张瑶珍通过 20 名志愿者服药前后血浆及血小板 5-羟色胺的测定,证明穿心莲能显著抑制血小板释放 5-羟色胺($P<0.01$),透射电镜观察到无论是体外加药还是服药后,穿心莲均能明显抑制 ADP 诱聚所致的血小板管道系统扩张及颗粒释放。

(2)降低血压:穿心莲注射液(4 mg/kg)静脉注射可使麻醉大鼠与犬的血压发生快速而持久的下降,其降压作用具有快速耐受性,但不能逆转静脉注射肾上腺素引起的升压作用,推测其无 α 受体阻滞作用。

(3)抗心肌缺血-再灌注损伤(RI):穿心莲的黄酮类成分 $API_{0.134}$ 能改善 RI 犬的心肌功能,缩小梗死范围,降低心肌损伤程度,减少再灌注性心律失常的发生。

(4)抗动脉粥样硬化(AS):预防性给予穿心莲有效成分 $API_{0.134}$ 可明显减少实验性 AS 兔主动脉内膜脂质斑块的面积,抑制动脉壁血小板生长因子 B 链蛋白(PDQF-B)、原癌基因 $c-sis$ mRNA 和 $c-myc$ mRNA 的阳性表达。

(5)抗生育作用:王晓燕等采用体内外给药的方法,观察穿心莲对大鼠精子、胚胎及小鼠精子的影响。结果显示,穿心莲可使胚胎发育异常,精子数量和存活率降低。研究表明,穿心莲制剂对雄性大鼠有一定的抗生育作用。

(6)调节免疫系统:刘峻等通过采用 BALB/C 小鼠骨髓细胞定向分化巨噬细胞,应用化学发光法考察新穿心莲内酯对佛波豆蔻酸乙酯(PMA)刺激的小鼠巨噬细胞呼吸爆发,alamarBlue 染色法和 Griess 法测定新穿心莲内酯对 LPS 诱导的小鼠巨噬细胞增殖及 NO 合成的影响。试验表明,新穿心莲内酯在 $30\sim150$ $\mu mol/L$ 浓度范围内对刺激的巨噬细胞呼吸暴发有抑制作用,在 $11.25\sim120.00$ $\mu mol/L$ 内对活化的小鼠巨噬细胞增殖及 NO 释放有明显抑制作用。由此表明新穿心莲内酯具有免疫抑制活性。

(7)对消化系统的影响:杨苹等分别对正常、肾上腺素诱导高血糖和四氧嘧啶糖尿病小鼠,以 5 g/kg、10 g/kg、20 g/kg 穿心莲灌胃给药,对照组给予相同体积纯化水,观察给药后的降血糖作用。结果表明,穿心莲连续给药 7 日,能明显降低四氧嘧啶糖尿病小鼠的血糖,与纯化水对照组比较,差异极显著($P<0.01$);对正常小鼠血糖无影响,亦不能抑制肾上腺素诱导的小鼠血糖升高。试验结果初步表明穿心莲水煮液有降血糖的作用。姚青等研究结果表明,穿心莲内酯组可使染毒小鼠血清 AIJT、LDH、AST 降低,肝脏的病理学损害也有明显的改善。穿心莲内酯能对可卡因引起的急性肝脏损害有一定的保护作用,其保肝机制可能与抑制脂质过氧化反应、降低组织中氧自由基的生成有关。利胆作用穿心莲内酯可使胆汁分泌恢复正常,从而减轻胆汁淤积,调节细胞内即血清中酶的水平,其活性比水飞蓟素强。

(8)治疗中暑的作用:谭非等通过在干球温度(34.5 ± 0.5)℃、相对湿度(60 ± 5)%的条件下建立小鼠中暑模型,将小鼠随机分为新穿心莲内酯 75.0 mg/kg、37.5 mg/kg、5.0 mg/kg、1.0 mg/kg 组以及穿心莲内酯组、DMSO(二甲基亚砜)组、地塞米松组、生理盐水组和高温对照组,观察动物肛门上升速率和存活时间。结果表明,与其他组比较,新穿心莲内酯 5.0 mg/kg 组动物肛门上升速率明显降低,存活时间显著延长。因而穿心莲内酯是治疗中暑的有效药物,且 5.0 mg/kg 的给药量效果较好。

第二节　栽培加工技术调查

一、采样调查

（一）调查对象

穿心莲为爵床科植物穿心莲 *Andrographis paniculata*（Burm.f.）Nees 的干燥地上部分。

（二）调查方法

在收集文献资料的基础上得到了现有穿心莲的种植现状，然后进行实地采样，并对穿心莲的生长环境、栽培情况和田间管理技术进行调查。

采样设备：GPS 仪，罗盘，常规采样工具。

（三）调查结果

1. 形态特征　通过比较各采样点的穿心莲植株，四川宜宾、广西贵港、广西南宁、海南海口、云南景洪等地穿心莲植株叶片较小，安徽阜阳、广东湛江、福建漳州等地穿心莲植株叶片较大。

各样地穿心莲形态对比见附录彩图 5。

2. 栽培方法

（1）选地整地：穿心莲对土壤要求不严，喜温暖、湿润、向阳的环境。育苗地宜选择土壤疏松、肥沃、排水良好、阳光充足的地块。因穿心莲种子细小，整地时要求充分整平耙细，作畦，畦面宽 1.3 m，畦沟宽深各 20 cm，播前结合整地每亩施入腐熟厩肥或堆肥 1 500 kg，钙镁磷肥 20～30 kg 作基肥，然后耙平作 100～120 cm 宽、20 cm 左右高的畦，土四周开 30 cm 深的边沟，以便排灌。栽植地可选择地势平坦、土壤肥沃的平地、缓坡地或荒山地，在山区，可在果木林下套种，以短养长，增加效益。选地后深翻土壤。

（2）播种

1）种子处理：穿心莲种皮较硬，妨碍种子吸水，难以发芽。因此，在播种前应将种子拌细沙擦伤种皮至种皮失去光泽，去掉蜡质层，再将种子放入 35～40℃的温水中浸种一日，有利发芽。

2）直播或育苗移栽：在采样时发现，除了安徽阜阳是进行育苗移栽的方式，其他采样点都是采用直播的方式。

播种前配制好营养土，营养土配制用腐熟的土杂肥与熟土按 3∶7 的比例配制。若土杂肥不足，每立方米熟土加入复合肥 1～1.5 kg 也可（严禁拌尿素或新鲜的人粪尿，以防烧苗）。

直播：于 3 月至 6 月进行。在整好的栽植地上，按行距 30～40 cm 开浅沟，然后将种子均匀地撒入沟内,再覆盖细土,以不见种子为度,稍加压紧。

值得注意的是,在四川宜宾、广西贵港出现了穿心莲与玉米套种的种植方式,按照合适的间距能避免玉米对穿心莲的遮挡。广西南宁出现了穿心莲与果树(澳洲坚果)套种的种植方式,果树间的距离比较适合穿心莲对阳光的需求,但是果园的土壤较固结,对穿心莲的生长有不利的影响。

育苗:长江中下游地区温床育苗于3月中、下旬,冷床育苗于4月播种。播前先翻耕土壤,再在畦面上撒施腐熟的厩肥或堆肥,将土、肥混合后整平畦面,然后将种子与火土灰拌匀,均匀地撒入畦面,覆盖一层薄细土或火土灰,以不见种子为度。一般育苗1亩地需种子2.5 kg,可移栽10亩大田。播后保持苗床湿润,当苗长出2对真叶时要追施1次稀薄人畜粪水,促使幼苗生长健壮。培育2个月左右,幼苗长有4～5对真叶时即可移栽。

移栽:当苗高10 cm左右、具6片真叶时即可移栽,时间一般在6月上旬至7月上旬,以阴天或傍晚移栽为好,移栽前1日无菌床浇水,以便起苗,带土移栽成活率高。株行距20 cm×30 cm,穴栽,栽后及时浇水。肥水条件差的地方可适当密植,而采种田则可适当稀植。

3.田间管理

(1)松土除草和追肥:幼苗成活后,应进行第1次中耕除草,中耕宜浅,避免伤根。然后每亩浇施稀薄人畜粪水1 500 kg;以后每隔半个月中耕除草一次。如果是直播,在苗高7～10 cm时要进行间苗、补苗,每穴留壮苗1～2株。

(2)排灌水:生长过程中如遇天气干旱,应在早晚各浇水1次。生长前期,幼苗需水量较大,应经常保持土壤湿润,以利植株营养生长。雨季和每次灌水后要及时排除余水。

(3)施肥:施肥是提高穿心莲质量的关键,也是提高其产量的重要措施,穿心莲施肥要求按时、按量,平衡施肥。最好使用腐熟的土杂肥或有机复合肥,还可使用一些生物菌肥、叶面肥,尽量少用或限量使用化学肥料,特别是化学氮肥。各采样点施肥方法见表2-2-1。

表2-2-1　各采样点使用化肥对比

序　号	采样点名称	用 肥 类 型
1	安徽阜阳	氮磷钾复合肥(各15%)
2	四川宜宾	氮肥,农家肥
3	广西贵港	尿素,农家肥
4	广西南宁	氮磷钾复合肥(各15%),尿素
5	海南海口	/
6	广东湛江	硫酸钾复合肥(K≥40%),尿素
7	福建漳州	碳氨,尿素
8	云南景洪	/

4.采收加工　各地的采收加工方法如下。

安徽阜阳:根据天气预报选择连续的晴天,收割的前一日喷洒脱叶剂。第2日收割地上部分,之后晒2～3日,晚上温度较低,可以用堆垛并用防雨布覆盖,之后人工抖动植株,使叶片脱落。药材收购商杆和叶片分开收购。

四川宜宾：收割地上部分后平铺地面晒干。药材收购商按统货收购。

广西贵港：收割地上部分后,先平铺晒2日,之后捆扎并阴干。药材收购商按统货收购。

广西南宁：先晒4～5 h后阴干。药材收购商按统货收购。

广东湛江：收割地上部分后,平铺晒2～3日。之后捆扎,白天继续晒,晚上堆垛并用防雨布覆盖,如此持续1周。药材收购商按统货收购。

福建漳州：收割地上部分后,晒3日,用切割机将穿心莲切割成10 cm短棍,之后用拖拉机碾压,使杆和叶子分开,之后阴干。药材收购商杆和叶片分开收购。

广东遂溪：采收后将药材运至晾晒场,按头向上、尾向下的倒立方式晾晒,晾晒过程中平铺,晒两日,翻面再晒1日,至七八成干时打成捆,堆起来,用帆布盖,白天揭开再晒,夜晚盖,晾晒1周。

广东遂溪部分地区会在阳历8月底开始采收,福建等地在中秋前后采收,我国南方采收时间一般在9月中下旬。采收一般在晴朗天气进行,直接割取。

这些产区加工穿心莲时均选择自然干燥的方法,对天气的依赖性较强,同时耗时较长,一般均需一个星期。另外,此类加工方式劳动力消耗也较大,如福建对穿心莲的加工,需要大量的人力对药材进行茎叶的分离,且此种方法对药材的清洁也有较大影响。如果遇上阴雨天气,但是药材仍然没有晒干,此时,应注意药材的保存,不能堆积,否则,这些药材在潮湿的情况下,堆积发汗后,易变成黑色,从而影响到药材的品质。

广西、广东、福建均是穿心莲主产区,栽培历史悠久。在长期的药材种植过程中,当地农民合理利用本地的自然条件,逐步改进种植技术,逐渐形成了相对固定的栽培和加工技术(见附录彩图6、7、8)。

当地群众在多年的栽培过程中,还摸索出了一系列穿心莲套种技术。如广西隆安县将穿心莲与玉米进行套种,其中玉米喜欢高温强光,而穿心莲在生长前期较喜阴,且禁不住高温以及强光,将两者进行套种不仅能够提高土地资源利用率,同时还可以为穿心莲以及玉米的生长提供相对合适的条件,大大提高当地的经济效益。

5. 种质来源　各地种植穿心莲的种质来源如表2-2-2所示。

表2-2-2　各采样点种质来源对比

序　　号	采样点名称	种　质　来　源
1	安徽阜阳	福建洪塘
2	四川宜宾	广西贵港
3	广西贵港	广西贵港
4	广西南宁	广西贵港
5	海南海口	海南海口
6	广东湛江	广西贵港
7	福建漳州	福建漳州
8	云南景洪	云南景洪

（四）结论

通过调查不同地区的 11 个穿心莲样地发现：

（1）通过比较各采样点的穿心莲植株，四川宜宾、广西贵港、广西南宁、海南海口、云南景洪等地穿心莲植株叶片较小，安徽阜阳、广东湛江、福建漳州等地穿心莲植株叶片较大。

（2）除了安徽阜阳是进行育苗移栽的方式，其他采样点都是采用直播的方式。

（3）农家肥、氮肥和尿素是穿心莲种植过程中会常使用到的化肥。

（4）各地的采收加工方法不一样，特别是安徽阜阳和其他地方差异较大。

（5）种质来源以广西贵港地区为主。

穿心莲种植已经普遍化，但各地的生产环境、种植方式、田间管理、采收加工方法和种质来源都不一样，结合后续的化学和遗传信息分析，进一步解释药材的生产环境和药材质量间的关系。

二、栽培种植及生产加工调查

漳浦县是福建省穿心莲主产区之一，已有近 30 年的种植历史，主要分布于沿海乡镇，尤其是深土镇、前亭镇、旧镇镇、佛昙镇等地。该地种植穿心莲主要利用边角地、闲散地以及果园间套种，常年种植面积 5～6 km²，生产干品 150 万～200 万千克，年产值 500 万元左右。

1. 选地　穿心莲对土壤要求不严格。在该县红壤、赤红壤的山地、园地、水田均可种植，但高产栽培应选择阳光充足、排灌方便、土层深厚、土质疏松、土壤肥沃、pH 5.5～7.0 的地块种植，忌与茄科作物轮作。

2. 培育壮苗　4 月上旬播种育苗，每 500 g 种子需用育苗地 0.25 亩，可育成品苗 10 万株，供 5 亩大田种植。播种前应耕耙松土，每亩施钙磷镁肥 100 kg、腐熟土杂肥 1 000 kg（或三本牌有机基肥粉 100 kg），然后整成宽 80～100 cm、高 20 cm 的畦面，并稍加压实以利播种。将种子拌细砂土或草木灰撒播，播后盖上一层砂土或蘑菇土，厚度以不见种子为宜，然后喷水保温、保湿促种子萌芽，一般播后 20 多日出苗。待幼苗长高至 10 cm 左右（约出苗后1 个月），具 3～5 对真叶时，即可移栽大田。

3. 定植　结合整地，每亩施入钙镁磷肥 100 kg、腐熟土杂肥 1 000～2 000 kg，然后整成畦面宽 80～100 cm、高 20～30 cm 的畦。起苗前 1～2 日将育苗地浇足水，并喷洒 6 000 倍快丰收生长调节剂和 70% 甲基硫菌灵（甲基托布津）可湿性粉剂 800 倍液，促进植株健壮生长。定植株行距根据土壤肥力而定，一般按 15 cm×18 cm 为宜，每亩约植 20 000 株。植后浇足定根水，并根据土壤湿度情况，3 日左右浇 1 次水保证植株成活。

4. 田间管理

（1）水分管理：穿心莲喜湿，管理上应保持土壤供水均匀，以利高产，但要注意雨天及时排水。

（2）肥料管理：穿心莲是喜肥植物，适当增施氮肥是确保穿心莲高产的关键，但要严禁使用硝态氮肥。一般植后 10 日追施稀肥，每亩可施用 20% 沼气液肥或 1% 三元复合肥液500 kg。定植后 1 个月可施重肥，每亩撒施尿素 10 kg（或碳酸氢铵 15 kg）、复合肥 5 kg，以后每月施用 1 次，每亩施用复合肥 15 kg。

（3）中耕除草：穿心莲生长期间结合施肥进行中耕除草2～3次，中耕要浅，以免伤根。中耕除草时可结合适当培土，以促基部不定根生长。

（4）病虫害防治：穿心莲病害主要有立枯病、猝倒病、青枯病等。① 防治立枯病，可用50% 青枯灵可湿性粉剂1 000 倍液或2.5%咯菌腈(适乐时)悬浮种衣剂1 500 倍液或20% 络铜、络锌(枯菌克)水剂1 000 倍液或5% 井冈霉素水剂1 500 倍液浇灌根部。② 防治猝倒病，可用25%甲霜灵可湿性粉剂800 倍液或20%络铜、络锌(枯菌克)水剂1 000 倍液或50% 青枯灵可湿性粉剂1 000 倍液灌根。③ 青枯病高温、高湿季节多发，发病期可用2.5%咯菌腈(适乐时)悬浮种衣剂1 500 倍液灌根或用50%青枯灵可湿性粉剂1 000 倍液喷雾或灌根部。

穿心莲虫害主要有蝼蛄、地老虎等，可于幼苗期用90% 敌百虫可溶粉剂800 倍液喷施防治或40%辛硫磷乳油1 500 倍液或35% 硫丹(赛丹)乳油1 000 倍液灌根。

5. 采收与加工　穿心莲在叶片最茂盛即刚要现蕾时收割，产量最高、质量最好，该地收割期一般在每年8～9月。收割太迟，植株落叶，会影响产量。收割时将地上部分割取晒干，产品以干燥、色绿、无杂质者为佳。全园种植一般可亩产干品500～600 kg(鲜枝叶晒干率40%左右)，管理较好的丰产园亩产干品可达800 kg。

三、栽培生产特点及调查分析

由于各地的地理环境、水土、气候及生产管理等情况不同以及长期的人工栽培，导致穿心莲基因变异、分离、退化以及种质混杂，甚至出现明显分化现象使得穿心莲药材质量参差不齐。目前，在我国穿心莲主要依靠人工栽培，其中福建、广东、广西的栽培面积最大。

为了对穿心莲的生产现状有一个全面的了解，研究组深入我国穿心莲栽培历史较长、栽培面积较大、生态环境相对适宜的主产区福建、广东、广西等省区的7个市县、10个乡镇开展了穿心莲的栽培生产状况调查(表2-2-3)，同时结合文献报道，对四川、安徽等地的栽培状况进行了整理，在此基础上对穿心莲生产中的有关关键技术问题进行了分析，结合对各地穿心莲质量的评价和生产中存在的问题，对种植农户进行了现场技术指导。

表 2-2-3　穿心莲主产地调查样地

产　　地		经　度(E)	纬　度(N)	栽培面积(亩)
福建省	漳浦县赤湖镇	117°52′32″	24°06′41″	1 000
	漳浦县湖西乡	117°49′33″	24°10′35″	200
	龙海市隆教乡	118°03′48″	24°15′23″	1 500
广东省	遂溪县岭北镇	110°10′29″	21°16′07″	5 000
	遂溪县城月镇	110°05′03″	21°10′13″	5 000
	遂溪县洋青镇	110°07′15″	21°21′26″	4 500
	雷州市客陆镇	110°00′21″	21°05′12″	500
广西壮族自治区	贵港港南区桥圩镇	109°46′03″	22°57′06″	3 500
	横县校椅镇	109°14′16″	22°49′58″	1 200
	隆安县屏山乡	107°35′24″	22°56′54″	800
平均				2 320

（一）种植生产面积

关于所调查区域的穿心莲种植生产面积，由于是农户散户种植，难以准确统计目前的种植面积，根据对 10 个乡镇的农户的调查走访，各乡镇种植面积不同，在 200～5 000 亩之间，平均 2 320 亩/乡镇。

据有关文献报道，广西贵港、玉林、南宁，广东湛江、清远、阳江，福建漳浦、四川、安徽等地的穿心莲种植产量占全国穿心莲总产量的 90% 以上；广东清远和广东湛江的规范化种植基地已经通过了国家食品药品监督管理总局 GAP 认证，福建漳浦穿心莲申报国家地理标志已获国家农业部通过，但由于穿心莲市场价格的变化和农村经济收入模式的变化（如外出务工、城镇化等），主产区的穿心莲种植面积已发生了较大的变化。在所调查地区的调查表明，总体上穿心莲种植面积呈下降趋势。

（二）种质来源调查

通过调查发现，各地的穿心莲种植大都使用当地的农家种，种子生产主要为农家自行采集留种供生产使用，采种后也未经优选和种子处理，导致各地种植的穿心莲种子纯度不一致，存在混杂现象。目前穿心莲主要存在大叶型和小叶型两种生态类型，大叶型的产量及药用成分含量均明显高于小叶型，生产上具有明显的优势。尽管大多产地种植品种类型以大叶型穿心莲为主，但在不同产区不同的农户均存在同一块种植地中两种类型混杂的现象。

据文献报道，广西拥有专业的穿心莲种子田，但由于穿心莲种植面积的变化和下降，规模化种植区域较少，实际上多是农户自行留种采种。四川穿心莲种植由于气候因素影响，栽培穿心莲不能形成种子，只能从南方购种，但也未固定购种地，多是随意购种。

（三）栽培技术调查

目前各主产区的穿心莲种植生产模式均为小农户零散栽种，未见规模化的集约种植基地。在种植技术上以传统为主，各种植户种植技术在种子种苗繁育生产、种植方式、田间管理、病虫害防治等种植技术环节上均未形成规范化与标准化，难以保证穿心莲药材产量和品质的一致性。

1. 播种育苗　在穿心莲主产区播种方式主要有直播和育苗移栽两种方式。在广东遂溪、雷州均以直播为主，在福建漳浦县赤湖镇以育苗移栽为主兼有直播，在漳浦县湖西乡、福建龙海隆教乡、广西产区则以育苗移栽为主。

穿心莲种子坚硬，有蜡质，吸水慢，育苗前种子需经晾晒、揉搓，破坏蜡质层。调查发现，各地播种前种子处理方法也不一致，种植规模大的产区如遂溪、雷州、贵港等产区均采用沙子拌种，每份种子拌两份河沙，反复搓揉磨掉表皮蜡质直至表面失去光泽，然后浸入 45℃ 热水中处理后，在自然降温状态下浸种 24 h 后播种。其他产区农户小面积种植过程中一般只用热水浸种，浸种时间一般一晚上，也有不处理直接播种的，因此发芽率较用河沙摩擦种皮处理的要低，播种时种子用量较大。

各产地播种时间相差较大，直播早的在 3 月下旬，晚的在 4 月下旬或 5 月上旬，每亩用种 0.5～1.0 kg,条播或穴播。条播按行距 20～40 cm 开沟,深 4～7 cm;穴播按株行距各 30 cm 开浅穴播种。将种子拌火土灰或细土均匀地撒入沟内,再覆盖细土,以不见种子为度,稍加压紧。

2. 种植模式 在调查的 10 个乡镇中,多采用穿心莲与其他农作物套种的模式,主要有"穿心莲＋玉米""穿心莲＋西瓜＋豆角""穿心莲＋秋大白菜"和"穿心莲＋胡萝卜"4 种套种模式。调查结果表明,各种套种模式的亩产有较大差异,以"西瓜＋穿心莲＋豆角"的三重套种模式的经济效益较高,可达到每亩 3 000～3 500 元。

(1) 玉米＋穿心莲:广西贵港市桥圩镇、隆安县屏山乡、横县大和村,采用春玉米套种穿心莲,早玉米宜在 2 月 5～15 日、中玉米宜在 3 月 15～25 日当气温稳定在 12 ℃ 以上即可播种,这样较有利于玉米正常出苗。在春玉米进行第 1 次培土时,把穿心莲种子在玉米行间条状撒播,行距 50 cm。春玉米长到 6～7 月可采收,此时将穿心莲留下继续生长至 8～10 月现蕾或开花期才采收。此种植模式比单重玉米增收 500～1 000 元/亩,种植效益好。

(2) 西瓜＋穿心莲＋豆角:贵港市港南区采用"西瓜＋穿心莲＋豆角"三重套种模式,西瓜嫁接苗在 3 月下旬定植,株行距为 1 m×3.5 m,亩种约 180 株,然后再按照正常的管理来进行;穿心莲种子在 4 月下旬撒播,每亩用种 1.5～2 kg;豆角播种时间约为 5 月中旬,株距为 0.4～0.5 m,行距约 1.8 m。

西瓜收获时间大概是在 6 月中下旬,亩产约 5 000 kg,产值为每亩 4 000 元左右。穿心莲的收获时间大约在 10 月中旬,亩产 700～800 kg,产值为每亩 2 000～2 500 元。豆角采摘时间为 7 或 8 月中上旬,亩产为 800～1 000 kg,产值为每亩 3 000～3 500 元。在套种过程中需要注意每一种作物的生长种植特性,做好选种、播种以及田间管理等工作,确保高产、高收益。

(3) 穿心莲＋秋大白菜:福建漳浦县采用穿心莲、秋大白菜轮作的种植模式,充分发挥穿心莲的化感作用优势,提高土地复种指数和综合效益。穿心莲 4 月上旬播种育苗,收获期一般在每年 8～9 月,穿心莲收完后,把地翻耕耙平后做垄,在立秋前后播种秋大白菜,大白菜收获后次年 3 月左右播种毛豆。一般穿心莲每亩产药材干品 600～800 kg,产值 2 100～2 800 元,大白菜 4 000 kg,产值 2 000～2 400 元。

(4) 穿心莲＋胡萝卜:福建龙海市采用穿心莲＋胡萝卜的种植模式,穿心莲 4 月上旬播种育苗,8 月下旬～9 月初收获。穿心莲收完后,整地后及时播种胡萝卜,最晚在立秋前播种完,条播每亩用种 1.5 kg,撒播每亩 2～3 kg,播种时掺 2%～5% 的小白菜种子出苗快,可起到遮阴、降温、保墒的作用,以利于胡萝卜出苗,加强田间肥水管理。每亩可产穿心莲 700～800 kg,按当时 3.5 元/kg 计,产值 2 500～2 800 元;胡萝卜 3 000～3 500 kg,产值 2 400～2 800 元。

3. 施肥技术 对不同产区穿心莲的施肥情况的调查表明,各产区在施肥方面比较粗放,无统一的标准,肥料使用存在较大的盲目性。药农多选择市面上的常用复合肥,作为基肥使用最多的为 N－P－K 复合肥,其次是有机肥,农家肥因为施用麻烦而施用很少;追肥则以复合肥＋尿素为主。各产地追肥次数均为 2～3 次。在肥料用量方面多依靠传统经验,沿用对农作物的施肥方式(表 2－2－4)。

表 2 - 2 - 4　穿心莲不同主产地施肥技术调查

产　地	基　肥		追　肥		
	种　类	用量(kg/667 m²)	次　数	种　类	用量(kg/667 m²)
漳浦县赤湖镇	N - P - K 肥	15	2	复合肥	60
漳浦县湖西乡	农家肥	800	2	复合肥 + 尿素	50 + 10
龙海市隆教乡	N - P - K 肥	35	3	复合肥 + 尿素	85 + 10
遂溪县岭北镇	复合肥	30	3	尿素 + 复合肥	5 + 60
遂溪县城月镇	复合肥 + 尿素	25 + 5	3	复合肥	80
遂溪县洋青镇	复合肥 + 尿素	15 + 5	3	复合肥 + 尿素	75 + 15
雷州市客陆镇	复合肥	30	2	复合肥 + 尿素	60 + 10
贵港桥圩镇	农家肥 + 复合肥	500 + 20	3	复合肥 + 尿素	60 + 15
横县校椅镇	复合肥	30	3	复合肥	80 + 10
隆安县屏山乡	复合肥	25	3	复合肥	60 + 15

4. 病虫害防治技术　调查表明,在各产区穿心莲病害均少有发生,部分产区有立枯病、黑茎病零星发生,危害也较轻。目前生产上出现的虫害主要是蝼蛄和小地老虎。

(1) 立枯病:又称"幼苗猝倒病",常在幼苗长出 1~2 对真叶时发生。发病时近土面的茎呈浅黄褐色腐烂或皱缩,造成地上部分倒伏。该病害发展迅速。

防治方法:70% 多菌灵粉剂处理土壤、浸种或浇灌病区;处理土壤每亩用药 1~1.5 kg,在播前均匀拌入土中;浸种用 500 倍液浸 10 min;病区浇灌用 200 倍液,浇湿土壤深 5 cm;或用 50% 甲基托布津可湿性粉剂 800~1 000 倍液喷雾。

(2) 黑茎病:又称"青枯病",多发生在 7~8 月高温多雨季节。在接近地面的茎部发生长条状黑斑,并向上下扩展,使茎秆抽缩细瘦、叶色黄绿、叶片下垂、边缘向内卷。剖视茎内部组织变黑,严重时整株黄萎枯死。

防治方法:加强田间管理,增施磷钾肥,及时排除积水。

(3) 蝼蛄和小地老虎:这两种地下害虫都能咬断幼苗,造成死苗;蝼蛄还在苗床土内钻成许多隧道,伤害根部,也会造成死苗。育苗和假植期间常见其危害。

防治方法:施用的粪肥要充分腐熟,最好高温堆肥;灯光诱杀成虫,即在田间用黑光灯、马灯或电灯进行诱杀;灯下放置盛虫的容器,内装适量的水,水中滴入少许煤油即可;在田间发生期用 90% 敌百虫 1 000 倍或 75% 辛硫磷乳油 700 倍液浇灌;用 25 g 氯丹乳油拌炒香的麦麸 5 kg 加适量水配成毒饵,于傍晚撒于田间或畦面诱杀。对于蝼蛄,还可以在其隧道口塞入毒饵诱杀。

(四) 问题与建议

1. 存在的主要问题　通过以上调查发现,虽然前期研究已形成《穿心莲规范化栽培技术规范(GAP)》,但由于穿心莲种植属于小农户零散栽种的较多,规模连片种植较少,技术未得到很好的生产应用,农户种植技术各不相同,在种子、专用肥、环保农药等技术环节上尚无统一规范,种子来源不清,缺乏种子种苗质量和良种意识,播种育苗时间随意性较大,缺乏科学施肥方法,难以保证穿心莲品质及其一致性。另一方面,零散的种植模式,不利于科学技术推广和规范,也无法形成标准化生产,导致穿心莲的产量和质量无法有效提高,甚至还呈逐年下降趋势。

2. 生产发展建议

(1) 穿心莲优质种苗基地建设及良种繁育：按 GAP 要求建设规范化的穿心莲药材种质资源圃和种苗繁育基地,通过传统技术手段(种子繁育)与现代生物技术(组织培养等技术)相结合的方法,建立优良品种改良、提纯复壮和繁育体系,生产优质、纯正、无病的健康种苗,建立种子种苗质量标准,提高种子质量。

(2) 穿心莲规范化种植示范与培训：在种植示范基地内,严格按符合 GAP 规范化要求的包括整地、建植、修剪、水肥和病虫害综合防治等在内的标准操作规程(SOP)进行穿心莲规范化种植,并按 2015 年版《中华人民共和国药典》标准对穿心莲药材进行质量检测。通过规范化种植示范基地的建设与规范化种植,积极通过媒体宣传、参观交流、技术指导和农民培训等方式。在主产区进行穿心莲规范化种植技术推广,全面提升穿心莲的产量、质量和栽培技术水平,生产出"真实、优质、稳定、可控"的穿心莲药材,开拓穿心莲的品牌和市场,促进穿心莲产业的健康发展。

(3) 鼓励企业参与发展集约化规范化种植基地：受经济效益的影响,目前穿心莲种植规模总体呈下降趋势。但一方面,随着对抗生素使用的管理(包括家畜饲养禁用抗生素),穿心莲作为穿心莲内酯提取生产原料的需求逐渐扩大,穿心莲药材供需矛盾更加突出。另一方面,穿心莲内酯在叶中的含量显著高于茎,农户常常将叶片作为提取原料出售,其他部分作为药材出售,而药材中叶片比例低,直接影响中药成药质量。而目前农户散户的种植生产模式,一是种植技术不规范难以保证质量及其稳定性,二是散户难以控制药材市场流通行为,因而应当积极鼓励使用企业参与,牵头与产地农户联合建立集约化规范化的种植生产基地。

第三节　全国不同产地穿心莲中穿心莲内酯和脱水穿心莲内酯的含量测定

中药穿心莲在贮藏运输过程中叶片极易脱落,对于中药复方而言,临床疗效将会受到影响。而如果仅按茎或按叶为样品试验都是不符合《中华人民共和国药典》规定的。本研究按照茎叶比例取样,排除此种因素,按照《中华人民共和国药典》规定的穿心莲含量测定成分指标,对 7 个省份 13 个采样点共 35 份穿心莲进行更全面的比较。

(一) 仪器与试药

岛津 LC‐20AT 高效液相色谱仪(日本);色谱柱：Agilent HC‐C18(2)(4.6 mm × 250 mm,5 μm);OHAUS CP214 型电子天平($d = 0.000\ 1$ g);Sartorius CP225D 型电子天平

（$d = 0.01$ mg）；KQ－500DE 型数控超声波清洗器（江苏昆山市超声仪器有限公司）。穿心莲内酯、脱水穿心莲内酯（中国药品生物制品检验所，批号分别为 110797－201108、110854－201308，纯度分别为＞98.7%、＞99.7%），分析纯甲醇（AR，批号 QB/T683－2006，西陇化工股份有限公司），色谱级甲醇（HPLC/Spectro，批号 MA－1292－4000，ACS），超纯水为 Mili－Q Advantage A10 超纯水系统（法国 Milipore 公司）制备。

穿心莲药材分别采自 7 个省份 13 个采样点（均为栽培地采样）共 35 份穿心莲药材样品，穿心莲药材经钟国跃鉴定为爵床科植物穿心莲 *A. paniculata*（Burm.f.）Nees，凭证标本存于江西中医药大学江西民族传统药现代科技与产业发展协同创新中心标本室。药材样品及茎叶比例见表 2－3－1。

表 2－3－1　不同产地穿心莲茎叶比

产　地	叶/总重（%）	产　地	叶/总重（%）
广西贵港 1	0.367	四川江南 1	0.350
广西贵港 2	0.432	四川江南 2	0.344
广西贵港 3	0.478	四川江南 3	0.337
广西横县 1	0.213	海南洋浦	0.173
广西横县 2	0.181	广东雷州 1	0.516
广西横县 3	0.228	广东雷州 2	0.556
广西隆安 1	0.468	广东雷州 3	0.533
广西隆安 2	0.331	广东遂溪 1	0.591
广西隆安 3	0.45	广东遂溪 2	0.53
安徽潭棚 1	0.410	广东遂溪 3	0.579
安徽潭棚 2	0.374	福建漳浦 1	0.400
安徽潭棚 3	0.422	福建漳浦 2	0.429
安徽牛庄 1	0.425	福建漳浦 3	0.397
安徽牛庄 2	0.373	福建龙海 1	0.386
安徽牛庄 3	0.411	福建龙海 2	0.458
四川裴石 1	0.403	福建龙海 3	0.467
四川裴石 2	0.367	云南景洪	0.374
四川裴石 3	0.410		

（二）实验方法

1. 供试品溶液的制备　按照表 2－3－1 的茎叶比取样，取本品粉末（过四号筛）约 0.5 g，精密称定，置具塞锥形瓶中，精密加入 40% 甲醇 25 ml，称定重量，浸泡 1 h，超声处理（功率 250 W，频率 33 kHz）30 min，放冷，再称定重量，用 40% 甲醇补足减失的重量，摇匀，滤过。精密量取续滤液 10 ml，置于中性氧化铝（200～300 目，5 g，内径为 1.5 cm）上，用甲醇 15 ml 洗脱,收集洗脱液,置 50 ml 量瓶中,甲醇至刻度,摇匀,即得。所得色谱见图 2-3-1。

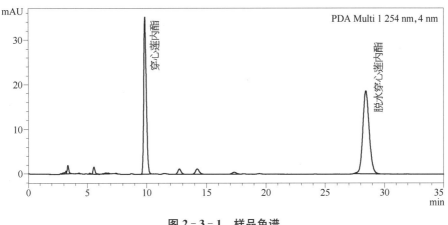

图 2-3-1 样品色谱

2. **对照品溶液的制备** 精密称取穿心莲内酯对照品 10.78 mg 和脱水穿心莲内酯对照品 11.02 mg,置于 50 ml 容量瓶中,用甲醇溶解并稀释至刻度,摇匀,制成每毫升含穿心莲内酯 0.215 6 mg、脱水穿心莲内酯 0.220 4 mg 的对照品混合溶液。穿心莲内酯标准品和脱水穿心莲内酯标准品 HPLC 见图 2-3-2。

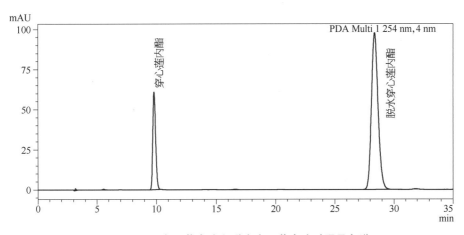

图 2-3-2 穿心莲内酯和脱水穿心莲内酯对照品色谱

3. **色谱条件及系统适应性** Amethyst-C18-P 色谱柱(4.6 mm×250 mm,5 μm);流动相甲醇-水溶液(52∶48),流速 1 ml/min,柱温 25℃,进样量 10 μl,穿心莲内酯和脱水穿心莲内酯含量测定的检测波长分别为 225 nm 和 254 nm;在此色谱条件下,穿心莲提取物中的两个成分的色谱峰在 30 min 内均能达到基线分离。

4. **线性关系考察** 分别将上述"对照品溶液的制备"项下的对照品溶液稀释 1、2.5、5、10、25、50、100、250 倍后,注入液相色谱仪,进行 HPLC 测定,记录峰面积积分值,以色谱峰面积值(Y)对对照品溶液浓度(X)做标准曲线,计算标准曲线的回归方程,得到穿心莲内酯

的回归方程为 $Y = 2.207\,43 \times 10^7 X + 11\,908.4$，$R^2 = 0.999\,877\,3$（表 2-3-2、图 2-3-3），线性范围为 $0.000\,862\,4 \sim 0.215\,6$ mg/ml；脱水穿心莲内酯的回归方程为 $Y = 1.705\,88 \times 10^7 X + 6\,481.65$，$R^2 = 0.999\,878\,8$（表 2-3-3、图 2-3-4），线性范围为 $0.000\,881\,6 \sim 0.220\,4$ mg/ml。

表 2-3-2　穿心莲内酯标准曲线数据

浓度（mg/ml）	0.000 862 4	0.002 156	0.004 312	0.008 624	0.021 56	0.043 12	0.086 24	0.215 6
峰面积	19 452	48 290	97 817	192 758	488 551	996 720	1 938 525	4 756 027

表 2-3-3　脱水穿心莲内酯标准曲线数据

浓度（mg/ml）	0.000 881 6	0.002 204	0.004 408	0.008 816	0.022 04	0.044 08	0.088 16	0.220 4
峰面积	11 237	34 675	75 941	150 850	381 747	784 672	1 528 065	3 754 494

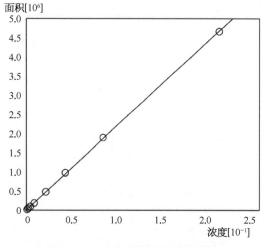

图 2-3-3　穿心莲内酯标准曲线

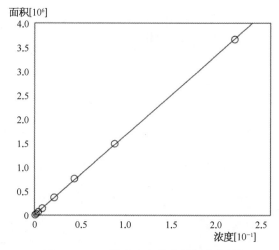

图 2-3-4　脱水穿心莲内酯标准曲线

5. 精密度试验　取同一份穿心莲供试品溶液，连续进样 6 次，进行 HPLC 测试，记录峰面积，穿心莲内酯、脱水穿心莲内酯峰面积的 RSD 分别为 0.35%、0.82%，表明仪器精密度良好（表 2-3-4、表 2-3-5）。

表 2-3-4　穿心莲内酯精密度实验结果

峰面积	579 164	573 751	575 160	576 838	574 845	574 228
均值			575 664.33			
RSD（%）			0.35			

表 2 - 3 - 5　脱水穿心莲内酯精密度实验结果

峰面积	459 606	450 716	449 610	450 603	450 747	451 302
均值	452 097.33					
RSD(%)	0.82					

6. **重复性试验**　取同一份穿心莲药材,按"供试品溶液"项下制成供试品溶液 6 份,进行 HPLC 测试,分别进样 10 μl,记录峰面积,穿心莲内酯和脱水穿心莲内酯峰面积的 *RSD* 分别为 0.83%、0.75%,表明该方法重复性良好(表 2 - 3 - 6,表 2 - 3 - 7)。

表 2 - 3 - 6　穿心莲内酯重复性实验结果

含量(%)	0.054 48	0.054 15	0.054 03	0.054 29	0.054 87	0.055 20
RSD(%)	0.83					

表 2 - 3 - 7　脱水穿心莲内酯重复性实验结果

含量(%)	0.025 83	0.025 81	0.025 95	0.025 77	0.026 13	0.026 25
RSD(%)	0.75					

7. **稳定性试验**　取同一样品溶液,每小时进样一针,连续进样 24 针,记录峰面积。穿心莲内酯和脱水穿心莲内酯峰面积的 *RSD* 分别为 0.80%、0.61%,表明该样品溶液在 24 h 内稳定(表 2 - 3 - 8、表 2 - 3 - 9)。

表 2 - 3 - 8　穿心莲内酯稳定性考察结果

时间(h)	峰　面　积	时间(h)	峰　面　积
0	579 164	13	573 024
1	573 751	14	572 447
2	575 160	15	570 013
3	576 838	16	568 264
4	574 845	17	566 963
5	574 228	18	565 663
6	573 666	19	564 182
7	573 350	20	563 430
8	573 098	21	563 654
9	572 962	22	564 220
10	571 419	23	564 521
11	573 100	24	566 093
12	572 745		
RSD(%)	0.80		

表 2‑3‑9 脱水穿心莲内酯稳定性考察结果

时间(h)	峰 面 积	时间(h)	峰 面 积
0	459 606	13	453 006
1	450 716	14	450 789
2	449 610	15	451 216
3	450 603	16	451 248
4	450 747	17	452 310
5	451 302	18	449 271
6	453 018	19	452 737
7	450 261	20	450 176
8	449 619	21	454 054
9	453 164	22	459 914
10	450 835	23	454 401
11	449 772	24	450 913
12	450 245		
RSD(%)			0.61

8. 加样回收率试验 取已知含量的样品粉末(过四号筛)约 0.25 g,共 9 份,精密称定。分别按已知含量的 80%、100%、120% 3 个水平加入穿心莲内酯对照品和脱水穿心莲内酯对照品混合溶液。按照"供试品溶液的制备"项下方法制备供试品溶液并进行含量测定,计算平均回收率及 RSD 值,结果见表 2‑3‑10、表 2‑3‑11。

表 2‑3‑10 穿心莲内酯加样回收率试验($n=9$)

样品量(mg)	加入量(mg)	测得量(mg)	回收率(%)	平均回收率(%)	RSD(%)
1.002	0.802	1.756 7	95.34		
1.002	0.802	1.807 1	100.37	97.70	2.59
1.002	0.802	1.777 1	97.38		
1.002	1.002	1.973 8	97.01		
1.002	1.002	1.961 3	95.76	96.67	0.83
1.002	1.002	1.976 3	97.26		
1.002	1.202	2.164 2	96.01		
1.002	1.202	2.160 4	95.64	95.58	0.48
1.002	1.202	2.155 0	95.10		

表 2‑3‑11 脱水穿心莲内酯加样回收率试验($n=9$)

样品量(mg)	加入量(mg)	测得量(mg)	回收率(%)	平均回收率(%)	RSD(%)
0.665	0.532	1.195 8	99.83		
0.665	0.532	1.224 6	104.15	102.14	2.10
0.665	0.532	1.213 3	102.46		

（续表）

样品量（mg）	加入量（mg）	测得量（mg）	回收率（%）	平均回收率（%）	RSD（%）
0.665	0.665	1.348 3	102.76		
0.665	0.665	1.338 3	101.25	101.67	0.90
0.665	0.665	1.336 7	101.00		
0.665	0.798	1.464 2	100.18		
0.665	0.798	1.465 4	100.36	100.70	0.70
0.665	0.798	1.473 3	101.55		

（三）结果与分析

由表 2-3-12 和图 2-3-5 可知,总内酯范围在 1.285 4～4.965 0 之间,最高为广东雷州（1）,最低为安徽潭棚（2）。按照《中华人民共和国药典》中规定,中药穿心莲中两种内酯总量不得少于 0.80%,所检测的样品均符合规定。在 35 份药材样品中,穿心莲内酯含量最低为安徽潭棚（2）的 0.630 6%,最高为广东雷州（1）的 3.693 5%;脱水穿心莲内酯含量最低为福建漳浦（3）的 0.141 5%,最高为广东雷州（2）的 1.362 6%;两者总和最低为安徽潭棚（2）的 1.285 4%,最高为广东雷州（1）的 4.965%。穿心莲内酯含量普遍高于脱水穿心莲内酯含量,脱水穿心莲内酯含量均较低,在 1.000 0 附近上下波动,而穿心莲内酯除了安徽牛庄、安徽潭棚、广西贵港含量较低外,其他均较高。据统计 35 份样品中 11 份总内酯含量低于 2.000 0%,占全部样品的 31.42%,其中包括广西贵港、安徽牛庄、安徽潭棚、海南洋浦、云南景洪。已有文献报道就安徽皖北砂浆黑土的土壤情况进行分析得出土壤缺磷少氮,砂浆层保水能力差,土壤偏碱性。若能合理施肥,可保证皖北砂浆黑土地区种植穿心莲药材质量。

表 2-3-12　不同产地穿心莲药材含量测定结果（n=3）

产　　地	穿心莲内酯（%）	脱水穿心莲内酯（%）	总内酯（%）	总内酯（按30%叶）（%）
安徽牛庄 1	0.732 7	0.743 5	1.476 2	1.231 0
安徽牛庄 2	0.812 1	0.673 8	1.486 0	1.307 0
安徽牛庄 3	0.730 1	0.736 6	1.466 6	1.212 3
安徽潭棚 1	0.671 0	0.718 8	1.389 8	1.124 2
安徽潭棚 2	0.630 6	0.654 8	1.285 4	1.116 1
安徽潭棚 3	0.707 8	0.604 8	1.312 6	1.061 6
四川江南 1	1.791 2	0.830 7	2.621 9	2.843 5
四川江南 2	2.082 7	0.682 2	2.764 9	2.674 8
四川江南 3	1.940 4	0.749 3	2.689 6	2.820 0
四川裴石 1	1.364 0	0.564 6	1.928 6	1.675 3
四川裴石 2	2.022 0	0.488 9	2.511 0	2.284 8
四川裴石 3	1.871 8	0.736 4	2.608 3	2.279 1
福建龙海 1	3.580 8	0.424 3	4.005 1	3.108 4

(续表)

产　　地	穿心莲内酯(%)	脱水穿心莲内酯(%)	总内酯(%)	总内酯(按30%叶)(%)
福建龙海 2	3.000 8	0.562 2	3.563 0	2.897 0
福建龙海 3	3.266 0	0.768 0	4.034 0	3.555 0
福建漳浦 1	3.512 9	0.478 3	3.991 1	3.872 3
福建漳浦 2	2.259 3	0.301 8	2.561 1	1.977 1
福建漳浦 3	2.361 2	0.141 5	2.502 7	2.034 7
广西隆安 1	2.560 3	0.842 7	3.402 9	3.317 1
广西隆安 2	2.470 5	0.707 3	3.177 8	3.141 3
广西隆安 3	2.379 1	1.053 7	3.432 7	2.492 2
广西横县 1	1.357 0	0.803 8	2.160 7	2.736 8
广西横县 2	1.447 8	0.761 3	2.209 0	2.662 6
广西横县 3	2.121 3	0.807 2	2.928 5	3.265 4
广西贵港 1	0.791 4	0.766 2	1.557 6	1.283 6
广西贵港 2	0.917 0	0.755 6	1.672 6	1.519 3
广西贵港 3	1.192 7	0.930 8	2.123 5	1.700 4
广东雷州 1	3.693 5	1.271 5	4.965 0	2.775 7
广东雷州 2	2.903 3	1.362 6	4.265 8	2.801 5
广东雷州 3	2.166 4	1.155 8	3.322 1	2.084 9
广东遂溪 1	2.349 3	0.882 3	3.231 6	2.404 6
广东遂溪 2	2.706 4	0.996 4	3.702 9	2.744 0
广东遂溪 3	3.282 2	1.143 2	4.425 4	3.862 3
海南洋浦	1.205 5	0.515 5	1.721 0	2.169 6
云南景洪	1.344 3	0.645 7	1.990 0	2.093 6
穿心莲内酯测定统计结果	不同产地样品分析：$F = 13.767$，$P < 0.001$，差异显著，方差分析样本总数：35			
脱水穿心莲内酯测定统计结果	不同产地样品分析：$F = 11.265$，$P < 0.001$，差异显著，方差分析样本总数：35			

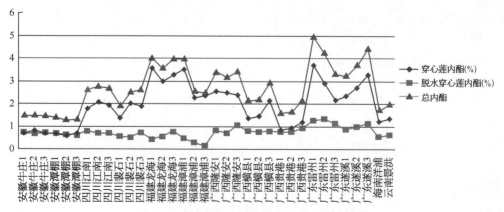

图 2-3-5　全国不同产地穿心莲含量折线图

（四）小结

全国不同产地的穿心莲中穿心莲内酯含量差异较大，脱水穿心莲内酯含量波动较小，总体均符合《中华人民共和国药典》对中药穿心莲检测指标的要求。

第四节 穿心莲不同部位品质评价

已有研究认为穿心莲叶片中所含穿心莲内酯的含量最高，但是在贮存运输过程中，叶片极易脱落损失，质量没有保障。《中华人民共和国药典》中关于叶片不得少于30%的规定是否能有效控制药材质量，是否符合药材生产的实际情况，能否保障中药的临床疗效，值得探讨。本研究采用HPLC法测定了不同产地穿心莲药材不同部位穿心莲内酯和脱水穿心莲内酯的含量。

（一）仪器与试药

仪器与试药均参照本章"第三节 全国不同产地穿心莲中穿心莲内酯和脱水穿心莲内酯的含量测定"中相关内容。材料来源见表2-3-1。

（二）实验方法

以本章"第三节 全国不同产地穿心莲中穿心莲内酯和脱水穿心莲内酯的含量测定"项下制定的高效液相色谱法测定。

（三）试验结果

根据表2-4-1～表2-4-3，以及图2-4-1、图2-4-2可知，商品药材茎中穿心莲内酯和脱水穿心莲内酯的总量明显低于在叶中的总量。已有研究表明当叶的比例不少于26%时，穿心莲内酯和脱水穿心莲内酯的总量才不低于0.80%，并且穿心莲内酯的含量与叶片的数量具有显著的相关性。本研究所用的样品均为栽培种，穿心莲叶中总内酯含量最高为广东遂溪(3)的7.6366%，最低为安徽潭棚(2)的2.5328%；茎中总内酯最高为福建漳浦(1)的3.1720%，最低为安徽潭棚(3)的0.3493%；全叶的总内酯明显高于茎。从折线图可以发现叶的穿心莲内酯高于不同部位的穿心莲内酯以及脱水穿心莲内酯，从叶中提取穿心莲内酯有明显的优势，另外大部分地区茎穿心莲内酯和药材穿心莲内酯含量也处于较高水平；同一成分，叶中的含量高于药材和茎中的含量。按照2010年版《中华人民共和国药典》叶不得少于30%的比例，两种内酯的含量范围为1.0616%～3.8723%，药材实际的总内酯含量为1.2854%～4.965%，均高于药典规定的总量0.80%。由于贮藏运输过程中叶子易脱落，市场上穿心莲药材叶子的比例往往达不到药典规定的30%，更有甚者企业直接用全叶提取穿心莲内酯，以至于市场上药材叶的比例很低。《中华人民共和国药典》1995年版一部中明确规定穿心莲的叶不得少于35%，但在2000年版中又略去此项规定，2005年版以后又恢复穿心莲叶不得少于30%，可见叶所占比例对中药穿心莲主要成分影响的重要性。从成分间比值表中发现，茎相对于药材和叶，成分间相差倍数最大。

表 2-4-1　不同产地穿心莲茎的含量测定结果($n=3$)

产　地	穿心莲内酯(%)	脱水穿心莲内酯(%)	产　地	穿心莲内酯(%)	脱水穿心莲内酯(%)
安徽牛庄 1	0.315 7	0.210 5	广西隆安 1	1.817 2	0.455 1
安徽牛庄 2	0.273 2	0.210 1	广西隆安 2	1.393 2	0.427 2
安徽牛庄 3	0.283 5	0.267 4	广西隆安 3	1.318 6	0.426 5
安徽潭棚 1	0.230 1	0.155 3	广西横县 1	0.858 5	0.439 2
安徽潭棚 2	0.292 5	0.216 4	广西横县 2	0.869 1	0.397 0
安徽潭棚 3	0.218 0	0.131 3	广西横县 3	1.405 2	0.402 8
四川江南 1	0.948 3	0.466 2	广西贵港 1	0.395 5	0.266 0
四川江南 2	1.149 9	0.456 7	广西贵港 2	0.621 7	0.417 4
四川江南 3	1.204 7	0.592 3	广西贵港 3	0.752 1	0.270 6
四川裴石 1	0.740 9	0.266 9	广东雷州 1	0.951 6	0.451 3
四川裴石 2	1.094 2	0.334 7	广东雷州 2	1.270 8	0.457 8
四川裴石 3	1.058 4	0.294 8	广东雷州 3	0.562 0	0.160 5
福建龙海 1	2.188 0	0.194 9	广东遂溪 1	0.904 8	0.246 8
福建龙海 2	1.793 1	0.370 4	广东遂溪 2	1.050 8	0.325 8
福建龙海 3	2.366 4	0.400 8	广东遂溪 3	1.735 9	0.508 9
福建漳浦 1	2.857 0	0.314 9	海南洋浦	0.798 5	0.274 5
福建漳浦 2	0.693 9	0.037 4	云南景洪	0.743 5	0.210 8
福建漳浦 3	1.027 2	0.037 3			
穿心莲内酯统计结果	不同产地样品分析：$F=4.226$，$P<0.05$，差异显著，方差分析样本总数：35				
脱水穿心莲内酯统计结果	不同产地样品分析：$F=3.522$，$P<0.05$，差异显著，方差分析样本总数：35				

表 2-4-2　不同产地穿心莲叶的含量测定结果($n=3$)

产　地	穿心莲内酯(%)	脱水穿心莲内酯(%)	产　地	穿心莲内酯(%)	脱水穿心莲内酯(%)
安徽牛庄 1	1.345 3	1.530 3	四川江南 3	3.912 6	1.294 4
安徽牛庄 2	1.746 2	1.482 9	四川裴石 1	2.261 1	0.971 8
安徽牛庄 3	1.368 8	1.386 8	四川裴石 2	3.533 6	0.748 3
安徽潭棚 1	1.329 6	1.518 5	四川裴石 3	3.068 0	1.371 8
安徽潭棚 2	1.187 3	1.345 5	福建龙海 1	4.144 7	0.656 5
安徽潭棚 3	1.439 3	1.284 4	福建龙海 2	3.895 1	0.713 3
四川江南 1	4.279 0	1.898 9	福建龙海 3	4.248 5	1.144 8
四川江南 2	4.002 2	1.165 1	福建漳浦 1	4.760 5	0.746 0

（续表）

产　地	穿心莲内酯（%）	脱水穿心莲内酯（%）	产　地	穿心莲内酯（%）	脱水穿心莲内酯（%）
福建漳浦2	4.254 9	0.629 0	广西贵港3	1.642 4	1.639 3
福建漳浦3	3.995 2	0.303 1	广东雷州1	4.434 8	1.544 4
广西隆安1	4.214 4	1.540 6	广东雷州2	3.449 2	1.855 5
广西隆安2	4.859 7	1.363 5	广东雷州3	3.368 7	1.895 3
广西隆安3	2.824 4	1.410 9	广东遂溪1	3.836 2	1.492 1
广西横县1	3.648 4	2.446 3	广东遂溪2	4.333 3	1.601 4
广西横县2	3.719 5	2.201 8	广东遂溪3	5.693 0	1.943 6
广西横县3	4.499 0	2.167 2	海南洋浦	3.127 9	1.600 4
广西贵港1	1.306 3	1.428 7	云南景洪	3.263 6	1.488 8
广西贵港2	1.426 5	1.213 2			
穿心莲内酯统计结果	不同产地样品分析：$F=13.151$，$P<0.001$，差异显著，方差分析样本总数：35				
脱水穿心莲内酯统计结果	不同产地样品分析：$F=10.461$，$P<0.001$，差异显著，方差分析样本总数：35				

表 2-4-3　穿心莲不同部位成分含量比值

成　分	药　材			茎			叶		
	最大值	最小值	比值（倍）	最大值	最小值	比值（倍）	最大值	最小值	比值（倍）
穿心莲内酯	3.693 5	0.630 6	5.857 1	2.857 0	1.187 3	2.406 3	5.693 0	1.187 3	4.794 9
脱水穿心莲内酯	1.362 6	0.141 5	9.629 7	0.592 3	0.037 3	15.879 4	2.446 3	0.303 1	8.070 9
总内酯	4.945 0	1.285 4	3.847 1	3.172 0	0.349 3	9.081 0	7.636 6	2.532 8	3.015 1

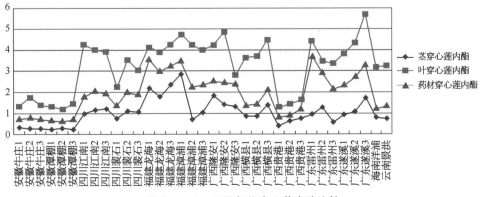

图 2-4-1　不同部位穿心莲内酯比较

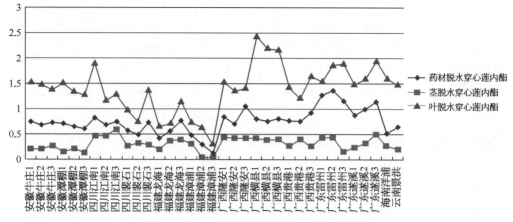

图 2 - 4 - 2　不同部位脱水穿心莲内酯比较

　　穿心莲内酯是湿热不稳定物质,易受到热、pH、溶剂等因素影响转化为脱水穿心莲内酯或降解,随着贮存时间以及烘干时间的延长,含量也会降低。同时生产穿心莲片剂的工艺过程中的加热也会使其中的穿心莲内酯含量降低甚至损失殆尽,检测结果仅存脱水穿心莲内酯。而叶中的脱水穿心莲内酯的含量也高于茎,故很多企业倾向于收购全叶用作提取原料,造成市场流通的穿心莲中药材叶所占的比例越来越低。若茎的比重很大,则可能影响中药复方的使用,但作为中成药的提取原料而言,可以考虑从叶中提取穿心莲内酯和脱水穿心莲内酯。药典中规范两种内酯总量比例,有助于保护药材在运输及贮存过程中的完整性,从而保证中药的临床疗效。

(四) 小结

　　穿心莲叶中穿心莲内酯和脱水穿心莲内酯含量均高于茎中的含量,叶中两种成分含量之和最小为安徽潭棚(2)的 2.532 8%,已远高于《中华人民共和国药典》0.80%的指标,茎中两种成分含量之和最小为安徽潭棚(3)的 0.349 3%,远低于《中华人民共和国药典》0.80%的指标,两个产地按照原药材比例或者叶不得少于 30%的比例均符合《中华人民共和国药典》的指标,如果检测时疏忽了这个环节,可能会出现较大的误差,难以客观地评判药材的品质。从前述表格及折线图发现,不同产地不同部位的穿心莲均存在较大差异,为了探讨产生差异的因素,有必要对遗传和生产加工因素进行研究。

第五节　不同产地土壤理化性质与穿心莲质量的相关性分析

　　我国穿心莲栽培区域较宽,各地在气候、土壤等生态方面存在较大差异。穿心莲质量的差异可能与生态因子密切相关,但目前有关研究尚少。张从宇等研究表明,同一省份新旧栽培区的穿心莲活性成分仍存在较大差异;通过测定两广、福建、四川、云南五个省份土壤理化性质,证实了穿心莲喜肥的生长习性。邵艳华等测定了两广、福建、四川、云南五省份土壤的部分理化指标以及穿心莲中总内酯、总黄酮及醇溶性浸出物含量的指标,表明富含速效磷、速效钾的土壤更有利于穿心莲中总内酯的积累。深入分析穿心莲药材质量与生态因子的相关性,对于科学制定穿心莲生产区划、穿心莲栽培农艺措施具有重要的指导意义。本研究采集广东、广西、福建、四川、安徽、云南、海南7省区35个样地的土壤和穿心莲药材样品,采用土壤理化性质全指标,按《中华人民共和国药典》规定的穿心莲含量测定成分指标,进行了土壤理化性质与穿心莲质量的相关性分析。

（一）仪器与样品

穿心莲药材与土壤样品分别采自7个省份13个采样点(均为栽培地采样)共35份土壤样品,土壤样品与穿心莲药材样品同时采集,来源见表2-5-1。穿心莲药材经江西中医药大学钟国跃鉴定为爵床科植物穿心莲 *A. paniculata*（Burm.f.）Nees,凭证标本存于江西中医药大学江西民族传统药现代科技与产业发展协同创新中心标本室。

表 2-5-1　不同产地土壤的理化性质分析($\bar{x}$,n＝3)

产　地	速效钾 （mg/kg）	碱解氮 （mg/kg）	速效磷 （mg/kg）	全钾 （g/kg）	全磷 （g/kg）	全氮 （g/kg）	水分 （%）	有机质 （g/kg）	pH
广西贵港 1	166	107	45.7	5.6	0.464	0.726	2.16	37.8	6.36
广西贵港 2	346	142	42.9	8.6	0.638	1.12	4.52	34.4	6.33
广西贵港 3	90	127	19.3	11.8	0.717	0.984	3.67	38.7	6.52
广西横县 1	176	199	81.2	4.2	1.2	1.42	3.85	38.3	4.09
广西横县 2	122	186	28.5	6.7	0.715	1.61	4.24	36.5	4.11
广西横县 3	77	225	31.7	2.6	0.789	2.1	4.36	34.7	4.02
广西隆安 1	172	130	61.3	5.6	1.5	1.73	3.94	26.8	7.37
广西隆安 2	130	176	72	9.2	2.33	2.22	3.73	37.3	7.21
广西隆安 3	74	142	12	4.8	0.729	1.28	2.66	22.1	4.76
安徽潭棚 1	140	142	46.6	9.1	0.636	1.75	4.36	24.5	5.09
安徽潭棚 2	170	118	28.2	9.3	0.565	1.43	4.44	26.6	4.82
安徽潭棚 3	117	118	28.5	9	0.586	1.55	4.31	25.4	5.2
安徽牛庄 1	154	127	51.3	8.4	0.542	1.5	4.36	29.2	4.78
安徽牛庄 2	244	112	71.5	8	0.691	1.22	3.38	25.2	5.52
安徽牛庄 3	99	122	34.9	7.8	0.504	1.29	3.9	26.8	4.58
四川裴石 1	55	104	79.3	11.4	1.25	0.906	2.08	13.3	4.4
四川裴石 2	30	55	25.6	8.8	0.941	0.66	1.35	15.4	6.84
四川裴石 3	39	76	57.9	7.8	1.09	0.922	3.45	12.6	6.36
四川南溪 1	191	114	57.9	9.8	0.845	1.21	2.07	15.7	4.73
四川南溪 2	103	82	39.1	9	0.832	1.05	2.16	13	5.04

产　地	速效钾 (mg/kg)	碱解氮 (mg/kg)	速效磷 (mg/kg)	全钾 (g/kg)	全磷 (g/kg)	全氮 (g/kg)	水分 (%)	有机质 (g/kg)	pH
四川南溪 3	105	87	51.3	7.9	0.761	1.03	2.03	14.6	4.3
海南洋浦	76	91	13.7	1.4	0.952	1.52	2.46	31.3	7.16
云南景洪	328	106	6.43	11.2	0.383	0.897	1.93	20.9	7.56
广东雷州 1	93	61.2	50.3	1.2	0.578	0.961	1.23	19	6.89
广东雷州 2	74	56.7	42.7	1	0.518	0.762	1.52	19.4	7.66
广东雷州 3	102	58.1	51.5	0.9	0.575	0.787	1.74	18.9	6.3
广东遂溪 1	64	166	55.3	0.4	0.619	1.6	2.92	44.8	4.06
广东遂溪 2	82	134	22.3	0.4	0.605	1.29	2.85	42.9	4.24
广东遂溪 3	108	133	32.9	0.3	0.75	0.924	2.52	43.5	4.4
福建漳浦 1	152	98.5	43.3	2.6	1.94	1.04	1.68	24.9	6.88
福建漳浦 2	50	74.6	53	2.1	0.889	0.954	1.78	20.9	6.66
福建漳浦 3	23	71.6	35.5	2	1.02	1.14	1.41	23.7	6.73
福建龙海 1	51	49.2	34.5	1.2	1.73	1.35	1.48	39	7.38
福建龙海 2	259	121	31.6	1.8	0.484	1.06	1.62	30.7	5.03
福建龙海 3	420	172	89.2	2.6	0.882	1.22	3.16	34.2	4.68

注：土壤样品委托江西省绿色农业研究中心检测。

（二）分析结果

1. **不同产地土壤的聚类分析**　结果表明：不同产地的 35 个土壤样品大致可聚为四类，其中云南景洪独自归为一小类，而其他各地土壤均呈交叉聚类，同产地的土壤样品分属于不同大类中；表明穿心莲不同产地的土壤理化性质存在着较大的差异，即使同一产地的不同土壤样品，其各自的理化性质也不尽一致，小生境土壤存在着差异（图 2-5-1）。

2. **穿心莲质量与土壤理化性质的相关性与回归分析**　从相关性分析表中得出穿心莲内酯含量与全钾、水分成负相关，与全磷成正相关；与全钾的相关系数最大为 -0.679；脱水穿心莲内酯含量与全磷成负相关，相关系数为 -0.338；叶比重与全氮成负相关，相关系数为 -0.370。从表 2-5-2 中亦可发现穿心莲内酯含量与全钾、水分相关性显著。叶比重与穿心莲内酯成正相关，相关系数为 0.391，而叶比重对脱水穿心莲内酯的影响更大，相关系数为 0.460。

将穿心莲内酯与土壤因子数据进行回归分析，得到多元回归方程 $Y = 2.873 - 0.132X_1 + 0.754X_2 - 0.296X_3$，决定系数 R^2 为 0.702，判定线性回归的拟合程度较好，表明穿心莲内酯变异的 70% 可由全钾（X_1）、全磷（X_2）、水分（X_3）的变化来解释，即穿心莲内酯的变化与全钾、全磷、水分有线性回归关系，其中与全钾和水分呈负相关。脱水穿心莲内酯与上述几个因素无线性关系，总内酯是穿心莲内酯和脱水穿心莲内酯之和，故分析影响总内

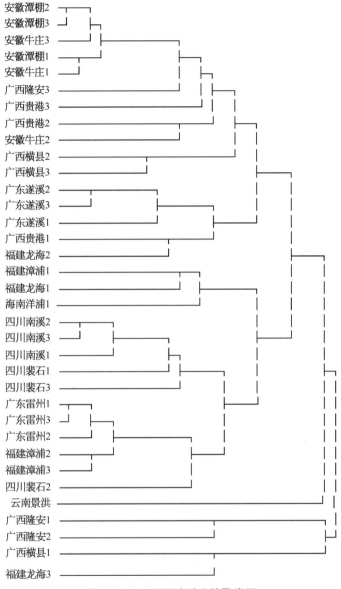

图 2-5-1　不同产地土壤聚类图

酯的因素也是全钾、全磷、水分。结合相关性分析和回归分析,土壤中全钾、全磷、水分对穿心莲内酯影响较大(表 2-5-2)。

（三）讨论

本试验测定的广东、广西、安徽、四川、福建、云南、海南 7 省区 35 个样地栽培穿心莲中穿心莲内酯的含量在 0.63%～3.69% 之间,脱水穿心莲内酯的含量在 0.14%～1.36% 之间,均符合《中华人民共和国药典》2010 年版对穿心莲的"含穿心莲内酯($C_{20}H_{30}O_5$)和脱水穿心莲内酯($C_{20}H_{28}O_4$)的总量不得少于 0.80%"的规定,表明各地产穿心莲药材质量总体

表 2-5-2 穿心莲质量与土壤理化性质的相关性分析

	速效钾	碱解氮	速效磷	全钾	全磷	全氮	水分	有机质	pH	穿心莲内酯	脱水穿心莲内酯	叶比重
速效钾	1											
碱解氮	0.338*	1										
速效磷	0.235	0.171	1									
全钾	0.195	0.078	0.025	1								
全磷	-0.165	0.037	0.360*	-0.017	1							
全氮	0.013	0.689**	0.093	0.041	0.331	1						
水分	0.246	0.706**	0.094	0.396*	-0.067	0.663**	1					
有机质	0.159	0.593**	-0.077	-0.356*	0.067	0.423*	0.366*	1				
pH值	-0.051	-0.586**	-0.15	-0.051	0.333	-0.254	-0.397*	-0.202	1			
穿心莲内酯	-0.119	-0.194	0.085	-0.679**	0.383*	-0.14	-0.585**	0.075	0.221	1		
脱水穿心莲内酯	0.022	0.13	0.026	-0.2	-0.338*	-0.095	0.069	0.109	-0.142	0.194	1	
叶比重	-0.013	-0.285	0.045	-0.297	-0.236	-0.370*	-0.241	0.042	0.092	0.391*	0.460**	1

注：* 相关性在 0.05 水平（双尾），具有重要意义；** 相关性在 0.01 水平（双尾），具有重要意义。

较好。比较各样品的穿心莲内酯和脱水穿心莲内酯的含量测定结果,表明各地产穿心莲药材质量存在一定的差异,与文献报道一致,其中,广西隆安、广东雷州和遂溪、福建龙海产穿心莲质量好,而安徽产穿心莲药材的质量相对较差。同时,同一县的不同采样地样品之间的质量也存在一定差异。

对穿心莲各产地土壤的理化性质分析结果表明,不同产地及同一产地不同采样点(小生境土壤)的土壤的理化性质存在着较大的差异,据查阅各采样地所属区域的地方志和土地志等文献,各地的土壤类型和地质背景有较大的差异,可能是各土壤样品理化性质差异的重要原因,同时还与各采样地的植被、耕作状况等有关。由表 2 - 5 - 2 可知,7 个省份 35 个采样点的穿心莲药材样品穿心莲内酯的含量在 0.630 6%～3.693 5%,脱水穿心莲内酯含量在 0.141 5%～1.362 6%。从地理环境上看广东雷州和遂溪的穿心莲药材含量较高,安徽潭棚和安徽牛庄的穿心莲药材含量最低。文献报道皖北为砂浆黑土,缺磷少氮,保水能力差,土壤偏碱性,从而安徽所产穿心莲药材含量偏低,但土壤中富钾,灌溉条件好,鉴于水分对穿心莲内酯含量呈负相关关系,在穿心莲种植过程中应注意合理灌溉。本研究进一步佐证了全钾、全磷、水分对穿心莲内酯的影响。结合聚类图也发现,同一采集地不同份土壤理化性质不一样,估计跟当地的生产管理有关,生产上应结合当地的土壤情况合理施肥。

相关性分析和回归分析可以发现,全钾、全磷、水分对穿心莲内酯的影响较大,脱水穿心莲内酯与上述理化性质之间无明显相关性,这与它们在植物体内的积累规律是有必然联系的。有文献研究发现不同生长时期的穿心莲内酯含量变化较大,在初期增长最快,初花期(生长 150 日左右)达到最高,脱水穿心莲内酯含量的变化规律不明显,积累缓慢。同时也表明药材中叶比例的增大也有利于主要药效物质含量的提高,对于原料药的生产有一定的指导意义。

(四) 小结

已有研究表明富含速效磷、速效钾的土壤更有利于穿心莲总内酯的积累,本试验进一步探讨土壤理化性质对穿心莲内酯和脱水穿心莲内酯的影响。本研究表明影响穿心莲内酯的全钾、全磷、水分三大因素对脱水穿心莲内酯无相关性,全钾和水分对穿心莲内酯的影响呈负相关。品质与土壤的相关性研究为穿心莲产地选择上提供一个土壤方面的参考指标,在生产过程中也要注重因地制宜的水肥管理。

第六节　遗传多样性研究

SRAP(sequence-related amplified polymorphism,相关序列扩增多态性)分子标记是分析植物材料遗传背景的有力工具,SNP(single nucleotide polymorphism,单核苷酸多态性)分子标记用于研究基因功能具有重要意义。穿心莲内酯是穿心莲的主要活性成分,在其生物合成中的一个关键步骤是焦磷酸香叶基香叶酯(GGPP)环合形成 *ent* -焦磷酸古巴酯(*ent*-CPP),从而形成穿心莲内酯的母核结构,而催化这个环合反应的二萜合酶——*ent* -柯巴基焦磷酸合酶(ent-copalyl diphosphate synthase,CPS),是影响穿心莲内酯生物合成的关键限速酶。有学者利用 SSCP 技术,在泰国分布的穿心莲中,检测到 *CPS* 基因内部存在一个 SNP 位点。本研究利用 SRAP 和 SNP 分子标记,研究我国穿心莲不同种群的遗传结构和亲缘关系,以探索各地穿心莲质量差异的遗传背景,探究国内穿心莲种群的进化潜力,为其种质资源保护和良种选育提供科学参考。

(一)仪器与材料

SRAP 分析的 103 份样品由中国中医科学院中药资源中心道地药材国家重点实验室采自 7 个省份 13 个采样地,采集单株的新鲜叶片,硅胶干燥保存。从 13 个采样点各随机选取 2 份共计 26 份用于 SNP 分析(其中 64 号样品仅采集 1 份,故用同时采集的种子育苗取叶补充 1 份)。所有样品经江西中医药大学曹岚鉴定为爵床科植物穿心莲 *A. paniculata*,凭证标本存于江西中医药大学民族传统药现代科技与产业发展协同创新中心标本室(表 2 - 6 - 1)。

表 2 - 6 - 1　穿心莲样品来源

编　　号	采　集　地
1～9	广西横县校椅镇校椅村
10～18	广西贵港市桥圩镇桥圩村
19～27	广西隆安县屏山乡刘家村
28～36	四川宜宾市南溪县裴石乡
37～45	四川宜宾市南溪县江南镇
46～54	安徽阜阳市临泉县潭棚乡
55～63	安徽阜阳市临泉县牛庄乡
64	海南洋浦开发区咸塘社区千年古盐田
65～73	福建龙海隆教乡
74～82	福建漳浦赤湖镇前张村
83～91	广东湛江市遂溪县北坡镇冠粤中草药种植合作社
92～100	广东湛江雷州市客路镇林排村
101～103	云南景洪南药园(逸野)

2 × Taq PCR MasterMix,10 × Ex Taq Buffer,TaKaRa Ex Taq,dNTP Mixture 和 DNA Marker DL2000 均购自天根生化科技(北京)有限公司,引物由上海捷瑞生物工程有限公司合成。电泳试剂购自生工生物工程(上海)股份有限公司。利用 Bio - Rad MJ PTC - 200 型 PCR 仪进行扩增,及北京六一厂生产的垂直胶电泳系统进行 PAGE 胶的制备与电泳。

(二)实验方法

1. 基因组 DNA 的提取　利用天根生化科技(北京)有限公司的植物基因组 DNA 提取试剂盒(DP305 - 02)提取基因组 DNA。

2. SRAP 扩增体系和程序　SRAP 分子标记扩增所用引物共 110 对,见表 2 - 6 - 2。

表 2 - 6 - 2　SRAP 分子标记扩增所用引物

引物组合	引物组合	引物组合	引物组合	引物组合	引物组合	引物组合	引物组合
me1 - em1	me1 - em2	me1 - em3	me1 - em4	me1 - em5	me1 - em6	me1 - em7	me1 - em8
me1 - em9	me1 - em10	me1 - em11	me2 - em1	me2 - em2	me2 - em3	me2 - em4	me2 - em5
me2 - em6	me2 - em7	me2 - em8	me2 - em9	me2 - em10	me2 - em11	me3 - em1	me3 - em2
me3 - em3	me3 - em4	me3 - em5	me3 - em6	me3 - em7	me3 - em8	me3 - em9	me3 - em10
me3 - em11	me4 - em1	me4 - em2	me4 - em3	me4 - em4	me4 - em5	me4 - em6	me4 - em7
me4 - em8	me4 - em9	me4 - em10	me4 - em11	me5 - em1	me5 - em2	me5 - em3	me5 - em4
me5 - em5	me5 - em6	me5 - em7	me5 - em8	me5 - em9	me5 - em10	me5 - em11	me6 - em1
me6 - em2	me6 - em3	me6 - em4	me6 - em5	me6 - em6	me6 - em7	me6 - em8	me6 - em9
me6 - em10	me6 - em11	me7 - em1	me7 - em2	me7 - em3	me7 - em4	me7 - em5	me7 - em6
me7 - em7	me7 - em8	me7 - em9	me7 - em10	me7 - em11	me8 - em1	me8 - em2	me8 - em3
me8 - em4	me8 - em5	me8 - em6	me8 - em7	me8 - em8	me8 - em9	me8 - em10	me8 - em11
me9 - em1	me9 - em2	me9 - em3	me9 - em4	me9 - em5	me9 - em6	me9 - em7	me9 - em8
me9 - em9	me9 - em10	me9 - em11	me10 - em1	me10 - em2	me10 - em3	me10 - em4	me10 - em5
me10 - em6	me10 - em7	me10 - em8	me10 - em9	me10 - em10	me10 - em11		

PCR 扩增体系为 10 μl,包括 2×Taq Master Mix 5 μl,上、下游引物各 0.2 μl,DNA 模板 2 μl,加水补足到 10 μl。PCR 扩增程序为:94℃ 3 min,94℃ 1 min,37℃ 1 min,72℃ 2 min,循环 5 次;94℃ 1 min,50℃ 1 min,72℃ 2 min,循环 35 次;72℃ 5 min。

3. 凝胶制备　先配制好 40%丙烯酰胺、5×TBE、蒸馏水、10%AP(过硫酸铵)、TEMED (N,N,N′,N′-四甲基乙二胺)并将试剂贮存于 4℃保存,再按比例配制成 8%非变性聚丙烯酰胺凝胶溶液。凝胶配制需要的反应体系如表 2 - 6 - 3~表 2 - 6 - 6。

表 2 - 6 - 3　8%非变性聚丙烯酰胺凝胶溶液(PAGE 胶)的配制

成　　分	1 槽	1.5 槽	2 槽
40%丙烯酰胺	12 ml	18 ml	24 ml
5×TBE	12 ml	18 ml	24 ml
蒸馏水	36 ml	54 ml	72 ml
10%AP(过硫酸铵)	450 μl	675 μl	900 μl
TEMED(N,N,N′,N′-四甲基乙二胺)	45 μl	67.5 μl	90 μl
总体积	60 ml	90.743 5 ml	120 ml

表 2 - 6 - 4　10% AP 的配制

成　　分	用　　量
AP(过硫酸铵)	5 g
蒸馏水	50 ml
总体积	50 ml

表 2-6-5 40% 39：1 聚丙烯酰胺母液的配制

成　　分	用　　量
丙烯酰胺（Acrylamide）	39 g
N,N-亚甲双丙烯酰胺（N,N-Methylene Bisacrylamide）	1 g
蒸馏水	60 ml
总体积	100 ml

表 2-6-6 5×TBE 母液(pH 8.3)的配制

成　　分	用　　量
Tris-base	54 g
硼酸	27.5 g
0.5M EDTA(pH 8.0)	20 ml
蒸馏水	900 ml
总体积	1 L

4. 电泳　用 8%非变性聚丙烯酰胺凝胶电泳。点样量为 2 μl。电压为 110 V,电流 100 mA,时间约 2 h。蓝色染料迁移至琼脂 1 cm 时,关闭电源。

5. 染色　去离子水冲洗两遍;0.2 g AgNO$_3$ + 200 ml ddH$_2$O,银染 10～12 min;去离子水冲洗两遍;4 g NaOH + 2 ml 甲醛 + 200 ml ddH$_2$O,显色,直到染出颜色为止,拍照记录。

（三）SNP 分子标记扩增体系和程序

为方便测序,在原文献报道基础上,设计 1 对 SNP 分子标记扩增引物 CTCAGTTTCCCACCAGCATC 和 AGGCACTCTTCAATCTCAGGT。引物扩增产物覆盖了报道中检测到 SNP 的 CPS 基因区段,并向该区段上下游各延伸了至少 100 bp。PCR 扩增体系为 50 μl,包括 10×Ex Taq Buffer(20 mM mg^{2+} Plus)5 μl,TaKaRa Ex Taq(5 U/μl)0.25 μl,dNTP Mixture 4 μl,上、下游引物各 1 μl,DNA 模板 8 μl,加水补足到 50 μl。PCR 扩增程序为 94℃ 3 min;98℃ 10 s,55℃ 30 s,72℃ 1.5 min,循环 33 次;72℃ 10 min。

（四）数据统计分析

以 A/A、B/B 统计 SRAP 扩增带型,在相同迁移率位置上有带记为 A/A,无带记为 B/B。Powermarker V3.25 软件采用基于 Nei's(1979)遗传距离的邻接法(Neighbor-joining,NJ)进行聚类分析,MEGA 6.0 软件进行聚类图绘制。对于 SNP 扩增产物选择直接测序,利用 CodonCode Aligner 软件对测序结果进行分析。

（五）遗传多样性分析

遗传多样性分析采用国际上通用的多态性信息量（polymorphism information

content，PIC）。*PIC* 值按照 ANDERSON（正文中的外国人名要全部大写，下同）等的方法计算，对于标记 *i* 的 *PIC* 值计算公式为：

$$PIC = 1 - \sum_{j=1}^{1} p_{ij}^2$$

其中，P_{ij} 表示标记 *i* 的第 *j* 种带型出现的频率，标记 *i* 的总带型从 1 到 *n*。*PIC* 的大小在 0～1，0 表示无多态性，1 表示具有非常高的多态性。

（六）实验结果

1. 多态性 SRAP 引物筛选　在 110 对 SRAP 引物组合中有 68 对表现出多态性，共产生扩增片段 763 条，其中多态性片段为 181 条，多态性位点占 23.72%（图 2-6-1）。每对引物组合检测等位基因数 1～12 个，平均为 2.70 个，多态性比率平均为 22.70%。扩增条带数最多的引物组合为 me10-em11，多态性比率最高的引物组合为 me10-em9。表明这 68 对SRAP 分子标记引物用于穿心莲种质资源的遗传背景分析是有效的（表 2-6-7）。

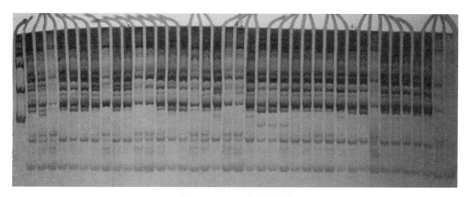

图 2-6-1　电泳谱图

表 2-6-7　103 份穿心莲样品的多态性条带统计

引物组合	扩增条带数	多态性条带数	多态性比率	引物组合	扩增条带数	多态性条带数	多态性比率
me7-em1	14	1	7.14%	me7-em11	11	1	9.09%
me6-em9	13	1	7.69%	me4-em4	11	1	9.09%
me5-em3	13	1	7.69%	me3-em6	11	1	9.09%
me7-em9	12	1	8.33%	me8-em6	10	1	10.00%
me9-em4	11	1	9.09%	me2-em5	10	1	10.00%
me9-em6	11	1	9.09%	me10-em2	9	1	11.11%
me9-em10	11	1	9.09%	me6-em7	9	1	11.11%
me7-em6	11	1	9.09%	me6-em10	9	1	11.11%
me7-em8	11	1	9.09%	me5-em1	9	1	11.11%

（续表）

引物组合	扩增条带数	多态性条带数	多态性比率	引物组合	扩增条带数	多态性条带数	多态性比率
me2 - em3	9	1	11.11%	me8 - em8	13	3	23.08%
me1 - em8	9	1	11.11%	me9 - em3	12	3	25.00%
me8 - em9	17	2	11.76%	me5 - em5	8	2	25.00%
me4 - em2	8	1	12.50%	me10 - em7	15	4	26.67%
me3 - em1	8	1	12.50%	me5 - em4	11	3	27.27%
me1 - em3	8	1	12.50%	me6 - em1	7	2	28.57%
me1 - em5	8	1	12.50%	me1 - em4	10	3	30.00%
me9 - em7	15	2	13.33%	me5 - em8	13	4	30.77%
me9 - em9	15	2	13.33%	me10 - em8	18	6	33.33%
me5 - em11	7	1	14.29%	me8 - em10	9	3	33.33%
me7 - em4	12	2	16.67%	me4 - em11	9	3	33.33%
me5 - em6	12	2	16.67%	me3 - em9	9	3	33.33%
me5 - em10	12	2	16.67%	me9 - em1	17	6	35.29%
me2 - em2	6	1	16.67%	me8 - em4	14	5	35.71%
me2 - em6	12	2	16.67%	me10 - em10	13	5	38.46%
me1 - em10	11	2	18.18%	me4 - em7	10	4	40.00%
me8 - em3	16	3	18.75%	me4 - em10	5	2	40.00%
me6 - em8	10	2	20.00%	me10 - em4	17	8	47.06%
me4 - em6	10	2	20.00%	me8 - em2	17	8	47.06%
me3 - em4	10	2	20.00%	me8 - em11	12	6	50.00%
me7 - em3	14	3	21.43%	me6 - em2	8	4	50.00%
me2 - em8	14	3	21.43%	me8 - em5	13	7	53.85%
me8 - em1	9	2	22.22%	me10 - em11	21	12	57.14%
me3 - em3	9	2	22.22%	me10 - em9	12	11	91.67%
me8 - em7	13	3	23.08%	me8 - em3	16	3	18.75%

　　按照不同地理来源将穿心莲资源分为 13 组，检测各组的遗传多样性水平。结果表明，各地区穿心莲的遗传多样性水平为广西隆安＞广西贵港＞四川江南＞广西横县＞四川裴石＞广东雷州＞安徽牛庄＞福建龙海＞福建漳浦＞安徽潭棚＞广东遂溪（为了消除样本数量的影响，使结果具有可比性，海南洋浦和云南景洪的品种不参加比较），主等位基因频率、基因型数、基因多样性、多态性信息量，广西隆安都是最高的（表 2 - 6 - 8）。

表 2-6-8　不同地理来源的穿心莲的遗传多样性分析

来　源	主等位基因频率	基因型数	样本数	等位基因数	基因多样性	多态性信息量（PIC）
广西贵港	0.868 6	1.469 6	9	1.469 6	0.173 8	0.138 4
海南洋浦	1.000 0	1.000 0	1	1.000 0	0.000 0	0.000 0
广西横县	0.884 0	1.447 5	9	1.447 5	0.159 1	0.127 8
四川江南	0.884 0	1.508 3	9	1.508 3	0.162 9	0.133 0
云南景洪	0.974 2	1.077 3	3	1.077 3	0.034 4	0.026 7
广东雷州	0.924 5	1.281 8	9	1.281 8	0.102 0	0.081 7
广西隆安	0.859 4	1.547 0	9	1.547 0	0.193 2	0.155 4
福建龙海	0.933 1	1.287 3	9	1.287 3	0.093 0	0.075 8
安徽牛庄	0.928 8	1.303 9	9	1.303 9	0.099 6	0.081 1
四川裴石	0.898 7	1.458 6	9	1.458 6	0.143 0	0.117 4
广东遂溪	0.933 1	1.265 2	9	1.265 2	0.090 3	0.072 8
安徽潭棚	0.934 9	1.292 8	9	1.292 8	0.090 6	0.074 2
福建漳浦	0.931 9	1.281 8	9	1.281 8	0.093 0	0.075 4

2. 基于 Nei's 遗传距离的系统发育分析　利用 Powermarker V3.25 软件和 Mega 6.0 软件,对来源于不同地区的 103 份穿心莲建立了基于 Nei's 遗传距离的 N-J 系统发生树。

根据材料来源所属地理区域进行聚类,结果显示,各地区穿心莲样品的遗传距离范围为 0.01~0.09,均小于 0.1,在遗传距离 0.01 时,13 份材料又可分为 3 类。第 1 类包括广东雷州和云南景洪。第 2 类包括四川裴石、四川江南、广西隆安、广西贵港、广西横县、安徽牛庄、安徽潭棚和海南洋浦。第 3 类包括福建龙海、福建漳浦和广东遂溪。以上数据表明遗传距离很小;同一个省份的穿心莲品种并没有完全归到一类,而是和其他省份的聚到一起,栽培种相似性较高,可能品种混杂的情况较严重,并具有相同的起源(图 2-6-2)。

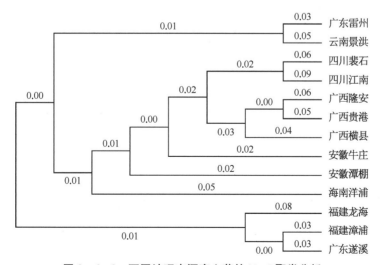

图 2-6-2　不同地理来源穿心莲的 N-J 聚类分析

根据单株进行聚类,可分为三大类(图 2-6-3),第 1 类包括 70、71、79、93～95,其中 70、71 来自福建龙海,79 来自福建漳浦,93～95 来自广东雷州。第 2 类包括 65～69、72、77、78、80～82、87～92、96,其中 65～69、72 来自福建龙海,77、78、80～82 来自福建漳浦,87～91 来自广东遂溪,92、96 来自广东雷州。第 3 类包括的样品来自全部采样点。结果表明,103 号样品的聚类与其地理分布并未表现出明显的相关性,每个地理分布区域内均存在各种类似的基因型,提示各地理分布区样品在基因型上并无明显的差异(图 2-6-3)。

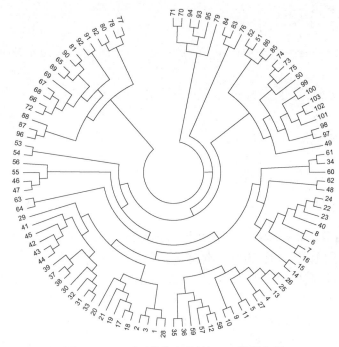

图 2-6-3 103 份穿心莲的 N-J 聚类分析

3. SNP 分子标记分析 对 34 份来自不同产地的穿心莲样品进行特异性扩增,利用 CodonCode Aligner 软件对测序结果进行分析,并未发现文献所报道的 SNP 位点,表明本研究使用的各穿心莲样品在 *CPS* 基因所检测区段内未发生遗传分化。

(七)讨论

一般来说,物种的起源地常常蕴藏着丰富的种质资源多样性。印度不但是穿心莲的起源地之一,还是该种的栽培植物起源中心地区之一。在形态学水平、染色体水平、DNA 水平和等位酶水平上,印度国内的穿心莲种质资源均能够检测到较高的遗传多样性。另外,根据遗传背景相似度较高来推测,泰国和马来西亚的穿心莲可能均来源于印度。先后有学者利用分子标记研究泰国分布的穿心莲的遗传多样性,其取样地覆盖了泰国全国各地,包括不同气候、土壤类型地区的样品,但仅检测到很少的多态性位点,整个群体表现出很低的遗传杂合度,且几种分子标记的检测结果高度一致。这些研究结果也为泰国产穿心莲可能来源于印度提供了证据,并表明,尽管在泰国具有较大地理跨度范围的各地经过长期的栽培,但也尚未产生明显的分化。

有文献报道,我国部分地区有野生穿心莲分布。海南省是穿心莲的原产地之一,资源分布于全岛,在海南西部和西南部野生资源丰富。但根据《中国植物志》记载,穿心莲属植物全世界有 20 余种,主要分布于亚洲热带地区的印度、缅甸、中南半岛、马来半岛至加里曼丹岛,模式种延至澳大利亚,印度为分布中心。中国有 2 种,栽培 1 种,野生 1 种(包括 1 个变种)。栽培种即穿心莲 *A. paniculata*,野生种为疏花穿心莲 *A. laxiflora*(又名白花穿心莲、须药草),变种为腺毛疏花穿心莲 *A. laxiflora* var. *glomerulifera*。文献报道对广东饶平、花都和湛江 3 个主产区的穿心莲的遗传多样性分析,在 5SrRNA 基因间隔区 DNA 序列组成上未检测到差异;(样品产地)52 条 RAPD 分子标记引物中,仅有 4 条能够检测到不同产地间的多态性,表明所研究的穿心莲资源遗传背景相似度较高。本研究利用 SRAP 和 SNP 分子标记对 7 省区 13 样地 103 号穿心莲样品的遗传多样性分析,结果表明,SRAP 分子标记扩增的多态性条带比率低,各省区穿心莲种质的遗传距离小,且未检测到 *CPS* 基因片段中的 SNP 位点,表明我国各地产穿心莲的遗传背景相似度高,资源遗传背景较窄,经过 80 余年的引种栽培,也并未产生明显的遗传分化,与上述文献报道结果一致。但由于本研究中未采集到海南、云南等省的野生穿心莲样本,对于海南等地是否为穿心莲原产地,尚需采集当地野生种源,并与印度、泰国等的样本进行分析才能确证。

我国已在地理跨度较大、生态类型多样的范围内引种有穿心莲,但不同地区穿心莲种群群体的遗传多样性却低,主要有穿心莲生物学特性和引种栽培生产两个方面的原因。在生物学特性方面,穿心莲系一年生近交繁殖植物,花两性,柱头和花药紧贴在一起,花药开裂与柱头授粉高度同步,在花朵完全开放之前就能够完成自花授粉过程,保证了穿心莲采用完全专性自交亲和的交配方式进行繁殖,这种严格的闭花授精繁殖方式不仅阻碍了群体内因个体间的基因交流的遗传多样性发生,也使得因地域相隔较远的随机交配群体间发生基因漂移、随机遗传漂变和可能发生的遗传瓶颈事件引起的群体间的分化和种群间遗传结构差异增加的概率降低;在穿心莲的引种栽培生产方面,据调查,虽然全国各地在种植穿心莲时常交叉引种,但最初的种源多来源于广东、海南等地,种源仍较为单一,这种大范围内的种子流通、人工栽培虽然促进了种质交流,但自然选择会增加有利于提高物种适应性的等位基因频率,降低不利于物种适应的等位基因频率,反而可导致部分遗传多样性的丧失。

在植物界中,自花授粉的交配方式较为常见,但严格的闭花受精会使种群灭绝的风险大大增加。穿心莲花器构造特点和自交高度亲和的特性不利于穿心莲的繁衍和进化,也使得穿心莲难以通过杂交创造新的种质,开展良种选育。SRAP 标记在基因组中常常分布均匀,但对基因相对较少的着丝粒附近和端粒的扩增较少,结合可扩增这些区域的 SSR 标记,便可获得覆盖全基因组的连锁图。本研究筛选到的 68 对具有多态性的 SRAP 分子标记引物,对于鉴定穿心莲种质资源遗传背景、种质保护、构建穿心莲基因图谱、开展穿心莲标记辅助选择育种等具有重要的应用价值。

(八)小结

本研究利用 SRAP 标记技术,对国内穿心莲的遗传多样性进行分析,获得了具有一定多态性、清晰的条带,表明该分子标记可以有效应用于穿心莲遗传背景研究。国内各地区穿心莲的遗传距离范围为 0.01～0.09,均小于 0.1,反映出我国不同产地的穿心莲种质间的遗传多样性较贫乏,SNP 分析进一步佐证了这一结果,这与穿心莲严格的自花授粉繁殖特性、各地引种种植穿心莲的种源来源单一密切相关。

本研究结果提示,遗传背景并非影响不同产地穿心莲质量差异的主要原因;同时,国内穿心莲种群的进化潜力有限,穿心莲的良种选育以采用突变育种、多倍体育种、标记辅助选择育种等方法为宜。

第七节　穿心莲内酯合成途径相关基因克隆

我国引种穿心莲的历史至少有 80 年,但种源遗传基础狭窄,具有较高的遗传脆弱性。为了促进相关医药产业的可持续发展,利用基因工程手段改造穿心莲内酯合成途径,提高活性成分含量,是一条切实可行的途径。

作为二萜类内酯化合物,穿心莲内酯经由两种生物合成途径产生,一个是细胞质中的甲羟戊酸(mevalonic acid,MVA)途径,另一个是质体中的 2 甲基赤藓糖醇-4-磷酸(2-C-methyl-D-erythritol-4-phosphate,MEP)途径(图 2-7-1)。GGPP 是穿心莲内酯合成的主要前体,它是在香叶基焦磷酸合成酶(geranylgeranyl diphosphate synthase,GGPS)的作用下,由法尼基焦磷酸(farnesyl diphosphate,FPP)加上一个异戊烯基焦磷酸(isopentenyl diphosphate,IPP)基团后产生的,GGPS 基因的表达量与穿心莲内酯的合成量高度相关。在 MVA 途径中,异戊烯基焦磷酸(isoprenyl diphosphate,IPP)是各步反应的重要原料。IPP 是在 ATP 的作用下,由甲羟戊酸 5-焦磷酸脱羧酶(mevalonate diphosphate decarboxylase,MVD)催化(3R)-甲羟戊酸 5-焦磷酸底物,发生 3-羟基磷酸化和脱羧反应后生成的,MVD 对穿心莲内酯的产量起决定作用。MVD 进行催化反应时,需要 Mg^{2+} 和 ATP 的参与。目前,印度研究人员正在进行穿心莲转录组测序(GenBank Accession:PRJNA188661 ID:188661),广州中医药大学已经完成了穿心莲叶绿体基因组测序工作(GenBank VERSION NC_022451.1 GI:552541281)。我们在综合分析这些测序结果的基础上,从穿心莲中克隆了 MVD 基因的 3 个拷贝,并利用 RACE 技术,从穿心莲中克隆了 GGPS 基因,研究了这两个基因在茎、叶发育不同阶段的表达情况,为进行穿心莲内酯合成途径的调控奠定了基础。

（一）仪器试剂与材料

1. 试验材料　穿心莲样品取自江西中医药大学神农园。取地上部分,按照水稻种胚总 RNA 提取的方法提取总 RNA。

2. 试剂和仪器　基因克隆所用化学试剂购自生工生物工程(上海)股份有限公司,其他分子生物学试剂购自宝生物工程(大连)有限公司。

总 RNA 提取所用化学试剂购自生工生物工程(上海)股份有限公司,其他分子生物学

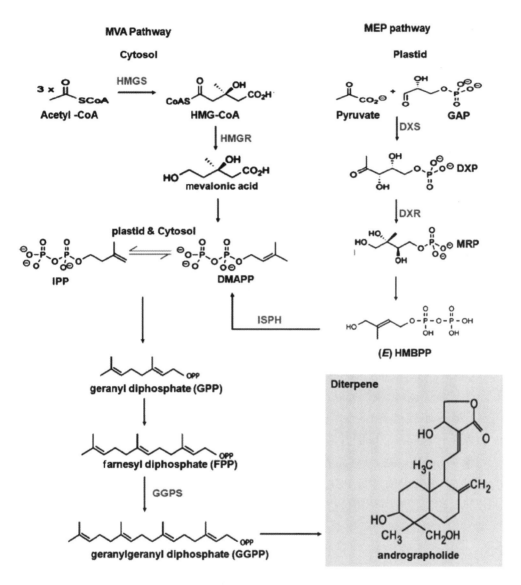

图 2 - 7 - 1 穿心莲内酯生物合成途径

[Acetyl - CoA：乙酰辅酶 A；HMG - CoA(3 - hydroxy - 3 - methyl glutaryl coenzyme A)：3 -羟基- 3 -甲基戊二酰辅酶 A；HMGR(3 - hydroxy - 3 - methyl glutaryl coenzyme A reductase)：HMG 还原酶；Mevalonic acid：甲羟戊酸；DMAPP(dimethylallyl diphosphate)：二甲烯丙基焦磷酸；GPP：香叶基焦磷酸；FPP：法尼基焦磷酸；GGPS(geranylgeranyl diphosphate synthase)：香叶基焦磷酸合成酶；GGPP：香叶基香叶基焦磷酸；Pyruvate：丙酮酸；GAP(glyceraldehyde - 3 - phosphate)：三磷酸甘油醛；DXP(1 - deoxy - D - xylulose - 5 - phosphate)：1 -脱氧- D -木酮糖- 5 -磷酸；DXR(1 - deoxyxylulose - 5 - phosphate reductoisomerase)：DXP 还原异构酶；MRP(2 - C -methyl - D - erythritol 4 - phosphate)：2 - C -甲基- D -赤藓糖 4 -磷酸；E HMBPP [(E)- 4 - hydroxy - 3 - methylbut - 2 - enyl pyrophosphate]：(E)- 4 -羟- 3 -甲丁基- 2 烯基焦磷酸]

试剂购自宝生物工程(大连)有限公司。PCR 产物和阳性单克隆测序由北京鼎国昌盛生物技术有限责任公司进行。

（二）实验方法

1. 克隆 *MVD* 基因　采用 Invitrogen 公司的 PrimeScriptTM 1 st Strand cDNA Synthesis Kit 合成 cDNA 第 1 链。

根据银杏（Ginkgo boliba L.）*MVD* 基因（ACCESSION AY757921）全长序列，在穿心莲转录组拼接序列（ACCESSION GBJB00000000）中搜索同源序列，获得一条相似度最大的序列（ACCESSION GBJB01038913）。利用 ORF finder 软件预测开放阅读框，为 1 260 bp，推测为 *MVD* 基因。设计引物 ApMVD－F：ATGGCGGCTGAGAAATGGGTG 和 ApMVD－R：TCACTTGGGAAACCCGGTTTC，从穿心莲 cDNA 中扩增全长。引物由苏州泓迅生物科技有限公司合成。

以 cDNA 第 1 链为模板，采用 TaKaRa 公司高保真 DNA 聚合酶扩增目标序列，反应总体积为 50.0 μl，包括 1 μl cDNA，0.25 μl Takara Prime STAR HS DNA Polymerase，5 μl 10×buffer，4 μl dNTP MIX（各 2.5 mmol/L），ApMVD－F 和 ApMVD－R 引物（10 μmol/L）各 1.5 μl，36.75 μl ddH$_2$O。反应程序为 95℃ 预变性 1 min；95℃ 变性 30 s，57℃ 退火 30 s，72℃ 延伸 1 min，35 个循环；72℃ 延伸 7 min 终止反应。

扩增产物经琼脂糖凝胶电泳检测割胶回收后，采用 Axygen 离心柱型 PCR 产物纯化及胶回收试剂盒回收扩增产物，取 2 μl，添加 2.5 μl 连接缓冲液后，与 0.5 μl 克隆载体 pMD18－T 进行连接，总体积 5 μl。

在 4℃ 冰箱连接过夜后（8～12 h）后，转化大肠杆菌 DH5a，涂布在 LB 平板上（含有 50 mg/L 氨苄青霉素），37℃ 倒置培养 6～9 h。挑取单克隆到 LB 液体培养基（含有 50 mg/L 氨苄青霉素 Amp）内，待到液体培养基变浑浊（大约 2 h），以培养大肠杆菌的菌液为模板，用目的片段的上、下游引物进行 PCR 扩增，挑选阳性克隆，用 M13 Primers 进行 DNA 测序。由苏州泓迅生物科技有限公司进行测序。

2. 克隆 *GGPS* 基因　采用 Roche 逆转录试剂盒（Transcriptor cDNA Synth. Kit 2）获得 cDNA，每个样品的总体积 20 μl。首先在 12 μl 总 RNA 中加入 1 μl Anchored-oligo（dT）18 Primer，轻轻混匀后，在 65℃ 反应 10 min；然后再加入 4 μl Buffer，0.5 μl RNase Inhibitor，2 μl dNTP mix，0.5 μl 反转录酶，轻轻混匀，在 55℃ 放置 30 min 后，转为 85℃ 反应 5 min，4℃ 终止反应。

引物由苏州泓迅生物科技有限公司合成（表 2－7－1）。

按照文献中的方法进行两轮 PCR 扩增，反应总体积 20.0 μl，包括 cDNA 产物 1.0 μl，10×Ex Taq buffer 2.0 μl，dNTP mix（10 mM）1.6 μl，上下游引物（第 1 轮为 GGPS－F2 和 GGPS－R2，第 2 轮为 GGPS－F1 和 GGPS－R1）（10 μM）各 5 μl，ExTaq 0.3 μl 和 5.1 μl ddH$_2$O。第 1 轮 PCR 扩增条件为 95℃ 5 min；94℃ 1 min，30℃ 3 min，72℃ 1 min，20 个循环；72℃ 10 min。第 2 轮 PCR 扩增条件为 95℃ 5 min；94℃ 1 min，30℃ 3 min，72℃ 50 s，35 个循环；72℃ 10 min。反应结束后，用 1% 琼脂糖凝胶电泳检测产物。切胶回收清晰的条带后，送公司测序。

表 2-7-1 *GGPS* 基因克隆所用引物

引 物 用 途	引 物 名 称	引物序列(5′→3′)
扩增保守区段	GGPS - F1	GAYGAYCTNCCNTGYATGGA
	GGPS - R1	ATRTCRTCMACHACYTGRAA
	GGPS - F2	CAYACBATGTC IYTMRTICA
	GGPS - R2	TIACRTCRAGAATRTCRTCHA
扩增 3′ 和 5′ 端	UPM long	CTAATACGACTCACTATAGGGCAAGCAGTGGTATCAACGCAGAGT
	UPM short	CTAATACGACTCACTATAGGGC
	5′PCR Primer Ⅱ A	AAGCAGTGGTATCAACGCAGAGT
	AP - GGPS - 3′	GGCAGGGCAAGTGGTGGACATATGTT
	CTG0074 R1	CCGTCTTCCCCAGCTCCTCC
	CTG0074 R2	GACTCTGTCGCACCTCCCAAT

按照 TaKaRa 公司 SMARTerTM RACE cDNA 扩增试剂盒说明书,制备 5′RACE cDNA 和 3′RACE cDNA,分别用于 5′RACE 和 3′RACE 反应。在配制反转录体系时,根据文献,使用了海藻糖(trehalose)和甜菜碱(betaine),因而对说明书中的反转录体系略加改动。

UPM 引物需要配制成 10×混合液。先把 UPM Long 和 UPM Short 引物稀释成 10 μmol/L 浓度,取 UPM Long 引物 4 μl,UPM Short 引物 20 μl,最后加入 76 μl 灭菌水,混合即成 10×UPM 引物工作液。其他引物均配制成 10 μM 工作液。

采用巢式 PCR 扩增 3′端序列。在第 1 轮扩增反应中,首先配制总体积为 41.5 μl 的 Master mix,由 34.5 μl ddH$_2$O、5.0 μl 10 × Advantage 2 PCR buffer、1.0 μl 50 × Advantage 2 polymerase mix 组成。然后在 Master mix 中分别加入 2.5 μl 3′RACE cDNA 和 5.0 μl 10×UPM 引物,使得总体积达到 50.0 μl。PCR 扩增条件为 94℃ 30 s,72℃ 3 min,5 个循环;94℃ 30 s,70℃ 30 s,72℃ 3 min,5 个循环;94℃ 30 s,68℃ 30 s,72℃ 3 min,25 个循环;72℃ 10 min。将第 1 轮 PCR 产物用 TE 稀释 50 倍,取 2.5 μl 用作模板,分别加入 41.5 μl Master mix,1.0 μl 5′Primer Ⅱ A 引物(10 μmol/L)和 AP - GGPS - 3′引物(10 μmol/L),总体积 50.0 μl,进行第 2 轮 PCR。扩增条件为 94℃ 30 s;68℃ 30 s,72℃ 3 min,20 个循环;72℃ 10 min。反应结束后,用 1%琼脂糖凝胶电泳检测产物。切胶回收清晰的条带后,进行 TA 克隆,筛选阳性单克隆后测序。

使用 TaKaRa Tks Gflex DNA Polymerase 进行两轮巢式 PCR 扩增。第 1 轮扩增的反应总体积为 50.0 μl,包括 2.5 μl 5′RACE cDNA,25.0 μl 2×Gflex PCR buffer(Mg^{2+},dNTP plus),1.0 μl Tks Gflex DNA Polymerase(1.25 units/μl),0.5 μl 10×UPM 引物,1.0 μl CTG0074 R1 引物(10 μmol/L)和 15.5 μl ddH$_2$O;第 2 轮扩增的反应总体积为 50.0 μl,包括 1.0 μl 第 1 轮 PCR 反应液,25.0 μl 2×Gflex PCR buffer(Mg^{2+},dNTP plus),1.0 μl Tks Gflex DNA Polymerase(1.25 units/μl),1.0 μl 5′PCR Primer Ⅱ A 引物和 CTG0074 R2 引物(10 μmol/L),21.0 μl ddH$_2$O。两轮 PCR 扩增条件均为 94℃ 1 min;

98℃ 10 s,55℃ 15 s,68℃ 1 min,30 个循环。反应结束后,用 1%琼脂糖凝胶电泳检测产物。切胶回收清晰的条带后,进行 TA 克隆,筛选阳性单克隆后测序。

利用 CodonCode Aligner 软件进行序列拼接。根据拼接后的序列,设计两侧引物,从穿心莲 cDNA 中进行全长序列的扩增。用 1%琼脂糖凝胶电泳检测扩增产物。切胶回收清晰的条带后,进行 TA 克隆,筛选阳性单克隆后测序。

3. 生物信息学分析 利用 BioEdit 软件进行开放阅读框(open reading frame,ORF)编码氨基酸序列的翻译,NCBI 网站上的 Conserved Domain Search 程序进行保守结构域分析,BlastP 程序做同源性搜索。

采用 ProtParam 软件(http://au. expasy. org/tools/protparam. html)计算蛋白质的分子量和等电点,预测一级结构。采用 DNAMAN 软件进行蛋白质的多序列比对,MEGA6.06 软件构建系统进化树。用 ChloroP 1.1 Server 软件(http://www. cbs. dtu. dk/services/ChloroP/)鉴定蛋白质的叶绿体定位信号序列。

4. 基因表达分析 在花蕾期、初花期、花果混合期、青果期,分别取穿心莲植株的地上部分,分离茎和叶,分别提取总 RNA,用于基因表达分析。每个时期各取三株。

Real - time RT - PCR 采用 SYBR Green 染料法,在 Applied Biosystems ViiA7 Real-Time PCR System 仪器上进行。荧光定量试剂为 Roche FS Universal SYBR Green Master,反应体积 10 μl。

MVD 基因的扩增引物为 5′AGCCTGTTTGGTGGATTCGT3′ 和 5′CAGCGGTGCTTCTGTTATGC3′,预期产物大小为 478 bp;根据穿心莲 18S 核糖体 RNA 基因序列(GenBank：FJ002343.1)设计内参引物 5′TTTCTGCCCTATCAACTTTCGA 3′和 5′CTGCCTTCCTTGGATGTGGT 3′,预期产物大小为 125 bp。扩增程序是 95℃ 10 min;95℃ 15s,60℃ 30s,72℃ 30s,40 个循环;熔解曲线是 95℃ 15s,60℃ 1 min,95℃ 15s。

GGPS 基因的扩增引物为 5′GAGCAGAAATAACCAGCCATCA3′ 和 5′CGGTAGAATAGATCAAATCGCAGT3′,预期产物大小为 207 bp;根据穿心莲 18S 核糖体 RNA 基因序列(GenBank：FJ002343.1)设计内参引物 5′TTTCTGCCCTATCAACTTTCGA 3′和 5′CTGCCTTCCTTGGATGTGGT 3′,预期产物大小为 125 bp。扩增程序是 95℃ 10 min;95℃ 15s,60℃ 30s,72℃ 30s,40 个循环;熔解曲线是 95℃ 15s,60℃ 1 min,95℃ 15s。

每个模板每次扩增 3 个复孔。实验重复 3 次,结果分析采用比较 CT 值法(Livak 等,2001),在 Excel 软件上进行。

(三) 结果与分析

1. *MVD* 基因克隆

(1)总 RNA 提取:利用无液氮法,提取获得了质量较好的穿心莲总 RNA(图 2-7-2)。

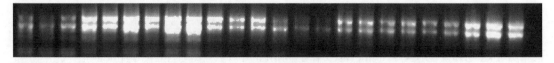

图 2-7-2 提取获得的穿心莲总 RNA

（2）*MVD* 基因全长 ORF 扩增：在 1 200 bp 附近有一条明显的条带。胶回收后，进行 TA 克隆，测序，获得 3 条 *MVD* 基因的全长开放阅读框，长 1 260 bp，编码由 419 个残基组成的氨基酸序列（图 2－7－3）。与转录组测序拼接得到的 *MVD* 基因相比，克隆获得的第 1 条 *MVD* 基因序列 1024 位核苷酸由 G 变为 A，氨基酸由 T 变为 A；共有 1 个单碱基差异，产生 1 个氨基酸变化。第 2 条 *MVD* 基因序列 635 位核苷酸由 A 变为 G，氨基酸由 K 变为 R；926 位核苷酸由 T 变为 A，氨基酸由 F 变为 Y；939 位核苷酸由 A 变为 G；1024 位核苷酸由 G 变为 A，氨基酸由 A 变为 T；共有 4 个单碱基差异，产生 3 个氨基酸变化。第 3 条 *MVD* 基因序列 1024 位核苷酸由 G 变为 A，氨基酸由 A 变为 T；1250 位核苷酸由 T 变为 A，氨基酸由 F 变为 Y；共有 2 个单碱基位点差异，产生 2 个氨基酸变化。

（3）*MVD* 基因生物信息学分析：保守结构域分析表明（图 2－7－4），以上 MVD 蛋白均包含一个甲羟戊酸焦磷酸脱羧酶（diphosphomevalonate decarboxylase）家族的保守结构域。

ProtParam 软件分析结果表明，MVD 蛋白的肽链由 20 种氨基酸组成，分子式为 $C_{2035}H_{3226}N_{568}O_{629}S_{14}$，理论分子量为 46.1622 kD，等电点 *pI* 为 6.23，其中 Ser（10.5%）和 Ala（8.8%）含量较高，Met（1.4%）、Trp（1.7%）和 Cys（1.9%）含量较低。Ser、Met 分别为 44 个（10.5%）和 6 个（1.4%）。带负电荷的氨基酸（Asp ＋ Glu）共 53 个，带正电荷的氨基酸（Arg ＋ Lys）有 49 个。不稳定指数 45.28，表明属于不稳定蛋白质。总平均疏水指数为 － 0.298。

亚细胞定位分析结果表明，MVD 蛋白的 N 端不含有质体定位的信号肽序列。序列比对结果表明（见附录彩图 38），MVD 蛋白序列中包含 11 个在多种物种中均含有的保守氨基酸；有 8 个保守氨基酸、1 个非保守氨基酸参与到与 ATP 结合的过程中；307 位的保守天冬氨酸是决定催化活性高低的关键氨基酸。

用最大似然法（maximum likelihood）构建系统发育树（图 2－7－5），结果表明，穿心莲与丹参（*Salvia miltiorrhiza*）的 *MVD* 蛋白聚为一类，并与假马齿苋（*Bacopa monnieri*）、芝麻（*Sesamum indicum*）的 *MVD* 蛋白亲缘关系较近。

（4）*MVD* 基因表达分析：Real time PCR 检测基因表达结果表明（图 2－7－6），在穿心莲叶片中，*MVD* 基因的表达量在花蕾期较低，初花期增加；到了花果混合期和青果期表达量均下降。而茎中的表达量趋势与叶片中不同，花蕾期 *MVD* 基因表达量最高，以后的 3 个时期表达量均较低。总体说来，无论是在茎还是叶片中，*MVD* 基因在各时期表达量的倍数差异不大，均小于 0.1。

2. *GGPS* 基因克隆

（1）*GGPS* 基因保守区段扩增和 RACE：保守区段扩增后，经琼脂糖凝胶电泳检测产物，略小于 500 bp 处有一条带。回收后，直接进行测序，获得 408 bp 保守区段。采用巢式 PCR 进行 3′RACE 扩增，在 500 bp 左右各有一条带；采用巢式 PCR 进行 5′RACE 扩增，在约 1 kb 处有条带。

根据 RACE 结果，利用两侧引物进行扩增后，获得一条长 1 440 bp 的 DNA 序列，包含一个由 1 047 个核苷酸组成的 *GGPS* 基因的完整开放阅读框，编码一条由 348 个氨基酸组成的蛋白质序列（图 2－7－7）。

```
1     ATG GCG GCT GAG AAA TGG GTG CTC TCC GTG ACG GCG CAG ACG CCG    45
1      M   A   A   E   K   W   V   L   S   V   T   A   Q   T   P     15
46    ACC AAC ATC GCC GTC ATC AAG TAC TGG GGG AAG CGC GAC GAG GAC    90
16     T   N   I   A   V   I   K   Y   W   G   K   R   D   E   D     30
91    AGG ATT CTT CCC ATT AAC GAC AGC ATT AGC GTC ACT CTC GAC CCC    135
31     R   I   L   P   I   N   D   S   I   S   V   T   L   D   P     45
136   GAT CAC CTC TGC ACC ACC ACC TCC GTC ATC AGC GTG AGC CCT TTC    180
46     D   H   L   C   T   T   T   S   V   A   V   S   P   A   F     60
181   ACT CAC GAT CGT ATT TGG CTC AAC GGC AAG GAG GTC TCT CTT TCT    225
61     T   H   D   R   I   W   L   N   G   K   E   V   S   L   S     75
226   GGA AGC AGA TTT CAG AAT TGC TTG AGA GAA ATT CGG TCA CGT GCT    270
76     G   S   R   F   Q   N   C   L   R   E   I   R   S   R   A     90
271   AGT GAT GTC GAC AAG GAA AAG GGC ATT AAG ATT GCA AAA GAG        315
91     S   D   V   D   K   E   K   G   I   K   I   A   K   E         105
316   GAC TGG GAG AAA CTG CAT GTA CAT ATT GTT TCC TAT AAC AAT TTT    360
106    D   W   E   K   L   H   V   H   I   V   S   Y   N   N   F     120
361   CCT ACT GCT GCC GGA TTG GCG TCA TCA GCT GCG GGC TTG GCA TGC    405
121    P   T   A   A   G   L   A   S   S   A   A   G   L   A   C     135
406   CTG GTC TTC TCA TTG GCT AAG CTA ATG AAT GTG AAA GAA GAC CAC    450
136    L   V   F   S   L   A   K   L   M   N   V   K   E   D   H     150
451   AGT CAA CTG TCT GCT ATT GCA AGG CAA GGC TCA GGG AGT GCA TGC    495
151    S   Q   L   S   A   I   A   R   Q   G   S   G   S   A   C     165
496   CGC AGC CTG TTT GGT GGA TTC GTC AAG TGG ATT ATG GGA AAA GAG    540
166    R   S   L   F   G   G   F   V   K   W   I   M   G   K   E     180
541   GAA AAT GGC AGT GAC AGC ATT GCT GTC CAA CTT GCA GAT GAA AAG    585
181    E   N   G   S   D   S   I   A   V   Q   L   A   D   E   K     195
586   CAC TGG GAT GAT CTT GTT ATC ATC ATT GCA GTG GTA AGC TCG CGA    630
196    H   W   D   D   L   V   I   I   I   A   V   V   S   S   R     210
631   CAG AAG GAG ACC AGT AGT ACC TCT GGG ATG CGT GAT TCC GTT GAA    675
211    Q   K   E   T   S   S   T   S   G   M   R   D   S   V   E     225
676   ACC AGT GCA CTT ATC AAA TAT AGA GCA AAG GAA GTA GTA CCA AAA    720
226    T   S   A   L   I   K   Y   R   A   K   E   V   V   P   K     240
721   CGA GTA ATA GAG ATG GAG GAA GCG ATA CAA AAG CGT GAT TTT CCA    765
241    R   V   I   E   M   E   E   A   I   Q   K   R   D   F   P     255
766   TCA TTT GCC CGG CTG GCA TGT GCG GAC AGT AAT CAG TTT CAT GCT    810
256    S   F   A   R   L   A   C   A   D   S   N   Q   F   H   A     270
811   GTT TGT CTT GAT ACC TCA CCG CCT ATT TCT TAC ATG AAT GAT ACA    855
271    V   C   L   D   T   S   P   P   I   S   Y   M   N   D   T     285
856   TCT CAT AGG ATC AGC TGC GTT GTT GGA AAG TGG AAC CGT CAT GAA    900
286    S   H   R   I   S   C   V   V   G   K   W   N   R   H   E     300
901   GGA ACT CCT CAG GTT GCC TAT ACC TTC GAT GCC GGC CCA AAT GCA    945
301    G   T   P   Q   V   A   Y   T   F   D   A   G   P   N   A     315
946   GTA CTA ATT TCG CAT AAC AGA AGC ACC GCT GCT GAC CTG CTT AAG    990
316    V   L   I   S   H   N   R   S   T   A   A   D   L   L   K     330
991   AGG CTG CTC TTT TAC TTC CCC CCT CAA TCA GAC GCT GAT TTG AAC    1035
331    R   L   L   F   Y   F   P   P   Q   S   D   A   D   L   N     345
1036  AGT TAC GTC ATC GGA GAC AAG ACA ATA TTG AAA GAT GCC GGC ATC    1080
346    S   Y   V   I   G   D   K   T   I   L   K   D   A   G   I     360
1081  CAG GGA ATT AAA GAC ATT GAT GGT TTA GCT CCA CCC CCA GAA GTT    1125
361    Q   G   I   K   D   I   D   G   L   A   P   P   P   E   V     375
1126  AAA GAG AAT AGT TCG AGC CAA AGG TAC AAG GGA GAG GTC AGT TAT    1170
376    K   E   N   S   S   S   Q   R   Y   K   G   E   V   S   Y     390
1171  TTC ATC TGC ACG AGG CCT GGA AGA GGC CCG GCA GTA TTA ACA GAC    1215
391    F   I   C   T   R   P   G   R   G   P   A   V   L   T   D     405
1216  GAA AGC CAA TCC CTT ATC AAC CCC GAA ACC GGG TTT CCC AAG TGA    1260
406    E   S   Q   S   L   I   N   P   E   T   G   F   P   K   *
```

图 2-7-3 *MVD* 基因编码的氨基酸序列(以转录组拼接序列为例)

(带下划线碱基代表获得的克隆与转录组拼接序列不同的碱基。获得的克隆 1：1024 位核苷酸由 G 变为 A,氨基酸由 T 变为 A;共有 1 个单碱基差异,产生 1 个氨基酸变化;克隆 2：635 位核苷酸由 A 变为 G,氨基酸由 K 变为 R;926 位核苷酸由 T 变为 A,氨基酸由 F 变为 Y;939 位核苷酸由 A 变为 G;1024 位核苷酸由 G 变为 A,氨基酸由 A 变为 T;共有 4 个单碱基差异,产生 3 个氨基酸变化;克隆 3：1024 位核苷酸由 G 变为 A,氨基酸由 A 变为 T;1250 位核苷酸由 T 变为 A,氨基酸由 F 变为 Y;共有 2 个单碱基位点差异,产生 2 个氨基酸变化)

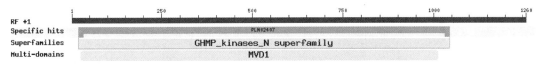

图 2-7-4　*MVD* 基因所编码氨基酸序列的保守结构域

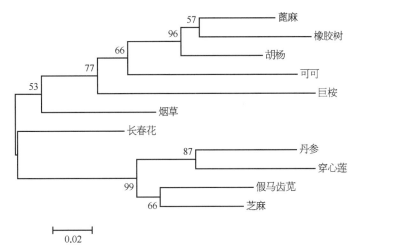

图 2-7-5　穿心莲与其他植物 MVD 蛋白的系统进化树

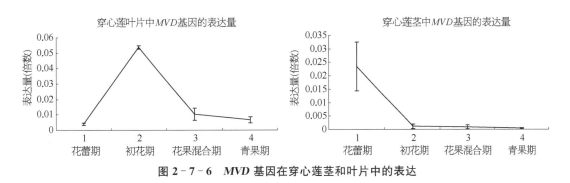

图 2-7-6　*MVD* 基因在穿心莲茎和叶片中的表达

（2）*GGPS* 基因生物信息学分析：ProtParam 软件分析结果表明，GGPS 蛋白的肽链由 20 种氨基酸组成，分子式为 $C_{1648}H_{2665}N_{449}O_{502}S_{18}$，理论分子量为 37.378 kD，等电点 pI 为 5.18，其中 Ala（12.4%）和 Leu（10.9%）含量较高，Trp（0.3%）、Tyr（1.4%）和 Gln（1.7%）含量较低。Ala、Trp 分别为 43 个（12.4%）和 1 个（0.3%）。带负电荷的氨基酸（Asp + Glu）共 49 个，带正电荷的氨基酸（Arg + Lys）有 36 个。不稳定指数 43.91，表明属于不稳定蛋白质。总平均疏水指数为 0.078。

保守结构域分析结果表明（图 2-7-8），GGPS 蛋白序列中包含一个反式-类异戊烯基焦磷酸合成酶（*trans*-isoprenyl diphosphate synthase）超家族的保守结构域。

亚细胞定位分析结果表明，*GGPS* 基因所编码氨基酸序列的 N 端包含一个由 47 个氨基酸构成的信号肽序列，可能定位于叶绿体或其他质体中。

序列比对结果表明，GGPS 蛋白序列的 N 端保守性较低，中间部分和 C 端保守性高；

```
                                              ATGGGGGCCCTATATCTATCTTCTCCC
CTCGAGCAGAAATAACCAGCCATCAATGGTGGATTTACCGACTTCCAGTACCTGCAGCCTCTCCGTCCTTG
CTCGCTTCTGCAACAAATAAAGGCACACAGCGGCGTAAGTGAGTGAAGGATTTTTTATCATTTACTTTTGT
GAATTTTGGAAACTGAATAGGAATTTTGGGGGTTTTGAATTCCGACTGCGATTTGATCTATTCTACCGACA
```

```
1      ATG AGT GCG GTG GTG AAT CCA ATT GCG ACG TGG TCG CGG TCG ATT    45
1       M   S   A   V   V   N   P   I   A   T   W   S   R   S   I     15
46     TCC GGC GGA GGC TTC CGA CCG GAG CAA TTC AAT TTC CTC AAA CCC    90
16      S   G   G   G   F   R   P   E   Q   F   N   F   L   K   P     30
91     TCG AGG TTT CGC CCT ATG TCG ATT TCC TCT GCC ATA ATC GAG GAA    135
31      S   R   F   R   P   M   S   I   S   S   A   I   I   E   E     45
136    ACC GTC GCC ACC GGG AAA CCG CAT GCC TTC GAT CTC AAA AAG TAC    180
46      T   V   A   T   G   K   P   H   A   F   D   L   K   K   Y     60
181    ATG CTC AAC AAG GCG AGC GCC GTG AAC GCC GCC TTG GAG GAG GCG    225
61      M   L   N   K   A   S   A   V   N   A   A   L   E   E   A     75
226    GTC CCC GTC AGA GAT CCG GTC ACG ATA CAC GAA TCG ATG AGG TAC    270
76      V   P   V   R   D   P   V   T   I   H   E   S   M   R   Y     90
271    TCG CTT CTC GCC GGG GGG AAA CGC GTC CGG CCG ATG CTC TGC ATC    315
91      S   L   L   A   G   G   K   R   V   R   P   M   L   C   I     105
316    GCC GCC TGC GAG CTG GTC GGC GGT GAG CAG GCC GCC GCC CTC CCG    360
106     A   A   C   E   L   V   G   G   E   Q   A   A   A   L   P     120
361    GCC GCC TGT GCG GTG GAG ATG ATT CAC ACC ATG TCG CTG ATG CAC    405
121     A   A   C   A   V   E   M   I   H   T   M   S   L   M   H     135
406    GAC GAC CTC CCC TGT ATG GAC AAC GAC GAC CTG CGA AGG GGG AAA    450
136     D   D   L   P   C   M   D   N   D   D   L   R   R   G   K     150
451    CCG ACG AAC CAC AAG GTG TAC GGC GAG GAC GTC GCC GTC CTC GCC    495
151     P   T   N   H   K   V   Y   G   E   D   V   A   V   L   A     165
496    GGC GAC GCA CTC CTC GCC TTC GCC TTC GAA CAT TTG GCG ACG GCC    540
166     G   D   A   L   L   A   F   A   F   E   H   L   A   T   A     180
541    ACT GAG GAC GTC CCT ACC AAC ATG GTA GTA TCC GCC ATT GGT GAG    585
181     T   E   D   V   P   T   N   M   V   V   S   A   I   G   E     195
586    TTG TCA AGG TGC ATT GGT GCA GAG GGA TTG GTG GCA GGG CAA GTG    630
196     L   S   R   C   I   G   A   E   G   L   V   A   G   Q   V     210
631    GTG GAC ATA TGT TCG GAG GGG ATT TCG CAC GTG GGG CTG GAG CTT    675
211     V   D   I   C   S   E   G   I   S   H   V   G   L   E   L     225
676    CTA GAG TTC ATC CAC CTC CAC AAG ACG GCG GCG CTG TCG GAA GGT    720
226     L   E   F   I   H   L   H   K   T   A   A   L   S   E   G     240
721    TCA GTG GTG TTG GGC GCC ATA TTG GGA GGT GCG ACA GAG TCG GAA    765
241     S   V   V   L   G   A   I   L   G   G   A   T   E   S   E     255
766    GTG GAG CGG CTG AGG AAA TTC GCG AGG TGC ATC GGG CTG CTG TTC    810
256     V   E   R   L   R   K   F   A   R   C   I   G   L   L   F     270
811    CAG GTG GTG GAC GAC ATC CTA GAC GTG ACC AAG TGC TCG GAG GAG    855
271     Q   V   V   D   D   I   L   D   V   T   K   C   S   E   E     285
856    CTG GGG AAG ACG GCC GGG AAG GAT CTG GTG GCG GAC AAG ACG ACA    900
286     L   G   K   T   A   G   K   D   L   V   A   D   K   T   T     300
901    TAC CCG AAG CTG ATC GGG ATT GAG AAG TCG AGA GAA TTT GCA GAG    945
301     Y   P   K   L   I   G   I   E   K   S   R   E   F   A   E     315
946    CAG CTG AAG AGG GAG GCT AAA GAG CAG CTG GAG GGG TTT GAT CCA    990
316     Q   L   K   R   E   A   K   E   Q   L   E   G   F   D   P     330
991    GGT AAA GCA GCT CCA TTG CTG GCC TTG GCT GAT TAC ATT GCT TCT    1035
331     G   K   A   A   P   L   L   A   L   A   D   Y   I   A   S     345
1036   AGG GAT AAT TGA                                                1047
346     R   D   N   *
```

```
TGCTTTCATTGCAAGTTTAACTCAACTATTTATGCTTATGTTGCTTTTGTATCTGCCCTTCCTTGAAAATTAGAAGAATATGACCTA
TTACTTTTTCTAAAAAAAAAAAAAAAAAAAAAAAAAAAAAAAAAGTACTCTGCGTTGATACCACTGCTTA
```

图 2 - 7 - 7 **GGPS** 基因编码的氨基酸序列

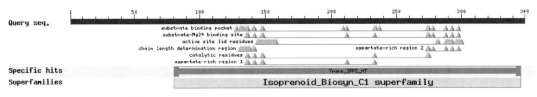

图 2-7-8　*GGPS* 基因所编码氨基酸序列的保守结构域

133～149 位和 266～278 位分别是 2 个多聚异戊二烯基合成酶的特异序列 LIhDDlpcmDnddlRRG 和 IGllFQVvDDIlD(图 2-7-9)。

用最大似然法(maximum likelihood)构建系统发育树(图 2-7-10),结果表明,穿心莲中的 GGPS 蛋白与已报道的长春花(*Catharanthus roseus*)的 GGPS 蛋白亲缘关系较近。

(3)*GGPS* 基因表达分析：Real time PCR 检测结果表明(图 2-7-11),*GGPS* 基因在穿心莲茎和叶片中的表达量有相似的趋势。花蕾期表达量较高,初花期降低;到了花果混合期表达量升高,青果期下降。表明花蕾期和花果混合期相关代谢成分的合成可能更活跃。在叶片中,各时期 *GGPS* 基因表达量变动幅度较大,差异倍数在 0～1.5 之间变动;而茎中各时期表达量变动的幅度较小,差异倍数均小于 0.1。说明在穿心莲发育的各个时期,与叶片相比,*GGPS* 基因在茎中的表达更稳定。

(四)讨论

由于穿心莲内酯、脱水穿心莲内酯等活性成分的药理作用重要而广泛,并且穿心莲中新的活性成分、各活性成分新的药理作用不断被发现,人们对于穿心莲的分子生物学研究日益增多。印度学者对穿心莲的遗传基础进行了系统分析,积累了遗传多样性全面评估和转录组深度测序等重要的数据,为后续进行保护和开发、基因克隆、功能精确解析和代谢网络调控等工作奠定了坚实的基础。国内有学者克隆了穿心莲内酯合成途径中的 *ent* -柯巴基焦磷酸合酶基因,并且对它的功能情况进行了研究。

在植物中,MVD 蛋白催化 MVA 生物途径的第 1 个步骤,即甲羟戊酸 5 -焦磷酸的脱羧反应,从而为萜类代谢提供重要原料 IPP。在药用真菌灵芝(*Ganoderma lucidum*)体内,*MVD* 基因的表达量与三萜类成分的合成量相关。在革兰阳性细菌中,MVD 蛋白催化生成的 IPP 也是肽聚糖和聚类异戊二烯等物质合成的关键中间代谢物,因而是抗菌研究的理想靶点。在动物体内,MVD 蛋白通过 MVA 途径催化合成的下游产物以胆固醇及其衍生物为主,因此,它可能成为治疗心血管疾病及癌症等疾病的药物靶标。以上研究表明,MVD 是许多生物体内的重要的蛋白。

穿心莲内酯是穿心莲中重要的活性成分,药理作用广泛,在穿心莲中含量不高。研究表明,给穿心莲的细胞培养物施加 5 μmol/L 茉莉酸甲酯,可以将穿心莲内酯的生物合成量提高 5.25 倍,*GGPS* 等 3 个基因表达量也随之大幅度提高,表明这 3 个基因高度影响了穿心莲内酯的生物合成,是合成途径中的关键基因。

人们已经从辣椒、西瓜、丹参和银杏等植物中,克隆了 *GGPS* 基因,它们在萜类合成途径中起重要的作用,能够催化合成香叶基香叶基焦磷酸。有些植物的 *GGPS* 基因还具有双功

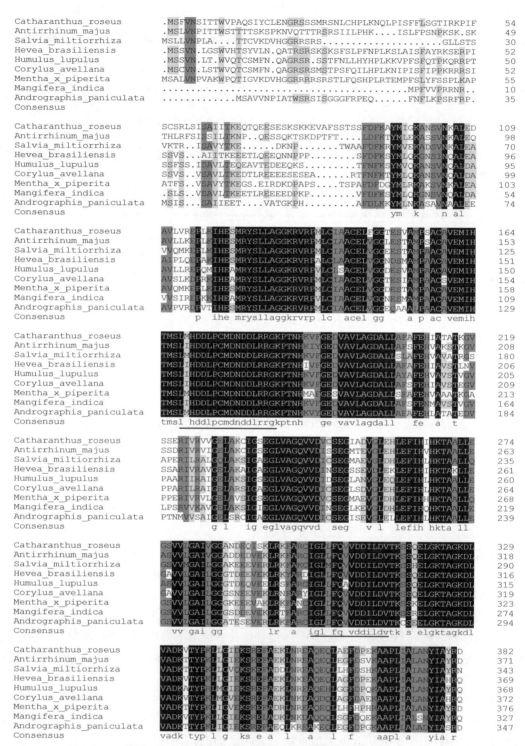

图 2-7-9　穿心莲 *GGPS* 基因编码氨基酸的序列比对

（下划线部分表示多聚异戊二烯基合成酶的特异序列。GenBank 登录号：长春花 AGL91645.1，金鱼草 AAS82860.1，丹参 AEZ55681.1，橡胶树 Q94ID7.1，啤酒花 ACQ90682.1，榛子 ABW06960.1，胡椒薄荷 AAF08793.1，芒果 AFJ52722.1）

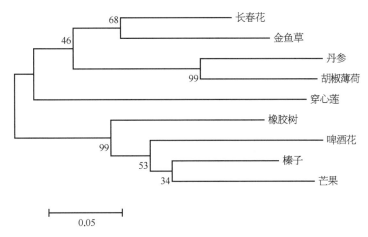

图 2-7-10 穿心莲与其他植物 GGPS 蛋白的系统进化树

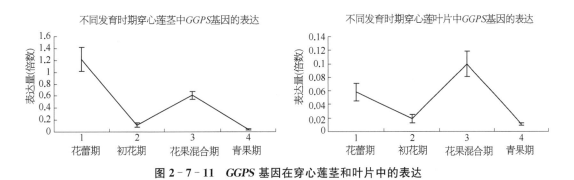

图 2-7-11 GGPS 基因在穿心莲茎和叶片中的表达

能,例如,挪威云杉中的 GGPS 基因,它可以催化合成香叶基焦磷酸和香叶基香叶基焦磷酸两种产物。在动物体内,GGPP 是合成大量生物活性分子的前体,GGPS 基因参与了多种蛋白质翻译后的修饰过程,是癌症、神经退行性疾病和心脑血管疾病等疾病潜在的治疗靶点。

（五）结论

根据转录组数据,克隆了穿心莲甲羟戊酸 5-焦磷酸脱羧酶基因,长 1 260 bp,编码由 419 个残基组成的氨基酸序列,在基因组中有 3 个拷贝,各拷贝之间有几个碱基的差异。穿心莲 MVD 蛋白具有决定催化反应特异性和活性的保守氨基酸残基,N 端不含有质体定位的信号肽序列。系统发育分析表明,穿心莲与丹参（*Salvia miltiorrhiza*）的 MVD 蛋白聚为一类,与假马齿苋（*Bacopa monnieri*）、芝麻（*Sesamum indicum*）的 MVD 蛋白亲缘关系较近。在穿心莲茎和叶片中,*MVD* 基因的表达量分别在花蕾期和初花期最高,但各时期表达量差异不大。

从穿心莲中克隆了 *GGPS* 基因,长 1 047 bp,编码一条由 348 个氨基酸组成的蛋白质序列,与长春花的 GGPS 蛋白亲缘关系较近。它的 N 端包含一个由 47 个氨基酸构成的信号肽序列,可能定位于叶绿体或其他质体中。与叶片相比,*GGPS* 基因在穿心莲的茎中表达更稳定。茎和叶片中,花蕾期表达量较高,初花期降低;到了花果混合期表达量升高,青果期下降。表明花蕾期和花果混合期相关代谢成分的合成可能更活跃。

以上研究,为今后进行穿心莲内酯合成途径的调控奠定了基础。

第八节 研究结论

一、关于穿心莲药材的质量和质量标准

穿心莲活性成分主要为内酯类成分,其主成分为穿心莲内酯和脱水穿心莲内酯,叶中的含量明显高于茎枝中的含量。《中华人民共和国药典》2015 年版对穿心莲药材质量的规定中有两个主要指标,即药材中"叶不得少于 30%"和"含穿心莲内酯和脱水穿心莲内酯的总量不得少于 0.80%"。目前穿心莲药材均来自种植生产,研究表明,全国穿心莲主产区的广西、广东、福建、海南、安徽、四川、云南等地穿心莲药材(7 省区、11 县市、103 份样品)的质量均符合《中华人民共和国药典》的规定,总体质量状况良好,但不同产地穿心莲中穿心莲内酯和脱水穿心莲内酯的总量含量差异较大,在 1.03%~6.98%之间,其质量存在显著差异。虽然《中华人民共和国药典》的规定明显低于药材的标准,但考虑到本研究中使用的为自采样品,在叶-茎比上保持较好,而实际大生产中,叶的损耗可能较大,故不宜提高《中华人民共和国药典》的对两成分总量规定,现行《中华人民共和国药典》规定总量及其含量限量规定及其检测技术是较为合理的,暂无修订的必要。

二、关于穿心莲品质影响因素

对全国穿心莲主产地样品的质量评价、遗传特征评价、穿心莲中穿心莲内酯和脱水穿心莲内酯总量的含量与土壤(35 份产地样品)生态因子相关性的分析、栽培生产技术调查结果表明,不同产地生态因子(土壤、气候因子)、种植生产模式和种植技术的规范化是影响穿心莲质量的主要因素。

1. 关于穿心莲的遗传特征 利用 110 对 SRAP 引物和 1 对 SNP 特异性引物,对全国 7 省区、13 个样地共计 103 份样品的遗传多样性分析结果表明,国产各地穿心莲种质间遗传多样性较贫乏,其原因与穿心莲严格的自花授粉繁殖特性、我国各地引种穿心莲种源来源单一密切相关,提示遗传背景并非是影响各地穿心莲质量差异的主要原因。

2. 关于穿心莲不同产地生态环境特征 对穿心莲各产地共计 35 份土壤样品的 9 个土壤理化指标分析表明,各产地土壤理化性质存在较大差异,各产地土壤主要类型涉及红壤、潮土、砂姜黑土、棕壤、紫色土、黄壤等多种类型;土壤理化性质与穿心内酯和脱水穿心莲内酯含量的相关性分析表明,全钾、全磷、水分与穿心莲内酯含量有较大相关性,其中全钾、水分呈负相关,而对脱水穿心莲内酯影响不大;结合不同产地穿心莲药材的叶比重(17.3%~59.1%)的结果分析,提示土壤类型可能通过对土壤理化性质的影响而影响穿心莲叶-茎比例和成分含量,进行影响穿心莲药材的质量。对穿心莲内酯含量与土壤类型和气候因子的

偏相关分析表明,年均降水量、年平均气温、土壤含黏土量、土壤亚类、土壤有机碳含量是主要影响因子,提示穿心莲药材质量与产地密切相关。

综合分析,优质穿心莲产地生态环境特征为:年均降水量为 1 200～2 100 mm;年平均气温大于 2.5℃;土壤含黏土量为 20%以内;土壤亚类为松软薄层土(mollic leptosols)、变性淋溶土(vertic luvisols)、潜育红砂土(gleyic arenosols)、腐殖质黏绨土(humic nitisols);土壤有机碳含量为 18%～25%。

3. 穿心莲栽培生产技术特征　对穿心莲主产区福建、广东、广西 7 个市县、10 个乡镇的实地调查,结合文献分析,结果表明,虽然前期研究已形成《穿心莲规范化栽培技术(GAP)》,但由于目前穿心莲种植均属于小农户零散种植,技术规范并未得到统一推广应用。种植基地建设模式、种植模式(单种、套种等)、生产用种规范、种植过程管理技术规范是影响种植基地发展和穿心莲药材质量的重要因素。

三、关于穿心莲的生产区划

在对穿心莲各产地土壤、气候生态因子对穿心莲质量影响相关性分析的基础上,使用最大信息熵模型分析了穿心莲生境适宜度与生态因子的关系,阐明了优质穿心莲生态特征,提出了穿心莲的不适宜、适宜、较适宜、最适宜区域,形成了《穿心莲生产区划》。

四、关于穿心莲生物合成途径关键基因

目前穿心莲内酯已作为一些成药的生产原料,但主要从穿心莲药材中提取生产。本研究从穿心莲中克隆了穿心莲甲羟戊酸 5 -焦磷酸脱羧酶基因、香叶基香叶基焦磷酸合成酶基因等 2 个与穿心莲内酯生物合成相关的基因,为穿心莲内酯生物合成途径的调控、利用生物工程技术生产穿心莲内酯奠定了一定基础。

五、关于穿心莲品质保障

根据本研究的结果,穿心莲品质保障应重点关注种植技术、种植基地建设、药材质量控制 3 个方面。

(一)种植技术方面

1. 加强优良品种选育研究　目前生产用种仅有"大叶型"和"小叶型"2 种农家品系,生产上也未严格区分,同时该 2 种品系也仅表现出产量上的差异,对其质量的差异尚待进一步的研究,良种选育滞后。根据上述对穿心莲遗传特征的研究,由于国内各地穿心莲生产用种较为单一,遗传多样性贫乏,穿心莲的良种选育应主要采用突变育种、多倍体育种、标记辅助选择育种等方法;在两种选育指标上,除穿心莲内酯类成分含量外,还应关注叶-茎比例和产量指标。

2. 建立规范的生产用种繁殖技术和种子生产基地　目前产地用种均为农户自行繁育采

种,成为影响穿心莲产量和药材质量的重要因素之一,应加强对生产用种的繁育技术研究,建立规范的种子生产基地,实现生产用种的统一供应。

3. 优化种植技术　目前穿心莲的产地地理跨度较大,各产地生态因子有较大差异,前期研究形成的《穿心莲规范化栽培技术(GAP)》的产地适应尚存在一定问题,应在本研究提出的《穿心莲生产区划》的基础上,进一步针对不同产地开展技术优化研究,形成适应各产地的种植技术规范。另一方面,实地调查表明,穿心莲产地主要采取的 4 种套种模式对穿心莲的产量有较大影响,但对其质量的影响尚未见有研究,也应结合开展适宜的种质技术研究和优化。本研究结合研究结果分析,虽然形成了《穿心莲规范化栽培技术(GAP)》文本,但受项目研究内容和时间的限制,并未开展种植技术方面的研究,有待进一步深入研究。

（二）种植基地建设方面

一方面,目前穿心莲种植规模总体呈下降趋势,而作为穿心莲内酯提取生产、临床配方和成药生产原料的用量增加,穿心莲药材供需矛盾突出。针对全国不同产地穿心莲质量存在较大差异、目前穿心莲农户三种为主的种植生产模式不利于技术推广与规范的问题,在穿心莲种植基地建设方面,一是应根据本研究提出的《穿心莲生产区划》,合理布局穿心莲种植生产基地;二是改变穿心莲种植生产模式,鼓励穿心莲使用企业参与,牵头与产地农户联合建立集约化规范化的种植生产基地,以提高穿心莲种植生产过程的技术水平和规范管理。

（三）药材质量控制方面

现行《中华人民共和国药典》对穿心莲质量标准规定是较为客观合理的,据市场调查和文献报道,穿心莲药材中叶-茎比例是影响质量的重要因素之一,与产地加工的干燥环节中叶常脱落密切相关。应根据《中华人民共和国药典》的规定,指导穿心莲良种选育和产地药材的干燥加工环节管理。

六、问题和建议

（一）关于穿心莲药材品质差异问题

穿心莲药材中叶片含有量差异较大,主要原因贮藏运输过程中叶片易脱落,而不同产地之间叶所占比重差异亦是较大的。《中华人民共和国药典》明确规定,穿心莲为植物穿心莲的地上部分,除了原料药的提取,穿心莲生产运输到临床的过程,应严格控制茎叶比例,规范市场流通。

（二）关于穿心莲种质资源问题

我国已在地理跨度较大、生态类型多样的范围内引种有穿心莲,但不同地区穿心莲种群群体的遗传多样性却低,这与穿心莲严格的自花授粉繁殖特性、各地引种种植穿心莲的种源来源单一密切相关。国内穿心莲种群的进化潜力有限,穿心莲的良种选育以采用突变育种、多倍体育种、标记辅助选择育种等方法为宜。

（三）其他

限于项目研究内容和时间的限制,本项目虽然对不同产地穿心莲质量进行了评价,并探讨了生产过程对穿心莲品质的影响因素,从穿心莲质量评价指标、生产区划等方面提出了穿心莲品质保障的综合措施建议,但未能对种植技术进行优化研究,形成的《穿心莲规范化种植技术(GAP)》尚缺乏部分实验依据,有待于进一步研究;同时,"种源"是影响穿心莲品质的重要因素之一,而目前生产用种中存在"大叶型"和"小叶型"2 个农家品种,在产量上也存在差异,但生产中并未严格区分用种,穿心莲的良种选育工作严重滞后,应加强对穿心莲选育研究、种子繁育技术研究和种子繁育基地建设等工作。

参考文献

[1] Nanduri S, Nyavanandi VK, Thunuguntla SS, et al. Synthesis and structure activity relationships of and rographolide analogues as novel cytotoxic agents [J]. Bioorg Med Chem Lett, 2004, 14(18): 4711 – 4717.

[2] 王金兰,张树军.穿心莲地上部分生理活性成分的分离及结构分析[J].齐齐哈尔大学学报(自然科学版),1999,15(2):38 – 40.

[3] 陈丽霞,曲戈霞,邱峰.穿心莲黄酮类化学成分的研究[J].中国中药杂志,2006,31(5):391 – 395.

[4] 王林丽,愈稼.穿心莲及其制剂的药理作用和临床研究进展[J].中国药业,2003,12(10): 72 – 73.

[5] 靳鑫,时圣明,张东方,等.穿心莲化学成分的研究[J].中草药,2012,32(1):47 – 50.

[6] 徐冲,王峥涛.穿心莲根的化学成分研究[J].药学学报,2011(3),317 – 321.

[7] 王国才,胡永美,张晓琦,等.穿心莲的化学成分[J].中国药科大学学报,2005,36(5):405 – 407.

[8] 陈丽霞,曲戈霞,邱峰.穿心莲二萜内酯类化学成分的研究[J].中国中药杂志,2006,31(19): 1594 – 1597.

[9] 邓贵华.穿心莲药材及其制剂中 6 个内酯类成分的含量分析[J].药物分析杂志,2011(2),231 – 235.

[10] 林朝展,邓贵华,祝晨蔯.HPLC 同时测定穿心莲药材及其制剂中的 6 种内酯类成分[J].华西药学杂志,2011,26(1):67 – 70.

[11] 张慧.植物穿心莲营养成分的研究[J].氨基酸和生物资源,2009,31(1):74 – 75.

[12] 徐珞珊.中国药材学[M].北京:中国医药科技出版社,1996:1580 – 1584.

[13] 陈国祥,丁伯平,陈斌,等.穿心莲胶囊的抗炎作用研究[J].现代中西医结合杂志,2001,10(11): 1004 – 1005.

[14] 孟津平.穿琥宁注射液的临床应用[J].首都医药,2003,10(18):29 – 30.

[15] 全国中草药汇编写组.全国中草药汇编[M].北京:人民卫生出版社,1983:573.

[16] 席军,赵晓辉.穿心莲的药理与临床研究近况[J].实用医技杂志,2003,10(9):1081 – 1081.

[17] 侯庆昌,张繁,董兆文.5 种抗菌中药体外抗衣原体活性研究[J].中国计划生育学杂志,1998(5): 200 – 201.

[18] 李玉祥,樊华,张劲松,等.中草药抗癌的体外实验[J].中国药科大学学报,1999,30(1):37 – 42.

[19] 孙振华,陈志琳,徐立春,等.穿心莲必治并用生物、化学疗法抑制体内肿瘤生长的实验研究[J].浙江中西医结合杂志,2001,11(2):88 – 89.

[20] 亓翠玲,王丽京,周鑫磊.穿心莲内酯抗肿瘤作用机制的研究进展[J].中国中药杂志,2007,32(20): 2095 – 2097.

[21] 张玉金.穿心莲提取物抗血小板聚集作用的临床及实验研究[J].同济医科大学学报,1989,22(4):245.

［22］谭获.穿心莲抗血小板聚集功能的研究［J］.中西医结合杂志,1989(9):540.

［23］张瑶珍.穿心莲提取物抗血小板聚集与释放作用及其机制的研究［J］.1994,14(1):28.

［24］刘超,王勇民,马世玉,等.穿心莲注射液对麻醉大鼠血压的影响［J］.咸宁医学院学报,2000,14(4):244－245.

［25］郭志凌,赵华月,付良武.穿心莲有效成分的抗心肌缺血-再灌注损伤作用［J］.中国循环杂志,1995,10(11):683－684.

［26］王宏伟,赵月华,熊一力.穿心莲提出物对动脉粥样硬化家兔动脉壁 $PDGF-B$、$c-sis$ 和 $c-myc$ 基因表达的影响［J］.华中科技大学学报(医学版),1998(1):46－48.

［27］王晓燕,谭兴友,王清,等.穿心莲抗生育作用的实验研究［J］.济宁医学院学报,2008,31(3):196－198.

［28］刘峻,王峥涛.穿心莲内酯对体外活化小鼠巨噬细胞的影响［J］.中国天然药物,2005,3(5):308－309.

［29］杨苹,韦昊,秦慧勤,等.穿心莲对正常小鼠和高血糖小鼠血糖影响的实验研究［J］.时珍国医国药,2007,18(1):87－88.

［30］姚青,高岭,贾凤兰,等.穿心莲内酯对可卡因致小鼠肝毒性的保护作用［J］.宁夏医学杂志,2007,29(3):208－209.

第三章

雷公藤品质研究

《中国植物志》将雷公藤属植物分为 3 个种，雷公藤 *Tripterygium wilfordii* Hook. f. 、昆明山海棠 *T. hypoglaucum*（Levl）Hutch 及东北雷公藤 *T. regelii* Sprague et Takeda。

雷公藤属植物具有祛风除湿、杀虫、解毒等功效。现代研究表明，中药雷公藤具有抗炎、抗肿瘤、免疫抑制等药理作用。

随着研究的不断深入和技术的逐渐成熟，雷公藤及其各类制剂在临床上疗效显著，市场上供不应求。但是，近年来，人们对雷公藤应用的关注程度远远超过了对其资源的关注，野生雷公藤资源遭受了严重的破坏，在一些地区甚至有面临枯竭的危险。因此，研究雷公藤属植物的资源状况，遗传及化学关系对雷公藤野生资源的保护管理，优质品种选育等工作具有重要的意义。

本章内容主要从雷公藤属植物的本草考证、临床应用、资源分布、分类研究、化学成分、遗传分化、质量控制及资源开发等方面进行研究，对雷公藤药材的质量进行多指标的控制，保证其用药的安全。

第一节 传统知识及文献研究

一、本草考证

（一）雷公藤别名

雷公藤（*T. wilfordii* Hook. f.）为卫矛科雷公藤属植物（见附录彩图 9）。雷公藤别名众多，以及在古籍中将其记载为"莽草"，是造成混淆的原因之一。异名有黄藤根、水莽草、黄药、断肠草（长沙）、水脑子根、黄蜡藤、菜虫药、南蛇根（新化）、三棱花（凤凰）、早禾花（叙浦）、蜡心门（苗语）、王藤、红花断肠草（《湖南药物志》）、水莽（江西《香屯草药手册》）、水莽草（《三明畲族民间医药》）、红药、红紫根、蝗虫药、横虫药、烂肠草、八步倒、菜仔草、茅子草（《毒药本草》）、菜虫药、山砒霜（《福建药物志》）。需要注意的是，由于钩吻、昆明山海棠在民间均有

171

"断肠草"的别称，易与雷公藤混淆。而由于古籍中对莽草的叙述有误，可能引起误用。实际上，莽草为木兰科八角属植物，果实类似八角茴香，同样有毒，应将雷公藤与木兰科八角属莽草、防己科植物黄藤、薯蓣科植物黄独（黄药）、马钱科胡蔓属植物钩吻（断肠草）相区别，这些植物大多具有大毒，不可误用。

（二）雷公藤本草考证

关于雷公藤的首载有两种说法。一是首载于《本草纲目拾遗》，名莽草。云："生阴山脚下，立夏时发苗，独茎蔓生，茎穿叶心，茎上又发叶，叶下圆上尖如犁耙，又类三角风，枝梗有刺。物理小识：犁头刺藤，其叶三角如犁头，多在篱边生，可治瘰，亦可截疟。一名霹雳木、方胜板、倒金钩、烙铁草、倒挂紫金钩、河白草、犁尖草、括耙草、龙仙草、鱼尾花、三木棉，出江西者力大，土人采之毒鱼，凡蚌螺之属亦死，其性最烈，以其草烟熏蚕子，则不生，养蚕家忌之，山人采熏壁虱。治鼓胀、水肿、痞积、黄白疸、疟疾久不愈、鱼口便毒、跌打。除壁虱，茎烧床下。一切毒蛇伤，《万病回春》云：凡被蛇伤用板扛归不拘多少，此草四、五月生，至九月见霜即罕有，叶尖青如犁头尖样，藤有小刺，子圆如珠，生青熟黑，味酸，用叶捣汁酒调，随量服之，渣罨伤处，立愈。白火丹（救生苦海）：用雷公藤五钱，平地木三钱，车前四钱，天青地白叶、三白草各三钱，煎服。又洗方：雷公藤、河白草煎浴。水肿胀（救生苦海）：平地木三钱，雷公藤五钱，车前草四钱，天青地白草三钱，路路通五个，打碎煎服，重者十服愈。坐板疮秋泉家秘：乌贼骨五钱，雷公藤三钱，共为细末，擦之，干则以菜油调敷。汪连仕方：蒸龙草即震龙根，山人呼为雷公藤，蒸酒服，治风气，合巴山虎为龙虎丹，入水药鱼，人多服即昏。治翻胃噎膈、疟疾、吐血便血、喉痹、食积心痛、虚饱腹胀、阴囊肿大、跌打闪肭、发背疔。"并且在第三卷"救生苦海"中的经方里，如白火丹，雷公藤作为其中的一味药出现。但雷公藤植物图与《本草纲目拾遗》中雷公藤的植物形态描述并不相符，其所载的"莽草"，应为蓼科植物杠板归，所列举的方胜板等别名，为杠板归的别名。

二是首载于《神农本草经》，名莽草。云："味辛，温。主风头，痈肿浮肿、疝瘕，除结气、疥瘙（《御览》有痈疮二字），杀虫鱼。生山谷。""《吴普》曰：莽草，一名春草。神农：辛；雷公、桐君：苦，有毒。生上谷山谷中或冤句。五月采，治风（《御览》）。《名医》曰：一名薅，一名春草。生上谷及冤句。五月采叶，阴干。案：《中山经》云：朝歌之山有草焉，名曰莽草，可以毒鱼。又山有木焉，其状如棠而赤，叶可以毒鱼。《尔雅》云：薅，春草。郭璞云：一名芒草。《本草》云：《周礼》：蝈氏掌除蛊物，以薰草莽之。《范子计然》云：莽草，出三辅者，善。陶弘景云：字亦作两。雷丸（《御览》作雷公丸）味苦，寒。主杀三虫，逐毒瓦斯、胃中热，利丈夫，不利女子。作摩膏，除小儿百病（《御览》引云：一名雷矢。《大观本》作黑字）。生山谷。《吴普》曰：雷丸，神农：苦；黄帝、岐伯、桐君：甘，有毒；扁鹊：甘，无毒；李氏：大寒（《御览》引云：一名雷实。或生汉中。八月采）。《名医》曰：一名雷矢，一名雷实。生石城及冶中土中。八月采根，曝干。案：《范子计然》云：雷矢，出汉中。色白者，善。"《神农本草经》中描述莽草植物形态的句子寥寥无几，因此无从考证，但根据叶三多对莽草的品名考证，《神农本草经》中所载莽草为雷公藤属的一种植物。

《本草纲目拾遗》和《神农本草经》中均有不准确处，《植物名实图考》（图3-1-1a）记载："莽草《本经》下品。江西、湖南极多，通呼为水莽子，根尤毒，长至尺余。俗曰水莽兜，亦曰黄藤,浸水如雄黄色,气极臭。园圃中渍以杀虫,用之颇(及)多,其叶亦毒。南赣呼为大茶叶,与断肠草无异,《梦溪笔谈》所述甚祥。"宋代《本草图经》云:"无花实,为之深考……江右产者,其叶如茶,故俗云大茶叶,湘中用其根以毒虫,根长数尺,故谓之黄藤,而水莽则通呼也。"

通过本草考证,除《植物名实图考》中的莽草为卫矛科的雷公藤外,其他本草书籍记载的莽草,大多系木兰科的八角属植物。《唐本草》木部石南条下有"叶似莽草,凌冬不凋"的记载。陶弘景注莽草曾说:"叶状如枇杷叶。"在宋代《本草图经》中莽草条下云:"木若石南,叶稀,无花实。"从以上引述可以说明两点:① 莽草叶和石南叶及枇杷叶的形状是相似的,皆为革质,长卵形的叶片。② 莽草是一种常绿植物,到了冬季不会落叶。据以上形态考证,又结合《本草图经》所附图(图 3-1-1b),及《本草纲目》图(图 3-1-1c),均为五叶攒于枝顶的木本植物,而且叶均全缘,显然非卫矛科的雷公藤,而为木兰科 *Magnoliaceae* 的八角属 *Illicium* spp. 植物。

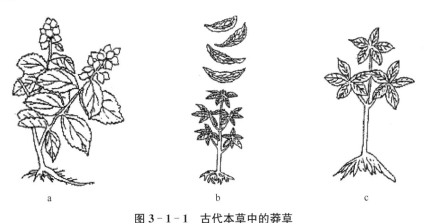

图 3-1-1　古代本草中的莽草
(a:《植物名实图考》;b:《本草图经》;c:《本草纲目》)

二、传统道地产区分布

雷公藤主要分布于长江流域以南各地及西南地区。蒲松龄的《聊斋志异》云:"水莽,毒草也。蔓似生葛,花紫类扁豆,误食之立死,即为水莽鬼……以故楚中桃花江一带(现为湖南益阳),此鬼尤多云。"再由《植物名实图考》以后的本草记载,雷公藤的产地为长江以南一带阴湿的山谷中。

卫矛科雷公藤属植物药用者在中国主要有 3 种:雷公藤主要分布于我国的西南地区及长江以南各地,如江西、安徽、浙江、湖北、福建、广东、湖南、广西、台湾等省区,多生长在海拔 300~500 m 的背阴、多湿、稍肥沃的山谷、丘陵、溪边等灌丛或疏林中;昆明山海棠形态与雷公藤相似,产于我国长江流域及西南,主要分布在西南地区,如云南、贵州、四川、广西,以及湖南、江西、台湾等,多生长在向阳山坡地,路边或灌木丛,疏林中;东北雷公藤又称黑蔓,主要分布于我国东北及朝鲜、日本,常常生长在针叶树林缘及针阔叶混交林缘和林中。

三、资源现状

药用雷公藤包括雷公藤(*T. wilfordii* Hook)、昆明山海棠[*T. hypoglaucum*(Levl.)Hutch]和东北雷公藤(*T. regellii* Sprague et Takeda),其中雷公藤和昆明山海棠的化学成分、药理与临床已有大量的研究和中成药制剂生产。

(一)野生资源与分布

雷公藤在长江中下游地区浙江、安徽、湖南、福建、湖北、江西及台湾等省均有分布。多分布于海拔500～800 m以下背阴、多湿、稍肥沃的山坡、山谷、溪边灌木林、次生杂木林、毛竹林中,在田头、地角、田坎上也有分布。以散生为主,未见大面积群落,往往一个村只有几株、几十株。有些地区虽有记载,但经多方调查未能发现,如浙江江青田石门洞林场,方圆10 km²,只发现2株;浙江舟山市原记载朱家尖、桃花岛等地有雷公藤分布,此次在舟山林科所配合下,经3日实地调查,最终也没有找到;湖北通城曾经是黄石制药厂的原料主要采购地,现在采样都困难。以前盛产雷公藤的浙江、福建、江西、湖北等,野生资源都面临枯竭。

昆明山海棠在四川、云南、贵州海拔500～800 m以上山地均有分布,野生资源比较丰富。四川德昌、江西遂川、云南大理等地均有连片几十公顷的野生种群,但资源破坏十分严重。遂川县戴家埔乡几十公顷野生昆明山海棠,其根粗达10 cm以上,经几年连续采挖500 000 kg后,蕴藏量已经很少,粗5 cm以上的药材已经少见。据四川省中药研究所的同志介绍,四川的资源也正在迅速下降。

东北雷公藤分布中心在辽宁和吉林的长白山,朝鲜和日本也有分布。长白山有东北雷公藤为主的群落,大的有数公顷。东北雷公藤尚未开发利用,野生资源没有被破坏,但分布区较小,资源蕴藏总量不多。

(二)人工栽培

近年来,随着雷公藤需求量的不断增加和野生资源日益枯竭,雷公藤的栽培也引起了有关部门和企业的重视。浙江省得恩德制药有限公司2002年开始在浙江新昌、丽水进行雷公藤GAP基地建设试验,美国国立肿瘤研究所等国外科研单位也在福建泰宁建立了雷公藤基地。丽水市林业科学研究所在浙江莲都、景宁、缙云、云和、青田、庆元、遂昌、松阳、鄞州、新昌、上虞、义乌、永康、江山、开化、平阳、乐清,以及福建泰宁,江西萍乡,遂川,安徽黄山,云南昆明,贵州雷山,湖南新宁,湖北通城,吉林通化等9省27个县市完成了雷公藤种质资源收集。

雷公藤的扦插育苗技术基本成熟,每年1～3月选用1～2年生健壮无病虫害的枝条扦插,成活率可达85%以上,当年冬季至次年3月移栽。至2004年全国已建立雷公藤种植基地20 000余亩,但栽培技术严重滞后,而且研究队伍十分薄弱。雷公藤种质资源、适生环境、栽培密度、合理采收年限、施肥和病虫害防治等生产管理关键技术均没有系统开展。

雷公藤茎、叶均含有雷公藤甲素,茎的含量较低,叶的含量最高,是根的3倍以上,有较大的开发价值。

1. 栽培种植技术

（1）育苗技术：雷公藤的繁殖方法有播种育苗、扦插育苗、组织培养育苗和野生资源驯化。种子育苗由于采种困难，野生种源驯化由于资源匮乏等因素的制约，它们都难以进行规模化育苗繁殖活动，组织培养还没有规模化繁殖育苗的成功实践。目前，生产中通常采用扦插育苗技术，扦插育苗的材料有雷公藤的茎段或根段。

（2）插穗制备方法：采集 1～2 年生雷公藤粗壮、无病虫害的枝条，裁截成长 10～15 cm 带有 2～3 个节的插穗，插穗粗 5～7 mm。每 50～100 条插穗绑扎成捆，注意不要上下头颠倒，插穗最好用 ABT2 号生根粉处理，每扎下端在生根粉水溶液中浸 1～2 min 后上床扦插。如果以根作插穗材料，通常采挖 3 年生以上雷公藤根，剪取直径 0.4 cm 以上，长 8 cm 以上的完好根段，挖根时间为 11 月至翌年 2 月。但是，挖根对资源破坏大，工时多，育苗成本高，资源匮乏地区不宜采用。

（3）苗床制作：苗床地应选择向阳地块，冬季深翻、晒土，施腐熟厩肥 45 000～60 000 kg/hm² 作基肥，耙细整平，然后在苗床上盖细土，苗床宽 1.0～1.2 为宜。

（4）扦插方法：扦插通常在 3 月前后，平均地温 10℃ 以上时进行。插穗以 8 cm×12 cm 的株行距，60°～80° 夹角斜插在苗床上，苗床上打穴穴插或开条沟扦插，插穗（茎枝）入土一半长度以上，须保留一个侧芽露出苗床，压实，浇透水。苗床上搭建高 1 m 的荫棚，晴天 11:00～17:00 时遮阳，其他时间撤去遮阳物。育苗期间保持苗床土壤湿润，1 个月左右插穗开始萌芽，长出新根后拆掉荫棚。当苗龄 1 年左右，地上茎长到约 20 cm 高时即可出圃移栽。

（5）移栽方法：在南方，雷公藤四季均可栽植，春夏季雨水充沛，有利于栽植，11 月至翌年 3 月移栽，成活率高。栽植要求苗正根舒，深浅适宜，浇足定根水。苗木出圃时最好剪去过长的根须。在夏季移栽，要立即种植，如果出圃至栽植之间间隔较长应打浆，当天不能栽完的苗木应假植，种植密度株行距约 1 m×1 m。

2. 田间管理技术　雷公藤作为药材，由于毒性大，药材多用其去二层皮的根蕊部分，通常种植 7 年以后采收其根，生长周期比较长。其叶也可入药，但毒性更大，利用价值不如根部，所以栽培管理上应以根生长和根的质量为目标，通过种源选择、施水肥、打顶等田间管理措施来提高药材产量和品质，主要田间管理措施包括除草、施水肥、打顶和病虫害防治等。

（1）除草：在雷公藤生长期间，前期除草要求每年 1～2 次，后期最好每年 1 次。第 1 年上半年结合扩穴培土锄草 1 次，下半年 1 次；第 2 和第 3 年每年上下半年各除草 1 次；第 4～7 年每年锄草 1 次。雷公藤属浅根性植物，锄草时不宜过深，以免伤害到根系。

（2）施肥：生产实践表明，施肥 1 次和未施肥的 3 年生雷公藤根生长量相差可达 1 倍多，为了保证雷公藤的品质，施肥次数、施肥量和肥料种类的选择都是很重要的，施肥最好在秋冬季作业，肥料以有机肥或农家肥最好，前 3 年每年 1 次为宜。沿根缘挖环形小沟，不要伤根，将肥料施入沟内后回土。

（3）摘蕾和打顶：雷公藤生长过程中顶梢生长优势会抑制萌蘖力，去除顶梢能够促进侧枝的萌发和生长，增大冠幅。通常移植后的第 2 年，在雷公藤主杆约 1 m 处将顶梢去除，藤茎控制 1 m 长。夏秋季为雷公藤的花期，花期应及时摘除花蕾，保存营养。摘蕾和打顶都有利于促进根的生长，提高药材的产量。

（4）病虫害及防治：雷公藤有炭疽病、根腐病 2 种主要病害和卷叶蛾类幼虫虫害：卷叶蛾类幼虫嚼食叶子，食量大，繁殖能力强，可用菊酯类农药防治；根腐病多发生在夏季，危害根部，表现为茎基部发生黄褐色病斑，植株腐烂，严重时死亡。

（5）根腐病的防治方法：加强田间管理，防止干旱和渍涝，使用的农家肥要腐熟充分。发现病株后应及时铲除，向病穴内撒生石灰杀灭病菌。病害程度较轻时可用 50% 的多菌灵灌根防治；炭疽病危害叶片，发病时叶片上出现灰绿色病斑，干旱和高温高湿天气容易发病。炭疽病防治方法，发病初期可用波尔多液喷洒病株，林地每年清理 1 次，将残枝落叶清除并烧埋。

3. 采收加工　人工种植雷公藤 7 年达到成熟，方可采挖。根长粗到一定规格（根直径 2～3 cm）后，可在秋季进行全根采挖。截根后余下的茎、叶也可作为药用，可分别干燥供商品流通。叶片除在秋季采根时采摘外，每年 7～8 月也可采收 1 次。

典籍中对雷公藤采挖加工的记载主要有：①《三明畲族民间医药》："全年可采，除净根皮，取木质部切片，晒干。"②《湖南药物志》："秋季采挖。去外皮……原药材在产地切片者，整理清洁。未切片者，除去杂质，洗净，浸泡 4～6 小时，闷润至透，切片，干燥。雷公藤多以根入药，花、叶、果实也可入药，全年可采。根入药时，口服需严格去净根皮，用木质部入药；花、叶入药只可外敷不可内服。"

洪苛教对雷公藤的采挖加工记载较为详细，具体如下。

（1）掌握季节：采收应在秋末冬初雷公藤即将落叶前进行，这样既可避免误采，又保证药用质量。因为在野外识别雷公藤植株最简易的方法是观察叶片，落叶之后则较难辨认，容易与茎、枝外观相似的其他植物相混淆。另外，此时雷公藤植株的养分大多集中在根部，适时采收无疑会提高药材品位和质量。

（2）及时去皮：这是采收中最重要的一环。雷公藤应边采挖边去根皮，比较简便的方法是用柴刀的刀背捶打，根皮便会自然剥脱。如果放置过久，则根皮不易剥离。应注意不能用水浸泡再去皮，否则根皮的有毒成分可能会渗入木质部，临床使用时容易发生中毒或增加副作用。

（3）科学采挖：与采收多数中药材一样，采挖雷公藤应坚持"采大留小"的原则，选择茎粗、枝蔓茂盛的植株，挖取直径大于 3 cm 的粗根。太细的根品位质量较次，临床疗效也较差，而且根皮不易去净。

（4）去净残皮：采购入库的雷公藤，使用前务必认真检查是否有残留的根皮。凡药材上尚有橙黄色至橙红色的附着物，都是没有剥除干净的根皮，均须刮净或剔除。特别要注意凹凸不平或有空洞的部分，这是采挖时最难去皮和最易被忽略的"死角"。

（5）切片炮制：雷公藤饮片加工宜切薄片，厚度以 2 mm 左右为好。这样可使有效成分易于煎出，减少煎煮时间。

4. 保管　雷公藤容易发霉，采购入库时应注意晒至足干，并放置于干燥通风处。平时应定期或不定期地进行检查，发现霉斑立即翻晒。

四、临床应用现状

雷公藤在我国民间用于杀虫和治疗皮肤病。20 世纪 80 年代以来，雷公藤制剂的研究发展迅速，随着化学、药理与临床方面的深入研究，对提高其疗效、降低不良反应产生重要的影响。据报道该植物目前已分离出二萜、三萜和生物碱等 200 多个化合物。这些成分均有不同程度的免疫抑制、抗炎、抗生育和抗肿瘤等方面的作用。目前雷公藤制剂被广泛用于治疗类风湿关节炎、红斑狼疮、银屑病、肾炎等 50 多种疾病以及器官移植排斥反应，是国内首选的免疫抑制剂。

雷公藤性味苦、辛，有大毒，归心、肝经；祛风除湿，活血通络，消肿止痛，杀虫解毒。主治类风湿关节炎，风湿性关节炎，肾小球肾炎，肾病综合征，红斑狼疮，口眼干燥综合征，白塞病，湿疹，银屑病，麻风病，疥疮，顽癣。用法用量：内服：煎汤，去皮根木质部分 15～25 g；带皮根 10～12 g。均需文火煎 1～2 h。也可制成糖浆、浸膏片等。研粉装胶囊服，每次 0.5～1.5 g，每日 3 次。外用：适量，研粉或捣烂或；或制成酊剂、软膏涂擦。

注意：本品有大毒，内服宜慎。凡疮痒出血者慎用。

附方：① 治风湿关节炎：雷公藤根、叶，捣烂外敷，半小时后即去，否则起泡。（江西《草药手册》）② 治皮肤瘙痒：雷公藤叶，捣烂，搽敷。《湖南药物志》③ 治腰带疮：雷公藤花、乌药，研末调擦患处。《湖南药物志》

临床应用：

（1）治疗麻风反应：雷公藤干根彻底去除内外两层皮，将木质部切片晒干。每用 200 g，加水 2 500 ml，文火煎（不加盖）3～4 h，取褐色药液 250 ml，早晚分服，3～4 日为 1 个疗程。曾治各型麻风反应 167 例（其中结核型 27 例，瘤型 140 例），均在服药 2～3 剂后控制症状。

（2）治疗类风湿关节炎：用雷公藤（取木质部，法同上）250 g，加水 400 ml，文火煎 2 h（不加盖），得药液 150 ml，残渣再加水煎取 100 ml，混合后早晚 2 次分服，7～10 日为 1 个疗程，疗程间停药 2～3 日。治疗 50 例，用药 1～20 个疗程不等，多数为 5～6 个疗程。其中 44 例有不同程度的好转或缓解。

（3）治疗肺结核及其他慢性肺部疾病：于夏末秋初采根，洗净晒干，切碎。每 31.2 g 雷公藤加水 1 000 ml，以文火煎熬，待煎至约 500 ml（使每 10 ml 生药 0.62 g）即成。开始每日 3 次，每次 15～20 ml 口服，7 日为 1 个疗程；以后视病情与患者体质情况，剂量可略有增减，但每次给药量不宜超过 10～25 ml。如服药 7～10 日后无明显副作用，尚可延长服药时间；但服用时间过长的应短时间停药，一般服用 20～30 日后停药 5～7 日。经治 99 例，多数患者服药后咳嗽、咯痰、发热、哮喘等症有不同程度的减轻。治程中按规定剂量服药，基本上无副作用；若体质较弱者，可有恶心、胃肠不适及畏寒怕冷等反应。

五、自然分布及分类研究

雷公藤 *T. wilfordii* Hook. f.、昆明山海棠 *T. hypoglaucum*（Levl）Hutch 和东北雷公藤 *T. regelii* Sprague et Takeda 的主要分布：雷公藤主要分布于长江流域至西南及台湾省，大致在 E 106°～122°，N 23°～33°的区域；昆明山海棠主要分布于长江流域至西南地区，分布的经度范围较雷公藤广，E 99°～122°，N 21°～31°的区域；东北雷公藤分布范围较小，主要在吉林（长白山）、辽宁（丹东、岫岩、凤城）和日本，缅甸也有分布报道。

雷公藤属植物分类问题一直是雷公藤属研究的热点之一。传统分类学分类依据主要为叶背有无白粉,侧枝有无软毛,叶片、花序及果实大小等。在中国,雷公藤属植物分别命名为雷公藤 T. wilfordii Hook. f.、昆明山海棠 T. hypoglaucum(Levl)Hutch、东北雷公藤 T. regelii Sprague et Takeda;分布于日本的该属植物被命名为 T. doianum Ohwi。

MA 等依据雷公藤属植物传统的分类特征对 251 份标本进行整理,认为已知的各种之间的形态特征是重叠的并没有明显可靠的鉴别特征,应将雷公藤属植物并为单种。斯金平等通过比较雷公藤与昆明山海棠之间的形态差异,认为两者之间存在连续的渐变趋势,形态差异主要是由于受海拔高度等环境条件的影响,建议将雷公藤与昆明山海棠合并为同一物种,结论与 MA 等一致。刘万水等认为雷公藤与昆明山海棠之间存在大量的中间类型,建议分类上将两者合为一个种。与刘万水等结论相似,Sue 等通过分析 ITS 和 5SrDNA 序列认为雷公藤 T. wilfordii 与昆明山海棠 T. hypoglaucum 及 T. doianum 没有区别,而东北雷公藤 T. regelii 应单独作为一个独立的物种。然而 Brinker 等指出仍有一些分类列表将该属植物视为几个种,且至少一个育苗机构基于植物的叶片、花、果实以及耐寒性区分雷公藤东北与雷公藤。目前,野生雷公藤资源正逐步枯竭,而市场对雷公藤的需求量正在逐步增大,明确雷公藤属植物的分类关系,对雷公藤属资源保护管理具有重要的意义。

六、雷公藤遗传多样性研究

雷公藤地理分布范围广,种源资源遗传多样性丰富。利用分子标记技术开展雷公藤种质资源遗传多样性分析,可以明确不同地理环境条件下雷公藤属各种、居群间遗传关系。目前,应用到雷公藤研究的分子遗传分析技术主要有 RAPD、ISSR 和 SRAP 等分子标记技术。通过使用 RAPD 分子标记法,刘万水等研究了雷公藤属植物的 3 个种 4 个类型样本,认为雷公藤居群间分化明显,其遗传多样性主要存在于居群间;东北雷公藤与昆明山海棠和雷公藤之间有显著的遗传差异。李键等通过对不同地理种源的雷公藤进行了 RAPD 分析,发现雷公藤具有较高的遗传多样性,其种源多态性与地理距离相关性较大。胡迪科利用 ISSR 和 SRAP 分子标记技术,比较了 32 个不同雷公藤种质资源的亲缘关系,发现 ISSR 和 SRAP 分析的结果十分相似,但是 SRAP 聚类图结果与综合数据分析得到的聚类图相似度更高,认为 SRAP 的聚类结果更能反映雷公藤种质间的遗传多样性。针对雷公藤的基原植物遗传规律、进化模式以及分子谱系地理的研究还未见报道。其种质资源的评价一般只建立在经验水平的植株种质的采集和植株生物量的对比,缺乏一套科学的种质资源评价体系。对市场上流通的雷公藤药材,一方面要发挥指纹图谱的作用,保证药材质量的一致性和稳定性,另一方面要利用分子生物技术手段,建立药材基因型与化学型之间的关联性。

七、雷公藤质量控制研究

HPLC 指纹图谱是目前被广泛接受的药材质量控制模式,雷公藤的 HPLC 指纹图谱研究工作也已经广泛开展。由于样品处理方法及色谱条件的不同所得到的指纹图谱也各有差异。夏焱等首次建立的 HPLC 图谱,确定了 13 个共有峰,充分反映雷公藤中所含二萜内酯类和生物碱类有效成分。针对不同季节的雷公藤叶中有效成分的差异,李克等研究了采收于不同季节的雷公藤叶的 HPLC 图谱。周雯、董林毅等分别建立了雷公藤超临界 CO_2 萃取物的色谱指纹图谱和雷公藤药材的色谱指纹图谱。库尔班江等则采用 HPLC‐ELSD 初步建立了雷公藤类药物的指纹图谱。杨春欣等通过建立雷公藤多苷片的液相指纹图谱,以反映雷公藤多苷片的多组分变化,进而实现控制对雷公藤多苷片的质量。上述各雷公藤指纹图谱的建立过程中均以未知结构的共有峰作为图谱的特征峰,此类峰主要反映的是雷公藤的化学信息,所检测的特征指纹并不能较全面包含雷公藤中的有效成分,因此,在反映雷公藤的药材质量方面有一定的局限性,不能作为对雷公藤药材或制剂的质量全面客观的评价的方法。目前国内已有学者对如何实现全面评价雷公藤药材质量的方法学进行了探索。吴春敏将液相色谱分离技术与传统的柱色谱相结合,采用高分离度的快速液相分离技术,多波长及梯度洗脱方法,对雷公藤药材中药效明确的活性成分如雷公藤红素、雷公藤内酯醇、雷公藤春碱、雷公藤碱等 11 个组分同时测定,并将雷公藤样品分成木质部、根皮、茎、叶,分别测定活性成分的含量,以评价不同用药部位雷公藤药材的质量,为保证雷公藤药材临床用药的安全、有效和可控,以及资源的进一步合理利用,提供了基础研究数据及技术支持。

八、雷公藤资源的开发研究

雷公藤的资源开发研究主要集中在提高其次生代谢产物方面。主要有以下几个方面:一是利用诱导技术获得高产细胞株系。如由雷公藤愈伤组织激光诱变筛选的细胞系 T92,较无性系 TR43 生产周期短,次生代谢产物二萜内脂产量提高了 45.2%。二是对组织培养阶段的细胞添加诱导子和前体物质;如黄淑燕在雷公藤组织培养生根阶段,通过添加不同种类浓度的诱导子及前体物质,寻找出可以有效提高雷公藤内酯醇含量的诱导子、前体物质的种类和浓度,为雷公藤植株内酯醇含量合成提供一新的途径,在一定程度上解决其含量低及生产周期长的问题。三是通过研究雷公藤活性成分的代谢途径,发现其关键酶基因,定向调整雷公藤次生代谢产物的生产。已有的研究表明 HMGR 是 MVA 途径上的限速酶,且雷公藤萜类物质主要通过 MVA 途径合成,武莹采用 RT‐PCR 和 RACE 结合的方法,首次克隆了雷公藤 HMGR 基因的 cDNA 全长,并推测 HMGR 可能对雷公藤萜类物质的生物合成有重要影响。

利用内生真菌发酵获得次生代谢产物方法具有快速、经济、简单等诸多优点,是获取中药次生代谢产物的最具潜力的途径之一,正逐渐成为中药资源开发的热点。内生真菌广泛存在雷公藤植株的根、茎、叶中,研究者通过研究雷公藤不同器官中不同形态型的内生真菌,发现大多数内生真菌均具有不同程度的体外抗肿瘤活性,对病原性真菌具有较好的抑制作用。

倪峰等通过筛选,发现雷公藤叶提取物中 TAE70、TAE95 是 2 个体外抗肿瘤活性较强的成分。雷公藤地上和地下部分的药理活性与化学成分基本相同。目前雷公藤茎、叶已作为药源进行开发,雷公藤叶制剂雷络酯片已用于类风湿关节炎等免疫性疾病的治疗。

九、雷公藤生物活性的成分研究

雷公藤的化学成分复杂,国内外学者已经从雷公藤属植物中分离得到 450 多种成分,倍半萜多元醇酯类成分 78 个、倍半萜吡啶生物碱类成分 77 个、二萜类成分 118 个、三萜类成分 130 个、木质素和其他类化合物成分 53 个,其中约 100 个化合物已证实具有生物活性,包括倍半萜类、二萜类、三萜类化合物及少量木质素类和其他化合物。

（一）倍半萜类化合物

Neotriptonolide、Triptofordin A、Triptofordin B、Triptofordin C - 2、Triptofordin D - 1、triptofordin D - 2、triptofordin E、riptofordin F - 2、triptogelin A - 1、triptogelin A - 3、triptogelin C - 1、triptogelin G - 1、1β - furanoyl - 2β, 3α, 7α, 8β, 11 - pentaacetoxy - 4α, 5α - dihydroxy dihydroagarofuran、1β,2β,3α, 5α, 7β, 8β, 11 - heptaacetoxy-dihydroagarofuran、1β - furanoyl - 2β,3α,7α,8β,11 - pentaacetoxy - 5α - hydroxy-dihydroagarofuran、1β, 7β, 8α - triacetoxy - 2β - furanoyl - 4α - hydroxy - 11 - isobutyryloxy-dihydroagarofuran、1β - nicotinoyl - 2β,5α,7β - triacetoxy - 4α - hydroxy - 11 - isobutyryloxy - 8α - furanoyl-dihydroagarofuran。

倍半萜类生物碱 wilfortrine、wilforine、wilfordine、wilforgine、wilforidine（雷公藤碱戊）、wilfornine（2 - debenzoyl - 2 - nicotinoyl-wilforine）、euonine （wilformine）、alatusinine、euonymine（卫矛碱）、wilfordsine（Hypoglaunine C）（雷公藤明碱）、cangorinine E - 1、mayteine、ebenifoline E - Ⅱ、wilfordconine（雷公藤康碱）。

倍半萜类主要活性成分为倍半萜生物碱,目前报道的雷公藤生物碱单体有 22 种,生物碱的药理作用除了具有抗炎和免疫抑制活性外,在抗 HIV 生物活性研究中非常罕见地发现了 3 种具有强抗 HIV 作用的倍半萜类生物碱。雷公藤次碱、雷公藤吉碱（即雷公藤碱乙）、雷公藤春碱、雷公藤新碱是研究较热的生物碱单体。

（二）二萜类化合物

雷公藤二萜类化合物主要包括松香烷型与贝壳杉烷型 2 大类。

1. 松香烷型

（1）三环氧型松香烷型二萜：triptolide（雷公藤内酯醇或雷公藤甲素）、tripdiolide（雷公藤乙素或雷公藤内酯二醇）、triptonide（雷公藤内酯酮）、triptolidenol（15 -羟基雷公藤内酯醇）、16 - hydroxytriptolide（16 -羟基雷公藤内酯醇）、triptriolide（雷公藤内酯三醇）、12 - *epi* - triptriolide（12 -表雷藤内酯三醇）、tripchlorolide（雷公藤氯内酯醇）。

（2）含苯环和内酯环的松香烷型二萜：triptophenolide（雷酚内酯）、triptophenolide methyl ether（雷酚内酯甲醚）、isoneotriptophenolide（异雷酚新内酯）。

（3）雷酚萜型二萜：dehydroabieticacid、triptobenzeneH（hypoglic acid）（山海棠酸）、triptoditerpenic acid B（triptinin A）、(+)- dehydroabietane（abietatriene）、abieta - 8,11, 13 - trien - 7 - one、triptininB（triptenin B）、triptobenzene J、hinokiol。

（4）二萜醌型：triptoquinone（quinone 21）、triptoquinoneA（triptoquinonoic acid A）（雷藤二萜醌 A）、triptoquinone H（雷藤二萜醌 H）。

2. 贝壳杉烷型二萜　tripterifordin（hypodiolide A，antriptolactone）（雷公藤福定,山海棠内酯 A）、16 - hydroxy - 19,20 - epoxy - 19Rethoxy-kaurane、16 - hydroxy - 19,20 - epoxy - 20Rethoxy-kaurane、doianoterpeneA、(-)- 16α - hydroxy-kauran - 19 - oic acid、

(-)-17-hydroxy-16α-kauran-19-oic acid、16α-(-)-kauran-17,19-dioic acid、*ent*-19-hydroxy-kaur-16-en（*ent*-kaurenol）。

3. 其他类型二萜　labd-13(E)-ene-8α,15-diol、13-epi-manoyl oxide-18-oic acid。

二萜类化合物被认为是雷公藤的主要生理活性成分，是雷公藤研究最广泛的化学成分。雷公藤的二萜类化合物主要分为贝壳杉烷型、泪柏醚型和松香烷型，大多数为松香烷型。有研究表明 α,β-不饱和醛酮内酯环结构是此类物质具有生理活性的重要因素。雷公藤甲素是目前研究最多的二萜类内酯类单体，其药理机制、结构修饰等方面研究较为深入，而雷公藤乙素、雷公藤内酯酮和雷公藤氯内酯醇次之。

（三）三萜类化合物

1. 醌甲基类三萜　pristimerin（扁蒴藤素）、celastrol（tripterin）（雷公藤红素）、tingenone（tingenin A，maitenin，maytenin）、22β-hydroxy-tingenone（tingenin B）、tripterygone。

2. 木栓烷型三萜　polpunonicacid（maytenoic acid，maytenonic acid）、3-oxo-friedelan-28-oic acid、3β,29-dihydroxy-D：B-friedoolean-5-en、wilforic acid B、regeol B、29-hydroxy-friedelan-3-one（D：afriedooleanan-29-ol-3-one）（29-羟基-木栓酮）、orthosphenic acid（直契草酸）、salaspermic acid（萨拉子酸）。

3. 齐墩果烷型三萜

（1）异齐墩果烷型三萜：demethylzeylasteral（去甲泽拉木醛）、demethylzeylasterone、wilforic acid A（雷公藤酸 A）、triptohypol、3-methyl-22β,23-diol-6-oxotingenol、2,3-dihydroxy-1,3,5(10),7-tetraene-6α(1'-hydroxyethyl)-24-nor-D：A-friedooleane-29-oic acid。

（2）齐墩果烷型三萜：oleanolic acid（齐墩果酸-18）、3-acetoxy-oleanolic acid、triptotriterpenic acid A（abrusgenic acid，maytenfolic acid）（雷公藤三萜酸 A）、3-epikatonic acid、triptotriterpenic acid B（雷公藤三萜酸 B）、β-amyrin（β 香树素）、triptotriter-penonic acid A(22α-hydroxy-3-oxo-olean-12-en-29-oic acid)（雷公藤三萜酮酸 A）、katononic acid、Wilforol C、triptocallic acid D、wilforlide A（regelide，abruslactone A）（雷公藤内酯甲）、wilforlide B（雷公藤内酯乙）、2α,3β-dihydroxy-olean-12-ene-22,29-lactone(2α,3β-二羟-齐墩果烷-12-烯-22,29-内酯)。

4. 乌苏烷型三萜　regelin、regelinol（黑蔓酮酯乙）、triptotriterpenic acid C(tripterygic acid A)（雷公藤三萜酸 C）、α-amyrin（α 香树脂醇）、triptocallic acid A、dulcioic acid、demethylregelin、3β-acetoxy-ursolic acid（acetyl ursolic acid）、2α-hydroxy-ursolic acid（corosolic acid，colosolic acid）（2α 羟基熊果酸）。

雷公藤的三萜类化合物主要分为木栓烷型、齐墩果烷型和乌苏烷型，其中雷公藤红素、扁蒴藤素（pristimerin）、雷公藤内酯甲、雷公藤内酯乙等化合物的药理作用和临床疗效是目前研究较热的三萜类成分，如雷公藤红素抗肿瘤活性十分突出，目前多作为先导化合物进行结构修饰，已成为当前抗肿瘤药物研究的热点。

雷公藤活性成分的治疗浓度与中毒浓度相近,各类活性成分毒性大小排序依次为二萜类(如雷公藤甲素等二萜内酯类)最大,生物碱毒性次之,三萜类毒性最低。因此,在进行雷公藤药材的质量控制时应注意对这三类物质相对含量的系统评价。

十、化学成分及药理作用

(一)化学成分研究

根含雷公藤碱(wilfordine),雷公藤次碱(wilforine),雷公藤碱乙(wilforgine),雷公藤碱丁即雷公藤春碱(wilfortrine),南蛇藤 β-呋喃甲酸胺(celafurine),南蛇藤苄酰胺(celagbenzine),雷公藤内酯(wilforlide)A、B,雷酚萜醇(triptonoterpenol),16-羟基雷公藤内酯醇(16-hydroxytriptolide),雷公藤内酯醇即雷公藤甲素(triptolide),表雷公藤内酯三醇(epitriptriolide),雷贝壳杉烷内酯(tripterifordine),对映-雷贝壳杉烷内酯(antriptolactone),雷公藤酸(tripterygic acid),直楔草酸(orthosphenic acid),β-谷甾醇(β-sitosterol)及胡萝卜苷(daucosterol)。

根木质部含雷公藤三萜内酯A(triptoterpenoid lactone A),雷公藤内酯A、B,南蛇藤素(celastrol)即雷公藤红素(tripterine),3β,22α-二羟基-12-齐墩果烯-29-羟酸(3β,22α-dihydroxy-Δ^{12}-oleanen-29-oic acid),3,24-二氧代-无羁萜烷-29-羟酸(3,24-dioxo-friedelan-29-oic acid),3β-羟基-12-齐墩果烯-29-羧酸(3-epikatonic acid),大子五层龙酸(salaspermic acid),雷公藤三萜酸(triptotriterpenic acid)A、B、C,直楔草酸,3β,22β-二羟基-12-齐墩果烯-29-核酸(3β,22β-dihydroxy-Δ^{12}-oleanen-29-oic acid),2α,3α,24-三羟基-12-乌苏烯-28-羧酸(2α,3α,24-trihydroxy-Δ^{12}-ursene-28-oic acid),雷公藤酮(tripterygone),雷公藤氯内酯醇(tripchlorolide),雷公藤内酯三醇(triptriolide)及亚麻酸(linolenic acid),8,9-十八碳二烯酸(8,9-octadecadienoic acid),油酸(oleic acid),棕榈油酸(9-hexadecenoic acid),棕榈酸(palmitic acid),硬脂酸(stearic acid)等。根皮含雷公藤碱,雷公藤次碱,雷公藤碱乙,异卫矛碱,雷公藤宁碱(wifornine),雷公藤精碱(wilforjing),雷公藤碱丁;雷酚酮内酯(triptonolide),雷公藤内酯酮(triptonide),雷公藤内酯醇,雷公藤内酯二醇(tripdiolide),雷酚内酯(triptophenolide),雷酚内酯甲醚(triptophenolide methylether),雷酚新内酯(neotriptophenolide),雷酚萜即14-羟基-8,11,13-松香三烯-3-酮(triptonoterpene,14-hydroxy-abieta-8,11,13-trien-3-one),雷酚萜甲醚即11-羟基-14-氧基-8,11,13-松香三烯-3-酮(triptonoterpene methyl ether,11-hydroxy-14-methoxy-abieta-8,11,13-trien-3-one),雷醇内酯(triptolidenol),山海棠素(hypolide),山海棠素甲醚(hypolide methylether),异雷酚新酯(isoneotriptophenolide),雷公藤内酯三醇,雷公藤内酯四醇(triptotetraolide),异雷公藤内酯四醇(isotr iptetraolide),雷公藤素(wilforonide),雷公藤内酯A,5-粘霉烯-3β,28-二醇(glut-5-en-3β,28-diol),乌苏-3β,5α-二醇(ursan-3β,5α-diol),D:A-异齐墩果-29-羧酸即美登木酸(polpunonic acid,populnonic acid,maytenonic acid)及雷二羟酸甲酯(triptodihydroxy acid methyl ester)。

（二）药理作用研究

1. 抗肿瘤　雷公藤内酯、雷公藤内酯二醇 0.1 mg/kg 给药小鼠，对白血病 L1210、P388 有抗肿瘤活性；对人鼻咽癌的 ED_{50} 为 $10^{-3} \sim 10^{-4}$ μg/ml。雷公藤内酯 0.2、0.25 mg/kg 腹腔注射，对小鼠白血病 L615 有明显的疗效。雷公藤内酯 1×10^{-8} mol/L，可抑制乳癌与胃癌的四个细胞 MCF-7、BT-20、MKN-45、KATO-Ⅲ 软琼脂集落形成，抑制率 70% 以上，IC_{50} 为 $0.504 \sim 1.22$ μg/L。

2. 抗炎　雷公藤醋酸乙酯提取物 40 mg/kg 灌胃，连续 19 日，对佐剂性关节炎有抑制作用；80 mg/kg 灌胃，对大鼠棉球肉芽肿有抑制作用。雷公藤总苷 30 mg/kg 腹腔注射，抑制大鼠实验性关节肿、组胺引起的皮肤毛细血管通透性增高；20 mg/kg 腹腔注射，抑制大鼠棉球肉芽肿。雷公藤内酯 100 μg/kg 皮下注射，对巴豆油所致小鼠耳肿胀有抑制作用，150 μg/kg 皮下注射，连续 12 日，对 5-羟色胺所致大鼠皮肤血管通透性增高有抑制作用；$0.05 \sim 1.0$ μg/ml 能抑制远志醇提物的溶血作用，对红细胞膜有稳定作用。

3. 对免疫的影响　雷公藤醋酸乙酯提取物 20、40 mg/kg，雷公藤总生物碱 20、40 mg/kg 灌胃，对小鼠溶血素抗体生成有抑制作用，也抑制小鼠脾细胞溶血空斑形成。雷公藤内酯 75、150 μg/kg 皮下注射可使小鼠血清补体增加，但显著抑制特异性 IgM 抗体形成，200 μg/kg 灌胃，抑制小鼠碳粒廓清及腹腔巨噬细胞的吞噬活性，对 2,4-二硝基氯苯（DNCB）引起的迟发型超敏反应无明显影响。雷公藤红素于试管内 $0.1 \sim 1.0$ μg/ml，可以明显抑制 ConA、PHA、PHM 及 LPS 诱导的脾淋巴细胞增生反应，对淋巴结细胞增生也有相似的抑制作用。雷公藤红素 1 mg/kg 腹腔注射，使小鼠血清溶血素抗体生成明显下降；雷公藤红素、雷公藤内酯 $0.1 \sim 1.0$ μg/ml 显著抑制 ConA 诱导的小鼠淋巴细胞增生，总生物碱 1.0 μg/ml 也有明显抑制作用；雷公藤红素 10 μg/ml，可以明显抑制白细胞的移动。雷公藤总苷 80 mg/kg，总萜 211 mg/kg 灌胃，可使小鼠血液白细胞数减少，淋巴细胞总数也减少，嗜中性白细胞与单核细胞相对增加，说明选择性作用于淋巴细胞；脾、胸腺、颌下淋巴结非特异性酯酶（ANAE）染色，证明雷公藤总苷、总萜主要作用于 B 细胞而抑制体液免疫。雷公藤春碱、雷公藤新碱 40、80 mg/kg 腹腔注射，连续 4 日，对经溶血素反应为指标的体液免疫具有抑制作用；雷公藤春碱 160 mg/kg 腹腔注射，对小鼠移植物抗宿主反应为指标的细胞免疫也抑制，雷公藤新碱 80 mg/kg 腹腔注射，对 2,4-二硝基氯苯（DNCB）所致迟发型超敏反应具有抑制作用，并能降低小鼠碳粒廓清速率，使小鼠胸腺、脾重减轻。

4. 其他　雷公藤多苷（GTW）16 mg/kg 灌胃，连续 2 或 5 周，或 10 mg/kg 连续给药 7 周，可使雄性大鼠附睾精子成活率明显下降，畸形率上升，灌服抗生育剂量并不影响大鼠垂体-睾丸轴的内分泌功能，可能是直接作用于睾丸与附睾中精子，使其变态与成熟。雷公藤根木部煎剂 2、4 g/kg 灌胃，连续 12 日，对日本血吸虫小鼠肝脏虫卵肉芽肿形成有明显抑制作用。

5. 毒性　雷公藤内酯静脉注射对小鼠的 LD_{50} 为 0.8 mg/kg；腹腔注射的 LD_{50} 为 0.9 mg/kg。$20 \sim 160$ μg/kg 静脉注射，连续 7 日，使犬血清谷丙转氨酶升高，心电图 T 波异常，ST 段压低，160 μg/kg，使犬体重下降，心肌出现颗粒性变，肝脏灶性坏死，致死原因主要是心、肝的损害。雷公藤总生物碱灌胃小鼠的 LD_{50} 为 $1\,139 \pm 204$ μg/kg，皮下注射的 LD_{50} 为 $1\,136 \pm 217$ μg/kg。雷公藤总生物碱灌胃对小鼠的 LD_{50} 为 504.0 ± 29.48 mg/kg。

(三)雷公藤杀虫活性

雷公藤植物的根皮粉及其抽提物对菜白蝶、蓖麻夜蛾、蜷尺镬等多种鳞翅目幼虫以及豆平腹蜷、黄守瓜、铁甲虫、二十八星瓢虫等害虫有拒食、胃毒麻痹作用,对甘蔗棉蚜、棉大卷叶虫、觅菜螟有触杀作用。1935 年雷公藤被引种到美国,并进行了杀虫药效试验,发现雷公藤根皮粉对家蚕、苹天幕毛虫、马铃薯甲虫有拒食和胃毒作用,对小菜蛾和菜青虫一龄幼虫、苹果小卷蛾防治效果很好。雷公藤小根根粉也对美洲蜚蜿有强的毒性,但中等根或大根根粉无效。雷公藤中的大环内酯生物碱化合物 wilforgine、wilfordine、wilfordine、wilfortrine 对欧洲玉米螟初孵幼虫有很强的毒杀活性。

十一、小结

雷公藤在我国分布区域广泛,由于市场需求量的增加,雷公藤的野生资源遭到了严重的破坏,野生资源的蕴藏量急剧减少。目前雷公藤的各项研究除了对药理进行了大量的研究外,对其生理特性、栽培、种质资源、分子遗传信息等方面的研究深度较浅。因此为实现雷公藤资源可持续发展并确保雷公藤临床用药的"安全、有效、稳定、可控",笔者认为应重视以下三个方面的研究。

第一是扎实做好雷公藤的生理生态特性研究,明晰其生理特性。第二是建立雷公藤 GAP 基地,将种植生产过程程序化、标准化,加强雷公藤种质资源的研究,建立科学合理的雷公藤质量评价体系。第三是对雷公藤属植物之间的遗传及化学关系,尤其是作为市售雷公藤药材主要来源的雷公藤与昆明山海棠的遗传与化学关系的研究,如对雷公藤进行分子谱系地理学研究,可以反映出雷公藤居群的动态结构和遗传进化进程,揭示其不同地理分布野生居群的遗传分化等。

第二节　雷公藤与昆明山海棠采样调查

以雷公藤与昆明山海棠为调查研究对象,调查并对比了不同生境下雷公藤和昆明山海棠的形态特征、生长习性、野生资源现状、种植状况、产地加工及市售商品药材等信息。获取了雷公藤与昆明山海棠的种植及商品流通等相关信息的一手资料,直观地呈现了两者不同产地的特征差异。

一、方法及仪器

(一)方法

1. 标本研究及样地确定　通过对中国科学院植物研究所(PE)馆藏的蜡叶标本的观察

研究并结合文献,确定了雷公藤与昆明山海棠的基本生物学特征及分布特征。将记录的蜡叶标本的样地信息与最新的样地报道相比对,核实确定样地信息的准确性,同时借助全国中药资源普查信息站的网络,最终确定采集样地。

2. **样本采集**　分别于 2013 年 9～10 月和 2014 年 10 月开展了雷公藤的野外调查及采样。

(1)实地采样,使用 GPS 定位仪记录样地位点,使用地质罗盘测定不同山坡地形方向,使用照度计测定雷公藤属植物不同生境下光线强度范围。使用相机记录植物生境图像,观察记录生长习性。

(2)以问卷形式调查雷公藤属种植状况及相关信息。

(3)野生样地随机采样,采集雷公藤、昆明山海棠的叶、根并做好相应的标记。

(4)每个样地制作 3 份左右的植株腊叶标本。

(二)仪器设备

地质罗盘(DQL‐1 哈尔滨光学仪器厂),GPS 定位仪(GARMIN‐60CSX 北京佳明航电科技有限公司),数码相机(Nikon D3100),照度计(TES1339 Light Meter Pro. 泰仕电子工业股份有限公司)和其他采样常规设备。

二、调查结果

1. **调查样地信息**　雷公藤与昆明山海棠样品采集样地分布及信息,详见表 3‐2‐1。

2. **雷公藤与昆明山海棠的形态特征比较**　野外调查发现昆明山海棠的植株形态较雷公藤高大,株高可达 3～5 m,或更高,而雷公藤株高 2～3 m,且昆明山海棠叶片特征较雷公藤变化更丰富,昆明山海棠幼嫩叶片呈淡红色,成熟时逐渐变为绿色,雷公藤幼叶嫩黄色,成熟时逐渐变为绿色。雷公藤与昆明山海棠的形态特征见表 3‐2‐2。

表 3‐2‐1　雷公藤与昆明山海棠样品采集信息表

样地名称		采集时间(年)	生存状态	植物名称	纬度(N)	经度(E)	海拔(m)
湖南	岳阳	2013	野生	雷公藤	29°02′30.92″	113°18′54.69″	162
	岳阳	2013	栽培	雷公藤	29°08′07.25″	113°06′48.35″	70～80
	隆回	2013	野生	昆明山海棠	27°32′03.01″	110°44′40.73″	1 397
湖北	通城	2013	野生	雷公藤	29°16′6.64″	113°53′43.88″	172
福建	泰宁	2013	野生	雷公藤	27°45′16.99″	117°21′35.69″	401
	泰宁	2013	栽培	雷公藤	27°3′45.20″	117°23′06.24″	401
贵州	剑河	2013	栽培	昆明山海棠	26°39′27.02″	108°34′7.17″	675
	雷山	2013	野生	昆明山海棠	26°22′36.866″	108°10′57.394″	1 475
浙江	新昌	2013	栽培	雷公藤	29°21′36.332″	120°56′32.606″	412
	兰溪	2013	野生	雷公藤	29°20′54.30″	119°45′16.60″	116

（续表）

样地名称		采集时间(年)	生存状态	植物名称	纬度(N)	经度(E)	海拔(m)
江西	遂川	2013	野生	昆明山海棠	26°14′33.489″	114°00′24.939″	1 200~1 800
	萍乡	2013	野生	雷公藤	27°42′55.147″	113°55′58.740″	100
云南	玉溪	2013	野生	昆明山海棠	23°56′06.56″	102°10′17.35″	1 772
安徽	绩溪	2014	野生	昆明山海棠	30°05′40.5″	118°45′19.5″	449
	石门峡	2014	野生	昆明山海棠	30°09′2.1″	118°14′21.0″	682.5
	祁门	2014	野生	雷公藤	29°56′51.41″	117°23′19.25″	115

表 3-2-2　雷公藤与昆明山海棠形态特征调查

植物名称	茎	叶片	花	果实
雷公藤	老枝呈棕色或棕红色,表面有疣状突起	叶片薄革质,长椭圆形,叶急尖,叶缘呈锯齿状	圆锥状聚伞花序,生于枝端	果翅呈方形或椭圆形,刚结实时果翅边缘呈嫩绿色,成熟时为枯黄色
昆明山海棠	老枝呈棕色,表面有疣状突起	叶片薄革质,嫩叶呈淡红色,渐成熟时逐渐变为绿色,叶背被白色	圆锥状聚伞花序,叶腋间着生花序较小	翅果赤红色,膜质3翅,果翅呈方形或倒卵形

3. 雷公藤与昆明山海棠的生态习性比较　雷公藤属植物多分布在疏林下或光照强度较低的区域。调查发现,光照、水分、土壤等对雷公藤属植物的生长和分布有一定的影响。暴露于强光下的雷公藤和昆明山海棠幼苗的叶面易出现叶斑,严重地影响了植物的光合作用。旷野中的雷公藤和昆明山海棠植株形态较为矮小,呈蔓生灌木状,光照强度相对较低的林下植株形态则更为高大呈攀缘灌木状。同一地区生于山坡阳面的植株多数叶片表面可观察到大量的黄色、黑色叶斑,而山坡阴面的植株叶片表面则相对较好。空气湿润或者水分充足的地方雷公藤属植物的植株形态高大,根系发达,根粗壮。干旱或土壤板结地区雷公藤属植物植株形态较小,根系错综盘结且较细。

此次调查所采集野生与种植雷公藤分布于海拔 100~400 m 之间。主要采集于松林、竹林或山茶林下,或林地边缘,溪边灌木丛中等,林下光强 22.100~55.370 LX 之间。坡向多数朝向西南方向或北坡,坡度从 10°~85°均有分布。

野生昆明山海棠采集于灌木丛、茶树林,或高大乔木林、山谷间,或坡度较陡的崖边。坡度从 15°~80°均有分布,坡向多朝北,或东北方。野生昆明山海棠采于海拔 1 200~1 800 m之间。家种昆明山海棠采于海拔 825 m。野外不同生境下雷公藤属植物生态习性见表 3-2-3。

表3-2-3 野生雷公藤与昆明山海棠不同生境下的生态习性

序号	产 地	生 境	种 名	植株形态
1	浙江兰溪	松树林下 旷野	雷公藤 雷公藤	藤本攀缘状 蔓生灌木状
2	湖北通城	林地边缘 向阳山坡,幼林下	雷公藤 雷公藤	呈交错攀缘状 呈蔓生灌木状
3	湖南岳阳	林下及边缘 灌木丛	雷公藤 雷公藤	攀缘状灌木 蔓生状
4	福建泰宁	林下 旷野处	雷公藤 雷公藤	攀缘藤本状 蔓生状
5	江西萍乡	林下 田埂上	雷公藤 雷公藤	攀缘藤本状 蔓状小灌木
6	湖南隆回	灌木丛中 生于旷野	昆明山海棠 昆明山海棠	高大攀缘灌木状 灌木状
7	贵州雷山	生于密林下 山坡阳面杂木林下	昆明山海棠 昆明山海棠	攀缘藤本状 高大灌木状
8	江西遂川	山坡阳面山茶林下 山坡阴面竹林下	昆明山海棠 昆明山海棠	蔓生灌木状 蔓生藤本状
9	云南扬武	松树林下 林地边缘	昆明山海棠 昆明山海棠	高大攀缘藤本状 高大攀缘状灌木
10	安徽绩溪	峡谷峭壁边缘或杂木林下	昆明山海棠	蔓生灌木状或攀缘状藤本
11	安徽石门峡	松树林下或山坡阴面	昆明山海棠	蔓生灌木状
12	安徽祁门	山坡阳面,杂木林下	雷公藤	蔓生藤本或小灌木状

4. 雷公藤与昆明山海棠野生资源现状及种植调查

(1)雷公藤与昆明山海棠野生资源现状:野生雷公藤资源人为干扰严重,资源量急剧萎缩。福建省与浙江省的野生雷公藤资源开发较早;福建泰宁大部分地区的野生雷公藤资源破坏严重;浙江省新昌地区野生雷公藤资源状况破坏极其严重,很难找到野生雷公藤资源分布,兰溪地区地处山区,交通不便,野生资源保护相对较好;湖北通城、湖南岳阳雷公藤资源分布较广,但由于市场需求量增加,挖掘野生雷公藤资源成为当地百姓增加收入的一条途径,雷公藤资源破坏较为严重,近年当地雷公藤药材收购量的逐步增加,加上工业开发等活动的开展,加剧了野生雷公藤资源的破坏;江西萍乡雷公藤资源破坏严重,当地民间常有人服用雷公藤的嫩芽自杀,百姓对雷公藤有很强的排斥心理,人口居住密集的地区难以见到野生雷公藤居群的分布。

昆明山海棠生于高山密林中,且采集难度较大,人为干扰状况较轻。多数地区,如江西遂川、贵州雷山、云南扬武的昆明山海棠资源保存相对较好。但也有个别地区,如湖南隆回地区,由于野生昆明山海棠资源分布范围距人口居住地区近,时有家畜或居民因食用昆明山海棠嫩叶毙命的事情发生,因此当地百姓会有意除去此类植物,人为干扰严重,导致其野生资源量骤减。近年随着昆明山海棠采购活动的增加,遂川等地的挖掘活动正日益活跃,该地野生昆明山海棠资源正面临急剧减少的危险。野生雷公藤与昆明山海棠资源破坏评估状况见表3-2-4。

表 3-2-4　雷公藤与昆明山海棠资源破坏评估

调查地点	种　名	资源状态	采集难度	人为干扰状况
湖北通城	雷公藤	野生	难	破坏较严重
湖南岳阳	雷公藤	野生	较难	破坏较严重
岳阳	雷公藤	家种	—	—
隆回	昆明山海棠	野生	极难	破坏极其严重
福建泰宁	雷公藤	家种	—	—
泰宁	雷公藤	野生	难	破坏较严重
浙江新昌	雷公藤	家种	—	—
兰溪	雷公藤	野生	较难	破坏较严重
江西遂川	昆明山海棠	野生	难	破坏较严重
萍乡	雷公藤	野生	难	破坏严重
贵州剑河	昆明山海棠	家种	—	—
雷山	昆明山海棠	野生	难	轻微破坏
云南玉溪	昆明山海棠	野生	难	轻微破坏

注:资源状况评估按照株距50 m,样本量满足20份以上的采集难度和当地资源开发状况综合评估。

(2)雷公藤与昆明山海棠种植调查:雷公藤在浙江福建均有较长的药用历史。浙江兰溪自清末就有雷公藤种植史,当地百姓将西瓜种子与雷公藤栓皮拌匀后播种,或将雷公藤根部的栓皮与草木灰混匀撒到田间杀虫。福建省泰宁被认为是雷公藤药材的道地产区,2003年前后,当地林业部门曾推广雷公藤种植并提供种苗。部分农户砍取野生植株茎进行扦插繁殖,采集地种植面积约20亩。据报道,至2009年泰宁全县已建立雷公藤种苗基地168亩,雷公藤栽种面积达4.9万亩。浙江省种植规模较大的地区主要分布在绍兴市新昌县和丽水山区。2003年得恩德制药公司在新昌进行雷公藤的种植工作,并建立基地进行规范化管理。目前新昌的雷公藤种植面积约有400余亩。湖南于2008年开始雷公藤种植,目前总面积340余亩。种植方式主要为野生移栽、种子育苗和枝条扦插育苗移栽。已经初步形成种植、加工、销售一体化。

昆明山海棠的种植工作目前也已经开展,广州陈李济药业自2006年至今在贵州剑河进行GAP种植工作。种植模式主要是将昆明山海棠与厚朴套种,以增加效益。其昆明山海棠的植株的繁殖方式主要是扦插育苗。目前该昆明山海棠基地的种植面积300

亩左右。

各地家种雷公藤及昆明山海棠土壤类型、种质来源、常见病虫害及田间管理等信息见表3-2-5。

表3-2-5 种植信息统计

序号	植物名称	样地点	种植面积(亩)	土壤类型	地形	种植历史	种质来源	繁殖方式	植株形态	常见病虫害	农药使用	肥料使用	亩扦插苗数
1	雷公藤	湖南岳阳县柏祥乡	100	砂岩红壤	丘陵地带	5年	湖南岳阳野生驯化	茎枝扦插,种子种植	蔓生或攀缘藤本	豆青虫	草甘膦异丙胺盐	施磷、钾肥	3 000株
2	雷公藤	福建泰宁县朱口镇	20	红壤	林下坡地	10年	泰宁林业局供苗	幼苗移栽,茎枝扦插	蔓生	天牛幼虫	/	/	2 000~3 000株
3	雷公藤	浙江新昌县儒岙乡	400	黄壤	开阔较平坦坡地	10年	浙江永康市、新昌县野生驯化	茎枝扦插,组培苗移栽	蔓生	六化螟	/	农家肥与复合肥并用	1 800~2 000株
4	昆明山海棠	贵州剑河县	300	砖红壤性红壤	林下梯田	7年	贵州剑河野生驯化	茎枝扦插	蔓生或攀缘藤本	天牛幼虫,卷叶螟	草甘膦异丙胺盐、草甘膦	有机肥与磷、钾肥并用	/

5. 药用部位及采收加工调查 雷公藤属植物传统多以根入药,一般于10月份至来年2月份之间采收,且加工时多去皮,以减毒。《湖南药物志》载:"秋季采挖。去外皮……原药材在产地切片者,整理清洁,未切片者,除去杂质,洗净,浸泡4~6 h,闷润至透,切片,干燥……根入药时,口服需严格去净根皮,用木质部入药。"《三明畲族民间医药》道:"全年可采,除净根皮,取木质部切片,晒干。"《福建药物志》言:"全年可采,剥尽根皮后,将根心浸泡在水中,反复更换清水,直至浸泡水无原汁后切片晒干备用。"然而,调查发现雷公藤与昆明山海棠收购商现已不再去除皮部。湖南、浙江、江西等地药商将收购的药材直接净制,晒干,切片或段作为饮片售往药材市场或者医院等相关医疗机构。雷公藤与昆明山海棠炮制加工时不去皮层,疗效是否增强,毒性是否增大,需要进一步研究。

6. 雷公藤属植物混淆品种调查及市售药材调查 湖北民间将卫矛科植物南蛇藤(Celastrus orbiculatus Thunb.)误认作雷公藤,民间亦有将雷公藤的根误作南蛇藤入药而中毒。雷公藤的根与南蛇藤的根性状相近,两者的区别是:南蛇藤枝上无棱,无大量疣状突起皮孔,叶片呈半革质。江西萍乡将豆科崖豆藤属植物香花崖豆藤(Millettia dielsiana Harms.)称作雷公藤,民间入药以治疗胃癌症、食道癌等。

雷公藤属植物与混淆种检索表

1. 藤本灌木,单叶,互生

2. 小枝光滑无毛,灰棕色或棕褐色,具稀而不明显的皮孔

························· 南蛇藤 Celastrus orbiculatus Thunb.

2. 小枝被密毛,具 4～5 棱,棕红色或近红棕色

3. 常具 4 细棱,被密毛及细密皮孔,叶片两面被毛,成熟,渐脱落

·························· 雷公藤 *Tripterygium wilfordii* Hook. f.

3. 小枝常具 4～5 棱,密被棕红色毡毛状毛,老枝无毛,叶背无毛,常被白粉

··················· 昆明山海棠 *Tripterygium hypoglaucum*（Levl.）Hutch.

1. 攀缘灌木,一回羽状复叶,互生

···················· 香花崖豆藤 *Millettia dielsiana* Harms.

目前市售带皮和去皮的雷公藤药材均可购到。商品规格主要以统货出售,药材切段状、片状或打碎呈不规则丝状。市售药材情况见表 3-2-6、附录彩图 10。

表 3-2-6　市售药材信息统计

药 材 市 场	药材来源	产 地	商品规格	商 品 形 状
云南菊花园药材市场	昆明山海棠	云南	统货	切段后径向劈开
广西清平药材市场	昆明山海棠	广西	统货	斜切片状
四川荷花池药材市场	雷公藤	四川	统货	破碎呈碎段状
安徽亳州药材市场	雷公藤	安徽	统货	斜劈呈不规则段状
河北安国药材市场	雷公藤	湖北	统货	粗丝状

三、讨论与小结

（1）雷公藤的资源量正在急剧萎缩,部分地区昆明山海棠资源也急速萎缩,其中人为因素占据主导地位。直接原因有二:一是市场对中药雷公藤的需求量急剧增加,导致采挖量的增加;二是百姓缺乏对雷公藤属植物毒性客观理性的认识,人为地破坏雷公藤属植物资源,以减少人和牲畜中毒事件发生。在雷公藤与昆明山海棠分布丰富且离人类居住、活动区域较近的地方,有必要加强相关安全知识的宣传。

（2）深入地开展雷公藤与昆明山海棠的人工种植,有利于缓解两者野生资源量迅速萎缩的现状。光照、水分等气候因子对雷公藤和昆明山海棠的地上部分生长和分布有一定的影响,疏松的土质有利于植株地下根系的扩展。因此在雷公藤和昆明山海棠的种植中应考虑选择土质疏松,温暖湿润且水源灌溉较为方便的地区,并对植株幼苗进行一定的遮光处理。此外,可以结合套种、混种等耕作模式增加种植收益。

（3）雷公藤为有毒中药,市售药材的商品无统一规格,植物的根、根茎和茎均被当作商品雷公藤药材在市场流通,不同入药部位临床药效差异尚缺乏明确的基础研究。因此,在市场流通与临床用药中有必要加强相关的监管和监测工作,以保证雷公藤各药用部位的安全合理用药。总之,雷公藤属植物是重要的药用植物资源,具有巨大的开发空间。然而,如何推进雷公藤与昆明山海棠的规范种植,稳定和提高质量,并实现临床的安全用药仍有大量工作要做。

第三节 雷公藤药材中萜类成分分析

迄今为止,已从雷公藤属植物中分离的化学成分主要为生物碱类、二萜类、三萜类、倍半萜类及多糖类。研究表明,雷公藤甲素(雷公藤内酯醇)是雷公藤二萜内酯类的主要活性物质及主要毒性成分,具有抗炎、免疫抑制、抗生育、抗囊肿和抗肿瘤等药理作用。抗炎及免疫抑制作用在雷公藤甲素的药理活性中最为突出,动物实验研究表明,雷公藤甲素能有效延长移植器官的存活,包括骨髓、心脏、肾脏和胰岛移植。另一种二萜类成分雷酚内酯(山海棠素)为抗炎免疫的主要活性成分。去甲泽拉木醛(去甲泽拉木醇)和雷公藤红素(南蛇藤素)是雷公藤中的主要三萜类成分,经体外免疫药理研究表明,去甲泽拉木醛具有较强的免疫抑制作用,其毒性比雷公藤甲素低。雷公藤红素具有显著的抗炎、免疫抑制、抗肿瘤,抑制血管生成、抗排异等药理活性。

雷公藤药材中 4 种萜类成分均具有一定程度的毒性,影响着临床安全用药。因此,控制药材中雷公藤红素、雷公藤甲素、去甲泽拉木醛、雷酚内酯的含量非常有必要。本研究建立了同时测定雷公藤药材中雷公藤甲素、雷酚内酯、去甲泽拉木醛、雷公藤红素的 HPLC - PDA 分析方法,并对来源于不同产地、不同品种的 10 批次雷公藤药材中的萜类成分进行分析与评价,为雷公藤药材及其制剂产品的质量控制提供方法学参考。

一、仪器与药材

1. 仪器 美国 Water 2695 高效液相色谱系统,Water 2998 PDA 检测器,Empower 数据管理系统,FW80 型高速万能粉碎机(天津市泰斯特仪器有限公司),ML204/02 电子天平(上海梅特勒-托利多仪器有限公司),DHG - 9023A 型电热恒温鼓风干燥箱(上海精宏实验设备有限公司),KH - 500DV 型数控超声波清洗器(昆山禾床超声仪器有限公司),TDL - 80 - 2B 型离心机(上海安亭科学仪器)。

2. 试剂 乙酸乙酯(南京化学有限公司),甲酸(MERCK)均为分析纯,乙腈(美国 TEDIA 公司)为色谱纯,水为实验室自制超纯水。对照品:雷公藤甲素(购于南京春秋生物工程有限公司),雷酚内酯(购于上海原叶生物科技有限公司,批号:20120425),雷公藤红素对照品(购于南京春秋生物工程有限公司),雷公藤去甲泽拉木醛对照品(购于上海原叶生物科技有限公司,批号:ZJ0619BC13),其化学结构式如图 3 - 3 - 1 所示。

3. 雷公藤药材 10 批雷公藤药材收集于全国各地,其详细信息见表 3 - 3 - 1。经南京中医药大学段金廒鉴定为雷公藤 *T. wilfordii* Hook. f. 的干燥根或昆明山海棠 *T. hrpoglaucum*(Levl.) Hutchins. 的干燥根。

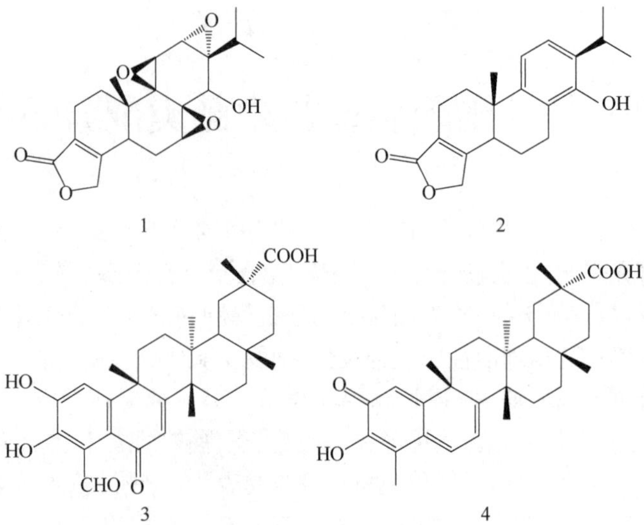

图 3-3-1 种萜类化合物的化学结构式

（1：雷公藤甲素；2：雷酚内酯；3：去甲泽拉木醛；4：雷公藤红素）

表 3-3-1 雷公藤药材信息表

编号	样品收集地	药 材 基 源	产 地	收集时间
1	江西樟树天齐堂公司	雷公藤 *T. wilfordii* Hook. f.	江西	2013. 10
2	湖南岳阳市岳阳县	雷公藤 *T. wilfordii* Hook. f.	岳阳县	2013. 10
3	四川荷花池药市	雷公藤 *T. wilfordii* Hook. f.	四川	2013. 10
4	河北安国药市	雷公藤 *T. wilfordii* Hook. f.	湖北	2013. 10
5	北京本草方源药业	雷公藤 *T. wilfordii* Hook. f.	江西	2013. 10
6	安徽亳州药市	雷公藤 *T. wilfordii* Hook. f.	安徽	2013. 11
7	广东广州清平药市	雷公藤 *T. wilfordii* Hook. f.	江西	2013. 11
8	安徽亳州药市	昆明山海棠 *T. hrpoglaucum*（Levl.）Hutchins.	贵州	2013. 11
9	云南菊花药材市场	雷公藤 *T. wilfordii* Hook. f.	云南	2013. 11
10	云南菊花药材市场	昆明山海棠 *T. hrpoglaucum*（Levl.）Hutchins.	云南	2013. 11

二、方法与结果

1. 对照品溶液的制备　分别精密称取雷公藤甲素、雷酚内酯、雷公藤红素、去甲泽拉木醛对照品适量,用甲醇配成质量浓度分别为 0. 59 mg/ml、0. 109 mg/ml、0. 084 mg/ml、0. 079 mg/ml 的对照品储备液。

2. 供试品溶液的制备　将药材在60℃进行干燥处理,随机取样,打粉(过 20 目筛),精密称取样品约 3 g 左右,加入乙酸乙酯 30 ml,在 18℃ ,100 kHz 下超声 1 h,静置,过滤,滤液以 2 000 r/min 下离心 10 min,取上清液过 0. 22 μm 的膜,进样分析。

3. 色谱条件　色谱柱：Dimonsiol C_{18}色谱柱(4. 6 mm×250 mm,5 μm);柱温 25℃ ;流

速 1 ml/min;进样量 10 μl;以乙腈(A):0.1% 甲酸水(B)为流动相进行梯度洗脱:0~1 min,40% A,1~5 min,40% A,5~40 min,90% A,40~42 min,40% A;检测波长为 250 nm,其对照品与样品的 HPLC 色谱如图 3-3-2 所示。

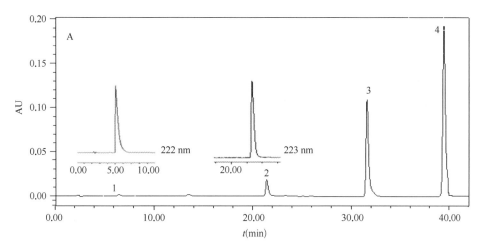

图 3-3-2　4 种萜类成分混合对照品(A)和样品(B)HPLC 色谱
(1. 雷公藤甲素;2. 雷酚内酯;3. 去甲泽拉木醛;4. 雷公藤红素)

4. 线性范围考察　取适量雷公藤甲素、雷酚内酯、雷公藤红素、去甲泽拉木醛对照品,进样 1、2、5、10、20、30 μl,其中雷公藤红素进样至 50 μl,然后雷公藤红素与雷酚内酯对照品分别再稀释 20 倍,进样 5 μl。按上述色谱条件进样记录峰面积积分值。以峰面积积分值 A 为纵坐标,以进样浓度 C 为横坐标,得雷公藤甲素,雷酚内酯、去甲泽拉木醛、雷公藤红素的回归方程,分别为 $Y = 282\,544X - 2\,417$,$R^2 = 0.999\,8$,线性范围:59~1 770 μg/ml;$Y = 1\,407\,569X - 2\,918$,$R^2 = 0.999\,3$,线性范围:10.9~327 μg/ml;$Y = 12\,249\,382X - 24\,548$,$R^2 = 0.999\,9$,线性范围:1.98~237 μg/ml;$Y = 7\,385\,236X + 777$,$R^2 = 0.998\,8$,线性范围:2.1~420 μg/ml。

5. 精密度试验　精密吸取对照品贮备液 10 μl,连续进样 6 次,测定雷公藤甲素、雷酚内酯、去甲泽拉木醛、雷公藤红素色谱峰峰面积,计算得其 RSD 分别为 2.95%、4.55%、0.350%、0.270%,表明本实验方法精密度良好。

6. 稳定性试验　取同一批对照品溶液,每隔 4 h 测定一次,测定 6 次,最终雷公藤甲素、雷酚内酯、去甲泽拉木醛、雷公藤红素的 RSD 分别为 2.53%、3.04%、0.521%、0.861%,表明样品溶液的吸收值在 24 h 内稳定。

7. 重复性试验　按照上述方法制备 6 份样品溶液,按上述色谱条件测定,雷公藤甲素、雷酚内酯、去甲泽拉木醛、雷公藤红素的 RSD 分别为 2.83%、3.40%、0.693%、0.752%,表明样品重现性良好。

8. 回收率试验　精密称定已知质量分数的样品(湖南岳阳)6 份,加入适量对照品,混匀,按照"供试品溶液的制备"项方法处理,在上述色谱条件测定 4 种萜类成分的含量,根据标准曲线得到雷公藤甲素、雷酚内酯、去甲泽拉木醛、雷公藤红素的加样回收率的结果见表 3-3-2。

表 3-3-2 加样回收率结果

成品名称	样品含量 （mg/ml）	加入量 （mg/ml）	测得总量 （mg/ml）	回收率 （%）	平均回收率 （%）	*RSD* （%）
雷公藤甲素	0.589 4	0.60	1.178 9	98.25	96.49	1.70
	0.589 4	0.48	1.044 7	94.85		
	0.589 4	0.74	1.302 6	96.38		
雷酚内酯	0.013 3	0.01	0.022 4	91.00	92.17	1.37
	0.013 3	0.02	0.031 7	92.00		
	0.013 3	0.02	0.032 1	93.50		
去甲泽拉木醛	0.062 9	0.06	0.125 8	104.83	101.32	3.32
	0.062 9	0.08	0.141 4	98.13		
	0.062 9	0.05	0.113 4	101.00		
雷公藤红素	0.180 1	0.18	0.355 8	97.61	94.20	3.78
	0.180 1	0.14	0.306 8	90.50		
	0.180 1	0.22	0.388 0	94.50		

9. 样品的测定 精密吸取样品溶液 10 μl，注入高效液相色谱仪，计算样品中雷公藤甲素、雷酚内酯、雷公藤红素、去甲泽拉木醛的含量，结果见表 3-3-3。

表 3-3-3 雷公藤药材样品的含量测定结果

序　号	雷公藤甲素（mg/g）	雷酚内酯（mg/g）	去甲泽拉木醛（mg/g）	雷公藤红素（mg/g）
1	11.96	/	/	0.03
2	11.79	0.23	1.30	3.60
3	11.66	0.58	0.19	0.35
4	12.11	0.19	0.26	0.41
5	12.03	0.36	0.08	0.22
6	14.02	0.24	0.19	0.15
7	14.31	0.26	0.17	1.10
8	12.96	0.15	0.28	0.46
9	13.13	0.41	0.03	0.05
10	14.19	0.32	/	0.09

注："/"表示未检测到。

本实验建立了一种具有良好的分离度和精密度的 HPLC 方法，适用于雷公藤药材中萜类成分的分析。由表 3-3-3 中可看出，不同产地、不同品种雷公藤药材中雷公藤甲素、雷酚内酯、雷公藤红素、去甲泽拉木醛的差异较显著。不同产地雷公藤药材中萜类含量差异较大，雷公藤甲素以来源于广东广州清平药市者含量最高，为 14.31 mg/g，其次是来源于安徽亳州药市和云南菊花市场者，分别为 14.02 mg/g、14.19 mg/g，而湖南岳阳市岳阳县的雷公藤药材所含雷公藤甲素含量最低，含量仅有 11.79 mg/g；雷酚内酯以来源于四川荷花池市场者含量最高,为 0.58 mg/g,其次是来源于云南菊花药材市场,为 0.41 mg/g,而来源于江西樟树天齐堂公司的则未能检测到雷酚内酯;雷公藤红素以来源于湖南岳阳市岳阳县者含量最高,为 3.60 mg/g,其次为广东广州清平药市的药材,为 1.10 mg/g,而来源于江西樟树天齐堂公司含量最低,仅有 0.03 mg/g;去甲泽拉木醛以湖南岳阳市岳阳县者含量最高,为 1.30 mg/g,而来源于江西樟树天齐堂公司,云南菊花市场的雷公藤药材中均未检测到去甲泽拉木醛。

三、讨论

1. 提取溶剂的选择　本实验分别比较了甲醇、乙醇、乙酸乙酯溶剂对雷公藤药材中萜类成分的提取效率,结果显示甲醇、乙醇溶剂提取得到的萜类成分溶解率较低,而乙酸乙酯溶剂的提取效果好,提取率较甲醇、乙醇为高,故选用乙酸乙酯作为提取溶剂。

2. 提取方法的选择　经过优化,本实验对回流提取与超声提取法进行比较,回流提取法比起超声提取法提取效率较高,能够将所需成分提取出来,但回流提取法与超声提取法相比,所得成分含量相比相差不大,但操作较为繁琐,且乙酸乙酯沸点较低,不易控制。故选择超声提取方法以快速提取雷公藤药材中的萜类物质。

3. 检测波长的选择　二萜类化合物雷公藤甲素在 222 nm 有最大紫外吸收,雷酚内酯在 223 nm 处有最大紫外吸收,三萜类化合物最大吸收波长多变化,雷公藤红素在 430 nm 处有最大吸收,去甲泽拉木醛在 268 nm 最大紫外吸收综合考虑各化合物最大吸收波长以及在供试品中的含量,最终选择在 250 nm 测定。

4. 流动相的选择　雷公藤红素中含有羧酸基团,采用含酸水的流动相系统可以减少拖尾。比较了乙腈-酸水的洗脱情况,结果表明乙腈- 0.2% 磷酸水溶液与乙腈- 0.1% 甲酸水水溶液均能实现较好的分离,但磷酸对色谱柱有一定的损害,且易造成阀的堵塞,故选择乙腈- 0.1% 甲酸作为流动相。

第四节　雷公藤与昆明山海棠化学成分研究

一、雷公藤与昆明山海棠根的化学成分比较

植物代谢组学为较全面地研究植物代谢轮廓分析提供了一个整体全面的分析平台。超高效液相色谱串联四级杆飞行时间质谱(UPLC - Q - TOF/MS)具有分离速度快、灵敏度高、可提供精确分子量等优点已广泛应用于植物代谢组学研究。本节基于 UPLC - Q - TOF/MS技术对 9 个不同产地的雷公藤与昆明山海棠的根的整体代谢轮廓进行差异分析。根据 LC - MS 提供的定性数据,利用标准品并结合文献定性鉴定了雷公藤与昆明山海棠中 12 种活性成分,并考察了 12 种活性成分对雷公藤与昆明山海棠的分类贡献。

（一）实验材料

1. 样品来源　雷公藤与昆明山海棠样品采集于 2013 年 9～10 月,野生居群雷公藤来自

湖北通城（ETC，分别记为 ETC1 - ETC6），湖南岳阳（XYY，分别记为 XYY1 - XYY6），福建泰宁（FTN，分别记为 FTN1 - FTN6），浙江兰溪（ZLX，分别记为 ZLX1 - ZLX6），江西萍乡（JPX，分别记为 JPX1 - JPX6）；昆明山海棠贵州雷山（GLS，分别记为 GLS1 - GLS6），江西遂川（GSC，分别记为 GSC1 - GSC6），湖南隆回（XLH，分别记为 XLH1 - XLH6），云南杨武（YYW，分别 YYW1 - YYW6）。

2. 试剂 超纯水（Milli - Q 系统，法国 Millipore 公司）；乙腈（色谱级，德国 Fisher 公司）；甲醇（色谱级，德国 Fisher 公司）；甲酸（色谱级，天津市光复精细化工研究所）。

3. 仪器设备 液相 Waters Acquity UPLC I Class 超高效液相色谱系统（Waters Corporation，Milford，MA，USA）。质谱为 Waters Zevo - G2 - S Q - TOF MS 质谱系统（Waters Corporation，Manchester，UK）。色谱 HSS T3 超高效液相柱（Waters Corporation，Milford，MA，USA，2.1×100 mm，1.8 μm），0.22 μm 微孔滤膜（津腾公司，PTFE），分析天平（德国，starious），KQ - 100DE 超声清洗器（昆山市超声仪器有限公司，工作频率 40 KHZ），离心机（Eppendorf 公司）。

4. 药品 对照品雷公藤甲素（批号 A0104）、雷公藤红素（批号 A0106）、雷公藤内酯甲（批号 A0107）、雷公藤内酯酮（批号 A0506）购自成都曼思特生物科技有限公司，人参皂苷Rg1（内标物）购自中国食品药品检定研究院。雷公藤次碱（批号 PS0729 - 0010）、雷公藤定碱（批号 PS0725 - 0005）、雷公藤晋碱（批号 PS0725 - 0010）购自成都普思生物科技有限公司。

（二）方法

1. 样品制备 取不同产地的雷公藤与昆明山海棠的根作为供试样品，每个产地 6 份。将粉碎的根过 40 目筛，精密称取 500 mg 置于具塞三角瓶中，加 10 倍体积的 80%甲醇，35℃超声提取 2 次，先提取 30 min 放冷，补液至刻度，再提取 30 min，冷却后再补液。将提取液转移至离心管，以 12 000 r/min 离心 10 min，取相同体积的上清液，并加入相同质量的内标化合物适量，经 0.22 μm 微孔滤膜过滤后，转移至进样瓶，备用。

2. 对照品溶液制备 分别精密称定对照品适量，以 80%甲醇溶解制得。

3. 色谱条件 流动相组成：A 为含 0.1%甲酸的水相，B 为含 0.1%甲酸的乙腈（ACN）的有机相，程序梯度洗脱条件见表 3 - 4 - 1，柱温 40℃，流速：500 μl/min，进样量 1 μl。

表 3 - 4 - 1　UPLC 流动相条件

时　间(min)	A(含 0.1%甲酸的水)	B(含 0.1%甲酸的乙腈)
0	95%	5%
3.5	90%	10%
4.4	85%	15%
11.0	77%	23%
13.5	55%	45%
14.5	50%	50%

（续表）

时　　间(min)	A(含 0.1%甲酸的水)	B(含 0.1%甲酸的乙腈)
18.0	25%	75%
19.0	0%	100%
20.0	0%	100%

4. 质谱条件　采用正、负离子电喷雾离子化模式,正、负离子毛细管电压分别为 500 V、2 000 V,锥孔电压为 40 V,雾化气体为氮气 900 L/h,雾化温度为 450℃,离子源温度 100℃,扫描范围为 50～1 500 m/z,碰撞气体为氩气。高能量扫描时碰撞能量为 40～65 eV,低能量扫描时碰撞能量为 6 eV。准确质量数用 leucine enkephalin 作校正液。MassLynx 4.1 液质系统控制与数据采集软件(沃特世公司)。

5. 数据处理　将 UPLC-Q-TOF-MS 采集的原始代谢数据导入 Progenesis QI 软件(沃特世公司),将色谱峰执行峰提取、峰匹配及对齐、峰识别和归一化处理操作。将得到的数据集矩阵导入 SIMCA-P12.0(Umetrics AB,Umeå,Sweden)软件中进行多维统计分析。在对数据进行 Pareto 标度化处理后,进行主成分分析(Principal Component Analysis,PCA),正交信号校正偏最小二乘-判别分析(Orthogonal Partial Least Squares Discriminant Analysis,OPLS-DA),对分类贡献大的变量($VIP>2$)选作候选生物标志物。代谢数据的系统聚类分析、非参数秩和检验及曲线下面积(AUC)等使用 SSPS19.0 软件分析。以差异代谢物的提取离子流的峰面积作为相对含量的比较依据,并使用内标物进行峰面积校准。

（三）结果与分析

1. 基于 UPLC-Q-TOF/MS 全扫描的所有雷公藤与昆明山海棠的基峰离子流色谱图　见图 3-4-1。

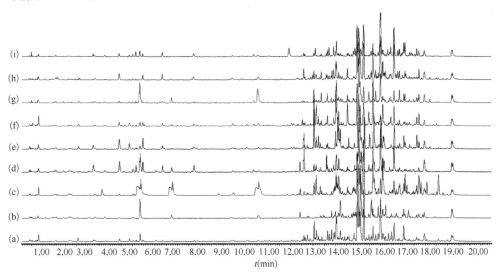

图 3-4-1　雷公藤与昆明山海棠正离子模式下的 BPI 图

（a：GLS；b：YYX；c：GSC；d：XLH；e：ZLX；f：XYY；g：ETC；h：GPX；i：FTN）

2. **雷公藤与昆明山海棠根的代谢产物系统聚类分析** 对 9 个产地的雷公藤与昆明山海棠 54 份样品的代谢产物进行聚类分析(图 3 - 4 - 2),聚类结果整体上可分为三组,分别为组 1、组 2、组 3。组 1 主要为雷公藤,组 2 主要由产于福建(FTN)的雷公藤和部分昆明山海棠构成,组 3 主要为昆明山海棠,组 1 与组 2 在分类上可并为 1 支,共同区别于组 3。整体上看,雷公藤与昆明山海棠的代谢产物存在一定的差异,但产于福建的雷公藤明显区别于产于其他地区的雷公藤,其与产于湖南隆回、贵州雷山及部分产于云南玉溪的昆明山海棠的代谢成分具有较高的相似性,而产于江西遂川(GSC)、云南玉溪(YYX)的昆明山海棠的代谢成分可较明显地区别于不同产地的雷公藤。

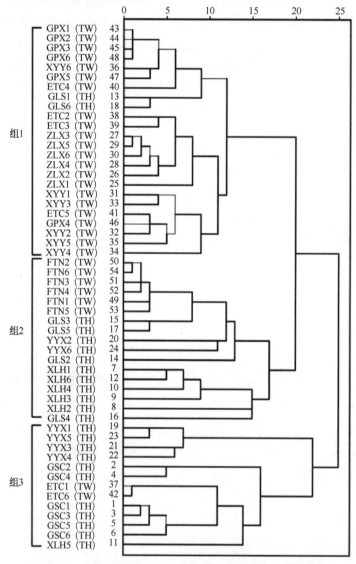

图 3 - 4 - 2 雷公藤与昆明山海棠根代谢物的系统聚类树状图

3. **雷公藤与昆明山海棠根代谢物的 PCA 分析** 利用 PCA 模型对 9 个产地的雷公藤与昆明山海棠样品的代谢数据进行降维处理,PCA 得分图见图 3 - 4 - 3。整体上看所有样本可分为两类,然而与系统聚类树状图结果相似的是产于福建泰宁的雷公藤与产于贵州雷山和湖南隆回昆明山海棠距离较近(图3-4-3,区域Ⅱ),且有别于其他地区的雷公藤(图3-4-3,区域Ⅱ),江西遂川与云南玉溪的昆明山海棠(图3-4-3,区域Ⅲ)明显区别于其他地区的雷公藤。不同产地的雷公藤与昆明山海棠在PCA的图上均呈现不同聚类特征,表明地理位置雷公藤与昆明山海棠的代谢特征会产生一定的影响。

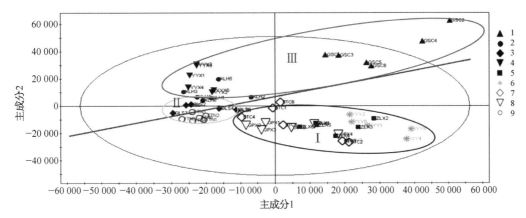

图3-4-3 基于UPLC-Q-TOF/MS数据的雷公藤与昆明山海棠代谢物的PCA得分图

(昆明山海棠:1GSC,2XLH,3GLS,4YYX;雷公藤:5ZLX,6XYY,7ETC,8GPX,9FTN)

4. 不同产地雷公藤的代谢产物PCA分析及不同产地昆明山海棠代谢产物PCA分析 通过对不同产地雷公藤与昆明山海棠的代谢产物的PCA分析(见图3-4-4、图3-4-5),表明同种植物不同产地代谢产物差异明显,即雷公藤与昆明山海棠的代谢特征呈现明显的区域性特征。

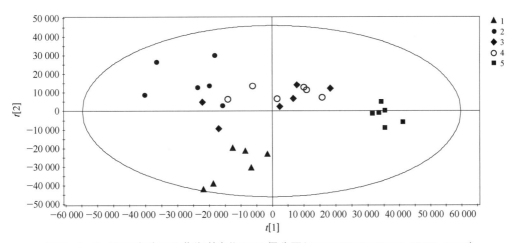

图3-4-4 不同产地雷公藤代谢产物PCA得分图(1ZLX,2XYY,3ETC,4GPX,5FTN)

5. 雷公藤与昆明山海棠差异代谢物筛选 利用OPLS-DA模型对雷公藤与昆明山海棠差异代谢物筛选,差异代谢物的筛选以符合OPLS-DA模型中 $VIP > 2.0$,$r > 0.80$;且满足mann-Whitney非参数检验,$P < 0.001$,同时ROC曲线下面积 $AUC > 0.8$(area

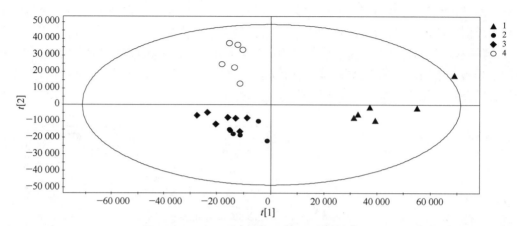

图 3-4-5 不同产地昆明山海棠代谢产物 PCA 得分图(1GSC,2XLH,3GLS,4YYX)

under the curve,AUC),筛选出具有统计意义的差异代谢物最终作为区分雷公藤与昆明山海棠根的生物标记物。结果未获得符合筛选条件的差异代谢物。

6.雷公藤与昆明山海棠有效成分定性鉴定　通过查阅文献与对照品比对共鉴定了 12 个化合物,其中利用标准品鉴定的二萜类化合物 2 个,三萜类化合物 2 个,倍半萜类生物碱 3 个。推测鉴定的 5 个化合物均为生物碱类化合物。

（1）生物碱类化合物:峰 **1**、**2**、**6**、**8**、**9**、**10**、**11** 为生物碱类化合物,峰 **1**、峰 **2** 准分子离子峰分别为 m/z 370[M+H]$^+$ 和 m/z 380[M+H]$^+$,二者在低质量区共有离子峰 m/z 160 ($C_{11}H_{14}N$)和 m/z 131 (C_9H_7O),其中 m/z 160 ($C_{11}H_{14}N$)为基峰,与文献报道一致,推测峰 **1** 为呋喃南蛇碱(celafurine),峰 **2** 为苯代南蛇碱(celabenzine)。

倍半萜类生物碱:

峰 **6** 准分子离子峰为 m/z 806 [M+H]$^+$,二级质谱可见碎片离子 m/z 746 [M+H-AcOH]$^+$,m/z 746 [M+H-AcOH]$^+$,m/z 686 [M+H-BzOH]$^+$,m/z 626 [M+H-BzOH-AcOH]$^+$, 566[M+H-BzOH-2AcOH]$^+$,低质量区可见 m/z 206[A$^+$](基峰), m/z 178[A-CO]$^+$,与文献比对推测鉴定为雷公藤新碱(euonine)。

峰 **7** 准分子离子峰为 m/z 806 [M+H]$^+$,二级质谱可见碎片离子 m/z 788 [M+H-H$_2$O]$^+$,m/z 746[M+H-AcOH]$^+$,m/z 686 [M+H-2AcOH]$^+$,m/z 626 [M+H-3AcOH]$^+$,低质量区可见 m/z 206[A$^+$](基峰),m/z 178[A-CO]$^+$,与文献比对测鉴定为 peristassine A。

峰 **8** 准分子离子峰为 m/z 884 [M+H]$^+$ 二级质谱产生一系列碎片离子峰可见 m/z 866 [M+H-H$_2$O]$^+$,m/z 856 [M+H-CO]$^+$,m/z 838 [M+H-HCOOH]$^+$,m/z 824 [M+H-AcOH]$^+$,m/z 762 [M+H-2AcOH]$^+$,m/z 744[M+H-BzOH]$^+$,m/z 702 [M+H-BzOH-C$_2$H$_2$O]$^+$,m/z 684 [M+H-BzOH-AcOH]$^+$;在低质量区 m/z176为基峰,经与对照品比对,鉴定为雷公藤碱(wilfordine)。

峰 **9** 准分子离子峰为 m/z 858 [M+H]$^+$,二级质谱离子碎片可见 m/z 840[M+H-H$_2$O]$^+$,m/z 812 [M+H-HCOOH]$^+$,m/z 798 [M+H-AcOH]$^+$,m/z 746 [M+H-FuOH]$^+$,m/z 728 [M+H-FuOH-H$_2$O]$^+$,m/z 704 [M+H-FuOH-C$_2$H$_2$O]$^+$,

m/z 686 [M + H − FuOH − AcOH]$^+$ 等,低质量区可见 m/z 206[A$^+$];m/z 178[A − CO]$^+$(基峰),经与对照品比对鉴定为雷公藤晋碱(wilforgine)。

峰 **10** 准分子离子峰为 m/z 806 [M + H]$^+$,二级质谱可见碎片离子 m/z 788 [M + H − H$_2$O]$^+$,m/z 746 [M + H − AcOH]$^+$,m/z 686 [M + H − 2AcOH]$^+$,m/z 626 [M + H − 3AcOH]$^+$,低质量区可见 m/z 206[A$^+$](基峰),m/z 178[A − CO]$^+$,与文献比对推测鉴定为卫矛碱(euonymine)。

峰 **11** 准分子离子峰为 m/z 868 [M + H]$^+$,二级质谱可见离子碎片 m/z 850[M + H − H$_2$O]$^+$,m/z 840 [M + H − CO]$^+$,m/z 826 [M + H − C$_2$H$_2$O]$^+$,m/z 822 [M + H − HCOOH]$^+$,m/z 808 [M + H − AcOH]$^+$,m/z 746 [M + H − BzOH]$^+$,m/z 728 [M + H − BzOH − H$_2$O]$^+$,m/z 704 [M + H − BzOH − C$_2$H$_2$O]$^+$,m/z 686 [M + H − BzOH − AcOH]$^+$ 等;低质量区可见 m/z 206[A$^+$];m/z 178[A − CO]$^+$(基峰),经与对照品比对鉴定为雷公藤次碱(wilforine)。

(2)二萜类化合物:峰 **4** 准分子离子峰为 m/z 361[M + H]$^+$(基峰),二级质谱可见 m/z 343 [M + H − H$_2$O]$^+$,m/z 343 [M + H − H$_2$O − CO]$^+$ 等碎片离子,经与对照品比对为雷公藤甲素(triptolide)。峰 **5** 准分子离子峰为 m/z 359[M + H]$^+$(基峰),二级质谱可见 m/z 341 [M + H − H$_2$O]$^+$,m/z 331 [M + H − CO]$^+$,m/z 313 [M + H − CO − H$_2$O]$^+$ 等,质谱碎片特征与对照品雷公藤内酯酮(triptonide)相同,故鉴定为雷公藤内酯酮。

(3)三萜类化合物:峰 **3** 一级质谱离子峰中准分子离子峰丰度极低,在二级质谱可见 m/z 477[M + Na]$^+$,m/z 436[M − H$_2$O]$^+$,与对照品比对鉴定为雷公藤内酯甲(wilforlide A)。峰 **12** 准分子离子峰为 m/z 451 [M + H]$^+$,二级质谱可见 m/z 473[M + Na]$^+$,m/z 405[M + H − HCOOH]$^+$,m/z 257 [M + H − C$_{12}$H$_{19}$O$_2$]$^+$,m/z 201 [M + H − C$_{16}$H$_{27}$O$_2$]$^+$(基峰),经与对照品比对鉴定为雷公藤红素(celastrol)。

所有鉴定的化合物的分子式及碎片信息见表 3 − 4 − 2。

表 3 − 4 − 2　雷公藤与昆明山海棠根中 12 种活性成分的鉴定结果及碎片信息

峰号	时间 (min)	分子量 [M + H]$^+$	分子式	名　称	碎　片　特　征
1	5.33	370.211 9	C$_{21}$H$_{27}$O$_3$N$_3$	呋喃南蛇碱 (celafurine)	370.211 7,352.202 8,249.123 4, 160.112 7,131.050 0,100.076 0
2	6.75	380.232 3	C$_{23}$H$_{29}$O$_2$N$_3$	苯代南蛇碱 (celabenzine)	380.232 3,259.144 1,206.083 1, 160.113 1,131.050 0,105.034 0, 100.076 0
3	10.36	455.344 7	C$_{30}$H$_{46}$O$_3$	雷公藤内酯甲 (wilforlide A)	477.305 5[M + Na]$^+$,436.325 8, 336.228 3,310.258 3,210.151 0, 182.154 7
4	12.29	361.164 4	C$_{20}$H$_{24}$O$_6$	雷公藤甲素 (triptolide)	361.164 4,343.153 2,315.157 4, 297.148 9,243.101 7,217.086 0, 165.070 5,155.085 6,143.085 9, 128.062 5,105.070 6

峰号	时间 (min)	分子量 [M+H]$^+$	分子式	名　称	碎　片　特　征
5	14.41	359.148 8	$C_{20}H_{22}O_6$	雷公藤内酯酮 （triptonide）	359.148 9,341.137 0,331.155 0, 313.141 6,155.085 6,143.085 9, 128.062 5,105.070 6
6	14.97	806.288 6	$C_{38}H_{47}O_{18}N$	雷公藤新碱 （euonine）	806.288 6,788.277 0,764.277 8, 746.267 1,728.256 1,704.256 9, 686.245 9,644.235 0,626.224 9, 584.213 7,566.201 8,206.082 2, 188.087 5,160.076 3,132.081 4
7	15.25	806.288 3	$C_{38}H_{47}O_{18}N$	peristassine A	806.288 3,788.276 4,778.278 0, 746.267 9,728.256 0,704.252 6, 686.246 0,626.224 1,602.224 4, 584.213 9,566.202 6,542.202 5, 524.191 7,421.149 1,379.138 8, 319.117 4,259.096 9,241.086 4, 213.091 5,206.082 2,178.087 5, 160.076 3,132.081 4
8	15.67	884.297 7	$C_{43}H_{49}O_{19}N$	雷公藤碱 （wilfordine）	884.297 5,866.267 4,856.306 5, 838.292 5,824.278 4,806.267 3, 762.262 6,744.250 9,702.241 0, 684.229 3,204.066 0,194.081 8, 186.055 4,176.071 6,158.060 7, 105.033 9
9	16.00	858.282 4	$C_{41}H_{47}O_{19}N$	雷公藤晋碱 （wilforgine）	858.282 8,840.272 5,812.277 3, 798.262 0,746.262 7,728.256 1, 704.255 9,686.246 0,626.224 4, 566.202 8,506.181 7,206.081 7, 178.086 8,160.076 4,132.044 9
10	16.11	806.288 2	$C_{38}H_{47}O_{18}N$	卫矛碱 （euonymine）	806.288 2,788.277 2,746.266 2, 728.256 5,686.245 5,626.223 8, 566.202 6,206.081 4,188.071 3, 178.087 1,160.076 4
11	16.62	868.303 0	$C_{43}H_{49}O_{18}N$	雷公藤次碱 （wilforine）	868.303,850.292 7,840.308 2, 826.292 2,822.297 6,808.282 3, 746.267 2,728.256 0,704.255 8, 686.425 9,626.224 0,566.202 0, 506.180 5,206.081 4,188.071 1, 178.086 6,160.076 2,132.081 3, 105.033 9
12	19.19	451.284 6	$C_{29}H_{38}O_4$	雷公藤红素 （celastrol）	451.284 6,405.227 6,257.154 1, 215.107 0,201.091 4

7. 雷公藤与昆明山海棠有效成分相对含量比较 为了进一步研究雷公藤与昆明山海棠的关系,利用对照品并结合文献,筛选出正离子模式下的有效成分,并进行化合物相对含量的统计。

12 种有效成分分别为:呋喃南蛇碱(celafurine)、苯代南蛇碱(celabenzine)、雷公藤内酯甲(wilforlide A)、雷公藤甲素(triptolide)、雷公藤内酯酮(triptonide)、雷公藤新碱(euonine)、peristassine A、雷公藤碱(wilfordine)、雷公藤晋碱(wilforgine)、卫矛碱(euonymine)、雷公藤次碱(wilforine)、雷公藤红素(celastrol)。

按化学类型 12 种有效成分可分为二萜类、三萜类、倍半萜生物碱类及腈胍生物碱类化合物。其中雷公藤内酯甲(wilforlide A)、雷公藤甲素(triptolide)、雷公藤内酯酮(triptonide)、雷公藤红素(celastrol)、雷公藤碱(wilfordine)、雷公藤新碱(euonine)、雷公藤晋碱(wilforgine)、雷公藤次碱(wilforine)、卫矛碱(euonymine)均具有显著的药理活性是雷公藤药材质量控制的重要化合物。化合物呋喃南蛇碱(celafurine)、苯代南蛇碱(celabenzine)、peristassine A 具有显著的生物活性。

筛选出的 12 个有效成分的在离子流图中的分布位置见图 3-4-6。雷公藤与昆明山海棠活性成分的相对含量差异比较见图 3-4-7。

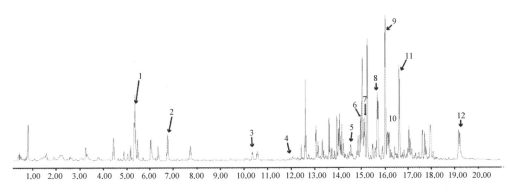

图 3-4-6 雷公藤与昆明山海棠根中 12 个鉴定的活性成分的分布位置(图中数字表示峰号)

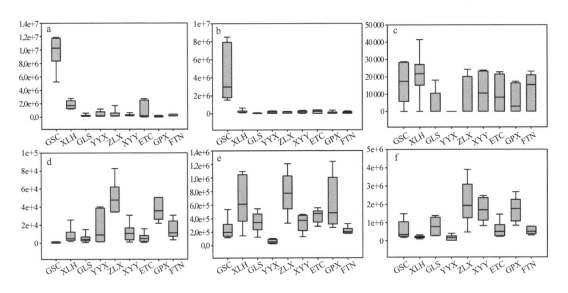

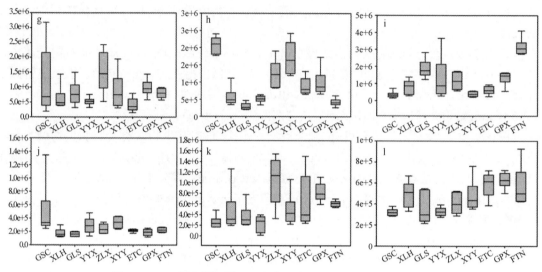

图 3-4-7　雷公藤与昆明山海棠活性成分的相对含量差异比较

(a～l 分别对应峰号 1～12 所示化合物)

8.12 种活性成分在雷公藤与昆明山海棠中相对含量的比较　雷公藤与昆明山海棠 12
种活性成分的相对含量差异比较见图 3-4-8,结果表明不同产地的雷公藤与昆明山海棠中
12 种活性成分并未表现出同种植物相同化合物相对含量的一致性,而是呈现地域差异性。
以雷公藤与昆明山海棠中 12 种活性成分的相对含量为分类因子进行 PCA 分析,结果如图
3-4-2 所示。雷公藤与昆明山海棠能较明显的分为两个类群,产于福建的雷公藤(FTN)
在得分图上的分布位置与昆明山海棠关系较近。

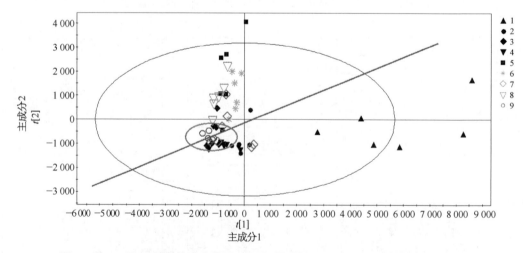

图 3-4-8　以 12 种活性成分的相对含量进行的雷公藤与昆明山海棠 PCA 得分图

(昆明山海棠:1GSC,2XLH,3GLS,4YYX;雷公藤:5ZLX,6XYY,7ETC,8GPX,9FTN)

（四）讨论

系统聚类分析和 PCA 分析的结果均表明雷公藤与昆明山海棠的代谢组成分存在较明显的差异，整体上可以分为两类。但是两者整体代谢轮廓上并没有明显的界限存在，总体上呈现一定的地域性。福建泰宁（FTN）被认为是雷公藤的道地产区，系统聚类分析与 PCA 分析结果均表明该地区的雷公藤的代谢特征有别于其他地区的同种植物，同时又与部分地区的昆明山海棠的代谢特征相近。雷公藤与昆明山海棠中 12 种活性相对含量的差异则直观可靠地表明两种植物的区域特性，结论与整体代谢产物分析一致。

综上所述，雷公藤与昆明山海棠代谢产物特征呈现一定的区域性，两者整体代谢轮廓上并没有明显的界限存在。海拔、土壤和各种生态因子均可能是导致两种植物之间及同种植物不同产地之间代谢差异的重要因子。

二、雷公藤与昆明山海棠叶片的代谢产物差异比较

叶片是雷公藤与昆明山海棠传统分类的重要鉴别特征，本节选取有 5 个居群的雷公藤与昆明山海棠叶片，其中 3 个居群具有典型的雷公藤叶片特征，2 个居群具有典型昆明山海棠叶片特征。基于 UPLC-Q-TOFMS 技术对雷公藤与昆明山海棠的叶片进行代谢产物差异分析，为区分雷公藤与昆明山海棠的种间关系提供参考依据。

（一）实验材料

1. 样品来源　实验材料均为典型的雷公藤与昆明山海棠叶片（见表 3-4-3）。

表 3-4-3　雷公藤与昆明山海棠叶片信息

样品名称	来源	样品编号
雷公藤	湖北通城（ETC） 江西萍乡（JPX） 浙江兰溪（ZLX）	ETC1-ETC6 JPX1-JPX6 ZLX1-ZLX6
昆明山海棠	贵州雷山（GLS） 云南杨武（YYW）	GLS1-GLS6 YYW1-YYW6

2. 试剂　同"雷公藤与昆明山海棠的化学成分比较"。
3. 仪器设备　同"雷公藤与昆明山海棠的化学成分比较"。
4. 药品　对照品人参皂苷 Rg_1（内标物）、山奈苷（kaempferitrin）购自中国食品药品检定研究院，原花青素 B_1（procyanidin B_1）、原花青素 B_2（procyanidin B_2）、芦丁（rutin）、儿茶素（catechin）均购自成都曼思特生物科技有限公司，液相纯度均大于 98%。

（二）方法

1. 叶片提取物制备　取不同产地的雷公藤与昆明山海棠叶片作为供试样品。将粉碎

的叶片过 40 目筛,取 500 mg 样品于具塞三角瓶中,加 10 倍 80% 甲醇,35℃ 超声提取,先提取 30 min,放冷补液至刻度,再提 30 min,冷却后补液。样品以 12 000 r/min 离心 10 min,取相同体积的上清液,并加入相同质量的内标化合物适量,过 0.22 μm 微孔滤膜过滤,转移至进样瓶,备用。

2. 对照品溶液制备　同"雷公藤与昆明山海棠的化学成分比较"。

3. 色谱条件　同"雷公藤与昆明山海棠的化学成分比较"。

4. 质谱条件　同"雷公藤与昆明山海棠的化学成分比较"。

5. 数据处理与分析　将 UPLC - Q - TOF - MS 采集的原始代谢数据导入 Progenesis QI 软件(沃特世公司),将色谱峰执行峰提取、峰匹配及对齐、峰识别和归一化处理操作。将得到的数据集矩阵导入 SIMCA - P12.0(Umetrics AB，Umeå，Sweden)软件中进行多维统计分析。在对数据进行 Pareto 标度化处理后,进行主成分分析(Principal Component Analysis,PCA)和正交信号校正偏最小二乘-判别分析(Orthogonal Partial Least Squares Discriminant Analysis,OPLS - DA),对分类贡献大的变量($VIP > 5$)选做候选生物标志物。代谢数据的系统聚类分析(HCA)、非参数秩和检验及曲线下面积(AUC)等使用 SSPS19.0 软件分析。以差异代谢物的提取离子流的峰面积作为相对含量的比较依据,并使用内标物进行峰面积校准。

（三）结果与分析

1. UPLC - Q - TOF/MS 全扫描的基峰离子流色谱结果　本研究结合正负离子模式进行化合物鉴别分析,按上述色谱与质谱条件分别对供试样品和对照品溶液进样分析。通过对获得的供试品正、负离子模式下 UPLC - Q - TOF/MS 全扫描的基峰离子流色谱图比较发现,样品在负离子模式的准分子离子峰一般为[M - H]⁻,有利于化合物的分子式判别。但正离模式下的质谱信息比负离子模式的更为丰富(图 3 - 4 - 9)。

2. 雷公藤与昆明山海棠叶片的化学成分系统聚类分析结果　系统聚类分析得到的代谢物聚类树图的结构简单直观,可以从宏观上直观地区分雷公藤与昆明山海棠叶片的代谢物关系。结果显示 30 组植物叶片代谢信息可以明显地分为两组(图 3 - 4 - 10),组 1 为湖北通城、浙江兰溪、江西萍乡的雷公藤,组 2 为贵州雷山和云南杨武的昆明山海棠,表明雷公藤与昆明山海棠叶片代谢物存在明显差异。

3. 雷公藤与昆明山海棠叶片成分的 PCA 分析结果　PCA 模型通过将原有的复杂数据进行降维处理,有助于有效地找出数据中最主要的信息,见图 3 - 4 - 11。如 PCA 得分图所示(图 3 - 4 - 11A),五个产地的两种植物的叶片化学信息在第 1 和第 2 主成分的分值图上呈现明显的分离特征,表明雷公藤与昆明山海棠叶片在代谢成分上存在明显差异,结果与使用系统聚类的分析结果一致。

4. 雷公藤与昆明山海棠叶片成分的 OPLS - DA 分析结果　经过正交去噪后的监督性分析方法 OPLS - DA(图 3 - 4 - 11B)则更加明显地区分开两种植物,在 OPLS - DA 模型中 $R^2X = 0.491$, $R^2Y = 0.985$, $Q^2(cum) = 0.951$。差异代谢物的筛选以符合 OPLS - DA 模型中 $VIP > 5.0$, $r > 0.85$;且满足 mann - Whitney 非参数检验, $P < 0.001$,同时 ROC 曲线下面积 $AUC = 1$(Area Under the Curve,AUC),筛选出具有统计意义的差异代谢物最终作

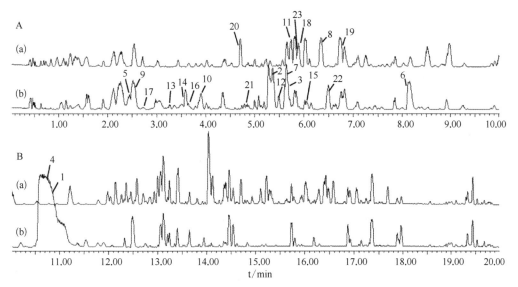

图 3－4－9　正离子模式下雷公藤(a)与昆明山海棠(b)的 UPLC－Q－TOF/MS 基峰离子色谱图

（A：0～10 min；B：10～20 min）

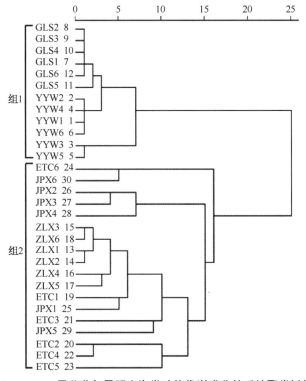

图 3－4－10　雷公藤与昆明山海棠叶片代谢成分的系统聚类树状图

为区分雷公藤与昆明山海棠的生物标记物。筛选出了 23 种符合条件的化合物,化合物的分子式、鉴定结果及碎片信息见表 3 - 4 - 4,23 种化合物在雷公藤与昆明山海棠中的相对含量见图 3 - 4 - 12。

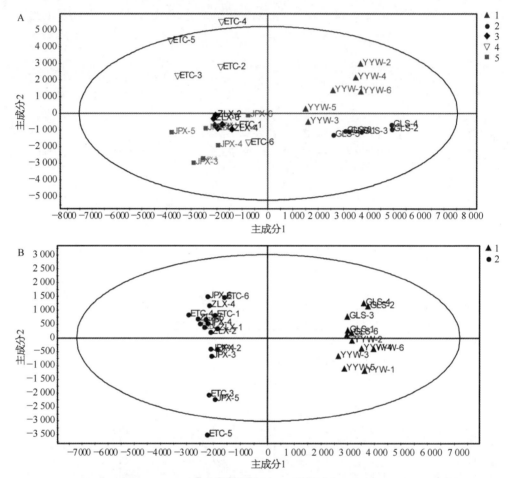

图 3 - 4 - 11　基于 UPLC - Q - TOF/MS 数据的雷公藤与昆明山海棠叶片 PCA 得分图(A)和 OPLS - DA 得分图(B)

(A:1YYW,2GLS,3ZLX,4ETC,5JPX;B:1 为昆明山海棠:GLS、YYW,2 为雷公藤:ZLX、ETC、JPX)

5. 差异代谢物的鉴定　对筛选出的 23 个化合物的正离子和负离子的质谱裂解规律进行比较整合,结合对照品的质谱信息,并与文献报道的相关化合物质谱信息进行裂解特征比对,推测鉴定差异代谢物。结果表明,差异代谢物主要为生物碱类、低聚黄烷醇类化合物、槲皮素类及山柰酚类化合物。

(1)生物碱类化合物:峰 **1、2、3、4、6、20** 初步推测生物碱类化合物。正离子检测模式下,峰 **1、4** 准分子离子峰均为 m/z 352 [M + H]$^+$,峰 **2、3** 准分子离子峰均为 m/z 368 [M + H]$^+$,峰 **6** 准分子离子峰为 m/z 310 [M + H]$^+$,峰 **20** 准分子离子峰为 m/z 370 [M + H]$^+$,由于峰 **1、2、3、4、6** 缺乏对照品及相关文献信息暂未推测鉴定,分别记为 TH1、TH2、TH3、TH4、TH5。峰 **20** 经与文献比对,推测其应为呋喃南蛇碱。

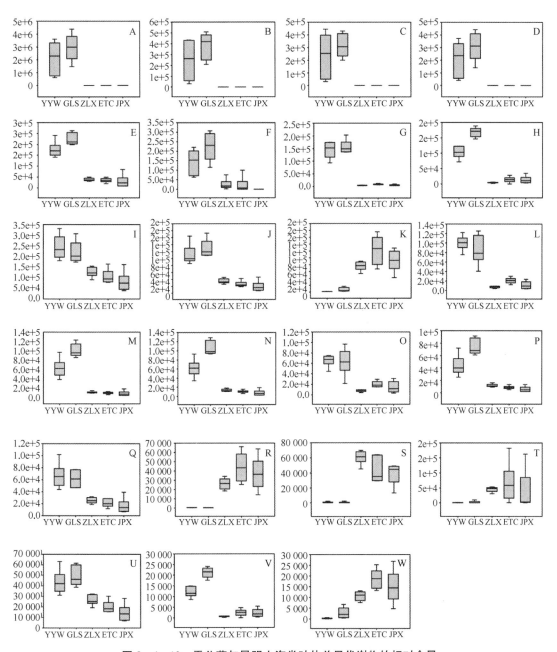

图 3-4-12 雷公藤与昆明山海棠叶片差异代谢物的相对含量

(A~W 分别对应峰号 1~23 所示化合物,纵坐标表示丰度,横坐标表示样地)

（2）黄酮醇类化合物：文献研究表明在负离子模式下，黄酮氧苷类化合物易产生 $[M-H]^-$、$[M-H-糖基]^-$ 的离子，异裂产生苷元碎片离子（Y_0^-），均裂产生苷元自由基离子（$[Y_0-H]^{-\bullet}$）。糖基的连接方式（1→2 连接或者 1→6 连接）和糖苷的取代位置（如 3-O, 7-O 取代）均会对黄酮类化合物的裂解碎片特征产生影响，如影响 Y_0^-、$[Y_0-H]^{-\bullet}$ 的相对丰度，同时也会影响低质量区出现的一系列特征碎片，从而便于化合物的推测鉴定。

在负离子模式下峰 **7**、**12**，准分子离子峰均为 m/z 609 $[M-H]^-$，高能量扫描下产生的苷元碎片主要为 m/z 301 Y_0^-、300 $[Y_0-H]^{-\bullet}$，低质量区出现 m/z 271、255、179 等特征离子碎片，根据文献推测为槲皮素类化合物，与对照品芦丁的保留时间及二级质谱碎片比对，确定峰 **7** 为芦丁。峰 **12** 与峰 **7** 的二级碎片离子特征相似，但其苷元相对丰度为 m/z 301 $Y_0^- <$ 300 $[Y_0-H]^{-\bullet}$，1→2 连接的糖链有利于均裂 $[Y_0-H]^{-\bullet}$ 离子的产生，故推测峰 **12** 为槲皮素-3-O-新橙皮糖苷。

峰 **8**、**11**、**15**、**18**、**19**、**22**、**23** 在负离子高能量扫描下均出现苷元碎片 m/z 285 Y_0^-、284 $[Y_0-H]^{-\bullet}$，低质量区出现 m/z 255、227 等特征离子碎片，据文献初步推测为山柰酚类化合物。峰 **8**、**11**、**15**、**18**、**22**、**23** 准分子离子峰均为 m/z 593 $[M-H]^-$，峰 **8** 与对照品山柰苷的质谱碎片信息相似，但山柰苷准分子离子峰为 m/z 577$[M-H]^-$，推测峰 **8** 为山柰酚-7-O-α-L-鼠李糖-3-O-β-D 葡萄糖苷。峰 **11** 与峰 **23** 碎片特征相似，均有 m/z 284 $[Y_0-H]^{-\bullet} >$ 285 Y_0^-，糖基之间 1→2 糖键连接有利于均裂，即 $[Y_0-H]^{-\bullet}$ 离子产生。峰 **23** 较峰 **11** 的保留时间长，即峰 **23** 的极性小于峰 **11**，故推测两者的分子结构分别为山柰酚 3-O-α-L-鼠李糖(1→2)-β-D-半乳糖苷和山柰酚 3-O-新橙皮糖苷。峰 **15** 与峰 **18** 二级质谱信息中出现 m/z 284 $[Y_0-H]^{-\bullet} >$ 285 Y_0^-，两者特征与峰 **11**、峰 **23** 相似，故推测峰 **15** 与峰 **18** 可能为山柰酚 3-O-新橙皮糖苷或其同分异构体类化合物。峰 **22** 的质谱二级碎片中 m/z 284$[Y_0-H]^{-\bullet} <$ 285 Y_0^-，1→6 连接的糖链有利于分子异裂产生 Y_0^- 离子，故推测峰 **22** 可能为山柰酚-3-O-芸香糖苷。峰 **19** 准分子离子峰为 m/z 447 $[M-H]^-$，碎片峰为 m/z 285$[M-H-162]^-$，但是单糖苷 3-O-苷键易均裂出现m/z 285 $Y_0^- <$ 284$[Y_0-H]^{-\bullet}$，所以推测峰 **19** 结构为山柰酚-3-O-β-D-葡萄糖苷。

（3）低聚黄烷醇类化合物：根据对照品质谱的碎片特征及与文献质谱信息比对，可以初步确定峰 **5**、**9**、**10**、**13**、**14**、**16**、**17**、**21**、**22** 可能是 4 种低聚黄烷醇类化合物。峰 **9** 的准分子离子峰为 m/z 289$[M-H]^-$，与对照品比对确定为儿茶素。峰 **10**、**21** 的准分子离子峰均为 m/z 577$[M-H]^-$，与对照品原花青素 B_1、原花青素 B_2 的保留时间及二级质谱碎片信息一致，确定峰 **10** 为原花青素 B_1、峰 **21** 为原花青素 B_2。峰 **5**、**14**、**16**、**17**、**22** 的准分子离子峰均是 m/z 865 $[M-H]^-$，碎片峰有 m/z 713、577、407，根据文献可推初步测峰 **5**、**14**、**16**、**17**、**22** 为 B 型原花青素三聚体，由于缺乏相关的对照品和化合物结构信息，它们的结构暂未进一步鉴定。峰 **13** 准分子离子峰为 m/z 1153 $[M-H]^-$，碎片峰有 m/z 865、713、577、453、289，据文献可初步推测峰 **13** 为 B 型原花青素四聚体，同样由于缺乏对照品及文献资料暂未进一步鉴定。部分推测鉴定的化合物结构见图 3-4-13。

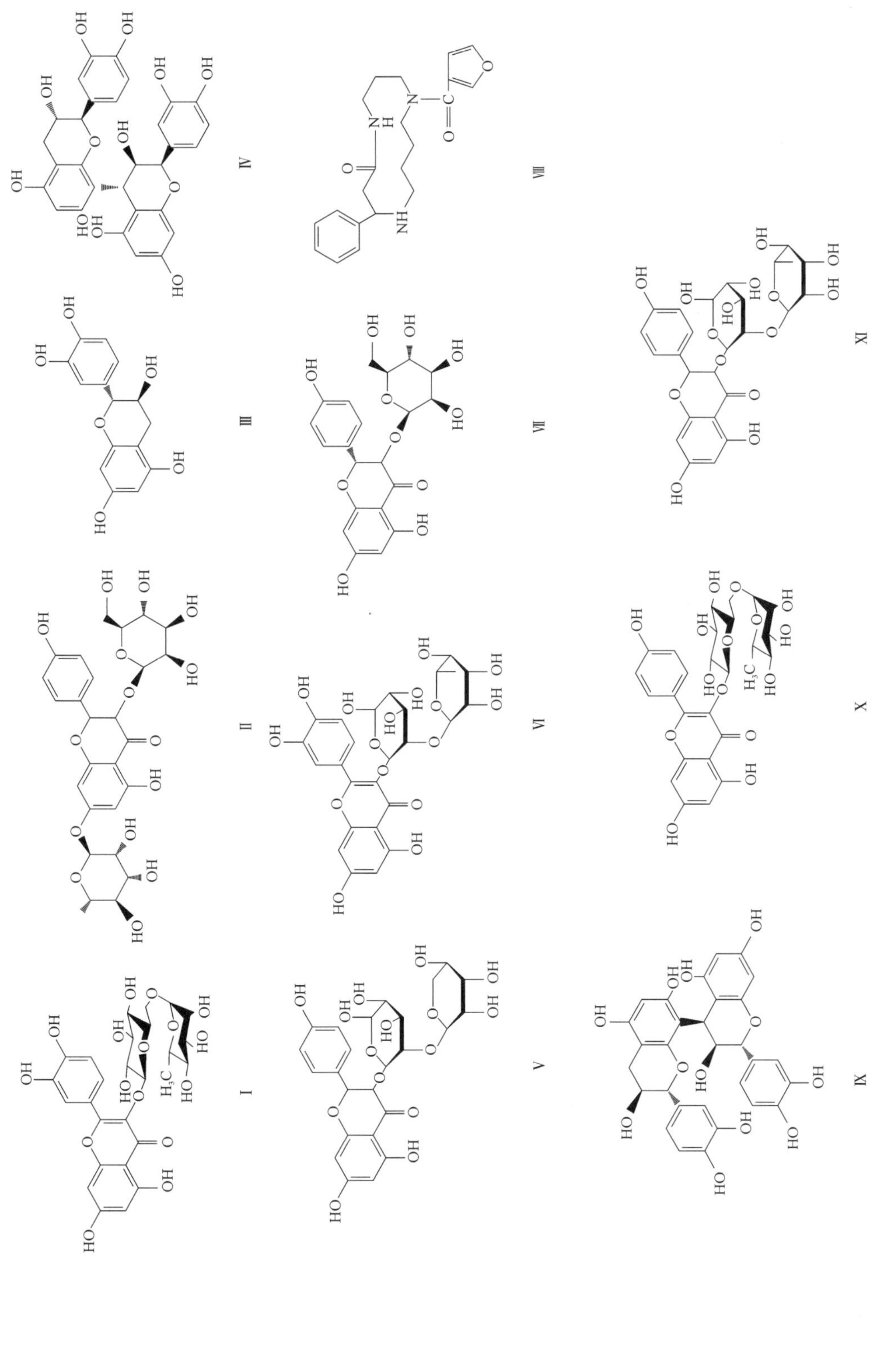

图 3－4－13　11 个推测鉴定的差异代谢物的化学结构

（Ⅰ～Ⅺ分别对应峰 7,8,9,10,11,12,19,20,21,22,23 所示化合物）

表 3 - 4 - 4　雷公藤与昆明山海棠叶片中 23 种差异代谢物鉴定结果及碎片信息统计

峰号	VIP	时间 (min)	质荷比 (m/z)	测定质量	分子式	分子量偏差	名　称	碎　片　信　息
1	73.87	10.86	352.260 6 [M+H]$^+$	352.260 0	$C_{19}H_{33}N_3O_3$	0.6	TH1	352.260 6,206.155 4, 178.160 4,148.081 9, 120.082 2,110.097 9, 100.077 2
2	25.69	5.38	368.253 2 [M+H]$^+$	368.254 82	$C_{19}H_{33}N_3O_4$	-1.6	TH2	368.253 2,204.062 0, 194.155 3,174.128 8, 147.081 9,119.086 5, 110.097 8,100.077 2
3	24.12	5.66	368.253 2 [M+H]$^+$	368.254 82	$C_{19}H_{33}N_3O_4$	-1.6	TH3	368.253 2,204.140 1, 194.155 2,174.129 0, 147.081 9,119.086 7, 110.097 9,100.077 1
4	23.4	10.81	352.259 8 [M+H]$^+$	352.260 0	$C_{19}H_{33}N_3O_3$	0.6	TH4	352.259 8,206.155 4, 178.160 3,148.113 2, 120.082 1,110.097 9, 100.077 2
5	19.67	2.45	865.195 7 [M-H]$^-$	865.198 0	$C_{45}H_{38}O_{18}$	-2.3	B 型原花青素三聚体	865.195 7,713.149 4, 575.119 8,407.078 9, 289.073 3,125.025 7
6	18.63	8.18	310.249 9 [M+H]$^+$	310.249 5	$C_{17}H_{31}N_3O_2$	0.4	TH5	310.249 9,206.155 6, 191.035 0,178.160 1, 110.097 9,100.077 1
7	18.63	5.63	609.145 9 [M-H]$^-$	609.145 6	$C_{27}H_{30}O_{16}$	0.3	芦丁*	609.145 9,463.089 7, 301.035 7,300.029 4, 271.026 5,255.031 4, 243.031 6,178.999 8, 151.004 7
8	16.95	6.49	593.150 1 [M-H]$^-$	593.150 6	$C_{27}H_{31}O_{15}$	-0.5	山奈酚-7- O - α - L - 鼠李糖-3- O - β - D 葡萄糖苷	593.150 1,433.079 4, 285.041 2,284.034 1, 227.036 2,125.025 7
9	16.1	2.54	289.075 3 [M-H]$^-$	289.071 2	$C_{15}H_{14}O_6$	2.3	儿茶素*	289.073 5,245.082 8, 205.051 6,161.061 6, 151.040 9,125.025 4
10	14.51	3.89	577.134 1 [M-H]$^-$	577.134 6	$C_{30}H_{26}O_{12}$	-0.5	原花青素 B$_1$*	577.134 1,425.088 6, 407.078 4,289.073 1, 287.057 1,243.030 7, 125.025 5
11	14.020 8	5.74	593.150 9 [M-H]$^-$	593.150 6	$C_{27}H_{30}O_{15}$	0.3	山奈酚 3 - O - α - L - 鼠李糖(1→ 2) - β - D - 半乳糖苷	593.150 9,429.082 6, 285.042 1,284.034 3, 255.031 6,227.036 3, 151.004 8

峰号	VIP	时间(min)	质荷比(m/z)	测定质量	分子式	分子量偏差	名称	碎片信息
12	13.43	5.5	609.145 6 [M－H]⁻	609.145 6	$C_{27}H_{30}O_{16}$	0	槲皮素-3-O-新橙皮糖苷	609.145 6, 575.119 1, 477.069 8, 449.087 3, 343.047 1, 301.035 1, 300.029 3, 271.026 5, 255.031 4, 243.031 3, 178.999 5, 151.004 5
13	12.92	3.23	1 153.257 3 [M－H]⁻	1 153.261 4	$C_{60}H_{50}O_{24}$	－4.1	B型原花青素四聚体	1 153.257 3, 865.193 7, 863.178 1, 577.118 5, 575.118 5, 449.087 9, 407.078 6, 289.057 6, 287.057 6, 243.031 1, 125.025 5
14	12.76	3.51	865.194 7 [M－H]⁻	865.198 0	$C_{45}H_{38}O_{18}$	－3.3	B型原花青素三聚体	865.194 7, 847.182 5, 713.147 8, 695.137 7, 575.119 1, 407.078 0, 289.073 0, 287.057 6, 261.042 0, 243.031 5, 161.025 5, 125.025 6
15	10.43	6.07	593.150 5 [M－H]⁻	593.150 6	$C_{27}H_{30}O_{15}$	－0.1	山柰酚 3-O-新橙皮糖苷	593.150 5, 429.082 6, 327.051 2, 285.040 6, 284.031 5, 255.031 5, 227.036 4, 151.004 5, 125.025 5
16	10.42	3.67	865.194 [M－H]⁻	865.198 0	$C_{45}H_{38}O_{18}$	－4	B型原花青素三聚体	865.194 0, 739.161 0, 713.148 3, 695.137 3, 639.096 2, 575.118 4, 407.078 1, 287.057 3, 243.031 2, 193.015 0, 125.025 6
17	9.63	2.72	865.194 7 [M－H]⁻	865.198	$C_{45}H_{38}O_{18}$	－3.3	B型原花青素三聚体	865.194 7, 739.162 5, 713.148 2, 695.137 8, 577.133 1, 575.118 5, 449.087 6, 407.078 2, 289.073 2, 287.057 3, 243.031 1, 177.020 1, 161.025 3, 125.025 5
18	8.57	5.9	593.149 8 [M－H]⁻	593.150 6	$C_{27}H_{29}O_{15}$	－0.8	山柰酚 3-O-新橙皮糖苷	593.149 8, 429.080 9, 285.039 1, 284.034 1, 255.031 0, 227.035 9, 151.004 7, 121.030 7
19	8.51	6.74	447.094 3 [M－H]⁻	447.092 7	$C_{21}H_{20}O_{11}$	1.6	山柰酚-3-O-β-D-葡萄糖苷	447.094 3, 395.110 0, 285.040 6, 284.034 1, 255.031 2, 227.036 1, 211.041 5, 183.046 2, 151.003 1, 125.026 2

峰号	VIP	时间（min）	质荷比（m/z）	测定质量	分子式	分子量偏差	名　称	碎　片　信　息
20	8.00	4.71	370.213 7 $[M-H]^-$	370.213 1	$C_{21}H_{29}N_3O_3$	0.6	呋喃南蛇碱	370.213 7,319.047 5, 303.051 5,289.071 9, 287.056 5,271.059 9, 249.114 8,247.062 2, 160.113 0,131.050 6, 100.076 9
21	7.32	4.84	577.134 5 $[M-H]^-$	577.134 6	$C_{30}H_{26}O_{12}$	-0.1	原花青素 B_2*	577.134 5,425.089 0, 407.078 3,339.088 3, 289.073 1,287.057 9, 245.046 3,243.030 9, 203.072 2,161.025 5, 151.041 0,125.025 6
22	5.74	6.5	593.150 1 $[M-H]^-$	593.150 6	$C_{27}H_{30}O_{15}$	-0.3	山奈酚-3-O-芸香糖苷	593.150 1,575.118 8, 433.079 4,407.077 5, 285.041 2,284.034 1, 255.031 2,277.036 2, 163.004 5,125.025 7
23	5.16	5.89	593.150 1 $[M-H]^-$	593.105 6	$C_{27}H_{30}O_{15}$	-0.5	山奈酚3-O-新橙皮糖苷	593.150 1,579.131 8, 429.080 9,407.077 8, 300.027 7,285.038 9, 284.033 8,255.031 0, 227.035 7,151.004 8, 121.030 5,115.005 3

注：＊表示有对照品。

（四）讨论

本研究基于 UPLC-Q-TOF/MS 技术共筛选了 23 个符合筛选条件的化合物作为区分雷公藤与昆明山海棠潜在的生物标记物，其中利用对照品鉴定了 4 个化合物，通过文献初步推测鉴定了 14 个化合物的结构。其中 TH1、TH2、TH3、TH4、TH5 是 5 个生物碱类化合物，由于缺乏对照品及相关的文献报道暂未进一步鉴定。

本研究结果表明，生物碱类、低聚黄烷醇类化合物、槲皮素类及山奈酚类化合物是区分雷公藤与昆明山海棠叶片的重要生物标志物。在昆明山海棠叶片中 5 个生物碱类化合物 TH1、TH2、TH3、TH4、TH5 的相对含量极高，而雷公藤中几乎不含。呋喃南蛇碱（峰 20）含量则相反，雷公藤叶片中含量较高而昆明山海棠中含量极低或不含。类黄酮类化合物，如槲皮素类化合物（峰 7、12）、儿茶素、B 型原花青素二聚体、B 型原花青素三聚体、B 型原花青素四聚体四种低聚黄烷醇类化合物（峰 5、9、10、13、14、16、17、21、22）在昆明山海棠叶片中的相对含量均高于雷公藤叶片。雷公藤叶片中差异代谢物山奈酚类化合物除峰 8、15 的之外，峰 18、19、23、24 的相对含量则均高于昆明山海棠。上述化合物相对含量的检测结果表明雷公藤与昆明山海棠叶片的次生代谢物存在显著差异。

虽然雷公藤与昆明山海棠是近缘种，但是由于环境、地理等多种因素的不同，雷公藤与昆明山海棠的形态已产生了明显变化。本研究中形态典型的雷公藤叶片采自海拔 100～200 m，形态典型的昆明山海棠的叶片采自海拔 1 500～1 700 m。研究表明黄烷醇类化合物、槲皮素类及山柰酚类化合物是植物重要的光保护作用物质(如抵御强光辐射、过滤紫外辐射、清除植物体内自由基等),其相对含量的显著差异证明环境因子(如海拔、光照等)是影响雷公藤与昆明山海棠代谢叶片物产生差异的重要因子。

本研究通过对雷公藤与昆明山海棠叶片代谢比较研究发现雷公藤与昆明山海棠的叶片中二萜、三萜、倍半萜类成分不是区分两者的最主要因子,笔者认为雷公藤与昆明山海棠叶片的化学成分具有一定的相似性,但是区分两者的差异代谢物的相对含量差别明显。此外,鉴于 MS 在化合物鉴别,尤其是新化合物和同分异构体的鉴定中的不足,尚未鉴定的差异代谢物的结构需要借助 NMR 等其他技术手段来研究确定。

第五节　雷公藤与昆明山海棠中五种
有效成分的定量测定

利用超高效液相色谱-电喷雾串联三重四级杆质谱建立了对雷公藤药材根中五种有效成分进行定量分析的方法,并对不同产地的雷公藤药材中五种成分测定,比较其含量差异,以对雷公藤药材的质量进行多指标的控制,保证其用药的安全。

一、实验材料

1. 样品来源　试验所用的为雷公藤及昆明山海棠的根,分别采自江西、湖南、云南、浙江等,均经中国中医科学院中药资源中心郝近大鉴定,留样凭证存放于中国中医科学院中药资源中心,药材来源见表 3-5-1。

表 3-5-1　材料来源

编　号	药材名	拉　丁　名	来源地
1	雷公藤	*T. wilfordii*	江西萍乡
2	雷公藤(栽培)	*T. wilfordii* (*Cultivated*)	湖南岳阳
3	雷公藤	*T. wilfordii*	福建泰宁
4	昆明山海棠	*T. hypoglaucum*	云南杨武
5	雷公藤(栽培)	*T. wilfordii* (*Cultivated*)	浙江新昌
6	雷公藤	*T. wilfordii*	湖南岳阳
7	雷公藤	*T. wilfordii*	湖北通城
8	雷公藤	*T. wilfordii*	浙江兰溪
9	昆明山海棠	*T. hypoglaucum*	江西遂川
10	昆明山海棠(栽培)	*T. hypoglaucum* (*Cultivated*)	贵州剑河
11	昆明山海棠	*T. hypoglaucum*	湖南隆回
12	雷公藤(栽培)	*T. wilfordii* (*Cultivated*)	福建泰宁
13	昆明山海棠	*T. hypoglaucum*	贵州黔东南

2. **试剂** 水为超纯水，甲醇、乙腈为色谱纯（Fishier Scientific 公司），其余试剂均为分析纯。

3. **仪器设备** ACQUITY I‑Class 超高效液相色谱仪（美国 Waters 公司）；AB Q‑TRAP 6500 三重四级杆质谱仪（美国 ABsciex 公司，数据采集 Analyst ABsciex；数据分析 Multiquant 3.0）、BSA224S 型万分之一分析天平（德国 Sartorius 公司）、Centrifuge 5415D 型离心机（德国 Eppendorf 公司）、SB‑800‑DTD 型超声清洗机，超声功率 500 W（宁波新芝生物科技股份有限公司）、Pacific T‑Ⅱ型超纯水仪（美国 Thermo 公司）。

4. **药品** 化学对照品雷公藤甲素（批号 PS14030304）、雷公藤晋碱（批号 PS0725‑0010）、雷公藤定碱（批号 PS0725‑0005）购于成都普思生物科技股份有限公司，纯度均＞98%；雷公藤次碱（批号 4001‑165‑865），购于上海远慕生物科技有限公司，纯度＞98%；雷公藤内酯酮（批号 MUST14092810），购于成都曼斯特生物科技有限公司，纯度＞98%。

二、方法与结果

1. **色谱分析条件** 色谱条件：色谱柱为 Waters ACQUITY UPLC‑CSH‑C18S（2.1 mm×100 mm，1.7 μm）；流动相为 2% 甲酸铵（A）—乙腈（B），梯度洗脱；0～5 min，40%～70%B；5.1～7 min，100%B；7.1～9 min，40%B；流速 0.5 ml/min；柱温 40℃；进样量 1 μl。

质谱条件：离子源为 Turbo V，电离模式：（ESI＋）；采集方式：多反应监测（MRM）；离子化温度（TEM）：550℃；喷雾电压：5 500 V；雾化气（Gas 1）：55 kPa；辅助气（Gas 2）：55 kPa；气帘气（CUR）：30 kPa；碰撞气（CAD）：Medium。优化的各离子质谱参数见表 3‑5‑2。

表 3‑5‑2 优化的质谱条件参数

化合物	t_R(min)	定性离子对(m/z)	去簇电压(V)	碰撞电压(eV)	碰撞室出口电压(eV)
雷公藤甲素	1.11	361/145	160	35	13
雷公藤内酯酮	1.80	359/143	140	40	14
雷公藤定碱	2.97	884/838	30	42	13
雷公藤晋碱	3.03	858/840	264	37	14
雷公藤次碱	3.58	868/746	120	38	13

2. **对照品溶液的制备** 精密称取对照品雷公藤甲素，雷公藤内酯酮，雷公藤次碱，雷公藤定碱，雷公藤晋碱对照品适量，置 10 ml 容量瓶中，加适量甲醇超声使其溶解，再加甲醇至刻度，摇匀，制得质量浓度为 2.3×10⁵ ng/ml 的雷公藤甲素，1.4×10⁵ ng/ml 雷公藤内酯酮，0.9×10⁵ ng/ml 的雷公藤次碱，1.7×10⁵ ng/ml 的雷公藤定碱，1.7×10⁵ ng/ml 的雷公藤晋碱对照品供试液。

3. **供试品溶液的制备** 13 批雷公藤药材粉碎，过筛，精密称取药材粉末 0.20 g 置 2 ml Ep 管中，加入 80% 甲醇 1.5 ml，超声（功率 500 W）提取 1 h，放置室温，12 000 r/min 离心

10 min,取上清液,过 0.22 μm 的微孔滤膜,供 UPLC‑Q‑TRAP 分析。

4. 方法学考察

(1) 方法专属性:在上述色谱-质谱条件下,混合对照品和样品五种有效成分 MRM 定量离子图见图 3‑5‑1。从图可知,5 种成分分离良好,而空白基质加标样品的分析表明基质成分不干扰被测 5 种有效成分的检测。

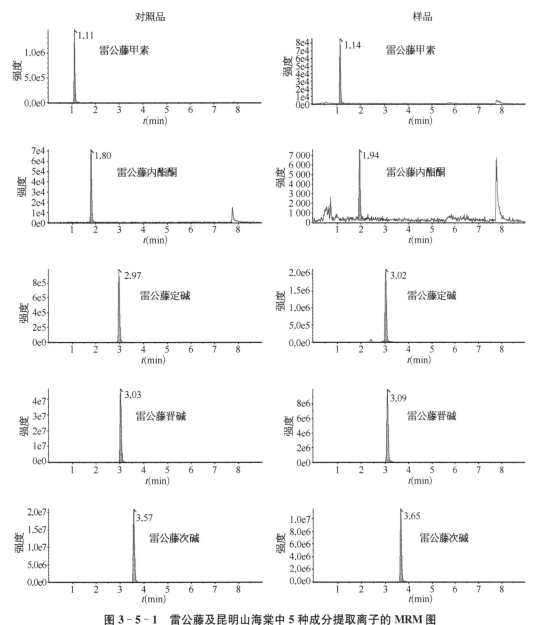

图 3‑5‑1　雷公藤及昆明山海棠中 5 种成分提取离子的 MRM 图

(2) 线性范围、检测限、定量限:精密量取制备好的对照品溶液适量,稀释到一定的浓度,再分别用甲醇稀释配置成 7 个梯度浓度的对照品溶液,按已有色谱条件进行分析。以峰面积为纵坐标(Y),对照品溶液的浓度为横坐标(X),得到 5 种成分的回归方程、相关系数和线性范围;再逐步稀释标准品溶液至信噪比(S/N)约为 10,计算定量限(LOQ);信噪比(S/N)约为 3,计算检测限(LOD)。结果见表 3 – 5 – 3。

表 3 – 5 – 3　5 种成分的回归方程标准曲线、检测限和定量限

成　　分	回 归 方 程	r	线性范围 (ng/ml)	定量限 (ng/ml)	检测限 (ng/ml)
雷公藤甲素	$Y = 4\,062.48X + 3\,197.86$	0.999 3	5.99～766.67	1.49	0.02
雷公藤内酯酮	$Y = 3\,453.79X + 637.97$	0.999 8	3.65～466.67	3.65	0.11
雷公藤定碱	$Y = 3\,029.22X + 22\,967.59$	0.999 1	265.63～17 000	1.11	0.69
雷公藤晋碱	$Y = 5.64e^4 X + 5.06e^6$	0.998 6	265.63～17 000	0.03	0.04
雷公藤次碱	$Y = 29\,159.64X + 1.92e^6$	0.997 8	84.74～5 400	0.29	0.09

(3) 精密度、稳定性、重复性和回收率试验:精密度试验:取一定浓度的混合对照品溶液,按照前述的色谱条件,重复进样 6 次,分别计算各成分面积的 RSD 值在 1.69%～2.59%,结果表明仪器精密度良好。

重复性试验:按照上述供试品溶液制备方法,取同一样品平行制备 6 份供试品溶液,按前述的色谱条件进样分析,测定各成分含量的 RSD 值在 1.32%～2.92%,表明方法重复性良好。

稳定性试验:取重复性试验中的同一份供试品溶液,按前述的色谱条件分别于 0、2、4、8、12、24 h 进样分析,分别计算各成分含量的 RSD 值在 2.50%～4.17%,结果表明供试品溶液室温下在 24 h 内稳定;

回收率试验:精密称取已知含量的同一样品 6 份,约 0.20 g,精密加入低、中、高三个浓度的 5 种对照品,按照供试品制备方法制备供试品溶液,按前述的色谱条件进样分析,计算 5 个成分的平均加样回收率在 96.72%～103.21%,其 RSD 范围在值 1.01%～2.41%,表明方法回收率良好。结果见表 3 – 5 – 4。

表 3 – 5 – 4　精密度、重复性、稳定性和加样回收率试验结果($n=6$)

化　合　物	RSD(%)			加样回收率	
	精密度	重复性	稳定性	平均回收率(%)	RSD(%)
雷公藤甲素	2.01	4.17	2.83	96.72	2.41
雷公藤内酯酮	2.59	2.49	2.81	99.03	1.32
雷公藤定碱	1.73	3.40	1.36	103.21	1.51
雷公藤晋碱	2.15	3.97	1.32	101.19	1.01
雷公藤次碱	1.69	2.50	2.92	98.23	2.02

5. 样品测定　分别精密称取 13 批的雷公藤样品粉末约 0.20 g,按供试品制备方法制备供试品溶液,按前述的色谱条件进样分析,分别计算各成分的含量,结果见表 3 – 5 – 5。

表 3 - 5 - 5 雷公藤及昆明山海棠药材中 5 种化学成分含量(μg/g)

编 号	雷公藤甲素	雷公藤内酯酮	雷公藤定碱	雷公藤晋碱	雷公藤次碱
1	0.090	0.043	12.255	0.774	1.650
2	0.043	0.012	7.824	0.070	0.168
3	0.069	0.011	2.507	3.392	1.796
4	0.048	0.001	1.270	0.735	0.267
5	0.083	0.011	4.041	0.992	2.177
6	0.075	0.019	16.440	0.140	0.561
7	0.047	0.019	8.261	0.486	1.182
8	0.102	0.047	11.679	0.658	1.848
9	0.032	0.012	16.920	0.143	0.532
10	0.087	0.021	5.105	2.931	1.227
11	0.053	0.075	3.452	0.744	1.157
12	0.052	0.015	5.219	4.611	4.527
13	0.044	0.014	2.457	0.870	0.487

三、讨论

在样品分析过程中,本研究比较了不同粒径色谱柱对雷公藤中 5 种成分的分离效果,考察了 Waters HSS T3 C18(2.1 mm×100 mm,1.7 μm),Waters CSH - C18S(2.1 mm×100 mm,1.7 μm),Waters BEH C18(2.1 mm×100 mm,1.7 μm),Waters BEH C18(2.1 mm×50 mm,1.7 μm)四根色谱柱,最终选择 Waters CSH - C18S(2.1 mm×100 mm,1.7 μm)柱,因其分离度和灵敏度均明显高于其他超高效液相色谱柱。对于流动相的选择,考察了乙腈-0.1%甲酸水、乙腈-0.1%甲酸铵水、乙腈-0.2%甲酸铵水,乙腈-0.2%甲酸铵水最佳。另外,色谱分离上雷公藤定碱和雷公藤次碱无法有效分离,但在质谱通道上两个化合的离子对不相互干扰,可以准确定量。

对 13 个批次的雷公藤及昆明山海棠样品进行定量分析,在选定的色谱条件下,经方法学考察,方法的重复性、稳定性、精密度均符合有关规定,方法准确可靠、简便快速。但是,不同批次的雷公藤药材中雷公藤甲素、雷公藤内酯酮、雷公藤定碱、雷公藤晋碱、雷公藤次碱含量差异较大。

从表 3 - 5 - 5 中可以看出,雷公藤定碱含量在江西萍乡、湖南岳阳、浙江兰溪的雷公藤中,江西遂川的昆明山海棠中含量较高;雷公藤内酯酮含量在湖南岳阳、浙江新昌的雷公藤中,贵州剑河、福建泰宁的昆明山海棠中较高,且其都为栽培品;雷公藤甲素含量在浙江新昌,浙江兰溪的雷公藤中,贵州剑河的昆明山海棠中含量较高。福建泰宁为雷公藤的道地产区,从表 3 - 5 - 5 中可以看出产地为福建泰宁的两个雷公藤样品中雷公藤晋碱,雷公藤次碱含量较高。整体来说昆明山海棠中 5 个成分含量低于雷公藤。

综上,本研究建立的 UPLC - ESI - MS/MS 法同时测定雷公藤中雷公藤甲素、雷公藤内酯酮、雷公藤定碱、雷公藤晋碱、雷公藤次碱 5 种活性成分的定量方法简单、快捷、准确,为综合评价雷公藤药材的质量,保证其用药的安全提供参考。

第六节　雷公藤属三种植物叶片中草酸钙结晶特征研究

一、材料与方法

1. 材料　研究材料为雷公藤属植物雷公藤、昆明山海棠、东北雷公藤的叶片,材料来源见表 3 - 6 - 1。

表 3 - 6 - 1　实验材料

序　号	名　　称	来　源
1	雷公藤	湖北通城
2	雷公藤	江西萍乡
3	雷公藤	浙江兰溪
4	昆明山海棠	贵州剑河
5	昆明山海棠	贵州雷山
6	昆明山海棠	云南玉溪
7	东北雷公藤	吉林通化

2. 方法　分别取供试植株的叶片(叶先端部分),FAA 液(70%乙醇∶冰醋酸∶38%甲醛,18∶1∶1),乙醇逐级梯度脱水,二甲苯透明,石蜡包埋,切片,番红-固绿二重染色,中性树胶封片,常规石蜡制片法制片。

用 5%NaOH 将植物的叶片透化处理,保持温度 45℃,不断更换 NaOH 溶液直至达到透化效果。在研钵中将叶片研至合理细度。石蜡切片,透化片,粉末样片在 OLYMPUS BX51 光学显微镜下观察、拍照。

二、结果与分析

1. 雷公藤属植物叶片横切面特征　3 种雷公藤属植物叶片的解剖学结构表明,该属植物叶片均为异面叶,均由表皮、叶肉组织及叶脉 3 部分组成(图 3 - 6 - 1A～F)。

(1) 表皮:上、下表皮均由一层细胞组成,细胞呈长方形或类方形,排列整齐。雷公藤叶脉下表皮偶见多细胞非腺毛。

(2) 叶肉组织:叶肉组织由栅栏组织和海绵组织组成,近上表皮雷公藤与昆明山海棠的栅栏组织呈长圆柱形,排列紧密,常 1 列。东北雷公藤的栅栏组织相对上述两者较短,呈圆柱形或短圆柱形,排列较疏松,常 1 列。近下表皮,三者的海面组织形状均不规则,雷公藤与

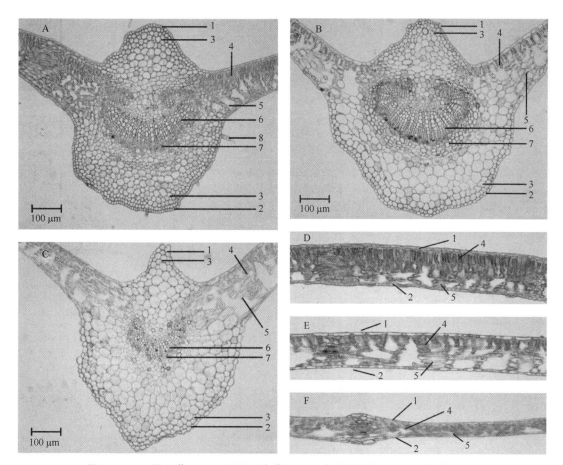

图 3 - 6 - 1 雷公藤(A、D)、昆明山海棠(B、E)、东北雷公藤(C、F)叶片横切面图

(1:叶片上表皮;2:叶片下表皮;3:厚角组织;4:栅栏组织;5:海绵组织;6:木质部;7:韧皮部;8:非腺毛)

昆明山海棠常 5～6 列,东北雷公藤常 4～5 列。

(3)叶脉:三种植物的主叶脉上、下表皮细胞均呈类方形,近上下表皮内侧有厚角组织 1～2 列。维管束似马蹄形,均为外韧型。雷公藤维管束木质部导管常多个一起呈放射状排列,木质部之间常有薄壁细胞 1～2 列,韧皮部在木质部外侧。昆明山海棠的维管束木质部较雷公藤更为发达,呈放射状,韧皮部在木质部外侧,韧皮部细胞常见紫色内含物。东北雷公藤维管束组织结构与雷公藤相似,但维管束面积占主叶脉面积较小,其韧皮部及薄壁细胞均可见紫色内含物。

上述表明,供研究的雷公藤属 3 种植物叶片结构非常相似,差异主要表现为叶肉细胞中的栅栏组织细胞大小及排列紧密程度以及主叶脉中维管组织的发达程度。其相似性反映了雷公藤属植物作为一个自然类群的生物共性,差异性则反映了种群自然分化的结果。

2. 草酸钙结晶形态及分布 草酸钙结晶在供试的 3 种雷公藤属植物叶片中主要分布在维管组织周围,在主叶脉可见分布维管束韧皮细胞外侧或少量分布于薄壁细胞中。在 3 种植物中主要的草酸钙结晶有菱形、长方体、八面体、不规则多面体或多角结晶簇。雷公藤属 3 种植物叶片中草酸钙结晶的形态特征及分布特征见表 3 - 6 - 2。

表 3‑6‑2　雷公藤、昆明山海棠、东北雷公藤叶片中草酸钙结晶形态、分布等特征比较

种　名	草酸钙结晶形态	分　布　位　置	尺　寸	丰富度
雷公藤	常见菱形,柱状方形或多面体	主叶脉维管束韧皮部外侧,少量见于薄壁细胞;次生叶脉周围(图3‑6‑2A、A1;图3‑6‑3A、D)	15 μm 以下	多
昆明山海棠	常见八面体形柱状或多面体,有时见菱形	主叶脉维管束韧皮部外侧;次生叶脉周围(图3‑6‑2B、B1;图3‑6‑3B、E)	16 μm 以下	较多
东北雷公藤	呈多角形或簇状	主叶脉维管束韧皮部外侧;次生叶脉周围(图3‑6‑2C、C1;图3‑6‑3C、F)	10 μm 以下	少

　　(1) 规则的多面体结晶:雷公藤叶片有多种形态的草酸钙结晶,常见菱形结晶,长方体结晶(图3‑6‑2A),昆明山海棠中有时也见菱形结晶。

　　(2) 不规则多面体结晶:昆明山海棠中常见草酸钙结晶形态主要为不规则多面体(图3‑6‑2B)。

　　(3) 多角或簇状结晶:东北雷公藤叶片中草酸钙结晶主要为多角形或簇状结晶(图3‑6‑2C)。

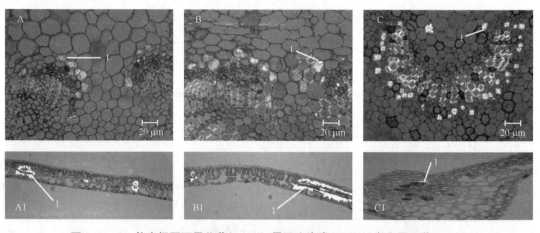

图 3‑6‑2　偏光视野下雷公藤(A,A1)、昆明山海棠(B,B1)、东北雷公藤(B,B1)
叶片横切面中草酸钙结晶的形态与分布(1 草酸钙结晶)

　　雷公藤属三种植物叶片中均有草酸钙结晶的分布,虽然在三种植物叶片中的分布方式一致,但不同种之间草酸钙形态特征存在差异。雷公藤与昆明山海棠的草酸钙结晶的形态相近,但又有所差别,而东北雷公藤明显有别于其他两个种。根据供试的 3 种雷公藤属植物的草酸钙结晶的特征差异,将其编制成检索表,以便于区分三种植物。

　　3 种雷公藤属植物草酸钙结晶特征分类检索表:

　　1. 有菱形晶体和不规则多面体结晶分布

　　　2. 常见菱形晶体,有时见不规则多面体结晶分布

　　　　3. 还有方晶分布……………………雷公藤 *Tripterygium wilfordii* Hook. f.

2. 有时见菱形晶体,不规则多面体结晶分布较多

3. 八面体结晶分布较多……昆明山海棠 *Triptergium hypoglaucum*（Levl）Hutch

1. 无菱形晶体和不规则多面体结晶分布

4. 主要为多角形或簇状结……东北雷公藤 *Triptergium regelii* Sprague et Takeda

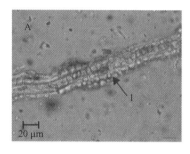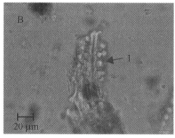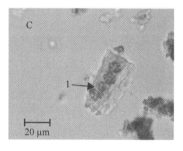

图 3-6-3　叶片中草酸钙结晶形及分布

（A：雷公藤叶片粉末中草酸钙结晶形态示图；B：昆明山海棠叶片粉末中草酸钙示图；C：东北雷公藤叶片粉末中草酸钙结晶形态）

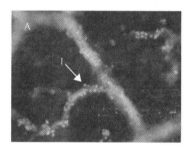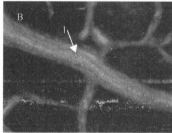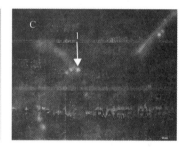

图 3-6-4　叶片透化处理后偏关视野下草酸钙结晶的分布

［A：雷公藤草酸钙结晶分布示图（×200）；B：昆明山海棠草酸钙结晶分布示图（×200）；C：东北雷公藤草酸钙结晶分布示图（×200）］

三、讨论

1. 雷公藤属三种植物叶片的解剖学特征区分的价值　总体而言雷公藤属三种植物叶片的解剖学结构相似,其差异表现在叶肉细胞中的栅栏组织细胞大小及排列紧密程度以及主叶脉中维管组织的发达程度。这在一定程度上反映了雷公藤属植物自然类群的共性和不同环境背景的分化特性,对区分三个种的作用有限。

2. 草酸钙晶体在雷公藤属三种植物中的分类学意义　草酸钙结晶的形成受严格的遗传调控,因此草酸钙晶体形态的多样性(不同种)和专一性(同种),可作为植物分类的重要依据之一。很多研究也表明草酸钙结晶特征已成为药用植物分类和中药品种鉴别的重要指标之一。就本研究而言,雷公藤属三种植物材料草酸钙结晶存在一定的差异,尤其是东北雷公藤草酸钙结晶显著不同于其他两者。而雷公藤与昆明山海棠草酸钙结晶的在一定程度上具有相似性,说明两者的遗传关系可能较与东北雷公藤更近,这与 Sue 等的研究结果类似。

3. 偏光显微镜在本研究中的应用　偏光镜观察可以排除干扰,能够快速、准确地找到植物组织的鉴定特征。本研究中应用偏光镜快速发现并区分了三种雷公藤属植物的草酸钙结晶,同时在观察草酸钙结晶分布的过程中,降低了对材料的透化程度的要求,减少了制作实验材料的程序。此外利用偏光镜对维管组织的折光效应,也可快速实现并减少生态研究中植物叶片叶脉长度统计等方面的工作。

第七节　雷公藤与昆明山海棠遗传关系研究

一、雷公藤与昆明山海棠的分子谱系地理研究

谱系地理学(Phylogeography)也称为系统地理学、亲缘地理学,由 John C. Avise 及其同事于 1987 年提出,主要研究种内和近缘种间基因谱系(lineage)地理格局形成的原理和过程。雷公藤与昆明山海棠的是近缘种,其种间关系一直是雷公藤属植物研究的热点。本节利用分子谱系地理的研究方法对雷公藤与昆明山海棠直线距离超过 50 km 的 14 个居群进行研究分析,以探索雷公藤与昆明山海棠的遗传关系。

（一）实验材料

样品信息见表 3-7-1。

表 3-7-1　直线距离超过 50 km 的 14 个居群的种源及地理信息

省份	城　市	样地编号	生存状态	名　称	经度(E)	纬度(N)	海拔(m)
湖北	通城	ETC	野生	雷公藤	113°53′43.88″	29°16′6.64″	172
湖南	岳阳	XYY	野生	雷公藤	113°18′54.69″	29°02′30.92″	162
	隆回	XLH	野生	昆明山海棠	110°44′40.73″	27°32′03.01″	1 397
福建	泰宁	FTN	野生	雷公藤	117°21′35.69″	27°45′16.99″	460
贵州	剑河	GJH	栽培	昆明山海棠	108°34′7.17″	26°39′27.02″	675
	雷山	GLS	野生	昆明山海棠	108°10′57.394″	26°22′36.866″	1 475
浙江	新昌	ZXC	栽培	雷公藤	120°56′32.606″	29°21′36.332″	412
	兰溪	ZLX	野生	雷公藤	119°45′16.60″	29°20′54.30″	116
江西	遂川	JSC	野生	昆明山海棠	114°00′24.939″	26°14′33.489″	1 200～1 800
	萍乡	JPX	野生	雷公藤	113°55′58.740″	27°42′55.147″	100
云南	玉溪	YYX	野生	昆明山海棠	102°10′17.35″	23°56′06.56″	1 772
安徽	绩溪	WJX	野生	昆明山海棠	118°45′19.5″	30°05′40.5″	449
	石门峡	WSMX	野生	昆明山海棠	118°14′21.0″	30°09′2.1″	682.5
	祁门	WQM	野生	雷公藤	117°23′19.25″	29°56′51.41″	115

（二）方法

1. 引物筛选　筛选了 *psbA* - *trnH*、*trnL* - *trnF* 两对引物,对直线距离超过 50 km 的 14 个居群样本进行分析。外类群数据来源于 NCBI 数据库(表 3 - 7 - 2)。

表 3 - 7 - 2　cpDNA 测序引物筛选

基因位点		PCR 引物 5′→3′	温度(℃)	长度	参考文献
psbA/ *trnH*	*psbA* *trnH*	GTTATGCATGAACGTAATGCTC GTTATGCATGAACGTAATGCTC	55	504 bp	Taberlet, et al., 1999
trnL/ *trnF*	*trnL* *trnF*	CGCGCATGGTGGATTCACAATCC CGAAATCGGTAGACGTACG	58	1 012 bp	Sang, et al., 1997

2. PCR 扩增　PCR 反应在 VERITI 型 PCR 循环仪上进行,反应体系为 20 μl：10× buffer 2 μl,dntp 1.6 μl,primerF 1.25 μl,primerR 1.25 μl,Extaq 聚合酶(5 U/μl)0.2 μl, ddH$_2$O 12.7 μl,DNA 模板 1 μl。扩增条件：*psbA* - *trnH* 95℃ 预变性 5 min,94℃ 变性 1 min,55℃退火 1 min,72℃延伸 1.5 min;72℃延伸 8 min。*trnL* - *trnF* 94℃预变性 4 min, 94℃变性 45 s,58℃退火 30 s,72℃延伸 1.5 min;72℃延伸 7 min。

3. 测序　扩增产物送至北京睿博兴科生物技术有限公司进行常规 3730 测序。送测体系 20 μl,均采用单向测序。

4. 数据分析　测序数据使用 Seqman(DNASTAR,v7.1)软件进行序列的比对,手工校对拼接,使用 MEGA5.1 进行序列调整,校准。DnaspV5.10(Librado and Rozas,2009)进行单倍型多样性(Hd),核苷酸多样性(π)、单倍型数目等运算。单倍型 Median - joining 网络图由 network4.61.3 软件分析完成,应用 Arcmap10.2(ESRI,Inc.)软件编辑绘制各单倍型的空间地理分布。

（三）结果

1. 序列分析及单倍型构建　本研究对 14 个直线距离超过 50 km 雷公藤与昆明山海棠居群,1 个外类群共 188 个个体的叶绿体基因组片段进行了测序分析。*psbA* - *trnH* 基因组序列经排列后长度为 350 bp,序列长度变异范围为 295～311 bp,为高度的长度多态性序列,其中位点 249～254,255～265 发生插入/缺失使序列长度发生变异(表 3 - 7 - 3)。 *trnL* - *trnF* 基因组序列经排列后长度为 900 bp,序列长度变异范围为 887～889 bp,位点 325,363 发生插入/缺失(表 3 - 7 - 3),将每一个体的 *psbA* - *trnH* 和 *trnL* - *trnF* 序列连接,得到总序列长度为 1 200 bp。

以苦皮藤（*Celastrus angulatus* Maxim.）为外类群,序列自 NCBI 下载,应用 DnaspV5.10 分析得到 9 个单倍型,其中单倍型多样性指数 Hd 为 0.838,核酸多态性指数为 0.000 14。用 network 软件构建单倍型 Median - joining 网状进化树(图 3 - 7 - 1),单倍型在各居群间的分布频率见表 3 - 7 - 4。

2. 单倍型构成及分布特点　雷公藤与昆明山海棠的 14 个居群被划分为 8 个单倍型,其中江西萍乡(JPX)、浙江新昌(ZXC)、福建泰宁(FTN)、湖北通城(ETC)共享单倍型 Hap1,

表 3－7－3　8 个单倍型和变异位点分布

位点	psbA/trnH									trnL/trnF								
	55	76	201	236	242	245	249	255	257	310	325	363	521	792	965	1 059	1 066	1 114
Hap1	*	T	T	T	T	A	—	-	-	C	—	-	T	T	C	C	T	T
Hap2	*	T	T	T	T	A	—	-	-	G	—	-	T	T	C	C	T	T
Hap3	*	T	C	C	T	A	—	☆	A	C	T	A	T	G	T	A	C	C
Hap4	*	T	C	C	T	A	—	☆	C	C	T	A	T	G	T	A	C	C
Hap5	*	G	C	C	G	T	Δ	☆	C	C	T	-	T	G	T	A	C	C
Hap6	#	G	C	C	G	T	Δ	☆	C	C	T	-	T	G	T	A	C	C
Hap7	#	T	C	C	G	T	Δ	☆	C	A	-	-	T	G	T	C	C	C
Hap8	#	T	C	C	G	T	Δ	☆	C	A	-	-	G	G	T	C	C	C

注：*AAA #TTT，ΔCAAATA，☆AAAATAAATAA，"－"表示缺失

表 3－7－4　雷公藤与昆明山海棠 14 个居群样本大小及 cpDNA 单倍型频率

居　　群	样本量	cpDNA 单倍型							
		Hap1	Hap2	Hap3	Hap4	Hap5	Hap6	Hap7	Hap8
江西萍乡（JPX）	11	11							
浙江新昌（ZXC）	6	6							
福建泰宁（FTN）	13	13							
湖北通城（ETC）	17	17							
安徽祁门（WQM）	10		10						
江西遂川（JSC）	13			13					
浙江兰溪（ZLX）	13				13				
湖南岳阳（XYY）	15				15				
湖南隆回（XLH）	14				14				
云南杨武（YYW）	21					21			
贵州雷山（GLS）	16					1	15		
贵州剑河（GJH）	9					1	8		
安徽绩溪（WJX）	9							9	
安徽石门峡（WSMX）	20								20
合计	187	47	10	13	42	23	23	9	20
单倍型频率（%）		25.1	5.3	7.0	22.5	12.3	12.3	4.8	10.7

安徽祁门（WQM）、江西遂川（JSC）、安徽绩溪（WJX）、安徽石门峡（WSMX）各自单独拥有一个单倍型，分别为 Hap2、Hap3、Hap7、Hap8。湖南岳阳（XYY）、湖南隆回（XLH）与浙江兰溪（ZLX）共享单倍型 Hap4。位于云南杨武（YYW）与位于贵州雷山（GLS）及贵州剑河

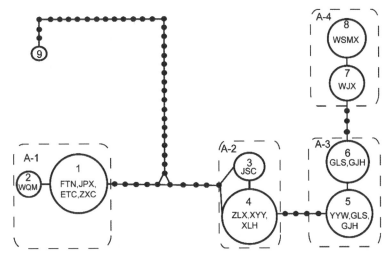

图 3-7-1 雷公藤与昆明山海棠 14 个居群单倍型网络

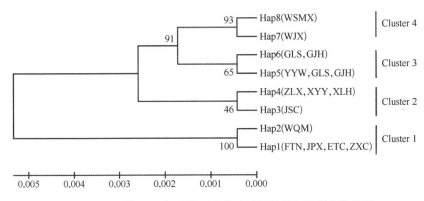

图 3-7-2 基于 Nei's 遗传距离构建的雷公藤与昆明山海棠叶
绿体基因组序列 8 种单倍型的系统进化树

（单倍型饼状图大小与居群取样大小成正比，饼状图周围字母为居群缩写同图 3-7-1）

（GJH）的居群共享单倍型 Hap5，同时贵州雷山（GLS）与贵州剑河（GJH）的居群又共享单倍体 Hap6。

对 8 个单倍型的叶绿体基因组序列构建 Nei's 系统进化树，共分为 4 组，组 1 位于基部进化支的是主要位于海拔 300 m 以下的低山和丘陵地带的单倍型 Hap1（ETC，JPX，ZXC，FTN）和 Hap2（WQM），支持率为 100%，组 2 是主要位于海拔 1 000 m 左右山区或海拔 300 m 以下的低山丘陵地带的单倍型 Hap3（JSC）和 Hap4（ZLX，XYY，XLH），组 3 是位于云贵高原的 Hap5（YYW，GLS，GJH）和 Hap6（GLS，GJH）并为一个单系。组 4 由单倍型 Hap7 和 Hap8 组成，分布于黄山山脉，海拔 400~800 m 的多山或峡谷地带，其与组 3 形成一个单系，支持率为 91%。

图 3-7-1 圆圈中的数字表示单倍型，字母表示单倍型分布的居群缩写，圆点表示假定的单倍型，每一分枝表示一次突变。圆圈面积与单倍型的频率成正比。

（四）讨论

1. 单倍型网状图特点及地理分布特点　本研究中雷公藤与昆明山海棠的 14 个居群被分成了 8 个单倍型,单倍型网络树状图与 Nei's 系统进化树结构相同,两种计算结果均可将 8 个单倍型划分为 4 组。从地理结构上看,划分的 4 个组均呈现明显的地域性和不同的生态特征,表明环境因子与雷公藤和昆明山海棠遗传分化有关。单倍型网状图呈类线性结构,根据单倍型网状图结合居群地理分布可将 8 个单倍型分为 4 个组,分别为组 A－1 的 Hap1、Hap2,组 A－2 的 Hap3、Hap4,组 A－3 的 Hap5、Hap6 及组 A－4 的 H7、H8。

组 A－1 分布于长江中下游平原,除居群 FTN 与居群 ZXC 海拔在 400 m 左右低山丘陵区外,居群 JPX、ETC、WQM 海拔均在 200 m 以下。组 A－2 地理状况较复杂,居群 JSC 地处罗霄山脉南段东麓,海拔 1 200 m 以上;居群 XLH 位于湖南隆回雪峰山脉中段东麓,海拔 1 300 m 以上;组 ZLX、XYY 则分布于海拔 200 m 左右的典型丘陵地带。组 A－3 中各居群（YYW、GLS、GJH）分布均属云贵高原。单倍型突变次数上看,组 A－1 至 A－3 呈显著的与居群地理距离相关分布,即由东向西,遗传分化距离逐步增大。这种距离的变化还伴整体随海拔因素的变化,即整体上看各居群海拔由东向西逐渐升高。然而组 A－4 的 Hap7（居群 WJX）与 Hap8（居群 WSMX）遗传分化距离最远,但不管是地理距离还是海拔均不是最远或最高。这种差异可能与两个居群所处地理位置及气候环境有关。居群 WJX、WSMX 分布于黄山山脉,黄山山脉位于北纬 30°附近,无论从地质历史角度还是现代环境角度来看,黄山区域一直处于多样环境的过渡带甚至是急变带上。以气候环境为例,北纬 30°可能是北极与赤道之间过渡带的急变带,在第 4 纪冰期时,黄山地区为季风型冰缘环境,气候类型是介于冰川气候和暖湿气候之间的过渡气候,现代气候则处于中亚热带季风气候的过渡气候区。这种处在多种环境的边际上的山地气候条件,很有可能是导致区域 A－4 居群 WSMX 与 WJX 遗传分化距离最远的原因之一。

2. 雷公藤与昆明山海棠"种"的关系　《中国植物志》将雷公藤与昆明山海棠分为两个种,分类依据为叶片大小、叶背有无白粉、花序及单花大小、翅果特征。本研究通过对所有采集的标本比对发现不同居群的雷公藤与昆明山海棠形态差异较大,但形态上存在过渡区域,并无明显的分类界限。通过由叶绿体基因组序列构建的 8 个单倍型研究发现,单倍型 Hap3 与 Hap4 是两个特殊的单倍型,两者序列信息仅相差 1 个变异位点,所以将两者合为组 A－2。分析组 A－2 中的两种单倍型的构成,单倍型 Hap3 所属的居群 JSC 为植物昆明山海棠,而单倍型 Hap4 是居群 ZLX、XYY（雷公藤）与居群 XLH（昆明山海棠）的共享单倍型。这些证据直接支持将雷公藤与昆明山海棠合为一个种,结论与前人研究一致,此处将雷公藤与昆明山海棠合称雷公藤。

二、基于微卫星标记的雷公藤遗传多样性分析

微卫星标记（microsatellite marker）,又称为短串联重复序列（short tandem repeats, STRs）或简单重复序列（simple sequence repeats, SSR）。因其丰富的多态性、共显性、技术重复性好等特点。在构建遗传图谱,品种鉴定,亲缘关系鉴定,以及居群遗传学方面都得到

了广泛的应用。

基于第一节的研究结果,本节将雷公藤与昆明山海棠合为一个种。利用SSR研究方法进一步研究雷公藤的遗传多样性与遗传分化。

（一）材料和方法

1. 材料　材料来源见表3-7-5。

表3-7-5　雷公藤16个居群的样地信息

省份	城　市	样地编号	生存状态	经度(E)	纬度(N)	海拔(m)
湖北	通城	ETC	野生	113°53′43.88″	29°16′6.64″	172
湖南	岳阳	XYY	野生	113°18′54.69″	29°02′30.92″	162
	岳阳	ZXYY	栽培	113°06′48.35″	29°08′07.25″	75
	隆回	XLH	野生	110°44′40.73″	27°32′03.01″	1 397
福建	泰宁	ZFTN	栽培	117°23′06.24″	27°3′45.20″	401
	泰宁	FTN	野生	117°21′35.69″	27°45′16.99″	460
贵州	剑河	GJH	栽培	108°34′7.17″	26°39′27.02″	675
	雷山	GLS	野生	108°10′57.394″	26°22′36.866″	1 475
浙江	新昌	ZXC	栽培	120°56′32.606″	29°21′36.332″	412
	兰溪	ZLX	野生	119°45′16.60″	29°20′54.30″	116
江西	遂川	JSC	野生	114°00′24.939″	26°14′33.489″	1 200～1 800
	萍乡	JPX	野生	113°55′58.740″	27°42′55.147″	100
云南	玉溪	YYX	野生	102°10′17.35″	23°56′06.56″	1 772
安徽	绩溪	WJX	野生	118°45′19.5″	30°05′40.5″	449
	石门峡	WSMX	野生	118°14′21.0″	30°09′2.1″	682.5
	祁门	WQM	野生	117°23′19.25″	29°56′51.41″	115

2. 方法

（1）引物筛选：通过文献检索,获取了10对SSR荧光引物,通过实验验证发现10对引物的特异性及多态性良好（表3-7-6）。

表3-7-6　荧光引物信息表

引物	引物序列(5′-3′)	重复序列	尺寸范围(bp)	温度(℃)	荧光染料	GenBank登录号
TW01	F: CTCCAATGCTGCTTCTTTG R: AGCCACTTTTCCTAACAATCTG	$(CA)_{20}$	154～190	56.6	FAM	JF828274
TW02	F: CCTTCCTCTTCAGCACAAT R: CACAGCCAAATCAAAACAA	$(CT)_{29}$	137～172	55.7	FAM	JF828275

（续表）

引物	引物序列(5′-3′)	重复序列	尺寸范围(bp)	温度(℃)	荧光染料	GenBank登录号
TW03	F：TCAAGCACTTCACCATCCTG R：CGTCCTTTGTTCATTGTGGA	$(GA)_{19}$	208～240	58.0	FAM	JF828276
TW04	F：CCTTTCCATCTCTCCATCTC R：GCTTATTTCCAAAGAGTCCAG	$(CT)_{17}$	177～228	56.5	FAM	JF828277
TW05	F：AAGGGTATATTCGTCAATTCAG R：GCCAGGATTTTGTATTATAGGA	$(CT)_{12}$	221～234	56.4	HEX	JF828278
TW06	F：TGGTGAAGTGTCCTAATAGAGC R：GGTGGCAAGTTCTGTTGTC	$(GA)_{10}$	284～294	57.3	HEX	JF828279
TW07	F：GCGGAGAAATTAAGTTAGGC R：TGCATGATGACACATACAGAC	$(CAT)_{10}$ $(GA)_4$ $(AGG)_5$	174～198	56.1	TAMRA	JF828280
TW08	F：CCGTTGATGTTCTCATAAACTC R：TGTTCAGCACTTATTTGACTTG	$(TGA)_8$	174～201	56.2	TAMRA	JF828281
TW09	F：ACCAACGGATCAGTTTACATAC R：TGGTGGATTTCTAATGATGTTC	$(CAT)_7$	196～210	56.5	TAMRA	JF828282
TW10	F：GACGGAGCAGTGTGTAGTG R：GAGCAGGAGATTGTGATGAC	$(CAT)_8$	206～262	56.5	TAMRA	JF828283

（2）PCR 扩增：10 对引物均由上海生工公司合成，PCR 反应在 AB 公司的 PCR System9700 仪器上进行。

反应体系为 25 μl：10×Buffer 2.5 μl；dNTP（2.5 mM）2 μl；primer F：0.4 μl；primer R：0.4 μl；rTaq DNA（5U/μl）聚合酶 0.25 μl；模板 DNA 1 μl；H2O 18.45 μl。

扩增条件为 40 个循环 94℃预变性 5 min，94℃变性 30 s，退火温度 54℃ 30 s，72℃延伸 30 s，72℃延伸 10 min。核微卫星 10 个微点，每个位点共 30 个种群，每个种群尽可能取样 20 个个体，共 256 个 PCR 反应，扩增引物送至北京睿博兴科生物技术公司进行微卫星检测。

3. 数据分析

（1）居群遗传多样性分析：利用 PopGen（Population Gene Analysis，version 1.3.2）软件计算观测杂合度 Ho（Observed Heterogosity）、期望杂合度 He（Expected Heterogosity）、平均等位基因数（A）、Shannon's 信息指数（I）。

（2）遗传分化分析：采用软件 GENEPOP v4.0（Rousset 2008）计算 Fis、Fst、Nm。采用软件 GenAlEx 6.5（Peakall & Smouse 2005；Peakall & Smouse 2012）进行种群遗传变异来源的 AMOVA 分析和 Mantel 检验。

（3）聚类分析：运用 Power - Marker ver. 3.25（Liu & Muse 2005），首先计算等位基因频率，然后用等位基因频率计算 Nei's（1983）遗传距离，进一步构建 NJ 树。

（二）结果

1. **遗传多样性**　对雷公藤遗传多样性进行分析（表3－7－7），16个居群中观测杂合度（Ho）的范围为0.2500～0.8500，平均为0.46255，其中居群ZFTN观测杂合度最高，居群WQM观测杂合度值最低。期望杂合度（He）范围为0.2000～0.5741，平均值为0.4016，其中居群ZZXC期望杂合度值最低，居群WSMX期望杂合度值最低。各居群的平均等位基因数（A）为1.4000～4.9000，所有居群的平均等位基因数为3.0500，居群zzxc最低（$A=1.4000$），居群YYW、WSMX最高（$A=4.9000$）。有效等位基因数目（Ne）的范围为1.4000（居群ZZXC）－3.3218（居群WSMX），平均值为2.0796。Shannon's信息指数范围为0.2773（居群ZZXC）－1.1406（居群WSMX），平均值为0.6958。实验数据显示居群GLS、YYW、XLH、WJX、WSMX的平均等位基因数、Shannon's信息指数均较其他居群高，表明这些居群较其他居群具有较高的遗传多样性，居群WSMX遗传多样性最高。

表3－7－7　雷公藤野生居群的遗传多样性

居　群	观测杂合度	期望杂合度	平均等位基因数	平均有效等位基因数	Shannon's信息指数（I）
JSC	0.3600	0.3885	2.8000	1.7951	0.6617
JPX	0.4952	0.3011	2.0000	1.6084	0.4500
FTN	0.7383	0.3975	1.8000	1.7901	0.5520
ZLX	0.5682	0.3262	2.3000	1.6733	0.5018
GLS	0.4238	0.4357	3.8000	2.2562	0.8463
XYY	0.3663	0.4070	3.5000	2.2789	0.7870
ETC	0.4450	0.3675	3.0000	1.8391	0.6466
YYW	0.3752	0.4677	4.9000	2.5682	0.9474
XLH	0.4891	0.4548	3.7000	2.1964	0.8430
ZFTN	0.8500	0.5319	2.5000	2.2384	0.8251
ZXYY	0.3500	0.3806	2.8000	2.2225	0.6942
ZGJH	0.3222	0.3790	3.1000	1.8239	0.7029
ZZXC	0.4000	0.2000	1.4000	1.4000	0.2773
WJX	0.4375	0.4923	3.8000	2.6756	0.9402
WSMX	0.5300	0.5741	4.9000	3.3218	1.1406
WQM	0.2500	0.3210	2.5000	1.5854	0.3168
总计	0.46255	0.4016	3.0500	2.0796	0.6958

2. **遗传分化与基因流分析**　遗传分化研究结果显示（表3－7－8）雷公藤居群中总体近交系数（Fis）为－0.107，表明其居群间的近交程度高而远交程度低。种群间遗传分化系数（Gst）为0.420，表明雷公藤的42.0%的遗传变异源于种群间，而58.0%的遗传变异源于种群内。以 Weir & Cockerham（1984）的 F－统计量计算的居群间遗传分化系数 Fst 为0.436，与 Gst 值接近。两种计算方法均显示雷公藤居群间存在着较明显的遗传变异，而基因流

$Nm = 0.324(Nm < 1)$进一步表明雷公藤居群间可能由于遗传漂变而发生了分化(Millar，et al.，1991)。

表 3 - 7 - 8　雷公藤居群的遗传分化信息

样品数	*Fis*	*Fst*	*Gst*	*Nm*
256	− 0.107	0.436	0.420	0.324

3. 遗传相似系数　为了进一步比较雷公藤各居群间的遗传分化关系,本研究根据 Nei's (1972)方法,利用 PopGene 软件计算出各居群间的遗传距离(D)和遗传一致度(I)(表 3 - 7 - 9)。结果显示雷公藤各居群遗传距离在 0.056 6(居群 GLS 与居群 ZGJH)至 2.719 1(居群 YYW 与居群 WSMX),遗传距离与遗传一致度呈负相关,遗传一致度最小值 0.065 9(居群 YYW 与居群 WSMX)而最大值为 0.945 0(居群 GLS 与居群 ZGJH),表明居群 GLS 与居群 ZGJH 遗传相似性水平最高,而居群 YYW 与居群 WSMX 遗传相似性水平最低。

应用 GenAlEx 6.5 软件对所有居群进行 AMOVA 分析(表 3 - 7 - 10),结果显示在雷公藤全部的遗传变异中,居群内的遗传变异所占比例为 59%,居群间的遗传变异比例为 41%,表明居群间的遗传分化是推动雷公藤居群分化的重要因素。Mantel 检验结果表明雷公藤居群的遗传距离与海拔垂直高度相关性极显著($r = 0.609$，$P < 0.01$，$y = 5.719x + 16.812$，$R^2 = 0.214 8$),和地理距离也存在显著相关性($r = -1.119 1$，$P < 0.05$，$y = -0.003 8x + 22.801$，$R^2 = 0.076 1$,图 3 - 7 - 3)。

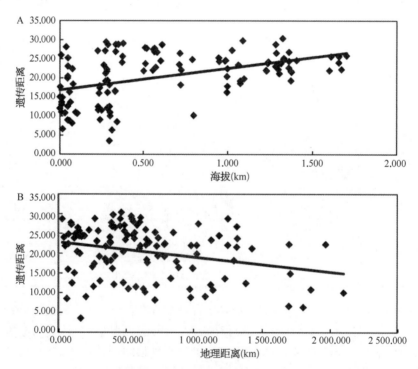

图 3 - 7 - 3　基于 Mantel 检验的雷公藤遗传距离(纵坐标)与海拔(横坐标)(A)、遗传距离与地理距离(横坐标)(B)相关性分析

表 3-7-9 雷公藤 16 个居群 Nei's 遗传一致度（I）（对角线之上），基因遗传距离（D）（对角线之下）

居群	JSC	JPX	FTN	ZLX	GLS	XYY	ETC	YYW	XLH	ZFTN	ZXYY	ZGJH	ZZXC	WJX	WSMX	WQM
JSC	*	0.2940	0.4731	0.3047	0.4158	0.3575	0.4050	0.3792	0.6129	0.2547	0.3145	0.4503	0.2788	0.3452	0.2282	0.2854
JPX	1.2241	*	0.6521	0.8291	0.3671	0.7049	0.8433	0.3725	0.3274	0.7226	0.7874	0.3427	0.8263	0.0842	0.1375	0.6415
FTN	0.7485	0.4275	*	0.5940	0.4344	0.5044	0.6830	0.3276	0.5147	0.5779	0.5285	0.4298	0.5503	0.2391	0.2809	0.4322
ZLX	1.1885	0.1874	0.5208	*	0.3009	0.7298	0.8061	0.2781	0.2731	0.6104	0.8566	0.3514	0.9117	0.1323	0.0997	0.6211
GLS	0.8776	1.0020	0.8339	1.2009	*	0.9831	0.8551	0.6331	0.5687	0.3911	0.3235	0.9450	0.3101	0.1955	0.2873	0.2623
XYY	1.0286	0.3497	0.6843	0.3150	0.9831	*	0.1420	0.3269	0.3539	0.4805	0.9177	0.4024	0.7703	0.1504	0.1632	0.5325
ETC	0.9039	0.1705	0.3813	0.2155	0.8551	0.1420	*	0.4249	0.3764	0.6716	0.8531	0.4182	0.7908	0.0806	0.1125	0.6403
YYW	0.9697	0.9876	1.1159	1.2797	0.4571	1.1182	0.8559	*	0.2724	0.4247	0.3041	0.5754	0.3066	0.0783	0.0659	0.3415
XLH	0.4895	1.1166	0.6642	1.2980	0.5644	1.0387	0.9772	1.3006	*	0.3111	0.3033	0.5982	0.2609	0.2691	0.3302	0.1641
ZFTN	1.3678	0.3249	0.5484	0.4936	0.9388	0.7329	0.3981	0.8565	1.1676	*	0.5288	0.3280	0.5924	0.0978	0.2212	0.5698
ZXYY	1.1569	0.2391	0.6378	0.1548	1.1285	0.0859	0.1589	1.1904	0.1930	0.6372	*	0.3553	0.8642	0.1445	0.1266	0.5506
ZGJH	0.7978	1.0708	0.8444	1.0459	0.0566	0.9103	0.8718	0.5528	0.5139	1.1146	1.0348	*	0.3350	0.2383	0.2666	0.2627
ZZXC	1.2773	0.1908	0.5972	0.0925	1.1709	0.2609	0.2348	1.1823	1.3438	0.5236	0.1460	1.0937	*	0.1395	0.1542	0.7123
WJX	1.0635	2.4750	1.4310	2.0224	1.6323	1.8948	2.5178	2.5466	1.3126	2.3246	1.9347	1.4343	0.9699	*	0.7854	0.1873
WSMX	1.4777	1.9843	1.2697	2.3055	1.2473	1.8130	2.1850	2.7191	1.1079	1.5088	2.0671	1.3221	1.8696	0.2416	*	0.2064
WQM	1.2540	0.4439	0.8390	0.4762	1.3381	0.6301	0.4458	1.0743	1.8072	0.5624	0.5968	1.3369	0.3392	1.6748	1.5779	*

表 3-7-10　雷公藤 16 个居群 10 个微卫星位点的 AMOVA 分析

变异来源	自由度	总方差	变异组分	变异百分比（%）
居群间	15	797.746	1.620	41%
居群内	496	1 043.943	2.322	59%
总计	511	1 841.689	3.942	100%

4. 聚类分析　应用 Power-Marker ver. 3.25 计算雷公藤居群间的遗传相似系数,根据 Nei's(1983)法构建 UPGMA 聚类图(图 3-7-4)。聚类分析结果显示海拔相近的居群有明显聚为一个单系的趋势,以海拔为参照,海拔 450 m 左右及以下的居群(如居群 JPX、ZXYY、XYY、ETC、ZZXC、ZLX、WQM、ZFTN、FTN)聚为组 1。海拔 450 m 左右及以上的居群(如居群 WJX、WSMX、JSC、XLH、ZGJH、GLS、YYW)聚为组 2。

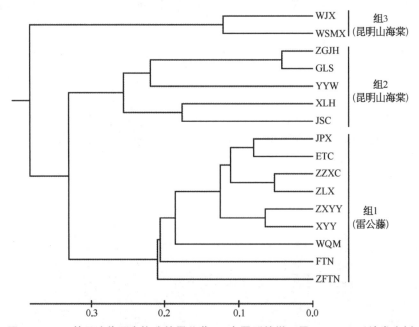

图 3-7-4　基于遗传距离构建的雷公藤 16 个居群的微卫星 UPGMA 系统发育树

（三）讨论

本研究结果表明,不同来源的雷公藤居群具有丰富的遗传多样性($Ho = 0.462\,55$,$He = 0.401\,6$,$A = 3.050\,0$,$Ne = 2.079\,6$,$I = 0.695\,8$)。观测杂合度(Ho)、期望杂合度(He)、平均等位基因数(A)、有效等位基因数目(Ne)及 Shannon's 信息指数在 16 个居群中均存在差异,居群 WSMX 遗传多样性最高,居群 ZZXC 遗传多样性最低。结果所示的雷公藤居群丰富的遗传多样性与雷公藤的生活史特征相符,雷公藤自然分布于我国长江流域及以南至西南的丘陵、山地及高山地带,地形及气候条件复杂多变,而这种条件有利于雷公藤遗传多样性的保存。遗传多样性丰富意味着该物种具有较高的生态适应性,较大的进化潜力及巨大的遗传改良潜力。

雷公藤遗传分化研究结果显示,雷公藤的遗传变异有 42% 来源于居群间($Gst = 0.420$,$Fst = 0.436$),结果与分子方差分析结果(41% 变异源于居群间)相近。Hamrick 等指出交配系统是影响植物遗传多样性和遗传分化的最主要因素,而种群间的变异对整个雷公藤物种变异贡献高达 42%,参考 Hamrick 等,刘万水等和胡迪科等的研究结果,认为雷公藤各居群间已经具有了明显的遗传分化趋势,同时也表明雷公藤的交配系统为自交或近交。基因流 $Nm = 0.324$($Nm < 1$)进一步表明雷公藤居群间可能由于遗传漂变而发生了明显的遗传分化。

将基于 Nei's(1972)方法得到的遗传相似性数据与各居群的地理距离、海拔高度进行 Mantel 检验,结果显示雷公藤的遗传一致性与海拔高度呈显著相关性($r = 0.609$,$P < 0.01$,$y = 5.719x + 16.812$,$R^2 = 0.2148$,图 3 - 11 - 4A),地理距离较显著相关($r = -1.1191$,$P < 0.05$,$y = -0.0038x + 22.801$,$R^2 = 0.0761$,图 3 - 11 - 4B)。因此,影响雷公藤各居群间遗传分化的地理因素表现为海拔高度大于地理距离。

居群 UPGMA 聚类分析结果显示 16 个居群分化为三支,如图 3 - 7 - 4 所示,传统形态分类的雷公藤(居群 JPX、ZXYY、XYY、ETC、ZZXC、ZLX、WQM、ZFTN、FTN)聚为 Group1,传统形态分类的昆明山海棠(居群 JSC、XLH、ZGJH、GLS、YYW)除居群 WJX、WSMX 外聚为 Group2,而居群 WJX、WSMX 聚为 Group3。从亲缘关系上看,Group1 和 Group2 处于并系,具有共同的祖先;而 Group3 单独聚为一支,其具有单独的祖先,这与分子谱系地理研究的结果相互验证。

从海拔高度上看,雷公藤居群则因海拔高度的不同而发生明显的分化。以海拔 450 m 为参照,海拔 450 m 左右及以下的居群(居群 JPX、ZXYY、XYY、ETC、ZZXC、ZLX、WQM、ZFTN、FTN)聚为 Group1;海拔 450 m 左右及以上的居群(居群 JSC、XLH、ZGJH、GLS、YYW)聚为 Group2 和 Group3(居群 WJX、WSMX)。再次验证的海拔是影响雷公藤与昆明山海棠遗传分化的重要因子。

综上所述,雷公藤具有丰富的遗传多样性和较高的生态适应性。地理及生态环境因子、种群的近交或自交的繁殖方式等因素是雷公藤居群形成遗传多样性和发生遗传分化的重要因素,且雷公藤与昆明山海棠可能因海拔等因素影响而分化为两种生态型。

第八节　雷公藤二萜合酶基因
克隆及功能研究

雷公藤甲素是中药雷公藤中主要的二萜类活性成分之一,具有明显的抗炎、免疫抑制、抗肿瘤等生物活性,也因其药理活性显著而备受关注。

雷公藤甲素与丹参酮同属松香烷型二萜化合物。目前,丹参酮生物合成途径较为深入,而雷公藤甲素生物合成途径研究才刚刚起步,国内外学者通过分析雷公藤转录组数据,筛选出雷公藤甲素上游生物合成途径(MVA 途径和 MEP 途径)候选酶基因,例如 *TwHMGR*、*TwDXR* 等。在下游生物合成途径中,也已筛选出 12 个候选二萜合酶基因及 6 个 *P450* 基因(*CYP*85 基因家族中新发现的 *CYP*88*H* 亚家族)。研究者前期对雷公藤悬浮细胞进行了转录组测序,在此基础上,本研究拟深入开展雷公藤甲素生物合成途径关键酶基因克隆和功能研究。

本研究目的:一是对雷公藤愈伤组织、无菌苗和悬浮细胞中主要萜类成分进行含量测定和定性分析。二是通过转录组测序数据得到雷公藤甲素生物合成相关二萜合酶基因的全长序列,为揭示雷公藤甲素生物合成机制提供靶基因。三是通过蛋白体外酶促反应及酵母工程菌发酵等方法,解析酶催化和发酵产物的化学结构,从而鉴定候选基因功能,为阐释其下游生物合成途径和合成生物学研究奠定基础。

主要研究内容:一是在实验室诱导建立了稳定的雷公藤愈伤组织、无菌苗及悬浮细胞培养体系,采用 HPLC 检测了雷公藤愈伤组织、无菌苗和悬浮细胞中雷公藤甲素、雷酚内酯、雷公藤红素的含量,结果表明雷公藤悬浮细胞中雷公藤甲素、雷酚内酯、雷公藤红素含量明显高于其他两类离体组织,并利用 Agilent 1260 HPLC/Bruker FT－ICR－MS solarix Maldi/EDI 9.4T 液质联用仪得出的质谱碎片信息、液相保留时间、紫外光谱信息,共鉴定了雷公藤悬浮细胞中 8 种萜类成分,分别为雷公藤甲素、雷酚内酯、雷公藤红素、雷公藤内酯甲(以上均有标准品对照);雷酚萜醇、雷酚萜、22－β-羟基－3－氧代－Δ_{12}-齐墩果烯－29－羧酸、雷公藤内酯乙(以上均无标准品对照),并以雷公藤悬浮细胞为实验材料,MJ 诱导后发现雷公藤甲素等萜类化合物的积累量在不同诱导时期变化较大,相比于对照组有明显提高。

二是在已有雷公藤转录组高通量测序数据中,共得到雷公藤次生代谢中萜类骨架生物合成和二萜生物合成相关基因序列,并进一步筛选得到 8 个二萜合酶 unigenes,通过 RACE 及全长克隆技术从雷公藤悬浮细胞 cDNA 中克隆得到 6 个二萜合酶基因全长 cDNA 序列,分别命名为 *TwCPS*1、*TwCPS*2、*TwCPS*3、*TwKS*、*TwGES*1、*TwGES*2,继而进行了相应的生物信息学分析,为后期基因的功能分析及阐释雷公藤甲素生物合成途径奠定基础。

三是利用双酶切、RF 克隆等技术成功将 *TwCPS*1、*TwCPS*2、*TwCPS*3、*TwKS*、*TwGES*1、*TwGES*2 构建到 pMAL－c2X 或 pMAL－c5X 表达载体中(且前期实验当中尝试过构建到 pET28a(＋)、pET32a(＋)、pGEX－6p－1 表达载体,但未成功表达出可溶性蛋白),并且成功表达出相应可溶性蛋白,继而以 GGPP 为酶促反应底物并以丹参 SmCPS、SmKSL 及拟南芥 AtCPS、AtKS 作为阳性对照,进行体外酶促反应阐明相应基因功能,并通过酵母工程菌发酵来证实体外酶促的结果,表明 TwCPS1 蛋白催化 GGPP 形成 *nor*－CPP(主产物)及泪杉醇(manool,副产物),由此鉴定为雷公藤柯巴基焦磷酸合酶;TwCPS2 蛋白不能催化 GGPP 形成新的产物,即无 class II 酶活性;TwCPS3 蛋白催化 GGPP 形成 *ent*－CPP(主产物)及泪杉醇(manool,副产物),由此鉴定为雷公藤对映柯巴基焦磷酸合酶;TwKS 蛋白特异性催化 *ent*－CPP 形成对映-贝壳杉烯 16 醇(主产物)和对映-贝壳杉烯(副产物),由此鉴定为雷公藤对映贝壳杉烯合酶;TwGES1 蛋白催化 GGPP 形成香叶基芳樟醇,由此鉴定为雷公藤香叶基芳樟醇合酶;TwGES2 蛋白不能催化 GGPP 形成新的产物,即无 class I 酶活性。通过上述研究,成功克隆并鉴定了 6 条雷公藤二萜合酶基因,为解析雷公藤中二萜类化合物生物合成途径和合成生物学研究奠定了基础。

一、雷公藤离体组织培养及其化学成分研究

雷公藤化学成分复杂,主要含有二萜、三萜、倍半萜、生物碱及苷类、糖类、醇类和微量元素等成分。雷公藤甲素(triptolide,又称雷公藤内酯醇)是中药雷公藤公认的主要活性成分之一,它是一类具有 3 个环氧基团以及一个 α,β 不饱和五元内酯环结构的构型的独特的松香烷型二萜类化合物。自 1972 年 Kupchan 等首次分离并发现雷公藤甲素具有明显抗白血病作用以来,现代药理研究表明雷公藤甲素还具有明显的抗炎、免疫抑制、抗肿瘤等重要生物活性,近年来其抗肿瘤活性研究成果相继在 *Nature Chemical Biology*、*Cancer Research*、*Science Translational Medicine* 等国际高水平杂志发表,并进入临床评价研究阶段。但雷公藤甲素人工合成困难,价格昂贵,市场需求量大,而且资源日益遭到破坏,因此,通过组织培养技术生产雷公藤甲素及其他药用次生代谢物质,具有特殊的现实意义。近年来,国内外不少专家学者对雷公藤组织培养技术进行了大量研究,如愈伤组织诱导、悬浮细胞培养和不定根培养的研究。

本研究利用组织培养技术在实验诱导建立了稳定的雷公藤愈伤组织、无菌苗及悬浮细胞培养体系。采用高效液相色谱法测定并比较雷公藤愈伤组织、无菌苗及悬浮细胞中雷公藤甲素、雷酚内酯、雷公藤红素含量高低;进一步采用液质联用仪鉴定了雷公藤悬浮细胞中 8 种萜类成分,分别为雷公藤甲素、雷酚内酯、雷公藤红素、雷公藤内酯甲,雷酚萜醇、雷酚萜、22 - β - 羟基 - 3 - 氧代 - Δ^{12} - 齐墩果烯 - 29 - 羧酸、雷公藤内酯乙;同时检测到雷公藤悬浮细胞中雷公藤甲素等萜类化合物积累量经 MJ 诱导后明显提高。为阐释雷公藤甲素及其他具有显著药理活性的次生代谢产物的生物合成途径提供稳定可控的研究材料。

(一)实验材料

1. 植物材料　雷公藤愈伤组织(由福建农林大学吴承祯提供),接种于 0.5 mg/L 2,4 - D + 0.1 mg/L KT + 0.5 mg/L IBA(pH 5.8)MS 琼脂培养基中,25℃,黑暗条件培养。

2. 主要试剂　Murashige & Skoog(MS)基本培养基(美国 PhytoTechnology Laboratories 公司),激动素(美国 Sigma 公司),2,4 - 二氯苯氧乙酸(美国 Sigma 公司),吲哚 - 3 - 丁酸(美国 Sigma 公司),吲哚 - 3 - 乙酸(美国 Sigma 公司),6 - 苄氨基腺嘌呤(美国 Sigma 公司),茉莉酸甲酯(MJ)(美国 Sigma 公司),甲醇(色谱纯)(美国 Fisher Scientific 公司),乙腈(色谱纯)(美国 Fisher Scientific 公司)。

3. 主要仪器　Prominence LC - 20A 型液相色谱仪(日本岛津公司),Bruker FT - ICR - MS Solarix Maldi/EDI 9.4T system(德国 Bruker 公司)。

(二)实验方法

1. 雷公藤愈伤组织、无菌苗及悬浮细胞培养体系的建立　剪取雷公藤新生叶及茎,清洁干净后消毒,用无菌水冲洗若干次,将幼叶切成 0.5 cm×0.5 cm 左右小块,将幼茎切成 1.0 cm 左右长小段,接种于含 2,4 - D(pH 5.8)MS 琼脂培养基上,25℃,黑暗条件培养。约 20 日后,在外植体切口处开始长出愈伤组织。选取白色有光泽、质地疏松、长势良好的愈伤

组织接种于 0.5 mg/L 2,4-D＋0.1 mg/L KT＋0.5 mg/L IBA(pH 5.8)MS 琼脂培养基上继代培养,25℃,黑暗条件培养。福建农林大学惠赠的愈伤组织接种于上述同样培养基上,25℃,黑暗条件培养。并将愈伤组织接种于 0.2 mg/L IAA＋0.5 mg/L KT＋1.5 mg/L 6-BA(pH 5.8)的 MS 琼脂培养基上,25℃,光照 16 h/黑暗 8 h 培养,每月继代 1次,培养获得无菌苗。

雷公藤愈伤组织经过连续继代培养 3 代以上,选取生长良好、质地疏松、生长情况一致或相似的愈伤组织,用镊子夹成小块,以每瓶 1.0 g 的愈伤组织转接入含 100 ml 0.5 mg/L 2,4-D＋0.1 mg/L KT＋0.5 mg/L IBA(pH 5.8)MS 液体培养液的 250 ml 三角瓶中,放于摇床上,25℃,黑暗条件 120 r/min 悬浮培养。

2. 茉莉酸甲酯诱导处理雷公藤悬浮细胞　连续转接 3 次以上的雷公藤悬浮细胞作为供试材料。100 ml 锥形瓶中加入 25 ml 0.5 mg/L 2,4-D＋0.1 mg/L KT＋0.5 mg/L IBA(pH 5.8)MS 液体培养基,接种 2.0 g 悬浮细胞。25℃,黑暗条件 120 r/min 悬浮培养。配制 0.5 mol/L MJ 母液(以 DMSO 为助溶剂),0.22 μm 微孔滤膜过滤除菌。在雷公藤悬浮细胞培养 12 日后,诱导组加入 MJ 母液使终浓度为 50 μmol/L,CK 组加入相应体积DMSO,之后放于摇床上,25℃,黑暗条件 120 r/min 悬浮培养,分别于 1 h、4 h、12 h、24 h、48 h、72 h、120 h 及 240 h 取材,-70℃ 冻存备用。

3. 雷公藤离体组织中主要萜类成分的提取和定性分析

(1) 供试品的制备:取雷公藤离体组织,稍研碎,置于玻璃培养皿中,标记,置于-80℃超低温冰箱中冷冻 4 h;取出冷冻材料,迅速放入冷冻干燥机中,冷冻干燥 8 h,干燥完毕,取出并称量,将材料放入 50 ml 锥形瓶中,加 20 ml 甲醇,浸泡过夜;超声提取 30 min,抽滤,残渣加 20 ml 甲醇超声 30 min,抽滤,合并滤液并转移至旋蒸瓶中,45℃水浴蒸干;向旋蒸瓶中加适量的乙酸乙酯,溶解,取上清液置于另一旋蒸瓶中,45℃水浴蒸干,加适量色谱甲醇溶解,转移至 2 ml 容量瓶中,定容至刻度处,即得样品溶液。

(2) 质谱条件:应用岛津 LC-20AT 型高效液相色谱仪及 Aglilent Eclipse XDB-C18柱(5 μm, 4.6×250 mm);以乙腈(B)-0.05%乙酸水溶液(A)为流动相进行梯度洗脱。流速:0.8 ml/min;柱温:35℃;进样量:10 μl;检测波长:220 nm 和 425 nm。

采用 Agilent 1260 HPLC/Bruker FT-ICR-MS solarix Maldi/EDI 9.4T 液质联用仪,离子源为 ESI 源;干燥气流速 4 L/min;干燥气温度 180℃;毛细管电压 4.0 kV;负离子方式检测;扫描范围为质荷比(m/z):60～1 000。

梯度洗脱程序,见表 3-8-1。

表 3-8-1　梯度洗脱程序

时间(min)	流动相 B
0	38
12	38
25	60
30	65
35	65

（续表）

时间（min）	流动相 B
48	85
52	85
54	83
65	83

（三）实验结果

1. 雷公藤愈伤组织、无菌苗、悬浮细胞体系的建立　雷公藤愈伤组织生长较好，富有光泽，白色，质地较为致密；将愈伤组织置于分化培养基上，约 1 周后愈伤组织颜色逐渐变绿，一个月后愈伤组织增殖膨大出现芽点，继而生长出小苗；将雷公藤愈伤组织人为分成小细胞团，置于雷公藤悬浮细胞培养基中，连续培养 3 代以上形成稳定的雷公藤悬浮细胞培养体系，随着培养时间增加，细胞团粒变大，颜色由黄白色变为淡黄色；培养液由前期的清澈变为淡黄白色，最后变为淡黄色。见图 3-8-1。

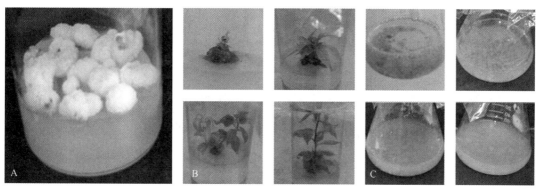

图 3-8-1　雷公藤离体组织培养体系
（A：愈伤组织；B：无菌苗；C：悬浮细胞）

2. 雷公藤离体组织中主要萜类成分的测定　用 HPLC 方法检测雷公藤愈伤组织、无菌苗及悬浮细胞中雷公藤甲素、雷酚内酯、雷公藤红素的含量。结果表明雷公藤悬浮细胞中雷公藤甲素、雷酚内酯、雷公藤红素含量最高，分别为愈伤组织和无菌苗的 2.63 倍和 2.30 倍、4.28 倍和 3.15 倍、9.70 倍和 5.06 倍（图 3-8-2）。

3. 雷公藤悬浮细胞主要萜类成分定性分析　利用 Agilent 1260 HPLC/Bruker FT-ICR-MS solarix Maldi/EDI 9.4T 液质联用仪得出的质谱碎片信息、液相保留时间、紫外光谱信息，共鉴定了雷公藤悬浮细胞中 8 种萜类成分，分别为雷公藤甲素、雷酚内酯、雷公藤红素、雷公藤内酯甲（以上均有标准品对照）；雷酚萜醇、雷酚萜、22-β-羟基-3-氧代-Δ^{12}-齐墩果烯-29-羧酸、雷公藤内酯乙（以上均无标准品对照）。见图 3-8-3。

4. 茉莉酸甲酯诱导对雷公藤悬浮细胞主要萜类成分积累的影响　雷公藤悬浮细胞 MJ 处理组，从第 1 h 到第 48 h 雷公藤甲素含量略有起伏没有明显变化，从第 72 h 开始

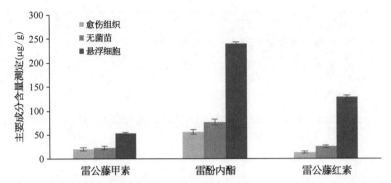

图 3 - 8 - 2　雷公藤离体组织中雷公藤甲素、雷酚内酯、雷公藤红素含量测定

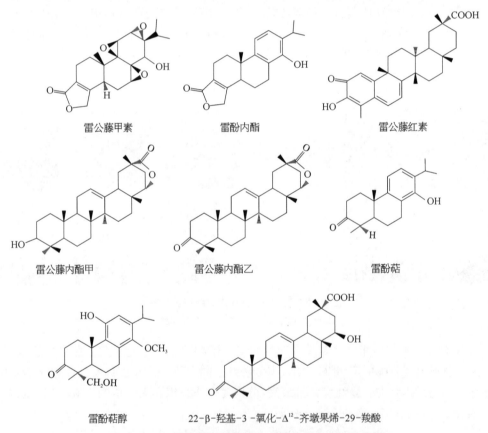

图 3 - 8 - 3　雷公藤悬浮细胞中主要萜类成分定性分析

显著增长,到第 240 h 达到最大值,为对照组的 2.61 倍。雷酚内酯和雷公藤红素的变化趋势与雷公藤甲素类似,MJ 处理组从 0～48 h 在开始水平略有起伏没有明显变化,从第 72 h 进入快速增长期,于 240 h 达到最大值,分别为对照组的 3.36 倍和 1.97 倍。见图 3 - 8 - 4。

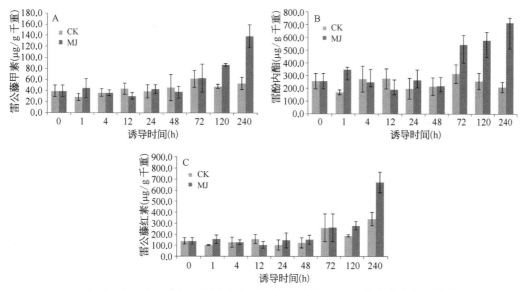

图 3‑8‑4 茉莉酸甲酯(MJ)对雷公藤悬浮细胞雷公藤萜类成分含量的影响

(A：雷公藤甲素；B：雷酚内酯；C：雷公藤红素)

（四）讨论与小结

本研究以雷公藤愈伤组织为基础，不断继代培养，并转接于液体培养基及分化培养基中，培育出稳定的雷公藤悬浮细胞培养体系，诱导出雷公藤无菌苗培养体系，为后续雷公藤代谢调控及雷公藤甲素生物合成途径研究提供候选的研究材料。

为确认培育出的雷公藤愈伤组织、无菌苗和悬浮细胞是否可用于后续研究，我们对上述生物材料进行了化学成分分析，比较得出雷公藤悬浮细胞中雷公藤甲素、雷酚内酯、雷公藤红素含量最高，分别为愈伤组织和无菌苗的 2.63、2.30 倍，4.28、3.15 倍，9.70、5.06 倍。据文献报道，MJ 作为一种重要的信号分子和有效的外源诱导子，对植物次生代谢产物的合成具有重要的调控作用，且已有研究表明 MJ 能诱导雷公藤悬浮细胞中基因的差异表达，因而本研究选取 MJ 作为外源诱导子，用于诱导雷公藤悬浮细胞，结果表明 MJ 对雷公藤悬浮细胞中雷公藤甲素、雷公藤红素和雷酚内酯的含量均起到正向调节的作用，从第 72 h 进入快速增长期，于 240 h 达到最大值。并且本研究还采用液质联用仪鉴定了雷公藤悬浮细胞中 8 种萜类成分，分别为雷公藤甲素、雷酚内酯、雷公藤红素、雷公藤内酯甲，雷酚萜醇，雷酚萜、22‑β‑羟基‑3‑氧代‑Δ^{12}‑齐墩果烯‑29‑羧酸、雷公藤内酯乙。基于以上研究结果，我们选取雷公藤悬浮细胞作为后续研究材料，为阐释雷公藤甲素及其他具有显著药理活性的次生代谢产物（例如雷公藤红素）的生物合成途径提供稳定可控的研究材料。

二、雷公藤二萜合酶基因 cDNA 的全长克隆及其分析

二萜类化合物通常以 GGPP 为底物，在二萜合酶的催化作用下形成，即 IPP 通过一系列的反应形成 GGPP 后，二萜合酶以 GGPP 为起始底物，经过最初的离子异构化后环化形成各种阳离子中间产物，最终通过去质子或捕获亲核物质进一步环化形成一系列的二萜骨

架中间体；并通过细胞色素 P450 结构修饰，主要包括羟基化、甲基化、异构化、脱甲基化、加成和还原等，最终生成二萜类化合物。雷公藤甲素属松香烷型二萜类化合物，解析其生物合成途径的关键点及难点即为明确雷公藤甲素二萜骨架中间体，即明确参与二萜骨架中间体合成的二萜合酶及其功能，因此挖掘雷公藤二萜合酶基因全长 cDNA 序列是雷公藤甲素生物合成途径解析研究的前体和基础。

本实验根据前期的雷公藤悬浮细胞转录组数据获得 8 个雷公藤二萜合酶基因片段，设计 5′端和 3′端特异引物，通过快速 cDNA 末端扩增（RACE）克隆得到 6 条二萜合酶基因全长 cDNA 序列，分别为 *TwCPS*1、*TwCPS*2、*TwCPS*3、*TwKS*、*TwGES*1、*TwGES*2；然后针对 6 条二萜合酶基因全长 cDNA 序列，进行包括完整阅读框分析、编码区蛋白特性分析、氨基酸序列的多重序列比对和系统发生树分析等生物信息学分析，从理论上分析 *TwCPS*1、*TwCPS*2、*TwCPS*3、*TwKS*、*TwGES*1、*TwGES*2 的基本特性，并推测可能的催化功能，为下一步进行功能研究提供理论指导。

茉莉酸甲酯（methyl jasmonate，MJ）是一类特殊的环戊烷衍生物型植物激素，在植物生长发育中起着信号传递作用，作为外源诱导子，其对植物次生代谢产物的合成具有重要的调控作用，且已有研究表明 MJ 能诱导雷公藤悬浮细胞中基因的差异表达。因而本研究选取 MJ 作为外源诱导子，用于诱导雷公藤悬浮细胞，采用荧光实时定量 PCR 的方法，考察 MJ 处理前后雷公藤悬浮细胞中 *TwCPS*1、*TwCPS*2、*TwCPS*3、*TwKS*、*TwGES*1、*TwGES*2 基因表达情况，结合高效液相色谱法（HPLC）对处理前后雷公藤悬浮细胞二萜类成分（例如雷公藤甲素）的含量分析，对雷公藤中克隆的 *TwCPS*1、*TwCPS*2、*TwCPS*3、*TwKS*、*TwGES*1、*TwGES*2 进行表达分析，并考察基因表达与二萜类成分积累的关系。

（一）实验材料

1. 植物材料 本实验室诱导建立的雷公藤悬浮细胞，接种于 0.5 mg/L 2,4-D + 0.1 mg/L KT + 0.5 mg/L IBA（pH 5.8）MS 液体培养液中，放于摇床上，25℃，黑暗条件 120 r/min 悬浮培养。

2. 主要试剂 Murashige&Skoog（MS）基本培养基（美国 PhytoTechnology Laboratories 公司），激动素（美国 Sigma 公司），2,4-二氯苯氧乙酸（美国 Sigma 公司），吲哚-3-丁酸（美国 Sigma 公司），茉莉酸甲酯（MJ）（美国 Sigma 公司），酚：氯仿：异戊醇（25：24：1）（北京鼎国昌盛生物技术有限责任公司），DNase I（美国 NEB 公司），三氯甲烷（分析纯）（北京化工厂），异丙醇（分析纯）（北京化工厂），乙醇（分析纯）（北京化工厂），RNA 纯化试剂盒（北京天根生化科技有限公司），FastQuant RT Kit（With gDNase）（北京天根生化科技有限公司），PrimeScript 1st Strand cDNA Synthesis Kit（大连 TaKaRa 宝生物工程有限公司），SMARTer RACE cDNA Amplification Kit（大连 TaKaRa 宝生物工程有限公司），pMD19-T Vector（大连 TaKaRa 宝生物工程有限公司），Gene JET Gel Extraction Kit（美国 Thermo Scientific 公司），Trans 5α 感受态细胞（北京全式金生物技术有限公司），PrimeSTAR GXL DNA Polymerase（大连 TaKaRa 宝生物工程有限公司），TaKaRa *Ex Taq*（大连 TaKaRa 宝生物工程有限公司），TaKaRa *rTaq*（大连 TaKaRa 宝生物工程有限公司），KAPA SYBR©FAST qPCR Kit Master Mix（美国 Kapa Biosystems 公司）。

RNA 提取试剂（CTAB‑LiCl 法）：2% CTAB，2% PVP，100 mM Tris‑HCl（pH 8.0），25 mM EDTA，2 M NaCl，10% β‑巯基乙醇（使用前加入）。75%乙醇，10.0 M LiCl 本实验室配制保存。

3. 主要仪器　DYY‑12 型电脑三恒多用电泳仪（北京市六一仪器厂），凝胶成像分析系统（中国香港基因有限公司），ND‑1000 型核酸/蛋白分析仪（中国香港基因有限公司），5810R 型低温冷冻离心机（德国 Eppendorf 公司），MM 400 型混合型球磨仪（德国 Retsch 公司），Veriti™ 96 孔梯度 PCR 仪（美国 Applied Biosystems 公司），7500 型 Real Time PCR System（美国 Applied Biosystems 公司）。

（二）实验方法

1. 雷公藤悬浮细胞总 RNA 的提取和检测

（1）提取：采用 CTAB‑LiCl 法提取上文所述茉莉酸甲酯诱导处理的雷公藤悬浮细胞总 RNA，提取后用 DNase I 及 RNA 纯化试剂盒对所提取的总 RNA 进行精制，去除 RNA 中的基因组污染。RNA 提取中所用的溶液均用 0.1% DEPC·H_2O 处理并高压灭菌（含 Tris 的溶液均使用经高压灭菌的 0.1% DEPC·H_2O 直接配制），试验所用的玻璃器皿及研钵清洗后晾干，180℃烘烤 6 h 以上。主要步骤如下。

1）取适量 -70℃冻存的雷公藤悬浮细胞于 2.0 ml 离心管中，加入无 RNase 的洁净磁珠，于球磨粉碎仪在液氮环境中研磨成粉末。

2）取 65℃预热的 CTAB‑Buffer 1.0 ml 加入 1.5 ml 离心管中，并加入 10% β‑巯基乙醇，将研磨好的粉末充分混匀于 CTAB‑Buffer 中，65℃水浴 10 min，期间要上下倒置 2～3 次，然后 4℃，10 000 r/min 离心 5 min。

3）加入等体积的酚：氯仿：异戊醇（25：24：1），剧烈震荡 3 min，4℃，10 000 r/min 离心 10 min，重复抽提 1 次。

4）取上清液至 1.5 ml 的离心管中，加入 1/4 体积 10.0 mol/L LiCl，混匀后置于 -70℃ 1 h。

5）4℃，10 000 r/min 离心 30 min，弃上清液。

6）75%乙醇清洗沉淀，4℃，10 000 r/min 离心 5 min，重复 1 次。

7）空气下干燥，加入 50 μl DEPC·H_2O，-70℃冻存。

（2）精制：总 RNA 的精制，步骤如下。

1）按以下体系加入反应试剂。

成　　　分	体　　　积
总 RNA	20.0～50.0 μg
10×DNase Buffer	5.0 μl
DNase I（RNase‑free 5 μ/μl）	2.0 μl
RNase Inhibitor（40 μ/μl）	0.5 μl
DEPC·H_2O	Up to 50.0 μl

2）37℃水浴 20～30 min。

3）以下步骤在冰浴中进行。在 RNA 样品中加入 RNase‐Free 水补足至 100 μl，加入 350 μl 溶液 RK（使用前请先检查是否已加入 β‐巯基乙醇），充分混匀。

4）加入 250 μl 无水乙醇，充分混匀，立即进行下一步。

5）将上一步所得溶液和沉淀一起转入吸附柱 CR2 中，12 000 r/min 离心 30 s，弃掉收集管中的废液。

6）向吸附柱 CR2 中加入 500 μl 漂洗液 RW（请先检查是否已加入乙醇），室温放置 2 min 后，12 000 r/min 离心 30 s，弃废液，将 CR2 放入收集管中。

7）重复操作步骤 4，然后 12 000 r/min 离心 5 min，去除残余液体。

8）将吸附柱 CR2 转入一个新离心管中，加 14～20 μl RNase‐Free 水，室温放置 2 min 后，12 000 r/min 离心 2 min。要提高 RNA 得率，可重复上步操作一次，合并两次得到的溶液，－20℃ 保存。

（3）检测：RNA 溶液用 DEPC·H_2O 稀释 10 倍后，取 RNA 稀释液 5～8 μl 在 1.0% 琼脂糖凝胶上以 15 V/cm 电压快速电泳，观察 28S 与 18S 的比值以确定 RNA 的完整性，并用核酸定量仪进行检测，并利用测定 OD_{260}/OD_{280}、OD_{260}/OD_{230} 的值，确定 RNA 的含量和纯度。

当雷公藤悬浮细胞总 RNA 出现 2 条带，即 28 S 和 18 S，且 28 S 的亮度和宽度约是 18 S 的 2 倍，$OD_{260/280} \geqslant 1.8$，这说明上述方法提取的蛋白质的污染比较少，总 RNA 完整性很好，且当 RNA 的总量 $\geqslant 6$ μg，浓度 $\geqslant 100$ ng/μl，证明 RNA 符合转录组测序和 DGE 分析的条件，然后送诺禾致源公司进行转录组测序及数字基因表达谱（digital gene expression profiling，DGE）分析。

2. 雷公藤悬浮细胞转录组测序及 DGE 分析 基于 Illumina HiSeq 2000 技术测序平台，利用双末端测序（Paired‐End）的方法，构建常规转录组进行双末端测序，获得 1 个雷公藤悬浮细胞样品的转录组测序数据。利用转录组测序数据，基于 Linux 系统平台及相应程序、脚本等，开发适用于雷公藤样品转录组分析的软件模块。然后进行生物信息学分析，对原始数据进行去除接头、污染序列及低质量 reads 的处理，数据产出统计及测序数据的成分和质量评估，进行转录本组装，基因功能注释（Nr，Nt，KEGG，GO，KOG，Swissprot，Pfam），转录本的 GO 分类、COG 分类、KEGG 分析，预测编码蛋白框（CDS），基因表达水平分析及 RNA‐seq 整体质量评估。

同样也基于 Illumina HiSeq 2000 技术测序平台，构建常规转录组文库进行 SE100 单端测序，获得进行测序的雷公藤悬浮细胞样品的数字基因表达谱分析（DGE）的测序数据。基于 Linux 系统平台，利用 C 语言、C++ 语言、perl 语言以及相应程序、脚本等，开发适用于雷公藤样品 DGE 分析的软件。然后进行生物信息学分析，对原始数据进行去除接头、污染序列及低质量 reads 的处理，测序评估数据质量评估，参考序列比对分析基因表达水平分析，RNA‐seq 整体质量评估，基因差异表达分析，差异基因在样品间的 GO 富集分析，差异基因在样品间的 KEGG 富集分析，蛋白质互作网络分析。

3. 雷公藤二萜合酶基因全长 cDNA 克隆

（1）cDNA 末端快速扩增（RACE）

● RACE Ready 第 1 链 cDNA 合成

根据 SMARTer™ RACE cDNA Amplification Kit 的说明,取提取的总 RNA,采用试剂盒提供的引物进行反转录,合成 RACE Ready 第 1 链 cDNA。

1) 准备足够量的缓冲混合液用于 5′-和 3′-RACE-Ready cDNA 合成反应,加 1 个额外反应确保足够的体积。每 10 μl cDNA 合成反应,混合下列组分且在离心机离心,然后放置室温,直到步骤 7)。

5×First-Strand Buffer	2.0 μl
DTT(20 mmol/L)	1.0 μl
dNTP Mix(10 mmol/L)	1.0 μl
总体积	4.0 μl

2) 对于不同种 RACE-Ready cDNA 分别加入以下组分。

对于 5′-RACE-Ready cDNA,加入下列组分。

RNA	1.0~2.75 μl
5′-CDS primer A	1.0 μl

对于 3′-RACE-Ready cDNA,加入下列组分:

RNA	1.0~3.75 μl
3′-CDS primer A	1.0 μl

3) 在第 2 步的管子中加入无菌水使 5′-RACE 总体积达到 3.75 μl,3′-RACE 体积达到 4.75 μl。

4) 混匀,在离心机中轻微离心。

5) 72℃温育 3 min,然后在 42℃冷却 2 min。冷却后,14 000 g 离心 10 s。

6) 对于 5′-RACE-Ready cDNA 合成反应,每个反应中加 1 μl 的 SMARTer IIA oligo。

7) 按照下列顺序在室温下混合下列成分用于 5′-和 3′-RACE-Ready cDNA 合成反应。

Buffer Mix from Step 1	4.0 μl
RNase Inhibitor(40 U/μl)	0.25 μl
SMARTScribe™ Reverse Transcriptase(100 U)	1.0 μl
总体积	5.25 μl

8) 从步骤 7 中的混合物取 5.25 μl 加到步骤 5(3′-RACE cDNA)和步骤 6(5′-RACE cDNA)中变性的 RNA 中,总体积为 10 μl。

9) 轻轻吸打管内混合物,轻轻旋转管子收集底部内容物。

10) 置于 PCR 仪中 42℃温育 90 min。

11) 然后 70℃加热 10 min。

12) 用 Tricine‐EDTA Buffer 稀释第一链反应产物：

如果 Total RNA≤200 ng   加 20 μl   Tricine‐EDTA；

如果 Total RNA≥200 ng   加 100 μl   Tricine‐EDTA；

如果开始用 poly A$^+$ RNA   加 250 μl   Tricine‐EDTA。

13) 将所得到的第 1 链 cDNA 产物−20℃保存（可以保存 3 个月）。

● 引物设计

根据雷公藤悬浮细胞转录组测序分析结果所获得的二萜合酶基因片段，使用 Primer Premier 5.0 软件设计 5′和 3′端特异性引物，如表 3‐8‐2 所示，特异引物（GSPs）的设计原则是：23～28 nt，50%～70% GC，Tm ≥65℃，最好是 Tm＞70℃（可用于 Touchdown PCR）。

表 3‐8‐2 二萜合酶基因 RACE 引物序列

引 物 名 称	序列(5′‐3′)
comp47785_c0‐5′RACE	CAAAGCCAACAAGCATGTGCTCGGA
comp47785_c0‐3′RACE	TTCCCTGCCTTACTCTCACGCTTCG
comp45389_c1‐5′RACE	AGACGCTCGTACAAGTCAATAGGGTGC
comp45389_c1‐3′RACE	GGTCGCATTTGCACTGGATGTTCCG
comp443103_c0‐5′RACE	GCTGCACTAGCTCTCTCATGTCACTCTC
comp443103_c0‐3′RACE	CAAGGTTTGCCATCAGCTTGGTCAC
comp33181_c1‐5′RACE	CACAGGCAGTGGAAGATGGAGAGAACAAG
comp33181_c1‐3′RACE	GGGTCATTCTTGTTCTCTCCATCTTCCAC
comp33181_c0‐5′RACE	GTAATCGCCTGATTTGATTGTCCCGC
comp33181_c0‐3′RACE	ATTGCATGGATACGAGGTTTCTCCTGACG
comp383550_c0‐5′RACE	CCTATTGGCATGTGCTCCTCATTCTCC
comp383550_c0‐3′RACE	GGAGAATGAGGAGCACATGCCAATAGG
comp50515_c0‐5′RACE	CCTTCGGAAACATAGGCTAAGTACGC
comp50515_c0‐3′RACE	CGAGTGGGCGAGAAACAAAGTAGTGC
c261544_g1‐5′RACE	GATGCTGCGGAAGAGACACAGGCTTC
c261544_g1‐3′RACE	TGGCCTAAATGGAGGGTAGATGGGT

● cDNA 末端快速扩增（RACE）

1) 制备 PCR Master Mix：

PCR‐Grade Water	34.5 μl
10×Advantage 2 PCR Buffer	5.0 μl
dNTP Mix（10 mmol/L）	1.0 μl
50×Advantage 2 Ploymerse Mix	1.0 μl
总体积（Master Mix）	41.5 μl

2) 充分混匀(不能产生气泡),然后短暂离心。

3) 5′- RACE 反应体系:

5′- RACE-Ready cDNA	2.5 μl
UPM（10×）	5.0 μl
GSP1（10 $\mu mol/L$）	1.0 μl
Master Mix	41.5 μl
总体积	50.0 μl

3′- RACE 反应体系:

5′- RACE-Ready cDNA	2.5 μl
UPM（10×）	5.0 μl
GSP2（10 $\mu mol/L$）	1.0 μl
Master Mix	41.5 μl
总体积	50.0 μl

4) PCR 反应条件:

Program 1(引物的 T_m >70℃时,推荐使用):

$$94℃\quad 30\ s$$
$$72℃\quad 3\ min^*$$
$\left.\right\}$ 5 个循环

$$94℃\quad 30\ s$$
$$70℃\quad 30\ s$$
$$72℃\quad 3\ min^*$$
$\left.\right\}$ 5 个循环

$$94℃\quad 30\ s$$
$$68℃\quad 30\ s$$
$$72℃\quad 3\ min^*$$
$\left.\right\}$ 20 个循环(ploy A$^+$ RNA) 或 25 个循环（总 RNA）

Program 2 (引物的 T_m = 60～70℃时,推荐使用):

$$94℃\quad 30\ s$$
$$68℃\quad 30\ s$$
$$72℃\quad 3\ min^*$$
$\left.\right\}$ 20 个循环(ploy A$^+$ RNA) 或 25 个循环（总 RNA）

(注: * 表示 PCR 产物的片段>3 kb,且每加 1 kb 则延伸温度延长 1 min)

如没能得到特异清晰的目的条带,则可以考虑在此基础上,同样条件下增加 5～10 个循环,进行两轮 PCR。

● T-A 连接、转化、蓝/白菌落筛选及阳性克隆 PCR 鉴定

使用 pMD19 - T Vector,实验前合成的通用引物（primer RV - M: 5′-GAGCGGATAACAATTTCACACAGG - 3′; primer M13 - 47: 5′-

CGCCAGGGTTTTCCCAGTCACGAC‐3′);或使用特异引物进行阳性克隆 PCR 鉴定。

1) 在微量离心管中配制下列 DNA 溶液,全量为 5 μl。

pMD19‐T Vector	1.0 μl
Insert DNA(回收得 DNA)	4.0 μl
总体积	5.0 μl

2) 加入 5 μl 的 Solution I(在冰中溶解使用)。

3) 16℃ 连接,过夜。

4) 全量(10 μl)加入到 100 μl 的 DH5α 感受态细胞中,冰中放置 30 min。

5) 42℃ 加热 60 s 后,再放置冰中 1 min。

6) 加入 500 μl 不含 Amp 的 LB 培养基,37℃,250 r/min 振荡培养 60 min。

7) 10 000 r/min,1 min 离心。

8) 在 LB 固体培养基的平板中央,滴加 40 μl 的 X‐Gal、7 μl 的 IPTG 和 200 μl 上述培养 60 min 过后的菌液,通过蓝/白菌落筛选法进行阳性克隆的初步筛选。

9) 用涂布器涂布均匀,37℃ 避光正立培养,直至涂布的全部菌液吸收完全,37℃ 恒温箱中倒立培养过夜,观察出现蓝白斑情况。

10) 挑菌斑过程在紫外线灭菌后的超净台中操作:用灭过菌的 10 μl 白枪头挑取平板中的白斑(大小适中、独立、均匀等),置于预先每孔加有 1 ml 含 Amp 的 LB 培养基的离心管中。

11) 静置数分钟,将挑取的菌液充分混悬于培养基中。

12) 37℃ 恒温振荡培养约 3 h 后,取 1 μl 菌液进行 PCR,检测目的片段是否与载体有效连接上。PCR 反应体系:

Ex Taq (5 U/μl)	0.2 μl
dNTP Mixture	2.0 μl
10×Ex Taq Buffer	2.5 μl
Primer RV‐M	0.5 μl
Primer M 13‐47	0.5 μl
菌液	1.0 μl
无菌水	18.3 μl
总体积	25.0 μl

PCR 反应条件:

$$
\begin{array}{lll}
94℃ & 5\ \text{min} & \\
94℃ & 30\ \text{s} & \\
56℃ & 30\ \text{s} & \left.\right\}30\ \text{个循环} \\
72℃ & 2\ \text{min}^* & \\
72℃ & 7\ \text{min} &
\end{array}
$$

（注：＊表示 PCR 产物的片段＞3 kb，且每加 1 kb 则延伸温度延长 1 min）

13）1.0%琼脂糖凝胶电泳检测，将出现目的片段条带的菌液，部分送测序，其余则加甘油至终浓度为 15%～30%于－80℃保存。

14）经 PCR 扩增鉴定后送样测序，将克隆所得 3′端和 5′端测序片段拼接。

（2）全长 cDNA 的克隆：根据拼接得到全长 cDNA，采用 PrimeScript 1 st Strand cDNA Synthesis Kit 将雷公藤悬浮细胞 RNA 反转录成 cDNA。并设计出全长克隆的特异性引物，如表 3－8－3 所示。使用 TaKaRa 公司的 PrimeSTAR GXL DNA Polymerase 进行 PCR 反应。反应体系如下。

5×PrimeSTAR GXL Buffer	10.0 μl
dNTP Mixture	4.0 μl
PrimeSTAR GXL DNA Polymerase	1.0 μl
Primer 1	1.0 μl
Primer 2	1.0 μl
模板 DNA	1.0 μl
无菌水	32.0 μl
总体积	50.0 μl

PCR 反应条件：

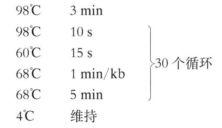

98℃	3 min	
98℃	10 s	
60℃	15 s	30 个循环
68℃	1 min/kb	
68℃	5 min	
4℃	维持	

表 3－8－3 二萜合酶基因全长克隆引物序列

引 物 名 称	序列(5′-3′)
*TwCPS*1-F	TAATGAAAAAGGTGATCATGTACTCCTCTC
*TwCPS*1-R	TACGAAGCGTGAGAGTAAGGCAGG
*TwCPS*2-F	GTGTGCGTATATATCTGTGCATTG
*TwCPS*2-R	GTCAACAGCAAGACTTCACAACC
*TwCPS*3-F	GAATAGTTTTGGTTTAGGATGATC
*TwCPS*3-R	CTACAATGACCTCAACATTATTTTC
TwKS-F	GTCTGGTGCATGATTTGAAG
TwKS-R	TGAAAACACACAATCCATCC
*TwGES*1-F	GCTTCTCATATAATCACTAGCATGG
*TwGES*1-R	GCCATTTCAACAGGAATGAATAC

使用 pMD - 19T Vector 进行 T - A 连接、转化、蓝白菌落筛选及阳性克隆的初步筛选，方法同"(1) cDNA 末端快速扩增"并送样测序确定二萜合酶基因的 cDNA 全长序列。

4. 雷公藤二萜合酶基因的生物信息学分析　将所测定的序列结果在 NCBI (http://www. ncbi. nlm. nih. gov) 通过 BLAST 搜索蛋白质和核苷酸数据库，并由 DNAMAN 软件翻译成氨基酸序列，使用 ORF Finder (http://www. ncbi. nlm. nih. gov/gorf/gorf. html) 查找开放阅读框（ORF）。生物信息学分析主要采用一些网上软件包进行分析，如采用 InterPro(http:// www. ebi. ac. uk /Tools/InterProScan)进行结构域比对，ExPASy 在线服务器的 Compute pI/Mw 工具(http://web. expasy. org/compute_pi/)预测相对分子质量与理论等电点，TargetP1. 1 server (http://www. cbs. dtu. dk/services/TargetP/)进行信号肽分析，Psort(http://psort. hgc. jp/)及 Wolfpsort(http://wolfpsort. org/)分析亚细胞定位，TRMHMM server v2. 0 (http://www. cbs. dtu. dk/services/TMHMM - 2. 0/)进行跨膜域分析，predictprotein （http://www. predictprotein. org/)进行二级结构预测，SWISS - MODEL （http://swissmodel. expasy. org/) 进行二级结构分析和结构域的三维同源建模。使用 DNAMAN 软件对序列进行多重比对，用 ClustalW 分析软件分别与其他植物来源的二萜合酶基因氨基酸序列进行比较，根据同源比对结果用 MEGA 5. 1 软件构建系统进化树。

5. 雷公藤二萜合酶基因的表达分析

（1）采用 CTAB - LiCl 法从雷公藤悬浮细胞中提取总 RNA：取 MJ 诱导不同时间点（1 h、4 h、12 h、24 h、48 h、72 h、120 h 及 240 h）的雷公藤悬浮细胞，提取总 RNA，方法同"雷公藤悬浮细胞总 RNA 的提取和检测"，置于 -80℃冰箱备用。

（2）第 1 链 cDNA 链的合成：采用北京天根生化科技有限公司 FastQuant RT Kit (with gDNase)快速反转录合成第 1 链 cDNA。

1）将模板 RNA 在冰上解冻；5×gDNA Buffer、FQ - RT Primer Mix、10×Fast RT Buffer、RNase - Free ddH₂O 在室温(15～25℃)解冻，解冻后迅速置于冰上。使用前将每种溶液涡旋振荡混匀，简短离心以收集残留在管壁的液体。

2）按照基因组 DNA 去除体系配制混合液，彻底混匀。简短离心，并置于 42℃，孵育 3 min，然后置于冰上放置。

总 RNA	50 ng～2.0 μg
5×gDNA Buffer	2.0 μl
RNase free ddH₂O	补足至 10.0 μl

3）按照反转录反应体系配制混合液：

10×Fast RT Buffer	2.0 μl
RT Enzyme Mix	1.0 μl
FQ - RT Primer Mix	2.0 μl
RNase free ddH₂O	补足至 10.0 μl

4）将反转录反应中的混合液，加到 gDNA 去除步骤的反应液中，充分混匀。

5）42℃,孵育 15 min。

6）95℃,孵育 3 min 之后放于冰上,将转录后的 cDNA 用管家基因引物 $\beta-actin$ 进行普通 PCR 反应,用于反转录质量控制。cDNA 在 -20℃ 保存。

（3）引物的设计：按照引物设计原则,分别设计出适合于雷公藤二萜合酶基因以及管家基因 $\beta-actin$ 实时定量扩增的引物序列,如表 3-8-4 所示。

表 3-8-4　实时荧光定量 PCR 引物序列

引 物 名 称	引物序列(5′-3′)
$TwCPS1$-F	CCCTGCCTTACTCTCACGCTTC
$TwCPS1$-R	ACGATCCATCATCCATGCCTACT
$TwCPS2$-F	GCAACGACAACCCTCACCG
$TwCPS2$-R	GCCATCGCCATCTGAGGAGT
$TwCPS3$-F	AGTGGCGTGAGATTGTGGAG
$TwCPS3$-R	GAGGAGAACCAGTTGGGTGG
$TwKS$-F	AGTGGTAGTGGAACAACGGAG
$TwKS$-R	CAATGGGTAAAGGGTAGAGCC
$TwGES1$-F	CACCAAACTCCTCATGTTAATCACTC
$TwGES1$-R	CTGCTTCTGGGTTTTCCTTCAA
$TwGES2$-F	AAAATCTAAAGGAACAAAAGTCAGGG
$TwGES2$-R	GCATTTGATACACTTTGAGACAAGC
$\beta-actin$-F	AGGAACCACCGATCCAGACA
$\beta-actin$-R	GGTGCCCTGAGGTCCTGTT

（4）实时荧光定量 PCR 检测基因表达：根据雷公藤管家基因 $\beta-actin$ 和所克隆的雷公藤二萜合酶基因的核苷酸序列设计引物。待目的基因引物及管家基因引物检测合格后,在 ABI 7500 型实时荧光定量 PCR 仪上进行实时荧光定量 PCR,配备体系如下。

2×KAPA SYBR© FAST qPCR Master Mix	5.0 μl
PCR 正向引物(10 μmol/L)	0.4 μl
PCR 反向引物（10 μmol/L）	0.4 μl
50×ROX reference Dye low	0.4 μl
cDNA 模板	1.0 μl
ddH$_2$O	补足至 20.0 μl

PCR 反应条件为：

$$
\begin{array}{ll}
50℃ & 2\ \text{min} \\
95℃ & 5\ \text{min} \\
95℃ & 5\ \text{s} \\
60℃ & 33\ \text{s}
\end{array}\left.\right\} 40\ \text{个循环}
$$

反应结束后分析荧光值变化曲线和融解曲线。每个反应重复 3 次，采用 $2^{-\triangle\triangle CT}$ 法分析结果。

（三）结果

1. 雷公藤悬浮细胞样品 RNA 提取及检测　采用 CTAB-LiCl 法提取雷公藤悬浮细胞总 RNA，而后进行琼脂糖凝胶电泳，电泳检测结果如图 3-8-5A 所示，在 28 s、18 s 有两条清晰条带，且 28 s 处条带亮度是 18 s 处的 1～2 倍，但 RNA 样品中也有基因组的存在，所以需对所提取的 RNA 进行精制。精制 RNA 以去除 RNA 中的基因组，而且精制后的 RNA 样品浓度、完整性、纯度、片段大小基本符合条件，可供后续实验研究（图 3-8-5B）。

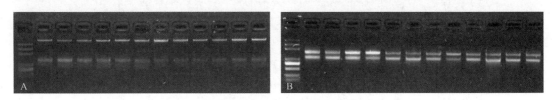

图 3-8-5　RNA 样品电泳图
（A：RNA 精制前电泳图；B：RNA 精制后电泳图）

2. 雷公藤悬浮细胞转录组测序分析　对雷公藤悬浮细胞转录组测序原始数据进行去除接头、污染序列及低质量 reads 的处理，而后进行转录本组装，基因功能注释（Nr，Nt，KEGG，GO，KOG，Swissprot，Pfam），共筛选到 8 个二萜合酶 unigenes。如表 3-8-5。

表 3-8-5　雷公藤悬浮细胞转录组数据中二萜合酶候选 unigene 筛选结果

编　　号	unigene 长度	注　　释
comp47785_c0	2 973 bp	*ent*-copalyl diphosphate synthase
comp45389_c1	798 bp	*ent*-copalyl diphosphate synthase
comp443103_c0	349 bp	*ent*-copalyl diphosphate synthase
comp33181_c1	351 bp	copalyl diphosphate synthase
comp33181_c0	228 bp	*ent*-copalyl diphosphate synthase
comp383550_c0	212 bp	*ent*-copalyl diphosphate synthase
comp50515_c0	2 776 bp	*ent*-kaurene synthase
c261544_g1	627 bp	*ent*-kaurene synthase, putative

3. 雷公藤二萜合酶基因全长 cDNA 克隆

（1）5′ RACE：根据表 3-8-2 设计的特异引物，进行雷公藤二萜合酶 cDNA 序列 5′末端的扩增。PCR 条件为 94℃ 5 min，94℃ 30 s，68℃ 30 s，72℃ 3 min（35 个循环），72℃ 7 min。分别扩增得到长约 1 800、1 800、1 300、1 300、1 800、2 200、8 00、2 300 bp cDNA 片段。结果如图 3-8-6 所示。

（2）3′ RACE：根据表 3-8-2 设计的特异引物，进行雷公藤二萜合酶 cDNA 序列 3′末端的扩增。PCR 条件为 94℃ 5 min，94℃ 30 s，68℃ 3 0 s，72℃ 3 min（35 个循环），72℃

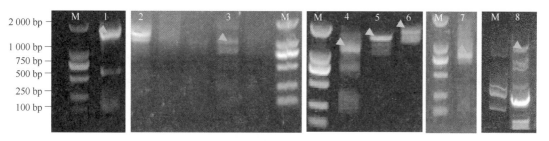

图 3 - 8 - 6　5′ RACE 产物电泳图

（M 为 2 000 bp marker；箭头表示目的片段条带；1 为 comp47785_c0、2 为 comp45389_c1、3 为 comp33181_c0、4 为 comp443103_c0、5 为 comp33181_c1、6 为 comp383550_c0、7 为 comp50515_c0、8 为 c261544_g1）

7 min。分别扩增得到长约 250、1 000、1 500、1 700、1 500、2 000、800、600 bp cDNA 片段，结果如图 3 - 8 - 7 所示。

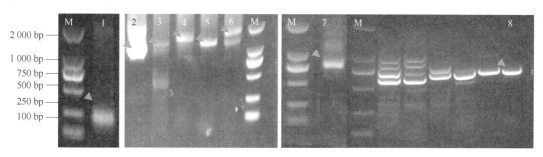

图 3 - 8 - 7　3′ RACE 产物电泳图

（M 为 2 000 bp marker；箭头表示目的片段条带；1 为 comp47785_c0、2 为 comp45389_c1、3 为 comp443103_c0、4 为 comp33181_c1、5 为 comp33181_c0、6 为 comp383550_c0、7 为 comp50515_c0、8 为 c261544_g1）

4. 全长 cDNA 序列　根据 5′RACE 和 3′RACE 所得到的结果和已知部分的序列，拼接确认 comp47785_c0 为一条基因全长 cDNA 片段，其全长 cDNA 命名为 *TwCPS*1；comp45389_c1 为一条基因全长 cDNA 片段，其全长命名为 *TwCPS*2；comp443103_c0、comp33181_c1、comp33181_c0、comp383550_c0 为同一条基因全长 cDNA 片段，其全长命名为 *TwCPS*3；comp50515_c0 为一条基因全长 cDNA 片段，其全长命名为 *TwKS*；c261544_g1 同时为两条基因全长 cDNA 片段，其全长分别命名为 *TwGES*1、*TwGES*2。根据表 3 - 8 - 3 设计的特异引物，以 5′-RACE-Ready cDNA 为模板，PCR 扩增全长序列，结果如图 3 - 8 - 8 所示。

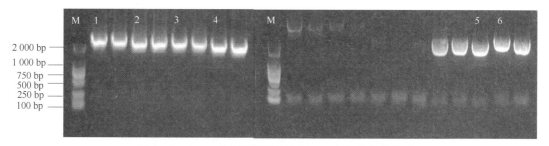

图 3 - 8 - 8　二萜合酶基因全长 cDNA 克隆产物电泳图

（M 为 2 000 bp marker；1 为 *TwCPS*3、2 为 *TwCPS*1、3 为 *TwKS*、4 为 *TwCPS*2、5 为 *TwGES*2、6 为 *TwGES*1）

5. 全长 cDNA 序列分析　*TwCPS*1 基因的全长序列共 2 792 bp,利用 NCBI ORF Finder(www. ncbi. nlm. nih. gov/gorf/gorf. html)在线软件对 *TwCPS*1 进行开放阅读框(open reading frame,ORF)分析,结果表明 *TwCPS*1 完整的开放阅读框(ORF)位于 3～2 426 bp 之间,编码 807 个氨基酸的蛋白质,并含有"DXDD"基序的结构功能域。 *TwCPS*1 序列的 1～2 bp 之间为5′UTR,2 427～2 792 bp 之间为 3′UTR。用 InterproScan 进行结构域分析,表明 *TwCPS*1 具有萜类合成酶 N 端结构域,萜类合成酶结构域以及萜类合成酶金属结合结构域(图 3 - 8 - 9A)。

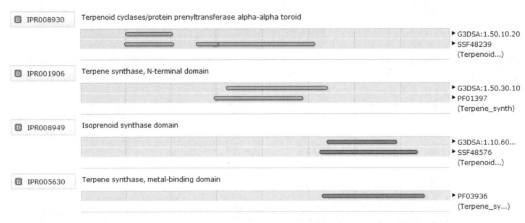

图 3 - 8 - 9A　*TwCPS*1 氨基酸序列特征性保守区域

　　*TwCPS*2 基因的全长序列共 2 344 bp,利用 NCBI ORF Finder (www. ncbi. nlm. nih. gov/gorf/gorf. html)在线软件对 *TwCPS*2 进行开放阅读框(open reading frame,ORF)分析,结果表明 *TwCPS*2 完整的开放阅读框(ORF)位于 43～2 259 bp 之间,编码 738 个氨基酸的蛋白质,不含"DXDD"基序的结构功能域。 *TwCPS*2 序列的 1～42 bp 之间为 5′UTR,2 260～2 344 bp 之间为 3′UTR。用 InterproScan 进行结构域分析,表明 *TwCPS*2 具有萜类合成酶 N 端结构域,萜类合成酶结构域以及萜类合成酶金属结合结构域(3 - 8 - 9B)。

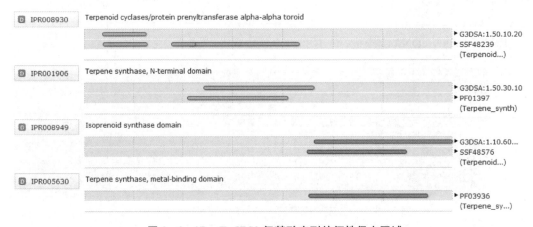

图 3 - 8 - 9B　*TwCPS*2 氨基酸序列特征性保守区域

*TwCPS*3 基 因 的 全 长 序 列 共 2 748 bp，利 用 NCBI ORF Finder（www. ncbi. nlm. nih. gov/gorf/gorf. html）在线软件对 *TwCPS*3 进行开放阅读框（open reading frame，ORF）分析，结果表明 *TwCPS*3 完整的开放阅读框（ORF）位于 215～2 665 bp 之间，编码 816 个氨基酸的蛋白质，并含有"DXDD"基序的结构功能域。*TwCPS*3 序列的 1～214 bp 之间为 5′UTR，2 666～2 748 bp 之间为 3′UTR。用 InterproScan 进行结构域分析，表明 *TwCPS*3 具有萜类合成酶 N 端结构域，萜类合成酶结构域以及萜类合成酶金属结合结构域（图 3 - 8 - 9C）。

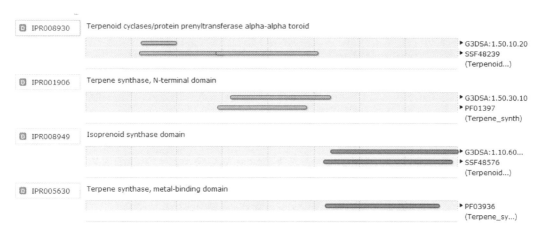

图 3 - 8 - 9C　*TwCPS*3 氨基酸序列特征性保守区域

TwKS 基 因 的 全 长 序 列 共 2 548 bp，利 用 NCBI ORF Finder（www. ncbi. nlm. nih. gov/gorf/gorf. html）在线软件对 *TwKS* 进行开放阅读框（open reading frame，ORF）分析，结果表明 *TwKS* 完整的开放阅读框（ORF）位于 107～2 452 bp 之间，编码 781 个氨基酸的蛋白质，并含有"DDXXD"基序的结构功能域。*TwKS* 序列的 1～106 bp 之间为 5′UTR，2 453～2 548 bp 之间为 3′UTR。用 InterproScan 进行结构域分析，表明 *TwKS* 具有萜类合成酶 N 端结构域，萜类合成酶结构域以及萜类合成酶金属结合结构域（图 3 - 8 - 9D）。

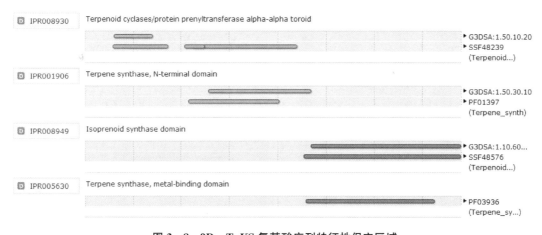

图 3 - 8 - 9D　*TwKS* 氨基酸序列特征性保守区域

  *TwGES*1 基因的全长序列共 2 946 bp，利用 NCBI ORF Finder（www. ncbi. nlm. nih. gov/gorf/gorf. html）在线软件对 *TwGES*1 进行开放阅读框（open reading frame，ORF）分析，结果表明 *TwGES*1 完整的开放阅读框（ORF）位于 62～2 608 bp 之间，编码 848 个氨基酸的蛋白质，并含有"DDXXD"基序的结构功能域。*TwGES*1 序列的 1～61 bp 之间为 5′UTR，2 609～2 946 bp 之间为 3′UTR。用 InterProScan 进行结构域分析，表明 *TwGES*1 具有萜类合成酶 N 端结构域，萜类合成酶结构域以及萜类合成酶金属结合结构域（图 3 - 8 - 9E）。

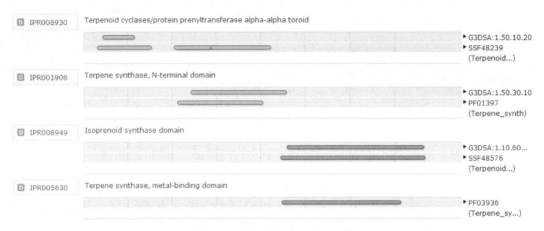

图 3 - 8 - 9E　*TwGES*1 氨基酸序列特征性保守区域

  *TwGES*2 基因的全长序列共 2 700 bp，利用 NCBI ORF Finder（www. ncbi. nlm. nih. gov/gorf/gorf. html）在线软件对 *TwGES*2 进行开放阅读框（open reading frame，ORF）分析，结果表明 *TwGES*2 完整的开放阅读框（ORF）位于 62～2 362 bp 之间，编码 766 个氨基酸的蛋白质，并含有"DDXXD"基序的结构功能域。*TwGES*2 序列的 1～61 bp 之间为 5′UTR，2 363～2 700 bp 之间为 3′UTR。用 InterProScan 进行结构域分析，表明 *TwGES*2 具有萜类合成酶 N 端结构域，萜类合成酶结构域以及萜类合成酶金属结合结构域（图 3 - 8 - 9F）。

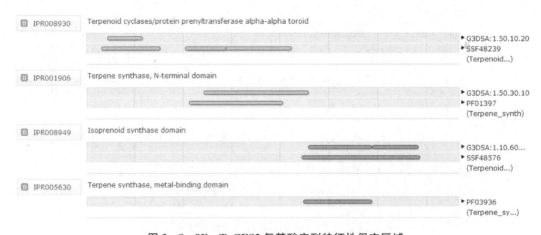

图 3 - 8 - 9F　*TwGES*2 氨基酸序列特征性保守区域

6. 蛋白特征分析　使用 ExPASy 在线服务器的 Compute pI/Mw 工具预测蛋白分子量及等电点,使用 SignalP 4.1 Server 进行信号肽分析,使用 TMHMM Server v. 2.0 进行跨膜域分析,结果如下。

TwCPS1 预测成熟蛋白的分子量(MW)为 93.517 kDa,等电点(pI)值为 5.87,信号肽分析表明为非分泌蛋白,无信号肽,跨膜域分析表明为非膜蛋白;

TwCPS2 预测成熟蛋白的分子量(MW)为 85.629 98 kDa,等电点(pI)值为 5.37,信号肽分析表明为非分泌蛋白,无信号肽,跨膜域分析表明为非膜蛋白;

TwCPS3 预测成熟蛋白的分子量(MW)为 94.186 59 kDa,等电点(pI)值为 6.22,信号肽分析表明为非分泌蛋白,无信号肽,跨膜域分析表明为非膜蛋白;

TwKS 预测成熟蛋白的分子量(MW)为 88.971 35 kDa,等电点(pI)值为 5.63,信号肽分析表明为非分泌蛋白,无信号肽,跨膜域分析表明为非膜蛋白;

TwGES1 预测成熟蛋白的分子量(MW)为 97.889 7 kDa,等电点(pI)值为 5.76,信号肽分析表明为非分泌蛋白,无信号肽,跨膜域分析表明为非膜蛋白;

TwGES2 预测成熟蛋白的分子量(MW)为 88.345 7 kDa,等电点(pI)值为 5.84,信号肽分析表明为非分泌蛋白,无信号肽,跨膜域分析表明为非膜蛋白。

利用 DNAMAN 软件对二萜合酶基因编码的蛋白进行疏水性分析,结果见图 3-8-10;利用 CFSSP(http://www.biogem.org/tool/chou-fasman/)在线软件对二萜合酶氨基酸序列二级结构进行预测,其螺旋结构"Helix""Sheet""Turn"及"Coil"分布规律如图 3-8-11。

使用 ExPASy 在线服务器的 SWISS-MODEL Homology Modeling 对蛋白进行同源建模,三维同源模型图 3-8-12 所示,TwCPS1 三维同源模型以 3pya.1.A 蛋白为模板蛋白序列的相似性为 53.71%,用于建立该模型的氨基酸残基范围为 97～806 位,得分为 0.72;TwCPS2 三维同源模型以 3pyb.1.A 蛋白为模板蛋白序列的相似性为 50.21%,用于建立该

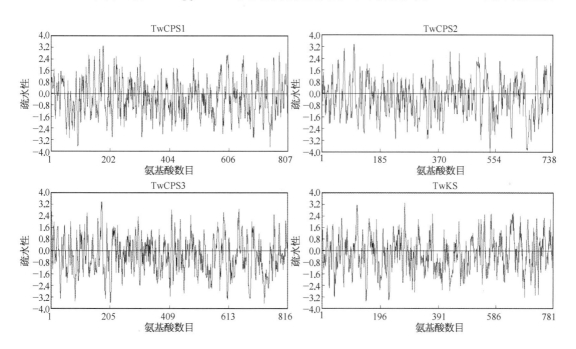

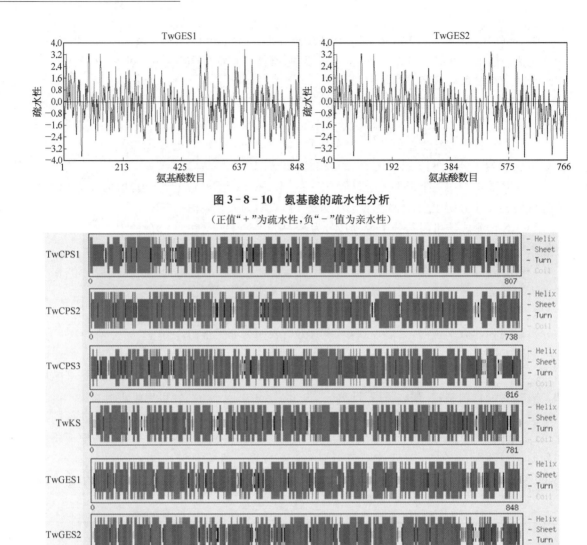

图 3-8-10　氨基酸的疏水性分析

（正值"＋"为疏水性，负"－"值为亲水性）

图 3-8-11　蛋白质的二级结构预测

模型的氨基酸残基范围为 17～737 位，得分为 0.75；TwCPS3 三维同源模型以 3pya. 1. A蛋白为模板蛋白序列的相似性为 57.33％，用于建立该模型的氨基酸残基范围为 93～816 位，得分为 0.73；TwKS 三维同源模型以 3s9v. 1. A蛋白为模板蛋白序列的相似性为 34.06％，用于建立该模型的氨基酸残基范围为 36～780 位，得分为 0.70；TwGES1 三维同源模型以 3sae. 1. A蛋白为模板蛋白序列的相似性为 30.78％，用于建立该模型的氨基酸残基范围为 6～767 位，得分为 0.65；TwGES2 三维同源模型以 3sae. 1. A蛋白为模板蛋白序列的相似性为 30.51％，用于建立该模型的氨基酸残基范围为 6～685 位，得分为 0.64。

7. 氨基酸序列多重比对分析　通过在 NCBI（http：//www. ncbi. nlm. nih. gov）数据库 BLAST 比对，*TwCPS*1、*TwCPS*2、*TwCPS*3、*TwKS*、*TwGES*1、*TwGES*2 与其他氨基酸序列比较，同一性（identities）最大分别为 63％、57％、66％、64％、58％、58％。采用 DNAMAN 软件对多种植物来源的二萜合酶氨基酸序列与 *TwCPS*1、*TwCPS*2、*TwCPS*3、*TwKS*、*TwGES*1、

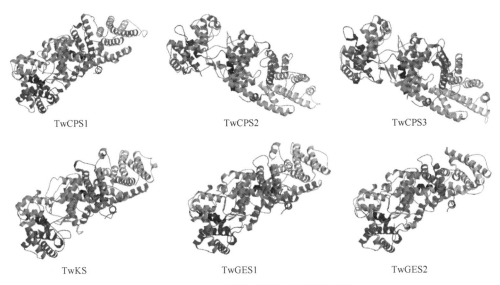

TwCPS1　　　　　　　TwCPS2　　　　　　　TwCPS3

TwKS　　　　　　　TwGES1　　　　　　　TwGES2

图 3 - 8 - 12　蛋白质的三级结构预测

*TwGES*2 进行多重比对。在进行比对的二萜合酶（class Ⅱ类）中，N 端均有一个"DXDD"结构功能域（除 *TwCPS*2 外）；在进行比对的二萜合酶（class Ⅰ类）中，C 端均有一个"DDXXD"结构功能域；而 AgAS（北美冷杉松香二烯合酶）具有催化 GGPP 形成 CPP 以及催化 CPP 形成松香二烯（abietadiene），PpKS（小立碗藓柯巴基焦磷酸/贝壳杉烯双功能酶）则可以催化 GGPP 形成 *ent* - CPP 以及催化 *ent* - CPP 形成贝壳杉烯（kaurene）。本实验从雷公藤中克隆得到的 *TwCPS*1、*TwCPS*3，其氨基酸序列含有"DXDD"结构功能域，因此，从理论上可以推断 *TwCPS*1、*TwCPS*3 为 class Ⅱ 类二萜合酶，而 *TwCPS*2 氨基酸序列不含"DXDD"结

```
TwCPS1      ..MHSLLMKKVIMYSSQTT.........HVFSSPLHCTIPKSSSFFLDAPVVRLHCLSGHGAKKKRLHFDIQQGRNAIS.KTHT    72
TwCPS2      ..............................................................................      0
TwCPS3      ...MVIMSSHQIFSVSSS.......SYLHPPLLFPG.LSSYTTKDKRVCYFDSTRLICRAISKPARTTPEYSGVLQ.NGLP    69
TcCPS       ....MSSHSIHHPFLSSSP..IPYSSISFSNKHPPIPSAGNLRLWGKDRGEN..FDIRPLCSAISKPR..TQEYAGVFQ.NGLP    73
GaCPS       ....MFSHSFLS.LPSSSP..SSIVSFSDNQYHPPLPFAGIWPLWGKDRGDN..VDIRPLCRAISKPR..TQEYAGVFQ.NGLP    72
MnCPS       MVAIISTASKAQAKNGANPIVR.HQAHKSRGGVWVLGAKDKGVNFDRDLRSKCSAISKPR..THEFADVFQ.SGLP    76
PcCPS       ....MQATATYSLRP..FLCIR.PLSLSHLRDLRHSVWLFGANDK....RDFSRSKCSAVSKSR..TQEYADVLQ.NGLP    65
GsCPS       ...MASHFRLPSFSSSN..HFLLTS.SSSSSSISLHHFSKSSLGAVSSEIN..DKQEIRCRAISKPR..TQECSCIFQ.GSLA    72
MtCPS       MSTHFSTHFHLPSSPSSNNYHFSFPSNFSSSSSLFLQLFSKSSLGAVSLVAK..DKQEARCRAISKPR..TQEYQDVFQ.TNVA    79
HaCPS       ....MKTTGVISPAT........TFHHHSFLAATSHHCLPPSTTR.SVLKNNNFQCKAVSKSH..TQEYSDILKNGGP    64
SlCPS       ...MSISASFLRFSLTA........HYQFSPSSSPPNQPFKFLKSNREHVEFNRILQCHAVSRRR..TKDYKEVQS.GSLP    67
CmCPS       ...MSSQSNFLPLSPTLF........SILPLPFLSLKSVWSFGVKDKRVN..FDFRLGCNAISKPR..TQEYINIFQ.NGIS    66
AgAS        ..MAMPSSSLSSQIPTAAHHLTANAQSIPHFSTTLNAGSSASKRRSLYLRWGKGSNK..IIACVGEGGATSVPYQS...AEKND    77
PpCPS/KS    ...MASSTLIQNRSCGVTSSMSSFQIFRGQPLRFPGTRTPAAVQCLKKRRCLRFTESVLESSPGSGSYRIVTGPSGINPSSNG    80
Consensus

TwCPS1      PEDLYAK.QE............YSVPEIVKDD........DKEEEVVKIKEHVDIIRSMLSSMEDGEISISAYDTAWVALIQ    133
TwCPS2      .MDAFG..............DVVPETLEN........SIEAEAVKIKEQVDNIKSFLGSIEDGDMSSSAYDTAWVAMIE     56
TwCPS3      LIKWREI.VE............DDIQEQEEP........LKVSLENQIRQGVDIVKSMLGSMEDGEISISAYDTAWVALVE    129
TcCPS       VIKWKEI.VD............DDIEQGE...A........LKVFESNKVKERVDTIKSMLGSMEDGEISSSAYDTAWVALVE    132
GaCPS       VIRWKEI.VD............DDIEEEG...A........LKVYESNKVKERVDTIKSMLGSMEDGEISSSAYDTAWVALVE    131
MnCPS       VIRWHGI.VE............DDIEEEATNVR........RKSSKPNEIEERVESIKSMLGSMNDGEISISAYDTAWVALVE    138
PcCPS       VIKWHEI.VE............DDIEGDE..AP........EDFGQINKIKQHVETIKSMVESMDDGEITISAYDTAWVALVE    125
GsCPS       TLKFREIN.VE............DDIEEEQDIG........ALVANEIKKR..VDTIKSILGSMEDGEISISAYDTAWVALIE    132
MtCPS       TLKLSEINVE............DDIVIDDEK........EKEDQDINRVGLVNKIKSIINSMEDGEITISPYDTAWVALVE    140
HaCPS       LINWNDDNVG............DHFDTNK.........ILHPNGEIKQFIETIRAMLGSMNDGEISVSAYDTAWVALVK    122
SlCPS       VIKWDDIAEE............VDVETHT..........LEVYDPSSNEDHIDATKSMLDSMEDGEISISAYDTAWVAMVK    126
CmCPS       VVRWHEI.VE............DDIKTENEALK........VSTPNNIKER..VNSIKSMLDSMGDGEISISAYDTAWVALVE    126
AgAS        SLSSSTLVKR.............EFPPGFWKDDLIDS..LTSSHKVAASDEKRIETLISEIKNMFRCMGYGETNPSAYDTAWVARIP    149
PpCPS/KS    HLQEGSLIHRLPIPMEKSIDNFQSTLYVSDIWSETLQRTECLLQVTENVQMNEWIEEIRMYFRNMTIGEISMSHYDTAWVARVP    164
Consensus                                                                       g   s yd awva
```

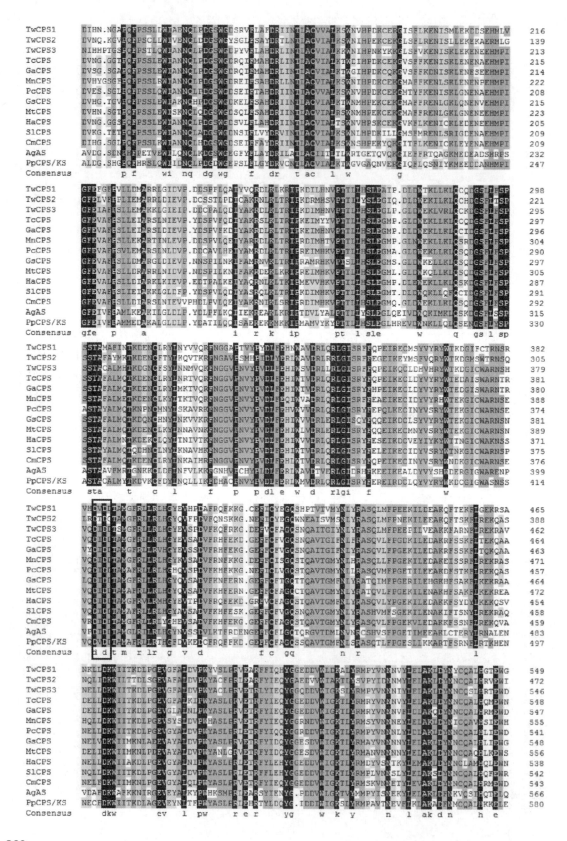

```
TwCPS1    RIQKWYEECKPRDFGIS.RECLLRAYFMAAASIFEPERSMERLAWAKTAILLEIIVSYFNEVGNSTEQRIAFTIEFS..IRASP    630
TwCPS2    SIQMWYEGFEFGGSGVN.RRSLLCAYFVAAASIFEQERSMERLAWVKTAILIETVASYF..INSTKQRRKSFVNEFR.KCVR.      550
TwCPS3    NIQKWYEEYNVGGFGVS.KRSLLKTYFVATASIFEPERSVERIVWTKTAILLEAIASYFK...NSREERIEFVNEFQ.KFPKT     624
TcCPS     SIQKWYSEMNLGDFGVS.RRSLLLTYFMAAASIFEERSQERLAWAKTAFLVDTISSSFDNARKPKDLRNSFLLVER.SVVDA      629
GaCPS     SMQKWYSEMGLADFGVT.RRSLLLTYFMAAASIFEELRSQERLAWAKTAFLVDTISSSFDNARKPKDLRNSFLLVER.TVVDA     628
MnCPS     NMQKWYIDCRLGEYGLS.RRSLLVAYFLAIANIFEPERADERLAWAKTAALMCTITSYFHEEKTSYELRSAFVYAFKRNSNVNV   638
PcCPS     NIQKWYAECKLENYGLS.TRSLLMAYFVAASSIFEPERANERLAWAKTTSLTETIGSHFREGTS..EQRKAFVHEEK.......   615
GsCPS     RIQKWYSESRLEEFGMN.KRTLLLAYFPERSRVRLAWAQTSILLETTSYVSDAEM....KKAFMKKES.DCLNR.            625
MtCPS     MIQKWYSECRLGEFGLS.KRDLLMSYFLAAASIFQFERSQERLAWAKTTAILCTFTSYIRDEDL...KRDFVNKYN.DYINR     633
HaCPS     TIQRWYVDSGIEKFGTSNITSLVSYYLAAASIFEPERSAERIAWTKTAMLVDTISSFFDSSQLSNEDRTAFVNEFR.......    615
S1CPS     RIRKWYYECGLGEFGLS.EKRLLVYYLGSASIFEAQRSTERMAWVKTAALMDCVRSCFGSPQVS...AAAFLCEEA.......    615
CmCPS     GTQKWYSECNLGEFGLS.RRTLLFAYFLASSSIFEPERSEERIAWTKTAITTYYFDEKEM...NHSNT                  620
AgAS      DLRRKWKSSGFTDLNFT.RERVTEIYFSPASFLFEPEFSKQFEVYTKTSNFTVIDDLYDAHGS.LDDLKLFTESVR.         641
PpCPS/KS  QVIKWNASCQFRDLEFA.RQKKSVEQYFAGAATMFEPEMVQARIVWARCCVLTTVIDDYFDHGTP.VEELRVEVQAVR.        655
Consensus        w                y         f          r                    f
```

```
TwCPS1    MGGYINGRKLDKIG.TTQELIQMLLAWIICDSDAFAAYDHDITRHLHNSLKMWLLKWQEEGD.................RWLG      696
TwCPS2    ...NERMMETNTPTTEKLIQAILETLNQFCQDIMVT.EDIVTRHLHGLIEKWLLTWQEEGN................RLTC        611
TwCPS3    RG.YIKGRRLDGKM.ATKEVIEMVFAALNHFSLDSLVVHGQDITHHLYQSCVKWVLTWQEEGD.................RREG     689
TcCPS     RFSHINGRKLDSNR.RVQKLIDTLLRTLNHLSLDALVAHGRDISCSIRRAFEKWMLMWLEEGD..............RHQG        695
GaCPS     RFGHINARKLDSNR.TIQKMIDTLLRTLNHLSLDALVAHGRDISCSIRRAFEKWMLMKWQERDG.............RHRG        694
MnCPS     PDYLITARRSNITK.TGHGLLRSLLATLSHLSLDTMIVHGRDISHHLRQAFEKWLLKWQERGDG.............LHHG       705
PcCPS     ...IRKMNTNK.KGQGLIEILLITLHCLSLDAMVAHGQDISHPLRQAFEKWLLKWQEKGD.................VHQD        675
GsCPS     RDYSI.GWRLNRNR.TGHGLAETLVATIDQISWDILVSHGHEIGYDMHRNLEKWLSSWHREGD...............KCKG       690
MtCPS     RDHSI.GWRLNRNR.TGHGLAETLVATIDQISWDILVSHGHEIGYDMHRQLKKWLSSWQNEGD..............KCKG       698
HaCPS     ...NRSSFKQHFKNEPWYEVMVALQKNLYELALDALMAHSQDIHPQLHHAFEMWLTRWHDGVE..................VTG   678
S1CPS     ...HYSSIALNSRYNTEDRLVGVILGTNLHLSLSALLTHGRDIHHYLRHACENWLLTVG.EGEG..............EGEG      679
CmCPS     RDCTN.RRGSNTNE.TCQQGLIETLLDNINHLSLEAIVTHGQDISRHLHLAFEKWLLKWHIEGV...............RQQG     685
AgAS      ...RWDLSLVDQMPQQMKICFVGFYNTFNDIAKEGRERQGRDVLGYIQNVKVQLEAYTKEAEWSEAKYVPSFNEYIENASVSI     722
PpCPS/KS  ...TWNPELINGLPEQAKILFMGLYKTVNTIAFEAFMAQKRDVHHHLKHYLDKLITSALKEAEWAESGYVPTFDEYMEVAEISV   736
Consensus                                          w
```

```
TwCPS1    EAELVIQTINLMADHKIAEKLFMGHTNYEQLFSLTNKVCYSIGH.HELQNNR.............................E     748
TwCPS2    EAELLAQTINFMAGYKVFKEFSP...LYVQLINITNRICSQLGR.HQERKNKNGQDS.............CNDNPHRITTPQ      676
TwCPS3    EAELLVQTINLMAGHTPSCELLY....ERLFKLTNVHQLNKDRQPCQVE....DNGGYNNSNFESISKLQ                  759
TcCPS     VAELVVQTINLSSGRWSLEE.LLSHPQYERLSSLTNTVCHQICHYQKQKVHDNGCYN.........TDTDN.SRSQK           761
GaCPS     LAELVVQTINLSSGRWSLDE.LLSHPQYDFLSSLTNSVCHQIYHRQMLKVHVNGCYN.........NETEN.NITRE           760
MnCPS     EAELLIQTINLIAARTPLDG.ILSNPQYTRLFNITNRVCSRIRHHQKQKHKVHQNGS.........CNKKS.TTNPE           771
PcCPS     EAELLVEMINQTAGLLPSLGDLLLSSPEHEQLFIVHNICIHLLKQKHKQKKYCHQKHNKIRCHQKDKELSSNSG.YIK...TTQE   739
GsCPS     QAELLAQTINLCGGHWISED.QVSDPLYQSILQLTNLCNKIRCHQKDKELSSNSG.............TNVNS.MITQE         756
MtCPS     EAELLVQIINLSAGHLISED.QIFNPQYKHILQLTNSICHKIHCYQKDKELKSSSN.............LREN..TITPE        763
HaCPS     EAELMVQTINMTAGRWVSKE.LITHPQYRISSITNNMCLEISKIHHKENRTTCDNGT.............ISYPM             739
S1CPS     GAELIIRTLNLSVNSIEISE.ILLSHPYYQKLETLGNILLYKGHSEKQVWGLT.................FSEE             740
CmCPS     EAELLVHIINLTAGRLFSEE.LMSHPQYKPLSDLINKIYCQLCSYKKRKVHNVKGRN.............TSCSDNITTPE       752
AgAS      ALGTVVLISALFTGEVLTDEVLSKIDRESRFLQLMGLTGRLVNDTKTYQAERGQGEVASAIQCYMKLHPKIS.EEEALQHVYSV   805
PpCPS/KS  ALEPIVCSTLFFAGHRLDEDVLDSYDYH.LVMHLVNRVGRILNDIQGMKREASQGKIS.SVQIYMEEHPSVPSEAMAIAHLQEL   818
Consensus
```

```
TwCPS1    LEHDMQBIVQLVLTNSS...DGIDSDIRKTFLAVAKRFYYT....AFVDPETVNVHIAKVLFERVD                     807
TwCPS2    IERDMQBIVQLVLINNSSDGDGMDVNMRQIFPTIAKIFYYI....AFMDPETVNSHIAKVLFERVD                     738
TwCPS3    IESDMRBIVQLVLNSSD....GMDSNIKQTFLTVTKSYFY.....ATTHPGTVNYHIAKVLFERV.                     816
TcCPS     IESDMQBIVQSVLQH...CSD.GINPDIKHTFLTVARSYYYA...AHCDLETMTFHIAKVLFEKVR                     820
GaCPS     IDSNMQBIVQLVLQNPSAAD.DQNSEFKQTFLTVARSFYYA...AHCDLDTITFHIAKVLFEKVR                      821
MnCPS     IESDMQBIVQLVLQN.SSD.EIDTNIKQIFLMVAKTFYYA...AYCDSGTINFHIGKVLFETVV                       830
PcCPS     IEPEMQQIVQMVLQK.PLNG.AIESSIKQTFTVARSFYYS...ACSDPGTINGHLTKVLFERVF                       799
GsCPS     EESKMQBIVQLVHQK.SPT..GIDFNIKNTFLTVAKSFYYT...AFCDSRTVNFHIAKVLFDEVV                      815
MtCPS     AESKMQBIVELVFQQ.SPN..DIDFNIKNIFFTVARSFYYA...AFCDSRTINFHIAKVLFDKVV                      822
HaCPS     IDSEMQBIVRLVLRD.SPD..GLDQDLKQTFLTVAKTFYYK...AYFDPKTINAHISKVLFDIVI                      798
S1CPS     IEGDMQQIAELVLSHSDAS..ELDANIKDTFLTVASSFYYA...AYCDRITINFHIAKVLFEKVF                      800
CmCPS     IESDMQBIVQLVLQN.SSN..DIDSDIKQTELTVANSLYYA...AYCDHETTNFHNCSSTI                          807
AgAS      MENALEBNREFVN...NKIPDIYKRLVFETARIMQLFYMQGDGLTLSHDMEIKEHVKNCLFQPVA                     868
PpCPS/KS  VDNSMQQITYEVLRF..TAVPKSCKRIHLNMAKIMHAEFKDTDGFSSLTAMTG..FVKKVLFEPVP                     880
Consensus       l                           y
```

图 3-8-13 *Tw*CPS1、*Tw*CPS2、*Tw*CPS3 氨基酸序列的多重比对

[左侧表示比对氨基酸序列的蛋白名称,右侧数字表示相应的氨基酸位数;加框为"DXDD"和"DDXXD"结构功能域。*Tw*CPS1、*Tw*CPS2、*Tw*CPS3 为本次实验克隆的 class Ⅱ类二萜合酶 TcCPS(XP_007050589,可可树柯巴基焦磷酸合酶),GaCPS(KHG01750,树棉对映柯巴基焦磷酸合酶),MnCPS(XP_010090409,川桑对映柯巴基焦磷酸合酶),PcCPS(AGF25267,西洋梨柯巴基焦磷酸合酶),GsCPS(KHN19905,野大豆对映柯巴基焦磷酸合酶),MtCPS(KEH21632,蒺藜苜蓿柯巴基焦磷酸合酶),HaCPS(CBL42915,向日葵柯巴基焦磷酸合酶),SlCPS(AEP82766,番茄柯巴基焦磷酸合酶),CmCPS(AEF32082,板栗柯巴基焦磷酸合酶),AgAS(Q38710,北美冷杉松香二烯合酶),PpCPS/KS(BAF61135,小立碗藓柯巴基焦磷酸/贝壳杉烯合酶)]

构功能域,故其可能没有 class Ⅱ 活性;*TwKS* 氨基酸序列含有"DDXXD"结构功能域,推断 *TwKS* 为class Ⅰ 类二萜合酶;*TwGES*1、*TwGES*2 氨基酸序列虽含有"DDXXD"结构功能域,但氨基酸序列多重比对分析 *TwGES*1、*TwGES*2 可能为其他类型二萜合酶。

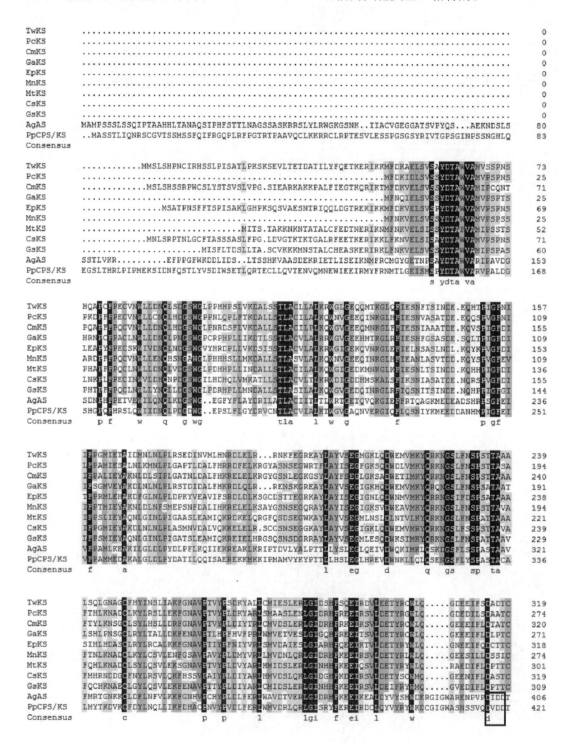

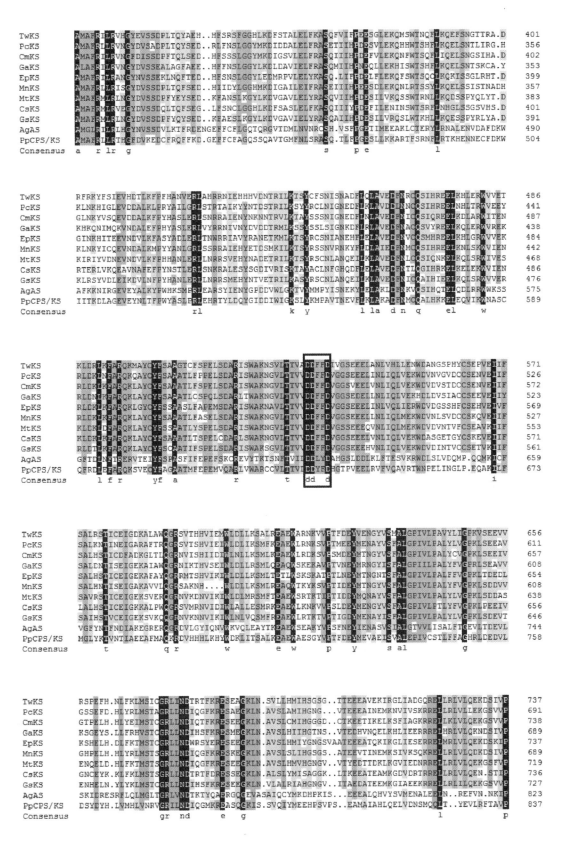

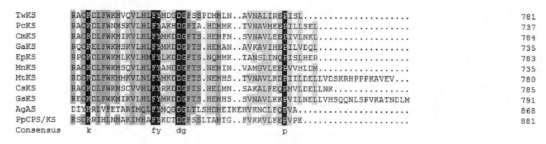

图 3-8-14 *TwKS* 氨基酸序列的多重比对

［左侧表示比对氨基酸序列的蛋白名称，右侧数字表示相应的氨基酸位数；加框为"DXDD"和"DDXXD"结构功能域。*TwKS* 为本次实验克隆的 class Ⅰ类二萜合酶，PcKS（AEN74904，西洋梨贝壳杉烯合酶），MdKS（AGZ93668，苹果贝壳杉烯合酶），CmKS（AEF32083，板栗贝壳杉烯合酶），GaKS（KHG13081，树棉贝壳杉烯合酶），EpKS（AGN70882，南欧大戟贝壳杉烯合酶），MnKS（XP_010092487，川桑贝壳杉烯合酶），MtKS（KEH38225，蒺藜苜蓿贝壳杉烯合酶），CsKS（BAB19275，黄瓜贝壳杉烯合酶），GsKS（KHN21375，野大豆贝壳杉烯合酶），AgAS（Q38710，北美冷杉松香二烯合酶），PpCPS/KS（BAF61135，小立碗藓柯巴基焦磷酸/贝壳杉烯合酶）］

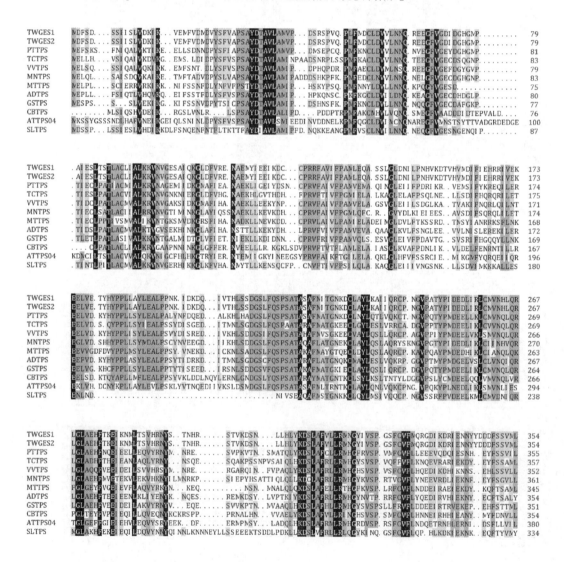

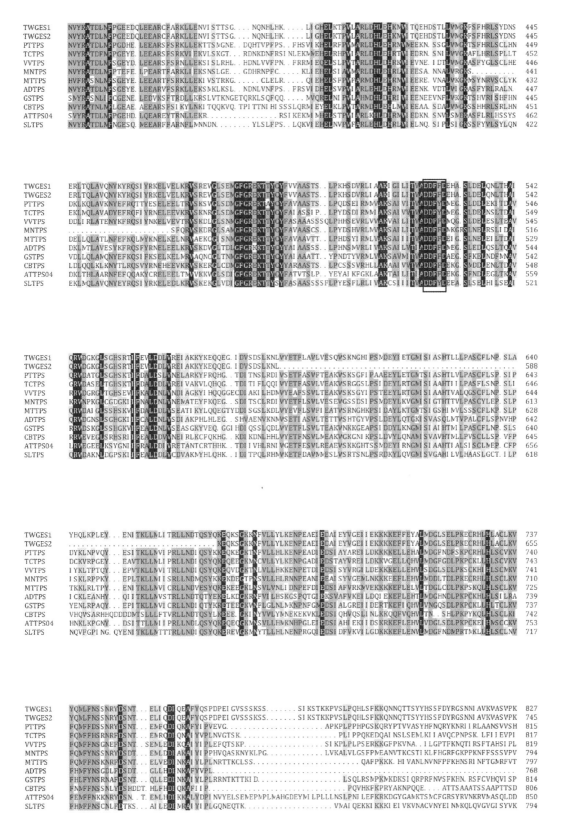

```
TWGES1      VRVDGYNKSNFVTPKFSPCFI.....                                    848
TWGES2      VRVDGYNKSNFVTPKFSPCFI.....                                    766
PTTPS       PISGNPYMKMPMAPKLKFCFM.....                                    836
TCTPS       NVVVGSGGIAMEKGMTV........                                     834
VVTPS       PMPRVAYGKMFMPLKFKTCFI....                                     840
MNTPS       RQRSVTYGNVML.............                                     806
MTTPS       PKVRLGYII...............                                      806
ADTPS       ........................                                      768
GSTPS       PALRNGYGIISFNPKALIPGFI....                                    836
CBTPS       QYASQGL.................                                      813
ATTPS04     QHKPLKIVASQRKPVPMMQSIFAPCF                                    876
SLTPS       RQNPKNYNSFGLSTKGFASHNLRLCF                                    820
```

图 3 - 8 - 15   *TwGES*1、*TwGES*2 氨基酸序列的多重比对

〔左侧表示比对氨基酸序列的蛋白名称,右侧数字表示相应的氨基酸位数;加框为"DDXXD"结构功能域。*TwGES*1、*TwGES*2 为本次实验克隆的二萜合酶,PtTPS(AII32474.1,毛果杨萜类合酶),TcTPS〔XP_007025715,可可树 P(*E*)-橙花叔醇/(*E*,*E*)-香叶基芳樟醇合酶〕,VvTPS(NP_001268004,葡萄 P(*E*)-橙花叔醇/(*E*,*E*)-香叶基芳樟醇合酶),MnTPS(XP_010100578,川桑(*E*,*E*)-香叶基芳樟醇合酶),MtTPS(XP_003593502,蒺藜苜蓿 S-芳樟醇合酶),AdTPS(ACO40485,美味猕猴桃萜类合酶),GsTPS(KHN46327,野大豆(*E*,*E*)-香叶基芳樟醇合酶),CbTPS(AAD19840,仙女扇芳樟醇合酶),AtTPS04(NP_564772,拟南芥萜类合酶),SlTPS(NP_001289840,番茄(*E*,*E*)-香叶基芳樟醇合酶)〕

8. **分子系统进化分析**   同时将 *TwCPS*1、*TwCPS*2、*TwCPS*3、*TwKS*、*TwGES*1、*TwGES*2 与 GenBank 中的 83 种蛋白进行比对分析,在软件 MEGA5 平台上采用相邻连接法构建系统进化树,进行聚类关系分析。结果如图 3 - 8 - 16 所示,*TwCPS*1、*TwCPS*2 自成一小类;*TwCPS*3 与已知的双子叶植物,如可可树、树棉、拟南芥、番茄、野大豆及笋瓜等中的 CPS 最为接近聚为一大类;*TwKS* 自成一小类,与已知的双子叶植物,如丹参、番茄、川桑等中 KS 最为接近聚为一大类;*TwGES*1、*TwGES*2 自成一小类,与已知的双子叶植物,如川桑、拟南芥等中 GES(香叶基芳樟醇合酶)最为接近聚为一大类;由此推测 *TwCPS*3 相似于其他已知双子叶植物中的 CPS,可能为起始催化 GGPP 参与赤霉素生物合成的二萜合酶。*TwCPS*1、*TwCPS*2 与 *TwCPS*3 功能可能相异,为起始催化 GGPP 参与二萜次生代谢产物(*TwCPS*2 因不含"DXDD",可能无生物活性);*TwKS* 相似于其他已知双子叶植物中的 KS,可能为催化 *ent*-CPP 参与赤霉素生物合成的二萜合酶;*TwGES*1、*TwGES*2 相似于其他已知双子叶植物中的 GES,可能为起始催化 GGPP 合成香叶基芳樟醇,参与防御性物质生物合成。

9. **基因表达分析**   根据实时荧光定量 PCR 实验检测结果数据,采用 $2^{-\triangle\triangle CT}$ 方法进行相对定量表达分析,如图 3 - 8 - 17 所示。实验发现 MJ 能明显诱导雷公藤悬浮细胞中 *TwCPS*1、*TwCPS*2、*TwCPS*3、*TwKS*、*TwGES*1、*TwGES*2 基因 mRNA 的表达。具体表现为 MJ 处理后的 *TwCPS*2、*TwCPS*3 基因的诱导表达水平在 12 h 内均迅速达到最大值;*TwCPS*1、*TwKS* 基因的诱导表达水平在 24 h 内均迅速达到最大值;*TwGES*1、*TwGES*2 基因的诱导表达水平在 120 h 内均迅速达到最大值;MJ 处理组 *TwCPS*1 基因的表达量是同期对照组的 23.03 倍;MJ 处理组 *TwCPS*2 基因的表达量是同期对照组的 30.08 倍;MJ 处理组 *TwCPS*3 基因的表达量是同期对照组的 6.77 倍;MJ 处理组 *TwKS* 基因的表达量是同期对照组的 35.91 倍;MJ 处理组 *TwGES*1 基因的表达量于 48 h 时开始上升,到 120 h 达到最大值,是同期对照组的 18.74 倍;MJ 处理组 *TwGES*2 基因的表达量于 24 h 时开始上升,到 120 h 达到最大值,是同期对照组的 7.92 倍;之后 *TwCPS*1、*TwCPS*2、*TwCPS*3、*TwKS* 基因的表达量均降至正常水平。

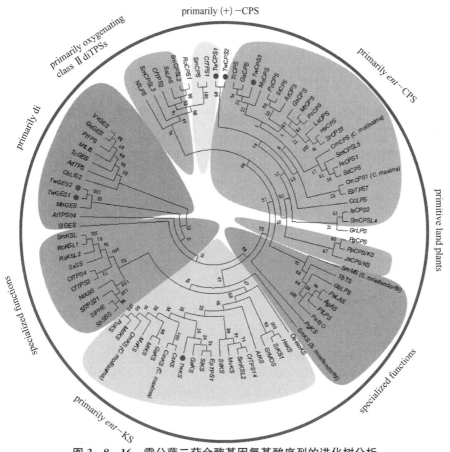

图 3 - 8 - 16　雷公藤二萜合酶基因氨基酸序列的进化树分析

［NtLPS(CCD33018，烟草 labda - 13 - en - 8 - ol 焦磷酸合酶），SmCPSL3（*S. miltiorhizza*）(AEZ55685，丹参 unknown class Ⅱ二萜合酶），CfTPS2(AHW04047，毛喉鞘蕊花 labda - 13 - en - 8 - ol 焦磷酸合酶），SsLPS (AFU61897，南欧丹参 labda - 13 - en - 8 - ol 焦磷酸合酶），SmCPSL2（*S. miltiorhizza*）(AEZ55684，丹参 unknown class Ⅱ二萜合酶），RoCPS1(AHL67261，迷迭香柯巴基焦磷酸合酶），SmCPS（*S. miltiorhizza*） (ABV57835，丹参柯巴基焦磷酸合酶），CfTPS1(AHW04046，毛喉鞘蕊花柯巴基焦磷酸合酶），TcCPS(XP_ 007050589，可可树柯巴基焦磷酸合酶），GaCPS(KHG01750，树棉对映柯巴基焦磷酸合酶），MnCPS(XP_ 010090409，川桑对映柯巴基焦磷酸合酶），PcCPS(AGF25267，西洋梨柯巴基焦磷酸合酶），SlCPS(AEP82766， 番茄柯巴基焦磷酸合酶），AtCPS(Q38802，拟南芥对映柯巴基焦磷酸合酶），GsCPS(KHN19905，野大豆对映 柯巴基焦磷酸合酶），MtCPS(KEH21632，蒺藜苜蓿柯巴基焦磷酸合酶），PsCPS(O04408，豌豆对映柯巴基焦磷 酸合酶），LsCPS(BAB12440，莴苣柯巴基焦磷酸合酶），HaCPS(CBL42915，向日葵柯巴基焦磷酸合酶）， SrCPS1(AAB87091，甜菊柯巴基焦磷酸合酶），CmCPS（*C. mollissima*）(AEF32082，板栗柯巴基焦磷酸合酶）， SmCPSL5（*S. miltiorhizza*）(AEZ55692，丹参 unknown class Ⅱ 二萜合酶），IeCPS1(AEP03177，毛喉香茶菜柯 巴基焦磷酸合酶），SdCPS(BAB03594，野甘草柯巴基焦磷酸合酶），CmCPS1（*C. maxima*）(BAC76429，笋瓜 对映柯巴基焦磷酸合酶），EpTPS7(AGN70883，南欧大戟萜类合酶），IeCPS2(AEP03175，毛萼香茶菜对映柯巴 基焦磷酸合酶），SmCPSL4(AEZ55690，丹参 unknown class Ⅱ二萜合酶），GrLPS(AGN70887，大胶草 labda - 13 -en - 8 - ol焦磷酸合酶），CcLPS(ADJ93862，岩蔷薇 labda - 13 - en - 8 - ol 焦磷酸合酶），PgCPS(ADB55707， 白云杉对映柯巴基焦磷酸合酶），PpCPS/KS(BAF61135，小立碗藓对映柯巴基焦磷酸/贝壳杉烯合酶），JsCPS/ KS(BAJ39816，拟尖叶叶苔对映柯巴基焦磷酸/贝壳杉烯合酶），SmMS(*S. moellendorffii*)(BAL41682，江南卷 柏次丹参酮二烯合酶），TbTS(AAC49310，短叶红豆杉紫杉二烯合酶），GbLPS(AAS89668，银杏 levopimaradiene 合酶），PaLAS(Q675L4，挪威云杉 levopimaradiene - abietadiene 合酶），AgAS(Q38710，北美冷 杉松香二烯合酶），PaISO(Q675L5，挪威云杉 isopimaradiene 合酶），PtLAS(Q50EK2，火炬松 levopimaradiene 合酶），PgKS(ADB55711，白云杉对映贝壳杉烯合酶），SmKS（*S. moellendorffii*）(BAP19110，江南卷柏对映贝 壳杉烯合酶），SlGES(NP_001289840，番茄香叶基芳樟醇合酶），MnGES(XP_010100578，川桑香叶基芳樟醇

合酶),AtTPS04(NP_564772,拟南芥萜类合酶),AdTPS(ACO40485,美味猕猴桃萜类合酶),TcGES(XP_007025715,可可树香叶基芳樟醇合酶),CbLIS2(AAD19840,仙女扇芳樟醇合酶),VvGES(NP_001268004,葡萄香叶基芳樟醇合酶),PtTPS(AII32474,毛果杨萜类合酶),MtLIS(XP_003593502,蒺藜苜蓿芳樟醇合酶),Os- isoKS(ABH10733,水稻 iso 贝壳杉烯合酶),CfTPS14（AGN70881,毛喉鞘蕊花对映贝壳杉烯合酶),SmKSL2(AEZ55689,丹参 unknown class Ⅱ 二萜合酶),MvKS(AIE77093,欧夏至草对映贝壳杉烯合酶),SdKS(AEF33360,野甘草对映贝壳杉烯合酶),EpTPS1(AGN70882,南欧大戟对映贝壳杉烯合酶),GaKS（KHG13081,树棉对映贝壳杉烯合酶),SlKS（AEP82778,番茄对映对映贝壳杉烯合酶),MnKS（XP_010092487,川桑对映贝壳杉烯合酶),CmKS（*C. maxima*）（AEF32083,板栗对映贝壳杉烯合酶),CsKS（BAB19275,黄瓜对映贝壳杉烯合酶),MtKS(KEH38225,蒺藜苜蓿对映贝壳杉烯合酶),GsKS(KHN21375,野大豆对映贝壳杉烯合酶),PcKS(AEN74904,西洋梨对映贝壳杉烯合酶),MdKS(AGZ93668,苹果对映贝壳杉烯合酶),AtKS(AAC39443,拟南芥对映贝壳杉烯合酶),HaKS(CBL42916,向日葵贝壳杉烯合酶),SrKS1（AAD34295,甜菊贝壳杉烯合酶),GrMOS(AGN70886,大胶草 manoyl oxides 合酶),RoKSL1(AHL67262,迷迭香 miltiradiene / manoyl 合酶),SmKSL(ABV08817,丹参次丹参酮二烯合酶),RoKSL2(AHL67263,迷迭香 miltiradiene / manoyl 合酶),CfTPS3（HW04048,毛喉鞘蕊花 miltiradiene / manoyl 合酶),CfTPS4（HW04049,毛喉鞘蕊花 miltiradiene / manoyl 合酶),SsSS（AFU61898,南欧丹参香紫苏醇合酶),NtABS（CCD33019,烟草 *cis* - abienol 合酶),SlTPS21（AEP82779,番茄 NNPP - converting 二萜合酶),ShSBS（ACJ38409,多毛番茄 bergamotene / santalene 合酶),SlPHE(ACO56896,番茄 phellandrene 合酶)]

（四）讨论与小结

雷公藤二萜合酶基因全长 cDNA 序列的克隆为后续蛋白异源表达、基因功能研究、代谢途径解析及合成生物学研究提供了物质基础。本实验通过雷公藤悬浮细胞转录组测序、分析、筛选,共得到 8 个二萜合酶 unigenes,并设计特异引物进行快速 cDNA 末端扩增（RACE）,从雷公藤悬浮细胞 cDNA 中克隆得到 6 条全长 cDNA 序列,分别为 *TwCPS*1、*TwCPS*2、*TwCPS*3、*TwKS*、*TwGES*1、*TwGES*2,且均包括完整的开放阅读框（ORF）和 poly（A）加尾。进一步的生物信息学分析为下一步功能研究提供理论指导。开放阅读框（ORF）分析表明：*TwCPS*1 基因编码区共编码 807 个氨基酸,预测成熟蛋白的分子量（*MW*）为 93.517 kD,等电点（*pI*）值为 5.87；*TwCPS*2 基因编码区共编码 738 个氨基酸,预测成熟蛋白的分子量（*MW*）为 85.629 98 kD,等电点（*pI*）值为 5.37；*TwCPS*3 基因编码区共编码 816 个氨基酸,预测成熟蛋白的分子量（*MW*）为 94.186 59 kD,等电点（*pI*）值为 6.22；*TwKS* 基因编码区共编码 781 个氨基酸,预测成熟蛋白的分子量（*MW*）为 88.971 35 kD,等电点（*pI*）值为 5.63；*TwGES*1 基因编码区共编码 848 个氨基酸预测成熟蛋白的分子量（*MW*）为 97.889 7 kD,等电点（*pI*）值为 5.76；*TwGES*2 基因编码区共编码 766 个氨基酸,预测成熟蛋白的分子量（*MW*）为 88.345 7 kD,等电点（*pI*）值为 5.84；信号肽分析表明以上 6 条基因全长 cDNA 序列编码的氨基酸均为非分泌蛋白,无信号肽,跨膜域分析表明均为非膜蛋白。

氨基酸序列的多重序列比对结果发现,克隆得到的 *TwCPS*1、*TwCPS*3,其氨基酸序列含有"DXDD"结构功能域,说明可能在金属 2 价离子（Mg^{2+} 或 Mn^{2+}）的辅助下,具有环化 GGPP 形成 CPP 的功能,而不含"DDXXD"结构功能域,说明可能不同时具备进一步催化 CPP 产生二萜烯类化合物的功能；而 *TwCPS*2 氨基酸序列不含"DXDD"结构功能域,故其可能没有生物活性；*TwKS* 氨基酸序列不含"DXDD"结构功能域而含有"DDXXD"结构功能域,说明可能在金属 2 价离子（Mg^{2+}）的辅助下起始磷酸离子化而具环化底物的功能,从而催化柯巴基焦磷酸（CPP）形成特异的多环二萜烯类产物；*TwGES*1、*TwGES*2 氨基酸序列虽含有"DDXXD"结构功能域,但氨基酸序列多重比对分析表明其与香叶基芳樟醇

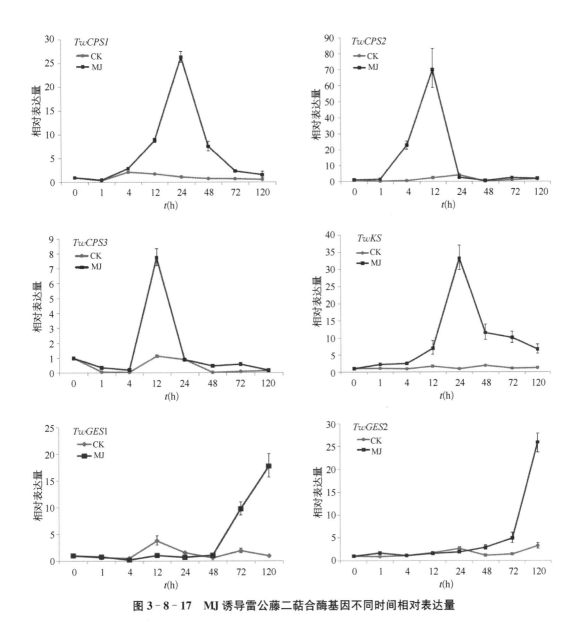

图 3-8-17　MJ 诱导雷公藤二萜合酶基因不同时间相对表达量

合酶同源性较高,说明可能为香叶基芳樟醇合酶,在金属 2 价离子(Mg^{2+})的辅助下发挥生物活性。

系统发生树的聚类分析说明从双子叶植物雷公藤中克隆的 TwCPS1、TwCPS2、TwCPS3、TwKS、TwGES1、TwGES2 中,TwCPS1、TwCPS2、TwCPS3 与其他双子叶植物中的 CPS 接近,且 TwCPS3 遗传距离更接近,推测 TwCPS3 可能为起始催化 GGPP 参与赤霉素生物合成的二萜合酶,而 TwCPS1、TwCPS2 与 TwCPS3 功能可能相异,为起始催化 GGPP 参与二萜次生代谢产物(TwCPS2 因不含"DXDD",可能无生物活性);TwKS 与已知的双子叶植物,如丹参、番茄、川桑等中 KS 最为接近聚为一大类,提示 TwKS 与双子叶植物中的萜类合酶(KS)可能在功能上存在一定的相似性;TwGES1、TwGES2 与已知的双子叶植物,如川桑,拟南芥等中 GES(香叶基芳樟醇合酶)最为接近聚为一大类,由此推测 *TwGES*1、*TwGES*2 可能与已知双子叶植物中的 GES 功能相似,即起始催化 GGPP 合成香叶基芳樟醇,参与防御性物质生物合成。

本实验研究发现,经 MJ 诱导后,雷公藤悬浮细胞中 *TwCPS*1、*TwCPS*2、*TwCPS*3、*TwKS* 基因的表达量迅速上调(*TwGES*1、*TwGES*2 表达量上调较缓慢),其中 *TwCPS*2、*TwCPS*3 在第 12 h 达到最大值,*TwCPS*1、*TwKS* 在第 24 h 达到最大值,*TwGES*1、*TwGES*2 在第 120 h 达到最大值。说明 MJ 诱导子对 *TwCPS*1、*TwCPS*2、*TwCPS*3、*TwKS*、*TwGES*1、*TwGES*2 基因均具有一定的正向调控作用,推测可能对雷公藤甲素等萜类化合物的生物合成和积累具有一定的正向调控作用。

三、雷公藤二萜合酶基因表达及功能鉴定

中药活性成分则是中药资源的药效物质基础,而其形成是植物次生代谢途径中特有功能基因组共同调控的产物,这些功能基因的挖掘及功能鉴定,将推动中药活性成分的生物合成途径的解析,为利用合成生物学策略集成目标化合物生物合成途径生产中药活性成分或中间体提供海量的基因元件。

前期克隆得到了 *TwCPS*1、*TwCPS*2、*TwCPS*3、*TwKS*、*TwGES*1、*TwGES*2 基因全长 cDNA 序列,并且表达分析推测可能与二萜类成分生物合成有关。本实验将克隆得到全长基因的完整开放阅读框连接到 pMAL‐c2X 原核表达载体中,转入大肠杆菌进行异源表达,将验证为正确翻译的酶蛋白用于体外酶促反应,通过对催化反应的产物的分析确定该基因的功能。

(一)实验材料

1. **载体和菌株** Trans5α 感受态细胞(北京全式金生物技术有限公司),TransB(DE3) 感受态细胞(北京全式金生物技术有限公司),BY‐T20 酵母菌(实验室保存),pMAL‐c2X 原核表达载体(实验室保存),pMAL‐c5X 原核表达载体(实验室保存),pESC‐Trp 真核表达载体(实验室保存)。

2. **主要试剂** QuickCut Apa I(大连 TaKaRa 宝生物工程有限公司),QuickCut BamH I(大连 TaKaRa 宝生物工程有限公司),QuickCut Cla I(大连 TaKaRa 宝生物工程有限公司),QuickCut Dpn I(大连 TaKaRa 宝生物工程有限公司),QuickCut EcoR V(大连 TaKaRa 宝生物工程有限公司),QuickCut Not I(大连 TaKaRa 宝生物工程有限公司),QuickCut Sma I(大连 TaKaRa 宝生物工程有限公司),QuickCut Pst I(大连 TaKaRa 宝生物工程有限公司),Gene JET Gel Extraction Kit(美国 Thermo Scientific 公司),T4 DNA Ligase(美国 NEB 公司),Fast Mutagenesis System(北京全式金生物技术有限公司),PrimeSTAR HS DNA Polymerase(大连 TaKaRa 宝生物工程有限公司),TaKaRa *Ex Taq* (大连 TaKaRa 宝生物工程有限公司),宽分子量蛋白质标准(大连 TaKaRa 宝生物工程有限公司),IPTG(isopropyl‐β‐D‐thiogalactoside)(美国 Sigma 公司),GGPP(geranylgeranyl diphosphate)(美国 Sigma 公司),PMSF(phenylmethanesulfonyl fluoride)(美国 Sigma 公

司)，小牛碱性磷酸酶(CIP)(美国 NEB 公司)，MBP 融合蛋白纯化树脂(amylase resin)(美国 NEB 公司)，SD － His 酵母培养基(北京泛基诺科技有限公司)，SD － Trp － His 酵母培养基(北京泛基诺科技有限公司)。

3. 主要仪器　DYY － 12 型电脑三恒多用电泳仪(北京市六一仪器厂)，凝胶成像分析系统(中国香港基因有限公司)，ND － 1000 型核酸/蛋白分析仪(中国香港基因有限公司)，5810R 型低温冷冻离心机(德国 Eppendorf 公司)，Veriti™ 96 孔梯度 PCR 仪(美国 Applied Biosystems 公司)，蛋白电泳系统(美国 Bio － Rad 公司)，Thermo TRACE 1310/TSQ 8000 gas chromatograph(美国 Thermo Scientific 公司)。

(二) 实验方法

1. 雷公藤二萜合酶原核表达载体构建　以含有雷公藤二萜合酶基因全长 cDNA 的载体 pMD － 19 － TPS 质粒为模板，用含酶切位点引物，进行 PCR 扩增基因编码区(引物序列见表 3 － 8 － 6)。DNA 聚合酶采用高保真 DNA 聚合酶(PrimeSTAR HS DNA Polymerase)。PCR 参数为 98℃ 3 min，1 循环；98℃ 10 s，60℃ 10 s，72℃ 2 min30 s，30 循环；72℃ 7 min；4℃维持。扩增产物经 Gene JET Gel Extraction Kit 胶回收。

Gene JET Gel Extraction Kit 胶回收步骤：

(1) 取 PCR 产物与 6×loading buffer 预混合，在 1.5%琼脂糖凝胶上以低电压(约 5 V/cm)电泳 30～60 min。

(2) 用解剖刀或剃刀片切割含有 DNA 片段的凝胶，尽可能地靠近 DNA 片段切割，以减小凝胶的含量，将胶片放在事先称重的 1.5 ml 离心管并称重。记录胶片的重量。注意避免长时间暴露在紫外灯下，损害 DNA 而影响后续实验。

(3) 加 1∶1 量的 Binding Buffer 到胶片中(量以重量计，如每 100 mg 琼脂糖凝胶加 100 微升的 Binding Buffer)。

(4) 在 50～60℃的条件下温育凝胶混合物 10 min，期间颠倒混匀 2～3 次，促进胶融化，保证胶全部溶解，在上柱前将凝胶混合物快速涡旋混匀一次。

(5) 转移最多 800 μl 凝胶溶解液到基因回收纯化柱，13 000 r/min 离心 1 min，弃去流出液，然后将柱放回相同的收集管。

(6) 加入 700 μl Wash Buffer(已用乙醇稀释)到 Gene JET 纯化柱。13 000 r/min 离心 1 min，弃去流出液，然后将柱放回相同的收集管。

(7) 离心空 GeneJET 纯化柱 13 000 r/min 离心 1 min，彻底去除残留的 Wash Buffer。

(8) 将 Gene JET 纯化柱转移到一个干净的 1.5 ml 离心管，加 30～50 μl ddH$_2$O(可 60℃预热)于纯化柱膜，13 000 r/min 离心 1 min。

(9) 丢掉 Gene JET 纯化柱并储存纯化的 DNA 在 － 20℃ 。

经纯化后的 PCR 产物用限制性内切酶进行双酶切，采用 NEB 公司 T4 DNA 连接酶定向连入经相同双酶切的表达载体 pMAL － c2X 或 pMAL － c5X 中(方法如下)，连接产物经转化、蓝白菌落筛选及阳性克隆的初步筛选，并送样测序鉴定，得到经测序核苷酸序列无突变重组质粒 pMALTPS(图 3 － 8 － 18)，并将经的重组质粒 pMALTPS 转化至大肠杆菌 Escherichia coli TransB(DE3)表达感受态细胞。与此同时，将拟南芥中功能明确的 AtCPS

（催化 GGPP 形成 *ent* - CPP）、*AtKS*（催化 *ent* - CPP 形成对映贝壳杉烯）及丹参中功能明确的 *SmCPS*（催化 GGPP 形成 *nor* - CPP）、*SmKSL*（催化 *nor* - CPP 形成次丹参酮二烯）构建到 pMAL - c2X 原核表达载体上（*SmCPS*、*SmKSL* 利用实验室保存的重组质粒 pET32SmCPS 及 pET32SmKSL）作为对照。

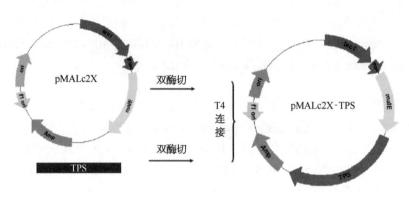

图 3 - 8 - 18　雷公藤二萜合酶原核表达载体构建

（TPS：*TwCPS*1、*TwCPS*2、*TwCPS*3、*TwKS*、*TwGES*1、*TwGES*2，其中 *TwCPS*2 构建到 pMAL - c5X 原核表达载体，方法同上；且在下文叙述中，*TwCPS*2 构建到 pMAL - c5X 原核表达载体这一特例不再过多强调）

采用 TaKaRa QuickCut 酶进行双酶切反应：

双酶切反应（50 μl 体系）	用　量
10×QuickCut Buffer	5 μl
DNA	≤1 μg
内切酶 1	1 μl
加 ddH$_2$O 至总体积	50 μl

内切酶 1 酶切完成后，加入 1 μl 内切酶 2 继续酶切。注意：最适酶切温度较低的内切酶应先进行酶切，若最适酶切温度相同，可同时加入同时酶切。

采用 NEB T4 DNA 快速连接试剂盒进行 DNA 片段连接反应：

连接反应（20 μl 体系）	用　量
2×T$_4$ Buffer	10 μl
DNA 片段	200～500 ng
载体片段	50～100 ng
T$_4$ DNA ligase	1 μl
ddH$_2$O	加至总体积 20 μl
DNA 与载体摩尔比为 3：1～10：1 25℃ 连接 5 min（可适当延长连接时间）	

表 3-8-6 构建原核表达载体引物序列

引物名称	序列(5′—3′)
*TwCPS*1-F-BamH I	CGCGGATCCATGCATAGTTTGTTAATGAAAAAGGTG
*TwCPS*1-R-Pst I	GCACTGCAGTTAATCTACTCTCTCAAAGAGTACTTTGG
*TwCPS*2-F-Not I	ATTTGCGGCCGCATGGATGCATTTGGAGATGTTG
*TwCPS*2-R-EcoR V	CCGGATATCTCAATCTACTCTTTCAAAGAGTACTTTAGCG
*TwCPS*3-F-BamH I	CGCGGATCCATGGTGATCATGTCCTCTCATCAA
*TwCPS*3-R-Pst I	GCACTGCAGTTACACTCTTTCAAAGAGTACTTTGGC
TwKS-F-BamH I	CGCGGATCCATGATGTCTCTATCGCATCCCAATTG
TwKS-R-Sal I	CGCGTCGACTTATAGAGAGATGGGTTCACGTATCAAAGC
*TwGES*1-F-BamH I	CGCGGATCCATGGATTTTTCAGATTCCTCAATT
*TwGES*1-R-Pst I	GCACTGCAGTCAAATGAAACATGGTGAGAATTTTG
*TwGES*2-F-BamH I	CGCGGATCCATGGATTTTTCAGATTCCTCAATT
*TwGES*2-R-Pst I	GCACTGCAGTCAAATGAAACATGGTGAGAATTTTG
AtCPS-F-BamH I	CGCGGATCCATGTCTCTTCAGTATCATGTTCTAAACTCC
AtCPS-R-Pst I	GCACTGCAGCTAGACTTTTTGAAACAAGACTTTGGAG
AtKS-F-BamH I	CGCGGATCCATGTCTATCAACCTTCGCTCCTC
AtKS-R-Sal I	CGCGTCGACTCAAGTTAAAGATTCTTCCTGTAAGC

2. 重组蛋白诱导表达

（1）诱导表达：100 mmol/L IPTG：称取 238.3 mg 的 IPTG 用 10 ml 的 ddH_2O 溶解，过滤分装 −20℃ 保存；LB 培养基：Trytone 1.0%，Yeast Extract 0.5%，NaCl 1.0%，Agar1.5%，pH 7.0。

操作步骤：

1）将酶切鉴定正确且经测序验证的含目的基因的重组质粒，取 1 μl 转化至 50 μl TransB(DE3) 感受态细胞中,涂板 LB＋Amp(氨苄青霉素钠)固体平板,37℃倒置培养12～16 h。

2）挑取单克隆菌落经酶切鉴定后转到含 100 μg/ml Amp 的 2 ml LB 液体培养基中,37℃振荡培养至 OD_{600} 到 0.6～1.0。

3）取 1 ml 菌液 5 000 r/min 4℃离心 5 min 收集菌体,用新鲜 LB＋Amp 液体培养基混悬菌体,转接到 100 ml LB＋Amp 液体培养基中。

4）37℃培养至宿主菌密度(OD_{600})达到0.6～1.0时,加入适量 IPTG 诱导剂(终浓度约 0.4 mM),在低温下(16℃)诱导培养 8 h。

5）4℃ 3 000 r/min 离心 20 min 收获菌体,预冷的 5 ml HEPES 缓冲液(50 mmol/L HEPES,100 mmol/L KCl,7.5 mmol/L $MgCl_2$,5 mmol/L DTT,1 mmol/L PMSF,5%甘油,pH 7.2)重悬。

6）置冰浴中超声破菌(30%功率,超声 5 s,间隔 5 s,持续 3 min);大肠杆菌破碎液在

4℃,15 000 r/min 离心 30 min,取上清液。

7) 上清液经蛋白超滤管浓缩(4℃ 5 000 r/min 40 min)至 1.5 ml。

取上清进行十二烷基硫酸钠-聚丙烯酰胺(SDS - PAGE)凝胶电泳检测。

以空质粒 pMAL - c2X 转化 TransB(DE3)表达菌进行表达为对照。

(2) 十二烷基硫酸钠-聚丙烯酰胺凝胶电泳(SDS - PAGE)

● 试剂配制

30%丙烯酰胺贮存液(神经毒性,操作时配戴口罩及手套):在通风橱中,称取丙烯酰胺 29.2 g,甲叉双丙烯酰胺 0.8 g,加 ddH$_2$O 溶解后,定容到 100 ml。针头滤器过滤后置棕色瓶中,4℃ 保存;

pH 8.8 Tris - HCl 分离胶缓冲液:配制 1.5 mol/L Tris - HCl,并调节 pH 至 8.8,4℃ 保存;

pH 6.8 Tris - HCl 浓缩胶缓冲液:配制 1 mol/L Tris - HCl,并调节 pH 至 6.8,4℃ 保存;

10%SDS:称取 SDS 1.0 g,蒸馏水 10 ml 溶解,4℃ 保存;

10%过硫酸铵(APS):称取 APS 1.0 g,蒸馏水 10 ml 溶解,4℃ 保存;

TEMED(四乙基乙二胺)原液;

5×样品缓冲液(10 ml):0.6 ml 1 mol/L 的 Tris - HCl(pH 6.8),5 ml 50%甘油,2 ml 10%的 SDS,0.5 ml 巯基乙醇,1 ml 1%溴酚蓝,0.9 ml 蒸馏水。可在 4℃ 保存数周,或在 −20℃ 保存数月;

10×电泳缓冲液:称取 Tris 30.38 g,甘氨酸 144 g,SDS 10.8 g,加蒸馏水约 900 ml,调 pH 8.3 后,用蒸馏水定容至 1 000 ml,置 4℃ 保存,临用前稀释 10 倍。

● 样品制备

将蛋白质样品与 5×样品缓冲液在一个 Eppendorf 管中混合,放入 100℃ 加热 5～10 min,常温 12 000 r/min 离心 3 min,取上清点样。

● 电泳步骤

1) 将玻璃板、样品梳用洗涤剂洗净,用 ddH$_2$O 冲洗数次,晾干。

2) 安装玻璃板。

3) 按如下体积配制 10 %分离胶 15 ml(配制两块胶),混匀。

ddH$_2$O	5.9 ml
30%丙烯酰胺贮存液	5.0 ml
pH 8.8 1.5 M Tris - HCl	3.8 ml
10% APS	150 μl
10% SDS	150 μl
TEMED	20 μl

4) 向玻璃板间灌制分离胶,立即加入 1 ml ddH$_2$O 压平胶面,大约 20 min 后胶即可聚合。

5) 按如下体积配制 5%浓缩胶 5 ml(配制两块胶),混匀。

ddH$_2$O	3.3 ml
30%丙烯酰胺贮存液	0.85 ml
pH 6.8 1 M Tris-HCl	0.63 ml
10% APS	50 μl
10% SDS	50 μl
TEMED	20 μl

6）将上层 ddH$_2$O 倾去，滤纸吸干，灌制浓缩胶，插入样品梳。

7）装好电泳系统，加入电泳缓冲液，上样 5～10 μl。

8）恒流 40 mA，溴酚蓝跑出分离胶 30 min 后，停止电泳。

9）卸下胶板，剥离胶，染色，照胶。

（3）考马斯亮蓝染色

1）试剂配制

考马斯亮蓝 R250 染色液：0.25%考马斯亮蓝 R250（W/V），45%甲醇（V/V），10%冰乙酸；

脱色液（1 000 ml）：100 ml 冰乙酸，250 ml 乙醇，蒸馏水补足至 1 000 ml。

2）染色步骤：室温染色 45～60 min（或微波炉快染，高火 20 s，两次）；用蒸馏水清洗 3～5 遍；加入脱色液，置于 100 r/min 摇床上脱色，每 20 min 更换一次脱色液至胶透明，脱色完成后，用 UMAX Powerlook 2100XL 扫描仪进行照胶。

3. 酶促反应

（1）以 GGPP 为底物的酶促反应：取适量浓缩的重组蛋白上清，进行酶促反应。并以 pMAL-c2X 空载体、pMAL-c2X-AtCPS、pET32a（＋）-SmCPS 转化大肠杆菌 TransB（DE3）表达感受态细胞，所破碎浓缩得到的重组蛋白上清进行酶促反应作为对照。

酶促反应体系如下。

| 浓缩重组蛋白上清 | 182 μl |
| 底物 GGPP（200 μmol/L） | 18 μl |

反应产物充分混合（枪头吹打），在室温（25℃）、黑暗的环境下反应 2 h；反应结束后用正己烷抽提 3 次，每次加入 0.5 ml，弃有机相，留水相（留一层正己烷覆盖水相，防止产物氧化）；然后用 N$_2$ 将水相中的正己烷彻底吹干，以免影响下一步的脱磷反应。

脱磷反应体系如下。

水相（酶促反应产物）	50 μl
10×CutSmart Buffer	10 μl
CIP	2 μl
加 ddH$_2$O 至	100 μl

反应产物充分混合(枪头吹打),在 37℃ 下反应 4 h;脱磷后的产物再用正己烷抽提 3 次,每次加入 0.5 ml,将抽提所得有机相汇合在一起;用 N_2 将提取液吹干,并加入 60 μl 正己烷溶解,用于 GC-MS 分析。

(2) 以 CPP 为底物的酶促反应:对 TwKS 进行功能验证的酶促反应是以经 CPS 酶催化 GGPP 所产生的产物(CPP)作为反应底物,分析 TwKS 酶催化所得产物的化学结构,从而鉴定 TwKS 功能。具体实验过程如下。

1) 配制如下酶促反应体系,在室温(25℃)黑暗条件下反应 2 h,使 GGPP 充分转化成 CPP。

浓缩 CPS 重组蛋白上清	182 μl
底物 GGPP(200 μmol/L)	18 μl

2) 向上述反应混合液中加入等体积的 TwKS 酶,并补充 $MgCl_2$ 至 10 mM,在室温(25℃)黑暗条件下,反应过夜(12～16 h)。

3) 反应结束后,体系用正己烷抽提 3 次(每次 0.5 ml),所得正己烷相用 N_2 吹干,然后加入 60 μl 正己烷溶解进行 GC-MS 分析。

(备注:AtKS、SmKSL 酶促反应过程同"以 CPP 为底物的酶促反应")

4. 反应产物 GC-MS 检测　GC-MS 分析条件为:取 1 μl 的进样,无分流的模式下,50℃ 保持 2 min,20℃/min 升至 300℃,保持 20 min;进样口温度 250℃,离子源温度 250℃,电子能量 70 eV,对样品进行 20～650 m/z 范围扫描。GC-MS 仪器为 Thermo Scientific 公司 Thermo TRACE 1310/TSQ 8000 gas chromatograph,色谱柱为 DB-5ms(30 m × 0.25 mm)。

5. 定点突变　采用全式金试剂盒 Fast Mutagenesis System 对 TwCPS2、TwKS 进行定点突变操作。

(1) 定点突变引物设计:除突变位点外,两条引物长度大约 25～30 bp,5′端重叠区包含 15～20 bp,3′端延伸区包含至少 10 bp;突变位点位于两条引物上,分别位于正向突变引物重叠区下游、紧邻重叠区,反向突变引物 5′端(图 3-8-19)。

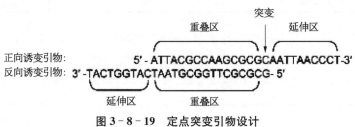

图 3-8-19　定点突变引物设计

根据以上原则设计定点突变引物,在"DXDD"功能结构域处将 TwCPS2 DTDC(311)突变成 DTDD(311),即 TwCPS2C311D,将 TwKS DADT(318)突变成 DADD(318),即 TwKST318D;在 TwKS 第 608 位氨基酸处,将氨基酸 A 突变成 M,即 TwKSA608M,见图 3-8-20,定点突变引物序列见表 3-8-7。

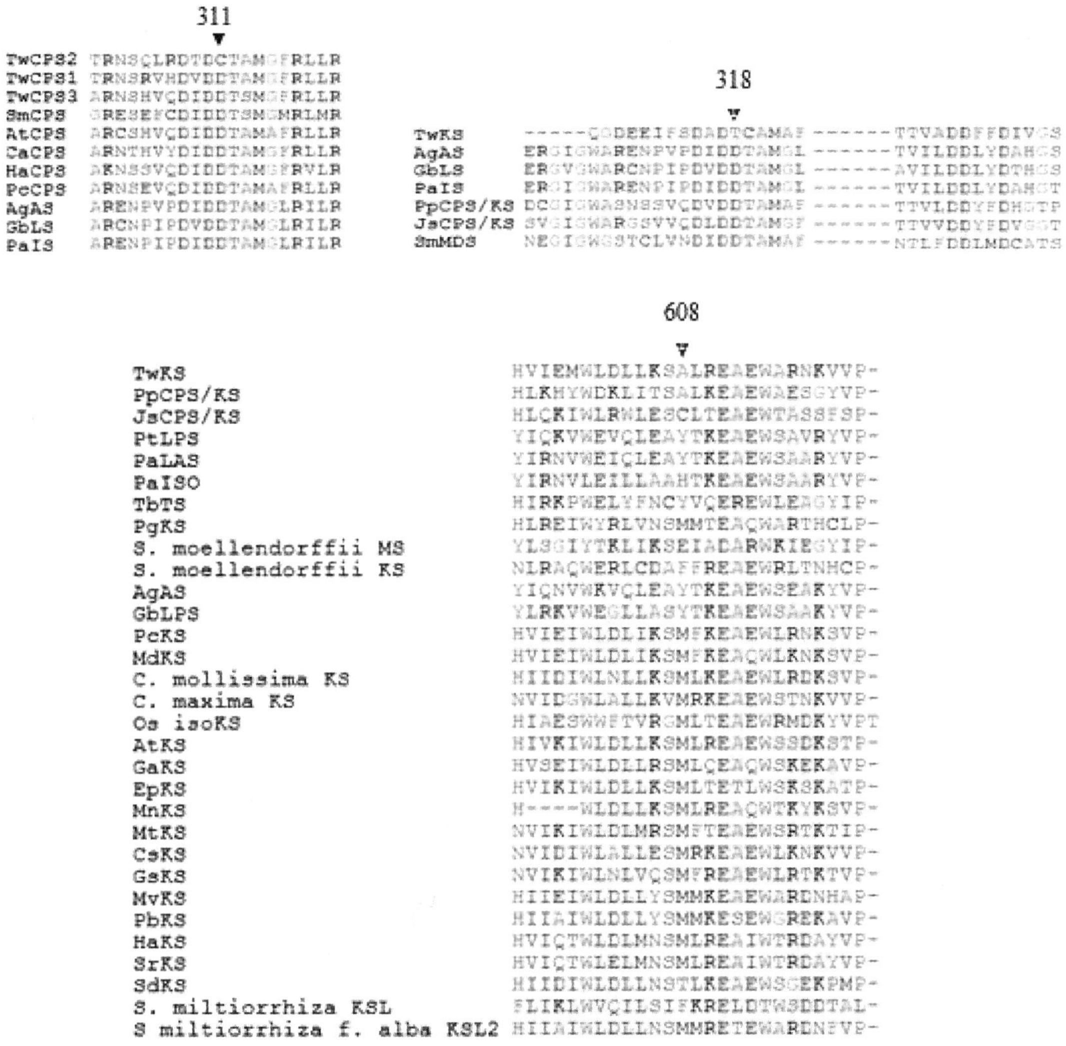

311
▼

```
TwCPS2  TRNSQLRDTDCTAMGFRLLR
TwCPS1  TRNSRVHDVDDTAMGFRLLR
TwCPS3  ARNSHVQDIDDTSMGFRLLR
SmCPS   GRESEFCDIDDTSMGMRLMR
AtCPS   ARCSHVQDIDDTAMAFRLLR
CaCPS   ARNTHVYDIDDTAMGFRLLR
HaCPS   AKNSSVQDIDDTAMGFRVLR
PcCPS   ARNSEVQDIDDTAMAFRLLR
AgAS    ARENPVPDIDDTAMGLRILR
GbLS    ARCNPIPDVDDTAMGLRILR
PaIS    ARENPIPDIDDTAMGLRILR
```

318
▼

```
TwKS      -----QGDEEIFSDADTCAMAF------TTVADDFFDIVGS
AgAS      ERGIGWARENPVPDIDDTAMGL------TVILDDLYDAHGS
GbLS      ERGVGWARCNPIPDVDDTAMGL------AVILDDLYDTHGS
PaIS      ERGIGWARENPIPDIDDTAMGL------TVILDDLYDAHGT
PpCPS/KS  DCGIGWASNSSVQDVDDTAMAF------TTVLDDYFDHGTP
JsCPS/KS  SVGIGWARGSVVQDLDDTAMGF------TTVVDDYFDVGGT
SmMDS     NEGIGWGSTCLVNDIDDTAMAF------NTLFDDLMDCATS
```

608
▼

```
TwKS                           HVIEMWLDLLKSALREAEWARNKVVP-
PpCPS/KS                       HLKHYWDKLITSALKEAEWAESGYVP-
JsCPS/KS                       HLCKIWLRWLESCLTEAEWTASSFSP-
PtLPS                          YICKVWEVQLEAYTKEAEWSAVRYVP-
PaLAS                          YIRNVWEICLEAYTKEAEWSAARYVP-
PaISO                          YIRNVLEILLAAHTKEAEWSAARYVP-
TbTS                           HIRKPWELYFNCYVQEREWLEAGYIP-
PgKS                           HLREIWYRLVNSMMTEAQWARTHCLP-
S. moellendorffii MS           YLSGIYTKLIKSEIADARWKIEGYIP-
S. moellendorffii KS           NLRAQWERLCDAFFREAEWRLTNHCP-
AgAS                           YICNVWKVQLEAYTKEAEWSEARYVP-
GbLPS                          YLRKVWEGLLASYTKEAEWSAARYVP-
PcKS                           HVIEIWLDLIKSMFKEAEWLRNKSVP-
MdKS                           HVIEIWLDLIKSMFREAQWLKNKSVP-
C. mollissima KS               HIIDIWLNLLKSMLKEAEWLRDKSVP-
C. maxima KS                   NVIDGWLALLKVMRKEAEWSTNKVVP-
Os isoKS                       HIAESWWFTVRGMLTEAEWRMDKYVPT
AtKS                           HIVKIWLDLLKSMLREAEWSSDKSTP-
GaKS                           HVSEIWLDLLRSMLQEAQWSKEKAVP-
EpKS                           HVIKIWLDLLKSMLTETLWSKSKATP-
MnKS                           H----WLDLLKSMLREAQWTKYKSVP-
MtKS                           NVIKIWLDLMRSMFTEAEWSRTKTIP-
CsKS                           NVIDIWLALLESMRKEAEWLKNKVVP-
GsKS                           NVIKIWLNLVQSMFREAEWLRTKTVP-
MvKS                           HIIEIWLDLLYSMMKEAEWARDNHAP-
PbKS                           HIIAIWLDLLYSMMKESEWSREKAVP-
HaKS                           HVIQTWLDLMNSMLREAIWTRDAYVP-
SrKS                           HVIQTWLELMNSMLREAIWTRDAYVP-
SdKS                           HIIDIWLDLLNSTLKEAEWSSEKPMP-
S. miltiorrhiza KSL            FLIKLWVQLSIFKRELDTWSDDTAL-
S miltiorrhiza f. alba KSL2    HIIAIWLDLLNSMMRETEWARDNFVP-
```

图3-8-20 定点突变位点选择

表3-8-7 定点突变引物序列

引物名称	序列(5′—3′)
TwCPS2-C311D-F	CGCAGCTTCGCGATACCGATGATACCGCCATG
TwCPS2- C311D -R	TCATCGGTATCGCGAAGCTGCGAATTTCTTGTCCAG
TwKS-T318D-F	GAGATATTTTCCGATGCTGACGATTGTGCCATGGC
TwKS-T318D-R	ATCGTCAGCATCGGAAAATATCTCTTCATCTCCCTGC
TwKS-A608M-F	GTTGGATTTGCTAAAGTCTATGTTAAGGGAAG
TwKS-A608M-R	ATAGACTTTAGCAAATCCAACCACATCTCAAT

（2）定点突变反应
定点突变反应体系：

277

重组质粒	1～5 ng
primer 1	1 μl
primer 2	1 μl
5×*TransStart FastPfu* Buffer	10 μl
10 mM dNTPs	1 μl
TransStart FastPfu DNA Polymerase	1 μl
ddH₂O	至 50 μl

1) PCR 反应条件：

94℃	2～5 min	
94℃	20 s	
55℃	20 s	20～25 个循环
72℃	2～4 kb/min	
72℃	10 min	

2) 取 10 μl PCR 产物,1.0%琼脂糖凝胶电泳检测。即使观察到多条扩增条带,如果目的条带大小正确,可继续用 DMT 消化及转化反应。

3) 加 1 μl DMT 酶于 PCR 产物中,混匀,37℃孵育 1 h。

4) 加入 2～5 μl DMT 酶消化产物于 50 μl DMT 感受态细胞中,轻轻混匀,冰浴 30 min。

5) 42℃准确热激 45 s,立即置于冰上 2 min。

6) 加入 250 μl 平衡至室温的 LB 培养基,37℃ 225 r/min 培养 1 h。

7) 取 200 μl 菌液涂板,37℃倒置培养过夜。

8) 蓝白菌落筛选及阳性克隆的初步筛选,并送样测序验证能突变是否成功。

6. 酵母发酵

(1) 雷公藤二萜合酶真核表达载体构建：采用双酶切方法分别将二萜合酶基因 *TwCPS*1、*TwGES*2 及组合 *TwCPS*3 + *TwKS*、*TwCPS*3 + *TwKS*A608M 构建到真核表达载体 pESC‐Trp 上。先将 *TwCPS*1、*TwGES*2、*TwKS*、*TwKS*A608M PCR 产物(纯化)及载体质粒 pESC‐Trp 用限制性内切酶进行双酶切,采用 NEB 公司 T4 DNA 连接酶定向连接,连接产物经转化、蓝白菌落筛选及阳性克隆的初步筛选,并送样测序鉴定,得到经测序核苷酸序列无突变重组质粒 pESCTwCPS1、pESCTwGES2、pESCTwKS 及 pESCTwKSA608M,再将 *TwCPS*3 PCR 产物(纯化)及重组质粒 pESCTwKS、pESCTwKSA608M 用限制性内切酶进行双酶切,采用 NEB 公司 T4 DNA 连接酶定向连接,连接产物经转化、蓝白菌落筛选及阳性克隆的初步筛选,并送样测序鉴定,得到经测序核苷酸序列无突变重组质粒 pESC‐(TwCPS3 + TwKS)、pESC‐(TwCPS3 + TwKSA608M),见图 3‐8‐21,引物序列见表 3‐8‐8。

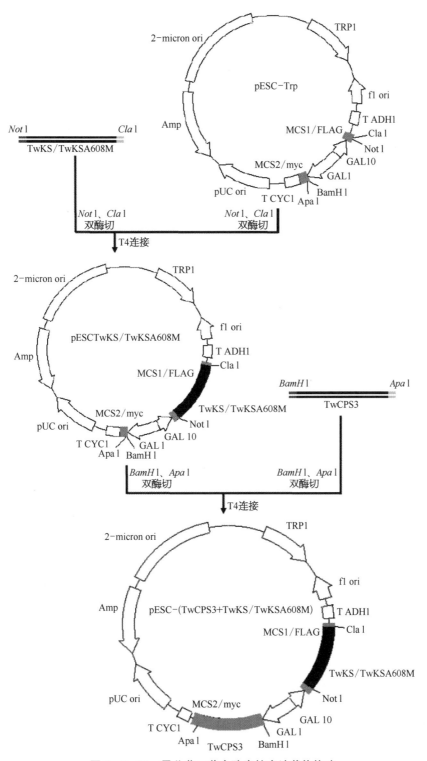

图 3－8－21　雷公藤二萜合酶真核表达载体构建

表 3 - 8 - 8　构建真核表达载体引物序列

引 物 名 称	序列(5′—3′)
*TwCPS*1-F-BamH I	CGC<u>GGATCC</u>GATGCATAGTTTGTTAATGAAAAAGG
*TwCPS*1-R-Apa I	TCG<u>GGGCCC</u>AAATCTACTCTCTCAAAGAGTACTTTG
*TwCPS*3-F-BamH I	CGC<u>GGATCC</u>GATGGTGATCATGTCCTCTCATCAAATC
*TwCPS*3-R-Apa I	TCG<u>GGGCCC</u>AACACTCTTTCAAAGAGTACTTTGGC
TwKS-F-Not I	ATTT<u>GCGGCCGC</u>AATGATGTCTCTATCGCATCCCAAT
TwKS-R-Cla I	CCC<u>ATCGAT</u>ACTAGAGAGATGGGTTCACGTATCAAAG
*TwKS*A608M-F-Not I	ATTT<u>GCGGCCGC</u>AATGATGTCTCTATCGCATCCCAAT
*TwKS*A608M-R-Cla I	CCC<u>ATCGAT</u>ACTAGAGAGATGGGTTCACGTATCAAAG
*TwGES*2-F- BamH I	CGC<u>GGATCC</u>GATGGATTTTTCAGATTCCTCAATT
*TwGES*2-R- Apa I	TCG<u>GGGCCC</u>AAAATGAAACATGGTGAGAATTTTGG

(2) 酵母感受态制备：SD - His 固体平板：SD - His + 2%葡萄糖 + 4%Agar；不加 Agar 则成为相应液体培养基；SD - His - Trp 固体平板：SD - His - Trp + 2%葡萄糖 + 4%Agar；不加 Agar 则成为相应液体培养基。

BY - T20 酵母菌是在缺陷型酵母菌株 BY4741（基因型：MATa his3Δ1 leu2Δ0 met15Δ0 ura3Δ0）基础上进行改造，致使其高效合成 GGPP，并能回补 His，故将 BY - T20 酵母菌涂布 SD - His（缺 His）固体平板，30℃ 倒置培养 72 h。

采用 ZYMO RESEARCH Frozen - EZ Yeast Transformation Ⅱ 试剂盒做酵母感受态细胞。

1）从 SD - His 平板上挑取新活化的单菌落，接种于 10 ml SD - His 液体培养基中，30℃ 下振荡培养至 OD_{600} 为 0.8～1.0。

2）室温，500 r/min 离心 4 min，去上清。

3）加入 10 ml Frozen - EZ Solution 1 悬浮菌体，室温，500 r/min 离心 4 min，去上清。

4）加入 1 ml Frozen - EZ Solution 2 悬浮菌体，分装至灭菌的 1.5 ml EP 管中，每管 50 μl。

5）禁止用液氮速冻感受态细胞，应缓慢降温至 - 70℃（4℃，1 h；- 20℃，1 h；- 40℃，1 h；- 70℃ 保存）。

(3) 转化

1）取 0.2～1 μg 重组质粒（少于 5 μl）与 50 μl 感受态细胞混合。

2）加入 500 μl Frozen - EZ Solution 3，剧烈混匀。

3）30℃ 孵育 45 min，期间在此混匀 2～3 次。

4）取 50～150 μl 孵育的菌液，涂布相应缺陷型 SD 平板（SD - His - Trp），晾干后，置于 30℃ 倒置培养 48～96 h。

(4) 发酵

● 酵母质粒提取及鉴定

挑取 SD - His - Trp 固体平板上长出来的单菌落，置于 10 ml SD - His - Trp 液体培养基中,30℃ 250 r/min 48 h;提取质粒,用特异性引物 PCR 验证重组质粒是否转入 BY‑T20 酵母菌。

酵母质粒提取(天根公司酵母质粒小提试剂盒):

1)柱平衡:向吸附柱 CP2 中(吸附柱放入收集管中)加入 500 μl 的平衡液 BL, 12 000 r/min 离心 1 min,倒掉收集管中的废液,将吸附柱重新放回收集管中(当日处理当日 使用)。

2)取 1～5 ml 酵母培养物,12 000 r/min 离心 1 min,尽量吸除上清(菌液较多时可以通 过多次离心将菌体收集到一个离心管中)。

3)向菌体中加入 250 μl 溶液 YP1(已加入 RNaseA)重悬沉淀,彻底悬浮菌体,加入直径 为 0.45～0.55 mm 的酸洗玻璃珠,涡旋振荡 10 min。

4)向管中加入 250 μl 溶液 YP2,温和地上下翻转 6～8 次,使菌体充分混匀,室温放置 5～10 min(避免剧烈震荡,以免污染基因组 DNA)。

5)向管中加入 350 μl 溶液 YP3,立即温和地上下翻转 6～8 次,充分混匀,此时会出现 白色絮状沉淀,12 000 r/min 离心 20 min;取上清部分,再次离心 12 000 r/min 离心 20 min, 以得到无微小白色沉淀的上清液。

6)小心将上清液加入吸附柱 CP2 中(吸附柱放入收集管中),12 000 r/min 离心 1 min, 倒掉废液,将吸附柱 CP2 放入收集管中。

7)向吸附柱 CP2 中加入 500 μl 缓冲液 PD,12 000 r/min 离心 1 min,倒掉废液。

8)向吸附柱 CP2 中加入 600 μl 漂洗液(已加入无水乙醇),12 000 r/min 离心 1 min,倒 掉废液,将吸附柱 CP2 放入收集管中。

9)重复步骤 8。

10)将吸附柱 CP2 放入收集管中置于 12 000 r/min 离心 2 min,去除残余的漂洗液。

11)将吸附柱 CP2 置于一个干净的 1.5 ml EP 管中,向吸附膜的中间部位滴加 50～ 100 μl ddH$_2$O,室温放置 2 min,12 000 r/min 离心 2 min 将质粒溶液收集到 EP 管中,保 存‑20℃。

所提取得质粒用于 PCR 鉴定重组质粒是否转入 BY‑T20 酵母菌中。

PCR 反应体系:

Ex Taq (5 U/μl)	0.2 μl
dNTP Mixture	2.0 μl
10×Ex Taq Buffer	2.5 μl
Primer 1	0.5 μl
Primer 2	0.5 μl
质粒	1.0 μl
无菌水	18.3 μl
总体积	25.0 μl

PCR 反应条件:

94℃	5 min
94℃	30 s
56℃	30 s
72℃	2 min*
72℃	7 min

30 个循环

（注：＊表示 PCR 产物的片段＞3 kb，且每加 1 kb 则延伸温度延长 1 min）

1.0%琼脂糖凝胶电泳检测，若出现目的片段条带，则可以证明重组质粒成功转入菌体。

● 半乳糖诱导发酵

诱导型 SD－His－Trp 液体培养基：SD－His－Trp＋2%半乳糖（过滤除菌）。

1）将 PCR 鉴定的阳性菌液（即重组质粒成功转入的 BY－T20 酵母菌），转接入 50 ml SD－His－Trp 液体培养基中，30℃ 250 r/min 培养 12～16 h。

2）室温 5 000 g 5 min 离心收集菌体，转接到 100 ml 诱导型 SD－His－Trp 液体培养基中，30℃ 250 r/min 诱导 72 h。

● 发酵产物提取

目标成分为萜类化合物，脂溶性，易溶于正己烷，因此选取正己烷为溶剂萃取目标萜类化合物。萃取步骤如下。

1）收集发酵完成菌液，加入等体积的正己烷。

2）超声破菌 1 h，期间多次振荡混摇。

3）分液漏斗萃取两次；混合两次的萃取液，加入适量的无水硫酸钠（120℃ 烘干 30 min），边加边摇，出去萃取液的水分。

4）旋转蒸发仪上浓缩至近干。

5）吸取浓缩液，过 0.22 μm PTFE 针头滤器，过滤液储存于液相小瓶中，封口膜密闭，保存于 4℃ 冰箱。

（5）提取物 GC－MS 检测：GC－MS 分析条件为：取 1 μl 的进样，无分流的模式下，50℃ 保持 2 min，20℃/min 升至 300℃，保持 20 min；进样口温度 250℃，离子源温度 250℃，电子能量 70 eV，对样品进行 20～650 m/z 范围扫描。GC－MS 仪器为 Thermo Scientific 公司 Thermo TRACE 1310/TSQ 8000 gas chromatograph，色谱柱为 DB－5ms(30 m×0.25 mm)。

（三）结果

1. 雷公藤二萜合酶原核表达载体构建　将克隆到的雷公藤二萜合酶基因的开放阅读框（ORF）双酶切，经 T4 DNA 连接酶连接到原核表达载体 pMAL－c2X 多克隆位点之间，获得携带有 MBP 表达标签的雷公藤二萜合酶重组质粒 pMALTPS，双酶切和 PCR 鉴定结果见图 3－8－22。

2. 诱导表达　将构建的 pMALTPS 重组质粒转化表达宿主菌 E. coli TransB（DE3），于菌液 OD_{600} 为 0.6～0.8 时，加入 IPTG 终浓度为 0.4 mmol/L 诱导表达 8 h，所得菌体超声破碎，上清液经 SDS－PAGE 蛋白电泳分析，在 130～140 kD 之间出现目的蛋白条带，与预测的蛋白分子量符合（雷公藤二萜合酶＋MBP 表达标签）；而阴性对照 E. coli［pMAL－c2X］诱导表达后 SDS－PAGE 检测在相应位置未见条带出现（图 3－8－23）。

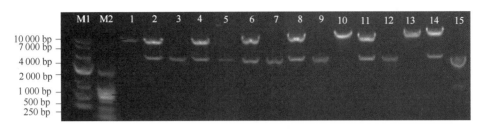

图 3-8-22 重组质粒 pMALTPS 双酶切和 PCR 鉴定

(M1 为 10 kb marker, M2 为 2 000 bp marker。1：pMAL-c2X *BamH* Ⅰ 和 *Pst* Ⅰ 双酶切；2：pMALTwCPS1 *BamH* Ⅰ 和 *Pst* Ⅰ 双酶切；3：TwCPS1 PCR 产物；4：pMALTwCPS3 *BamH* Ⅰ 和 *Pst* Ⅰ 双酶切；5：TwCPS3 PCR 产物；6：pMALTwGES2 *BamH* Ⅰ 和 *Pst* Ⅰ 双酶切；7：TwGES2 PCR 产物；8：pMALTwGES1 *BamH* Ⅰ 和 *Pst* Ⅰ 双酶切；9：TwGES1 PCR 产物；10：pMAL-c2X *BamH* Ⅰ 和 *Sal* Ⅰ 双酶切；11：pMALTwKS *BamH* Ⅰ 和 *Sal* Ⅰ 双酶切；12：TwKS PCR 产物；13：pMAL-c5X *Not* Ⅰ 和 *Eco*R Ⅴ 双酶切；14：pMALTwCPS2 *Not* Ⅰ 和 *Eco*R Ⅴ 双酶切；15：TwCPS2 PCR 产物)

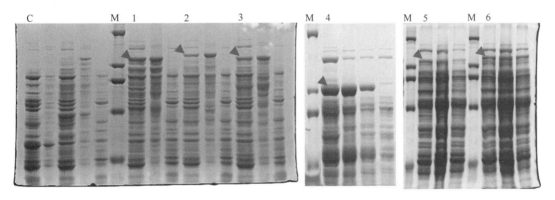

图 3-8-23 宿主菌 *E. coli* TransB (DE3)诱导表达产物 SDS-PAGE 蛋白电泳分析

(C：阴性对照即空表达载体 pMAL-c2X 表达产物；M：蛋白分子量标准,条带由上往下分别为 200、116、97.2、66.4、29.0、20.1、14.3、6.5 KDa；红色箭头表示目的重组蛋白；1：重组质粒 pMALTwCPS1 的表达；2：重组质粒 pMALTwCPS3 的表达产物；3：重组质粒 pMALTwKS 的表达产物；4：重组质粒 pMALTwCPS2 的表达产物；5：重组质粒 pMALTwGES2 表达产物；6：重组质粒 pMALTwGES1 表达产物)

3. 雷公藤二萜合酶功能鉴定 取蛋白超滤管浓缩后的重组蛋白上清 TwCPS1、TwCPS2、TwCPS3,分别加入到体外酶促反应体系中,黑暗条件下 25℃反应 2 h 后,催化产物在萃取前需经小牛肠碱性磷酸酶(CIP)脱磷后,正己烷萃取,N_2 吹干,60 μl 正己烷溶解后进行 GC-MS 分析。结果显示在 TwCPS1、TwCPS3 催化产物在保留时间 13.83 min 处均有新的产物峰(图 3-8-24A),分子离子峰为 275(m/z)(图 3-8-24B),TwCPS2 在 13.46 min 出现底物 GGPP 水解产物 GGOH 峰,在 13.83 min 处未见催化产物峰(图 3-8-24A、B)。SmCPS、AtCPS 阳性对照组及空载体表达空白对照组也经上述同样操作,GC-MS 检测 SmCPS、AtCPS 催化产物均在保留时间 13.83 min 处产生新的产物峰(图 3-8-24A),产物分别为 *nor* 构型的柯巴基焦磷酸(*nor*-CPP)、*ent* 构型的柯巴基焦磷酸(*ent*-CPP),分子离子峰均为 275(m/z)(图 3-8-24B),而空载体表达空白对照组出峰同于 TwCPS2,即在 13.46 min 出现 GGOH 峰,在 13.83 min 不出峰(图 3-8-24A),由此确定 TwCPS1、TwCPS3 催化产物均为柯巴基焦磷酸,其空间构型需进一步鉴定。

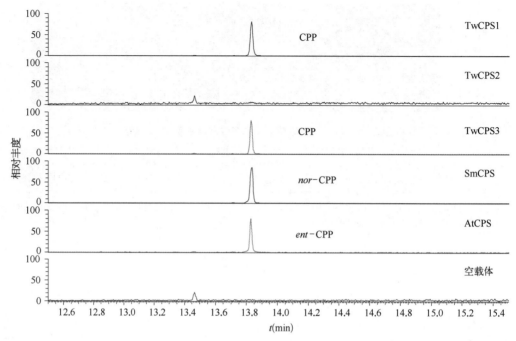

图 3 - 8 - 24A   CPS 催化底物 GGPP 形成产物提取离子色谱图

（275 m/z，保留时间为 13.83 min）

取蛋白超滤管浓缩后的重组蛋白上清 TwGES1、TwGES2，分别加入到体外酶促反应体系中，黑暗条件下 25℃反应 2 h 后，正己烷萃取，N_2 吹干，60 μl 正己烷溶解后进行 GC - MS 分析。结果显示在 TwGES1 催化产物在保留时间为 12.34 min、12.66 min 处有新的产物峰（图 3 - 8 - 25A），根据质谱图信息，初步鉴定 12.34 min 产物为香叶基芳樟烯，12.66 min 产

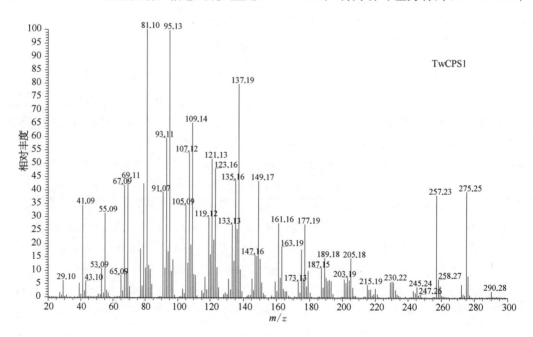

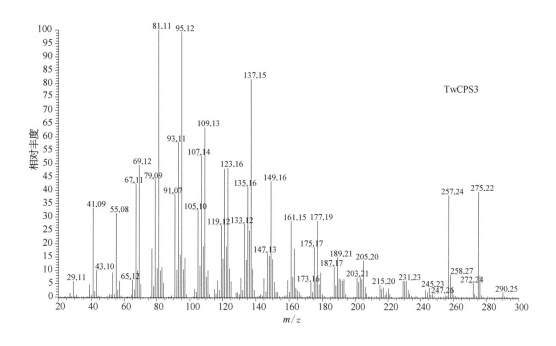

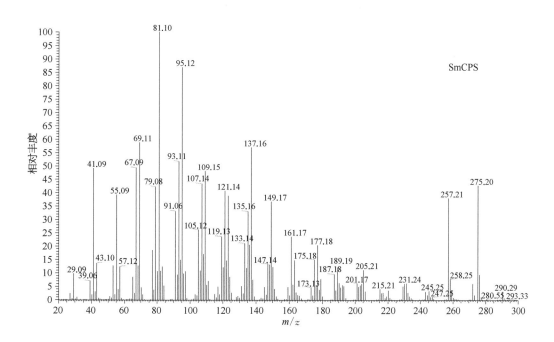

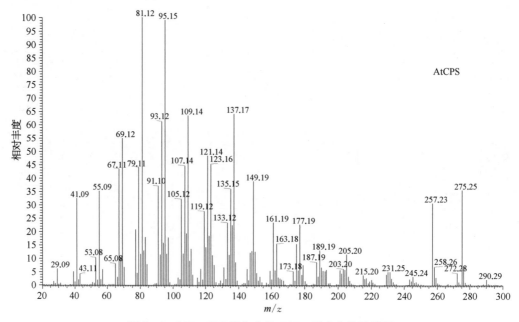

图 3 - 8 - 24B　CPS 催化底物 GGPP 形成产物质谱图

物为香叶基芳樟醇(图 3 - 8 - 25B)。而 TwGES2 在 13. 46 min 出现底物 GGPP 水解产物 GGOH 峰,在 12. 34 min、12. 66 min 处未见催化产物峰(图 3 - 8 - 25A)。

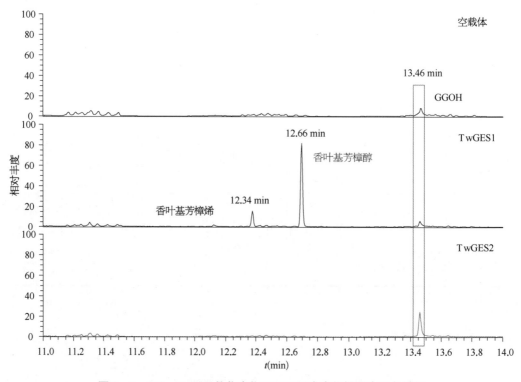

图 3 - 8 - 25A　TwGES 催化底物 GGPP 形成产物提取离子色谱图

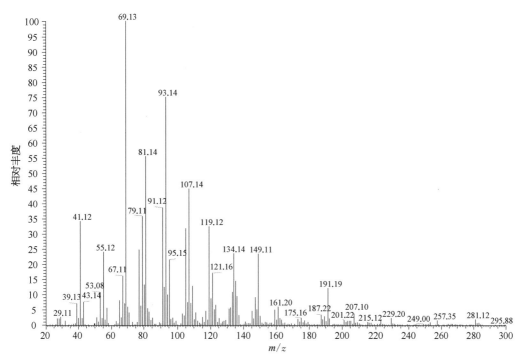

图 3‒8‒25B　TwGES1 催化底物 GGPP 形成产物质谱图(12.34 min)

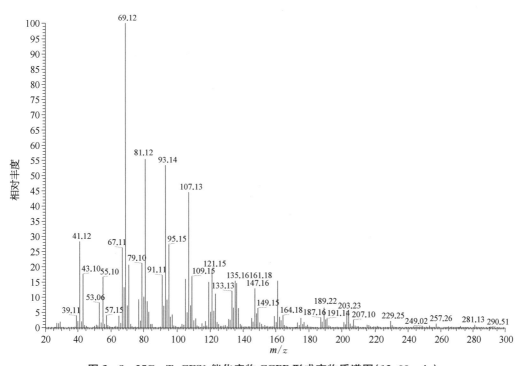

图 3‒8‒25C　TwGES1 催化底物 GGPP 形成产物质谱图(12.66 min)

按照上文方法,先建立 TwCPS1、TwCPS3、SmCPS、AtCPS 酶促反应体系,待反应完成后,分别加入经蛋白超滤管浓缩后的重组蛋白上清 TwKS、SmKSL、AtKS,分别催化 TwCPS1、TwCPS3、SmCPS、AtCPS 的酶促反应产物;第 2 步催化产物经正己烷萃取后,GC - MS 分析产物成分。结果发现以 GGPP 为底物,空载体表达空白对照组和 TwKS 单独催化组仅在 13.46 min 出现 GGOH 峰,未产生新的产物峰;在(TwCPS1/TwCPS3/SmCPS/AtCPS + SmKSL)组合催化组中,(AtCPS + SmKSL)与(TwCPS3 + SmKSL)组合催化组仅在 13.83 min 出现新的产物峰,分子离子峰为 $275(m/z)$,而(SmCPS + SmKSL)与(TwCPS1 + SmKSL)组合催化组在 13.06 min 及 13.83 min 均出现新的产物峰,分子离子峰分别为 $272(m/z)$、$275(m/z)$;在(TwCPS1/TwCPS3/SmCPS/AtCPS + AtKS)组合催化组中,(TwCPS1 + AtKS)与(SmCPS + AtKS)组合催化组仅在 13.83 min 出现新的产物峰,分子离子峰为 $275(m/z)$,而(AtCPS + AtKS)与(TwCPS3 + AtKS)组合催化组在 13.03 min 及 13.83 min 均出现新的产物峰,分子离子峰分别为 $272(m/z)$、$275(m/z)$;在(TwCPS1/TwCPS3/SmCPS/AtCPS + TwKS)组合催化组中,(TwCPS1 + TwKS)与(SmCPS + TwKS)仅在 13.83 min 出现新的产物峰,分子离子峰为 $275(m/z)$,而(AtCPS + TwKS)与(TwCPS3 + TwKS)组合催化组在 13.83 min 及 13.96 min 均出现新的产物峰,分子离子峰分别为 $275(m/z)$、$272(m/z)$,经与对映－贝壳杉烯 16 醇($ent - 16\alpha - hydroxykaurane$)标准质谱图比较,确定(AtCPS + TwKS)与(TwCPS3 + TwKS)组合催化组催化产物为对映-贝壳杉烯 16 醇(图 3 - 8 - 26A、B)。

4. TwCPS2、TwKS 突变体功能鉴定　在获取突变体 TwCPS2C311D、TwKST318D、TwKSA608M 之后,按照上文方法,建立 TwCPS2C311D、TwKST318D、(TwCPS3 + TwKSA608M)酶促反应体系,待反应完成后,催化产物经正己烷萃取后(TwCPS2C311D 需先经过脱磷反应再萃取),N2 吹干,60 μl 正己烷溶解,GC - MS 分析产物成分。结果发现以

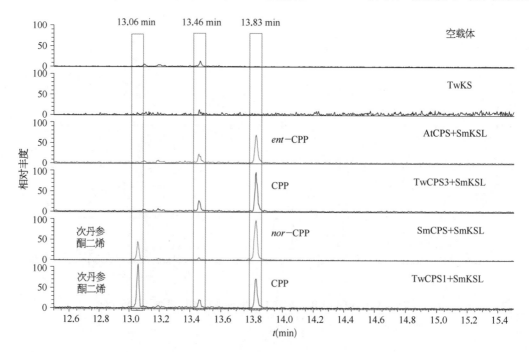

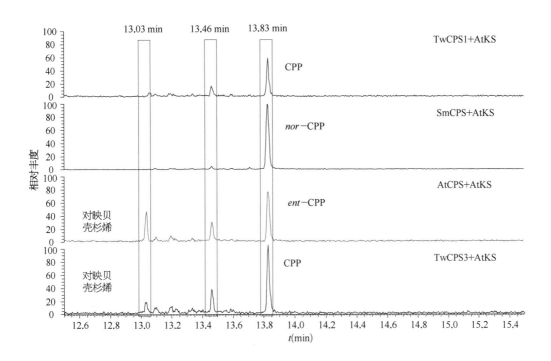

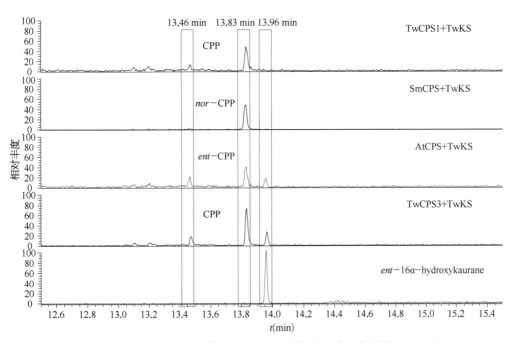

图 3‑8‑26A　（CPS＋KS）催化 GGPP 形成产物提取离子色谱图（272 m/z）

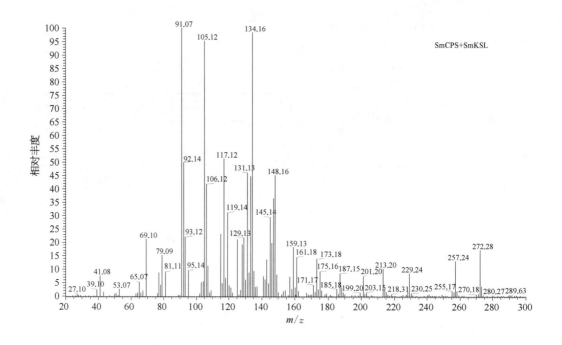

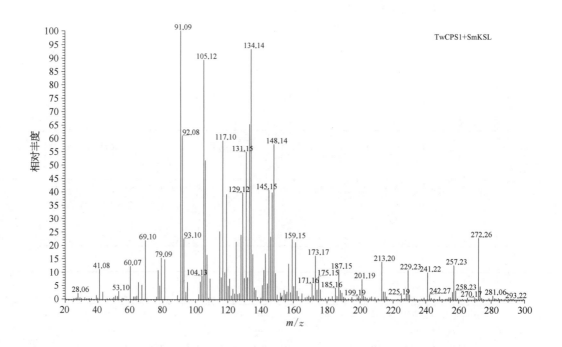

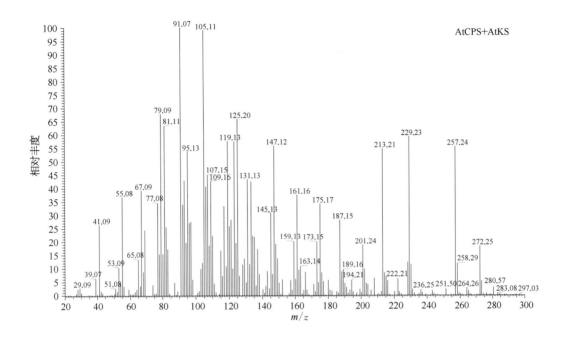

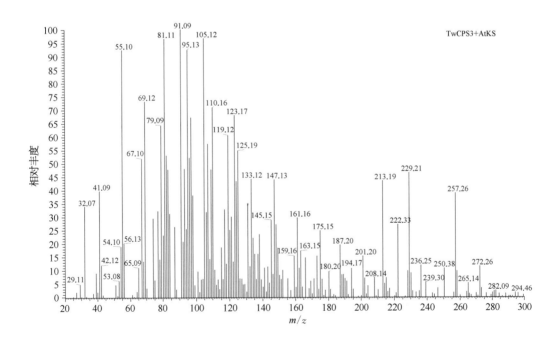

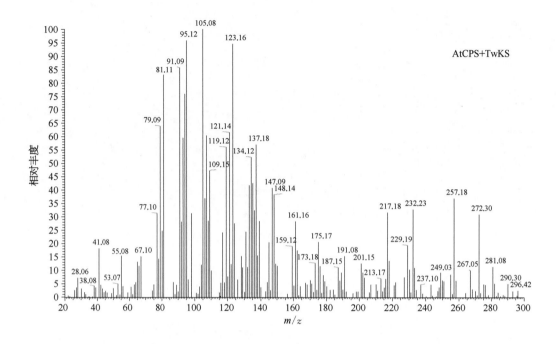

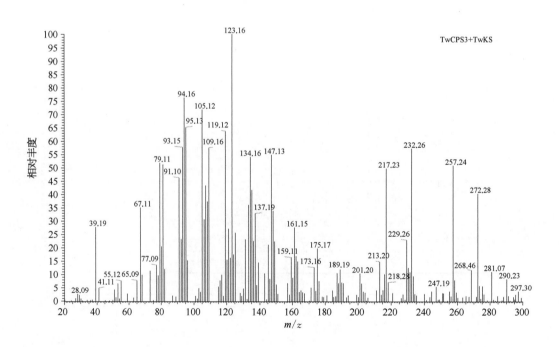

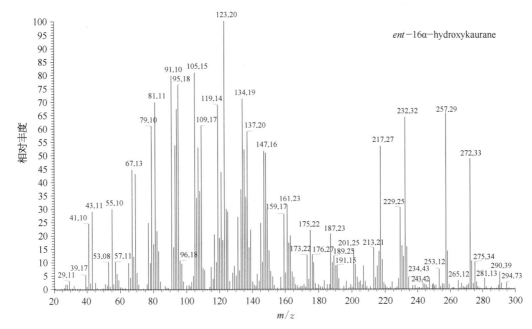

图 3‑8‑26B (CPS＋KS)催化 GGPP 形成产物质谱图

GGPP 为底物,空载体表达空白对照组、TwCPS2C311D 催化组和 TwKST318D 催化组仅在 13.46 min 出现 GGOH 峰,未产生新的产物峰(图 3‑8‑27);而(TwCPS3＋TwKSA608M)组合催化组在 13.03 min 及 13.83 min 均出现新的产物峰[13.03 min 处新产物与(AtCPS＋AtKS)组合催化组 13.03 min 处新产物相同],分子离子峰分别为 272(m/z)、275 (m/z),与(TwCPS3＋TwKS)组合催化组催化产物相异(图 3‑8‑28)。

5. 发酵产物检测 利用 pESC‑Trp 真核表达载体及 BY‑T20 酵母菌,半乳糖诱导发酵,得到 TwCPS1、TwCPS3＋TwKS 及 TwCPS3＋TwKSA608M 发酵产物,结果显示 TwCPS1 催化 GGPP 在 12.99 min 及 13.83 min 形成两个产物峰,其中 13.83 min 处产物峰与体外酶促反应产物一致,为柯巴基焦磷酸,而 12.99 min 产物初步鉴定为泪杉醇;(TwCPS3＋TwKS)催化 GGPP 在 12.99 min、13.03 min、13.83 min 及 13.96 min 形成三个产物峰,其中 13.83 min 及 13.96 min 处产物峰与体外酶促反应产物一致,而 12.99 min 产物初步鉴定为泪杉醇,13.03 min 产物鉴定为对映贝壳杉烯;(TwCPS3＋TwKSA608M)催化 GGPP 形成的产物与(TwCPS3＋TwKS)相比,均在 12.99 min、13.03 min、13.83 min 及 13.96 min 出峰,但 13.03 min 及 13.96 min 产物峰强度发生变化(图 3‑8‑29)。

（四）讨论与小结

本研究将克隆得到的 TwCPS1、TwCPS2、TwCPS3、TwKS、TwGES1、TwGES2 全长基因的编码区构建在 pMAL‑c2X 表达载体上(TwCPS2 全长基因编码区构建在 pMAL‑c5X 表达载体上),然后构建好的重组质粒 pMALTPS 转化至 E. coli TransB(DE3)宿主菌中原核异源诱导表达,诱导条件:在宿主菌生长密度 OD_{600} 为 0.6～0.8 时加入终浓度为 0.4 mmol/L 诱导剂 IPTG,16℃培养 8 h。诱导表达获取较多的可溶性蛋白用于后续功能

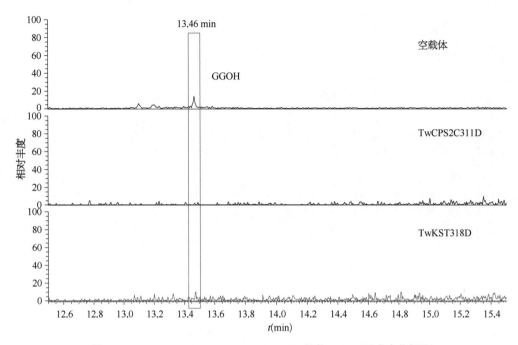

图 3 - 8 - 27　TwCPS2C311D、TwKST318D 催化 GGPP 形成产物提取
离子色谱图(275 m/z、272 m/z)

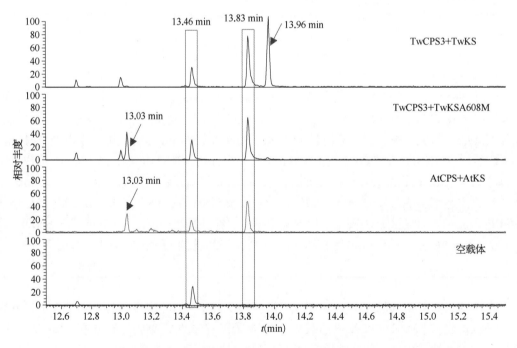

图 3 - 8 - 28　BY - T20/pESC - Trp - TwCPS3＋TwKS、BY - T20/pESC - Trp - TwCPS3 ＋
TwKSA608M、BY - T20/pESC - Trp 发酵产物提取离子色谱图(272 m/z)

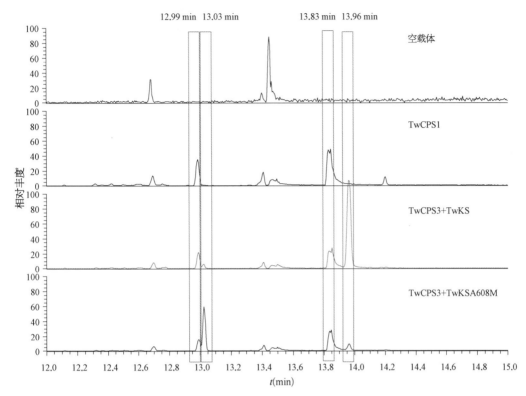

图 3-8-29　BY-T20/pESC-Trp、BY-T20/pESC-Trp-TwCPS1、BY-T20/
pESC-Trp-TwCPS3+TwKS、BY-T20/pESC-Trp-TwCPS3+
TwKSA608M 发酵产物提取离子色谱图(272 m/z)

鉴定研究。

　　根据对雷公藤二萜合酶基因全长 cDNA 序列的生物信息学分析,推导 TwCPS1、
TwCPS3 可能在金属 2 价离子(Mg^{2+} 或 Mn^{2+})的辅助下,具有环化 GGPP 形成 CPP 的功
能,即可能为二萜类次生代谢产物生物合成途径中第 1 个关键二萜合酶——雷公藤柯巴基
焦磷酸合酶,而 TwCPS2 可能没有生物活性;TwKS 可能在金属 2 价离子(Mg^{2+})的辅助下
起始磷酸离子化而具环化底物的功能,从而催化柯巴基焦磷酸(CPP)形成特异的多环二萜
烯类产物,即可能为二萜类次生代谢产物生物合成途径中第 2 个关键二萜合酶——雷公藤
二萜烯合酶;TwGES1、TwGES2 可能为香叶基芳樟醇合酶,在金属 2 价离子(Mg^{2+} 或
Mn^{2+})的辅助下发挥生物活性。

　　基于以上基因全长 cDNA 序列的生物信息学分析,设计了原核表达及体外酶促反应实
验:以 GGPP 为底物,分别以 TwCPS1、TwCPS2、TwCPS3、TwGES1、TwGES2 重组浓缩蛋
白上清为反应催化酶,在 HEPES 反应体系下(含 Mg^{2+})进行体外酶促反应,产物 GC-MS。
分析结果:

　　(1) TwCPS2 催化 GGPP 未形成新的产物,即 TwCPS2 没有生物活性。

　　(2) SmCPS 催化 GGPP 形成 nor-CPP,AtCPS 催化 GGPP 形成 ent-CPP,TwCPS1
与 TwCPS3 均能催化 GGPP 形成柯巴基焦磷酸,但构型暂时不能确定。

（3）SmCPS、AtCPS、TwCPS1、TwCPS3 分别于 SmKSL 组合催化 GGPP，其中 SmCPS + SmKSL 组合能生成次丹参酮二烯，AtCPS + SmKSL 组合不能，说明 SmKSL 特异性催化 *nor* - CPP 形成次丹参酮二烯，这与文献报道一致，而 TwCPS1 + SmKSL 组合产生的新物质与 SmCPS + SmKSL 组合相同，证实 TwCPS1 催化 GGPP 形成 *nor* - CPP，TwCPS3 + SmKSL 组合不形成次丹参酮二烯，证实 TwCPS3 催化 GGPP 不形成 *nor* - CPP，而为其他构型的 CPP。

（4）AtCPS、SmCPS、TwCPS3、TwCPS1 分别于 AtKS 组合催化 GGPP，其中 AtCPS + AtKS 组合能生成对映-贝壳杉烯，SmCPS + AtKS 组合不能，说明 AtKS 特异性催化 *ent* - CPP 形成对映-贝壳杉烯，这与文献报道一致，而 TwCPS3 + AtKS 组合产生的新物质与 AtCPS + AtKS 组合相同，证实 TwCPS3 催化 GGPP 形成 *ent* - CPP。

（5）SmCPS、AtCPS、TwCPS1、TwCPS3 分别于 TwKS 组合催化 GGPP，其中仅 AtCPS + TwKS、TwCPS3 + TwKS 组合能生成对映 - 贝壳杉烯 16 醇（*ent* - 16α - hydroxykaurane），证实 TwKS 特异性催化 *ent* - CPP 形成对映-贝壳杉烯 16 醇，且进一步确认 TwCPS3 催化 GGPP 形成的产物为 *ent* - CPP。

（6）TwGES1 催化 GGPP 形成产物，经与香叶基芳樟醇标准质谱图比较，确认产物为香叶基芳樟醇；

（7）TwGES2 催化 GGPP 未形成新的产物，即 TwGES2 没有生物活性。

定点突变获取目的突变体后，并进行体外酶促反应，结果显示突变体 TwCPS2C311D 虽具有了"DXDD"结构功能域，但仍不能催化 GGPP 形成任何构型柯巴基焦磷酸，TwKST318D 虽具有了"DXDD"和"DDXXD"结构功能域，但不能直接催化 GGPP 形成二萜烯产物，证实"DXDD"结构功能域是二萜合酶发挥 class II（或 type - B）酶活性的必要不充分条件，这与文献报道一致；TwKSA608M 是将 *TwKS* 第 608 位丙氨酸 A（R 基 CH3-）突变成甲硫氨酸 M（R 基 CH3SCH2CH2-），结果主产物由对映-贝壳杉烯 16 醇变为对映-贝壳杉烯，这一研究结果与文献报道一致，原因可能为在形成 *ent* - kauranyl 阳离子中间体后，由于 TwKS 第 608 位丙氨酸 R 基（CH3-）较小，没有给 H_2O 亲核攻击阳离子中间体造成足够大的空间位阻，致使 H_2O 亲核攻击阳离子中间体形成对映-贝壳杉烯 16 醇，而将第 608 位丙氨酸（R 基 CH3-）突变成甲硫氨酸（R 基 CH3SCH2CH2-）后，甲硫氨酸 R 基较大，可以造成足够大的空间位阻，阻碍 H_2O 亲核攻击阳离子中间体，从而使得 *ent* - kauranyl 阳离子中间体得电子（- H^+）形成对映-贝壳杉烯。

由于体外酶促反应不能够鉴定所有催化产物，也即不能准确鉴定出雷公藤二萜合酶功能，故采用 BY - T20 酵母菌发酵以获取足够量的目标产物，从而准确鉴定其结构，明确雷公藤二萜合酶功能。将 TwCPS1、TwGES2、TwGES2 - TwCPS1、TwCPS3 + TwKS 及 TwCPS3 + TwKSA608M 分别构建到 pESC - Trp，发酵产物检测表明：TwCPS1 催化 GGPP 形成产物 *nor* - CPP（主产物），同时还形成了产率较低的另外一种产物（通过体外酶促反应未检测到），初步鉴定为泪杉醇（manool）；TwCPS3 + TwKS 组合催化 GGPP 形成产物对映-贝壳杉烯 16 醇（主产物），同时还形成了产率极低的另外一种产物对映-贝壳杉烯（通过体外酶促反应未检测到），而 TwCPS3 + TwKSA608M 组合催化 GGPP 形成产物与 TwCPS3 + TwKS 组合刚好相反，即对映-贝壳杉烯为主产物，对映-贝壳杉烯 16 醇为副产物。

第九节 研 究 结 论

（1）人为因素是雷公藤的资源量正在急剧萎缩和部分地区昆明山海棠资源也急速萎缩的主要原因。深入地开展雷公藤与昆明山海棠的人工种植，有利于缓解两者野生资源量迅速萎缩的现状。市售雷公藤药材的商品无统一规格，植物的根、根茎和茎均被当作雷公藤药材在市场流通。在市场流通与临床用药中有必要加强相关的监管和监测工作，以保证雷公藤各药用部位的安全合理用药。

（2）雷公藤与昆明山海棠根的代谢产物特征呈现一定的区域性，两者整体代谢轮廓上并没有明显的分类界限（显著的差异代谢物）存在。海拔、土壤和各种生态因子均可能是导致两者之间及各自不同产地之间代谢差异的重要因子。

（3）共有单倍型的存在支持将雷公藤与昆明山海棠合并为一个种，雷公藤遗传多样性丰富，具有较高的生态适应性和较大的进化潜力及巨大的遗传改良潜力。雷公藤各居群间已经具有了明显的遗传分化，地理及生态环境因子、种群的近交或自交的繁殖方式等因素是雷公藤居群形成遗传多样性和发生遗传分化的重要因素。研究结果为雷公藤药材的临床用药及雷公藤制剂的生产、雷公藤药材种植及良种选育、雷公藤野生资源的保护提供一定的参考依据。

（4）对雷公藤中参与二萜次生代谢产物生物合成的二萜合酶基因进行了克隆、原核表达、功能研究及初步的生物合成研究，选取雷公藤悬浮细胞作为后续研究材料，为阐释雷公藤甲素及其他具有显著药理活性的次生代谢产物（例如雷公藤红素）的生物合成途径提供稳定可控的研究材料。从雷公藤悬浮细胞 cDNA 中克隆得到 6 条全长 cDNA 序列，为进一步的生物信息学分析为下一步功能研究提供理论指导。

参考文献

［1］ACREE F，HALLER H L. Wilfordine, an insecticidal alkaloid from Tripterygium wilfordii Hook ［J］. J Amen Chem Soc，1950，72（4）：1608－1601.

［2］BOARKf R C. Some promising insecticidal plants ［J］. Ecunt Bot，1947，1（4）：437－445.

［3］BEROZA M. Alkaloids from Tripterygium wilfordii Hook. —Wilforine and Wilfordine ［J］. J Amer Chem Soc，1951，73（8）：3656－3659.

［4］BEROZA M. Alkaloids from Tripterygium wilfordii Hook：Wilforgine and Wilfortrine ［J］. J Amer Chem Soc，1952，74（6）：1585－1588.

［5］Beroza M. Alkaloids from Triperygium wilfordli Hook，The structure of wilforine，wilfordine，wilforgine and wilfortrine ［J］. J Amer Chem Soc，1953，75（1）：44－49.

［6］LOWENSTEIN C J，SNYDER S H. Nitric oxted, a ovel biologic messenger ［J］. Cell，1992，70：705.

［7］JUHANVAGUE I，VALADIER J，ALESSI M C，et al. Deficient t-PA release and elevated PA inhibitor levels in patients with spontaneous or recurrent deep venous thrombosis ［J］. Thrombosis & Haemostasis，1987，57（1）：67.

［8］RADOMSKI MW，PALMER RM，MONCADA S. Comparative pharmacology of endothelium-derived relaxing factor，nitric oxide and prostacyclin in platelets［J］. British journal of pharmacology，1987，92(1)：181.

［9］WALTER V C. Yclicnucleotideproteinphosphorylation［J］. ghorylationRes，1994，17：249.

［10］YANG F，DONG X G，AN Z M，et al. Retrospect and prospect of studies on Tripterygium wilfordii Hook. f［J］. Chinese Journal of Integrative Medicine，2005，11(2)：89－96.

［11］MA Jinshuang，AM Funston. Flora of China：vol11［M］.北京：科学出版社，2008：518.

［12］LAW K Y，SIMMONS M P，TECHEN N，et al. Molecular analyses of the Chinese herb Leigongteng (*Tripterygium wilfordii* Hook. f.)［J］. Phytochemistry，2011，72(1)：21－26.

［13］ANITA M B，JUN Ma，PETER E L，et al. Medicinal Chemistry and Pharmacology of Genus Tripterygium(Celastraceae)［J］. Phytochemistry，2007，68(6)：732－66.

［14］GRIN，USDA，ARS. National Genetic Resources Program. Germplasm Resources Information Network-(GRIN)［OD］. National Germplasm Resources Laboratory，Beltsville，MD. Availablefrom：http://www. ars-grin. gov/cgi-bin/npgs/html/index. pl.

［15］中国科学院中国植物志编辑委员会.中国植物志［M］.北京：科学出版社，1999，45(3)：179.

［16］涂育合，许可明，姜建国，等.雷公藤栽培与利用［M］.北京：中国农业出版社，2006：8－10.

［17］秦万章，戴克敏.国产雷公藤属四种植物生药鉴定［A］//中国中西医结合学会皮肤性病专业委员会.第四次全国雷公藤学术会议论文汇编.上海：中国中西医结合学会皮肤性病专业委员会，2004：4.

［18］叶三多.莽草的品名考证［J］.南京药学院学报，1962(8)：85－86.

［19］高伟，刘梦婷，程琪庆，等.雷公藤的本草考证［J］.世界中医药，2012，7(6)：560－562.

［20］黄宇.雷公藤GAP关键技术研究［D］.福州：福建农林大学，2012.

［21］斯金平，阮秀春，郭宝林，等.雷公藤资源现状及可持续利用的研究［J］.中药材，2005，28(1)：10－11.

［22］陈昕，涂育合，洪伟，等.不同地理种源雷公藤生长适应性评价［J］.福建林学院学报，2011，31(1)：1－7.

［23］李汉保，王玉玺，王曙东，等.雷公藤地上部分资源利用初探［J］.中药材，1990，13(4)：16－17.

［24］黄宝祥，朱培林，符树根，等.雷公藤的栽培与应用［J］.江西林业科技，2012(5)：26－29.

［25］任江剑，俞旭平，忻柏阳，等.雷公藤扦插繁殖技术研究［J］.中药材，2006，29(3)：207－208.

［26］洪伟，李键，吴承祯，等.雷公藤栽培及利用研究综述［J］.福建林学院学报，2007，27(1)：92－96.

［27］洪苛教.雷公藤采收加工的几个问题［J］.中国中药杂志，1992，17(4)：215－216.

［28］杨芳.雷公藤的研究进展［J］.第一军医大学分校学报，2003，26(2)：159－160.

［29］国家中医药管理局.中华本草［M］.上海：上海科学技术出版社，1999：1128－1129.

［30］钟启谦.雷公类植物杀虫剂对黄守瓜防治的研究［J］.中国农业研究，1950，1(2)：29.

［31］钟启谦，齐瑞霖.几种植物的杀虫效力测定［J］.昆虫学报，1953，3(1)：25－29.

［32］赵善欢，林世平.我国西南各省杀虫植物调查报告［M］.南京：农林部西南改良作物品种繁殖场，1942：59－60.

［33］赵善欢，林世平，胡庆永.我国西南各省杀虫植物毒力试验［J］.台湾：中山大学农学院，1944：1－54.

［34］罗都强.雷公藤有效成分和杀虫活性及应用研究［D］.杨凌西北农林科技大学，2002.

［35］南京中医药大学.中药大辞典：下册［M］.上海：上海科学技术出版社，2006：3459.

［36］曹敏，孙荣奇，吴达俊，等.中药雷公藤的研究进展［J］.中成药，1996，18(4)：40.

［37］傅立国.中国高等植物：第7卷［M］.青岛：青岛出版社，2001.

［38］MA Jinshuang，BRACH A R，LIU QuanRu.A revision of the genus Tripterygium (Celastraceae)［J］. Edinburgh Journal of Botany，1999，56(1)：33－46.

［39］斯金平，阮秀春，郭宝林，等.雷公藤和昆明山海棠形态变异的研究［J］.浙江林业科技，2005，25(1)：1.

［40］刘万水,郭宝林,陈玉婷,等.雷公藤属3种植物遗传关系与遗传多样性的 RAPD 分析［J］.中国中药杂志,2007,32(16):1615.

［41］李键,范文洁.不同地理种源雷公藤的 RAPD 分析［J］.四川农业大学学报,2011,29(3):327.

［42］胡迪科.雷公藤遗传多样性的 ISSR 和 SRAP 分析［D］.福州:福建农林大学,2011.

［43］李建友,夏素霞,宋少江.雷公藤二萜类化学成分及在研新药的研究进展［J］.沈阳药科大学学报,2012(11):901.

［44］WONG K F, YUAN Y, LUK J M. Tripterygium wilfordii bioactive compounds as anticancer and anti-inflammatory agents ［J］. Clinical and Experimental Pharmacology and Physiology, 2012, 39 (3):311.

［45］Hayashi K, Hayashi T, Ujita K, et al. Characterization of antiviral activity of a sesquiterpene, triptofordin C-2［J］. Journal of Antimicrobial Chemotherapy, 1996, 37(4):759-768.

［46］TU Y Q, WU D G. Chemical constituents and biological activity of Celastraceae plants ［J］. Chin. Sci. Bull. 1992, 37(14):1212-1215.

［47］TAKAISHI Y, NOGUCHI H, MURAKAMI K, et al. Sesquiterpene esters, triptogelin A-1-A-4, from *Tripterygium wilfordii* var. *Regelii* ［J］. Phytochemistry, 1990, 29(12):3869-3873.

［48］TAKAISHI Y, TOKURA K, TAMAI S, et al. Sesquiterpene polyol esters from *Tripterygium wilfordii* var. *Regelii* ［J］. Phytochemistry, 1991, 30:1567-1572.

［49］TAKAISHI Y, TAMAI S, NAKANO K, et al. Structures of sesquiterpene polyol esters from *Tripterygium wilfordii* var. *Regelii*［J］. Phytochemistry, 1991, 30:3027.

［50］WANG X D, GAO W Y, YAO Z, et al. Immunosuppressive sesquiterpenes from *Tripterygium wilfordii* ［J］. Chem Pharm Bull, 2005, 53:607.

［51］BEROZA M. Alkaloids from *Tripterygium wilfordii* Hook. The Structure of Wilforine, Wilfordine, Wilforgine and Wilfortrine ［J］. Journal of the American Chemical Society, 1953, 75(1):44.

［52］BEROZA M. Alkaloids from *Tripterygium wilfordii* Hook. Wilforine and Wilfordine ［J］. Journal of the American Chemical Society, 1951, 73(8):3656.

［53］ACREE F, HALLER H L. Wilfordine, an insecticidal alkaloid from *Tripterygium wilfordii* Hook ［J］. Journal of the American Chemical Society. 1950, 72(4):1608.

［54］HORIUCHM, MURAKAMI C, FUKAMIYA N, et al. Tripfordines A-C, sesquiterpene pyridine alkaloids from *Tripterygium wilfordii*, and structure anti-HIV activity relationships of Tripterygium alkaloids ［J］. J Nat Prod, 2006, 69:1271.

［55］LI W W, LI B G, CHEN Y Z. Sesquiterpene alkaloids from Tripterygium hypoglaucum ［J］. Phytochemistry, 1999, 50(6):1091.

［56］LIAO L M, VIEIRA P C, RODRIGUES E, et al. Sesquiterpene pyridine alkaloids from Peritassacampestris ［J］. Phytochemistry, 2001, 58(8):1205.

［57］Núñez M J, Guadaño A, Jiménez I A, et al. Insecticidal sesquiterpene pyridine alkaloids from Maytenus chiapensis. Journal of Natural Products, 2004, 67(1):14-18.

［58］YAMADA K, SUGIURA K, SHIZURI Y, et al. Isolation and structures of euonymine and neoeuonymine, alkaloids from Euonymus Sieboldiana blume ［J］. Tetrahedron, 1977, 33(14):1725.

［59］DUAN H Q, TAKAISHI Y. Structures of sesquiterpene polyol alkaloids from *Tripterygium hypoglaucum* ［J］. Phytochemistry, 1998, 49(7):2185.

［60］DUAN H Q, TAKAISHI Y, MOMOTA H, et al. Immunosuppressive Sesquiterpene Alkaloids from *Tripterygium wilfordii* ［J］. J Nat Prod, 2001, 64:582.

［61］ MORRIS K S，WILLIAM A C，RICHARD G D，et al. Triptolide and tripdiolide，novel antileukemic diterpenoidtriepoxides from *Tripterygium wilfordii* ［J］. J Am Chem Soc，1972，94 (20)：194.

［62］ XU R，FIDLER J M，MUSSER J H. Bioactive compounds from *Tripterygium wilfordii* ［J］. Studies in Natural Products Chemistry，2005，32(5)：773－801.

［63］ 林绥,李援朝,楼井信子,等.雷公藤倍半蔽生物碱的研究［J］.药学学报,2001,36：116.

［64］ 马鹏程,杨长林.雷公藤中 12－表雷藤内酯三醇的分离与结构研究［J］.植物学报(英文版),1993,35 (8)：637.

［65］ 张宪民,王传芬,吴大刚.昆明山海棠根的松香烷型二萜化合物［J］.云南植物研究,1992,14(3)：319.

［66］ KUTNEY J P，HEWITT G P，KURIHARA T，et al. Cytotoxic diterpenes triptolide，tripdiolide and cytotoxictriterpenes from tissue cultures of *Tripterygium wilfordii* ［J］. Can J Chem，1981，59 (17)：2677.

［67］ JINGYA XU，IKEKAWA T，OHKAWA M，et al. Triptinins A and B，two leukotriene D4 antagonistic 19(4→3)-abeo-abietans from *Tripterygium wilfordii* ［J］. Phytochemistry，1997，44 (8)：1511.

［68］ SHEN Q，YAO Z，YOSHIHISA T，et al. Immunosuppressive terpenoids from *Tripterygium wilfordii* ［J］. Chin Chem Lett，2008，19(4)：453.

［69］ HONGQUAN D，KAZUYOSHI K，MASAHIKO B，et al. Di-and triterpenoids from *Tripterygium hypoglaucum* ［J］. Phytochemistry，1997，46(3)：535.

［70］ DUAN HQ，YOSHIHISA T，HIROSHI M，et al. Immunosuppressive diterpenoids from *Tripterygium wilfordii* ［J］. Journal of Natural Product，1999，62(11)：1522.

［71］ TAKASHI M，WANZHANG Q，KOJI T，et al. Diterpenoids from *Tripterigium wilfordii* ［J］. Phytochemistry，1995，40(3)：865.

［72］ Duan Hong-Quan，Yoshihisa T，Hiroshi M，et al. Immunosuppressive terpenoids from extracts of Tripterygium wilfordii ［J］. Tetrahedron，2001，57(40)：8413.

［73］ NAONOBU T，NOBUYUKI O，HONGQUAN D，et al. Kaurane and abietane diterpenoids from *Tripterygium doianum*(Celastraceae) ［J］. Phytochemistry，2004，65(14)：2071.

［74］ 李瑞林,舒达夫.雷公藤的研究与临床应用［M］.北京：中国科学技术出版社,1989：48.

［75］ CHOU T，MEI P. Study on Chinese herb Lei Gong Teng，*Tripterygium wilfordii* Hook f. I：The coloring substance and the sugars ［J］. Chin J Physiol，1936，10：529.

［76］ Takaishi Y，Miyagi K，Kawazoe K，et al. Terpenoids from *Tripterygium wilfordii* var. *regelii* ［J］. Phytochemistry，1997，45(5)：975.

［77］ DUAN H Q，TAKAISHI Y，MOMOTA H，et al. Triterpenoids from *Tripterygium wilfordii* ［J］. Phytochemistry，2000，53：805.

［78］ Li KH，Duan HQ，Kawazoe K，et al. Terpenoids f*rom Tripterygium wilfordii* ［J］. Phytochemistry，1997，45(4)：791.

［79］ DUAN HQ，TAKAISHI Y，MOMOTA H，et al. Immunosuppressive terpenoids from extracts of *Tripterygium wilfordii* ［J］. Tetrahedron，2001，57：8413.

［80］ 姚智,高文远,高石喜久,等.雷公藤中具有抗癌活性的二萜类化合物［J］.中草药,2007,38 (11)：1603.

［81］ 张东明,于德泉,谢凤指.雷公藤酮的结构［J］.药学学报,1991,26(5)：34.

［82］ 苗立抗,张晓康,董颖.雷公藤根皮三蔽成分研究［J］.天然产物研究与开发,1999,12：1.

［83］ 陈博.雷公藤叶的化学成分研究［D］.咸阳：陕西中医学院,2009.

［84］杨光忠,李援朝.雷公藤抗肿瘤三萜成分的研究［J］.林产化学与工业,2006,26(4):19.

［85］郭夫江,方佩芬,李援朝.雷公藤三萜成分［J］.药学学报,1999,34(3):210.

［86］苗抗立,徐雪华,魏朝晖,等.雷公藤活性成分 Demethylzeylasteral 的研究［J］.中国现代临床医学,2005,4(10):7.

［87］张宪民,吴大刚.昆明山海棠根的齐墩果烷型三萜成分［J］.云南植物究,1993,15(1):92.

［88］沈建华,周炳南.东北雷公藤三萜成分的研究［J］.植物学报,1992,34(6):475.

［89］杨光忠,郭夫江,李援朝.雷公藤多苷三萜类成分的研究［J］.中国药学杂志,2000,35(1):50.

［90］张崇璞,言政,陈坛,等.雷公藤多苷三萜成分研究［J］.中国医学科学院学报,1994,16:466.

［91］MOROTA T, YANG CX, SASAKI H, et al. Triterpenes from *Tripterygium wilfordii*［J］. Phytochemistry. 1995,39(5):1153.

［92］HORI H, PANG GM, HARIMAYA K, et al. Isolation and structure of regelin and regelinol, new antitumor ursine-type triterpenoids from *Triperyguim regelii*［J］. Chem Pharm Bull, 1987, 35(5):2125.

［93］夏焱,段宏泉,张铁军,等.雷公藤属药用植物的研究进展［J］.中草药,2005,36(7):1093.

［94］MAO YP, TAO XL, LIPSKY PE. Analysis of the stability and degradation Products of triptolide［J］. Journal of Pharmacy and Pharmacology,2000,52(1):3.

［95］姚鑫,吴强,周勤华,等.雷公藤中萜类成分药理作用的分子机制研究进展［J］.中药药理与临床,2012,28(4):118.

［96］夏焱.雷公藤有效成分的含量测定及色谱指纹图谱研究［D］.天津:天津大学,2005.

［97］李克,王曙东,陈爽.雷公藤叶提取物高效液相色谱指纹图谱的研究［J］.中草药,2006,37(11):1671.

［98］周雯,李红茹,李淑芬,等.雷公藤超临界 CO_2 提取物的 HPLC 指纹图谱建立［J］.中国中药杂志,2007,32(8):706.

［99］董林毅,张庆伟,段宏泉.雷公藤药材 HPLC 指纹图谱的研究［J］.中国药学杂志,2009,44(6):422.

［100］库尔班江,赛得合买提,张焱.雷公藤药材高效液相色谱指纹图谱研究［J］.喀什师范学院学报,2009,30(3):48.

［101］杨春欣,梁健,沈熊,等.雷公藤多苷片高效液相指纹图谱的研究［A］//2008中国药学会学术年会暨第八届中国药师周论文集.北京:中国药学会,2008.

［102］吴春敏.雷公藤化学成分与多组分含量测定研究［D］.上海:第二军医大学,2010.

［103］李耀维,冯文新,等.激光诱变选育雷公藤次生物质高产细胞系［J］.激光生物学报,2000,9(4):281.

［104］黄淑燕.雷公藤组织培养机制及次生代谢产物含量研究［D］.福州:福建农林大学,2012.

［105］BACH T J. Hydroxymethylglutaryl-CoA reductase, a key enzyme in phytosterol synthesis［J］. Lipids, 1986, 21(1):82.

［106］BASSON M E, THORSNESS M, FINERMOORE J, et al. Structural and functional conservation between yeast and human 3－hydroxy－3－methylglutaryl coenzyme A reductases the rate-limiting enzyme of sterol biosynthes［J］. Molecular and Biology, 1988, 8:3797.

［107］TADEUSZ A. Alkaloids-Secrets of life. Alkaloid chemistry, biological significance, applications and ecological role［M］. Amsterdam:Elsevier, 2007.

［108］武莹.雷公藤 *HMGR* 基因克隆、表达及调控萜类次生代谢的初步探究［D］.杨凌:西北农林科技大学,2012.

［109］宋萍,洪伟,吴承祯,等.雷公藤内生真菌的分离及抗肿瘤活性研究［J］.北华大学学报(自然科学版),2009,10(4):310.

［110］宋萍,洪伟,吴承祯,等.雷公藤内生真菌的抑菌活性研究［J］.中国农学通报,2010,26(5):262.

[111] 倪峰,林静瑜,郭丹,等.雷公藤叶提取物抗肿瘤活性部位的筛选[J].福建中医药大学报,2012,22(5):30.

[112] 夏志林,徐榕青,郭舜民,等.雷公藤茎叶三萜化学成分研究[J].中草药,1995,26(12):627.

[113] 袁庆军,黄璐琦,邵爱娟,等.展望分子谱系地理学在道地药材研究中的应用[J].中国中药杂志,2009,34(16):200.

[114] 童杨.泰宁建全国最大雷公藤种质基因库[N].三明日报,2009 - 1 - 7(2).

[115] 湖南中医药研究所.湖南药物志[M].湖南:湖南科学技术出版社,1962:711.

[116] 宋纬文,许志福.三明畲族民间医药[M].厦门:厦门大学出版社,2002:15.

[117] 福建省医药研究所.福建药物志:第1册[M].福州:福建人民出版社,1979:292.

[118] 李秀丽,张文君,鲁剑巍,等.植物体内草酸钙的生物矿化[J].科学通报,2012,57(27):2443.

[119] ZHAO Z Z, SHIMOMURA H, SASHIDA Y, et al. Identification of traditional Chinese Patent Medicines by a Polariscope (1) [J]. Natural Medicines, 1996, 50(3):389.

[120] YANG Y, WANG HJ, YANG J, et al. Chemical profiling and quantification of Chinese medicinal formula Huang-Lian-Jie-Du decoction, a systematic quality control strategy using ultra high performance liquid chromatography combined with hybrid quadrupole-orbitrap and triple quadrupole mass spectrometers [J]. Journal Chromatography A, 2013, 1321:88.

[121] Kupchan S M, Hintz H P J, Smith R M, et al. Celacinnine, a Novel Macrocyclic Spermidine Alkaloid Prototype [J]. Chem Soc Chem Commun, 1974, 9:329.

[122] Kupchan S M, Hintz H P J, Smith R M et al. Celacinnine, a Novel Macrocyclic Spermidine Alkaloid Prototype [J]. Chem Soc Chem Commun, 1974, 9:329.

[123] CUYCKENS F, ROZENBERG R, DE H E, et al. Structure characterization of flavonoid O-diglycosides by positive and negative nano-electrospray ionization ion trap mass spectrometry [J]. J Mass Spectrom, 2001, 36(11):1203.

[124] Hvattum E, Ekeberg D. Study of the collision-induced radical cleavage of flavonoid glycosides using negative electrospray ionization tandem quadrupole mass spectrometry [J]. J Mass Spectrom, 2003, 38:43.

[125] ABLAJAn K, ABLIZ Z, SHANG XY, et al. Structural characterization of flavonol 3, 7 - di - O - glycosides and determination of the glycosylation position by using negative ion electrospray ionization tandem mass spectrometry [J]. J Mass Spectrom, 2006, 41:352.

[126] SHAHAT A A, CUYCKENS F, WANG W, et al. Structural characterization of flavonol di - O - glycosides from Farsetia aegyptia by electrospray ionization and collision-induced dissociation mass spectrometry [J]. Rapid Commun Mass Spectrom, 2005, 19(15):2172.

[127] LI SY, XIAO J, CHEN L, et al. Identification of A-series oligomeric procyanidins from pericarp of Litchi chinensis by FT-ICR-MS and LC-MS [J]. Food Chemistry, 2012, 135(1):31.

[128] AVISE J C, ARNOLD J, BALL R M, et al. Intraspecific phylogeography:the mitochondrial DNA bridge between population genetics and systematics [J]. Annual review of ecology and systematics, 1987:489.

[129] TABERLET P, GRIFFIN S, GOOSSENS B, et al. Reliable genotyping of samples with very low DNA quantities using PCR [J]. Nucleic Acids Research, 1996, 26, 3189 - 3194.

[130] SANG T, CRAWFORD D J, STUESSY T F. Chloroplast DNA phylogeny, reticulate evolution, and biogeography of Paeonia (Paeoniaceae) [J]. American Journal of Botany, 1997, 84:1120.

[131] LAW K Y, SIMMONS M P, TECHEN N, et al. Molecular analyses of the Chinese herb

Leigongteng (*Tripterygium wilfordii* Hook. f.) [J]. Phytochemistry, 2011, 72(1):21 - 26.

[132] BEEKMANN J S, WEBER J L. Survey of human and rat microsatellites [J]. Genomics, 1992, 12 (4):627.

[133] Novy A, Jones K C. Charaterization of polymorphic microsatellites for Tripterygiun (Celastraceae), a monospecific genus of medicinal importance [J]. American Journal of Botany, 2011, 98(10):280.

[134] MILLAR C L, LIBBY W J. Strategies for Conserving Clinal, Ccotypic, and disjunct Population Diversity in Widespread Species. In:Fald D A, Holsinger K E ed. Genetics and Conservation of Rare Plants[M]. New York:Oxford University Press, 1991:149.

[135] HAMRICK J L, GODT M J W. Allozyme diversity in plant species[M]. //BROWN A H D, CLEGG M T, KAHLER A L. et al. Plant population genetics, breeding and genetic resources. Sunderland Mass:Sinauer Associates, 1990:43.

[136] HAMRICK J L, MJW G, SHERMANBROYLES S L. Factors influencing levels of genetic diversity in woody plant species. [J]. New Forests, 1992, 6(1 - 4):95 - 124.

[137] FRANCESCHI V R, NAKATA P A. Calcium oxalate in plants:Formation and function [J]. Ann Rev Plant Biol, 2005, 56:41 - 71.

[138] BOUROPOULOS N, WEINER S, ADDADI L. Calcium oxalate crystals in tomato and tobacco plants:Morphology and in vitro interactions of crystal-associated macromolecules [J]. Chem Eur J, 2001, 7(9):1881 - 1888.

[139] BARABÉ D, LACROIX C, CHOUTEAU M, et al. On the presence of extracellular calcium oxalate crystals on the inflorescences of Araceae. Bot J Linn Soc, 2004, 146:181 - 190.

[140] SHARAWY S M. Numerical taxonomic evaluation of calcium oxalate and calcium carbonate crystals in the leaves of certain *Ficus* species (Moraceae) [J]. Feddes Repert, 2004, 115:441 - 452.

[141] Law S K, Simmons M P, Techen N, et al. Molecular analyses of the Chinese herb Leigongteng (*Tripterygium wilfordii* Hook. f.) [J]. Phytochemistry, 2011, 72(1):21 - 26.

[142] KITE G C, VEITCH N C. Veitch. Assigning glucose or galactose as the primary glycosidicsugar in 3 - O - mono-, di- and triglycosides of kaempferolusing negative ion electrospray and serial massspectrometry [J]. Rapid Commun Mass Spectrom, 2009, 23(19):3125 - 3132.

[143] LERSTEN N R, HORNER H T. Crystal macropatterns in leaves of Fagaceae and Nothofagaceae:A comparative study [J]. Plant Syst Evol, 2008, 271:239.

[144] HUDGINS J W, KREKLING T, FRANCESCHI V R. Distribution of calcium oxalate crystals in the secondary phloem of conifers: a constitutive defense mechanism [J]. New Phytol, 2003, 159:677.

[145] FRANCESCHI V R, NAKATA P A. Calcium oxalate in plants:formation and function [J]. Ann Rev Plant Biol, 2005, 56:41.

[146] BOUROPOULOS N, WEINER S, ADDADI L. Calcium oxalate crystals in tomato and tobacco plants:morphology and in vitro interactions of crystal-associated macromolecules [J]. Chem Eur J, 2001, 7:1881.

[147] BARABÉ D, LACROIX C, CHOUTEAU M, et al. On the presence of extracellular calcium oxalate crystals on the inflorescences of Araceae [J]. Bot J Linn Soc, 2004, 146:181.

[148] SHARAWY S M. Numerical taxonomic evaluation of calcium oxalate and calcium carbonate crystals in the leaves of certain *Ficus* species (Moraceae) [J]. Feddes Repert, 2004, 115:441.

[149] 王诚.草酸钙结晶体的分类及其在中药检验中的应用[J].传统医药,2003,12(3):57.

[150] 王西芳.57 种中药材中草酸钙结晶的初步研究[J].中国中药杂志,1989,14(3):10.

[151] 王诚.草酸钙结晶体的分类及其在中药检验中的应用[J].传统医药,2003,12(3):57.

[152] 中国卫生部药典委员会.中华人民共和国药典.一部[M].北京:化学工业出版社,1977.

[153] 淡墨,高先富,谢国祥,等.代谢组学在植物代谢研究中的应用[J].中国中药杂志,2007,32(22):2337.

[154] 孙翠翠.雷公藤中倍半萜类生物碱的分析制备与质谱规律研究[D].上海:华东理工大学,2012.

[155] 池玉梅,李瑶,张瑜,等.超高效液相色谱-四极杆串联飞行时间质谱分析黄酮类化合物及小毛茛茎叶的成分[J].色谱,2013,31(9):838.

[156] 阿布拉江·克依木.黄酮苷类天然产物的质谱分析方法研究[D].北京:北京协和医学院研究生院,2006.

[157] 刘国强,董静,王弘,等.4 种儿茶素类化合物电喷雾质谱裂解规律的研究[J].高等学校化学学报,2009,30:1566.

[158] 张迪,赵文军,马丽娟,等.原花青素的性质、功能、纯化和利用[J].安徽农学通报,2009,15(1):35.

[159] 徐国前,张振文,郭安鹊,等.植物多酚抗逆生态作用研究进展[J].西北植物学报,2011,31(2):423.

[160] 李鹏,李祺福,黄胤怡.抗 UV2B 辐射植物黄酮类化合物研究进展[J].生态学杂志,2001,20(6):36.

[161] Treutter D. Significance of flavonoids in plant resistance:a review [J]. Environ Chemlett. 2006,4(3):147.

[162] 王静,李明,魏辅文,等.分子系统地理学及其应用[J].动物分类学报,2001,26(4):43.

[163] 王祎玲,郭元涛,钱增强,等.植物分子系统地理学及其研究进展[J].西北植物学报,2005,25(6):1250.

[164] 白伟宁,张大勇.植物亲缘地理学的研究现状与发展趋势[J].生命科学,2014,26(2):125.

[165] 黄培华,DIFFENAL R F,杨明钦,等.黄山山地演化与环境变迁[J].地理科学,1998,18(5):401.

[166] 周秉根.边际效应特征及其增值效应探讨[J].大自然探索,1999,18(3):51.

[167] 张理华.黄山地学研究综述[J].宿州师专学报,2003,18(4):68.

[168] 王西芳.57 种中药材中草酸钙结晶的初步研究[J].中国中药杂志,1989,14(3):10 - 14.

[169] 王诚.草酸钙结晶体的分类及其在中药检验中的应用[J].传统医药,2003,12(3):57 - 58.

[170] 中国卫生部药典委员会.中华人民共和国药典[M].北京:化学工业出版社,1977.

第四章

三七品质基础研究

三七为五加科植物三七 *Panax notoginseng*（Burk.）F. H. Chen ex C. Chow 的干燥根及根茎,具有活血化瘀、消肿定痛的功效,近年来常被用于治疗糖尿病、血栓以及预防与治疗心脑血管疾病等,此外三七还作为保健品具有较大的市场。化学成分研究表明,三七中有较高含量的达玛烷型皂苷类成分以及几十种微量的皂苷类成分,并含有丰富的 Fe、Ca、Mn、Zn等微量元素。

随着三七市场需求的不断增大,三七种植区也在不断扩大,产地差异对三七中成分的影响亟需阐明。但目前在化学成分、微量元素与三七道地性研究方面,存在着研究样本量小,研究不系统,缺乏对三七中微量皂苷类成分的产地差异分析等问题。除此之外,研究不同产地的三七是否存在遗传变异,建立三七粉的准确鉴定方法,对三七的品种选育和安全有效用药具有重要意义。

本章研究的内容包括:广泛采集道地产区与非道地产区的三七规范化种植区样品,进行皂苷类成分的提取及液质测定,并运用液质测定对皂苷类对照品进行解析,明确皂苷类裂解规律;对样品中色谱峰进行成分归属,分析不同产区皂苷类含量成分差异;测定三七中微量元素含量,分析三七在微量元素上的产地差异性;测定三七中重金属元素,为道地药材安全评价提供依据;通过 DNA 条形码技术研究三七的遗传多样性,揭示三七道地性的遗传机制;同时,从 DNA 条形码、位点特异性 PCR 和 HRM 三种方法中筛选最佳分子鉴定方法,建立基于分子－形态的三七粉系统鉴定方法,为三七粉的准确快速鉴定提供依据。

第一节　传统知识与文献研究

一、本草考证

（一）名称

三七名称的来源,有人认为最早源自《医门秘旨》中:"七叶三枝,故此为名",后《广西通志》也载："三七，其茎七叶三根故名。"在长期的临床使用过程中，三七有不同的名称，异名也较多，主要异名如山漆、金不换（《纲目》），血参（《医林纂要》），参三七（《本草便读》），田三七、田漆（《伪药条辨》），田七（《岭南采药录》）。

（二）品种考证

三七是由我国少数民族最早发掘使用的一种药用植物，是我国治疗金疮的要药。三七的使用最早记载是《仙传外科秘方》，其中"飞龙夺命丹"一方中的配伍药材就有三七。《跌损妙方》一书中也有关于三七药用的早期记载，该书全身门、头面门、身中门、背脊门、跟足门、金创门6门中共用方133首，其中含有三七的方就有40首。但这些都属于中医学方书类文献，没有可供考证品种特征的详细记述，因此尚不能据此认定为五加科三七入药的起点。云南名医兰茂（兰止庵）于1436年编著的《滇南本草》一书，虽然载入了"土三七"，但并未提及三七。

《医门秘旨》（1576年）一书除记载三七的功效外，也对三七的品种特征进行了初步描述："三七草，其本出广西，七叶三枝，故此为名。用根，类香白芷。味甘，气辛，温性微凉，阳中之阴，散血凉血。"文中的"三七草"是否为现在的"三七"尚有待考证。此外，"类香白芷"和"气辛"与五加科三七特征不符合。因此，其记载的三七草不一定是现代正品三七。

对现在的五加科人参属植物三七首次有明确记载的著作是明代李时珍编撰的《本草纲目》（1596年），其关于三七"味微甘而苦，颇似人参之味"的记载十分准确地表述了五加科三七的化学特征（"微甘而苦"是皂苷的真实味道）。此外，《本草纲目》还描述了三七的鉴别特征："试法，以末掺猪血中，血化为水者乃真。"同时，其对三七的功效也有记载："此药（三七）近时始出南人军中，用为金疮要药，云有奇功。"

上述资料表明，"三七"一词虽然在距今600多年之前就已被载入著作，其治疗疾病已有悠久历史，但真正发现五加科人参属三七，并对其品种鉴别特征及功效进行系统全面描述的应该是李时珍的《本草纲目》。

（三）原产地考证

目前，三七的主产区位于我国云南省的文山州，包括文山、砚山、马关和广南等地，广西百色的靖西、德保、那坡等地也有零星分布。至于三七究竟原产于云南还是广西，目前学术界存在较大争论，尚未形成统一认识。

据《开化府志》（1757年）载"开化三七，在市出售，畅销全国"，开化为云南文山的旧称。另据云南省农业厅编的《云南三七》中称："专家曾在文山、广南等县原始森林发现14年生之野三七。"文山州科委编的《文山科技》杂志刊载的《三七》一文中也说："据1956年全州普查时，曾发现马关、西畴等县深山密林中有野生三七的生长。"因此，有研究认为云南文山州不仅是目前三七的主产地，也是三七的原产地。

如果三七原本产于云南文山，那么兰茂于1436年编著的《滇南本草》一书中，既然提到了滇产之"土三七"，就应该着重介绍与之相对的"正品三七"，而不是只字未提。因此，笔者推测三七可能确实原产于广西百色等地，由于云南文山和广西百色两地交界，气候、土壤及地质背景等生态环境条件相似，因此三七较早传入云南文山引种并获得成功，然后逐渐在文山当地呈规模种植。但由于广西是三七的原产地,尤其是广西田州为三七集散地,田七的知名度很高,故历代本草对三七产地的描述多沿用《本草纲目》中记载的,即三七"生广西南丹诸州番峒深山中",而对于云南文山的三七生产很少涉及,因此云南文山的三七生产几乎一直处于默默无闻的状态。自清代《开化府志》和吴其濬的《植物名实图考》中记载了云南出产三七,文山的三七生产才逐渐被世人认可,知名度也才渐渐扩大,直至后来者居上,云南文山逐渐取代广西田州而成为我国三七的主产地。

广西三七历史上主要集中分布在靖西、那坡、德保三地,但据笔者实地调查,目前靖西的三七种植面积已萎缩到不足 20 亩,那坡、德保已无三七种植。在短短的 160 余年间(从 1848 年算起),广西田州(田七)从享有 300 多年盛誉的三七原产地和主产地,到目前三七种植已趋于灭绝,这一巨大变化十分值得关注。究竟是由于当地生态环境发生变化,造成"土壤不佳"或是气候变化,还是社会因素等原因所致,尚有待于深入调查发现。

二、资源现状

(一)野生资源分布

中国科学院昆明植物研究所对三七进行了大量研究,证明了三七与人参、西洋参具有亲缘性,均起源于 2.5 亿年前第三纪古热带的残遗植物中一个古老的类群,存于我国滇桂交界处的自然避难所中。三七对生长环境有特殊要求,所以地理分布受到自然条件限制。三七主要分布于冬暖夏凉的地区,不耐严寒与酷热,喜半阴和潮湿的生态环境以及日照不强的气候和湿润肥沃的土壤。故其分布范围仅局限于中国西南部海拔 $1\,500\sim1\,800$ m 的亚热带常绿阔叶林区,东经 $95°\sim111°$,北纬 $24°\sim34°$ 之间的狭窄地带,包括云南省文山州和广西与文山交界的几个地方,印度北部和越南亦有星散分布。在我国,云南省文山州为三七的主要产区。

我国多部本草典籍对三七分布有记载,《本草纲目拾遗》记载其产地有云南昭通、浙江温山、江苏琼州、湖南宝庆、广西的右江和田州等地。1942 年李惠林氏在 Sargentia 第 2 卷上发表时指出三七分布在江苏、浙江、江西、湖北、四川、西康、云南、广西等地。

(二)人工栽培

三七的栽培品种来源于野生是毋庸置疑的,但人类何时何地将其栽培成功却难以考证。古人在发现并认识到野生三七的功效后,便开始用其治疗疾病,随着三七的广泛使用,野生资源出现供应不足。另外,为了采集方便,古人将它驯化为家种,这也成为人工驯化和栽培三七的开始。

历史上人工栽培三七最确切的文字记载始见于清代道光年间云南巡抚吴其濬所著《植物名实图考》一书。书中记载:"三七茎叶,畏日恶雨,土司利之,亦勤栽培……盖皆种生,非野卉也。"

在清代以前,有关三七人工种植的历史已无详细、明确的文字记载。据《本草纲目》记载:"此药(三七)近时始出南人军中,用为金疮要药……"以及相传明崇祯年间,李自成部下神医尚炯亦用三七为刀枪创伤之药。古代军队中使用三七作药,用量肯定不少,决非野生三七资源可供。在李时珍《本草纲目》以前,有《金瓶梅》记载:"在广南镇守,带的那三七药曾吃不曾,不拘妇女甚崩漏之疾用,酒调至粉末儿吃下去即止。"

从上述论述中可以推断:在当时特定的历史条件下,三七能在千里之外的异地被认知和普遍使用,说明其传播范围相当广,其用量决非野生资源能供,证明在《金瓶梅》成书之时已存在了人工栽种。因此,三七的人工栽培历史应在 640 年以上。

1758 年《开化府志》(开化即今文山旧称)载"开化三七,在市出售,畅销全国",说明在清代,三七不仅由野生变为人工栽培,而且已成为国内外市场上的畅销药材。

三、应用历史及临床应用现状

(一)应用历史

三七是我国少数民族壮族最早发现使用的一种药用植物,自古以来就是我国治疗金疮的要药。三七用于治疗疾病具有悠久的历史,在《本草纲目》以前的《医门秘旨》《跌损妙方》已有记载。从三七功效和应用的认识过程看,其发展经历了 3 个阶段:明代以前、明代至中华人民共和国成立、中华人民共和国成立后。

明代以前,中原医家尚不知三七为何物,一般认为历史上三七首次被载入内地的著作是《本草纲目》,称其"味微甘而苦,颇似人参之味,'金不换',凡杖扑伤损,瘀血淋漓者,随即嚼烂,罨之即止,青肿者即消散,南人军中用为金疮要药,云有奇功"。在《本草纲目》之前,安徽怀宁的张四维在《医门秘旨》(1576 年)中提到:"三七草,其本出广西,七叶三枝,故此为名。用根,类香白芷。味甘,气辛,温性微凉,阳中之阴,散血凉血。治金疮刀斧伤立效,又治吐、衄、崩漏之疾。边上将官,宝之为珍。如有伤处,口嚼吞水,渣敷患处即安,血症之奇药也。"明代医书《跌损妙方》中也有对三七的记录,用它入药治疗刀斧伤。同一个时期、同一种药物在不同地方的医学著作中出现,表明了三七的功效在当时得到不同医家的认可。

清代《本草从新》对三七的药效更加推崇,称"三七根,止血之神药也,无论上、中、下之血,凡有外越者,一味独用亦效,加入补血补气药中则更神。盖此药得补而无沸腾之患,补药得此而有安静之休也"。清代《本草纲目拾遗》载有:"人参补气第一,三七补血第一,味同而功亦等,故称人参三七,为药品中之最珍贵者……价与辽参等。"说明三七历史上就是一种很名贵的药材。《玉楸药解》记载:"和营止血,通脉行瘀,行瘀血而敛新血。凡产后、经期、跌打、痈肿,一切瘀血皆破;凡吐血、崩漏、刀伤、箭伤,一切新血皆止。"清代《植物名实图考》载:"盖皆种生,非野卉也……土司利之,亦勤栽培。"

中华人民共和国成立后,三七的临床应用更受医学界认可和重视,三七在治疗心血管疾病、脑血管疾病、癌症及保健品方面开拓了更广阔的应用领域。

(二)临床使用状况

三七味甘,微苦,性温。归肝、胃、心、肺、大肠经。止血散瘀,消肿定痛。主治各种出血症,跌打瘀肿,胸痹绞痛,血瘀闭经、痛经,产后瘀阻腹痛。

1. **治疗心绞痛**　每次口服 0.45 g,日服 3 次,重症加倍。16 例以心绞痛为主诉的冠心病患者,经治疗,除 1 例心绞痛合并急性心肌梗死者用药数日无效而停药外,其余 15 例止痛疗效均满意。有 4 例原需长期服用复方硝酸甘油片者,服三七后即可停服;5 例合并高血压病者,服药后血压缓慢下降;3 例服药后 心率转缓;4 例心电图轻度好转。实验结果证明,三七有明显增加冠状动脉血流量的作用,使心肌耗氧量减少;又有降低动脉压及略减心率的作用,使心脏工作量减低。上述作用,均有助于减轻心脏负担,缓和心肌需氧与供氧不足之间的矛盾,因而是治疗冠心病、心绞痛的有利因素。又据少数病例观察,每日用三七粉 1.8 g,分 3 次食前服,连续 1 月,对降低血脂及胆固醇有一定效果。服药期间未见明显副作用,有些病例服药后觉精力旺盛,临床症状亦有所减轻。经血常规检查,血象无明显变化,对血小板似有提高之作用。

2. **治疗咯血**　三七粉 2～3 分,日服 2～3 次。治疗支气管扩张症、肺结核及肺脓肿等病引起的咯血患者 10 例,咯血一次量为 50～600 ml 不等。服药后 5 日止血者 1 例,10～30 日止血者 6 例,31～60 日止血者 3 例。其中完全止血者 8 例,有 2 例于止血后 1～2 周又有少量咯血。此药对肺部疾患有止血、镇咳、祛痰及镇痛作用,服药后无 1 例产生副作用。

3. **治疗急性坏死性节段性小肠炎**　用三七研细末,每次 3 分,日服 3 次,开水送服。共治 8 例,治愈 7 例。一般服药后 2 日腹痛减轻,4～5 日后肠蠕动恢复,7 日左右肠梗阻解除,10 日基本痊愈。继续服药 15 日以巩固疗效。

4. **治疗眼出血**　用 1%三七液点眼,每日 2～6 次。或先用 0.5%丁卡因点眼,再加少量 2%普鲁卡因于 1%三七液内,一同注入结膜下,每次 0.1～0.3 ml,每日 1 次。

四、栽培种植及生产加工

(一)栽培要点

1. **生物学特性**　属生态幅窄的亚热带高山阴性植物,喜温暖稍阴湿的环境,忌严寒和酷暑。栽培要求搭荫棚。种子有胚后熟特性,不能干燥贮藏,需随采随播。云南在 1 000～1 600 m,广西在 700～1 000 m 地区栽培。宜在疏松红壤或棕红壤、微酸性土壤栽种,忌连作。

2. **栽培技术**　用种子繁殖,育苗移栽。选用 3～4 年生植株所结种子,在 10～11 月果实成熟呈紫红色时采收,于 11 月上旬至下旬播种;播种前用波美 0.2°～0.3°石硫合剂浸种消毒 10 min,或用代森锌 200～300 倍液消毒 15 min,按行株距 5 cm×6 cm 点播,每穴放种子 1 颗,覆土 1.5 cm,后用稻草覆盖保湿,每公顷播 105 万颗。幼苗生长 1 年,于 12 月至翌年 1 月移栽。移栽前幼苗(称子条)同样需要消毒,消毒方法与种子相同。将子条大小分级,按行株距 15 cm×18 cm 开沟,深 3～5 cm,将子条芽头向下倾斜 20°栽下,盖土 3 cm 左右,后盖稻草,每公顷用种苗 22.5 万～30 万株。基肥用厩肥和草木灰,并拌入磷肥、饼肥等。

3. **田间管理**　种植前搭平顶式高 1.5～1.7 m 的荫棚,棚的四财设围篱,早春光弱低温,荫棚透光度 60%～70%,4 月上旬气温上升,透光度以 50%为宜。出苗初期在畦面上撒施草木灰 2～3 次,每次每公顷 375～750 kg;4～5 月每月追施粪灰混合肥 1 次,每公顷

7 500～15 000 kg；3～4 年生的三七，在 6～8 月孕蕾开花期应追施混合肥 2～3 次，每公顷 1 500～22 500 kg，另加磷肥 375 kg 左右。注意防涝抗旱，经常保持湿润。不留种的三七于 6 月上旬花薹抽出 2～3 cm 时摘除。

（二）采收加工及产销

一般种植 3 年收获，8～9 月收获的称"春七"，质量好，产量高，11 月收获的称"冬七"，质量差，产量低。挖起的块根，洗净泥土，按大小放置，日晒或火烘 2～3 日，约六成干时，将支根、须根、根茎分别剪下，再分别进行日晒或火烘 2～3 日，进行揉搓或放入转筒中滚动，使其互相摩擦，拿出再晒或烘，反复 4～5 次。

生长于云南文山、砚山、广南以及广西靖西、睦边、百色等地。畅销全国各地，并有大量出口。

五、化学成分及药理作用研究

（一）化学成分研究

三七中含有多种达玛烷型四环三萜皂苷的活性成分。从根中分得人参皂苷（ginsenoside）Rb_1、Rd、Re、Rg_1、Rg_2、Rh_1，20 - O - 葡萄糖人参皂苷 Rf（20-O-glucoginsenosideRf），三七皂苷（notoginsenoside）R_1、R_2、R_3、R_4、R_6、R_7，绞股蓝苷（gypenoside）ⅩⅦ；从块状根茎中分得：人参皂苷 Rb_1、Rb_2、Rd、Re、Rg_1 和三七皂苷 R_1；从绒根中分得：人参皂苷 Rb_1、Rg_1、Rh_1 和达玛- 20(22)- 3β，12β，25 -三醇- 6 -O -β-D -吡喃葡萄糖苷[dannar-20(22)-ene-3β,12β,25-triol-6-O-β-D-glucopyranoside]等；从芦头中分得：人参皂苷 Rb_1、Rd、Re、Rg_1、Rh_1，三七皂苷 R_1、R_4。又从根的水溶性部分中分得止血有效成分田七氨酸（dencichine），又称三七素，为一种特殊氨基酸，其结构为β- N -草酰基- L - α，β-二氨基丙酸(β-N-oxalo-L-α,β-diaminopropionic acid)；还含谷氨酸（glutamic acid），精氨酸（arginine），赖氨酸（lysine），亮氨酸（leucine）等 16 种氨基酸，其中 7 种为人体必需的，总氨基酸的平均含量为 7.73%。根还含抗癌多炔成分人参炔三醇（panaxytriol）。

根的挥发油中含有：α-和 γ-依兰油烯（muurolene），香附子烯（cyperene），α-、β-和 γ-榄香烯（elemene），γ-和 β-毕澄茄烯（cadinene），α-古芸烯（α-gurjunene），α-、β-及 δ-愈创木烯（guaiene），α - 古巴烯（α-copaene），β - 毕澄茄油烯（β- cubebene），丁香烯（caryophyllene），α-柏木烯（α-cedrene），花侧柏烯（cuparene），1，10 -二甲氧基- 2 -酮基- 7 -己炔基十氢化萘（1,10-dimethoxy-2-one-7-acetylene decahydronaphthalene），棕榈酸甲酯（methyl palmitate），棕榈酸己酯（ethyl palmitate），十七炭二烯酸甲酯（methyl heptadecadieneoate），十八碳二烯酸甲酯（methyl octadecadienoate），十八碳二烯酸己酯（ethyl octadecadienoate），邻苯二甲酸二叔丁酯（ditertbutyl phthalate），邻苯二甲酸二辛酯（dicaplate），己酸（acetic acid），庚酸（heptanoic acid），辛酸（octanoic acid），壬 - 3 -烯-2 酮（non-3-en-2-one），环十二碳酮（cyclodecanone），反式- 2 -壬烯醛（2-nonenal），十三烯（tridecene），1 -甲基- 4 -过氧甲硫基双环［2，2，2］辛烷［1-methyl-4-dioximethylthinobicycol（2，2，2）octane］，十四烷（tetradecane），十五烷（pentadecane），十六烷（hexadecane），十七烷（heptadecane），十八烷（octadecane），十九烷（nonadecane），二十烷（eicosane），二十一烷（heneicosane），二十二烷（docosane），二十三烷（tricosane），α，α-二甲基苯甲醇（α，α-dimethylbenzenemethanol），2，2，2-三己氧基已醇（2，2，2-triethoxyethanol），1-甲基-4-丙烯基环已烷（1-methyl-4isoallyl-cyclohexane），1-甲氧基已基苯（1-methoxyethyl benzene）。

从绒根中分得酮类成分：槲皮素（quercetin）以及槲皮素和木糖（xylose），葡萄糖（glucose），葡萄糖醛酸（glucuronic acid）所成的苷。还有β-谷甾醇（β-sitosterol），胡萝卜苷（daucosterol），蔗糖（sucrose）。

从根中还得到具有活性的三七多糖 A（sanchian － A），系一种阿拉伯半乳聚糖（arabinogalactan）。又含铁、铜、锰、锌、镍、钒、钼、氟等无机元素。

（二）药理作用研究状况

1.对血液系统的作用

（1）止血作用：三七素有"止血之神药"之说，为伤科要药，著名的"云南白药"即以之为主药。三七水溶性成分三七素（denciemne），能缩短小鼠的凝血时间，并使血小板数量显著增加，它主要通过机体代谢，诱导血小板释放凝血物质而产生止血作用。实验证明，10%的参三七注射液能使血小板产生伪足伸展、聚集、变形等粘性变形运动，并使血小板膜破损，部分溶解及脱颗粒反应（主要是小颗粒、致密颗粒），这些超微结构的改变与凝血酶对血小板作用的超微结构改变相似，从而推断，三七能诱导血小板释放花生四烯酸、血小板因子Ⅲ和Ca^{2+}等止血活性物质，最终表现为促凝血作用，其影响强度与血中浓度成正比。三七止血作用一般生用，是因为三七素不稳定，经加热处理后易被破坏。中医认为三七是具有化瘀作用的止血药，能止血而不留瘀，因此对出血症兼有瘀滞者尤为适宜。

（2）活血作用：三七既可促进血凝，又有使血块溶解的作用，即有止血和活血化瘀双向调节功能。李汝安使用三七总苷片合祛风化痰通腑汤治疗高血压脑出血有较好疗效，治疗组总有效率为90%，其机制是通过三七总苷片的止血与活血作用的双向作用，调整脏腑气血功能，改善血液循环，缩短昏迷时间，加速脑组织内血肿的吸收。徐皓亮等通过观察三七皂苷对大鼠动静脉血栓形成以及血小板聚集率的影响后认为人参皂苷 Rg_1 可以抑制实验性血栓的形成和凝血酶诱导的血小板聚集，其作用机制可能与降低血小板 Ca^{2+} 浓度有关。三七总皂苷还可以升高血浆蛋白 C 活性，而蛋白 C 是一种由肝脏合成的纤维素依赖性蛋白质，在人体内被激活后，具有抗凝活性和促纤溶活性，因此三七皂苷具有明显抗凝、抑制血小板聚集、促进纤维蛋白溶解作用。此外人参皂苷 Rg_1 可通过纤溶系统功能，促进血管内皮细胞释放 NO 而发挥抗栓作用。NO 作为一种新型的细胞信使分子，可激活鸟苷酸环化酶，在血管神经免疫等系统中起着重要的信息传递作用。NO 具有扩张血管的功能，可抗自由基损伤，减轻内皮细胞损伤所引起纤溶紊乱。同时 NO 还有抗血小板黏附聚集功能，这是血管内皮抗血小板黏附的主要原因，只要提高 NO 合成或提高供外源性 NO，就可以减少血栓的发生，其机制除升高血小板内 cGMP 浓度，激活 cGMP 依赖性蛋白激酶，使磷酸蛋白激酶酸化而发生作用外，还可能通过一种不依赖于 cGMP 的机制来降低细胞内游离钙浓度，而抑制血小板聚集。

（3）补血作用："人参补气第一,三七补血第一"。近几年的实验研究和临床表现三七对血液系统除止血、活血作用外,还具有补血作用,能提高外周红细胞、白细胞数量。陆小青等用尾部放血的办法造成大鼠急性失血性贫血后隔日向其腹腔注射一次三七注射液,观察到从第2周起红细胞数量迅速回升,至第11周大部分恢复到放血前水平,而对照组红细胞基本上仍在放血后的低水平;治疗组外周血网织红细胞水平也明显高于对照组。

2. 对心脑血管系统的作用

（1）保护心肌的作用:近几年试验证明,三七总皂苷（PNS）对大鼠家兔犬的心肌缺血—再灌注损伤有很强的保护作用,其抗脂质过氧化作用是一个重要原因。雷秀玲等采用结扎大鼠冠脉造成急性心肌缺血模型,观察了三七总皂苷和灯盏花复方注射剂（简称复方注射剂）抗实验性心肌缺血作用。结果表明:大鼠静脉注射复方注射剂 50 mg/kg 和 100 mg/kg 对急性心肌缺血均有一定程度的保护作用,在改善心电图 S-T 段的上移、降低血清 CPK、LDH 方面两个剂量均有显著作用（$P < 0.05$, $P < 0.01$）,以 100 mg/kg 组缩小心肌梗死范围为显著（$P < 0.05$）。复方注射剂和丹参注射剂均能保护超氧化物歧化酶（$P < 0.05$, $P < 0.01$）,显著降低丙二醛含量（$P < 0.01$）。复方注射剂两个剂量组均能显著增加前列腺环素合成（$P < 0.05$, $P < 0.01$）。唐旭东等通过实验得出结论:心肌缺血—再灌注时刺激 NF-κB 的活化,启动中性粒细胞 ICSM-1 表达参与缺血—再灌注损伤的发生过程;三七总皂苷能抑制中性粒细胞内 NF-κB 的活化,减少细胞间黏附分子表达及中性粒细胞黏附而起到心肌的保护作用。

（2）抗冠心病作用:三七总皂苷（PNS）能改善左心室舒张功能,这与其提高肌浆内膜上的钙泵活性,纠正心肌细胞内 Ca^{2+} 超负荷及提高左室心肌能量有关。冯培芳等通过实验得出结论:PNS 通过多种药理作用,提高了心肌细胞 SR 膜上钙泵活性,因而使心肌细胞内 Ca^{2+} 也明显减少。PNS 是一种非特异性 SR 膜钙泵激动剂,同时能减轻 SHR 左室游离壁心肌重量。陈江斌等认为:PNS 能升高冠心病患者 SOD 活力,降低 LPO 含量,提高纤溶功能。

（3）保护脑组织的作用:PNS 能使全脑或局灶性脑缺血后再灌注水肿明显减轻,血脑屏障通透性改善,局部血流量显著增加。姚小皓等认为:PNS 对大鼠局灶性脑缺血有明显的保护作用,其作用机制可能是上调 HSP70（一种脑缺血相关蛋白）和下调转铁蛋白,并保护血脑屏障。马丽焱等认为:PNS 可通过增加血液供应改善能量代谢,从而保护脑组织。

（4）扩血管和降压作用:PNS 能扩张血管产生降压作用,目前普遍认为其作用机制是作为钙通道阻滞剂,具有阻断去甲肾上腺素所致的 Ca^{2+} 内流作用。

3. 对消化系统的作用　石雪迎等研究表明,三七对大鼠慢性萎缩性胃炎癌前病变的形态学改变有明显的改善作用。大体观察和光镜观察表明,三七能明显治疗大鼠胃黏膜的萎缩性癌变,并能逆转腺上皮的不典型性增生和肠上皮化生。图像分析结果显示三七能显著提高反映胃黏膜萎缩程度的 L_1/L_2 值,明显降低反映不典型增生程度的 N/C、ING、P_1/D_2、P_2/D_2 等比值。但组织学观察也表明,与我们以往观察的中药复方相比三七对胃黏膜炎症的作用并不十分理想,提示单味三七可能对炎细胞浸润较少的单纯胃黏膜萎缩有较好的疗效,而在胃黏膜炎症较明显时则需与其他药物配伍应用,以期达到最佳效果。进一步研究表明:大鼠胃黏膜癌变的过程中基因异常的规律有相同之处也有不完全相同之处,但总的变化趋势是一致的。三七和维甲酸对 *EGFR*、*C-erbB-2*、*H-ras*、*Bcl-2* 四种原癌基因的异常表达均有明显的调节作用,提示这可能是三七和维甲酸治疗大鼠胃癌前病变的分子机制之一。此外,石雪迎等研究还认为,PNS 对人胚胃黏膜上皮细胞 GES-1 和 MS 细胞的增殖活性有明显的抑制作用,并有随剂量增加作用增强的趋势,PNS 能明显抑制 MC 细胞的软琼脂集落形成能力。同时,柏干荣等认为失血性休克可引起大鼠肠上皮细胞线粒体编码基因 *COX* Ⅰ、*COX* Ⅱ mRNA 的明显改变,人参 Rg₁ 可提高其表达,对失血性休克上皮细胞线粒体有明显的保护作用。

4. 对中枢神经系统的作用

(1) 提高记忆力作用:人参皂苷 Rg₁ 能明显减弱 D-gal 衰老小鼠学习记忆能力的下降,跳台和 Y-型迷路成绩显著提高。同时,对亚硝酸钠及 40%乙醇造成的小鼠记忆不良均有不同程度的对抗做作用。

(2) 镇痛作用:PNS 对化学性刺激和热刺激引起的疼痛均有明显的对抗作用,且 PNS 是一种阿片肽样受体刺激剂,不具有成瘾的副作用。

(3) 镇静作用:PNS 能减少动物的自主活动,表现出明显的镇静作用,这种中枢抑制作用部分是通过减少突触体谷氨酸含量来实现的。

5. 对肝脏的作用

(1) 对肝脏代谢的影响:PNS 可促进对肝脏的渗入,促进亮氨酸对肝和血清蛋白质的渗入。镜检结果表明小鼠肝细胞增生较生理盐水对照组显著,提示 PNS 对 CCl₄ 肝损害小鼠肝细胞的再生有促进作用。

(2) 抑制肝肿瘤细胞:动物试验研究表明:生三七能明显抑制小鼠肝癌的发生,降低血清中碱性磷酸酶(ALP)、天门冬氨酸氨基转化酶(AST)、丙氨酸氨基转移酶(ALT)、乳酸脱氢酶(LDH)的活性,延长生存期,对四氯二苯二氧化物(TCDD)所致的肝损害有抑制作用。此外,三七对环磷酰胺所致的大、小鼠白细胞减少有明显的治疗作用。

(3) 保肝作用:PNS 可提高肝组织及血清中超氧化物歧化酶的含量,减少肝糖原的消耗,改善肝微循环,减轻线粒体、内质网等细胞器的损伤及肝纤维化。

6. 降血糖作用　PNS 的 40%以上是三七皂苷 C₁(SC₁)。单剂量 SC₁ 使昆明种小鼠和 Wistar 大鼠血糖降低 34%,连续给药明显降低血糖并呈量—效关系趋势,如连续给药 4 日,降糖作用可维持 4 h 以上,与胰岛素(INS)未见协同或拮抗作用。SC₁ 100 mg/kg 对糖尿病鼠肝 cAMP 无影响,但可拮抗 INS 降低 cAMP 的效应。较大剂量 INS 与 SC₁ 均能促进肝细胞摄取葡萄糖,两者合用呈拮抗作用。SC₁ 50 mg/kg 能明显增加肝均匀代谢葡萄糖和琥珀酸钠的耗氧量,与 INS 合用无协同或拮抗现象。SC₁ 和 INS 能促进小鼠肝糖原合成,两者合用未表现出协同或拮抗作用。研究还表明 SC₁ 对四氧嘧啶糖尿病动物降糖作用明显,而对正常动物则不明显。因此,SC₁ 降糖作用是通过直接促进糖代谢的主要去路—组织对葡萄糖的摄取、氧化和糖原合成等环节实现,与主要促进糖酵解的双胍类降糖药不同,提示似有配伍用的可能性。

7. 抗衰老作用　大脑蛋白质和核苷酸水平是大脑衰老程度和记忆强弱的物质基础。三七醇提物对小鼠脑内蛋白质、DNA 和 RNA 均有明显的促进合成作用。在 2 g 生药/kg 时蛋白质含量增加 28%(*P*<0.05),在 3 g 生药/kg 时,蛋白质、DNA 和 RNA 含量分别增加

47%($P<0.01$),22%($P<0.05$)和10%($P<0.05$),为三七应用与防止脑衰老及增强记忆提供了实验依据。机体在有氧代谢过程中,不断产生自由基,使细胞膜和其他组织的脂质发生过氧化,生成脂质过氧化物LPO,从而破坏生物膜功能,促进衰老及多种疾病的发生。而机体中SOD可清除自由基,保护生物膜功能。将三七研细调成粉浆,给大鼠灌胃,每日0.2 g/kg,4周后,测血液和脑组织SOD和LPO含量。结果血液中LPO由对照组4.79下降到治疗组4.18,降幅达12.7%($P<0.05$),而脑组织LPO和SOD与对照组比分别下降3 416%和上升3 411%($P<0.01$)提示三七能清除LPO,升高SOD,可一定程度保护脑等组织器官免受过氧化,从而延缓衰老。龚国清等利用生物发光测定法研究了三七总皂苷(PNS)、绞股蓝总皂苷(GP)、人参总皂苷(GS)和人参二醇(PA)清除负氧离子自由基的能力,结果清除能力是PNS>GP>GS>PA。但汉雄通过试验表明,三七二醇苷(PDS)既能延长果蝇的平均寿命,又能延长最低最高寿命。PDS能提高果蝇和老龄小鼠的交配率,提示该药能改善和延缓性衰老。PDS可明显降低果蝇头部的脂褐素含量,抑制小鼠体内的MDA生成并提高小鼠血、脑组织的SOD活性。提示PDS具有延寿抗衰的作用,该作用与其抗自由基有关。张嘉麟等研究发现,三七皂苷Rg_1具有较强的抗脂质过氧化作用,能显著降低血脂及脂质过氧化终产物丙二醛,显示有一定延缓衰老的药用价值。有研究也发现,三七皂苷Rg_1对衰老血清中TNF‐α的升高有明显的抑制作用,避免了高水平的TNF‐α的副作用,如骨髓抑制,损伤肌细胞等。

8.抗氧化、抗自由基损伤的保护作用 袁新初等对大鼠经腹腔注射三七后表明三七可明显减轻软组织细胞水肿,增加细胞ATPase活性,抑制严重烫伤后组织器官内氧自由基的产生,减轻线粒体肿胀,增加膜流动性、增加钠泵的功能使细胞浆中游离Ca^{2+}减少,氧化磷酸化的功能增强,以保证重要组织器官的能量供应。袁新初等还发现,三七注射液有降低脑组织中MDA的含量,减缓对SOD、GSP‐Px的损伤,促进SOD、GSP‐Px抗氧化酶的生成和活性提高,提示三七注射液具有较强的抗氧化、抗自由基作用。

第二节 栽培加工技术调查

三七为五加科人参属多年生草本植物三七 *Panax Notoginseng*(Burk.)F. H. Chen 的干燥根及根茎,主产于云南、广西等地,又名参三七、田七等。三七历来作为伤科金疮要药,广泛用于各类出血病症,也可作为补品食用。三七除了根部可作为药用外,其花、茎、叶、果实、果梗也都可作为药用。《本草纲目拾遗》记载:"人参补气第一,三七补血第一,味同而功亦等,故称人参三七,为中药之最珍贵者。"现代药理研究表明,三七具有降血压、降血脂、抗疲劳、耐缺氧、抗炎、抗肿瘤及提高免疫功能等多方面的作用。

三七是很多中成药的主要原料,用于心血管疾病的治疗,在我国中药产业中具有举足轻重的地位。三七的人工驯化种植已有400多年历史,目前,全部三七药材来源于栽培。云南文山为三七的道地产区,全国90%以上的三七产于文山地区。由于小生境、大田栽培及产地加工技术等不同,造成三七质量差异,严重影响了三七质量的稳定性。本节以云南地区为主,对栽培三七产地、小生境、农业措施、田间管理、病虫害、采收加工等进行了较详细的调查比较,以期为优化三七栽培及产地加工提供参考。

一、方法与仪器

采用实地调查和走访调查的方式,考察三七的产地、小环境、栽培措施、农业措施、田间管理、病虫害、采收加工等信息。

每个样地随机采样,分单株采集遗传、表型以及化学成分检测的三七样品及相应的土壤样品,所有样品对应编号。三七叶片用硅胶快速干燥;根茎采挖后除去泥土,装入网袋中悬挂通风处自然晾干。

仪器:GPS 定位仪,罗盘,透光度测定仪,常规采样工具。

二、结果

(一)三七的生长习性

三七不耐严寒与酷热,喜温暖的环境,适宜于冬暖夏凉的气候,年平均气温 16.0～19.3℃为宜。生长期间若气温在 30℃以上持续 3～5 日,植株易发病。同时,三七生长发育期要求比较湿润的环境,植株的正常生长要求保持 25%～40%的土壤水分,并要求三七园内达到一定的相对湿度。由于对生长环境条件的特殊要求,三七的生态适应性较差,地理分布区域狭窄,分布范围仅局限于北纬 23.5°附近的云南省文山州和广西与文山交界的几个地方。多栽培于海拔 800～1 800 m 的山脚斜坡或土丘缓坡上。

三七的叶片随着三七生长年限的增加而增多、增大,一年生三七仅有一枚掌状复叶,掌状复叶有 5 片小叶;二年生三七一般有 2～3 枚掌状复叶,每枚有 5 片小叶;三年生三七有3～5 枚或更多掌状复叶,每枚复叶有 7 片小叶。三七的茎直立,呈圆柱形,表面光滑,有纵条纹,绿色或紫色,其高度和直径随三七生长年限的增加而增大,一年生三七是复叶柄代替了茎秆,高 10～13 cm;二年生三七茎高 13～16 cm;三年生三七茎高 20～50 cm。三七花为伞形花序,单生在茎秆的顶端,花序上生有众多小花,花朵的多少与三七的年龄有关。三七的果实为浆果,肾形或球形,未成熟的果实为绿色,分批成熟变成鲜红色的三七红籽(见附录彩图 11)。三七红籽的果核为三七种子,种子长 5～7 mm,黄白色,卵形或卵圆形渐尖,种皮厚而硬。三七药材分主根、支根、绒根及茎基。三七的生长周期较长,人工栽培为 1 年育苗,移栽大田再生长年 2 后采收。栽培的三七通常 6～7 月份现蕾,8～10 月开花,三七花一般在8～9 月份采摘,如果不采摘则结果实,10～11 月果实分批成熟。三七种子具有后熟性,繁殖系数低,自然寿命为 15 日左右,需经过湿沙保存处理后才能发育成熟。摘除花薹后采挖的三七称为"春三七",一般在 10～11 月采挖;留种后采挖的三七称"冬三七",一般在 1～2 月份采收。"春三七"比"冬三七"饱满,质量高。三七主根是肉质根,为主要药用部位,圆锥形(俗称"疙瘩七")和萝卜型(俗称"萝卜七");支根俗称"筋条";茎基俗称"剪口",三七剪口每年长出一节,节上有芽苞,新生的茎从此处长出,茎叶脱落后,节上留有一个"茎痕",三七生长年限越长,剪口节数越多,可据此判断三七的生长年限,剪口中三七总皂苷的含量较高。

（二）栽培种质

三七种植方式为育苗移栽。一年生三七的根通常用来做种苗,传统上认为文山三七的种质较好。本次采样调查发现,云南、广西等地栽培三年期三七的种苗的种质均是购自云南文山的自种自繁种质;另外,在曲靖罗平也发现培育有一年期三七种苗,但种植户或种植户聘用的药农均来自云南文山。广西靖西三七种植基地也培育有一年期三七种苗。

（三）样地环境

三七产区地貌复杂,地势起伏大,样地的经纬跨度在北纬22°~25°、东经102°~106°之间,本次调查采样的17个样地地理和生态环境信息见表4-2-1。传统上认为最适宜三七生长的海拔高度为1 000~1 800 m。本次调查发现,各产区的海拔高度悬殊显著,海拔在760~2 114 m都有种植,栽培在海拔2 000 m以上的两年七和三年七的长势精神;而在广西靖西海拔较低的产区,夏季可能出现日最高气温≥35℃的天气,除了田间管理经验外,气温较高、荫棚的通风排湿效果不好,可能也是导致三七病害严重、长势较差的原因之一。通过调查咨询,粗略估算目前三七的种植规模情况见表4-2-3。

（四）栽培技术

1. 选地整地　选地对三七生长非常重要,三七生长喜欢土层深厚、肥沃、疏松的土壤,本次调查发现,三七园的土壤土层深厚,有的三七园土层厚度在1 m以上(见附录彩图12)。三七可在红壤和黄壤土中生长,也可以在黑色砂壤土中生长。如果土壤含水量过多,通气不良,可能引起各种病害或烂根而死亡,因此,好的排水措施可以防止积水烂根。雨季时应及时排水防涝。本次调查发现,三七园的坡度一般在0°~8°之间,个别三七园坡度在20°,田内挖畦沟排水。三七园种植面积主要依地形而定,从数亩、数十亩到二百多亩不等;前作以玉米、花生或豆类为主,前作是水田的三七长势普遍比前作是玉米、花生或豆类的差,并且病害较严重。

整地对三七生长同样重要。本次调查测量,三七畦的畦宽一般在1.5 m左右,畦间距30~50 cm不等,畦高在20~35 cm之间,三七畦做成板瓦型。畦的长度依地形而定,畦面上用草或松针覆盖;三七长势好的样地,畦沟积水现象较轻或无积水,而长势差的样地畦沟中多有积水现象。

2. 荫棚　三七是喜阴植物,种植前要搭荫棚。荫棚多为平顶式。本次调查三七荫棚情况见表4-2-2,棚高在0.9~2.0 m之间,权距长1.0~2.5 m,权距宽1.0~2.5 m不等,棚的四周设围篱;荫棚建棚材料有三七专用遮阳网,也有树枝、山草、作物秸秆等材料,其中以杉树枝做荫棚材料的最多。崔秀明报道栽培三七的透光率在7%~12%为宜,超过17%,三七的产量就明显下降,30%透光率已超过三七对光照的承受极限。本次采样调查发现,经验丰富的药农会根据三七株龄及不同生长期对光的需求,通过调整天棚的疏密程度来调节园内的透光度,在三七生长旺盛期,透光度可达到30%以上,本次采样发现,三年期三七荫棚的透光率在30%~45%,遮阳网荫棚的通风效果不如树枝等材料。

表4-2-1　采样调查的样地信息

编号	采样地点	生长年限	样地面积(亩)	土壤类型	前作作物	种植经验	东经	北纬	海拔(m)	坡向(°)	坡度(°)
1	云南省昆明市官渡区	2,3	10	红壤	荒地	5年	102°58′49.05″	25°11′8.028″	1 986	132	5
2	云南省昆明市寻甸县功山乡	3	250	红壤	烟草	—	103°20′32.148″	25°44′28.032″	2 114	120	5
3	云南省曲靖市罗平县罗雄镇	2	30	红棕壤	烟草和玉米	30余年	104°11′10.938″	24°49′24.102″	2 034	274	5
4	云南省曲靖市师宗县竹基乡	3	90	红壤	烟草和玉米	40余年	104°0′49.944″	24°53′50.982″	1 881	118	3
5	云南省昆明市宜良县竹山乡	3	200	红壤	玉米	30余年	103°4′28″	24°34′52″	1 973	195	8
6-1	云南省文山州砚山县江那镇	3	25	红棕壤	玉米	传统种植区	104°18′12.942″	23°39′32.874″	1 603	平地	0
6-2	云南省文山州砚山县干河乡	3,4	50	红棕壤	烟草、玉米	传统种植区	104°26′17.466″	23°42′27.642″	1 479	225	3
7-1	云南省文山州丘北县锦屏镇	3	18	红壤	烟草、玉米	传统种植区	104°10′32.226″	23°59′23.628″	1 481	320	3
7-2	云南省文山州丘北县双龙营镇	3	9	红壤,砖红色	玉米	传统种植区	104°8′3.03″	24°9′34.242″	1 449	141	1
8-1	云南省文山州马关县夹寒箐镇	3	25	水稻土	水稻	传统种植区	104°27′15.228″	22°57′3.438″	1 443	153	1~3

（续表）

编号	采样地点	生长年限	样地面积(亩)	土壤类型	前作作物	种植经验	经 东	纬 北	海拔(m)	坡向(°)	坡度(°)
8-2	云南省文山州马关县马白镇	3	15	黄棕土	玉米	传统种植区	104°23′40.71″	23°3′25.068″	1 325	210	8
9	云南省文山州西畴县董马乡	3	15	黄土	玉米	10余年	104°37′32.148″	23°25′32.262″	1 510	87	2
10	云南省文山州广南县珠街镇	2	17	黄土	玉米	12年	104°53′50.382″	23°46′41.688″	1 720	253	2
11	广西省百色市靖西县禄峒乡	3	87	黄土	玉米	3年	106°19′9.678″	23°8′1.290″	762	309	3
12	云南省文山县东山乡	3	10	黄棕土	黄豆	传统种植区	104°14′47.862″	23°26′27.762″	1 597	76	20
13	云南省文山市平坝镇	3	9	黄棕土	玉米	传统种植区	104°8′6.918″	23°15′18.438″	1 756	180	2
14	云南省红河州弥勒县西一镇	3	10	红壤	玉米	—	103°15′0.516″	24°26′46.968″	2 091	205	4

表 4 - 2 - 2　三七荫棚情况

编号	荫棚类型	透光度(%)	棚高(m)	权距长(m)	权距宽(m)	畦高(cm)	畦宽(cm)
1	2层遮阳网,1层塑料膜	—	0.9	1.0	1.0	15	100
2	2层遮阳网	17	1.8	2.5	2.0	20	200
3	草棚	20	1.8	2	1.2	20	120
4	草棚	40	1.8	2.4	2.0	20	180
5	1层遮阳网	42	1.8	2.5	2.0	15	160
6 - 1	草棚(蕨草)	40	1.8	2.0	1.8	25	140
6 - 2	草棚(杉树枝)	46	1.8	1.8	2.0	15	140
7 - 1	草棚(杉树枝)	21	1.8	2.0	2.0	15	160
7 - 2	草棚(杉树枝)	35	1.8	2.0	2.5	15	160
8 - 1	草棚(杉树枝)	22	1.8	1.6	1.8	30	150
8 - 2	草棚(杉树枝)	48	2.0	1.8	2.1	30	180
9	草棚(杉树枝)	50	1.8	2.2	2.0	15	140
10	2层遮阳网	41	1.8	1.9	1.9	20	140
11	2层遮阳网	12	1.9	1.8	1.8	15	120
12	草棚(杉树枝)	40	1.6	2.0	2.0	20	140
13	草棚(杉树枝)	45	2.0	1.9	1.8	30	160
14	草棚(杉树枝)	44	1.8	1.9	1.9	25	160

　　3. 田间管理　三七为浅根植物,适时施肥、浇水,及时拔除各种杂草等田间管理措施,对三七的生长至关重要。本次采样调查发现,施肥以少量多次为宜,以复合肥为主,一般情况每年施肥 4～6 次,有些园区每年施肥 12 次。栽培三七的畦面上一般都铺盖厢面草或松针来保持畦面湿润,经验丰富的药农通过调整天棚来调整园内的湿度。管理较好的园区内三七长势精神,病害较少,缺苗较少,留种的七园内结实率高,结实一致、饱满,园内几乎看不到有杂草生长;而有些园区内三七长势较差,病害严重,有成片的缺苗现象,甚至有的七园内株苗稀落,结实的园内结籽不整齐,杂草较多。不同七园内三七的长势差别见附录彩图 13。

　　由于栽培三七的生长年限较长,又生长于荫蔽高湿的环境中,因此,病害较多且蔓延迅速。三七病害主要有黑斑病、根腐病及疫病。黑斑病表现为叶片、茎上出现浅褐色的椭圆形病斑,或黑色霉状物,严重时出现扭折。根腐病症状主要为叶片垂萎发黄,拔出植株后会发现块根或根茎已腐烂。三七疫病表现为先于叶尖或叶缘开始出现水浸状病斑,随后病部迅速扩大,病斑颜色变深,病部变软,叶片呈半透明状干枯或下垂,茎秆发病后亦呈暗绿色水渍状,植株变软倒伏死亡。罗文富报道三七根腐病是多病原复合侵染的过程,指出细菌在侵染中起了主要作用。王朝梁报道三七根腐病发生与环境条件、荫棚透光率、种植密度、施肥、田间管理等因素有关。本次调查发现,三七普遍存在根腐病和黑斑病,管理人员大多都能及时清除病株残体,防止病害蔓延。不同三七样地的施肥情况、发病情况和田间长势情况见表4 - 2 - 3。

表 4 - 2 - 3　不同三七样地的施肥、发病情况和田间长势及种植规模

编号	施肥情况	发病情况	是否打顶	田间长势	种植区域	种植规模（万亩）
1	草木灰	约 1% 有黑斑病，5% 有根腐病	是	良好	寻甸	0.2
2	每月施复合肥一次，氮肥、枯叶、史丹利复合肥（17 - 17 - 19）	根腐病小于 5%，少量黑斑病	是	生长健壮，土壤疏松、透水性好	建水	1.5
3	每月施肥 1 次，史丹利（17 - 17 - 19），初栽第 1 月施肥 1 次	黑斑病 30%，灰霉病 5%，根腐病 5%	是	生长良好，雾大、阴雨绵绵	罗平	0.3
4	每年施肥 5～6 次，钾肥（硫酸钾）、复合肥	黑斑病 10%，根腐病少；灰霉病 10%	是	生长良好，土壤疏松，土层深厚	师宗	0.5
5	每月施肥 1 次	约 10% 有黑斑病，约 5% 有灰霉病，约 5% 有根腐病	是	生长良好，土层深厚超过 50 cm，疏松透水	宜良	0.3
6 - 1	每年施肥 4 次	根腐病 30%～40%，少量黑斑、灰霉	否	长势一般，田间开花、结实不整齐，土壤疏松，土层深厚，田间有积水	砚山	1.7
6 - 2	二年七每年施肥 4 次，三年七每年施肥 6 次	疫病 50%，根腐病 10%，少量黑斑、灰霉	否	长势一般，土层深厚，田间无积水	玉溪	0.3
7 - 1	每月施复合肥 1 次	根腐病 20%，少量黑斑、灰霉、疫病	否	土层深厚，无积水，植株高大，田间开花、结实不整齐	丘北	1.4
7 - 2	每年施复合肥 4 次	根腐病 60%，疫病 10%～20%，少量黑斑、灰霉	否	土壤疏松、土层深厚、田间开花、结实不整齐，种子成熟，叶色好，生长精神	石屏	0.8
8 - 1	每年施 3 次复合肥	根腐病 60%，少量黑斑、灰霉	否	水田地，土壤浆结、田间开花、结实不整齐，并现已成熟种子	马关	1.5
8 - 2	每年施肥 2～3 次，复合肥	根腐病 15%，少量疫病	否	土壤疏松、土层深厚、田间开花、结实不整齐，现已成熟种子，叶色好，生长精神	广南	0.5
9	—	约 3% 有根腐病，约 5% 有疫病	否	田间开花、结实整齐，现已种子成熟，植株长势精神	西畴	0.5
10	每月施肥 1 次	根腐病少于 1%；黑斑病约 1%	是	土壤疏松、土层深厚、长势精神	—	—

（续表）

编号	施肥情况	发病情况	是否打顶	田间长势	种植区域	种植规模（万亩）
11	每年施肥4次	根腐病60%；黑斑病、灰霉病20%	否	棚内最高温度达32℃,土壤疏松,土层深厚,长势差	靖西	0.3
12	每年施5次肥	根腐病2%；黑斑病、灰霉病、疫病少	否	土壤疏松、土层深厚、长势精神、结实率高	—	—
13	每年施肥4～5次	根腐病5%；黑斑病、灰霉病少量	否	土壤疏松、土层深厚、长势精神、结实率高、结实一致、饱满(同一地块间隔17年再种)	文山	1.3
14	每年施肥4～5次	20%～30%有根腐病,有少量疫病和黑斑病	否	坡岗地、土壤疏松、土层深厚；长势精神,结实率高,结实一致,饱满	弥勒	1.7

（五）采收

三七在种植3年后采收,才能保证药材的质量。本次采样调查发现,个别留种的三七为四年期三七,采收的三七均为三年期。采挖三七的工具一般用铁镐、铁叉,人工采挖。

采收后的三七经去除茎秆和泥土,分别摘除须根、筋条和剪口,经过分拣、晾晒、堆闷、晒干或30～40℃烘干,再用荞麦、谷子打磨、冲撞抛光,即成商品三七。三七采收现场见附录彩图14。

商品三七按规格(俗称：头数)和感观进行分级,只有感观和理化指标均达到优级品要求的三七才能算是优级品。三七头数指质量为500 g的干燥三七主根的个数。如20头表示500 g重量的三七主根个数在20～29之间,40头表示500 g重量的三七主根有40～49个,头数越小表示三七主根越大。三七剪口中皂苷类成分较高,筋条、须根也都有药用价值,只是相对三七主根便宜一些。不同规格等级的三七价格不同。附录彩图15为文山三七市场上交易的三七主根、筋条、须根、绒根和三七花。

三、存在的问题

1. 连作障碍及土壤污染严重制约了三七道地药材的可持续生产　近年来,三七市场需求量不断扩大。但由于严重的连作障碍,文山地区适宜栽培三七的土地面积不断缩小,三七产量远远不能满足市场需求。尽管三七种植投入较高,生产周期较长,但是,种植三七的收益远远高于种植其他经济作物。因此,在市场需求的推动下,其他地区的三七种植面积在逐年增大,例如在云南红河州、昆明、曲靖、楚雄等地,三七的种植已有一定的规模,种植面积甚至超过了传统种植区文山州。但是,新的栽培区三七的品质和质量是否达到要求需要进一步研究。如何克服三七的连作障碍,如何合理利用现有的土地资源是实现三七道地药材可持续发展的关键问题之一。

本次采样调查发现,三七园的田间管理情况差别很大,部分三七园内的病害有成片发生的状况。种植过程中过量施用农药和化肥的现象给环境和药材的安全造成了较大的威胁。三七的生长过程中普遍使用农药,而且农药的使用较缺乏监控,从三七样地部分田间地头的农药外包装情况可见一斑。调查中大部分种植户都不愿提供所用的农药种类和用药频率,只有个别种植户说大约 1 周喷洒农药 1 次,或每 10 日用药 1 次,雨季每 3 日用 1 次药,这是绿色和平组织"中药材农药污染调查报告"中三七药材农药残留超标的重要原因。长期使用农药和化肥造成土壤污染,造成三七农残重金属超标,严重制约了三七的栽培生产,这一点应引起各方高度重视。

2. 技术传承及规范化程度低限制了三七的农业现代化及规模化 采样调查发现,栽培三七从种到收,完全依赖人工,面积大的种植户,喷洒 1 次农药需要雇佣 20 多名劳力,持续数日才能喷洒 1 遍,人工成本较高。另外,由于近些年年轻劳动力持续向外转移,主产区劳动力严重不足。本次采样调查正值三七采挖季节,采挖现场以妇女、老人和少年为主,尽管劳动强度不大,但是,由于采挖效率不高,采挖期持续时间较长,若遇到阴雨天气,不利于三七的晾晒。调查发现三七多种植在比较平缓的坡地上,机械化作业还是可以实现的,然而,目前缺少这些方面的投入和研究。

早在 20 世纪 80 年代,广西田七的种植规模也比较大,有的地方几乎家家有种植三七的经验和技术。但是,由于缺乏正确引导和无序的市场竞争(主要是制假现象),导致田七信誉降低后再少有种植,时隔 30 多年,几乎没有了种植田七的技术。目前由当地政府投入进行田七示范种植,由于缺乏田间管理经验,田七长势不乐观。由于三七种植投入的成本比较高,目前的种植方式一般是投资人进行投资,然后从传统种植区文山聘请有种植经验和田间管理经验的药农进行管理。这些药农都有各自的田间管理方法,他们相互间缺乏技术交流,并彼此保密,这些都制约了种植技术的改进和发展。在实际生产中,三七种植户渴望得到科研信息的反馈和技术指导。本次采样调查过程中,有部分被调查的种植户不愿提供科研用三七样品的情况,其原因除了出于各自技术保密考虑外,经常有不同的研究机构多次采样而得不到采样后研究信息的反馈,也可能是拒绝提供研究样品的原因之一。技术传承及规范化程度低,是三七现代农业发展中面临的关键科学问题。

四、小结

三七作为我国传统名贵中药材之一,有很高的药用价值,种植效益高,市场潜力大。通过此次采样调查发现,三七的种植区域已突破了传统上的道地产区,并且新的种植区的种植面积有望超过传统种植区的文山州。此次采样调查在春三七的采收期,采样时间比较短,信息采集还不够全面,三七的生态环境因素和田间管理情况的差异与三七品质间的关系有待进一步研究。由于三七对生长环境的要求特殊,生长区域比较局限,如何正确指导三七种植,增加技术交流,加大技术研究力度,通过合理翻耕、轮作、间作等耕作肥地技术改善土壤结构,发展生态种植,减少化肥和农药的施用量,有效地保护三七产区的土壤资源,克服连作障碍,才是有效保护三七道地药材、促进三七产业可持续发展的道路。

第三节 三七皂苷质谱裂解规律研究

从三七中皂苷类成分的差异上研究三七道地性,首先需要确定三七中主要的皂苷类成分和半微量皂苷类成分。为了更方便快捷地判定三七中皂苷类成分,我们采用较为先进的大型分析仪器超高效液相串联四级杆飞行时间质谱仪(UPLC/-Q-TOF-MS),集 UPLC 快速有效的色谱分离能力和 Q-TOF 高分辨质谱定量灵敏度高、定性能力强为一体,汇集多种皂苷对照品,不仅对多种同分异构体皂苷进行液相色谱的完全分离,更对三七中皂苷类成分进行裂解规律研究,通过精确分子量和一二级质谱裂解的详细碎片信息,确定其皂苷类母核及支链裂解特征,探究其共性规律,为后期快速定性鉴定三七色谱峰提供依据。

本研究对 17 种常见的三七皂苷、人参皂苷化合物的对照品进行液相色谱的完全分离和质谱的全裂解信息归纳总结,探讨裂解特征离子,为快速鉴定和分析含有三七皂苷、人参皂苷类成分化合物提供参考,也为全面表征三七指纹图谱的成分提供依据。

一、仪器与材料

1. 实验仪器 ACQUITY 超高效液相色谱分析系统、Q-TOF-MS 高分辨四级杆与飞行时间串联质谱仪,电喷雾离子源(ESI)(美国 Waters 公司)。Masslynx 4.1 数据软件处理系统,ACQUITY UPLC™ BEH C_{18} 色谱柱(2.1 mm×150 mm,1.7 μm)(美国 Waters 公司),超纯水器。

2. 实验材料 乙腈(色谱纯,美国 Fisher 公司),超纯水,甲酸(质谱纯);三七皂苷 R_1、R_2,人参皂苷 Rg_1、Rg_2、Rg_3、Rb_1、Rb_2、Rb_3、Re、Rf、Rc、Ro、Rd、Rk_1、Rh_1、Rh_2,拟人参皂苷 F_{11},均购于成都曼斯特生物科技有限公司(HPLC 面积归一化法计算含量≥98%)。

二、实验方法

1. 对照品溶液的制备 分别精密称取对照品三七皂苷 R_1、R_2,人参皂苷 Rg_1、Rg_2、Rg_3、Rb_1、Rb_2、Rb_3、Re、Rf、Rc、Ro、Rd、Rk_1、Rh_1、Rh_2,拟人参皂苷 F_{11} 粉末 2 mg 于 10 ml 容量瓶中,甲醇溶解至刻度,摇匀,过 0.22 μm 微孔滤膜。

2. 色谱条件 色谱柱为 ACQUITY UPLC™ BEH C_{18} 色谱柱(2.1 mm×150 mm,1.7 μm)(美国 Waters 公司),柱温 35℃。流动相 A 为乙腈,流动相 B 为含 0.1%甲酸水,梯度洗脱(0～3 min,19% A;3～10 mim,19%→22% A;10～11 min,22%→24% A;11→41 min,24% A;41～43 min,24%→29% A;43～44 min,29%→30% A;44～50 min,30%→35% A;50～52 min,35%→50% A;52～60 min,50%～64% A;60～61 min,64%→100% A)。进样量 1 μl,流速为 0.45 ml/min。

3. 质谱条件 采用电喷雾离子源(ESI),负离子模式进行检测。毛细管电压 2 500 V,

裂解电压 60～70 V,离子源温度 300℃,干燥氮气流速 800 L/h。实验中采用 Lock mass 通路对实验数据采集进行实时校正。

三、结果与讨论

1. 负离子模式下总离子流图　三七皂苷中存在多种同分异构体,尤其此 17 种皂苷对照品中包含四组共 10 个同分异构体。通过超高液相色谱条件的不断摸索,本实验首次将 17 种对照品进行了完全分离。在 ESI 负离子模式下,其总离子流图如图 4-3-1,分别对应的结构类型如图 4-3-2,17 种对照品总离子流图中编号所对应的各化合物结构如表 4-3-1。

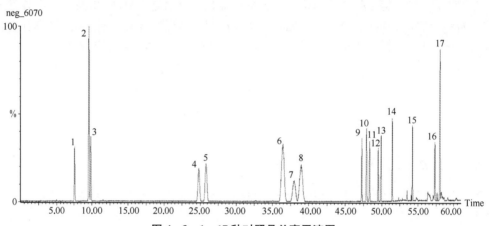

图 4-3-1　17 种对照品总离子流图

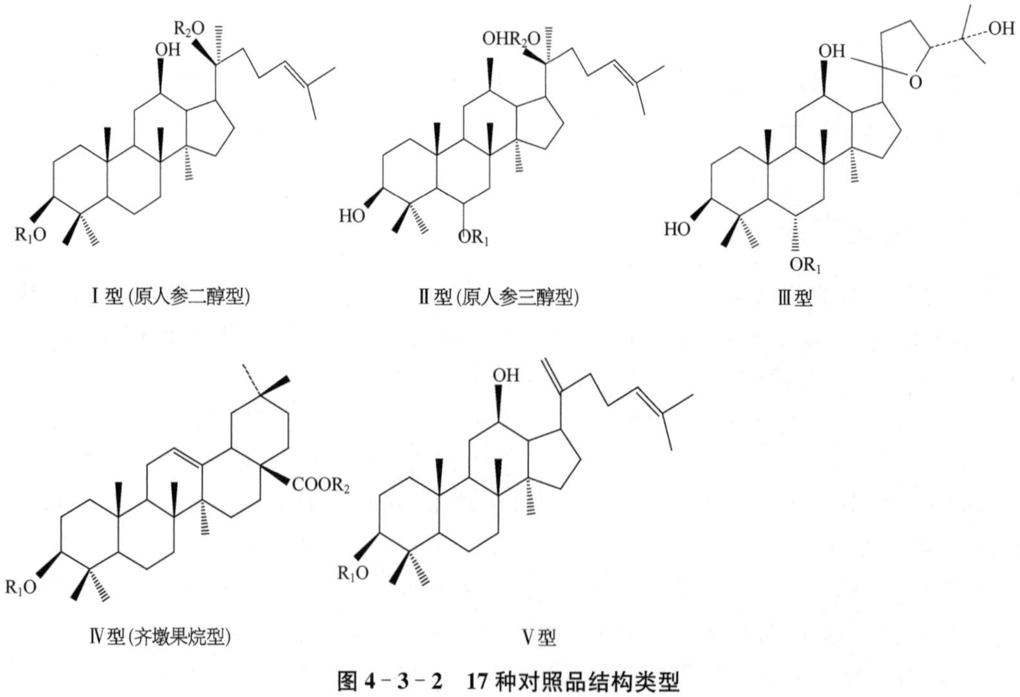

图 4-3-2　17 种对照品结构类型

表 4-3-1 17 种皂苷的化学结构

编 号	化 合 物	类 型	R₁	R₂
1	三七皂苷 R₁	Ⅱ	- Glc 2→1 Xyl	- Glc
2	人参皂苷 Rg₁	Ⅱ	- Glc	- Glc
3	人参皂苷 Re	Ⅱ	- Glc 2→1 Rha	- Glc
4	人参皂苷 Rf	Ⅱ	- Glc 2→1 Glc	- H
5	拟人参皂苷 F₁₁	Ⅲ	- Glc 2→1 Rha	—
6	人参皂苷 Rh₁	Ⅱ	- Glc	- H
7	三七皂苷 R₂	Ⅱ	- Glc 2→1 Xyl	- H
8	人参皂苷 Rg₂	Ⅱ	- Glc 2→1 Rha	- H
9	人参皂苷 Rb₁	Ⅰ	- Glc 2→1 Glc	- Glc 6→1 Glc
10	人参皂苷 Ro	Ⅳ	- GlcuA 2→1 Glc	- Glc
11	人参皂苷 Rc	Ⅰ	- Glc 2→1 Glc	- Glc6→1 Ara(f)
12	人参皂苷 Rb₂	Ⅰ	- Glc 2→1 Glc	- Glc 6→1 Ara(p)
13	人参皂苷 Rb₃	Ⅰ	- Glc 2→1 Glc	- Glc 6→1 Xyl
14	人参皂苷 Rd	Ⅰ	- Glc 2→1 Glc	- Glc
15	人参皂苷 Rg₃	Ⅰ	- Glc 2→1 Glc	- H
16	人参皂苷 Rk₁	Ⅴ	- Glc 4→1 Glc	—
17	人参皂苷 Rh₂	Ⅰ	- Glc	- H

注：Glc：β-D-glucose；Xyl：β-D-xylcose；Rha：α-l-rhamnose；Ara(f)：α-l-arabinose（furanose）；Ara(p)：α-l-arabinose（pyranose）；GlcuA：β-D-glucuronic acid。

2. 各化合物一二级质谱结果 皂苷类成分因其苷元四环结构稳定,多数实验中在较大裂解压力下仅能产生糖碎片,为了获得更加清晰稳定的裂解数据,本实验不断优化质谱条件,最终在上述质谱条件下能得到清晰的一二级裂解峰,且精确分子量信息与理论分子量值吻合,质谱碎片信息全面稳定,并能观察到苷元裂解信息。各成分的母离子及碎片离子数据信息总结如表 4-3-2 所示。

表 4-3-2 各成分的母离子及主要碎片离子

编号	化合物	分子式	分子量（[M - H]⁻）	MS² 主要峰
1	三七皂苷 R₁	$C_{47}H_{80}O_{18}$	931. 526 6	931. 527 6；799. 483 0；637. 433 6；475. 379 9
2	人参皂苷 Rg₁	$C_{42}H_{72}O_{14}$	799. 484 4	799. 484 5；637. 431 0；475. 378 5
3	人参皂苷 Re	$C_{48}H_{82}O_{18}$	945. 542 3	945. 542 7；783. 491 2；637. 431 1；475. 379 0
4	人参皂苷 Rf	$C_{42}H_{72}O_{14}$	799. 484 4	799. 485 0；637. 429 4；475. 377 9；391. 284 9；101. 023 9
5	拟人参皂苷 F₁₁	$C_{42}H_{72}O_{14}$	799. 484 4	799. 484 6；653. 429 1；491. 373 6
6	人参皂苷 Rh₁	$C_{36}H_{62}O_{9}$	637. 431 6	637. 431 2；475. 374 2

（续表）

编号	化合物	分子式	分子量（[M-H]⁻）	MS² 主要峰
7	三七皂苷 R₂	$C_{41}H_{70}O_{13}$	769.473 8	769.474 4；637.440 8；475.380 3；391.285 1；101.023 6
8	人参皂苷 Rg₂	$C_{42}H_{72}O_{13}$	783.489 5	783.488 2；637.429 9；475.377 9；391.284 4
9	人参皂苷 Rb₁	$C_{54}H_{92}O_{23}$	1 107.595 1	1 107.595 8；945.541 8；783.487 9；621.434 0；459.381 8
10	人参皂苷 Ro	$C_{48}H_{76}O_{19}$	955.490 3	955.490 0；793.436 1；569.384 0
11	人参皂苷 Rc	$C_{53}H_{90}O_{22}$	1 077.584 5	1 077.586 5；945.543 0；783.490 2；621.437 9；459.383 7
12	人参皂苷 Rb₂	$C_{53}H_{90}O_{22}$	1 077.584 5	1 077.587 5；945.543 7；783.493 7；621.436 5；459.385 6
13	人参皂苷 Rb₃	$C_{53}H_{90}O_{22}$	1 077.584 5	1 077.587 4；945.544 1；783.490 5；621.436 9；459.383 4
14	人参皂苷 Rd	$C_{48}H_{82}O_{18}$	945.542 3	945.543 3；783.488 6；621.438 3；459.383 4；375.294 8
15	人参皂苷 Rg₃	$C_{42}H_{72}O_{13}$	783.489 5	783.489 6；621.436 0；459.383 3；375.289 7
16	人参皂苷 Rk₁	$C_{42}H_{70}O_{12}$	765.478 9	765.479 6；603.426 0；439.358 1
17	人参皂苷 Rh₂	$C_{36}H_{62}O_8$	621.436 6	1 243.878 5；621.437 0；459.382 7

3. 糖链的断裂及裂解特征 多数皂苷至少含有一个糖链结构，由葡萄糖、鼠李糖、阿拉伯糖、木糖等单糖和多糖构成。因此需要对糖链结构进行研究以确定皂苷结构。在负离子模式下，这些糖苷键断裂，失去相应的碎片离子，分别为 162 D、146 D、132 D、132 D。在本实验中，17 种皂苷的糖类裂解均发现 m/z 101.02、m/z 113.02、m/z 119.03、m/z 161.04、m/z 179.05 碎片离子，提示为葡萄糖的裂解碎片离子。本实验分析中首次比较相同苷元且糖链位置相同但数目不同的皂苷时发现，皂苷所连糖越多，其糖碎片离子的丰度越大。如图 4-3-3 所示，人参皂苷 Rb₁、Rg₃、Rh₂苷元结构一致，区别在于含有的葡萄糖数量不同，分别为 4 个、2 个、1 个；其离子丰度明显看出依次降低。

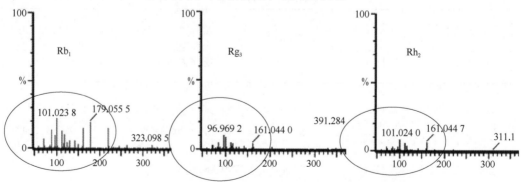

图 4-3-3 人参皂苷 Rb₁、Rg₃、Rh₂离子丰度比较

此外,不同的糖组成的糖链会出现不同的离子峰。如两个葡萄糖相连的糖链,会出现 m/z 221.07 的碎片离子峰,在拟人参皂苷 Rf,人参皂苷 Rb_1、Rc、Rb_2、Rb_3、Rd、Rg_3 和 Rk_1 中均可看到;而葡萄糖与鼠李糖相连接的糖链则会出现 m/z 205.07 的碎片离子峰,如人参皂苷 Re、Rg_2、拟人参皂苷 F_{11} 中均可发现;葡萄糖与阿拉伯糖或木糖相连接,则会出现 m/z 191.05 的碎片离子,如三七皂苷 R_1、R_2,人参皂苷 Rc、Rb_2 和 Rb_3 中均可看到。其裂解方式如图 4-3-4。

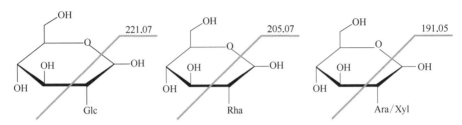

图 4-3-4 不同糖链的裂解方式

4. Ⅰ型皂苷的裂解规律 人参皂苷 Rb_1、Rc、Rb_2、Rb_3、Rd、Rg_3 和 Rh_2 均为Ⅰ型皂苷,为原人参二醇型皂苷。Ⅰ型皂苷最显著的特点为糖链部分通常取代于苷元 C-3 位和 C-20 位,而 C-6 位无取代。几乎所有皂苷都能在本实验条件下一级质谱中产生较强的[M+HCOO]⁻离子和[M-H]⁻离子。

Ⅰ型皂苷特征碎片离子为丰度较大的苷元碎片离子 m/z 459.38 和苷元失去 C-17 支链形成的碎片离子 m/z 375.29。在以往的研究中,多数对人参皂苷裂解规律研究中仅发现皂苷上糖的断裂而未能发现负离子模式下苷元的进一步裂解,因为四环三萜皂苷具有较为稳定的结构,使得在保证有分子离子等的前提下难以破坏稳固的皂苷元结构。而本研究中通过对裂解电压的增大和多项调节,最终能够使得几乎所有皂苷都能产生苷元的裂解。在Ⅰ型皂苷中,四环的稳定结构上链有 C-17 支链,因此在强烈的裂解电压下,能够失去烷基取代基,从而形成丰度大的碎片离子 m/z 375.29。

以人参皂苷 Rb_1 和人参皂苷 Rd 为例,如图 4-3-5,人参皂苷 Rb_1 二级质谱出现 m/z 1 107.595 8,即[M-H]⁻,与标准精确分子量 1 107.595 1 仅相差 0.7 ppm,其主要碎片离子为 m/z 945.541 8;m/z 783.487 9;m/z 621.434 0;m/z 459.381 8 分别为以此脱去四个葡萄糖的碎片,m/z 459.381 8 为其苷元。人参皂苷 Rd 一级质谱出现 m/z 991.550 7,即[M+HCOO]⁻离子;m/z 945.543 3,即[M-H]⁻离子,与标准精确分子量相差 1 ppm,其主要碎片离子为脱去 1 分子葡萄糖[M-H-glu]⁻ m/z 783.488 6;脱去 2 分子葡萄糖 [M-H-glu-glu]⁻ m/z 621.438 3;人参二醇型皂苷的苷元碎片 m/z 459.383 1;苷元去掉 C-20 链的碎片离子 m/z 375.290 5。

三七中存在多种同分异构体,当不同的异构体分属不同的皂苷类型时,可根据裂解碎片特征离子进行区分,而当属于同种类型皂苷时,异构体很难得以区分,如图 4-3-5 人参皂苷 Rb_1 与人参皂苷 Rd。

人参皂苷 Rc、Rb_2、Rb_3 均属于Ⅰ型皂苷,且分子量相同,区别仅在于 C-20 糖链末端糖异构,人参皂苷 Rc 为呋喃型阿拉伯糖,人参皂苷 Rb_2 为吡喃型阿拉伯糖,人参皂苷 Rb_3 为

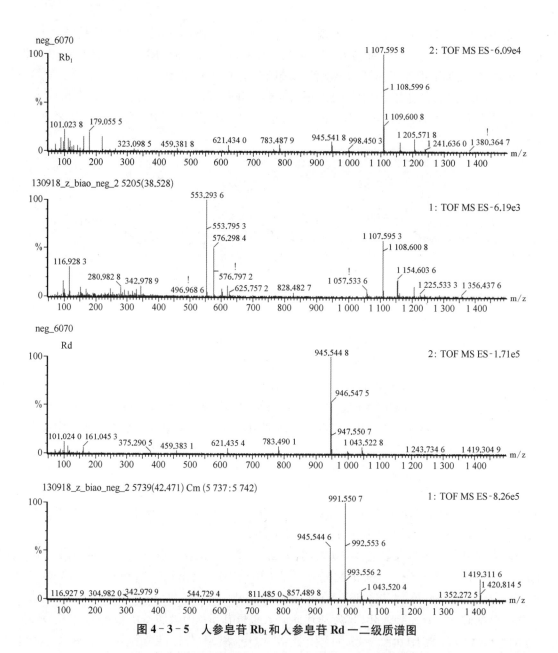

图 4 - 3 - 5　人参皂苷 Rb₁ 和人参皂苷 Rd 一二级质谱图

木糖。通过对一二级裂解碎片研究发现，在二级质谱中，三者所有裂解碎片均一致，将糖碎片部分裂解放大，仍完全一致如图 4 - 3 - 6。但是，本研究中首次发现，在一级质谱中，呋喃型阿拉伯糖的人参皂苷 Rc 与吡喃型阿拉伯糖的人参皂苷 Rb₂ 的碎片离子 m/z 561 与 m/z 538 的丰度比不同，人参皂苷 Rc 中 m/z 561 与 m/z 538 碎片离子丰度比大于 1，而人参皂苷 Rb₂ 与 Rb₃ 中丰度比小于 1，如图 4 - 3 - 7 所示。但人参皂苷 Rb₂ 与人参皂苷 Rb₃ 仅凭质谱裂解仍难以有效区分。

　　此外，人参皂苷 Rc、Rb₂、Rb₃ 均产生 m/z 945.54 的离子和 m/z 783.49 离子，即［M-H-ara］⁻ 和［M-H-ara-glu］⁻，或［M-H-xyl］⁻ 和［M-H-ara-glu］⁻，表明 C-20 位

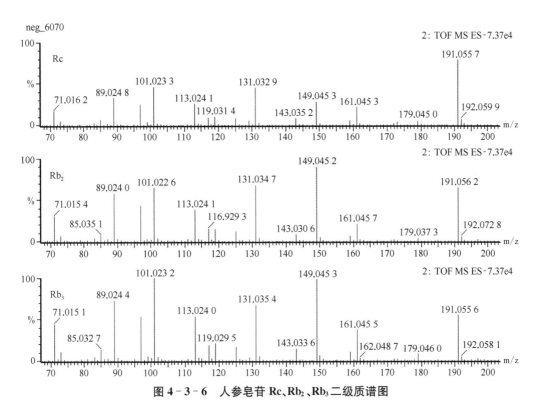

图 4 - 3 - 6　人参皂苷 Rc、Rb₂、Rb₃ 二级质谱图

糖链末端糖是图 4 - 3 - 6 人参皂苷 Rc、Rb₂、Rb₃ 二级糖裂解碎片(无差异)。

阿拉伯糖或木糖在裂解中比 C - 3 位糖链更容易失去。分析原因可能为 C - 20 由于空间阻碍更容易掉糖链从而获得较为稳定的程度。由此可用于判断糖的位置在 C - 20 还是在 C - 3 位。

5. Ⅱ 型皂苷的裂解规律研究　三七皂苷 R₁,人参皂苷 Rg₁、Re、Rf、R₂、Rh₁ 和 Rg₂ 均为Ⅱ型人参皂苷,即原人参三醇型三萜皂苷。与Ⅰ型皂苷结构母核不同的是,Ⅱ型人参皂苷 C - 6 位有羟基且由糖链取代,而 C - 3 无取代。尽管结构上差别不大,但其裂解碎片离子上有较大的差别(见图 4 - 3 - 7)。

Ⅱ 型皂苷特征碎片离子为 m/z 475.37 和 m/z 391.28。其中苷元碎片离子为 m/z 475.37,同Ⅰ型皂苷一样,四环上的烷基取代 C17 支链容易失去,从而得到去掉 C - 17 支链 84 Da 的丰度较大的碎片离子 m/z 391.28。

以在三七中普遍存在且有效区别于人参的三七皂苷 R₁ 为例,三七皂苷 R₁ 的 C - 6 位羟基和 C - 20 位羟基分别有两个糖链,C - 6 位为二糖,由 1 分子葡萄糖与 1 分子木糖 2→1 位相连,C - 20 位为 1 分子葡萄糖。在一级质谱中,基峰 m/z 977.533 6 为[M - H + HCOO]⁻,m/z 931.527 1 为[M - H]⁻(如图 4 - 3 - 8)。在二级质谱中,m/z 799.483 0、m/z 637.433 6 和 m/z 475.379 9、m/z 391.286 1 分别为[M - H - xyl]⁻、[M - H - xyl - glu]⁻、[M - H - xyl - glu - glu]⁻ 和[M - H - xyl - glu - glu - 84]⁻ 即为苷元。其他碎片离子,如 m/z 101.023 9、m/z 113.023 7、m/z 161.045 3 等为三七皂苷 R₁ 的葡萄糖糖链碎片。三七皂苷 R₁ 可能的裂解途径如图 4 - 3 - 9。

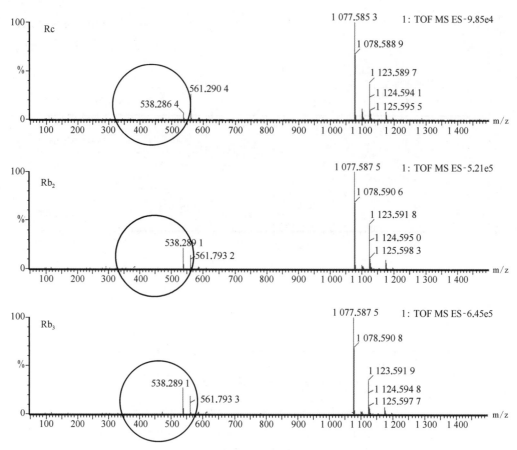

图 4-3-7　一级质谱中人参皂苷 Rc 与人参皂苷 Rb₂、Rb₃ 丰度比差异

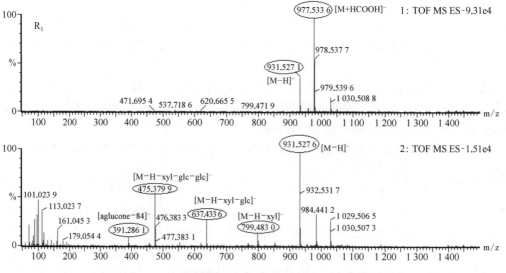

图 4-3-8　负离子模式下三七皂苷 R₁ 的一二级质谱裂解图

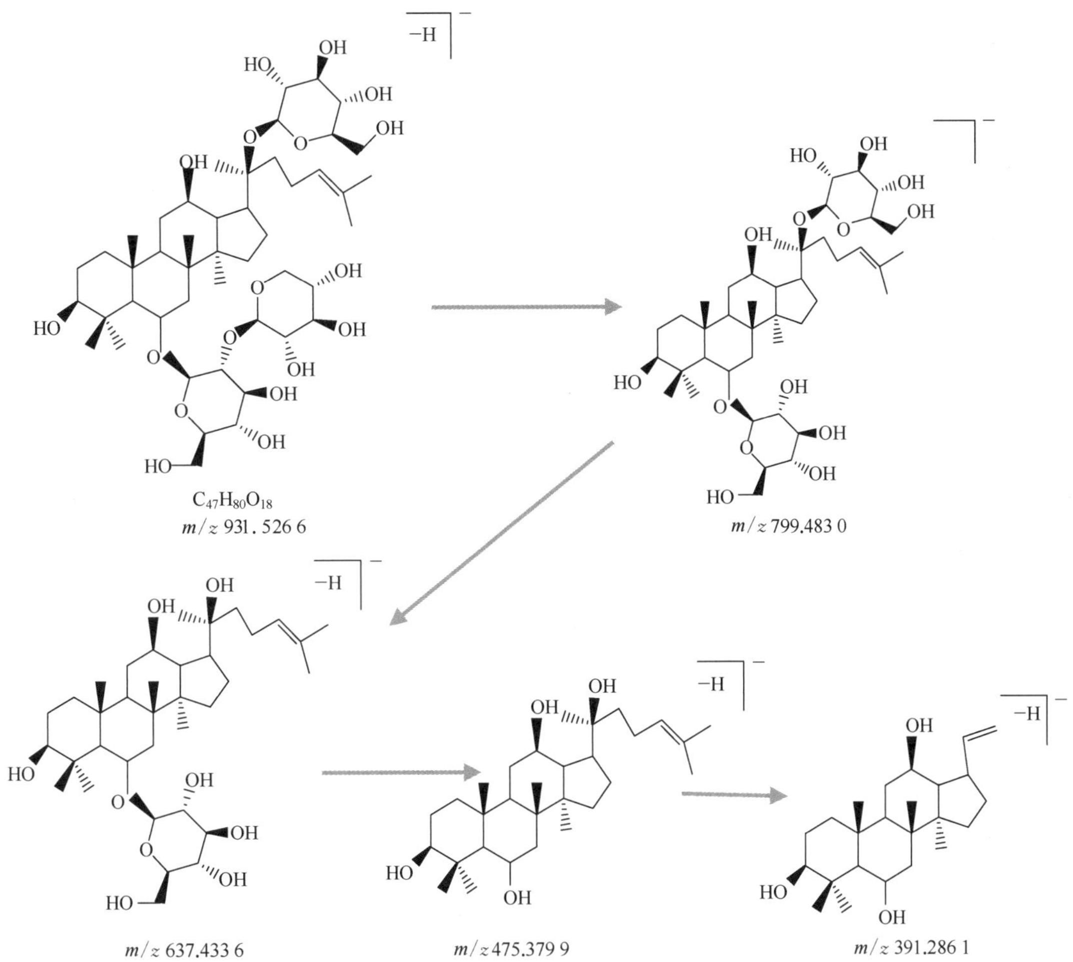

C_47H_80O_18
m/z 931. 526 6

m/z 799.483 0

m/z 637.433 6

m/z 475.379 9

m/z 391.286 1

图 4 - 3 - 9 负离子模式下三七皂苷 R_1 可能的裂解途径

Ⅱ 型皂苷人参皂苷 Rg_1 与人参皂苷 Rf 为同分异构体,分子式均为 $C_{42}H_{72}O_{14}$。一级质谱中均产生 m/z 845. 490 7 的碎片离子[M + HCOOH]^- 和 m/z 799. 484 4 的碎片离子 [M - H]^-。在二级质谱中均产生 m/z 637. 43 的碎片离子[M - H - glc]^- 和 m/z 457. 38 的碎片离子[M - H - glc - glc]^-,以及 m/z 391. 28 的碎片离子[M - H - glc - glc - 84]^-。通过仔细研究我们发现,两者质谱裂解存在两种差异。第一,两者的二级质谱中 m/z 637. 43 的碎片离子,即[M - H - glc]^- 丰度差异很大,如图 4 - 3 - 10。人参皂苷 Rg_1 m/z 637. 43 [M - H - glc]^- 离子丰度很高,明显高于 m/z 457. 38 和 m/z 391. 28 等碎片离子,而人参皂苷 Rf 该离子丰度很低,明显低于 m/z 457. 38 和 m/z 391. 28 等碎片离子。对于这一现象,也存在较为合理的解释。因为在人参皂苷 Rg_1 中两个糖分别为两个单糖链,位于 C - 6 和 C - 20 位。所以在低能量的情况下就很容易失去一个糖,形成 m/z 637. 43[M - H - glc]^- 离子,因此丰度高。并且,有研究表明,C - 20 位糖苷键断裂所需碰撞能较低,为 0.4~0. 6 V。此外,C - 20 位为季碳,断裂后更容易形成较为稳定的双键或环状结构,同时,与 C - 12 位有羟基取代,距离 C - 20 位较近,使得 C - 20 位受到较大的空间位阻,因此 C - 20 糖苷键较易断裂,离子丰度较高。而人参皂苷 Rf 的两个葡萄糖形成糖链位于 C - 6 位,在糖链中失去一个糖不及四环上失去二糖更稳定，因此 m/z 637.43$[M-H-glc]^-$ 离子丰度较低。第二，两者的质谱裂解信息在 m/z 50 到 m/z 400 中有所差异。人参皂苷 Rf 的 2 个葡萄糖相连的二糖形成了 m/z 221.07 碎片，而在人参皂苷 Rg_1 中因无双糖链而未发现。

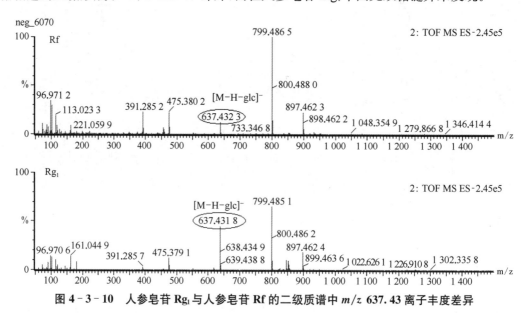

图 4-3-10　人参皂苷 Rg_1 与人参皂苷 Rf 的二级质谱中 m/z 637.43 离子丰度差异

人参皂苷 Re、三七皂苷 R_2 和人参皂苷 Rh_1 符合上述 Ⅱ 型皂苷裂解普遍规律。人参皂苷 Rg_2 与 Ⅰ 型皂苷 Rg_3 为同分异构体，但因为属于不同类型皂苷，其裂解特征碎片离子明显不同，因此可以有效区分，如图 4-3-11。

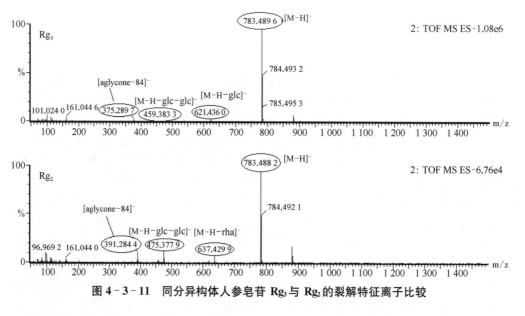

图 4-3-11　同分异构体人参皂苷 Rg_3 与 Rg_2 的裂解特征离子比较

此外，Ⅰ 型皂苷与 Ⅱ 型皂苷在液相保留时间上有明显区分。在本实验条件下，所有的 17 种皂苷中，Ⅱ 型皂苷保留时间均短于 Ⅰ 型皂苷，分析其原因可能为 Ⅱ 型皂苷比 Ⅰ 型皂苷多一个羟基,极性更大,因而更容易在反向色谱柱 C_{18} 柱中洗脱。

6. Ⅲ型、Ⅳ型与Ⅴ型皂苷裂解规律研究 Ⅲ型皂苷是在Ⅱ型皂苷结构基础上发生了少许变化,其 C-20 位与 C-24 位形成一个五元呋喃环,如图 4-3-2 所示。拟人参皂苷 F_{11} 为Ⅲ型人参皂苷,是西洋参的特征性成分。拟人参皂苷 F_{11} 与Ⅱ型皂苷人参皂苷 Rf 为同分异构体,他们的分子量相同,结构相似,色谱行为也非常相似,在以往的分析中常常难以很好分离,因此有文献报道称存在两种皂苷的分析混淆状况。

在本研究中,拟人参皂苷 F_{11} 与人参皂苷 Rf 不仅在该液相条件下能完全分离,在质谱裂解中也能完全区分。尽管两者 $[M-H]^-$ 离子均为 m/z 799.485 0,但特征离子不同。Ⅲ型人参皂苷可以产生 m/z 491.373 6 的苷元,及苷元碎片 m/z 415.36,推断该苷元碎片可能的裂解途径如图 4-3-12。以此可以有效区分Ⅱ型皂苷与Ⅲ型皂苷,即可区分同分异构体拟人参皂苷 F_{11}(图 4-3-13)与人参皂苷 Rf。

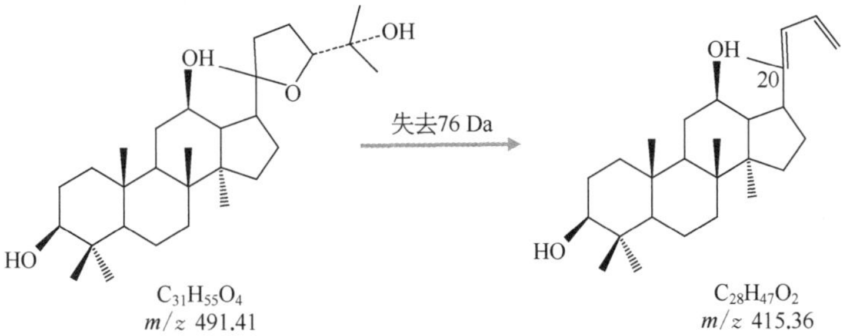

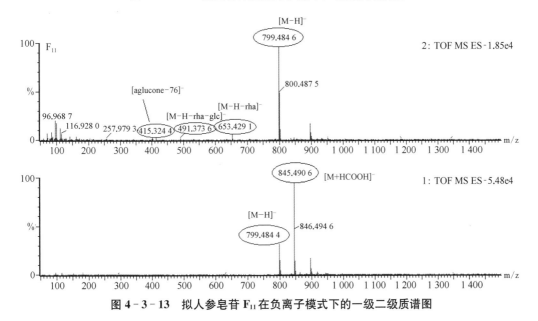

图 4-3-12 Ⅲ型皂苷在负离子模式下可能的裂解途径

图 4-3-13 拟人参皂苷 F_{11} 在负离子模式下的一级二级质谱图

Ⅳ型人参皂苷典型的皂苷为人参皂苷 R_0,该种类型也被称为齐墩果烷型皂苷。齐墩果烷型皂苷在植物中较为常见,尤其是在人参与西洋参中较为常见,但在三七中目前并没有发现该种类型的皂苷,这也是目前较为公认的区分三七与人参、西洋参在化学成分上最显著的不同。本研究选取齐墩果烷型皂苷对照品人参皂苷 Ro 进行裂解研究，为后期实验中鉴别微量成分及证明是否存在齐墩果烷型皂苷提供良好依据。

人参皂苷 Ro 的一级质谱中存在 m/z 955.490 0 的离子峰 $[M-H]^-$，但未存在 $[M+HCOO^-]^-$ 的离子峰。在二级质谱中，主要的离子峰有 m/z 955.490 0、m/z 793.436 1、m/z 569.384 0，分别为皂苷依次脱去 1 分子葡萄糖、2 分子葡萄糖、3 分子葡萄糖即皂苷元的离子峰，裂解方式如图 4－3－14。此外还能看到苷元进一步裂解的碎片离子 m/z 523.377 7，该丰度较低，尚未研究出其结构。Ⅳ型皂苷最特征的离子为其苷元离子 m/z 569.384 0。

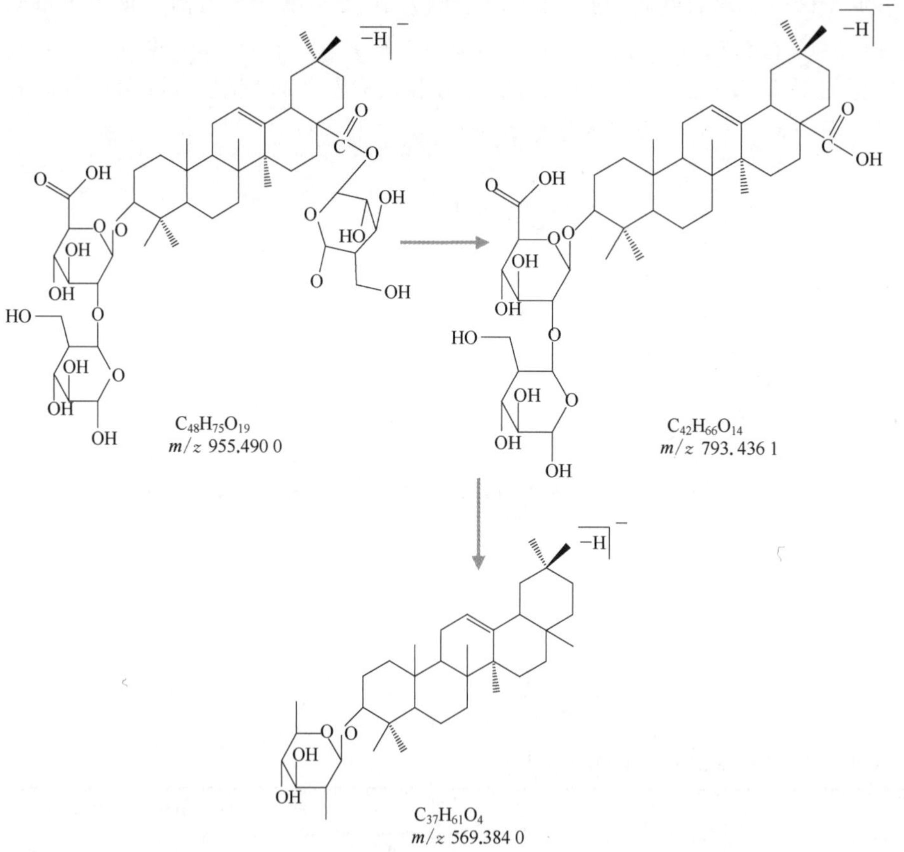

图 4－3－14　人参皂苷 Ro 在负离子模式下的可能裂解途径

Ⅴ型皂苷可以看作Ⅰ型皂苷的变形，区别在于支链的少许变化，C－20 为双键，如表 4－3－2 所示。人参皂苷 Rk₁ 一级质谱产生 m/z 811.485 0 $[M+HCOO]^-$、m/z 765.479 6 $[M-H]^-$；二级质谱产生 m/z 765.479 6 $[M-H]^-$、603.426 0 $[M-H-glc]^-$、m/z 439.358 1 $[M-H-glc-glc]^-$，以及 m/z 311.166 6。因此，Ⅴ型皂苷的特征离子为苷元 m/z 439.538 1，即其碎片离子 m/z 311.166 6。

四、小结

运用 UPLC－Q－TOF/MS 对 17 种皂苷类成分进行了液相色谱条件和质谱条件的摸

索,成功将含有多种同分异构体的 17 种皂苷类成分在 1 h 内完全分离,并产生较好的裂解碎片,研究了其具体的裂解行为以及可能的裂解途径。将 17 种皂苷类成分划分为 4 种类型,Ⅰ型皂苷(原人参二醇型)、Ⅱ型皂苷(原人参三醇型)、Ⅲ型皂苷(拟人参皂苷 F₁₁ 为例)、Ⅳ型皂苷(齐墩果烷型,人参皂苷 Ro)和 Ⅴ 型皂苷(人参皂苷 Rk₁),并对各种类型皂苷进行了特征离子的研究,从而能够快速根据裂解碎片确定皂苷类型,同时对多种难以区分的同分异构体,如人参皂苷 Rc 和 Rb₂,人参皂苷 Rg₂ 和 Rg₃,拟人参皂苷 F₁₁ 和人参皂苷 Rf 等进行了有效区分。此外,对常见的糖及糖的裂解方式进行了研究,有利于确定糖链位置和糖的类型。

通过对 4 种类型、17 种皂苷对照品的裂解规律研究,我们可以据此在进行皂苷样品的推断、鉴定中提供很好的依据。对于皂苷样品可能结构的判断,可以通过以下过程完成。

1. 查看是否为已知对照品　与 17 种对照品进行比对,如果具有相同的保留时间并且一二级质谱均为完全相同的裂解碎片,则可确定其为该物质。

2. 确定分子量　对于不是对照品的皂苷,对其一级质谱分子离子峰进行确定(通常为 $[M+HCOO^-]^-$ 及 $[M-H]^-$),结合二级质谱基峰(通常为 $[M-H]^-$),确定其高分辨的分子离子峰,并由此可确定其精确分子量。

3. 确定皂苷类型及皂苷元　首先根据离子流图的保留时间可大致推测,保留时间较短的可能为Ⅱ型皂苷,保留时间较长的可能为Ⅰ型皂苷;其次查看二级质谱的主要碎片离子峰,进一步确定其为哪种类型的皂苷,并确定其苷元:Ⅰ型皂苷特征离子为苷元 m/z 459.38 及其裂解碎片离子 m/z 375.29;Ⅱ型皂苷特征离子为苷元 m/z 475.37 及其裂解碎片离子 m/z 391.28;Ⅲ型皂苷特征离子为苷元 m/z 491.37 及其裂解碎片离子 m/z 415.36;Ⅳ型皂苷特征离子为苷元 m/z 569.38 及其裂解碎片离子 m/z 523.38;Ⅴ型皂苷的特征离子为苷元 m/z 439.54 及其裂解碎片离子 m/z 311.17。

4. 确定糖的数目、种类　根据第 2 步确定的分子离子峰以及第 3 步中确定的苷元,查看二级质谱中丰度较高的每一个碎片离子,计算其差值:162 D 为葡萄糖,146 D 为 1 分子鼠李糖,132 D 为 1 分子木糖或阿拉伯糖。

5. 确定糖的连接位置和连接方式　首先,看分子离子峰失去糖的顺序,如果是糖链,先脱掉的是糖链外侧的糖,并且无论是哪种类型皂苷,C‐20 位糖均优先脱掉,且丰度较大;其次,看碎片离子峰,若会出现 m/z 221.07 的碎片离子峰则表明含有 2 个葡萄糖相连的糖链,若出现 m/z 205.07 的碎片离子峰则表明为葡萄糖与鼠李糖相连接的糖链;若出现 m/z 191.05 的碎片离子,则表明葡萄糖与阿拉伯糖或木糖相连接。

6. 根据推断的结构与现有文献相对照　通过文献检索对照验证。

通过以上 6 步可以基本对三七中的皂苷成分进行确定。

第四节　皂苷类成分含量测定与分析

为了研究三七中皂苷类成分的道地性差异,探究不同产地三七药材中皂苷类含量大小、含量比例特征以及根据前期裂解规律推断三七中半微量皂苷类成分等,本节广泛采集样品,并在上一节研究工作基础上进行优化,建立 UPLC‑Q‑TOF/MS 的三七皂苷类成分快速检测方法,对人参皂苷 Rg₁、人参皂苷 Re、人参皂苷 Rd、人参皂苷 Rb₁、三七皂苷 R₁ 五种主含量皂苷类成分进行方法学考察,完成了各产地大量样品的主成分皂苷含量测定,分析产地差异;并对色谱图中的色谱峰进行质谱裂解分析,根据前期确定的裂解规律推断其成分,进一步全面表征三七皂苷成分的道地性特征。

一、实验材料

1. 样品采集　本研究样品均于 2012 年采集于广西靖西,云南文山、红河、曲靖、昆明等商品三七种植地,三七样品的采集工作由中国中医科学院资源中心郝庆秀及云南省农业科学院药用植物研究所刘大会承担,并对三七采样地的地理信息、土壤环境、生长状况等信息进行了调查记录。其种苗来源均为三七传统产区云南文山,经过育苗后到红河、昆明、曲靖等新产区进行商品三七种植。样品采集详细信息如表 4‑4‑1 所示。

表 4‑4‑1　样品采集详细信息

编号	地　名	纬　度	高程(m)	坡向	坡度	生长年限	面积(亩)	土壤类型	前农作物
样地 1‑1	云南昆明市官渡区小哨街	25°11′8.028″	1 986	132°	5°	三年生	10	红壤	荒地
样地 1‑2	云南昆明市官渡区小哨街道办	25°11′8.028″	1 986	132°	5°	两年生	10	红壤	荒地
样地 2	云南昆明市寻甸县功山乡羊毛冲村	25°44′28.032″	2 114	120°	5°	三年生	250	红壤	烟草
样地 3	云南曲靖市罗平县罗雄镇塘房村	24°49′24.102″	2 034	274°	5°	两年生	30	红棕壤	烟草和玉米
样地 4	云南曲靖市师宗县竹基乡界桥村	24°53′50.982″	1 881	118°	3°	三年生	90	红壤	烟草和玉米
样地 5	云南昆明市宜良县竹山乡白车勒村	24°34′52″	1 973	195°	8°	三年生	200	红壤	玉米
样地 6	云南文山州砚山县江那镇铳卡村	23°39′32.874″	1 603	平地	0°	三年生	25	红棕壤	玉米
样地 7	云南文山州丘北县锦屏镇密纳村	23°59′23.628″	1 481	320°	3°	三年生	18	红壤	烟草和玉米
样地 8	云南文山州马关县马白镇方山村	23°3′25.068″	1 325	210°	8°	三年生	15	黄棕土	玉米
样地 11	广西百色市靖西县禄峒乡耀峨村	23°8′1.290″	762	309°	3°	三年生	87	黄土	玉米
样地 12	云南文山州文山县东山乡荒寨村	23°26′27.762″	1 597	76°	20°	三年生	10	黄棕土	黄豆
样地 14	云南红河州弥勒县西一镇油乍地村	24°26′46.968″	2 091	205°	4°	三年生	10	红壤	玉米

2. **仪器** ACQUITY 超高效液相色谱分析系统,Q-TOF-MS 高分辨四级杆与飞行时间串联质谱仪,采用电喷雾离子源(ESI)(美国 Waters 公司)。Masslynx 4.1 数据软件处理系统,ACQUITY UPLC™ BEH C$_{18}$ 色谱柱(2.1 mm×150 mm,1.7 μm)(美国 Waters 公司),超纯水器,粉碎机。

3. **试剂与材料** 乙腈(色谱纯,美国 Fisher 公司),甲醇(色谱纯,美国 Fisher 公司),超纯水,甲酸(质谱纯);对照品三七皂苷 R$_1$、人参皂苷 Rg$_1$、人参皂苷 Rb$_1$、人参皂苷 Re、人参皂苷 Rd,均购于成都曼斯特生物科技有限公司(HPLC 面积归一化法计算含量≥98%)。

二、实验方法

1. **样品前处理** 按照 2010 年版《中华人民共和国药典》方法,分别将各产地各编号每一个三七样品根茎部位粉碎,过四号筛,用万分之一分析天平精密称定三七粉末 0.6 g,精密加入甲醇 50 ml,称定重量,放置过夜,置 80℃ 水浴上保持微沸 2 h,放冷,再称定重量,用甲醇补足减失的重量,摇匀,滤过,取续滤液,即得。0.22 μm 微孔滤膜过滤,待测。

2. **标准品溶液准备** 精密称取一定量三七皂苷 R$_1$,人参皂苷 Rg$_1$、Re、Rb$_1$、Rd,置 10 ml 容量瓶中,用甲醇溶解并稀释至刻度,摇匀,得混合标准储备液,各标准品浓度分别为三七皂苷 R$_1$0.463 mg/ml、人参皂苷 Rg$_1$0.712 mg/ml、人参皂苷 Re 0.254 mg/ml、人参皂苷 Rb$_1$ 0.487 mg/ml、人参皂苷 Rd 0.346 mg/ml。

将该标准品储备液稀释,制备 5 个不同浓度溶液标准曲线。以上溶液保存在 4℃ 冰箱中。

3. **色谱与质谱条件** 为保证样品快速测定,将前期 60 min 的色谱条件进行优化,使得 20 min 内三七皂苷类成分均出峰,且多数皂苷分离度良好。色谱柱为 ACQUITY UPLC™ BEH C$_{18}$ 色谱柱(2.1 mm×150 mm,1.7 μm)(美国 Waters 公司),柱温 35℃。流动相 A 为乙腈,流动相 B 为含 0.1% 甲酸水,梯度洗脱(0～3 min,19% A;3～10 min, 19%→26% A;10～20 min,26%→60% A)。进样量 1 μl,流速为 0.45 ml/min。

采用电喷雾离子源(ESI),负离子模式进行检测。毛细管电压 2 500 V,裂解电压 60～70 V,离子源温度 300℃,干燥氮气流速 800 L/h。实验中采用 Lock mass 通路对实验数据采集进行实时校正。

4. **方法学考察**

(1) 标准曲线的绘制:以上述"标准品溶液准备"中将配置好的 6 个浓度的标准品,按照上述"色谱与质谱条件"条件进行测定,并以对照品进样质量为横坐标(X),以其峰面积为纵坐标(Y),绘制各标准品的标准曲线。得回归方程:三七皂苷 R$_1$:$Y = 1.3×10^5 X + 2 623.2$,$r = 0.999 6$,结果表明,三七皂苷 R$_1$ 在 0.046 3～0.463 0 μg,线性关系良好。人参皂苷 Rg$_1$:$Y = 86 453X + 20 316$,$r = 0.995 6$,结果表明,人参皂苷 Rg$_1$ 在 0.071 2～0.712 0 μg,线性关系良好。人参皂苷 Re:$Y = 1.2×10^5 X + 4 575.4$,$r = 0.998 1$,结果表明,人参皂苷 Re 在 0.054 0～0.254 0 μg,线性关系良好。人参皂苷 Rb$_1$:$Y = 23 174X + 6 223.3$,$r = 0.995 1$,结果表明,人参皂苷 Rb$_1$ 在 0.048 7～0.487 0 μg,线性关系良好。人参

皂苷 Rd：$Y = 37\,281X + 6\,567.2$，$r = 0.995\,2$，结果表明，人参皂苷 Rd 在 $0.034\,6 \sim 0.346\,0\ \mu g$，线性关系良好。图 4 - 4 - 1 以三七皂苷 R_1 为例。

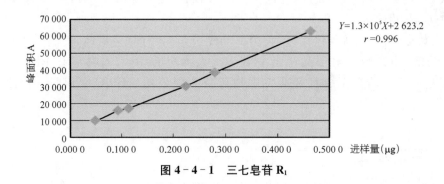

图 4 - 4 - 1　三七皂苷 R_1

（2）精密度试验：精密吸取样品溶液，连续进样 6 次，每次 $1\ \mu l$，记录峰面积。计算样品中各成分的 $RSD(\%)$ 分别为：三七皂苷 R_1 $0.857\,1$，人参皂苷 Rg_1 $1.072\,0$，人参皂苷 Re $1.260\,8$，人参皂苷 Rb1 $0.966\,0$，人参皂苷 Rd $0.843\,2$。表明仪器精密度良好。结果见表 4 - 4 - 2。

表 4 - 4 - 2　五种皂苷的精密度试验结果

名　称	实验编号	峰面积	平均值	$RSD(\%)$
三七皂苷 R_1	1	14 312	14 321	0.857 1
	2	14 414		
	3	14 254		
	4	14 407		
	5	14 113		
	6	14 428		
人参皂苷 Rg_1	1	46 640	46 184	1.072 0
	2	45 841		
	3	45 794		
	4	46 508		
	5	45 595		
	6	46 728		
人参皂苷 Re	1	7 812	7 646	1.260 8
	2	7 569		
	3	7 713		
	4	7 576		
	5	7 616		
	6	7 594		

（续表）

名　称	实验编号	峰 面 积	平 均 值	RSD(%)
人参皂苷 Rb_1	1	11 910	11 903	0.966 0
	2	11 860		
	3	12 100		
	4	11 954		
	5	11 781		
	6	11 814		
人参皂苷 Rd	1	13 983	13 815	0.843 2
	2	13 928		
	3	13 803		
	4	13 744		
	5	13 754		
	6	13 681		

（3）方法重现性试验：制备三七供试品溶液 6 份，分别进样。记录峰面积，计算 RSD（%）。实验结果如表 4－4－3，结果表明本方法重现性良好。

表 4－4－3　重复性实验结果

名　称	实验编号	峰 面 积	平 均 值	RSD(%)
三七皂苷 R_1	1	13 904	13 470	2.33
	2	13 496		
	3	13 594		
	4	13 365		
	5	12 943		
	6	13 520		
人参皂苷 Rg_1	1	46 469	44 594	2.60
	2	45 371		
	3	43 768		
	4	44 658		
	5	43 369		
	6	43 933		
人参皂苷 Re	1	7 208	7 146	2.36
	2	7 164		
	3	7 289		
	4	7 155		
	5	6 818		
	6	7 243		

名　　称	实验编号	峰面积	平均值	RSD（%）
人参皂苷 Rb₁	1	12 107	12 239	2.11
	2	12 451		
	3	12 476		
	4	11 789		
	5	12 273		
	6	12 341		
人参皂苷 Rd	1	11 984	12 394	2.75
	2	12 500		
	3	12 668		
	4	12 861		
	5	12 100		
	6	12 252		

（4）供试品溶液稳定性试验：对同一供试品溶液，分别在 0 h、2 h、4 h、8 h、12 h、24 h 进样，记录峰面积，计算 RSD（%），结果表明供试品溶液在 24 h 内稳定性良好，如表 4 - 4 - 4。

表 4 - 4 - 4　稳定性实验结果

名　　称	时　间（h）	峰　面　积	平　均　值	RSD（%）
三七皂苷 R₁	0	13 713	13 428.83	2.84
	2	13 893		
	4	13 706		
	8	13 075		
	12	13 042		
	24	13 144		
人参皂苷 Rg₁	0	48 536	47 066.67	3.04
	2	49 087		
	4	47 034		
	8	45 975		
	12	45 903		
	24	45 865		
人参皂苷 Re	0	7 575	7 100.83	3.91
	2	7 166		
	4	7 211		
	8	6 836		
	12	6 920		
	24	6 897		

（续表）

名　　称	时　间(h)	峰面积	平均值	$RSD(\%)$
人参皂苷 Rb_1	0	13 248	12 894.00	3.55
	2	13 632		
	4	13 294		
	8	12 533		
	12	12 462		
	24	12 895		
人参皂苷 Rd	0	12 388	12 412.33	1.80
	2	12 665		
	4	12 568		
	8	12 312		
	12	12 507		
	24	12 034		

（5）加标回收率实验：精密量取样品溶液 6 份,每份 5 ml,分别精密加入混合对照品溶液 1 ml,甲醇定容至 10 ml,同上述方法进行含量测定,计算回收率。三七皂苷 R_1 平均回收率为 100.48%, $RSD(\%)$ 为 1.76($n=6$);人参皂苷 Rg_1 平均回收率为 100.35%, $RSD(\%)$ 为 1.42($n=6$);人参皂苷 Re 平均回收率为 99.89%, $RSD(\%)$ 为 1.95($n=6$);人参皂苷 Rb_1 平均回收率为 101.57%, $RSD(\%)$ 为 2.03($n=6$);人参皂苷 Rd 平均回收率为 101.93%, $RSD(\%)$ 为 1.87($n=6$)。表明本方法具有良好的回收率,结果以三七皂苷 R_1 为例见表 4-4-5。

表 4-4-5　三七皂苷 R_1 加标回收率实验

编号	样品含量 (mg)	对照品加入量 (mg)	理论值 (mg)	实测值 (mg)	回收率 (%)	平均值 (%)	RSD (%)
1	0.428 0	0.415 0	0.843 0	0.838	99.41	100.48	1.76
2	0.430 1	0.415 0	0.845 1	0.859	101.65		
3	0.420 8	0.415 0	0.835 8	0.831	99.43		
4	0.441 5	0.415 0	0.856 5	0.868	101.35		
5	0.460 7	0.415 0	0.875 7	0.901	102.89		
6	0.408 9	0.415 0	0.823 9	0.809	98.19		

三、结果与讨论

1. 主要皂苷类成分的测定结果及分析

（1）样品测定结果：三七 5 种皂苷对照品的色谱图如图 4-4-2 所示。12 个产地编号每个产地取 8 个样品。按照所述方法，在实验中，每个样品平行测定 3 次，提取三七皂苷 R_1 及人参皂苷 Rg_1、Re、Rb_1、Rd 离子得各峰面积数据，计算每个样品的 3 次测定的平均值，根据各对照品的回归方程，计算各样品各成分的含量，结果如表 4-4-6 所示。

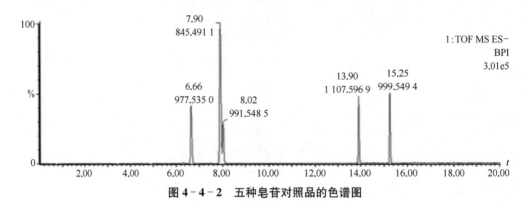

图 4-4-2 五种皂苷对照品的色谱图

表 4-4-6 所有三七样品的五种皂苷测定含量结果（mg/g）

样品编号	R_1	Rg_1	Re	Rb_1	Rd
1-1-2	7.71	30.09	8.12	28.78	22.56
1-1-5	17.92	27.66	2.64	28.93	22.95
1-1-8	16.37	28.34	2.49	20.95	9.28
1-1-11	8.65	29.54	7.08	26.47	17.31
1-1-14	7.89	30.85	7.83	23.81	13.12
1-1-17	10.54	30.46	5.81	29.33	18.53
1-1-20	6.46	22.82	0.10	22.11	10.28
1-1-23	7.38	29.51	7.60	23.02	12.53
1-2-2	9.12	26.49	3.28	25.15	13.99
1-2-5	6.29	27.56	2.23	25.63	14.37
1-2-8	8.04	30.40	5.69	28.12	18.87
1-2-11	6.84	25.81	1.57	27.92	19.19
1-2-14	7.68	27.20	2.09	23.93	12.30
1-2-17	7.82	28.30	11.65	18.66	11.76
1-2-20	3.05	24.11	0.92	17.63	7.96
1-2-23	5.90	25.49	8.35	24.46	16.47
2-2	8.99	19.09	6.01	28.55	14.97
2-5	13.18	32.05	3.72	36.99	13.16
2-8	14.27	7.29	3.18	13.22	10.05
2-11	6.17	30.49	14.88	26.51	18.71

（续表）

样品编号	R_1	Rg_1	Re	Rb_1	Rd
2 - 14	9. 08	29. 56	10. 46	28. 77	21. 14
2 - 17	7. 98	27. 42	7. 44	22. 78	5. 12
2 - 20	8. 98	25. 36	5. 71	24. 44	12. 67
2 - 23	7. 81	24. 52	5. 13	19. 97	10. 63
3 - 2	10. 70	39. 00	2. 92	37. 89	18. 90
3 - 5	9. 15	31. 41	2. 96	38. 92	13. 85
3 - 8	13. 79	24. 69	15. 88	40. 03	27. 82
3 - 11	14. 07	43. 91	12. 85	38. 02	21. 04
3 - 14	11. 67	38. 05	2. 35	36. 12	15. 00
3 - 17	11. 70	39. 71	2. 60	36. 42	14. 93
3 - 20	11. 69	38. 88	2. 47	36. 27	14. 96
3 - 23	11. 69	39. 30	2. 54	36. 34	14. 95
4 - 2	7. 79	28. 75	3. 50	24. 40	19. 05
4 - 5	7. 08	23. 99	1. 84	22. 01	13. 00
4 - 8	11. 72	28. 55	3. 23	23. 44	14. 93
4 - 11	5. 73	25. 36	4. 29	25. 17	14. 94
4 - 14	12. 78	24. 42	7. 22	24. 59	16. 69
4 - 17	7. 20	15. 79	9. 08	23. 82	16. 75
4 - 20	3. 67	24. 22	2. 27	22. 37	15. 83
4 - 23	7. 61	24. 59	2. 76	22. 73	14. 34
5 - 2	11. 44	29. 91	6. 84	22. 20	13. 55
5 - 5	6. 63	30. 50	4. 45	26. 13	13. 77
5 - 8	6. 76	28. 13	3. 63	25. 37	14. 90
5 - 11	13. 08	29. 74	3. 93	27. 59	15. 50
5 - 14	6. 01	17. 35	0. 28	27. 00	15. 83
5 - 17	9. 63	27. 38	8. 02	21. 48	14. 29
5 - 20	10. 64	26. 51	7. 45	24. 59	18. 08
5 - 23	9. 01	28. 61	0. 34	25. 57	11. 93
6 - 2	5. 18	20. 00	8. 39	20. 30	6. 07
6 - 5	4. 87	23. 50	5. 05	22. 77	15. 28
6 - 8	9. 15	23. 91	5. 82	23. 35	16. 31
6 - 11	14. 60	19. 35	2. 51	28. 69	21. 13
6 - 14	7. 05	21. 55	5. 66	20. 93	9. 11

（续表）

样品编号	R_1	Rg_1	Re	Rb_1	Rd
6 - 17	6. 16	19. 20	5. 76	23. 49	16. 38
6 - 20	5. 54	20. 72	6. 57	22. 98	12. 27
6 - 23	2. 77	12. 36	6. 82	23. 24	13. 60
7 - 2	8. 06	25. 37	6. 11	23. 00	16. 49
7 - 5	7. 83	22. 48	4. 90	19. 55	10. 19
7 - 8	7. 56	25. 94	4. 67	21. 70	14. 98
7 - 11	7. 25	22. 69	5. 57	20. 17	13. 61
7 - 14	9. 48	23. 84	3. 51	21. 06	13. 52
7 - 17	5. 71	20. 17	6. 78	19. 71	13. 93
7 - 20	8. 17	19. 95	6. 07	14. 97	8. 99
7 - 23	14. 00	16. 45	6. 24	12. 88	9. 02
8 - 2	5. 27	48. 71	12. 42	46. 00	26. 79
8 - 5	14. 50	47. 15	7. 27	43. 38	17. 44
8 - 8	15. 14	47. 75	12. 34	50. 20	23. 79
8 - 11	7. 57	46. 64	10. 76	52. 02	37. 27
8 - 14	8. 50	47. 26	17. 37	45. 99	32. 08
8 - 17	6. 34	47. 20	16. 39	45. 35	26. 61
8 - 20	13. 16	46. 18	16. 91	41. 75	22. 95
8 - 23	13. 75	43. 92	12. 85	40. 08	28. 01
11 - 2	1. 60	7. 29	3. 18	13. 22	10. 05
11 - 5	8. 17	30. 49	14. 88	26. 51	18. 71
11 - 8	7. 48	29. 56	10. 46	28. 77	21. 14
11 - 11	1. 95	27. 42	7. 44	22. 78	5. 12
11 - 14	14. 31	25. 36	5. 71	24. 44	12. 67
11 - 17	5. 60	27. 38	3. 05	23. 73	15. 17
11 - 20	2. 59	19. 92	3. 53	26. 03	14. 37
11 - 23	1. 20	19. 00	7. 43	29. 86	15. 66
12 - 2	9. 22	38. 07	1. 71	41. 09	11. 93
12 - 5	13. 69	35. 20	6. 60	34. 72	27. 30
12 - 8	10. 77	35. 83	7. 98	30. 18	20. 86
12 - 11	10. 53	38. 39	6. 33	40. 75	20. 40
12 - 14	21. 44	38. 79	3. 93	36. 18	19. 12
12 - 17	13. 64	37. 62	15. 63	38. 56	21. 86

（续表）

样品编号	R₁	Rg₁	Re	Rb₁	Rd
12 - 20	10.72	34.33	10.62	35.03	25.50
12 - 23	6.79	37.15	10.90	33.29	15.88
14 - 2	11.19	25.86	1.58	25.60	10.79
14 - 5	13.80	9.89	4.44	10.85	9.03
14 - 8	11.06	26.77	11.45	28.39	19.62
14 - 11	13.77	29.90	12.06	28.01	19.99
14 - 14	12.42	27.70	8.38	24.39	10.18
14 - 17	13.99	25.91	6.27	23.91	10.08
14 - 20	15.40	26.86	3.84	23.82	14.63
14 - 23	8.38	22.65	3.48	25.52	14.73
平均值	9.30	28.53	6.41	27.75	16.08
最小值	1.20	7.29	0.1	10.5	6.07
最大值	21.44	48.41	17.37	40.75	37.27
标准差	3.77	8.73	4.09	8.33	5.65

（2）三七药材皂苷含量合格情况：在 2010 年版《中华人民共和国药典》中规定，三七药材干燥品所含人参皂苷 Rg_1、人参皂苷 Rb_1 及三七皂苷 R_1 的总量不得少于 5.0%。而根据本实验结果，12 个产地的 96 个三七样品测定结果，三七皂苷 R_1、人参皂苷 Rg_1 及人参皂苷 Rb_1 的含量平均值分别为 0.93%、2.85%、2.78%，总量均值为 6.25%，在总量上是符合药典标准的。但三七样品个体差异较大，单个三七样品的三种皂苷总量在 3.45%～10.6%，这与之前文献报道的三七各单株间皂苷含量存在很大差异相一致。中国医学科学院药用植物研究所游建军等对 23 棵同一地块的三年生三七主根进行了单株皂苷含量分析，结果表明，三七皂苷 R_1 含量变化范围为 0.48%～3.53%、人参皂苷 Rg_1 变化范围为 2.19%～6.93%、人参皂苷 Re 含量变化范围为 0.25%～0.96%、人参皂苷 Rb_1 含量变化范围为 1.42%～5.14%、人参皂苷 Rd 含量变化范围为 0.20%～1.10%。本文实验中样本量更大，为 96 棵，所得数据的最小值与最大值差异也更大，单个样品的不合格率为 15%，但总量上合格，进一步表明了三七是个体间差异较大的群体，提示我们在对样品的含量测定尤其是检测时，也应选择尽可能多的样本量，以消除个体差异。

此外，虽然药典中是对三种皂苷进行限定，我们实验中测定了 5 种，结果表明五种皂苷含量大小：人参皂苷 Rg_1＞人参皂苷 Rb_1＞人参皂苷 Rd_1＞三七皂苷 R_1＞人参皂苷 Re。

（3）各产地三七皂苷含量差异：为了研究不同产地三七中主要皂苷类成分差异情况，我们对实验数据进行了进一步的分析，分别计算各产地的 5 种皂苷的平均含量，列表如 4 - 4 - 7。三七总皂苷含量最大的地区为 8、12 号产地，即为云南文山的马关县和文山县，而三七总含量最低的地区为 6、7 号产地，为云南文山的砚山县和丘北县。云南文山作为三七的道地产区也是最大的产区，已有几百年的栽培历史，但实验表明其不同县的种植区含量差异非常大，文山地区地域面积广，海拔跨度大，仅整个文山州就存在 800 m 的海拔跨度，其光照、温度必然有所差异，因此可能与文山州各县三七产地的气候环境存在差异相关。结合样品采集信息，总皂苷含量最大的 8、12 号产地，即马关县与文山县，两产地相邻，其纬度为云南省三七样品中的最低纬度，文山马关县样品的人参皂苷 Rg_1、Re、Rb_1、Rd 含量均为所有产地中最高。本研究发现文山县的纬度与含量存在一定的负相关：在纬度上，马关县＜文山县＜砚山县＜丘北县，而在总皂苷含量上，马关县＞文山县＞砚山县＞丘北县。查阅相关文献，有数据表明，对小样本量的三七皂苷总含量测定初步发现在文山州中，文山县的薄竹镇和砚山县的盘龙乡、丘北县的八道哨乡三七总皂苷含量较低，马关县、文山县的马唐镇三七中总皂苷含量较高，文山县的追栗街和丘北县的树皮乡三七中总皂苷含量中等。由此可以发现，与本文研究结果相同，三七皂苷在文山州大致呈现由北向南，纬度降低而含量升高的现象。皂苷类成分为次生代谢产区，与纬度或与当地土壤、气候环境具体有怎样的关系，还需进一步研究。

表 4 - 4 - 7　各产地的各种皂苷的平均含量（mg/g）

编　号	R_1	Rg_1	Re	Rb_1	Rd	总　量
1 - 1	10.36	28.66	5.21	25.43	15.82	85.48
1 - 2	6.84	26.92	4.47	23.94	14.36	76.54
2	9.56	24.47	7.06	25.15	13.31	79.56
3	11.81	36.87	5.57	37.50	17.68	109.43
4	7.95	24.46	4.27	23.57	15.69	75.94
5	9.15	27.27	4.37	24.99	14.73	80.51
6	6.92	20.07	5.82	23.22	13.77	69.80
7	8.51	22.11	5.48	19.13	12.59	67.82
8	10.53	46.85	13.29	45.60	26.87	143.13
11	5.36	23.30	6.96	24.42	14.11	74.15
12	12.10	36.92	7.96	36.23	20.35	113.56
14	12.50	24.44	6.44	23.81	13.63	80.82

云南昆明、曲靖、红河均为新产区，其总含量均在 8% 左右，表明新产区三七在皂苷含量上无显著差异。1 - 1 与 1 - 2 编号的样品采样地相同，但采收期不同，1 - 2 采收期为 2 年。对比皂苷含量发现，同一采收地点，两年期的三七各种皂苷含量及总含量均低于三年期，与三七民间用药"三七入药三年生"相一致。

（4）五种皂苷彼此之间的相关性：为了研究三七中五种主要皂苷类成分彼此之间的相关性，对表 4 - 4 - 6 的数据进行了皮尔森相关分析，分析结果如表 4 - 4 - 8，数值越大，表明相关性越大。可以看到，人参皂苷 Rb_1 - Rg_1、人参皂苷 Rb_1 - Rd、人参皂苷 Rd - Rg_1、人参皂苷 Rd - Re 相关性较大。进一步如图 4 - 4 - 3 所示，横坐标为 96 个样品，纵坐标为其皂苷含量，形象地表明皂苷呈显著的正相关。

表 4 - 4 - 8　皮尔森相关系数

成　分	Rg_1	Re	Rb_1	Rd
R_1	0.315 2	0.073 5	0.276 1	0.221 6
Rg_1	—	0.428 5	0.860 4	0.605 8
Re	—	—	0.426 3	0.559 2
Rb_1	—	—	—	0.745 1

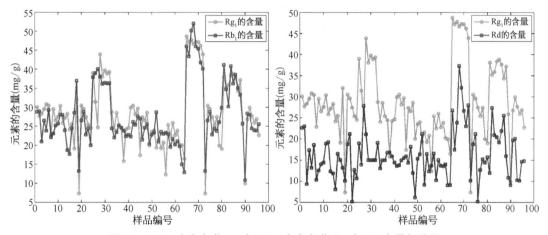

图 4 - 4 - 3　人参皂苷 Rg_1 与 Rb_1、人参皂苷 Rg_1 与 Rd 含量相关图

多种皂苷含量的正相关性研究结果,对上述三七个体中皂苷含量差异极大以及不同产地皂苷含量差异大可以进一步解释,当某种皂苷含量较大时,其他正相关皂苷含量也会增大,从而加大了含量差异。进一步推测,可能因为在外界某种刺激下,如光照、土壤、微生物等,使得次生代谢产物皂苷类成分多种皂苷同时迅速增加,因此造成某些产地如马关县产区三七皂苷含量很高,是低含量地区如丘北县产区三七皂苷含量的两倍。

(5) 小结:本研究通过对多产地多样品三七进行分别单株的前处理,并建立五种皂苷类成分液质联用测定方法,对三七样品分别进行测定。通过大量数据,对三七中主要皂苷类成分的含量现状进行了分析,结果表明:

1) 各三七样品含量差异较大,单株不合格率达 15%,但样品的平均皂苷含量远高于药典标准。

2) 五种成分含量大小:人参皂苷 Rg_1 >人参皂苷 Rb_1 >人参皂苷 Rd_1 >三七皂苷 R_1 >人参皂苷 Re。

3) 道地产区与非道地产区总皂苷含量无显著性差异,但道地产区文山州三七药材皂苷含量差异很大,大致呈现纬度越高,含量越低的趋势;而新产区云南红河、曲靖、昆明、广西靖西等地皂苷含量适中,无明显差异。

4) 对皂苷相关性研究表明,人参皂苷 Rb_1 - Rg_1、人参皂苷 Rb_1 - Rd、人参皂苷 Rd - Rg_1、人参皂苷 Rd - Re 呈显著正相关,进一步揭示了不同三七皂苷含量差异大的可能原因。通过以上研究,对三七道地药材的主要皂苷类成分特征进行了阐明,但所测定的样品中其他皂苷类成分及总皂苷情况需进一步研究。

2. 半微量皂苷成分的实验结果与分析

(1)三七样品中皂苷类成分的推断:以一个三七样品为例,其色谱图如图4-4-4所示(将12~16 min放大,如图4-4-5所示),通过对每个色谱峰进行一二级质谱提取和分析,推断各成分可能结构。最终将1~18 min所有可见峰进行了归属,确定了皂苷类成分28种,各成分的一二级质谱数据及化学成分信息见表4-4-9。

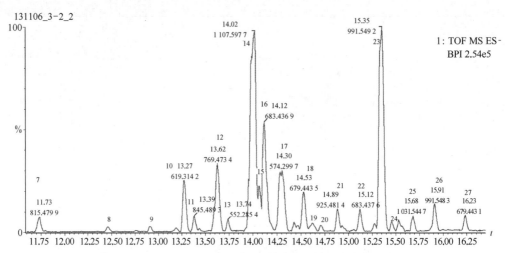

图4-4-4 三七样品液质测定离子流图

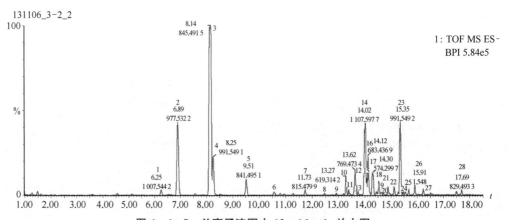

图4-4-5 总离子流图中12~16 min放大图

通过与对照品对照,确定了2、3、4、14、15、19、20、23、28号峰分别为三七皂苷 R_1、人参皂苷 Rg_1、人参皂苷 Re、三七皂苷 Rb_1、人参皂苷 Rg_2、人参皂苷 Rb_2、人参皂苷 Rb_3、人参皂苷 Rd、人参皂苷 Rg_3。以上化合物不仅液相色谱峰的保留时间与对照品一致,其一二级质谱裂解信息也一致,以确保了这些峰的化合物鉴定准确无误。

对其他成分也进行液质一二级质谱分析,并通过精确分子量计算其可能的分子式,现以一号峰为例。其一级质谱中主要峰为 m/z 1 007.545 2、m/z 961.556 0,分别为[M + HCOO]⁻ 与[M - H]⁻。根据其精确分子量,运用 Masslynx4.1 软件预测其分子式可能为 $C_{52}H_{82}O_{16}$ 或

表4-4-9　各成分的一二级质谱数据及化学成分信息

编号	保留时间(min)	MS¹ 主要离子峰	MS² 主要离子峰	皂苷类型	分子式	成分名称	备注	峰面积
1	6.25	1 007.545 2[M+HCOO]⁻; 961.556 0[M−H]⁻	961.534 4; 853.404 1; 637.423 6; 475.380 1; 391.274 4	II型	$C_{48}H_{82}O_{19}$	三七皂苷 M, N, R₃, R₆		1 136
2	6.89	977.533 7[M+HCOO]⁻; 931.601 1[M−H]⁻	931.526 9; 799.483 4; 637.429 3; 475.377 7; 391.285 1	II型	$C_{47}H_{80}O_{18}$	三七皂苷 R₁	与对照品对照	19 223
3	8.13	845.491 8[M+HCOO]⁻; 799.558 6[M−H]⁻	799.485 6; 637.432 0; 475.397 6; 391.284 6	II型	$C_{42}H_{72}O_{14}$	人参皂苷 Rg₁	与对照品对照	62 681
4	8.24	991.549 4[M+HCOO]⁻; 945.542 3[M−H]⁻	945.541 9; 783.490 9; 637.429 8; 475.378 4	II型	$C_{48}H_{82}O_{18}$	人参皂苷 Re	与对照品对照	8 961
5	9.51	887.492 3[M+HCOO]⁻; 841.499 6[M−H]⁻	852.399 2; 781.469 0; 619.418 3; 475.377 7; 391.288 3	II型	$C_{44}H_{74}O_{15}$	Yesanchinoside D		3 257
6	10.56	841.533 0[M+HCOO]⁻; 815.479 5[M−H]⁻	852.391 1; 822.395 0; 751.352 7; 475.383 0; 391.285 0	II型	$C_{42}H_{72}O_{15}$	—	未确定	716
7	11.73	887.498 6[M+HCOO]⁻; 815.480 3[M−H]⁻	822.436 5; 637.419 0; 553.357 6; 475.377 7; 391.288 4	II型	$C_{42}H_{72}O_{15}$	—	与 6 同分异构	843
8	12.44	1 007.541 0[M+HCOO]⁻; 961.538 9[M−H]⁻	1 015.447 4; 961.552 3; 984.441 0; 637.435 1; 475.401 8; 353.114 9; 221.067 0	II型	$C_{64}H_{108}O_{31}$	三七皂苷 M, N, R₃, R₆	与 1 同分异构	230
9	12.91	1 424.572 3[M+HCOO]⁻; 1 371.674 9[M−H]⁻	1 424.579 1; 1 371.675 7; 1 239.637 5; 1 107.595 5; 945.546 5; 783.487 9; 621.437 9; 353.108 2	I型	$C_{64}H_{108}O_{31}$	三七皂苷 D, T		256
10	13.27	1 286.647 9[M+HCOO]⁻; 1 239.636 6[M−H]⁻	1 239.637 0; 1 107.594 0; 945.542 8; 783.492 2; 621.436 1; 353.108 2	I型	$C_{59}H_{100}O_{27}$	人参皂苷 Ra₃, 三七皂苷 Fa, R₄		2 562

（续表）

编号	保留时间(min)	MS¹主要离子峰	MS²主要离子峰	皂苷类型	分子式	成分名称	备注	峰面积
11	13.38	845.489 9[M+HCOO]⁻; 799.485 0[M−H]⁻	799.459 1; 589.312 9; 475.409 9; 221.056 5	Ⅱ型	$C_{42}H_{72}O_{14}$	三七皂苷 U	与人参皂苷 Rg₁异构	751
12	13.62	1 239.637 8[M−H]⁻	1 239.637 5; 1 107.594 5; 945.543 4; 769.474 2; 637.432 3; 475.375 1; 391.284 0; 221.063 6	Ⅱ型	$C_{59}H_{100}O_{27}$	人参皂苷 Ra₃，三七皂苷 Fa,R₄	与12同分异构	4 054
13	13.74	1 151.582 4[M+HCOO]⁻; 1 105.583 1[M−H]⁻	1 105.579 8; 943.509; 781.465 1; 619.428 9; 457.364 5; 221.066 0		$C_{78}H_{82}O_{10}$ $C_{47}H_{94}O_{28}$	—	未确定	388
14	14.01	1 107.810 9[M−H]⁻	1 107.598 5; 945.543 6; 783.492 1; 621.437 7; 459.383 8; 221.065 6	Ⅰ型	$C_{54}H_{92}O_{23}$	三七皂苷 Rb₁	与对照品对照	16 403
15	14.06	829.496 1[M+HCOO]⁻; 783.489 6[M−H]⁻	783.487 7; 637.428 5; 475.375 7; 391.284 1; 221.061 8	Ⅱ型	$C_{42}H_{72}O_{13}$	人参皂苷 Rg₂	与对照品对照	2 488
16	14.13	1 195.599 6[M+HCOO]⁻; 1 149.606 0[M−H]⁻	1 149.603 5; 1 107.595 6; 1 089.586 4; 945.541 9; 783.490 8; 621.432 1; 459.371 1; 221.066 5	Ⅰ型	$C_{56}H_{94}O_{24}$	—	Yesanchinosi（Ⅱ型）同分异构	749
17	14.30	1 195.499 5[M+HCOO]⁻; 1 149.610 8[M−H]⁻	1 149.605 6; 1 107.595 8; 1 089.585 1; 945.542 2; 783.489 4; 621.438 5; 221.064 6	Ⅰ型	$C_{56}H_{94}O_{24}$	—	与16同分异构	1 288
18	14.53	1 195.595 0[M+HCOO]⁻; 1 149.608 4[M−H]⁻	1 149.607 8; 1 107.616 2; 1 089.572 6; 925.542 220 1; 823.348 9; 679.443 8; 619.420 2; 475.382 6; 221.066 3	Ⅱ型	$C_{56}H_{94}O_{24}$	Yesanchinoside	与16,17同分异构	361
19	14.61	1 077.637 3[M−H]⁻	1 077.565 2; 945.491 5; 783.497 7; 621.440 9; 221.063 0	Ⅰ型	$C_{53}H_{90}O_{22}$	人参皂苷 Rb₂	与对照品对照	671

（续表）

编号	保留时间(min)	MS¹ 主要离子峰	MS² 主要离子峰	皂苷类型	分子式	成分名称	备注	峰面积
20	14.71	1 077.635 5[M − H]⁻	1 077.593 3; 945.494 6; 783.494 3; 621.447 6; 459.382 8; 221.065 5	I型	$C_{53}H_{90}O_{22}$	人参皂苷 Rb₃	与对照品对照	349
21	14.89	925.582 0[M − H]⁻	925.486 0; 846.320 7; 757.330 0; 569.383 8; 497.356 8; 455.336 3	—	—	—	未确定	1 228
22	15.12	1 149.635 5[M − H]⁻	1 107.597 4; 946.541 2; 783.500 3; 621.434 6; 459.396 6; 221.064 6	I型	$C_{56}H_{94}O_{24}$	—	与16.17.18同分异构	1 035
23	15.35	991.551 2[M + HCOO]⁻; 945.674 9[M − H]⁻	945.543 8; 783.489 3; 621.437 4; 459.385 5	I型	$C_{48}H_{82}O_{18}$	人参皂苷 Rd	与对照品对照	14 591
24	15.53	1 033.516 6[M + HCOO]⁻; 987.580 0[M − H]⁻	987.555 7; 837.224 7; 784.497 9; 621.435 7; 537.342 8; 459.383 0; 375.289 4	I型	$C_{51}H_{88}O_{18}$	—	未确定	539
25	15.68	1 033.549 0[M + HCOO]⁻; 987.553 6[M − H]⁻	987.608 3; 783.479 3; 621.430 2; 459.376 6; 375.152 8	I型	$C_{51}H_{88}O_{18}$	—	24号同分异构	548
26	15.91	991.548 0[M + HCOO]⁻; 945.550 7[M − H]⁻	945.538 1; 837.390 2; 783.501 4; 621.430 8; 537.340 3; 459.364 1; 221.060 2	I型	$C_{48}H_{82}O_{18}$	三七皂苷 K	Rd同分异构体	1 362
27	16.23	769.438 8[M − H]⁻	621.404 2; 517.370 5; 475.363 8; 391.281 5; 327.209 7	II型	$C_{41}H_{70}O_{13}$	人参皂苷 F₃ 拟人参皂苷 RT₃	—	668
28	17.70	829.493 8[M + HCOO]⁻; 783.545 9[M − H]⁻	783.493 8; 621.444 9; 532.119 5; 459.308 6; 375.090 0	I型	$C_{43}H_{73}O_{15}$	人参皂苷 Rg₃	与对照品对照	836

$C_{48}H_{82}O_{19}$。其二级质谱主要离子峰有 m/z 961.534 4（$[M-H]^-$）、m/z 637.423 6，失去 324 D，可能为 $[M-H-glc-glc]^-$，m/z 475.380 1 失去 162 D，可能为 $[M-H-glc-glc-glc]^-$，且由前述的裂解规律可知，m/z 475.380 1 为 Ⅱ 型皂苷的苷元，391.274 4 为苷元-84 碎片离子，进一步证实该化合物为 Ⅱ 型皂苷。通过查阅目前三七中已知的化合物，Ⅱ 型皂苷，分子量为 961.556 0，分子式为 $C_{48}H_{82}O_{19}$ 的化合物有四种，分别为三七皂苷 R_3、R_6、M、N，并且四种均含有 3 个葡萄糖。四种同分异构体皂苷差异太小，暂无法进行区分，如表 4-4-10 所示。因此，推测 1 号样品为此四种皂苷的一种。同理，8 号峰分子量与 1 号峰相同，互为同分异构提，并且 8 号峰一、二级质谱与 1 号峰裂解基本相同，因此两者分别为此四种皂苷中的两种。

表 4-4-10　1 号或 8 号峰可能的 4 种皂苷结构

名　　称	R_1	R_2
三七皂苷 R_3	-glc	-glc(2→1)glc
三七皂苷 R_6	-glc	-glc(6→1)glc
三七皂苷 M	-glc(6→1)glc	-glc
三七皂苷 N	-glc(4→1)glc	-glc

5 号峰一级质谱数据显示 $[M-H]^-$ 为 m/z 841.499 6，其加合离子 $[M+HCOO^-]^-$ 为 m/z 887.492 3。根据其精确分子量，运用 Masslynx 4.1 软件推测其分子式为 $C_{44}H_{74}O_{15}$，该化合物的 $[M-H]^-$ 理论值为 m/z 841.494 9，误差较小。查阅三七中化学成分，推测其为 Yesanchinoside D，二级质谱中碎片离子 m/z 781.469 0 为 $[M-H-Ac]^-$、m/z 619.418 3 为 $[M-H-glc-Ac]^-$、m/z 475.383 0 为 $[M-H-glc-glc-Ac]^-$，即为 Ⅱ 型皂苷的苷元。m/z 391.288 3 为苷元去掉支链的碎片离子，与 Ⅱ 型皂苷裂解特征离子相一致，因此鉴定峰 5 为 Yesanchinoside D。

9 号峰一级质谱中显示 m/z 1 371.674 9 推断为 $[M-H]^-$，其加合离子 $[M+HCOO^-]^-$ 为 m/z 1 424.572 3。根据其精确分子量，运用 Masslynx4.1 软件推测其分子式为 $C_{64}H_{108}O_{31}$ 或 $C_{71}H_{104}O_{26}$。二级质谱中可见碎片离子 m/z 1 107.595 5，丢掉 264 D，推测失去 2 个木糖或阿拉伯糖，即 $[M-H-2xyl]^-$ 或 $[M-H-2ara]^-$，并且表明这两个糖分别在糖链的最外端。m/z 945.546 5 可能为 $[M-H-2xyl-glc]^-$、m/z 783.487 9 可能为 $[M-H-2xyl-2glc]^-$、m/z 621.437 9 可能为 $[M-H-2xyl-3glc]^-$、m/z 459.459 2 可能为 $[M-H-2xyl-3glc]^-$，即为 Ⅰ 型皂苷的苷元。此外，对比三七皂苷 D 与三七皂苷 T，发现两者分子量与此相一致，其分子式为 $C_{64}H_{108}O_{31}$，理论分子量 $[M-H]^-$ 为 1 371.679 6，误差较小，并且均为 Ⅱ 型皂苷，其分子结构信息如表 4-4-11，因此判定 9 号峰为三七皂苷 D 或者三七皂苷 T。同理，推测出 10 号峰可能成分为人参皂苷 Ra_3 或三七皂苷 Fa、R_4，结构如表 4-4-12 所示。尽管 12 号峰与 10 号峰为同分异构体，但 12 号峰二级碎片特征离子 m/z 475.375 1、m/z 391.284 0，可知其为 Ⅱ 型皂苷，而 10 号峰为 Ⅰ 型皂苷，且人参皂苷 Ra_3 或三七皂苷 Fa、R_4 均为 Ⅰ 型皂苷，因此未发现与 12 号峰相对应的三七中的皂苷类化合物。

表 4 - 4 - 11 9 号峰可能的两种皂苷结构

名　　称	R₁	R₂	类　型
三七皂苷 D	- glc(2→1)glc(2→1)xyl	- glc(6→1)glc(6→1)xyl	Ⅰ型
三七皂苷 T	- glc(2→1)glc(4→1)xyl	- glc(6→1)glc(3→1)xyl	Ⅰ型

表 4 - 4 - 12 10 号峰可能的两种皂苷结构

名　　称	R₁	R₂	类　型
人参皂苷 Ra₃	- glc(2→1)glc	- glc(6→1)glc(3→1)xyl	Ⅰ型
三七皂苷 Fa	- glc(2→1)glc(2→1)xyl	- glc(2→1)glc	Ⅰ型
三七皂苷 R₄	- glc(2→1)glc	- glc(6→1)glc6→1)xyl	Ⅰ型

16、17、18、22 号峰其一级质谱均有 m/z 1 149.610 8,为[M-H]⁻,即三者为一组同分异构体,分子式为 $C_{56}H_{94}O_{24}$。16、17、22 号峰均含有特征碎片离子 m/z 621.434、m/z 459.396 6,表明为Ⅰ型皂苷,而 18 号峰含有Ⅱ型皂苷的特征离子 m/z 475.382 6,根据二级碎片离子,结合分子式,鉴定 18 号为 Yesanchinoside F,而 16、17、22 号未能确定。

26 号峰一级质谱有 m/z 991.548 0,为[M+HCOO]⁻, m/z 945.550 7,为[M-H]⁻,是人参皂苷 Rd 的同分异构体,其二级质谱显示含有 3 个葡萄糖,且 1 个为葡萄糖二糖糖链(m/z 221.064 6),根据文献已知化合物,鉴定 26 号峰为三七皂苷 K。其他峰同理进行化合物推测,如表 4 - 4 - 9 所示。

通过对色谱图中峰的归属,确定了 9 个色谱峰的化合物成分,推断了 14 个峰可能的化合物及结构,另外有 5 种未能与已知相对应,但推断出其皂苷结构。因此,色谱图中可以看到的较大的峰均进行了归属,确定了其为皂苷类成分,且 1～18 min 内可见色谱峰几乎均为皂苷类成分,为进一步研究三七中皂苷类成分多少及各样品皂苷差异提供依据。根据裂解规律还可以对色谱图中被峰掩盖的小峰成分进行鉴定,但本实验目的在于标示半微量的皂苷类成分,对该条件下可见的色谱峰进行归属,因此未鉴定隐藏的、含量低且被掩盖的微量皂苷类成分。

(2) 三七样品中总皂苷类含量的推断:为了粗略表征三七中总皂苷的含量,通过运用质谱处理软件对图 4 - 4 - 2 所示各峰进行峰面积的提取记录,如表 4 - 4 - 9 所示。计算可得,总峰面积为 148 031。五种主要皂苷类成分的总峰面积为 118 501,占总峰面积的 80.05%。原 3 - 2 样品五种皂苷含量和为 10.94%,则此所有皂苷和约为 13.68%。但因为缺乏校正因子,难以对含量进行精确计算,此方法可大概估算皂苷中成分。

将裂解分析的样品 3 - 2 - 2 图谱与其他各样品图谱进行比对,我们发现,多数图谱各峰基本一致,但 28 号峰(人参皂苷 Rg₃)在不同样品中峰面积差异较大。因此,我们提取不同产地各样品 28 号峰峰面积,并计算其各产地的平均值,结果如表 4 - 4 - 13。结果表明,道地产区文山州(6,7,8,12 号)的 28 号峰峰面积在 1 831～2 341 之间,含量相对均等,云南红河样品与文山州样品 28 号峰含量相似,但昆明官渡、昆明寻甸、广西靖西样品含量较低,峰面积 1 413～1 736,而昆明宜良样品 28 号峰含量很高,平均峰面积为 3 087。因此表明,在微量半微量皂苷类成分上,各产地差异较为显著。

表 4 - 4 - 13　各产地 28 号峰(人参皂苷 Rg_3)峰面积平均值

产　地	1-1	1-2	2	3	4	5	6	7	8	11	12	14
峰面积	1 413	1 635	2 885	1 618	2 946	3 087	2 327	1 834	2 341	1 736	1 831	1 842

(3) 小结:通过对三七样品中半微量皂苷类成分的解析,确定了其中 9 个色谱峰的化合物成分,推断了 14 个峰可能的化合物及结构,另外有 5 种未能与已知相对应,但仍可确定其皂苷类型。为比较三七中各样品中成分差异提供了基础。此外,对三七中总皂苷的计算,避免了紫外分光光度法中非皂苷类成分的紫外吸收所造成的干扰,比以往主要皂苷含量测定更能说明三七中总皂苷含量。但此法因缺少校正因子,其准确度仍需要进一步商榷。对三七中微量皂苷类成分的道地性差异比较发现,微量的皂苷类成分如人参皂苷 Rg_3 在各产地有较显著差异,提示道地性特征可能表现在一些微量元素的差异上。

第五节　三七中重金属元素的研究

在中药的质量评价中,因为国际上对中药材中的重金属含量限定极为严格,因此重金属污染问题影响药材质量,已受到广泛关注,是中药走向世界的"瓶颈",也是中药质量评价的重要内容之一。三七重金属超标问题较为严重,时有报道,影响了药材的安全性。尤其是三七道地产区的土壤中存在较大的砷(As)、镉(Cd)、铬(Cr)、铜(Cu)污染,同时三七又具有较强的镉富集能力与 Cd、Cu 转运能力。因此,对三七重金属元素进行测定,对目前三七重金属含量状况做一分析,同时结合不同产地的土壤类型、生态环境等检测不同产地三七重金属含量差异,区分三七道地药材与非道地药材的重金属差异很有必要。

在本节研究中,采用了湿法消解并联合电感耦合等离子体发射光谱(ICP - AES)法对 12 个不同产地多个三七样品进行 As、Cu、Hg、Cd、Pb、Cr 等六种重金属元素的测定。结合样品采集的产地及土壤类型,前作物等多个生长环境因素进行比较,从而对数据结果进行详细讨论,揭示各产地三七药材重金属污染状况,以及各产地重金属污染差异特点及其原因。为保证三七道地药材重金属含量安全、促进优质三七药材的生产提供一定的依据。

1. 材料和方法

(1) 仪器与试剂:ICAP - 6000 型全谱直读等离子体发射光谱仪(ICP - AES)(Thermo);ML - 2 - 4 型电热板(北京市永光明医疗仪器有限公司);CPA225D 型电子分析天平(赛多利斯科学仪器北京有限公司);高氯酸(优质级);硝酸(优质级)。实验所用水为屈臣氏蒸馏水。

(2) 样品与对照品:取采集样品中样品表 4 - 5 - 1 中的 1~5 产地各 6 个样品,剩余 7 个产地各 1 个样品,共 37 个样品。

对照品 As、Cu、Hg、Cd、Pb、Cr 的标准储备液质量浓度均为 1 g/L,均购自中国计量科学研究院。

（3）样品预处理：用分析天平分别精密称取三七样品约 0.3 g 于 25 ml 锥形瓶中，加入 15 ml 混酸(高氯酸∶硝酸，1∶4，V/V)静置过夜(12 h)，第 2 日电热板低温(150℃，1 h)加热消解，样品保持微沸，至溶液澄清，180℃赶酸，至干，取下。加入 25 ml 2% 稀硝酸，60℃ 水浴，晾至室温，摇匀待测。每个样品取 2 个平行样进行消解处理，以消解样品同样的步骤做空白试样，待测。

表 4-5-1　重金属元素测定所用样品信息

编号	采 样 地 点	采收期(年)	取样(头)	地块土壤	前农作物
1	云南文山马关县马白镇方山村	3	6	红棕壤	玉米
2	云南昆明宜良县竹山乡白车勒村	3	6	红壤	玉米
3	云南曲靖罗平县罗雄镇塘房村	2	6	红棕壤	烟草、玉米
4	云南曲靖师宗县竹基乡界桥村	3	6	红壤	烟草、玉米
5	云南红河弥勒县西一镇油乍地村	3	6	红壤	玉米
6	云南文山文山县东山乡荒寨村	3	1	黄棕土	黄豆
7	云南文山砚山县江那镇铳卡村	3	1	红棕壤	玉米
8	云南文山丘北县锦屏镇密纳村	3	1	红壤	烟草、玉米
9	云南昆明寻甸县功山乡羊毛冲村	3	1	红壤	烟草
10	广西百色靖西县禄峒乡耀峨村	3	1	黄棕土	玉米
11	云南昆明官渡区小哨街道办	3	1	红壤	荒地
12	云南昆明官渡区小哨街道办	2	1	红壤	荒地

（4）分析仪器工作参数：等离子体高频发射器功率 1 150 W，泵速 50 r/min，积分时间 30 s，辅助气流量 0.5 L /min，氩气压力 0.6 MPa。

（5）标准曲线的绘制：取浓度均为 1 g/L 的 As、Cu、Hg、Cd、Pb、Cr 混标溶液，用 2% 稀硝酸稀释得到浓度分别为 0.008 mg/L、0.04 mg/L、0.2 mg/L、1 mg/L 的混标溶液。绘制标准曲线，得回归方程，各元素的相关系数 r 值均在 0.999 78～0.999 99 之间。

（6）测定波长的选择与检出限测定：实验中对每个元素均分别预选 2 条波长进行扫描测定，最终选择谱线干扰小、分解强度较强、精密度好的谱线为本试验的分析谱线，最终确定的分析谱线如表 4-5-2。在上述的仪器测定条件下，通过对空白溶液的测定，从而得到各元素的检出限，如表 4-5-2。

表 4-5-2　各元素分析谱线的波长及检出限

元　素	波长(nm)	检出限(ng/ml)	元　素	波长(nm)	检出限(ng/ml)
As	189.042	0.41	Cd	228.802	0.39
Cu	324.754	0.40	Pb	220.353	0.42
Hg	186.950	0.38	Cr	276.654	1.00

(7) 精密度实验与重复性实验:取 As、Cu、Cd、Pb、Cr、Hg 标准溶液在上述设定的仪器条件下进行测定,重复测定 6 次,RSD 分别为 1.47%、1.32%、1.98%、0.98%、0.91%、1.68%,结果表明仪器精密度良好。重复性实验取同一编号的样品,按上述"样品预处理"进行处理,平行测定 6 次,求得 As、Cu、Cd、Pb、Cr 含量的 RSD 分别为 2.13%、2.89%、2.03%、1.38%、1.73%。结果表明,本方法的重复性良好。

(8) 加标回收率实验:取已知各重金属含量的三七样品 6 份,精密称定约 0.15 g,分别精密加入一定量标准溶液,按上述实验方法做加标回收率实验,计算回收率均值和平均标准偏差。结果如表 4-5-3 所示,各元素的平均回收率在 97.01%~104.35% 之间。

表 4-5-3　加标回收率实验结果

元　素	加标量(μg)	回收率均值(%)	RSD(%)
As	0.40	97.01	2.98
Cu	0.60	101.25	2.78
Hg	0.08	103.29	1.43
Cd	0.08	103.42	3.02
Pb	0.40	98.03	2.40
Cr	0.40	104.35	3.26

2. 实验结果

(1) 重金属元素的含量测定结果:采用上述的实验方法对收集的 12 个产地共 37 份三七样品中 As、Cu、Hg、Cd、Pb、Cr 等六种重金属元素进行含量测定,所得结果如表 4-5-4。所取值为两个平行样品的均值。

表 4-5-4　三七样品中六种重金属元素含量测定结果

样品编号	重金属元素含量(μg/g)				
	As	Cu	Cd	Pb	Cr
1-1	1.294	1.402	0.077	0.256	0.110
1-2	3.206	2.117	0.074	0.368	1.950
1-3	2.054	1.931	0.143	0.332	0.735
1-4	3.215	2.715	0.112	0.392	0.594
1-5	3.462	1.463	0.108	0.394	0.547
1-6	3.669	8.907	0.996	1.897	11.787
2-1	0.723	1.434	0.159	0.711	0.948
2-2	0.371	0.950	0.098	0.492	0.556
2-3	0.818	0.895	0.077	0.368	0.456
2-4	0.398	1.041	0.066	0.255	0.453

（续表）

样品编号	重金属元素含量（μg/g）				
	As	Cu	Cd	Pb	Cr
2-5	0.270	0.663	0.094	0.266	0.196
2-6	0.326	0.689	0.133	0.322	0.262
3-1	1.307	2.339	0.057	0.456	0.536
3-2	1.477	2.126	0.037	0.392	0.503
3-3	1.134	1.599	0.061	0.268	0.257
3-4	0.737	1.779	0.077	0.122	0.178
3-5	1.806	1.794	0.033	0.257	0.228
3-6	1.199	1.839	0.045	0.165	0.314
4-1	1.753	3.593	0.221	0.865	1.088
4-2	2.391	3.124	0.128	0.890	1.373
4-3	2.320	2.563	0.145	0.740	1.096
4-4	2.360	1.553	0.108	0.708	0.663
4-5	2.726	1.557	0.094	0.803	0.851
4-6	1.677	1.755	0.115	0.243	0.053
5-1	0.700	7.487	1.860	1.777	2.295
5-2	1.374	11.382	2.450	4.586	4.106
5-3	1.684	10.124	3.100	4.808	9.551
5-4	0.734	9.207	1.057	2.491	2.598
5-5	0.863	8.356	1.655	3.568	4.070
5-6	1.238	8.855	5.546	3.918	3.015
6	2.238	9.131	0.371	3.364	8.400
7	1.875	5.534	0.178	2.600	5.791
8	3.800	5.832	0.863	0.880	3.402
9	1.287	16.918	0.799	3.393	8.221
10	3.036	8.993	0.281	1.318	11.389
11	0.643	6.257	0.289	1.466	4.742
12	0.773	6.988	0.351	1.584	10.527

注：所有样品中均未检测到 Hg。

（2）各产地样品的平均值及标准差：由于前 5 个产地每个产地采集三七样品 6 个，计算各产地 6 个不同三七样品的平均值及标准差，结果如表 4-5-5。

表 4-5-5　1～5 号产地 6 个三七样品中 6 种重金属含量的平均值和标准差

样　地	样品编号	重金属元素含量($\mu g/g$)				
		As	Cu	Cd	Pb	Cr
1	平均值	2.817	3.089	0.252	0.606	2.621
	标准差	0.933	2.890	0.365	0.634	4.533
	相对标准偏差	0.331	0.936	1.452	1.046	1.730
2	平均值	0.485	0.945	0.105	0.402	0.478
	标准差	0.228	0.281	0.035	0.174	0.266
	相对标准偏差	0.470	0.298	0.336	0.432	0.556
3	平均值	1.277	1.912	0.052	0.276	0.336
	标准差	0.357	0.269	0.017	0.128	0.149
	相对标准偏差	0.280	0.141	0.321	0.464	0.444
4	平均值	2.204	2.358	0.135	0.708	0.854
	标准差	0.406	0.873	0.046	0.238	0.460
	相对标准偏差	0.184	0.370	0.337	0.337	0.539
5	平均值	1.099	9.235	2.611	3.525	4.273
	标准差	0.396	1.369	1.598	1.188	2.692
	相对标准偏差	0.361	0.148	0.612	0.337	0.630

（3）聚类分析结果：聚类分析可以将一组数据按照本身的内在规律较合理的分为数类。这就大大缩小了以往全凭主观判断所造成的误差，使数据分析结果更具客观性。而系统聚类则是把相似的样品或变量归类的有效方法。因此，本实验采用 SPSS 16.0 统计软件中的聚类分析程序对 12 个产地的样品进行了聚类分析。样品以各重金属含量为聚类的变量，从而得到聚类分析树状图，结果见图 4-5-1。

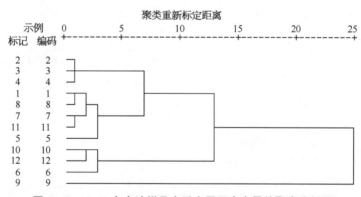

图 4-5-1　12 个产地样品中重金属元素含量的聚类分析图

3. 讨论　2010 年版《中华人民共和国药典》中规定了三七总皂苷、黄芪、阿胶、金银花、枸杞子、茵陈提取物，积雪草总苷和薄荷脑中重金属含量限定指标，与我国对外贸易经济合作部 2004 年发布的《药用植物及制剂外经贸绿色行业标准》(WM/T2－2004)中所规定相一致,均为重金属 As、Cu、Hg、Cd、Pb 含量分别为 $2.0×10^{-6}$、$20.0×10^{-6}$、$0.2×10^{-6}$、$0.3×10^{-6}$、$5.0×10^{-6}$。根据此标准,我们可以计算得出,37 个所测样品中,As 超标数为 12 个,超标率为 32.4%;Cd 超标数为 11 个,超标率为 29.7%;Cu、Hg、Pb 均未超标。且从表 4－5－4 可以看出,所有三七样品中均未检测出 Hg。Cr 元素的限定指标虽然没有在《中华人民共和国药典》和《药用植物及制剂外经贸绿色行业标准》中作出规定,但作为一种有害重金属,铬对人体的危害是众所周知的。我国食品和饮用水的标准中均对总铬和六价铬的含量做出限量要求,我国 GB 2762－2012 食品安全国家标准中,食品中污染物限量规定,Cr 的最大限量为 $2.0×10^{-6}$,若以此为标准,三七样品中 Cr 的超标率可达 37.8%。

由实验测定结果可以看出,各样品中重金属含量差异较大,As 含量范围 $0.270～3.800\ \mu g/g$,Cu 含量范围 $0.663～16.918\ \mu g/g$,Cd 含量范围 $0.033～5.546\ \mu g/g$,Pb 含量范围 $0.122～4.808\ \mu g/g$,Cr 含量范围 $0.053～11.389\ \mu g/g$。同一产地的样品中,各重金属含量也不一。由表 4－5－5 可以看出,采集于同一产地的 6 个三七样品,彼此之间的重金属元素含量也有一定差异,相对标准偏差在 $0.017～4.533\ \mu g/g$ 之间,但多数小于 $0.500\ \mu g/g$。因此同一产地的样品,虽然气候环境土壤类型基本相同,但也受到具体生长状况的影响,彼此之间有一定重金属含量差异。

尽管同一产地的三七重金属含量有一定差异,但我们仍能看到较为明显的产地特点,如 4 号产地 As 超标较多,5 号产地 Cd 超标较多,而 2 号产地的各种重金属元素含量均最低。温慧敏等通过 ICP－MS 法测定 4 种中药材中重金属含量,认为同种类中药材有害元素含量差异较大,这反映出我国土壤和水质环境等因素的地区差异。因此本研究与文献中报道的不同产地药材中重金属污染程度均存在一定的差别相一致。

韩小丽等通过查询数据库中的文献资料,对多种中药材的污染现状进行了统计分析,其中三七中各金属元素的超标率 Cd 50%、Cu 25.0%、Pb 5.7%、As 12.7%、Hg 0,并且结果表明在其所研究的多产地多种药材中 Cd 超标最为严重。相比较本实验中的数据,As、Cd 超标率分别为 32.4% 和 29.7%,可以从一定程度上表明,三七药材中 Cd 含量超标现象依然严重,As 含量超标有加重的趋势,Cu 和 Pb 含量有明显降低,Hg 依然不存在超标现象。Cd 含量的居高不下,可能与文献中报道的三七植株对 Cd 有一定的吸收和富集作用相关。也有研究表明,Cd 和 K 呈明显负相关,提示在生产中适当增施钾肥,可能有助于降低重金属元素镉的含量。As 含量比以往文献中报道加重。冯光远等对多产地三七及其栽培土中重金属含量进行测定,As 超标率为 14.5%,认为,As 超标的原因主要可能与退菌特等有机砷杀菌剂的大量使用有关。闫秀兰等 2011 年调查发现,文山三七种植区三七主根超标率达 24%。于冰冰等对市售三七产品研究发现,样品 As 超标率达到了 44%。因此三七中 As 污染是一个比较严峻的问题。而三七中 Cu 和 Pb 含量有明显降低,Hg 含量较低,为痕量。

土壤类型也与中药材的重金属含量有着密切关系。混合型黄红壤土壤地质背景区,是三七最佳的土壤地质分布区域,并且不同土壤类型,药材中微量元素有差异。混合型黄红壤土壤地质背景区三七药材中的硅、镁、铝、锌和铅含量最高,而硼和铜含量较其他区低。本研究中采集的样品的地块土壤有红棕壤、红壤和黄棕壤,但分析结果未表现有明显的差异,有可能是因存在其他多因素的共同影响。

不同产地的生态环境也对三七的化学成分有着相关性。有实验表明,气候因子(气温、降水、日照、相对湿度)等对三七有效成分含量具有一定影响,并且1月降水量和年温差是影响三七化学成分的关键因子。海拔因子也是影响三七质量的重要因素,有文献表明,1 200~1 600 m范围是种子种苗种植区,而1 600~2 000 m是商品三七生长区。这与温度较高,有利于三七的生殖生长,温度较低,有利于物质的积累和商品质量的提高有关。在本实验中,不同产地在纬度上相差在1~3个纬度,因此日照相差不大。9号产地高程2 114 m,为最高,其他均在1 300~2 100 m之间。且由聚类分析图可以看到,9号样品与其他样品聚类最远,表明9号产地样品与其他产地样品差异最大。分析其原因,除了上述的高海拔以外,9号产地的前农作物为烟草,有文献中报道不同植物对重金属的吸附和富集能力不同,如三七对铬有较强的富集能力,铅则与土壤呈显著正相关;烟草的种植会使土壤pH显著降低,同时可以显著降低土壤中有机质含量等。因此前农作物可能是影响9号产地与其他产地重金属含量差异的主要原因之一。另外由聚类分析图可以看到,5号产地样品与其他产地样品差异也较大。分析原因可能与5号产地的种苗来源相关,因为其他产地种苗来源均为文山。聚类分析图能够在一定程度上表明各产地样品的差异大小,从而帮助我们分析各因素对重金属元素含量的影响大小。

三七种植生产上连作障碍问题十分严重,土地需要10年以上的轮作周期才能继续种植,而引起连作障碍的原因主要归为土壤养分亏缺、土壤反应异常、土壤理化性状恶化、植物的有害物质和土壤微生物变化五大因子。因此,三七中重金属元素的含量与地块土壤,前农作物及产地等密切相关,相互影响。在通过使用土壤改良剂等缓解连作障碍时,也应注意三七中重金属含量是否超标。

相关文献表明,中药材重金属污染现状仍不容乐观,有文献对312种中药污染状况进行研究,Cu、Pb、As、Cd、Hg超标率分别为21.10%、12.10%、9.17%、28.15%、6.19%。其中Cd超标率较高,Hg超标率最低。结合本实验Cd的29.7%的超标率,Hg无超标,可以提示我们应当注意中药材中普遍存在的镉元素的超标问题。

本研究对实验数据进行了分析和处理,结果表明,As、Cd为三七中主要的超标重金属成分,其超标率分别为32.4%和29.7%,而Cu、Hg、Pb均未超标。且不同产地三七的重金属含量具有一定差异,可能与当地气温、地理位置、土壤环境、种植点土壤的前作物等生态环境相关,也可能与种苗等遗传因素相关。本文通过对数据进行聚类分析,发现9号产地样品与其他产地样品差异较大,原因可能是高海拔及前作物对植物中的重金属元素含量影响较大。中药材的重金属污染是一个复杂的问题,需要从药用植物生长环境,药品种苗,植物药材生长过程等诸多方面进行控制。三七道地药材的规范化种植,更应当注意减少植物中重金属含量。同时文献中曾报道应用一些方法,如对重金属污染土壤采用生石灰、粉煤灰、碱性肥料等改良剂或增施有机肥能明显降低三七块根中重金属残留量。

减少中药材的重金属污染是从源头上保证中药材质量,保障中药安全的重要内容。本研究为该药材的地理分布与重金属元素的关系提供一定的依据,同时有利于对三七规范化种植和道地性化学特征的研究。

第六节 三七中微量元素的测定

三七中存在铁(Fe)、铜(Cu)、锌(Zn)、钙(Ca)、锰(Mn)、钾(K)、镁(Mg)、镍(Ni)、硒(Se)、硼(B)等多种微量元素。有研究表明,微量元素对很多疾病有辅助治疗作用,与中草药的药理作用相关,如在滋阴补益的药物中,Se 含量较高;抗癌中草药中,Fe、Zn、Cu、Mo(钼)等元素含量与其抗癌活性有一定的量效关系;Mn 含量可能与治疗动脉硬化有关系;Zn 与活血、补血、止血功能相关,且对于促进伤口愈合有很好的效果;因此对三七药材中微量元素的含量检测具有重要意义。并且,微量元素对道地性的形成具有一定作用,不仅表现在含量的多寡,还表现在对成长、产量及有效成分的影响。

在目前的中药材研究中,不同产地之间微量元素差异较为明显,甚至可以根据微量元素的含量来确定药材的产地来源。张巧艳等用原子吸收光谱法分析测定了个 12 个不同产地和 8 个商品中药蛇床子的微量元素,并将结果进行了聚类分析,结果表明,不同地区产蛇床子中微量元素的含量存在一定的差异,并与产地有一定的关系。王慧琴等对不同产地红花中微量元素进行测定,并聚类成三类,表明不同产地来源的红花可根据此来有效区分。戴晓燕研究不同产地大黄微量元素含量、特征性元素以及分布特征,结果表明,Fe、B 和 As(砷)是大黄特征性元素,不同产地大黄的微量元素含量存在差异且呈一定地域分布性。刘舞霞等发现牛膝栽培品中 Zn、Fe 的含量明显低于野生品,而 K、Na 等元素含量不因产地不同而变化。而三七的微量元素相关研究较少,因此对不同产地三七的微量元素进行研究,有利于从微量元素的角度对道地性特征进行阐明。

因此本实验采用 ICP - AES 对多产地三七样品中 Ca、Cu、Fe、Mg、Mn、Se、Zn 等微量元素进行测定,分析不同产地三七样品中微量元素的差异。

1. **实验材料**

(1) 仪器与试剂:ICAP - 6000 型全谱直读等离子体发射光谱仪(Thermo);101 型电热鼓风干燥箱(北京市永光明医疗仪器厂);Multiwave ECO 微波消解仪 (奥地利安东帕);DZKW - 0 - 2 电热恒温水浴锅(北京市永光明医疗仪器厂);Milli - QS 超纯水器(美国 Millipore 公司);XB120A,220A 电子天平(上海精科);硝酸(优质级)。

(2) 样品与对照品:样品产地信息见表 4 - 5 - 1,各产地 8 个样品,共 96 个样品。

Ca、Cu、Fe、Mg、Mn、Se、Zn 的标准储备液质量浓度均为 1 g/L,均购自中国计量科学研究院。

2. **实验方法**

(1) 样品预处理:用分析天平分别精密称取三七样品约 0.3 g 于 25 ml 锥形瓶中,加入 8 ml 硝酸静置过夜(12 h),第 2 日微波消解,消解程序如表 4 - 6 - 1,消解后,放置到常温,打开消解管,待酸挥发完全后,用蒸馏水定容到 25 ml,然后摇匀,待测。每个样品平行操作 3 次。以消解样品同样的步骤做空白试样,待测。

表 4-6-1 微波消解程序

步 骤	温度(℃)	爬坡(min)	保持(min)
1	120	10	5
2	180	10	10
3	0	0	10

（2）分析仪器工作参数：如表 4-6-2。

表 4-6-2 分析仪器工作参数

条 件	数 值
高频发生器功率（W）	1 150
高频发生器频率（MHz）	27.12
溶液提升量（ml/min）	2.40
数据采集	峰高
载气流量（L/min）	0.85
辅助气流量（L/min）	0.50
等离子体流量（L/min）	13.00
泵速（r/min）	50
读数延时（s）	10

（3）标准曲线的绘制：取浓度均为 1 g/L 的 Ca、Fe、Mg、Mn、Zn、Se 混标溶液，用 2%稀硝酸稀释得到浓度分别为 0.008 mg/L、0.04 mg/L、0.2 mg/L、1 mg/L 的混标溶液。绘制标准曲线，得回归方程，各元素的相关系数 r 值均在 0.999 3～0.999 9 之间。

（4）测定波长的选择：实验中对每个元素均分别预选 2 条波长进行扫描测定，最终选择谱线干扰小、分解强度较强、精密度好的谱线为本试验的分析谱线。最终确定的分析谱线如表 4-6-3。

表 4-6-3 各元素波长

元 素	Ca	Fe	Mg	Mn	Cu	Zn
波长(nm)	317.9	238.2	279.0	257.9	224.7	206.2

3. 实验结果

（1）含量测定结果：各样品按照上述方法进行测定，所得结果如表 4-6-4；计算各产地平均值，结果如表 4-6-5。

（2）数据处理结果：根据样品定量测定的元素含量结果，建立无机元素指纹图谱。因各微量元素差异较大，特将 Ca、Fe、Mg 分别缩小 20 倍、100 倍、10 倍，从而得到可以表征三七微量元素特征的指纹图谱，见附录彩图 39。

表 4-6-4　各样品的微量元素含量

样品编号	微量元素含量(μg/g)					
	Ca	Cu	Fe	Mg	Mn	Zn
1-1-2	2 263	19.97	3 453	2 680	26.15	11.10
1-1-5	1 465	4.45	1 105	1 842	28.23	5.02
1-1-8	2 619	7.43	624	2 836	7.83	8.27
1-1-11	2 548	7.66	623	2 508	5.96	8.66
1-1-14	2 785	6.78	404	2 559	6.96	22.40
1-1-17	2 810	7.93	823	2 727	7.21	6.47
1-1-20	1 528	6.65	553	2 526	4.37	7.68
1-1-23	3 096	7.53	508	2 821	7.86	31.08
1-2-2	2 513	16.24	3 526	2 813	21.76	11.48
1-2-5	1 824	18.03	2 511	3 097	20.94	8.39
1-2-8	1 726	17.18	2 423	2 927	20.64	8.23
1-2-11	1 893	22.38	5 593	3 199	22.48	9.55
1-2-14	1 929	24.03	6 263	3 221	25.53	10.13
1-2-17	2 452	8.97	2 652	2 598	27.70	10.81
1-2-20	2 785	6.78	404	2 559	6.96	22.40
1-2-23	3 096	7.53	508	2 821	7.86	31.08
2-2	3 120	14.57	2 440	2 547	26.43	15.39
2-5	4 529	26.88	3 088	2 368	38.13	23.62
2-8	4 900	24.99	2 897	2 243	35.48	68.38
2-11	3 153	17.18	2 973	2 159	6.18	10.90
2-14	3 123	17.16	3 103	2 165	6.22	10.56
2-17	2 014	11.03	1 614	3 513	9.61	9.44
2-20	2 397	30.11	11 692	2 899	72.69	15.03
2-23	2 541	28.68	11 342	3 010	69.45	20.79
3-2	5 063	25.29	3 121	2 378	36.73	71.91
3-5	1 928	11.08	1 833	3 657	10.46	8.52
3-8	2 432	11.55	1 985	4 129	11.77	7.37
3-11	2 532	11.49	1 908	4 015	11.68	9.32
3-14	1 979	13.68	2 513	2 156	29.78	8.70
3-17	1 945	12.92	2 358	2 060	28.24	8.97
3-20	1 990	8.71	1 462	1 908	20.71	6.63

（续表）

样品编号	微量元素含量（μg/g）					
	Ca	Cu	Fe	Mg	Mn	Zn
3-23	1 641	9.93	2 064	1 709	35.38	7.46
4-2	3 013	24.24	6 794	2 492	51.96	13.27
4-5	3 014	25.87	7 359	2 580	53.23	13.78
4-8	3 204	13.94	3 095	2 651	41.83	9.47
4-11	2 788	16.49	11 225	2 366	112.67	15.34
4-14	2 637	0.18	7	17.3	0.03	1.42
4-17	2 619	12.70	4 063	1 738	57.90	54.76
4-20	2 131	11.46	2 688	2 197	45.54	10.30
4-23	1 770	13.50	1 853	1 390	52.36	12.58
5-2	1 755	9.24	1 551	1 400	100.75	22.97
5-5	1 918	20.99	2 301	1 633	52.80	20.53
5-8	1 658	10.37	3 163	1 290	55.99	18.87
5-11	1 531	12.12	1 570	1 755	27.93	12.43
5-14	1 652	16.12	3 632	1 863	53.10	22.39
5-17	1 497	16.85	1 568	1 712	33.98	14.03
5-20	1 936	15.60	3 515	1 626	92.58	22.46
5-23	1 728	18.60	3 809	1 941	99.33	16.43
6-2	2 426	6.64	1 328	2 157	33.05	7.69
6-5	2 949	6.60	1 643	3 018	36.09	8.65
6-8	2 913	6.39	1 475	2 867	33.23	7.83
6-11	2 076	5.92	1 656	2 583	22.77	7.48
6-14	2 274	5.91	1 605	2 562	22.78	10.68
6-17	2 045	6.37	1 647	1 901	15.98	5.09
6-20	2 024	6.47	1 701	1 871	16.30	5.29
6-23	2 148	16.83	2 832	3 039	14.49	16.78
7-2	1 799	16.91	3 103	3 285	13.67	10.06
7-5	1 825	15.95	2 970	3 137	12.43	12.23
7-8	2 926	8.67	961	2 867	8.03	7.76
7-11	2 810	7.93	823	2 727	7.21	6.47
7-14	3 265	16.22	1 893	1 982	26.76	17.45
7-17	1 940	18.79	4 253	3 183	16.28	9.00

样品编号	微量元素含量(µg/g)					
	Ca	Cu	Fe	Mg	Mn	Zn
7 - 20	1 988	18. 65	4 303	3 225	16. 48	9. 37
7 - 23	1 717	11. 09	4 470	1 838	55. 90	9. 02
8 - 2	3 480	5. 26	751	3 166	5. 89	7. 55
8 - 5	1 528	6. 65	553	2 526	4. 37	7. 68
8 - 8	3 390	11. 79	2 403	2 991	29. 76	6. 58
8 - 11	1 488	6. 24	553	2 433	4. 30	6. 78
8 - 14	3 142	10. 55	2 149	2 734	26. 39	6. 59
8 - 17	2 215	15. 71	2 872	3 050	19. 58	8. 80
8 - 20	2 167	18. 43	2 718	2 933	18. 85	10. 12
8 - 23	2 202	23. 18	3 725	2 759	26. 39	10. 92
11 - 2	3 226	15. 56	1 877	1 943	26. 93	17. 70
11 - 5	2 424	13. 06	2 091	2 676	11. 13	8. 73
11 - 8	1 332	6. 91	1 140	1 524	5. 99	4. 48
11 - 11	1 664	11. 70	1 358	2 914	9. 60	7. 81
11 - 14	1 707	11. 96	1 503	2 857	10. 18	7. 06
11 - 17	2 063	9. 62	1 428	2 567	10. 98	8. 43
11 - 20	1 679	8. 62	2 038	1 745	22. 28	8. 68
11 - 23	3 544	5. 09	634	3 168	5. 59	8. 31
12 - 2	2 424	8. 98	2 598	2 566	27. 32	7. 20
12 - 5	2 027	5. 60	2 369	2 528	12. 70	4. 27
12 - 8	1 896	5. 38	2 261	2 350	12. 14	4. 03
12 - 11	2 831	12. 05	3 958	3 114	14. 34	6. 92
12 - 14	1 525	7. 34	2 790	1 723	9. 05	4. 01
12 - 17	1 674	13. 09	5 015	2 279	25. 24	6. 18
12 - 20	1 698	12. 38	4 490	2 136	24. 18	6. 96
12 - 23	2 298	8. 66	1 046	2 234	15. 59	6. 88
14 - 2	2 020	13. 45	4 543	2 313	25. 49	8. 00
14 - 5	1 948	13. 17	4 370	2 209	25. 39	7. 51
14 - 8	2 067	13. 32	2 886	2 775	21. 02	11. 29
14 - 11	3 423	15. 16	2 252	2 628	26. 54	19. 84
14 - 14	2 063	9. 51	3 868	2 047	57. 59	7. 35

（续表）

样品编号	微量元素含量(μg/g)					
	Ca	Cu	Fe	Mg	Mn	Zn
14－17	3 769	6.61	1 886	2 721	29.08	8.64
14－20	3 373	6.35	1 913	2 683	29.02	7.53
14－23	1 119	2.99	537	1 032	14.68	3.53
平均值	2 375	12.63	2 685	2 467	26.96	12.54

表 4-6-5　各产地微量元素的平均含量(单位 μg/g)

样地	Ca	Cu	Fe	Mg	Mn	Zn
1－1	2 389	8.55	1 012	2 562	11.82	12.58
1－2	2 275	15.14	2 984	2 904	19.23	14.01
2	3 222	21.32	4 893	2 613	33.03	21.76
3	2 439	13.08	2 155	2 751	23.09	16.11
4	2 647	14.80	4 636	1 929	51.94	16.36
5	1 709	14.99	2 638	1 652	64.56	18.76
6	2 357	7.64	1 736	2 500	24.34	8.69
7	2 283	14.28	2 846	2 780	19.59	10.17
8	2 451	12.23	1 965	2 824	16.94	8.13
11	2 205	10.31	1 508	2 424	12.84	8.90
12	2 047	9.18	3 066	2 366	17.57	5.81
14	2 473	10.07	2 782	2 301	28.60	9.21
均值	2 374	12.63	2 685	2 467	26.96	12.54

　　将六种元素运用 Matlab 进行相关性分析,所得皮尔森系数结果如表 4-6-6 所示。为了更清晰地看出不同元素含量之间的相应关系,将 Mn、Zn、Cu 含量放大 100 倍,使得所有元素含量均在同一数量级上,更清晰体现各样品的含量及其元素变化图,如图 4-6-1 所示。

　　为了研究各产地差异,运用 SPSS 16.0 软件对各编号样品分别进行 Zn、Mn 与 Mg 聚类分析,结果如图 4-6-2 所示。

表 4-6-6　各元素皮尔森系数

元　素	Cu	Fe	Mg	Mn	Zn
Ca	0.22	0.02	0.22	0.00	0.53
Cu	—	0.71	0.21	0.41	0.41
Fe	—	—	0.12	0.60	0.13
Mg	—	—	—	－0.30	－0.08
Mn	—	—	—	—	0.31

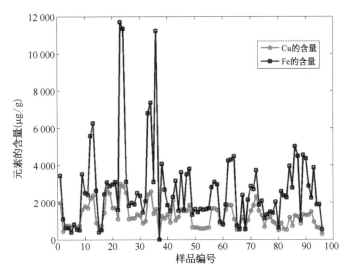

图 4 - 6 - 1　Fe - Mn, Fe - Cu 分别呈显著正相关的数据图

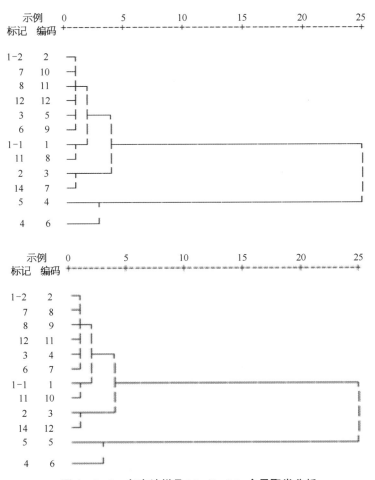

图 4 - 6 - 2　各产地样品 Mg、Zn、Mn 含量聚类分析

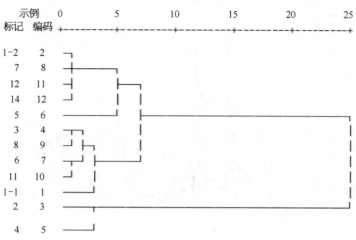

图 4-6-3 多产地样品中五种微量元素的含量聚类分析

4. 讨论 由数据可知,三七中五种微量元素的平均含量大小为 Fe>Mg>Ca>Mn>Zn>Cu,且 Fe、Mg、Ca 含量大小均 2 000 μg/g 以上,而 Mn、Zn、Cu 含量为 30 μg/g 以下。采集于同一产地但不同年限的 1-1 样品与 1-2 样品均值比较发现,1-2 样品即两年生样品中 Fe、Mg、Ca、Mn、Zn、Cu 五种元素含量均大于三年生样品。这与前述不同年限三七中皂苷中含量差异相反。目前文献报道的三七微量元素多从土壤中或肥料中获得,在旺长期从土壤中携出的微量元素较多,但少有报道随着种植年限的增长,三七中微量元素的变化。

各产地三七样品的微量元素含量差异不大,但云南道地产区文山州,即 6、7、8、12 样地的样品微量元素含量总量较低,而昆明与曲靖州的样品微量元素含量总量相对较高,尤其是在微量元素 Zn、Mn 含量上,道地产区与非道地产区差异较大。传统产区广西靖西、云南文山 Zn 含量均小于 10 μg/g,而其他产地含量较高。Zn 含量大小:广西靖西<云南文山<云南红河<云南曲靖<云南昆明;Mn 含量大小:广西靖西<云南文山<云南红河<云南曲靖,云南昆明不同县采集地样品差异较大。

由图 4-6-1 可知,尽管有些三七单株的微量元素差异较大,但多数三七样本的同种微量元素的含量总是处在一个具体特定的含量范围内,因此,不同的三七样本中微量元素含量的峰形相似,提示采用该五种微量元素建立三七元素指纹图谱是可行的。

对五种微量元素两两相关系数进行计算,相关系数代表了两者的线性关系,正值表示正相关,负值表示负相关。当相关系数越接近于 1 时,说明两种微量元素的线性关系越好,当相关系数接近于 0 时,说明两者之间没有线性关系。由皮尔森相关系数表可知,Fe 与 Cu、Mn 相关系数大于 0.5,呈极显著正相关,且由图 4-6-1 可明显看出,Fe 与 Cu、Mn 在样品中的含量变化基本一致。而之前文献报道,Fe 与 Zn 在药材中含量呈正相关,我们实验结果,其相关系数仅为 0.13,相关度很小。

由 Mg 含量对各产地样品进行的聚类分析图(图 4-6-2)可知,三七道地产区云南文山产地样品 6、7、8、12 都聚为一类,表明道地产区在镁含量上有一定的特征,1-2 产地与 3 号产地即昆明官渡区与曲靖罗平县样品与道地产区样品镁含量相近,而 4、5 号产地即曲靖师宗县与昆明宜良县样品与道地产区样品相差较大,Zn、Mn 含量与此相似。但以五种微量元素进行聚类分析时,如图 4-6-3 可知,道地产区较为分散,表明多数产地在多种微量元素上与道地产区差异不大,仅 2、4 号产地即昆明寻甸县与曲靖师宗县与道地产区差异较大。

第七节 遗传多样性研究

一、三七遗传多样性研究

(一)实验材料

根据本草著作对三七的记述,历史上三七主要集中在广西百色靖西县、那坡县和德保县等及云南文山,现今广西靖西县三七种植面积较少,那坡和德保县已无三七大面积种植。本研究于 2012 年上半年进行了三七的资源调查和样品采集。调查地点包括广西百色及云南文山、昆明、曲靖及红河在内的 14 个产地,其中云南文山部分产区现已无大面积种植,故取样地点仅 11 个产地。样品信息见表 4-7-1。

表 4-7-1 不同居群三七样品信息

产地编号	产　　地	栽培情况	取样部位	经度(E)	纬度(N)	取样量(株)
GBJ	广西百色靖西县禄峒乡耀峨村	栽培	叶	106°19′9.678″	23°8′1.290″	19
YWW1	云南文山文山县东山乡荒寨村	栽培	叶	104°14′47.862″	23°26′27.762″	21
YWW2	云南文山文山县平坝镇杜孟村	无	无	104°8′6.918″	23°15′18.438″	0
YWY1	云南文山砚山县江那镇铳卡村	栽培	叶	104°18′12.942″	23°39′32.874″	20
YWY2	云南文山砚山县干河乡大发村	无	无	104°26′17.466″	23°42′27.642″	0
YWQ1	云南文山丘北县锦屏镇密纳村	栽培	叶	104°10′32.226″	23°59′23.628″	20
YWQ2	云南文山丘北县双龙营镇普者黑村	无	无	104°8′3.03″	24°9′34.242″	0
YWM1	云南文山马关县马白镇方山村	栽培	叶	104°23′40.71″	23°3′25.068″	20
YWM2	云南文山马关县夹寒箐镇通寺村	无	无	104°27′15.228″	22°57′3.438″	0
YWX	云南文山西畴县董马乡新寨村	无	无	104°37′32.148″	23°25′32.262″	0
YWG	云南文山广南县珠街镇黑达村	无	无	104°53′50.382″	23°46′41.688″	0

（续表）

产地编号	产　地	栽培情况	取样部位	经度（E）	纬度（N）	取样量（株）
YKG	云南昆明官渡区小哨街道办	栽培	叶	102°58′49.05″	25°11′8.028″	22
YKX	云南昆明寻甸县功山乡羊毛冲村	栽培	叶	103°20′32.148″	25°44′28.032″	20
YKY	云南昆明宜良县竹山乡白车勒村	栽培	叶	103°4′28″	24°34′52″	17
YQL	云南曲靖罗平县罗雄镇塘房村	栽培	叶	104°11′10.938″	24°49′24.102″	21
YQS	云南曲靖师宗县竹基乡界桥村	栽培	叶	104°0′49.944″	24°53′50.982″	21
YHN	云南红河弥勒县西一镇油乍地村	栽培	叶	103°15′0.516″	24°26′46.968″	19

（二）仪器与试剂

1. 仪器　SY-601 型超级恒温水浴（欧诺仪器，天津）；5 个量程的微量移液器（量程为 0.2～2 μl，1～10 μl，2～20 μl，10～100 μl 及 100～1 000 μl）（Eppendorf，德国）；L-901 型涡旋振荡仪（其林贝尔仪器，江苏海门）；JA 1103N 型千分之一电子天平（民桥精密科学仪器，上海）；3K-15 型低温高速离心机（SIGMA，德国）；TGL-16G 型离心机（安亭飞鸽，上海）；FMB 40 型全自动雪花制冰机（比朗仪器，上海）；TC-3000 型 PCR 扩增仪（TECHNE，英国）；TProfessiona 型 PCR 扩增仪（Biometra，德国）；JY 300C 型电泳仪（君意东方电泳设备，北京）；JY-SPDT 型水平电泳槽（君意东方电泳设备，北京）；JS-680B 型全自动凝胶成像分析仪（培清科技，上海）；KQ 5200E 型超声波清洗器（昆山舒美，江苏昆山）；DHG-9145A 型恒温鼓风干燥箱（一恒科学仪器，上海）；BCD 216YH 型冰箱（海尔，青岛）；MDF U53V 型-80℃超低温冰箱（SANYO，日本）；研钵等。

2. 试剂与耗材　广谱植物基因组 DNA 提取试剂盒，Taq DNA Polymerase（Buffer-）（5 U/μl），dNTP Mixture 2.5 mM each 及 BM 2000+1.5 K DNA Marker 均购自北京博迈德科技发展有限公司。引物合成及测序均由上海生工生物技术有限公司完成。6×loading Buffer；Biowest Agarose 琼脂糖；GoldView 核酸染色剂；液氮；无水乙醇；离心管（200 μl、500 μl、1.5 ml 及 2 ml）；枪头（10 μl、200 μl 及 1000 μl）；灭菌水；去离子水；一次性口罩；PE 手套；无粉塑胶手套。

（三）研究方法

1. 样品的采集与处理　从广西百色及云南文山、昆明、曲靖及红河地区的 11 个居群采集三七新鲜叶片。各取样点的经纬度根据 GPS 定位。每个产地取 20 株左右新鲜叶样，每株采集无病斑、生长优良的幼叶，经硅胶干燥保存，单株之间的距离不小于 100 m。

2. 总 DNA 提取　样品经 75% 乙醇擦拭表面，取约 20 mg，加入适量液氮充分研磨成粉。采用 DNA 提取试剂盒,提取叶片的总 DNA。具体操作步骤如下。

(1)将细粉移到 2 ml 离心管中并编号。放入 400 μl AP1 缓冲液和 4 μl RNase A 酶 (10 mg/ml),涡旋振荡混匀。

(2)65℃水浴 30 min。水浴过程中每隔 10 min 取出离心管,颠倒混匀 1 次。

(3)放入 150 μl AP2 缓冲液,充分混匀,冰上放置 5 min,12 000 r/min 离心 10 min。离心后小心吸上清液,转移到一个新的 1.5 ml 离心管中,小心不要吸到界面物质。

(4)12 000 r/min 离心 1 min。离心后小心吸取上清液,转移到一个新的 1.5 ml 离心管中。

(5)计算上清量,放入 1.5 倍体积 AP3/E 缓冲液,立即吹打混匀。取 650 μl 混匀的溶液放入 AC 吸附柱。12 000 r/min 离心 1 min。倒掉废液。

(6)加入剩余的混匀溶液。12 000 r/min 离心 1 min。倒掉废液。

(7)在吸附柱中垂直加入 500 μl WB 漂洗液,静置片刻。12 000 r/min 离心 1 min。倒掉废液,保留沉淀。重复此操作 1~2 次。

(8)不加溶液,12 000 r/min 离心 2 min。

(9)将吸附柱转移到一个新的 1.5 ml 离心管中,放入 100 μl EB 洗脱缓冲液 EB。室温放置 5 min。12 000 r/min 离心 1 min。

(10)溶液再次放入吸附柱中。12 000 r/min 离心 1 min。

(11)总 DNA 保存在 -20℃冰箱中。

3. PCR 扩增 先取 25 份三七总 DNA,利用 *ITS*、*psbA - trnH*、*rcbL*、*matK* 和 *trnL - trnF* 序列通用引物进行 PCR 扩增和测序,以初步研究各序列的遗传变异。对于遗传变异较大的条形码片段序列,三七的样品量扩大至 20 个左右。引物信息如表 4-7-2。

表 4-7-2 通用引物的碱基组成

条形码片段	引物名称	引物序列(5'-3')
ITS	P1	AGAAGTCGTAACAAGGTTTC
	P4	TCCTCCGCTTATTGATATGC
psbA - trnH	S1	GTTATGCATGAACGTAATGCTC
	S4	CGCGCATGGTGGATTCACAAATC
rbcL	B1	ATGTCACCACAAACAGAGACTAAAGC
	B4	GTAAAATCAAGTCCACCRCG
matK	K1	CTATATCCACTTATCTTTCAGGAGT
	K4	AAAGTTCTAGCACAAGAAAGTCGA
trnL - trnF	T1	CGAAATCGGTAGACGCTACG
	T4	ATTTGAACTGGTGACACGAG

(1)PCR 扩增体系:利用上述通用引物(Primer),以三七总 DNA 为模板(Template),进行 PCR 扩增。PCR 扩增体系如表 4-7-3。

(2)PCR 扩增程序:PCR 扩增程序如表 4-7-4。PCR 产物存放于 4℃冰箱。

表 4 - 7 - 3　三七通用引物的 PCR 扩增体系

试 剂 名 称	用 量(μl)
10×PCR Buffer	5
dNTP（25 mmol/L）	4
MgCl$_2$（25 mmol/L）	3
Forward Primer（5 μmol/L）	2
Reverse Primer（5 μmol/L）	2
Taq DNA polymerase（5 U/μl）	1
Template	4
ddH$_2$O	29
Total Volume	50

表 4 - 7 - 4　三七通用引物的 PCR 扩增体系

反 应 过 程	温　度	时　间	循环数
预变性	94℃	5 min	×1 个
变性	94℃	1 min	×35 个
退火	55℃	1 min	
延伸	72℃	1 min	
再延伸	72℃	10 min	×1 个
保存	1℃/16℃	—	

（3）PCR 产物检测：取 5 μl PCR 产物，加 1 μl 6×loading Buffer，以 BM 2000 ＋1.5 K DNA Marker 为分子量标记，用 1% 的琼脂糖凝胶电泳检测，紫外荧光成像系统拍照观察。条带单一明亮，无明显的拖尾现象者即扩增成功。

4. 测序　扩增成功的 PCR 产物送生工公司，由公司纯化和双向测序。

5. 数据分析

（1）序列拼接及比对：正反向峰图均用 Chromos 1.62 软件查看，其中峰形多单一且噪声较低的峰图质量较高。利用 CodonCode 3.7.1 软件对峰图拼接并手工校正。利用 DNAman V6.0 软件比对排列，所有的插入或缺失与替代视为相同的突变。排列整齐的序列以 FASTA 及 PHYLIP 格式保存输出，以待后续分析使用。

（2）基因型分析：将排列好的 FASTA 文件运用 DnaSP 5.10.1 软件分析基因型数目，并比较基因型差异。

（3）遗传多样性分析：利用 Haplonst 软件计算三七总的遗传多样性（h_T）。

1）根据 Nei's 的相关理论基础，总遗传多样性（h_T），居群内遗传多样性（h_S）及各居群间遗传多样性（d_{ST}）之间的关系是：

$$h_T = h_S + d_{ST};$$

基因分化系数(G_{ST})常用来评价居群间的遗传分化水平,是种间遗传变异占总遗传变异的比值,即 $G_{ST} = (h_T - h_S)/h_T$。

2)根据 G_{ST} 的数值,可以得到居群间的遗传分化和亲缘地理关系:

G_{ST} 值在 0~1 之间:当 G_{ST} 值接近 0 时,居群间几乎无分化,总的遗传多样性主要集中在居群内;当 G_{ST} 值接近 1 时,居群内遗传分化接近 0,总遗传多样性主要集中在居群间。也就是说,如果 G_{ST} 值越大,其居群间遗传分化的相对量就越大。

3)相关软件分析

利用 Haplonst 软件计算居群内遗传多样性 h_S,总遗传多样性 h_T,遗传分化系数 G_{ST}。

利用 Arlequin 3.5.1.2 软件计算居群间遗传分化系数 F_{ST},以及进行 AMOVA 分析。

（四）研究结果

1. 序列特征　对三七 11 个居群 25 个样品进行扩增测序,比较 5 个候选序列的 PCR 扩增效率、测序成功率及序列获得率,发现三七这 5 个候选序列的 3 个值均达到 100%,故均可以用于后续分析。序列拼接后截去引物区及低质量区,分析这 5 个候选序列的序列长度、变异位点个数及相似度（表 4-7-5）,发现三七各条形码片段均没有长度多态性,序列长度为 $psbA$-$trnH$ < $rbcL$ < ITS < $trnL$-$trnF$ < $matK$。三七各条形码片段的 GC 含量为 $psbA$-$trnH$ < $matK$ < $trnL$-$trnF$ < $rbcL$ < ITS,以 ITS 序列最高,在 57.94%~60.23% 之间。三七这 5 个候选序列的变异位点个数较少,核基因 ITS 序列存在 7 个变异位点,叶绿体基因 $matK$ 序列仅存在 1 个变异位点,$psbA$-$trnH$、$trnL$-$trnF$ 和 $rbcL$ 序列不存在变异位点（表 4-11-5）。因此,三七 ITS 序列的变异较大,扩增和测序的样本量扩大至 20 个左右。

表 4-7-5　三七 5 个候选条形码的序列特征

条形码片段	序列长度(bp)	GC 含量(%)	变异位点个数	相似度(%)
ITS	616	57.94~60.23	7	99.51~100
matK	1 108	33.84~33.94	1	99.91~100
psbA - trnH	496	31.45	0	100
rbcL	573	43.98	0	100
trnL - trnF	895	37.60	0	100

2. 基因型分布频率　对三七 11 个居群 220 个样品的 ITS 序列进行扩增测序,序列排列后长度仍为 616 bp,7 个变异位点发生 C/T 核苷酸替代,共形成 18 种基因型（表 4-7-6）。Q-G1 到 Q-G4 这 4 种基因型的碱基位点不存在杂交,占总基因型的比例为 22.26%。杂合基因型比例较高,其中以 Q-G5（542 位 C/T）所占比例最高,为 50.00%。各基因型的变异位点位置及所占百分比信息见表 4-7-6。所有基因型序列均已在 NCBI 数据库中注册。

3. 遗传多样性分析　基于 $psbA$-$trnH$、$rcbL$、$matK$ 和 $trnL$-$trnF$ 序列,三七几乎不存在遗传变异。采用 Haplonst 软件计算三七 11 个居群的 ITS 序列遗传多样性。三七 11 个居群的 ITS 序列遗传多样性在居群水平的 $h_S = 0.710$（0.028 9）,总遗传多样性 $h_T = 0.704$（0.028 0）,基因分化系数 $G_{ST} = -0.007$（0.004 6）,接近于 0,表明三七在居群水平的分化程度极低,总的遗传多样性主要集中在居群内。

表 4 - 7 - 6　三七 *ITS* 序列的基因型及变异位点及所占百分比

基因型	变 异 位 点							所占百分比（%）	Genbank 登录号
	173	465	542	557	586	598	607		
Q - G1	*	*	*	*	*	*	*	19.09	KP218723
Q - G2	C	*	*	*	*	*	*	0.45	KP218724
Q - G3	*	*	T	*	*	*	*	2.27	KP218725
Q - G4	*	T	*	T	*	T	*	0.45	KP218726
Q - G5	*	*	C/T	*	*	*	*	50.00	KP218727
Q - G6	*	*	*	*	C/T	*	*	2.27	KP218728
Q - G7	T/C	*	*	*	*	*	*	5.45	KP218729
Q - G8	T/C	*	C/T	*	*	*	*	4.09	KP218730
Q - G9	*	*	C/T	*	C/T	*	*	0.91	KP218731
Q - G10	T/C	*	*	*	C/T	*	*	0.91	KP218732
Q - G11	T/C	*	*	*	*	*	C/T	0.91	KP218733
Q - G12	T/C	*	*	*	*	T	C/T	0.91	KP218734
Q - G13	T/C	*	C/T	*	*	*	C/T	0.45	KP218735
Q - G14	*	C/T	*	C/T	*	C/T	*	3.64	KP218736
Q - G15	T/C	*	*	*	*	C/T	C/T	5.45	KP218737
Q - G16	T/C	*	C/T	*	*	C/T	C/T	0.45	KP218738
Q - G17	*	C/T	C/T	C/T	*	C/T	*	1.82	KP218739
Q - G18	T/C	C/T	*	C/T	*	C/T	*	0.45	KP218740

　　同时,居群间遗传分化系数 F_{ST} = - 0.003,呈现负值但不显著(P = 0.599＞0.05)。AMOVA 分析遗传变异主要集中在居群内(100.27%),而居群间的遗传变异很小(-7.28%),也表明三七的遗传变异主要存在于居群内。

（五）小结与讨论

　　基于三七 *psbA - trnH*、*rcbL*、*matK* 和 *trnL - trnF* 序列这 4 条叶绿体片段,三七遗传变异极低。基于 *ITS* 序列,三七具有较低的遗传多样性(h_T = 0.704),而且三七的遗传变异主要存在于居群内,各居群间的遗传分化不明显。以往三七遗传多样性的分子标记研究结果相差较大,一类是采用 RAPD 技术、EST - SSR 技术和荧光 AFLP 技术研究三七居群的遗传多样性时,三七遗传多样性丰富;另一类是等曾利用 AFLP 技术研究三七的遗传多样性,发现三七遗传多样性较低。造成该差异的原因可能由于标记方法、产地或样本量的差异,也可能是三七遗传多样性的改变。

　　影响遗传多样性的主要内因有物种的遗传漂变、繁育方式、基因突变、自然选择和基因流等,及外因环境变化、气候变化及人为干扰等。结合三七的生长发育及环境条件,影响三七遗传多样性的主要因素可能有：首先，三七现今主要为栽培品，几乎不存在野生品，因多次环境的选择和人为的干预而发生了遗传漂变，导致三七的遗传多样性丢失；其次，三七主产区的霜冻、高热和低温冷害等自然灾害，加上三七连作障碍的影响，影响了三七的遗传多样性；最后，人为干扰导致三七主要产地的转移，三七曾主要在广西百色，后由于种植面积的减少，现今广西靖西县三七种植面积不足 20 亩，那坡和德保县已无三七大面积种植，而云南文山变成我国三七的主要产区和集散地，这影响了三七的遗传多样性。

二、三七道地性遗传机制研究

（一）材料、试剂及仪器

与"三七遗传多样性研究"中所用的实验材料、仪器及试剂相同。

（二）研究方法

1. 样品收集，总 DNA 提取，PCR 扩增及测序　与"三七遗传多样性研究"中操作方法相同。

2. 数据分析

（1）地理分布：分析各基因型的地理分布。

（2）遗传结构分析：利用 Haplonst 软件计算居群内遗传多样性 h_S、总遗传多样性 h_T、遗传分化系数 G_{ST}。

利用 Arlequin 3.5.1.2 软件计算各居群的基因多态性，核苷酸多态性和 Pi 值，以及居群间遗传分化系数 F_{ST}。

（三）研究结果

1. 序列信息　对三七 11 个居群 220 个样品的 *ITS* 序列进行扩增测序，序列排列后长度仍为 616 bp，7 个变异位点发生 C/T 核苷酸替代，共形成 18 种基因型，Q-G1 到 Q-G4 这 4 种基因型为纯合基因型，占总基因型的比例为 22.26％；杂合基因型比例较高，其中以 Q-G5（542 位 C/T）所占比例最高，为 50.00％。各基因型的变异位点位置及所占百分比信息见表 4-7-6。

2. 地理分布　在三七的基因型中，纯合基因型 Q-G2 和 Q-G4 分别分布在一个居群内，Q-G1 和 Q-G3 为共享基因型，其中 Q-G1 分布最广泛，为 11 个居群共享；杂合基因型 Q-G13、Q-G17 和 Q-G18 分布在一个居群内，Q-G5 到 Q-G12 及 Q-G14 到 Q-G16 这 11 个基因型为共享基因型，其中 Q-G5 分布最广泛，为 11 个居群共享。

在三七的居群分布上，广西百色靖西县 GBJ 和云南文山文山县 YWW1、砚山县 YWY1、丘北县 YWQ1、马关县 YWM1，云南昆明寻甸县 YKX、宜良县 YKY 的纯合基因型较多，均具有 2 种纯合基因型；而云南曲靖罗平县 YQL、师宗县 YQS 和云南红河弥勒县 YHN 的纯合基因型较单一，均具有 1 种纯合基因型。云南文山文山县 YWW1 的杂合基因性最丰富，具有 7 种杂合基因型；广西百色靖西县 GBJ、云南文山砚山县 YWY1、云南昆明官渡区 YKG 和云南曲靖罗平县 YQL 的杂合基因性次之,具有 6 种杂合基因型;云南文山马关县 YWM1、云南昆明宜良县 YKY 和云南曲靖师宗县 YQS 的杂合基因性较少,具有 4 种杂合基因型。结果表明,与云南曲靖和红河相比,广西百色及云南文山和昆明的基因型较丰富,其中基因型最丰富的居群为广西百色靖西县和云南文山文山县、砚山县。

3. 遗传结构分析　各居群内基因多态性最低为 0.538 0,出现在云南红河弥勒县,最高为 0.828 6,出现在云南文山文山县;核苷酸多态性最低为 0,出现在云南昆明官渡区、云南曲靖师宗县和云南红河弥勒县这 3 个居群,最高为 0.000 418,出现在广西百色靖西县。各居群 Pi 值与核苷酸多态性的变化趋势一致,最低为 0,同样出现在云南昆明官渡区、云南曲靖师宗县和云南红河弥勒县这 3 个居群,最高为 0.257 310,出现在广西百色靖西县。这表明,基于基因多态性、核苷酸多态性及 Pi 值,三七在云南文山文山县和广西百色靖西县的遗传多态性较高,在云南红河弥勒县、云南昆明官渡区和云南曲靖师宗县这 3 个居群的遗传多态性较低。

将来自同一个省市的居群合并后进行分析,即合并为广西百色及云南昆明、曲靖、文山及红河,在该水平上三七 *ITS* 序列的 $h_S = 0.698$（0.044 4）、$h_T = 0.702$（0.041 0）、$G_{ST} = 0.006$（0.018 2）,接近于 0,表明三七在该水平的分化程度也较低,总的遗传多样性主要集中于本市内。在此基础上考虑基因型之间的遗传距离,影响了遗传结构相关 $v_S = 0.701$（0.082 6）,而 v_T 和 N_{ST} 无法计算,因此无法得到该水平上的亲缘地理结构关系。

基于 *psbA - trnH*、*rcbL*、*matK* 和 *trnL - trnF* 序列,三七几乎不存在遗传变异。采用 Haplonst 软件计算三七 11 个居群的 *ITS* 序列遗传多样性。三七 11 个居群的 *ITS* 序列遗传多样性在居群水平的 $h_S = 0.710$（0.028 9）,总遗传多样性 $h_T = 0.704$（0.028 0）,基因分化系数 $G_{ST} = -0.007$（0.004 6）,接近于 0,表明三七在居群水平的分化程度极低,总的遗传多样性主要集中在居群内。

合并为市级别的三七 *ITS* 序列基因多态性由高到低分别为广西百色＞云南文山＞云南昆明＞云南曲靖＞云南红河,核苷酸多态性和 Pi 值由高到低分别为广西百色＞云南文山＞云南曲靖＞云南昆明＞云南红河。结果表明,广西百色和云南文山的基因多态性、核苷酸多态性和 Pi 值均较高,而云南红河的基因多态性、核苷酸多态性和 Pi 值均最低。各市间遗传分化系数 $F_{ST} = 0.070 11$,具有较小的分化且不显著（$P = 0.140$,＞0.05）。这说明三七 *ITS* 序列在各市之间的几乎不存在遗传分化。

（四）小结与讨论

1. 栽培三七的地理分布范围　三七现今主要栽培于云南、广西。1990 年以前三七是广西当地的支柱产业,后由于种植面积的减少,现今广西靖西县三七种植面积不足 20 亩,那坡和德保县已无三七大面积种植。贵州、四川、湖南和广东虽曾有零散种植,多数地区因为经济效益低下而引种失败,尚未形成大规模的栽培。云南文山成为我国三七的主要产区和集散地,其产量和种植面积占全国 90% 以上,是三七的地道产区。本研究中调查地点包括广西百色及云南文山、昆明、曲靖和红河在内的 14 个产地,发现云南文山部分产地现已无大面积种植,故取样地点为 11 个产地。取样地点涵盖了三七主要栽培区域下的不同居群,可用于遗传多样性和道地性遗传机制的研究,为鉴定方法的比较提供了前提保证。

2. 三七道地性遗传机制解析　三七的 *ITS* 序列共形成 18 种基因型,其中 4 种为纯合基因型,14 种为杂合基因型,纯合基因型 Q - G1 和杂合基因性 Q - G5 在 11 个居群中均存在,这可能是由于各居群间地理距离较近,居群间存在基因交流导致。三七 *ITS* 序列纯合基因型以云南文山的砚山县、丘北县、马关县和文山县,广西百色的靖西县,及云南昆明的寻甸县和宜良县较丰富;杂合基因性以云南文山的文山县,广西百色的靖西县,云南昆明的官渡区,及云南曲靖的罗平县较丰富。综合来看,广西百色及云南文山和昆明的三七基因型较丰富,传统意义上的三七道地产区为广西百色和云南文山,表明三七各基因型的分布呈现出一定的道地性。

基于条形码技术,三七的遗传变异均主要发生在居群内,不存在明显的亲缘地理结构关系,这表明条形码技术揭示三七的道地性存在困难。纯合基因型 Q - G1 和杂合基因性 Q - G5 在 11 个居群中均存在,这可能是由于各居群间地理距离较近,居群间存在基因交流导致。但广西百色及云南文山和昆明的三七基因型较丰富,而且广西百色和云南文山的基因多态性、核苷酸多态性和 *Pi* 值均较高,尤其是云南文山文山县和广西百色靖西县最高,这反映了文山县和靖西县为三七的栽培起源中心,其他栽培种均引自这两个地方。

三、基于 *ITS* 和 *trnL - trnF* 序列的三七分子鉴定

(一)材料、试剂及仪器

1. 实验材料　本实验所用的 220 份叶片样品与"三七遗传多样性研究"完全相同。22 份人参药材和 27 份西洋参药材均购买自市场,经北京中医药大学刘春生进行性状鉴定证实。样品信息见表 4 - 7 - 7。

表 4 - 7 - 7　三七、人参和西洋参的样品信息

编　号	来　源	部　位	收集地	产　地
R_1	人参	根	安徽亳州	东北
R_2	人参	根	福建厦门	吉林
$R_3 \sim R_5$	人参	根	河北安国	东北
R_6	人参	根	黑龙江大庆	黑龙江
R_7	人参	根	黑龙江大庆	吉林
$R_8 \sim R_{10}$	人参	根	湖南株洲	吉林
$R_{11} \sim R_{12}$	人参	根	辽宁抚顺	东北
$R_{13} \sim R_{14}$	人参	根	辽宁辽阳	东北
R_{15}	人参	根	吉林桦甸	吉林桦甸
R_{16}	人参	根	吉林延边	吉林延边
R_{17}	人参	根	山东菏泽	吉林
R_{18}	人参	根	山东胶州	吉林

(续表)

编　号	来　源	部　位	收集地	产　地
R_{19}	人参	根	上海	吉林
R_{20}	人参	根	四川成都	吉林
R_{21}	人参	根	四川广安	东北
R_{22}	人参	根	新疆乌鲁木齐	东北
$X_1 \sim X_4$	西洋参	根	北京	北京怀柔
$X_5 \sim X_6$	西洋参	根	北京	加拿大
$X_7 \sim X_{15}$	西洋参	根	北京	加拿大安大略
$X_{16} \sim X_{18}$	西洋参	根	北京	加拿大温哥华
$X_{19} \sim X_{24}$	西洋参	根	北京	吉林
X_{25}	西洋参	根	北京	美国
X_{26}	西洋参	根	北京	辽宁
X_{27}	西洋参	根	北京	山东

2. 试剂及仪器　本章所用的试剂及仪器与"三七遗传多样性研究"完全相同。

（二）研究方法

1. 样品的收集与处理　从每份样品中挑取其中无虫蛀、无霉变的样品，经 75% 乙醇擦拭表面，取约 20 mg，加入适量液氮充分研磨成粉以备用。

2. 总 DNA 提取　与"三七遗传多样性研究"总 DNA 提取过程相同。

3. PCR 扩增　对于之前由产地收集到的 220 份实验叶样，先取 25 份样品，利用 ITS 和 *trnL* - *trnF* 序列通用引物进行 PCR 扩增和测序，以初步研究各序列的遗传变异。对于遗传变异较大的条形码片段序列，三七的样品量扩大至 20 个左右。由市场上收集的样品均利用 ITS 和 *trnL* - *trnF* 序列通用引物全部进行 PCR 扩增和测序。引物信息见表 4 - 7 - 8。

PCR 扩增体系、PCR 扩增程序和 PCR 产物检测与"三七遗传多样性研究"相关项相同。

表 4 - 7 - 8　通用引物的碱基组成

条形码片段	引物名称	引物序列($5'$ - $3'$)
ITS	P1	AGAAGTCGTAACAAGGTTTC
	P4	TCCTCCGCTTATTGATATGC
trnL - *trnF*	T1	CGAAATCGGTAGACGCTACG
	T4	ATTTGAACTGGTGACACGAG

4. 测序　扩增成功的 PCR 产物送生工公司，由该公司纯化和双向测序。

5. 数据分析

（1）序列拼接及比对：正反向峰图均用 Chromos 1. 62（Technelysium Corp.，澳大利

亚)软件查看,其中峰形多单一且噪声较低的峰图质量较高。利用 CodonCode 3.7.1 (CodonCode Corp.,美国)软件对峰图拼接并手工校正。利用 DNAman V6.0(Lynnon Corp.,美国)软件比对排列,将不同物种 *ITS* 序列和 *trnL - trnF* 序列分别截取至长度一致。排列整齐的序列以 FASTA 格式保存输出,以待后续分析使用。

(2)基因型分析:将排列好的 FASTA 文件运用 DnaSP 5.10.1 软件分析每个物种的基因型数目,并比较基因型差异,寻找序列的"核心基因型"。

(3)鉴定分析方法

1)相似度鉴定:利用 NCBI 数据库的 BLAST 两两比对功能(物理相似度),分别对"核心基因型"与"稀有基因型""核心基因型"与同属易混品基因型之间的相似度进行计算,确定种内相似度和种间相似度的分布范围。

2)特异位点鉴定:DNAman V6.0(Lynnon Corp.,美国)软件对序列进行比对和分析,分析序列的变异位点位置及碱基差异,其中种内一致、种间存在差异的变异位点为特异位点。

3)遗传距离鉴定:MEGA 5.02(Tamura K, et al.,美国)软件计算样品序列间的 K2P 遗传距离,利用 Bootstrap(1000)检验校正,分析得到种内遗传距离和种间遗传距离的分布范围。

4)系统发育树鉴定:利用 MEGA 5.02 软件中 K2P 算法进行系统发育树的构建。构建系统发育树时,分别采用邻接法(NJ)、最大似然法(ML)、最小进化方法(ME)、非加权成组型配对法(UPMGA)和最大简约法(MP)法构建,利用 Bootstrap(1000)检验校正分支的支持率。

(三)研究结果

1. 序列特征 对三七 11 个居群 25 个叶片样品进行扩增测序,发现三七 *trnL - trnF* 序列不存在变异位点,即仅存在 1 种基因型,因此无需扩大样本量。而三七 *ITS* 序列存在 7 个变异位点,遗传变异较大,因此三七每个居群样本量扩大至 20 个左右,共 220 份样品。

对 23 份人参样品(根和对照药材)及 28 份西洋参样品(根和对照药材)进行扩增测序。三七、西洋参的 *ITS* 序列和 *trnL - trnF* 序列及人参 *trnL - trnF* 序列的 PCR 扩增效率和测序成功率均为 100%,但有 2 份人参 *ITS* 序列测序结果分别为黄孢原毛平革菌和散囊菌属真菌。

分析三七、人参和西洋参的 *ITS* 序列特征(表 4 - 7 - 9),发现 *ITS* 序列长度多为 616 bp,仅 1 个三七 *ITS* 序列存在 1 个碱基的缺失,序列长度为 615 bp。其 GC 含量在 57.94～60.39 之间,以西洋参的 GC 含量最高。变异位点个数较少,三七在 173(T/C)、465(C/T)、542(C/T)、557(C/T)、586(C/T)、598(C/T)和 607(C/T)存在 7 个变异位点共 18 种基因型,以 Q - G5 基因型所占比例最高为 50%,为三七 *ITS* 序列的"核心基因型"。人参在 7 bp(A/ -)和 235 bp(A/G)存在 2 个变异位点共 3 种基因型,以 R - G1 基因型所占比例最高为 85.8%。西洋参的 *ITS* 序列不存在变异位点仅 1 种基因型。

分析三七、人参和西洋参的 *trnL - trnF* 序列特征(表 4 - 7 - 9),发现三七 *trnL - trnF* 序

列长度为 883 bp,GC 含量为 37. 15%,不存在种内变异,仅一种基因型,为三七 *trnL - trnF* 序列的"核心基因型";人参和西洋参 *trnL - trnF* 序列长度均为 895 bp,GC 含量为 37. 11%,也均不存在种内变异,分别为一种基因型。

表 4-7-9　三七及同属易混品人参、西洋参的序列特征

条形码片段	物 种	序列长度(bp)	GC 含量(%)	变异位点个数	Genbank 登录号
ITS	三七	616	57. 94~60. 23	7	KP218723 - KP218740
	人参	615~616	60. 06~60. 16	3	KP265316 - KP265319
	西洋参	616	60. 39	0	KP265320
trnL - trnF	三七	883	37. 15	0	KR019780
	人参	895	37. 11	0	KP265321
	西洋参	895	37. 11	0	KP265322

表 4-7-10　人参 *ITS* 序列的基因型信息

单倍型	样 品 编 号	百分比(%)	位置(bp) 7	位置(bp) 235	Genbank 登录号
R - G1	R1,R3,R5,R7 - R12,R15 - R18,R20 - R22	85. 8	A	A	KP265316
R - G2	R2,R19	7. 1	A	G	KP265317
R - G3	R6	7. 1	—	A	KP265318

2. 鉴定分析方法

(1) 相似度鉴定:利用 NCBI 数据库的 BLAST 两两比对功能(物理相似度),计算三七的种内种间相似度。其中三七 *ITS* 序列的"核心基因型"Q - G5 与"稀有基因型"之间的相似度为 99. 19%~99. 84%,与人参 *ITS* 序列基因型之间的相似度为 96. 75%~96. 92%,与西洋参 *ITS* 序列基因型之间的相似度为 97. 24%,三七 *ITS* 序列的"核心基因型"与"稀有基因型"的相似度明显高于与近缘种基因型的相似度。三七 *trnL - trnF* 序列的种内相似度为 100%,与人参 *trnL - trnF* 序列的相似度为 98. 38%,与西洋参 *trnL - trnF* 序列的相似度为 98. 27%,三七 *trnL - trnF* 序列的"核心基因型"与"稀有基因型"的相似度明显高于与近缘种基因型的相似度。因此,基于 *ITS* 和 *trnL - trnF* 序列的"核心基因型",三七的相似度阈值为 99%。

(2) 特异位点鉴定:将三七"核心基因型""稀有基因型"及其同属人参和西洋参的 *ITS* 序列进行特异位点比对(表 4-7-11),发现三七 *ITS* 序列"核心基因型"与"稀有基因型"的特异位点均相同,三七与人参和西洋参的 *ITS* 序列在 14 bp(C/T/T)、35 bp(A/C/C)、57 bp(T/C/C)、68 bp(T/C/C)、70 bp(G/A/A)、104 bp(G/A/G)、116~117 bp(CC/AT/ CT)、167 bp(T/C/C)、315 bp(T/C/C)、410 bp(T/C/C)、428 bp(T/G/G)、522 bp(T/A/A)、589 bp(T/C/C) 和 606 bp(C/T/T)处存在可以鉴定三七与同属人参、西洋参的特异位点,共 14 处特异位点,均为碱基替换。

表 4-7-11　三七及其同属人参和西洋参 *ITS* 序列的特异位点

物种	*ITS* 序列特异位点位置（bp）																	
	14	35	57	68	70	104	116～117	167	315	410	414	416	425	428	522	589	606
三七	C	A	T	T	G	G	CC	T	T	T	C	C	C	T	T	T	C
人参	T	C	C	C	A	A	AT	C	C	C	C	T	T	G	A	C	T
西洋参	T	C	C	C	A	A	CT	C	C	C	C	T	C	G	A	C	T

将三七"核心基因型""稀有基因型"及其同属人参和西洋参的 *trnL - trnF* 序列进行特异位点比对（表 4-7-12），发现三七 *trnL - trnF* 序列"核心基因型"与"稀有基因型"的特异位点均相同，三七与人参和西洋参的 *trnL - trnF* 序列在 105 bp（-/A/A）、583 bp（C/T/T）、631 bp（G/A/A）和 820～830 bp（-/AATTGACATAT/AATTGACATAT）处存在可以鉴定三七与同属人参、西洋参的特异位点，共 4 处特异位点，其中 583 bp 和 631 bp 处为碱基替换，105 bp 和 820～830 bp 为碱基插入/缺失。因此，基于 *ITS* 和 *trnL - trnF* 序列的特异位点，可以鉴定三七及其同属易混品人参和西洋参。

表 4-7-12　三七及其同属人参和西洋参 *trnL - trnF* 序列的特异位点

物　种	*trnL - trnF* 序列特异位点位置（bp）							
	105	153	463	583	631	732	818	820～830
三七	—	G	A	C	G	C	T	—
人参	A	G	T	T	A	C	T	AATTGACATAT
西洋参	A	A	A	T	A	G	C	AATTGACATAT

（3）遗传距离鉴定：K2P 法计算三七"核心基因型""稀有基因型"及其同属人参和西洋参 *ITS* 和 *trnL - trnF* 序列的遗传距离。三七 *ITS* 序列"核心基因型"与"稀有基因型"之间的遗传距离为 0.000，与人参和西洋参 *ITS* 序列的种间遗传距离分别为 0.029 和 0.027。三七 *trnL - trnF* 序列"核心基因型"与"稀有基因型"之间的遗传距离为 0.000，与人参和西洋参 *trnL - trnF* 序列的种间遗传距离分别为 0.003 和 0.006。因此，三七与其同属人参和西洋参的种内和种间遗传距离的分布范围不存在重叠，可以用于区分三七及其同属易混品人参和西洋参。

（4）系统发育树鉴定：采用 NJ 法构建三七"核心基因型"（Q-G5）、"稀有基因型"及人参、西洋参 *ITS* 序列基因型的系统发育树（图 4-7-1），发现三七 18 种 *ITS* 序列基因型均聚为一支，系统发育树上的支持率为 99%，与人参和西洋参的 *ITS* 序列基因型分为两支。由于三七及人参、西洋参 *trnL - trnF* 序列均仅有一种基因型，序列数目小于 4，不满足构建系统发育树的最低要求。为了构建 *trnL - trnF* 序列系统发育树，每个物种下取 3 个样本的基因型，首先采用 NJ 法构建系统发育树（图 4-7-2）。三七 *trnL - trnF* 序列与人参、西洋参 *trnL - trnF* 序列分别聚为一支。采用 ML 法，ME 法，UPGMA 法和 MP 法的结果与 NJ 法相同,均能将三七及人参、西洋参分开。因此,基于系统发育树可以鉴定三七及其同属易混品人参、西洋参。

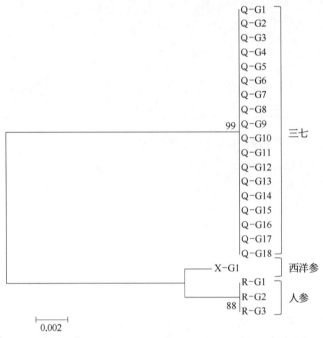

图 4-7-1 三七及其同属人参和西洋参 *ITS* 序列的系统发育树(NJ 法)

(Q-G1 至 Q-G18,R-G1 至 R-G3 和 X-G1 分别为三七、人参和西洋参的 ITS 序列基因型)

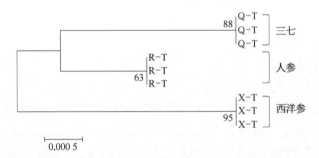

图 4-7-2 三七及其同属人参和西洋参 *trnL-trnF* 序列的系统发育树(NJ 法)

(Q-T、R-T 和 X-T 分别为三七、人参和西洋参的 *trnL-trnF* 序列基因型)

(四)小结与讨论

1. 三七鉴定的条形码筛选 *ITS/ITS*2 序列由于进化速率快、引物通用性好、NCBI 数据库中收录的序列数量多、可以提供丰富的特异位点和信息位点等特点,常用于分子鉴定。研究者们已经发现 *ITS* 和 *ITS*2 适用于五加科人参属的鉴定研究。Chen 等研究发现 *ITS*2 序列可以用于快速鉴别三七、人参、西洋参及竹节参。陈士林等详细论述了基于 *ITS*2 二级结构区分三七、人参及其混伪品。本研究结果也表明,基于 *ITS* 序列的多个分子鉴定指标均可以用于鉴定三七及其同属易混品人参、西洋参。

但真菌和细菌基因组中也存在 *ITS/ITS*2 序列,中药材在生长、采收、炮制加工及贮藏等环节都易受到微生物污染。在药材 DNA 条形码鉴定中,由于微生物污染及药材 DNA 降解严重,导致 PCR 扩增产物中即包括药材的 *ITS/ITS*2 序列扩增产物,也包括微生物的 *ITS/ITS*2 序列扩增产物,导致测序失败。本研究中所有三七样品虽扩增测序较顺利,但有 2 份人参药材测序结果为真菌,部分人参药材可能由于 DNA 降解严重和微生物 DNA 污染等原因而扩增困难,要通过认真擦拭药材表面、延长水浴时间、摸索 PCR 中模板用量等方法来获得药材样品的 DNA。因此,对于存在内生真菌及环境真菌污染的样品,*ITS/ITS*2 序列可能不是最佳鉴定条形码,需要结合叶绿体条形码片段来鉴定。

叶绿体基因方面,*matK* 序列已用于鉴定三七及其他科伪品竹节参、温郁金、莪术(广西莪术和蓬莪术)。Zuo 等曾对包含 *psbA - trnH*、*rbcL* 和 *matK* 序列在内的 10 个叶绿体基因进行了筛选,发现 *psbA - trnH* 序列最适于人参属的鉴定。Chen 等已应用 *psbA - trnH* 和 *matK* 序列对三七、人参、西洋参及竹节参进行了鉴定研究,发现这两个序列可以对三七和竹节参进行鉴定,但区分不开人参和西洋参。*trnL - trnF* 序列是有由 *trnL* 内含子区域、*trnL* 3′端外显子区域和 *trnL - trnF* 非编码区域构成,已用于罗布麻、黄芩、何首乌和黄连等药材的鉴定。本研究表明,基于 *trnL - trnF* 序列的多个分子鉴定指标均可以用于鉴定三七及其同属易混品人参、西洋参,而且人参和西洋参 *trnL - trnF* 序列间也存在明显差异,因此,*trnL - trnF* 序列可以辅助用于三七、人参和西洋参的鉴定。

2. 中药 DNA 条形码鉴定分析方法的比较　中药 DNA 条形码鉴定的常用指标有相似度指标、特异位点指标、遗传距离指标和系统发育树指标。

相似度指标是基于 BLAST 算法鉴定分析的指标,是最简单快速的鉴定指标。同时可以通过网络及信息数据库进行构建分析,可以方便地完成分子鉴定工作。但由于种内相似度在一定范围内变化及不同物种进化速率异质化,相似度阈值尚无标准。本研究提出了基于"核心基因型"的相似度阈值方法,该方法的理论基础是:根据物种分化规律,种内的遗传相似度通常大于种间的遗传相似度,那么"核心基因型"与"稀有基因型"的相似度也就大于其与近缘种的种间相似度,即存在一个相似度阈值可以将物种区分开。其中,"核心基因型"是指物种中百分比最高的基因型,"稀有基因型"是指该物种中除"核心基因型"以外的其他基因型。

基于"核心基因型"的相似度阈值方法是首先通过大样本实验寻找药材物种的"核心基因型"和"稀有基因型",计算"核心基因型"与"稀有基因型"的种内相似度分布范围及"核心基因型"与同属易混品基因型的种间相似度分布范围,确定可以物种鉴定药材物种的相似度阈值。在对待鉴定样品进行鉴定时,只需要计算待鉴定样品基因型与该物种"核心基因型"之间的相似度,与之前确立的相似度阈值进行对比,就可以得到待鉴定样品是否为该药材物种。该方法应用时需要注意药材物种取样时取样个体要涵盖同一居群下的足够个体和全部地理分布下的不同居群,以保证相似度阈值范围确定的准确性。

本研究通过基于三七主要地理分布下的 11 个居群 220 个样本实验,得到三七 *ITS* 和 *trnL - trnF* 序列的相似度阈值是 99%。由此可见,基于"核心基因型"的相似度阈值方法是一种快速准确的方法，可以用于包括三七在内的中药材的真伪鉴定。

特异位点指标是基于物种种内保守，种间存在变异的变异位点对药材进行鉴定的指标。本研究表明，基于 ITS 序列的 14 处特异位点和 trnL - trnF 序列的 4 处特异位点，可以鉴定三七及其同属易混品人参和西洋参。该指标应用时，需要先对待鉴定样品序列与"核心基因型"序列进行排列比对，后寻找该鉴定样品序列的特异位点位置和碱基信息与物种序列是否相符，只有完全相符的情况下才能鉴定样品。该指标与相似度阈值指标相比分析步骤略繁琐。

遗传距离指标是计算待鉴定样品序列与数据库中每一条序列的遗传距离，待鉴定样品应为具有最小遗传距离或者最小平均遗传距离的物种。本研究中三七 ITS 序列的种内遗传距离和种间遗传距离分别为 0.000 和 $0.027 \sim 0.029$，trnL - trnF 序列的种内遗传距离和种间遗传距离分别为 0.000 和 $0.003 \sim 0.006$，范围不存在重叠。遗传距离指标在对待鉴定样品进行鉴定时，需要另外应用软件计算待鉴定样品序列与"核心基因型"序列的遗传距离，与相似度阈值指标相比分析步骤略繁琐。

系统发育树指标是基于遗传距离构建系统发育树（常用 NJ 法），采用 HKY 模型模拟序列的系统进化来进行鉴定。本研究中构建了三七及其同属易混品人参和西洋参的系统发育树，发现三七与人参和西洋参不聚为一支，因此该方法可以用于三七及其同属易混品的鉴定。但系统发育树指标需要首先下载数据库中序列，同时筛选合适的外类群，对于每一物种的外类群多不相同。

因此，基于"核心基因型"的相似度阈值方法是最佳鉴定分析方法，达到了分析鉴定简便快速的目的。

3. **基于"核心基因型"的数据库构建** 本研究提出了基于"核心基因型"相似度阈值的 DNA 条形码鉴定分析方法，并基于该方法建立了基于"核心基因型"的中药 DNA 条形码鉴定数据库。输入待鉴定样品序列后，自动与"核心基因型"的相似度比较，根据阈值对该样品进行鉴定，并将数据库中序列按照相似度大小排列后显示（图 4 - 7 - 3）。

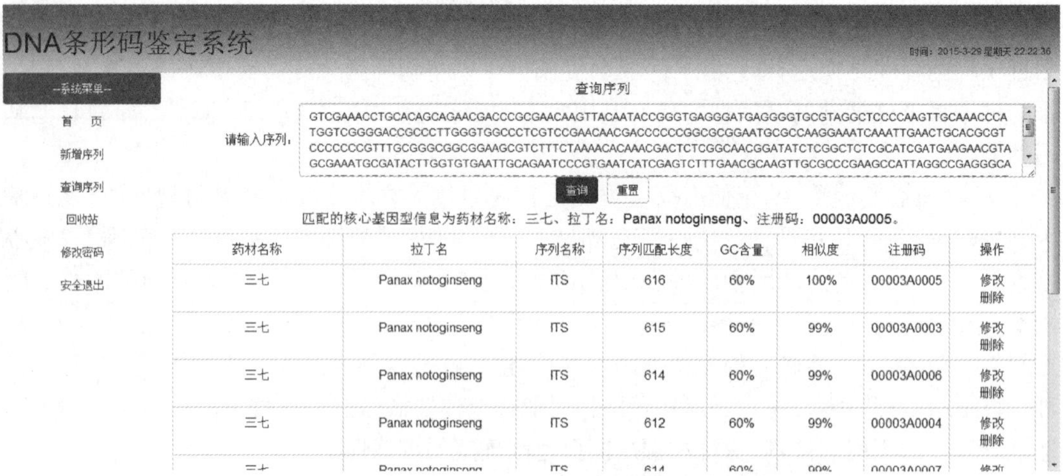

图 4 - 7 - 3 查询序列

四、三七位点特异性 PCR 鉴定方法的建立

（一）材料、试剂及仪器

1. 实验材料　从"三七遗传多样性研究"材料中选取三七、人参和西洋参样品，用于位点特异性 PCR 方法的摸索。

2. 试剂及仪器　除 Taq DNA Polymerase 和 dNTP Mixture 购自宝生物工程（大连）有限公司外，本章所用的试剂及仪器与"三七遗传多样性研究"中完全相同。

（二）研究方法

1. 样品的收集与处理　从三七、人参和西洋参样品中分别挑取其中无虫蛀、无霉变的样品，经 75% 乙醇擦拭表面，取约 20 mg，加入适量液氮充分研磨成粉以备用。

2. 总 DNA 提取　与"三七遗传多样性研究"中相关项下总 DNA 提取过程相同。

3. 特异引物设计　通过之前对三七、人参和西洋参 *trnL - trnF* 序列的比对分析，发现三七、人参和西洋参在 105 bp、153 bp、463 bp、583 bp、631 bp、732 bp、818 bp 和 830 bp 左右处存在 SNP 位点，但部分 SNP 位点附近的 AT 含量较高，不适于设计引物，最终筛选得到三七 583 bp（C/T）、631 bp（G/A）、831～833 bp（AGAC/ATAA），人参 463 bp（A/T）和西洋参 153 bp（G/A），732 bp（C/G）处设计特异引物。根据 SNP 位点尽量在 3′ 端前 4 个碱基特异性较强，结合 Primer 5.0 软件高 Rating 值设计特异引物，与 *trnL - trnF* 序列通用引物 T4 结合扩增，引物碱基信息见表 4 - 7 - 13。

表 4 - 7 - 13　三七、人参和西洋参 *trnL - trnF* 序列的特异引物

引　物	碱基信息（5′-3′）	引物来源	特异位点位置（bp）	Rating
QA - T1	TCTTTTACAAACGGATCTGAGCGG**GA**	三七	631	92
QB - T1	TTACAAACGGATCTGAGCGG**GA**	三七	631	92
QC - T1	TTCCGTTAGCAGTTAAAAAT**CC**	三七	583	73
QD - T1	TTTTCCGTTAGCAGTTAAAAAT**CC**	三七	583	69
QE - T1	TAATACCCTTTCAATTGACAT**AGAC**	三七	831～833	67
RA - T1	TACCGGCAACAATGAAATTT**T**TAG	人参	463	83
RB - T1	CCGGCAACAATGAAATTT**T**TAG	人参	463	83
RC - T1	TACCGGCAACAATGAAATTT**T**	人参	463	68
RD - T1	CAATACCGGCAACAATGAAATTT**T**	人参	463	68
XA - T1	TTTGAATCAGTCACGGTCGATAT**GA**	西洋参	732	76
XB - T1	GAATCAGTCACGGTCGATAT**GA**	西洋参	732	76
XC - T1	AGCTGTTCTAACAAATGGAGTG**AA**	西洋参	153	89
T4	ATTTGAACTGGTGACACGAG	通用引物	—	—

注：黑色加粗区域为特异引物位置。

4. PCR 扩增

（1）PCR 扩增体系：利用上述特异引物（Primer），以三七总 DNA 为模板（Template），进行 PCR 扩增。PCR 扩增体系如表 4-7-14。

表 4-7-14　三七通用引物的 PCR 扩增体系

试 剂 名 称	用　量(μl)
10×PCR Buffer(含 Mg^{2+})	2
dNTP (25 mmol/L)	1.6
Forward Primer (5 μmol/L)	0.4
Reverse Primer(5 μmol/L)	0.4
Taq DNA polymerase	0.1
Template	1
ddH_2O	14.5
total volume	20

（2）PCR 扩增程序：PCR 扩增程序如表 4-7-15。PCR 产物存放于 4℃ 冰箱。

表 4-7-15　三七通用引物的 PCR 扩增体系

反 应 过 程	温　度	时　间	循环数
预变性	94℃	4 min	×1个
变性	94℃	20 s	
退火	Tm^*	20 s	×35个
延伸	72℃	45 s	
再延伸	72℃	7 min	×1个
保存	16℃	——	

注：Tm 包括 50℃、53℃、56℃、59℃、62℃和65℃这 6 个温度梯度。

（3）PCR 产物检测：取 5 μl PCR 产物，加 1 μl 6×loading Buffer，以 BM 2000 ＋1.5 K DNA Marker 为分子量标记，用 1% 的琼脂糖凝胶电泳检测，紫外荧光成像系统拍照观察。条带单一明亮，无明显的拖尾现象者即扩增成功。

（三）研究结果

1. 退火温度考察　在 50℃、53℃、56℃、59℃、62℃和65℃这 6 个退火温度下，进行特异引物阳性实验。结果表明，12 对引物的扩增产物均出现单一的条带，不存在非特异性扩增。退火温度 62～65℃时，扩增产物普遍较少，甚至检测不到；退火温度 56～59℃时，出现条带的扩增产物较多（图 4-7-4～4-7-6，表 4-7-16），因此筛选退火温度 56℃和59℃进行后续分析。

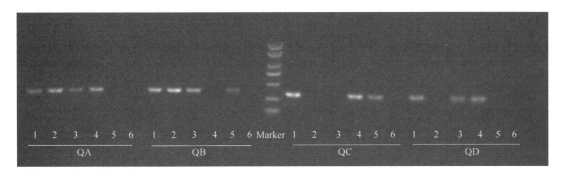

图 4 - 7 - 4　特异引物退火温度考察结果- 1

（1,2,3,4,5 和 6 分别代表 50℃,53℃,56℃,59℃,62℃ 和 65℃；QA,QB,QC 和 QD 分别为 QA - T1,QB - T1,
QC - T1 和 QD - T1 阳性实验结果）

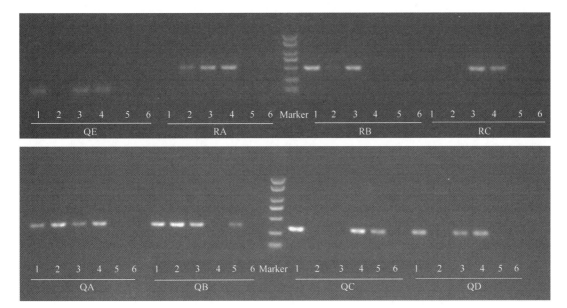

图 4 - 7 - 5　特异引物退火温度考察结果- 2

（1,2,3,4,5 和 6 分别代表 50℃,53℃,56℃,59℃,62℃ 和 65℃；QE,RA,RB 和 RC 分别为 QE - T1,RA - T1,
RB - T1 和 RC - T1 阳性实验结果）

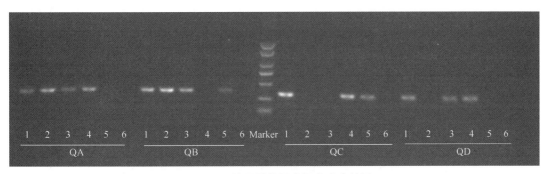

图 4 - 7 - 6　特异引物退火温度考察结果- 3

（1,2,3,4,5 和 6 分别代表 50℃,53℃,56℃,59℃,62℃ 和 65℃；RD,XA,XB 和 XC 分别为 RD - T1,XA - T1,
XB - T1 和 XC - T1 阳性实验结果）

表 4-7-16　不同退火温度下的位点特异性 PCR 阳性扩增结果

		QA	QB	QC	QD	QE	RA	RB	RC	RD	XA	XB	XC
长度(bp)		300	300	350	350	150	450	450	450	450	200	200	750
退火温度(℃)	50	++	+++	+++	++	++	−	+++	−	+++	++	++	−
	53	+++	+++	−	++	++	+		+++	−	+	+++
	56	++	+++	−	++	++	+++	+++	+++	+++	++	+	+++
	59	+++	−	++	++	++	+++		+++		++	++	−
	62	−	++	++	−	−	−				−	−	−
	65	−			−						−		

注:长度指读取的产物长度(以 marker 为对照),−表示没有条带,+,++,+++分别表示条带亮度由弱到强。

2. **引物特异性分析**　在 56℃和 59℃这 2 个退火温度下,进行特异引物阴性实验,检测各引物的特异性(图 4-7-7 至 4-7-8,表 4-7-17)。退火温度 56℃下,引物 QE,RC 和 XA 的阴性对照未出现条带,说明引物具有种的特异性;退火温度 59℃下,特异引物 QE,RB 和 XA 的阴性对照未出现条带,说明引物具有种的特异性。因此,筛选得到三七特异引物 QE 和西洋参特异引物 XA 是最佳特异引物,未筛选得到合适的人参特异引物。

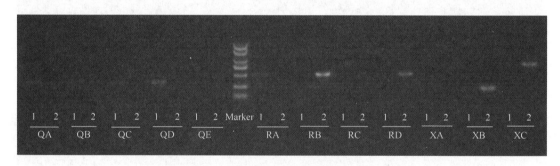

图 4-7-7　特异引物阴性扩增结果(*T*m=56℃)

(1 和 2 分别代表 56℃和 59℃;QA,QB,QC,QD,QE,RA,RB,RC,RD,XA,XB 和 XC 分别为 QA-T1,QB-T1,QC-T1,QD-T1,QE-T1,RA-T1,RB-T1,RC-T1,RD-T1,XA-T1,XB-T1 和 XC-T1 阴性实验结果)

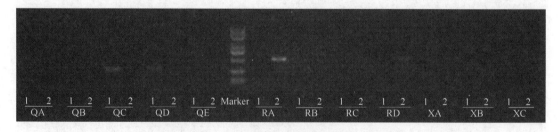

图 4-7-8　特异引物阴性扩增结果(*T*m=59℃)

(1 和 2 分别代表 56℃和 59℃;QA,QB,QC,QD,QE,RA,RB,RC,RD,XA,XB 和 XC 分别为 QA-T1,QB-T1,QC-T1,QD-T1,QE-T1,RA-T1,RB-T1,RC-T1,RD-T1,XA-T1,XB-T1 和 XC-T1 阴性实验结果)

表 4 - 7 - 17　不同退火温度下的位点特异性 PCR 阴性扩增结果

		QA	QB	QC	QD	QE	RA	RB	RC	RD	XA	XB	XC
退火	56℃	＋/－	＋/－	＋/－	＋＋/－	－/－	＋/－	－/＋＋＋	－/－	－/＋＋	－/－	－/＋＋	－/＋＋
温度	59℃	－/－	－/－	＋/－	＋/－	－/－	－/－	－/＋＋＋	－/－	－/＋	－/＋	－/－	－/＋	－/－

注：－表示没有条带，＋，＋＋，＋＋＋分别表示条带亮度由弱到强。

3. 重复性实验　在退火温度 56℃ 和 59℃ 下，采用三七特异引物 QE 和西洋参特异引物 XA 对三七、人参和西洋参进行扩增，重复 3 次，其阴性对照均不存在非特异性扩增，而且三七和西洋参分别在 150 bp 和 200 bp 左右出现条带，人参不出现条带，可以明显区分开。

（四）小结与讨论

位点特异性 PCR 是基于药材与混伪品的特异位点设计引物，通过 PCR 后的凝胶电泳条带的有无及长短来鉴定药材，该方法能简单、快速地鉴定中药材。崔光红等曾基于 18 s 和 *matK* 基因设计特异引物，用于人参和西洋参的鉴定。Jung 等曾基于 *rbcL - accD* 序列 8 个碱基的插入/缺失设计特异引物，鉴定人参和西洋参。

本研究中在 *trnL - trnF* 序列设计特异引物来鉴定三七，发现 *trnL - trnF* 序列部分特异位点周围 AT 含量过高而不能设计引物，通过退火温度考察和引物特异性分析，最终筛选得到三七及西洋参特异引物，分别在 150 bp 和 200 bp 左右出现条带，而人参不出现条带，可以用于三七的鉴定。但实验过程中发现，阴性结果易受到不同模板和退火温度细微差别的影响，有时出现弱条带，影响实验结果的判读，因此基于 *trnL - trnF* 序列的位点特异性 PCR 不是三七粉鉴定的最佳方法。

第八节　基于 HRM 技术的三七
鉴定方法建立

一、材料、试剂及仪器

1. 实验材料　从本章材料中随机选取三七、人参和西洋参样品，用于 HRM 技术的摸索。

2. 试剂及仪器

（1）仪器：SY - 601 型超级恒温水浴（欧诺仪器，天津）；五个量程的微量移液器（量程为 0.2～2 μl，1～10 μl，2～20 μl，10～100 μl 及 100～1 000 μl）（Eppendorf，德国）；L - 901 型涡旋振荡仪（其林贝尔仪器，江苏海门）；JA 1103N 型千分之一电子天平（民桥精密科学仪器，上海）；3K - 15 型低温高速离心机（SIGMA，德国）；TGL - 16G 型离心机（安亭飞鸽，上海）；FMB 40 型全自动雪花制冰机（比朗仪器，上海）；CFX 96 Real - Time PCR（Bio - rad，美国）；JY 300C 型电泳仪（君意东方电泳设备，北京）；JY - SPDT 型水平电泳槽（君意东方电泳设备,北京);JS-680B型全自动凝胶成像分析仪(培清科技,上海);KQ 5200E型超声波清洗器(昆山舒美,江苏昆山);DHG-9145A型恒温鼓风干燥箱(一恒科学仪器,上海);BCD 216YH型冰箱(海尔,青岛);MDF U53V型-80℃超低温冰箱(SANYO,日本);研钵等。

（2）试剂与耗材：广谱植物基因组DNA提取所用试剂盒及BM 2000+1.5 K DNA Marker均购自北京博迈德科技发展有限公司。引物合成及测序均由上海生工生物 技术有限公司完成。Precision Melt Supermix,0.2 ml低位自然色8联PCR管和0.2 ml平顶8联PCR联管盖均购自Bio Rad公司。6×loading Buffer;Biowest Agarose琼脂糖;GoldView核酸染色剂;液氮;无水乙醇;离心管(200 μl,500 μl,1.5 ml及2 ml);枪头(10 μl,200 μl及1 000 μl);灭菌水;去离子水;一次性口罩;PE手套;无粉塑胶手套。

二、研究方法

1. **样品的收集与处理** 从三七、人参和西洋参样品中分别挑取其中无虫蛀、无霉变的样品,经75%乙醇擦拭表面,取约20 mg,加入适量液氮充分研磨成粉以备用。

2. **总DNA提取** 与上文总DNA提取过程相同。

3. **核酸检测** 采用核酸检测仪dsDNA 50模式,取3 μl DNA检测核酸浓度、A260/A280和A260/A230的值,每次检测前均用DNA提取时的EB洗脱液平衡。每个样品平行3次。

4. **特异引物设计** 通过之前对三七、人参和西洋参 *trnL-trnF* 序列的比对分析,发现三七、人参和西洋参在105 bp、153 bp、463 bp、583 bp、631 bp、732 bp、818 bp和830 bp左右处存在SNP位点,但部分SNP位点附近的AT含量较高,不适于设计引物,最终筛选在583 bp(C/T)、631 bp(G/A)、732 bp(C/G)及463 bp(A/T),583 bp(C/T)的两端设计特异引物。根据扩增片段中包含区分三七、人参和西洋参的特异位点,产物长度尽量小且低于300 bp,结合Primer 5.0软件高Rating值设计特异引物。引物碱基信息见表4-8-1。

表4-8-1 三七、人参和西洋参 *trnL-trnF* 序列的特异引物

引物对名称	引物	碱基信息(5'-3')	Rating	特异位点位置(bp)	产物长度(bp)
T-A	T-A1	CGGGTCCTAGAATTTCTTGGATCTT	90	631,732	212
	T-A4	CGTTATCTTTCTCATTCACCTACTC	100		
T-B	T-B1	GTCTTATCCGGGTCCTAGAATTTCT	83	631,732	220
	T-B4	CGTTATCTTTCTCATTCACCTACTC	83		
T-C	T-C1	GTCTTATCCGGGTCCTAGAATTTCT	83	583,631,732	274
	T-C4	CATTTGACTCCCTCATTTTTTATCC	77		
T-G	T-G1	AAGAGTAGGTGAATGAGAAAGATAACG	100	463,583	211
	T-G4	TAATCGGACGAGAATAAAGATAGAGTC	78		
T-H	T-H1	GTTTGTAAAAGAGTAGGTGAATGAGAA	100	463,583	219
	T-H4	TAATCGGACGAGAATAAAGATAGAGTC	78		

5. PCR 扩增

（1）PCR 扩增体系：利用上述特异引物（Primer），以三七、人参或西洋参总 DNA 为模板（Template），进行 PCR 扩增。PCR 扩增体系如表 4-8-2。

表 4-8-2　三七通用引物的 PCR 扩增体系

试 剂 名 称	用 量（μl）
Precision Melt Supermix	10
ddH$_2$O	7.4
Forward Primer（5 μmol/L）	0.8
Reverse Primer（5 μmol/L）	0.8
Template	1
total volume	20

（2）PCR 扩增程序：Precision Melt Supermix 的 PCR 扩增程序如表 4-8-3。PCR 产物存放于 4℃冰箱。

（3）PCR 产物检测：取 5 μl PCR 产物，加 1 μl 6×loading Buffer，以 BM 2000 + 1.5 K DNA Marker 为分子量标记，用 1% 的琼脂糖凝胶电泳检测，紫外荧光成像系统拍照观察。条带单一明亮、无明显的拖尾现象者即扩增成功。

表 4-8-3　Precision Melt Supermix 的 PCR 扩增体系

反 应 过 程	温　　度	时　　间	循 环 数
预变性	95℃	2 min	×1 个
变性	95℃	10 s	
退火	Tm^*	30 s	×40 个
延伸	72℃	30 s	
平台期	95℃ 60℃	30 s 1 min	×1 个
熔解曲线收集	65～95℃	10 s/0.2℃	

注：Tm 包括 54.0℃，56.0℃，57.9℃，60.4℃，62.3℃和 64.0℃这 6 个温度梯度。

6. 引物筛选　采用 Precision Melt Supermix，通过熔解曲线峰形、Cq 值、Tm 值和电泳结果的差异，筛选合适的特异引物。

7. 反应条件优化　考察退火温度、引物用量和模板浓度对熔解曲线峰形、Cq 值和 Tm 值的影响，优化最佳反应条件。三七、人参和西洋参样品各进行 3 次平行实验，同时随机取 5 份三七样品进行 HRM 熔解曲线分析，每个样品平行三份，考察熔解曲线的重复性和稳定性。

8. 掺伪模型的建立　三七中分别以不同比例（1∶1、10∶1、20∶1、50∶1 和 10^2∶1）掺入人参（和西洋参）样品，建立三七熔解曲线掺伪模型，比较掺伪比例不同时熔解曲线的变化,考察掺伪模型的最低检测限。以纯三七的 HRM 曲线为基线,根据平均荧光强度做标准曲线,检测荧光强度与掺伪比例的相关性。每个样品平行三份。

三、研究结果

1. 核酸检测 对三七、人参和西洋参的总 DNA 溶液进行核酸检测,每个样品平行 3 次(表 4-8-4)。三七、人参和西洋参的 A260/A280 均在 1.8 左右,表明可能含有酚类或蛋白质类杂质;A260/A230 均小于 2.0,表明可能残存盐类或者小分子杂质;三七、人参和西洋参的平均核酸浓度分别为 370.1 ng/μl、57.0 ng/μl 和 52.8 ng/μl,三七的核酸浓度明显大于人参和西洋参,这可能是因为三七为叶类样品,人参和西洋参均为根类样品。

表 4-8-4 核酸检测结果

	核酸浓度(ng/μl)	A260/A280	A260/A230	320 ratio
SQ-1	355.6	1.808	0.586	0.919
SQ-2	370.8	1.804	0.565	0.906
SQ-3	383.9	1.798	0.573	0.903
RS-1	58.7	1.778	0.326	1.025
RS-2	52.4	1.873	0.301	0.917
RS-3	59.8	1.952	0.345	0.932
XYS-1	49.6	1.704	0.280	0.977
XYS-2	53.0	1.856	0.305	0.922
XYS-3	55.9	1.790	0.284	0.981

注:SQ、RS 和 XYS 分别为三七、人参和西洋参。

2. 引物筛选 分别采用引物 T-A、T-B、T-C、T-G 和 T-H,结合 Precision Melt Supermix,扩增三七、人参和西洋参,观察各引物扩增片段的差异大小。结果表明,分别采用这 5 对引物扩增,得到的三七、人参和西洋参 Cq 值在 17.55～19.65 之间,均小于 30,且样品间 Cq 差值小于 3,扩增模板合适且均一化(表 4-8-5)。引物 T-A、T-G 和 T-H 的 Tm 值差值在 0～0.2 之间,部分样品间差异较小,因此引物 T-A、T-G、T-H 可能不是最佳特异引物;引物 T-B 和 T-C 的 Tm 值差值在 0.2～0.4 之间,存在差异。这 5 对引物扩增的峰图均为单一高峰,且电泳结果条带单一明亮,均无非特异性扩增(图 4-8-1 和图 4-8-2)。

表 4-8-5 5 对引物的 HRM 熔解曲线比较

样 品	Cq 值	Tm(℃)	峰图高度	开始熔解温度(℃)	结束熔解温度(℃)
SQ-A	17.46	77.80	2 937.96	72.40	81.20
RS-A	18.38	77.80	3 243.39	74.40	80.80

（续表）

样　品	Cq 值	$Tm(℃)$	峰图高度	开始熔解温度（℃）	结束熔解温度（℃）
XYS - A	17.83	77.60	3 583.54	73.60	80.00
SQ - B	17.05	78.00	3 627.31	72.20	80.40
RS - B	18.13	77.80	3 876.37	71.80	80.60
XYS - B	18.80	77.60	3 231.08	72.60	80.20
SQ - C	17.30	78.00	3 471.26	74.00	80.80
RS - C	18.44	77.80	3 518.28	74.00	80.20
XYS - C	19.55	77.60	3 110.25	73.00	79.80
SQ - G	18.29	78.60	2 208.45	72.40	81.00
RS - G	19.03	78.60	2 407.95	73.00	82.40
XYS - G	19.65	78.40	2 593.72	72.60	81.20
SQ - H	18.52	78.60	2 618.37	72.80	80.60
RS - H	20.34	78.60	2 553.46	72.40	81.60
XYS - H	20.73	78.40	2 558.88	72.80	81.20

注：SQ、RS 和 XYS 分别代表三七、人参和西洋参扩增结果；A、B、C、G 和 H 分别为引物 T - A、T - B、T - C、T - G 和 T - H 扩增结果。

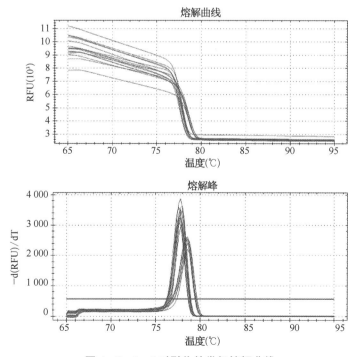

图 4 - 8 - 1　5 对引物的常规熔解曲线

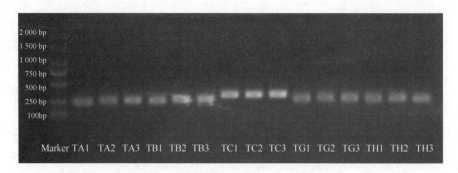

图 4-8-2 5 对引物的 HRM 产物电泳结果

(TA,TB,TC,TG 和 TH 分别为引物 T-A,T-B,T-C,T-G 和 T-H 的扩增结果;1,2 和 3 分别代表三七、人参和西洋参)

HRM 熔解曲线均峰形良好且存在差异,都能区分三七、人参和西洋参;以 T-A 扩增得到的三七、人参和西洋参的峰图为基线,发现引物 T-C 扩增得到的峰图差异最大。T-A、T-B 和 T-C 这 3 对引物扩增的峰图相似,以引物 T-C 扩增得到的三七、人参和西洋参峰图差异较大;T-G 和 T-H 这 2 对引物扩增的峰图相似,以引物 T-H 扩增得到的三七、人参和西洋参峰图差异较大(图 4-8-3)。因此,引物 T-C 为最佳特异引物。

3. 反应条件优化

(1) 退火温度优化:分别采用 54.0℃、56.0℃、57.9℃、60.4℃、62.3℃ 和 64.0℃ 这 6 个退火温度梯度对三七、人参和西洋参进行扩增。结果表明,不同退火温度下,三七、人参和西洋参 Cq 值在 16.41~21.09 之间,均小于 30,且样品间 Cq 差值小于 3,扩增模板合适且均一化(表 4-8-6)。57.9℃、60.4℃、62.3℃ 和 64.0℃ 下的 Tm 值差值在 0~0.2 之间,部分样品间差异较小,因此引物 T-A、T-G 和 T-H 可能不是最佳特异引物;56.0℃ 下的 Tm 值差值在 0~0.4 之间,54.0℃ 下的 Tm 值差值在 0.2~0.4 之间,存在差异。这 5 对引物扩增的峰图均为单一高峰(图 4-8-4)。

在不同退火温度下 HRM 熔解曲线均峰形良好且存在差异,都能区分三七、人参和西洋参。三七在 54.0℃ 和 56.0℃ 下峰形较高;人参在 54.0℃,56.0℃ 和 62.3℃ 下峰形较高;西洋参在不同温度下峰形差异较小(图 4-8-4)。比较不同温度下三七、人参和西洋参熔解曲线的差异大小,发现在 56.0℃ 下峰图差异最大。因此,56.0℃ 下最适于三七及人参、西洋参的鉴别。

表 4-8-6 不同退火温度下熔解曲线结果

样 品	Cq 值	Tm(℃)	峰图高度	开始熔解温度(℃)	结束熔解温度(℃)
SQ-C-1	22.29	78.00	2 819.33	74.20	79.80
RS-C-1	20.98	78.00	3 470.54	73.80	79.80
XYS-C-1	21.09	77.80	3 446.40	73.80	80.20
SQ-C-2	17.18	78.00	3 401.68	74.00	80.80
RS-C-2	18.71	78.00	3 802.12	73.40	80.00

（续表）

样　品	Cq 值	$Tm(℃)$	峰图高度	开始熔解温度(℃)	结束熔解温度(℃)
XYS－C－2	18.14	77.80	3 998.76	74.20	80.00
SQ－C－3	15.96	78.00	3 603.54	74.60	79.80
RS－C－3	18.16	78.00	3 979.27	72.80	80.00
XYS－C－3	17.87	77.80	3 745.64	73.40	81.20
SQ－C－4	15.63	78.00	3 882.72	73.00	80.60
RS－C－4	18.64	78.00	2 783.41	73.20	80.20
XYS－C－4	17.71	77.80	3 912.69	73.40	80.00
SQ－C－5	17.17	78.20	3 306.46	74.80	80.80
RS－C－5	18.61	77.80	3 415.81	73.80	80.40
XYS－C－5	17.82	77.80	3 693.60	74.20	79.80
SQ－C－6	16.41	78.20	3 600.20	73.60	81.40
RS－C－6	18.55	78.00	3 459.05	73.60	81.00
XYS－C－6	18.19	77.80	3 039.01	74.00	80.60

注：SQ－C、RS－C 和 XYS－C 分别为三七、人参和西洋参 TC 引物扩增结果，1～6 分别为 64.0℃、62.3℃、60.4℃、57.9℃、56.0℃ 和 54.0℃。

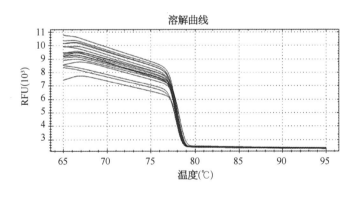

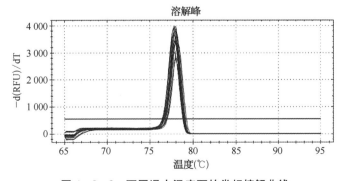

图 4-8-3　不同退火温度下的常规熔解曲线

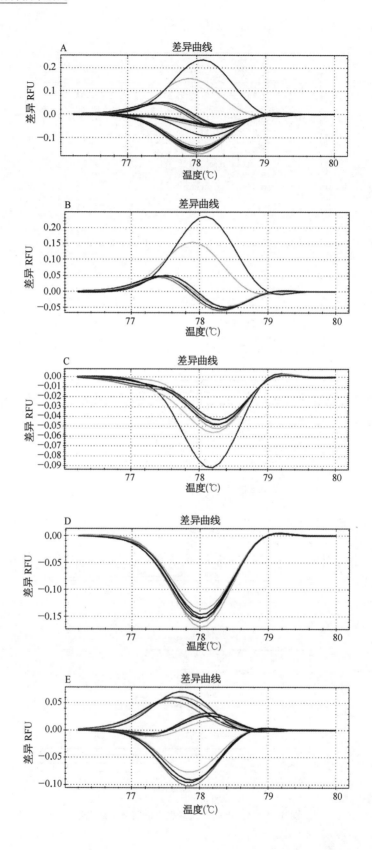

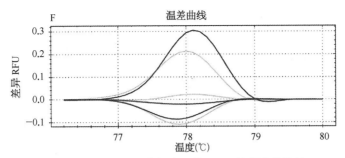

图 4-8-4 不同退火温度下的 HRM 熔解曲线比较

（各线段分别为 64.0℃、62.3℃、60.4℃、57.9℃、56.0℃ 和 54.0℃ 下扩增三七、人参和西洋参的结果；B、C 和 D 图分别为不同温度三七、人参和西洋参结果；E 图为 64.0℃、62.3℃、60.4℃ 和 57.9℃ 扩增结果；F 图为 56.0℃ 和 54.0℃ 下扩增结果。详见附录彩图 40）

（2）引物用量优化：在退火温度 56℃ 下，分别采用 0.4 μl、0.6 μl、0.8 μl、1.0 μl 和 1.2 μl 的 T-C 引物（5 μmol/L）对三七进行扩增。结果表明，三七 Cq 值在 16.19～17.93 之间，均小于 30，Tm 值在 78.00～78.02 之间，扩增模板合适。在引物用量 0.8 μl 和 1.2 μl 时的峰图较高（图 4-8-5），因此引物最佳用量为 0.8 μl 和 1.2 μl。为节约成本，后期实验采用 0.8 μl 引物用量。

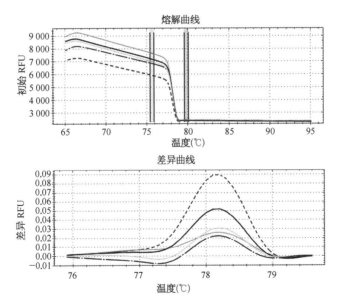

图 4-8-5 不同引物用量的 HRM 熔解曲线比较

（各线段分别为引物用量在 0.4 μl、0.6 μl、0.8 μl、1.0 μl 和 1.2 μl 下的三七扩增结果。详见附录彩图 41）

（3）模板浓度优化：在退火温度 56℃ 和引物浓度 0.8 μl 下，分别采用 1 μl、2 μl、4 μl 和 8 μl，及稀释 10^2、10^4、10^6、10^8、10^{10}、10^{12} 和 10^{14} 倍的三七 DNA 进行扩增。结果表明，三七稀释倍数在 10^6，及 10^{10}～10^{14} 时 Cq 值大于 30，易导致 HRM 分析结果的不稳定，因此不适于做 HRM 分析；4 μl 和 8 μl 时没有扩增产物（表 4-8-7）。1 μl、2 μl，及稀释 10^2、10^4 和 10^8 倍时均存在 HRM 熔解曲线；与稀释后相比，原浓度（1 μl 和 2 μl）时的峰形较一致（图 4-8-6）。因此，模板浓度在 1 μl、2 μl，及稀释 10^2、10^4 倍（模板量在 0.037～740.2 ng 之间）时，均可以获得峰图较高的 HRM 熔解曲线。

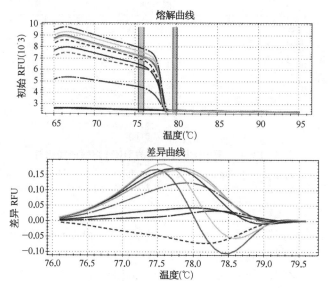

图 4-8-6　不同模板浓度的 HRM 熔解曲线比较

[各线段分别为 2 μl、1 μl、1 μl(稀释 10^2 倍)、1 μl(稀释 10^4 倍)、1 μl(稀释 10^6 倍)、1 μl(稀释 10^8 倍)和 1 μl(稀释 10^{10}、10^{12} 和 10^{14} 倍)下的三七扩增结果。详见彩图 42]

表 4-8-7　不同模板浓度下熔解曲线结果

样　品	稀释倍数	加样量 (μl)	Cq 值	Tm(℃)	峰图高度	开始熔解 温度(℃)	结束熔解 温度(℃)
SQ-C1	10^{14}	1	34.00	78.00	1 020.82	74.00	79.80
SQ-C2	10^{12}	1	33.12	78.20	1 958.09	74.00	80.20
SQ-C3	10^{10}	1	31.81	78.20	2 311.40	72.60	80.00
SQ-C4	10^8	1	27.79	78.20	3 152.24	73.20	80.20
SQ-C5	10^6	1	31.16	78.20	2 751.86	72.80	80.60
SQ-C6	10^4	1	28.29	78.20	2 941.78	74.00	80.00
SQ-C7	10^2	1	22.39	78.20	3 486.28	73.20	80.00
SQ-C8	1	1	16.31	78.20	3 373.76	74.40	80.40
SQ-C9	1	2	19.68	78.00	2 684.98	73.20	80.00
SQ-C10	1	4	N/A	None	None	None	None
SQ-C11	1	8	N/A	None	None	None	None

　　(4) 样品平行实验:在退火温度 56℃ 和引物浓度 0.8 μl 下,将三七、人参、西洋参和 5 份三七样品进行熔解曲线分析,每个样品平行三份(图 4-8-7 和表 4-12-8)。SQ-1 样品的 Cq 值在 29.32~29.80 之间,接近于 30,易导致 HRM 分析结果的不稳定,因此不适于做 HRM 分析;其他样品 Cq 值在 15.65~18.26 之间,均可以进行 HRM 分析。各样品的熔解曲线基本一致,Tm 值的 RSD 在 0~0.15% 之间,表明熔解曲线的重复性较好。其中三七的

总 Tm 值为 78.14±0.09℃，人参的 Tm 值为 78.00℃，西洋参的 Tm 值为 77.80℃，三者的熔解曲线具有明显的差异。

表 4-8-8 样品平行实验

样 品	Cq 值	Tm(℃)
SQ	15.94±0.26	78.13±0.12
RS	17.26±0.16	78.00±0.00
XYS	17.31±0.06	77.80±0.00
SQ-1	29.52±0.25	78.07±0.12
SQ-2	18.22±0.05	78.20±0.00
SQ-3	16.05±0.05	78.07±0.12
SQ-4	16.39±0.03	78.20±0.00
SQ-5	17.01±0.11	78.20±0.00

注：SQ、RS 和 XYS 分别为三七、人参和西洋参；SQ-1 至 SQ-5 为不同的三七样品。

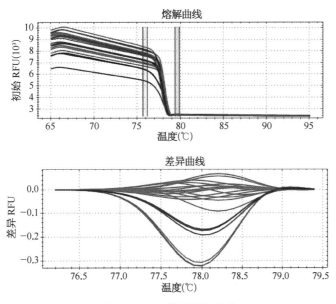

图 4-8-7 样品平行实验

（各线段分别为三七、人参和西洋参。详见附录彩图 43）

4. 掺伪模型建立 在退火温度 56℃和引物浓度 0.8 μl 下，三七中分别以不同比例（1:1、10:1、20:1、50:1 和 100:1）掺入人参样品，以纯三七的熔解曲线为基线，发现掺伪比例在 1:1 和 10:1 时，与纯三七的熔解曲线有显著差异；而掺伪比例在 20:1、50:1 和 100:1 时，与纯三七的熔解曲线差异不大（图 4-8-8）。三七中分别以不同比例（1:1:1、10:1:1、20:1:1、50:1:1 和 100:1:1）掺入人参和西洋参样品，以纯三七的熔解曲线为基线,发现掺伪比例在1∶1∶1和10∶1∶1时,与纯三七的熔解曲线有显著差异;其他掺伪比例与纯三七的熔解曲线差异不大(图4-8-9)。因此,HRM熔解曲线可以用于掺伪比例大于10%的同属掺伪鉴定。

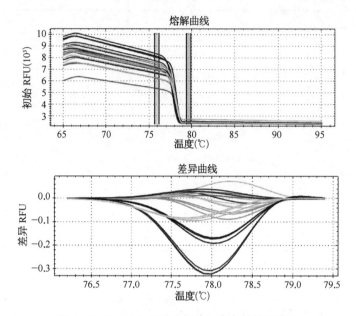

图4-8-8 三七不同比例掺入人参的熔解曲线

(各线段分别为纯三七,人参和西洋参,浅绿、橙、浅粉、紫和浅蓝色分别为三七中以1∶1、10∶1、20∶1、50∶1和100∶1比例掺入人参。详见彩图44)

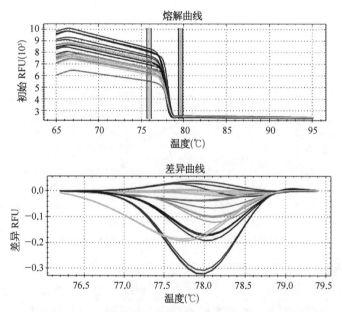

图4-8-9 三七不同比例掺入人参和西洋参的熔解曲线

(各线段分别为纯三七、人参和西洋参,以及三七中以1∶1∶1、10∶1∶1、20∶1∶1、50∶1∶1和100∶1∶1比例掺入人参和西洋参。详见附录彩图45)

四、小结与讨论

HRM 技术通过熔解曲线的差异来反映不同的碱基组成其至单个碱基的差异,可以实现简单、快速地鉴定中药材。而且,PCR 产物低于 400 bp 时,检测灵敏度和特异性高达 100%。有研究者已经成功建立了三七粉中掺入大米、土豆、小麦、小米或大豆的熔解曲线。本研究基于 *trnL*‐*trnF* 序列设计了 5 对特异引物来鉴定三七及其同属易混品人参、西洋参,扩增产物片段长度 200~300 bp,发现这 5 对引物均可以用于区分三七、人参和西洋参,而引物 T‐C 扩增时的熔解曲线差异最大,因此筛选得到引物 T‐C 为最佳特异引物。同时通过 Cq 值、Tm 值和熔解曲线的差异大小,建立了退火温度 54~56℃,引物用量 0.8~1.2 μl,模板量 0.037~740.2 ng 的最优反应条件,并进行了稳定性和重复性考察。在此基础上,建立了三七掺入人参(和西洋参)的模型,发现 HRM 熔解曲线可以用于掺伪比例大于 10% 的同属掺伪鉴定,并用于市场上收集三七粉样品的鉴定。

但本研究中建立的 HRM 技术尚存在不足:

一是部分样品的 Cq 值接近 30,易导致分析结果的不稳定而不适于做 HRM 熔解曲线分析,这可能是由于 DNA 质量低或污染严重导致。而中药材多为干品,日晒、干燥烘干等加工方式,及储存方式不当和时间过长等,会造成 DNA 的降解,再加上中药材药用部位多为根和根茎,常含有大量的多糖、多酚等次生代谢产物,导致 DNA 提取失败。

二是 HRM 技术灵敏度高,实验过程中产生的气溶胶极易对其结果产生影响,导致假阳性污染的产生,这对掺伪样品的鉴定准确率产生了影响。因此,要在提高 DNA 质量的同时,实验过程中要避免气溶胶污染,保证加样、HRM 反应及跑胶的环境彼此分离。

三是本研究相关实验仍存在缺陷。首先是 HRM 检测样品的最佳纯度要求是 A260/280 和 A260/A230 分别在 1.8~2.2 和 1.6~2.4 之间,本研究采用试剂盒法得到的根类和叶类样品均达不到该要求,有待于改进 DNA 提取方法,以得到高质量的 DNA;其次是掺伪模型建立时未进行多批次验证来建立标准图谱,这限制了该方法的实际应用。

第九节 基于分子‐形态的三七粉
鉴定方法建立

一、材料、试剂及仪器

1. 实验材料 从北京市场上收集 11 份三七粉(产自云南文山)作为待鉴定样品,编号为 Q1~Q11。

2. **仪器与试剂** 分子实验相关仪器、试剂与本章"第七节'遗传多样性研究'"相同。显微实验仪器与试剂如下：奥林巴斯 BX51 显微镜，酒精棉，酒精灯，解剖针，擦镜纸，镊子，研钵，水合氯醛，稀甘油，无水乙醇，盖玻片，滤纸，载玻片。

二、研究方法

显微实验方法：取适量样品用研钵磨成粉末。将粉末少许放于载玻片上，滴入水合氯醛 2～3 滴，解剖针拌匀，用酒精灯外焰来回缓慢移动加热，微热至近沸腾而不要爆沸，稍放凉后继续加热，如果快蒸干可补加水合氯醛，如此反复 2～3 次，直至粉末颜色稍透明后，滴加一滴稀甘油于试剂中，从一侧盖上盖玻片，用滤纸拭净周围多余的试剂，待冷后置于显微镜下观察。物象观察时先将视野移至盖玻片一端，先用 10 倍物镜采用"之"字形搜索物象，将需要观察的物象移至视野中央，转至 40 倍物镜观察，调整清晰后拍照。

分子实验相关研究方法与本章"第七节'遗传多样性研究'"相同。

三、研究结果

1. **三七粉的显微鉴定** 对市场上收集的 11 份三七粉样品进行显微鉴定。发现编号为 F1～F3、F5～F11 这 10 份样品具有三七根类粉末的显微特征(图 4-9-1)。而 F4 样品除具有根类粉末的显微特征外，还存在花粉粒、气孔等特征(图 4-9-2)，因此 F4 样品可能存在三七地上部位的掺伪。

2. **基于"核心基因型"的三七粉条形码鉴定** 对这 11 份三七粉样品的 *ITS* 序列和 *trnL-trnF* 序列进行扩增测序，发现这 11 份样品的 *ITS* 序列和 *trnL-trnF* 序列的 PCR 扩增率和测序成功率均为 100%，均可以用于后续分析。

利用建立的基于"核心基因型"的中药 DNA 条形码鉴定数据库，对这 11 份样品进行鉴定分析。发现编号为 Q1、Q2、Q4、Q5、Q6、Q7 和 Q10 的样品 *ITS* 序列与三七 *ITS* 序列"核心基因型"Q-G5 之间的相似度为 99.84%，编号为 Q3、Q8、Q9 和 Q11 的样品 *ITS* 序列与三七 *ITS* 序列"核心基因型"Q-G5 之间的相似度为 100%。所有样品 *trnL-trnF* 序列与三七 *trnL-trnF* 序列"核心基因型"Q-T 之间的相似度为 100%。这些值均高于 99% 相似度阈值，因此可以鉴定这 11 份三七粉样品均为三七。

3. **三七粉的 HRM 熔解曲线分析** 对这 11 份三七粉样品的 *ITS* 序列和 *trnL-trnF* 序列进行 HRM 熔解曲线分析，检测三七粉质量的优劣。在退火温度 56℃ 和引物浓度 0.8 µl 下，建立三七、人参、西洋参和 11 份三七粉的熔解曲线(表 4-9-1 和图 4-9-3)。这 11 份三七粉的 Cq 值在 15.96～24.19 之间，均小于 30，可以用于 HRM 熔解曲线分析。Tm 值多在 78.0～78.2 之间，与三七的 Tm 值(78.14±0.09℃)相近；而 F1 样品 Tm 值为 78.6，显著高于三七、人参和西洋参的 Tm 值。以纯三七的熔解曲线为基线，11 份三七粉的熔解曲线与纯三七相似。因此可以鉴定这 11 份三七粉样品为五加科三七，且不存在超过 10% 的同属掺伪。

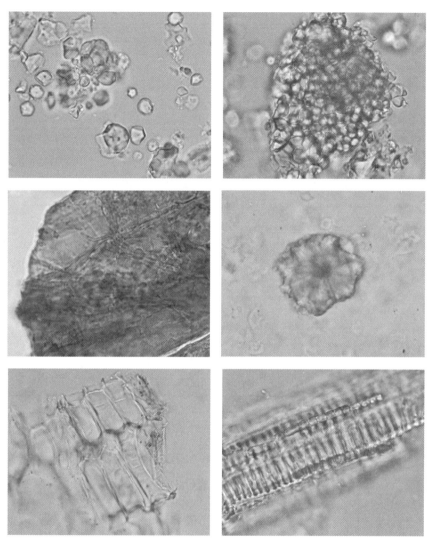

图 4-9-1　三七根类粉末的显微特征

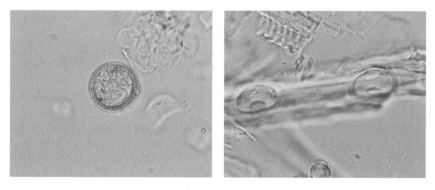

图 4-9-2　三七粉 F4 样品非药用部位掺伪的显微特征

（10×40 倍。左为花粉粒,右为气孔）

表 4 - 9 - 1　三七粉的熔解曲线结果

样　品	Cq 值	Tm(℃)	峰图高度	开始熔解温度(℃)	结束熔解温度(℃)
SQ	16.60	78.20	3 117.42	73.80	79.80
RS	17.90	78.00	3 904.66	74.60	80.00
XYS	17.46	77.60	3 917.08	73.80	79.80
F1	19.43	78.60	3 237.17	74.80	80.40
F2	24.19	78.00	3 322.73	74.00	79.80
F3	18.86	78.20	3 390.51	74.00	80.00
F4	20.48	78.20	3 430.73	74.60	80.00
F5	19.12	78.20	4 013.24	74.40	80.40
F6	17.67	78.00	3 804.41	73.20	81.20
F7	15.96	78.20	3 919.15	73.60	80.20
F8	18.78	78.20	3 728.71	74.20	80.20
F9	18.97	78.20	3 608.54	73.60	79.80
F10	18.50	78.20	3 740.41	74.40	80.20
F11	19.08	78.20	3 696.02	73.60	80.00

注：SQ、RS、XYS 和 F 分别为三七、人参、西洋参和三七粉。

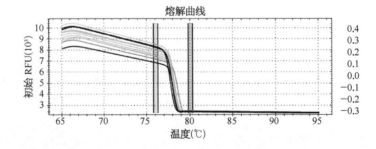

四、小结与讨论

　　本研究建立了基于分子-形态的三七粉系统鉴定方法。首先根据显微鉴定结果鉴定三七粉的非同科掺伪及是否存在非药用部位掺入,其次基于"核心基因型"的中药 DNA 条形码鉴定数据库对三七粉进行真伪鉴定,最后根据 HRM 熔解曲线分析结果鉴定三七粉中是否存在超过 10% 的同属掺伪。该方法可以快速鉴定三七粉,对其他粉末类药材的鉴定具有重要意义。

　　本研究发现,市场上收集的 11 份三七粉样品均为五加科人参属三七,且不存在超过 10% 的同属掺伪,其中 1 份样品存在地上部分掺伪。另外,其中一份三七粉样品(样品编号

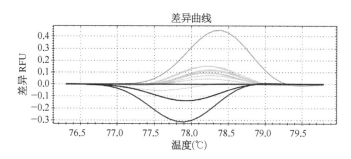

图 4-9-3　三七粉的熔解曲线结果

（各线段分别为纯三七、人参、西洋参和三七粉，及三七粉 F1。详见附录彩图 46）

F1)的 HRM 熔解曲线虽与三七的相似，可以鉴定为三七，但其 $Tm = 78.60$，高于三七的 Tm 值（$78.14 \pm 0.09℃$），熔解曲线也明显高于其他三七粉样品，具体原因有待于进一步研究。

第十节　研究结论

通过大量样品的化学成分研究，对道地药材质量、特征进行评价，是深入研究道地药材品质特征的重要方法，也是对中药材研究的重要方面之一。本研究采集云南、广西 12 产地的大量三七样本，该研究的主要研究结果结论和创新点如下。

一、结果和结论

（1）归纳总结出三七中皂苷类成分的裂解特征。前人已有研究表明三七、人参中多种皂苷的裂解信息，但其对照品相对较少且多为低分辨质谱，难以提供准确系统的裂解规律。在参阅大量文献基础上，本文通过 UPLC-MS 技术对 17 种皂苷对照品的一二级质谱信息进行解析，确定了 5 种类型皂苷裂解的特征离子，成功鉴别多组同分异构体，并归纳出适合三七皂苷的裂解信息。

（2）建立三七中 5 种主要皂苷的含量测定方法并对多产地大样本量三七分别进行确定，分析了不同产地主皂苷成分的差异。《中华人民共和国药典》中规定了三七中人参皂苷 Rg_1、人参皂苷 Rb_1 及三七皂苷 R_1 的总量不得少于 5.0%，本研究建立了三七样品中人参皂苷 Rg_1、人参皂苷 Re、人参皂苷 Rd、人参皂苷 Rb_1、三七皂苷 R_1 五种皂苷含量测定方法，并测定了 360 个三七样品皂苷含量，为三七皂苷成分研究及产地种植差异提供可靠数据。

（3）建立三七样品快速有效测定的方法，并对各色谱峰进行成分归属，同时对微量皂苷类成分以 28 号峰为例，对三七道地性进行分析，探讨了产地对微量皂苷类成分的影响。

（4）测定了多产地各三七样品中六种重金属元素 As、Cu、Hg、Cd、Pb、Cr 含量，结果表明三七中 As 超标率为 32.4%，Cd 超标率 29.7%，其他元素均未超标。各产地差异明显，分析可能与土壤类型、前作物、海拔等相关。

（5）通过测定多产地各三七样品中 Ca、Cu、Fe、Mg、Mn、Se、Zn 等微量元素含量，建立了微量元素特征图谱，且分析结果表明微量元素 Zn、Mn 含量在道地产区与非道地产区差异较大，此外含量数据表明 Fe 与 Cu、Mn 呈显著正相关。

（6）基于叶绿体基因 $psbA$ - $trnH$、$rcbL$、$matK$ 和 $trnL$ - $trnF$ 序列，三七几乎无遗传多样性；基于核基因 ITS 序列，三七具有较低的遗传多样性（$h_T = 0.704$）。三七 $G_{ST}(-0.007)$ 接近于 0，$F_{ST}(-0.003)$ 呈现负值但不显著（$P = 0.599$），AMOVA 分析居群内遗传变异达 100.27%，均表明三七的遗传变异集中在居群内。云南文山、昆明及广西百色的三七 ITS 序列基因型较丰富，云南文山和广西百色的基因多态性、核苷酸多态性和 Pi 值较高，其中云南文山文山县和广西百色靖西县最高，反映了文山县和靖西县为三七的栽培起源中心。

（7）基于 ITS 和 $trnL$ - $trnF$ 序列的"核心基因型"，三七的相似度阈值为 99%。三七 ITS 序列存在 14 个特异位点，种内遗传距离（0.000）小于种间遗传距离（0.027～0.029），与人参和西洋参明显分为两支。三七 $trnL$ - $trnF$ 序列存在 4 个特异位点，种内遗传距离（0.000）小于种间遗传距离（0.003～0.006），与人参和西洋参明显分为两支。因此，相似度、特异位点、遗传距离和系统发育树这 4 个指标均可以用于鉴别三七粉，基于"核心基因型"的相似度阈值方法是最简单快速的鉴定方法。

（8）通过 831～833 bp（AGAC/ATAA）和 732 bp（G/C）处设计得到最佳特异引物。退火温度 56～59℃时，三七和西洋参分别在 150 bp 和 200 bp 左右出现条带，人参不出现条带，建立了三七的位点特异性 PCR 鉴定方法。

（9）在退火温度 54～56℃，引物用量 0.8～1.2 μl，模板量 0.037～740.2 ng 时，三七、人参和西洋参的 Tm 值分别为 78.14±0.09℃、78.00℃和 77.80℃，其熔解曲线具有明显的差异。三七中分别以不同比例（1∶1、10∶1、20∶1、50∶1 和 100∶1）掺入人参（西洋参）样品，发现掺伪比例在 1∶1 和 10∶1 时，熔解曲线与纯三七的熔解曲线有显著差异，因此 HRM 方法可以用于掺伪比例大于 10% 的三七同属掺伪鉴定。

（10）对市场上 11 份三七粉样品进行鉴定研究，11 份样品的显微特征均与三七相符，但其中 1 份存在花粉粒和气孔等特征。这 11 份样品的 ITS 序列与三七 ITS 序列"核心基因型"的相似度为 99.84%～100%，$trnL$ - $trnF$ 序列与三七 $trnL$ - $trnF$ 序列"核心基因型"的相似度为 100%，均高于 99% 相似度阈值。这 11 份样品的 Tm 值多在 78.0～78.2℃之间，与三七的 Tm 值（78.14±0.09℃）相近；熔解曲线与三七相似，与人参和西洋参具有明显的差异。因此，可以鉴定这 11 份三七粉均为五加科人参属三七，不存在超过 10% 的同属掺伪，其中 1 份存在地上部位掺伪。

二、创新点

（1）运用 UPLC - Q - TOF/MS 对 17 种皂苷对照品进行裂解分析，全面总结了三七中主要皂苷的裂解规律，为三七中皂苷成分以及皂苷类成分的裂解分析提供了翔实的数据和可靠的规律。

（2）建立了三七中五种皂苷类成分的快速测定方法，对多产地样品进行了分析，并首次根据裂解规律将确定的色谱峰成分，粗略计算三七中总皂苷，虽然方法有待完善，但为准确测定三七中总皂苷含量提供一种新的方法。

（3）首次根据三七中微量皂苷类成分对多产地药材进行分析，发现除主皂苷类成分外，三七中微量皂苷成分受产地影响变化较大，存在道地产区与非道地产区的差异。

（4）对三七中皂苷类、微量元素、重金属进行了全面的道地药材特征分析，克服以往道地药材零散不系统的缺点，为道地药材化学成分特征研究提供可行的研究思路和借鉴范例。

（5）本研究拟通过 DNA 条形码技术研究三七的遗传多样性，揭示三七道地性的遗传机制。同时，从 DNA 条形码、位点特异性 PCR 和 HRM 三种方法中筛选最佳分子鉴定方法，建立基于分子-形态的三七粉系统鉴定方法，为三七粉的准确快速鉴定提供依据。

参考文献

［1］国家中医药管理局.中华本草：第 15 卷［M］.上海：上海科学技术出版社，1999：839.

［2］国家药典委员会.中华人民共和国药典［M］.北京：中国医药科技出版社，2015：11-12.

［3］兰茂.滇南本草［M］.昆明：云南科学技术出版社，2004：503.

［4］郑金生.海外回归中医善本古籍丛书：第二册［M］.北京：人民卫生出版社，2002：314.

［5］李时珍.中华医书集成：本草纲目［M］.北京：中医古籍出版社，1999：615-616.

［6］王朝梁，崔秀明，朱艳.三七原产地考证［J］.中药材，2000，23（增刊）：212.

［7］中国药学会上海分会，上海市药材公司.药材资料汇编：下册［M］.上海：上海科技卫生出版社，1959：76.

［8］赵国强，王秀训.三七止血成分的研究［J］.中草药，1986，17（6）：348-351.

［9］李汝安，张颖.三七总甙片和祛风化痰通腑汤（或化痰醒神汤）治疗高血压脑出血 40 例疗效观察［J］.中西医结合实用临床急救，1992，4（1）：514-515.

［10］王振义.蛋白 C 系统的研究进展［J］.国外医学输血及血液学分册，1986，9（2）：104.

［11］雷秀玲，董雪峰，陈植和，等.络泰对大鼠实验性急性心肌缺血的保护作用及抗脂质过氧化作用［J］.天然产物研究与开发，2001，13（4）：58.

［12］雷秀玲，董雪峰，杨雁华，等.三七总皂甙和灯盏花素复方注射剂对结扎大鼠冠脉致心缺血的保护作用［J］.天然产物研究与开发，2002，14（3）：54-57.

［13］唐旭东，姜建青，姜大春，等.三七总皂苷对心肌缺血——再灌注中中性粒细胞核因子-kB 活化及其黏附的影响［J］.中国药理学通报，2002，18（5）：556-559.

［14］冯培芳，秦南屏，乔樵，等.三七总皂甙改善高血压病左室舒张功能的临床与实验研究［J］.中国中西医结合杂志，1997，17（2）：717.

［15］陈江斌，许家王利，江洪，等.三七总皂苷对冠心病患者过氧化脂质及纤维蛋白溶酶原激活物的影响［J］.中国新药杂志，2000，9（11）：781-782.

［16］姚小皓，李学军.三七中人参三醇苷对脑缺血的保护作用及其机制［J］.中国中药杂志，2002，27（5）：371-373.

［17］石雪迎，赵风志，戴欣，等.三七对大鼠实验性慢性萎缩性胃炎癌前病变作用的形态学观察［J］.北京中医药大学学报，1999，22（6）：45-47.

［18］柏干荣，陆松敏，李萍，等.三七皂苷 Rg1 对失血性休克大鼠肠上皮细胞线粒体损伤保护作用的研究［J］.中国药学杂志，2003，38（9）：665-667.

［19］乔萍，杨贵贞.三七皂苷单体 Rg1 对 D-半乳糖模型鼠学习记忆和免疫功能的影响［J］.吉林大学学报（医学版），2003，29（3）：267-269.

［20］贡云华，蒋家雄，李泽，等.三七皂甙 C1 对四氧嘧啶糖尿病小鼠的降血糖作用［J］.药学学报，1991，26（2）：81-85.

[21] 叶春艳,刘志平.人参、三七、刺五加和五味子对小鼠脑内蛋白质生物合成的影响[J].中成药,1993,15(6):30-31.

[22] 龚国清,张纯,周曙,等.人参皂甙等清除超氧阴离子自由基的研究[J].中国药科大学学报,1991,22(1):41-43.

[23] 袁新初,周乾毅,杨逢春,等.严重烫伤大鼠组织 Na$^+$,K$^+$-ATPase 和 Ca^{2+}-ATPase 活性改变及三七保护作用探讨[J].中草药,2002,33(7):637-6381.

[24] 袁新初,周乾毅.烫伤大鼠脂质过氧化改变及三七保护作用探讨[J].中草药,2002,33(5):446-447.

[25] 陈晖,戴红霞,蔡洋,等.3 种消解方法测定西北 9 种道地药材中微量元素含量比较[J].甘肃中医学院学报,2009(6):42-45.

[26] KANG L P, ZHAO Y, PANG X, et al.Characterization and identification of steroidal saponins from the seeds of Trigonella foenum-graecum by ultra high-performance liquid chromatography and hybrid time-of-flight mass spectrometry [J]. Journal of Pharmaceutical and Biomedical Analysis, 2013,74:257-267.

[27] QI L W,WANG H Y,ZHANG H,et al.Diagnostic ion filtering to characterize ginseng saponins by rapid liquid chromatography with time-of-flight mass spectrometry [J]. Journal of Chromatography A,2012,1230(6):93.

[28] 李丽,刘春明,吴巍,等.高效液相色谱-电喷雾质谱联用法测定人参和西洋参的皂苷类成分[J].分析化学,2005,08:1087-1090.

[29] KIM D H. Chemical diversity of Panax ginseng, Panax quinquifolium, and Panax notoginseng [J]. J Ginseng Res, 2012,36(1):1-15.

[30] 游建军,龙莉,王东.三七不同单株的皂苷成分比较分析[J].云南中医药学院报,2009,32(4):10-13.

[31] 郝庆秀,金艳,刘大会,等.不同产地三七栽培加工技术调查[J].中国现代中药,2014,16(2):123-129.

[32] 王振峰,高云涛,张文斌,等.不同生长年限三七中总皂苷含量的变化特征[J].安徽农业科学,2012,40(15):8458-8459.

[33] 郑冬梅,王丽,欧小宏,等.三七传统产区和新产区植株农艺性状比较及相互关系研究[J].中国中药杂志,2014,39(4):558-565.

[34] 肖慧,崔秀明.三七种内同工酶遗传多样性分析[J].现代中药研究与实践,2010,24(6):16-18.

[35] 段承俐,萧凤回,文国松,等.文山三七栽培群体变异类型的分子鉴定[J].现代中药研究与实践,2003,增刊:13-16.

[36] 张金渝,杨维泽,崔秀明,等.三七栽培居群遗传多样性的 EST-SSR 分析[J].植物遗传资源学报,2011,12(2):249-254.

[37] WANG D,HONG D,ZHANG Y, et al. Biodiversity in cultivated Panax notoginseng populations1 [J]. Acta Pharmacologica Sinica, 2008, 29(9): 1137-1140.

[38] FUSHIMI H, KOMATSU K, NAMBA T, et al. Genetic heterogeneity of ribosomal RNA gene and matK gene in Panax notoginseng [J]. Planta medica, 2000, 66(7): 659-661.

[39] ZHANG Y, ZHANG J C, HUANG M H, et al. Detection of genetic homogeneity of Panax notoginseng cultivars by sequencing nuclear 18S rRNA and plastid matK genes [J]. Planta medica, 2006, 72(9): 860-862.

[40] 黄璐琦,郭兰萍,胡娟,等.道地药材形成的分子机制及其遗传基础[J].中国中药杂志,2008,33(20):2303-2308.

[41] 朱艳,崔秀明,施莉屏.中药材道地性的研究进展[J].代中药研究与实践,2006,20(1):58-61.

[42] 康延国.中药鉴定学[M].北京:中国中医药出版社,2007:32-35.

[43] 何华,焦凯,张玉春.三七及常见伪品鉴别[J].兰州大学学报(医学版),2006,31(3):67-69.

[44] 苑冬敏,康廷国.中药显微鉴定研究方法探析[J].辽宁中医学院学报,2004,6(1):67-68.

[45] 于洋.三七及其伪品藤三七鉴别[J].时珍国医国药,1999,10(10):762-762.

[46] 史建荣.三七及其伪品的鉴别[J].中医药临床杂志,2006,18(5):519-520.

[47] 徐国钧.中药材粉末显微鉴定[M].北京:人民卫生出版社,1986:3.

[48] 毛雯雯,万晓婧,刘惠娟,等.显微鉴定在中药质量标准中的应用及进展[J].世界科学技术:中医药现代化,2014,16(3):538-542.

[49] 刘昭,杜丽.中药理化鉴定法研究进展[J].中国民族民间医药杂志,2011,20(14):44-45.

[50] 邓志军,陈剑梅,郭洁文.三七与其混伪品的生药学鉴别[J].今日药学,2012,21(9):553-555.

[51] 侯连兵,陈振德.三七及其混淆品蛋白多肽高效毛细管电泳法鉴别[J].中草药,2000,31(11):859-860.

[52] 董晶晶,陈娟,戈延茹,等.激光拉曼光谱法无损鉴别三七及其伪品[J].激光与光电子学进展,2014,51(5):200-204.

[53] 张延莹,张金巍,刘岩.近红外光谱技术鉴别三七及其伪品[J].中药材,2010,33(3):364-366.

[54] 张治军,饶伟文.三七及其伪品的近红外光谱鉴别法[J].中国药房,2009,20(30):2367-2369.

[55] LU G, ZHOU Q, SUN S, et al. Differentiation of Asian ginseng, American ginseng and Notoginseng by Fourier transform infrared spectroscopy combined with two-dimensional correlation infrared spectroscopy [J]. Journal of Molecular Structure, 2008, 883:91-98.

[56] 陈林伟,秦昆明,徐雪松,等.中药指纹图谱数据库的研究现状及展望[J].中草药,2014,45(21):3041-3047.

[57] 王雁,毕开顺.三七HPLC指纹图谱的建立[J].中国中药杂志,2003,28(4):316-320.

[58] WANG C Z, NI M, SUN S, et al. Detection of adulteration of notoginseng root extract with other panax species by quantitative HPLC coupled with PCA [J]. Journal of agricultural and food chemistry, 2009, 57(6):2363-2367.

[59] 崔秀明,董婷霞.三七及其混淆品的HPLC指纹图谱鉴定[J].中草药,2002,33(10):941-943.

[60] 翟为民,袁永生.人参、西洋参及三七参指纹图谱鉴别[J].中国中药杂志,2001,26(7):481-482.

[61] 张英,黄明辉,柏千荣,等.三七的18SrRNA,matK基因序列和HPLC化学指纹图谱分析研究[J].药品评价,2005,2(1):23-30.

[62] ZHONG G, ZHAO Y L, ZHANG J, et al. UV Spectra Fingerprint and Multivariate Analysis Approach for Identification of the Species of Panax [J]. Asian Journal of Chemistry, 2014, 26(16):5129-5133.

[63] 李海涛,徐红欣,张娜,等.三七及其混伪品的紫外谱线组法鉴别研究[J].安徽农业科学,2012,40(9):5161-5163.

[64] 王川易,郭宝林,肖培根.中药分子鉴定方法评述[J].中国中药杂志,2011,36(3):237-242.

[65] 肖培根.《中药分子鉴定》评介[J].中国中药杂志,2006,30(19):1559-1560.

[66] 黄璐琦,袁媛,袁庆军,等.中药分子鉴定发展中的若干问题探讨[J].中国中药杂志,2014,39(19):3663-3667.

[67] 王学勇,廖彩丽,刘思琦,等.一种中药精确鉴定方法——中药系统鉴定法[J].中国中药杂志,2013,38(9):1451-1454.

[68] 廖彩丽,刘春生,张园园,等.基于中药系统鉴别法的金铁锁及其混淆品的精确鉴别[J].中国中药杂志,2013,38(8):1134-1137.

[69] 陈士林,郭宝林,张贵君.中药鉴定学新技术新方法研究进展[J].中国中药杂志,2012,37(8):

1043 - 1043.

[70] 崔占虎,龙平,王颖莉,等.DNA 分子标记技术在中成药鉴定中的应用与展望[J].中药材,2015,38(1)：190 - 194.

[71] WILLIAMS J G K, KUBELIK A R, LIVAK K J, et al. DNA polymorphisms amplified by arbitrary primers are useful as genetic markers [J]. Nucleic acids research, 1990, 18(22)：6531 - 6535.

[72] WELSH J, MCCLELLAND M. Fingerprinting genomes using PCR with arbitrary primers [J]. Nucleic acids research, 1990, 18(24)：7213 - 7218.

[73] SHAW P C, BUT P P. Authentication of Panax species and their adulterants by random - primed polymerase chain reaction [J]. Planta Medica, 1995, 61(5)：466 - 469.

[74] CUI X M, LO C K, YIP K L, et al. Authentication of Panax notoginseng by 5S - rRNA spacer domain and random amplified polymorphic DNA (RAPD) analysis [J]. Planta medica, 2003, 69(6)：584 - 586.

[75] TANAKA H, FUKUDA N, SHOYAMA Y. Identification and differentiation of Panax species using ELISA, RAPD and eastern blotting [J]. Phytochemical Analysis, 2006, 17(1)：46 - 55.

[76] 戴小芬,朱建明.RAPD 技术在中药鉴定中的研究进展[J].中国中医药信息杂志,2003,10(10)：85 - 87.

[77] 任爱农,秦民坚.基于 RAPD 分子标记技术的中药材鉴定研究进展[J].中南药学,2008,6(3)：338 - 341.

[78] PARAN I, MICHELMORE R W. Development of reliable PCR-based markers linked to downy mildew resistance genes in lettuce [J]. Theoretical and Applied Genetics, 1993, 85(8)：985 - 993.

[79] WANG J, HA W Y, NGAN F N, et al. Application of sequence characterized amplified region (SCAR) analysis to authenticate Panax species and their adulterants [J]. Planta medica, 2001, 67(8)：781 - 783.

[80] CHOI Y E, AHN C H, KIM B B, et al. Development of species specific AFLP-derived SCAR marker for authentication of Panax japonicus CA MEYER [J]. Biological and Pharmaceutical Bulletin, 2008, 31(1)：135 - 138.

[81] HYEKYOUNG K, CHANGHO A, YONGEUI C. Molecular authentication of Panax notoginseng by specific AFLP-derived SCAR marker [J]. Journal of Medicinal Plants Research, 2009, 3(11)：955 - 964.

[82] ZIETKIEWICZ E, RAFALSKI A, LABUDA D. Genome fingerprinting by simple sequence repeat (SSR)-anchored polymerase chain reaction amplification [J]. Genomics, 1994, 20(2)：176 - 183.

[83] 唐铖,张铁军,刘昌孝.基于 PCR 技术的中药指纹图谱研究[J].天津中医药大学学报,2007,26(3)：162 - 165.

[84] IN D S, CHUNG J W, KIM Y C, et al. Genetic relationships of Panax species by RAPD and ISSR analyses [J]. Korean Journal of Medicinal Crop Science, 2005.

[85] 杨维泽,金航,崔秀明,等.三种人参属植物的 EST - SSR 信息分析及其在三七中的应用[J].基因组学与应用生物学,2011,30(1)：62 - 71.

[86] 张金渝,杨维泽,崔秀明,等.三七栽培居群遗传多样性的 EST - SSR 分析[J].植物遗传资源学报,2011,12(2)：249 - 254.

[87] VOS P, HOGERS R, BLEEKER M, et al. AFLP：a new technique for DNA fingerprinting [J]. Nucleic acids research, 1995, 23(21)：4407 - 4414.

[88] HONG D Y Q, LAU A J, YEO C L, et al. Genetic diversity and variation of saponin contents in

Panax notoginseng roots from a single farm [J]. Journal of agricultural and food chemistry，2005，53 (22)：8460 - 8467.

[89] ZHOU S L，XIONG G M，LI Z Y，et al. Loss of Genetic Diversity of Domesticated Panax notoginseng FH Chen as Evidenced by ITS Sequence and AFLP Polymorphism：A Comparative Study with P. stipuleanatus H Tsai et KM Feng [J]. Journal of integrative plant biology，2005，47(1)： 107 - 115.

[90] LI G，QUIROS C F. Sequence-related amplified polymorphism (SRAP)，a new marker system based on a simple PCR reaction：its application to mapping and gene tagging in Brassica [J]. Theoretical and applied genetics，2001，103(2 - 3)：455 - 461.

[91] 曹亮，魏宝阳，李顺祥.SRAP 和 SCAR 分子标记应用于中药材研究进展[J].科技导报,2010,28(12)： 104 - 109.

[92] XU Y H，JIN H，KIM Y C，et al. Genetic Diversity and Genetic Structures in Ginseng Landraces (Cultivars) by SRAP Analysis [J]. Korean Journal of Medicinal Crop Science，2010，13(8)： 180 - 185.

[93] 蒋超，张雅华，陈敏，等.基于双向位点特异性 PCR 的金银花真伪鉴别方法研究[J].中国中药杂志, 2012,37(24)：3752 - 3752.

[94] 李敏，黄龙妹，赵欣，等.浙贝母特异性 PCR 鉴定方法研究[J].中草药,2014,45(12)：1754 - 1757.

[95] 罗玉明，张卫明，丁小余，等.紫苏属药用植物的 rDNA ITS 区 SNP 分子标记与位点特异性 PCR 鉴别 [J].药学学报,2006,41(9)：840 - 845.

[96] XU G，WANG X，LIU C，et al. Authentication of official Da-huang by sequencing and multiplex allele-specific PCR of a short maturase K gene [J]. Genome，2013，56(2)：109 - 113.

[97] 袁庆军.十齿花谱系地理学和保护遗传学研究[D].昆明:中国科学院昆明植物研究所,2007.

第五章

道地药材的生物效应测定

我们以雷公藤、穿心莲、三七及白芷4种道地药材为研究对象，建立生物效应测定方法，以期为道地药材品质识别提供关联生物效应的评价技术，为本研究道地药材品质评价关联分析提供基础数据。

第一节　基于微量量热分析的不同产地
白芷抑菌活性初步研究

白芷为伞形科植物白芷 *Angelica dahurica*（Fisch. ex Hoffm.）Benth. et Hook. f. 或杭白 *Angelica dahurica*（Fisch. ex Hoffm.）Benth. et Hook. f. var. *formosana*（Boiss）Shan et Yuan 的干燥根，其主要有效成分为香豆素类，商品白芷均为栽培品。不同产地白芷因种质、生态环境、栽培、采收加工方法等的不同而导致其外观形态、化学成分含量等方面的差异。本研究采用基于微量量热技术建立的不同产地白芷药材抑菌活性差异研究，为白芷种质资源的综合评价提供依据。

一、实验材料与仪器

1. 实验仪器　TAM Ⅲ 12 通道毫瓦级热导式量热仪（瑞典 Thermometric AB），实验时系统控温 37℃，YX‐QLS —B 全自动立式电热蒸汽灭菌器（上海降拓仪器设备有限公司）。

2. 实验材料　金黄色葡萄球菌（中国药品生物制品检定所）；LB 培养基：取蛋白胨 10.0 g，酵母膏 5.0 g，NaCl 5.0 g。共采集 16 批白芷样品，样品编号：安徽白芷 1 号，安徽白芷 2 号，安徽白芷 3 号，安徽白芷 4 号，河北安国 5 号，河南禹州 6 号，河北安国 7 号，重庆南川 8 号，四川遂宁 9 号，河北安国 10 号，四川遂宁 11 号，重庆南川 12 号，四川遂宁 13 号，河南禹州 14 号，河南禹州 15 号，河南禹州 16 号。

二、方法

1. 供试品制备　取白芷适量,粉碎,分别加 8 倍量 75% 乙醇,提取 3 次,每次 3 h,制备药材供试品。

2. 测定方法　在恒温 37℃ 无菌条件下,采用微量量热仪的安瓿法测定,先将金黄色葡萄球菌接种到蛋白胨培养基中形成悬浮液(细胞浓度 1×10^6/ml),分别与用灭菌水配制 1~16 号白芷供试品溶液混合,一并加入安瓿瓶中,加盖瓶塞密封,放入微量量热仪中跟踪记录金黄色葡萄球菌生长代谢的生物热活性图谱,当曲线重新返回基线时停止,通过 Origin 软件作图并提取微量量热学参数。

3. 测定步骤　采于生物热动力学检测技术,以金黄色葡萄球菌为模式菌,检测给药后细菌生长代谢热谱曲线,提取热谱曲线第 2 指数生长期达峰时间(t_2)计算生长抑制率(I)作为抑菌效价。白芷作用于金黄色葡萄球菌量效关系考察:在密闭的安瓿瓶中营养物和氧的供给是有限的,结合微生物生长代谢的一般规律,金黄色葡萄球菌的生长代谢的热谱曲线分为 4 期:指数生长期(A-B)、停滞期(B-C)、稳定期(C-D)、衰亡期(D-E)。以达峰时间(T)、发热功率(P)、指数生长期生长速率常数(k)和总发热量(Qt)等参数对其进行分析。

三、结果与分析

37℃ 下安瓿法测定的金黄色葡萄球菌在不同产地白芷生长代谢的热谱曲线见图 5-1-1。提取热谱曲线第 2 指数生长期达峰时间(t_2)计算生长抑制率(I)作为抑菌效价,不同产地白芷样品抗菌活性差别显著。

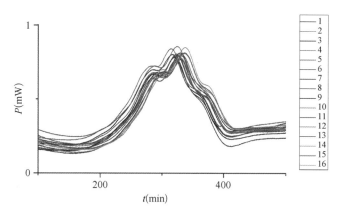

图 5-1-1　不同产地白芷作用于金黄色葡萄球菌的热谱曲线

白芷抑菌活性图谱可以定性定量表达不同产地白芷抑菌活性信息,其生物活性图谱在外观上非常相似,但是在抗菌活性上差别显著(图 5-1-2),其中以河南禹州抗菌活性最强,安徽白芷抑菌活性较弱。基于微量量热技术的白芷抑菌活性检测方法,操作性强、重现性好,为不同产地白芷的质量评价研究提供了一种新的方法和模式参考。

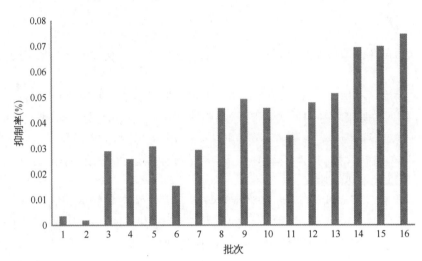

图 5-1-2　不同产地来源的白芷药材抑菌生物活性比较

第二节　不同产地穿心莲化学指纹
图谱及抑菌活性评价

穿心莲为爵床科一年生草本植物穿心莲 *Andrographis paniculata*（Burm. f.）Nees 的干燥地上部分,穿心莲功效清热解毒、凉血、消肿,在临床上主要用于治疗呼吸道感染、急性菌痢、肠胃炎等疾病,还具有防治心血管疾病、抗肿瘤、保肝利胆、免疫调节等多重功效。国内外学者对穿心莲的药理作用及化学成分已进行了深入的研究,然而该药在我国引种 60 余年来,其资源分布和种植情况尚缺少系统研究。为此,在第 4 次全国中药资源普查中,将穿心莲作为重要品种调查研究,以期了解该药的药材质量情况,明确该药的生长适宜环境,为更好地发展和利用该药提供基础数据。

穿心莲的主要药用部位为地上部分,其中二萜内酯类成分穿心莲内酯和脱水穿心莲内酯是穿心莲的主要活性成分和质量控制指标。为此,本研究针对全国资源普查采集的标本,采用生物活性评价方法检测不同产地穿心莲的抑菌活性差异,测定指标成分含量和化学指纹图谱,综合评价不同产地采集穿心莲药材的品质,探讨优质药材适宜产地,结合"谱-效"相关研究初步探讨穿心莲抑菌活性的主要药效物质,为后续穿心莲品质评价提供参考依据。

一、实验材料与仪器

1. 仪器　Waters Acquity UPLC 型超高效液相色谱仪（美国 Waters 公司）,Waters BEH C18 色谱柱 （2.1 mm×100 mm, 1.7 μm）,Mettler Toledo AL204 型微量分析天平,

Thermometric 3114 TAM Air Isothermal Calorimeter 微量量热仪（Thermometric AB，Sweden），THZ－22 型台式恒温振荡器，SW－CJ－2F 型双人单面净化工作台，Milli－Q 型超纯水处理系统（美国 Millipore）。

2. **试剂**　痢疾杆菌（*Shigella dysenteriae*，CMCC B 51252），由中国药品和生物制品检定所提供。Luria broth（LB）液体培养基：取 5 g NaCl，5 g 酵母膏，10 g 蛋白胨，溶解于1 000 ml 去离子水中，调 pH 7.0～7.2 后分装，121℃高压蒸气灭菌 30 min，冷却后置 4℃ 冰箱，备用。甲醇、乙腈为色谱纯（美国 Fisher 公司），其他试剂均为分析纯，水为去离子水。穿心莲内酯对照品（批号 110797－201108）购自中国药品生物制品检定所，脱水穿心莲内酯对照品（批号 134418－28－3）购自成都曼斯特生物科技有限公司，穿心莲药材由中国中医科学院中药研究所郝庆秀采集，经中国人民解放军第三○二医院全军中医药研究所肖小河鉴定均为爵床科植物穿心莲 *Andrographis paniculata*（Burm. f.）Nees 的全草或叶，见表 5－2－1。

表 5－2－1　收集的穿心莲药材来源及其内酯成分含量

编号	来源	来源（或购买）地	部　位	穿心莲内酯含量（%）	脱水穿心莲内酯含量（%）
1	西双版纳	云南昆明菊花药市	地上部分	0.52	1.83
2	海南洋浦	海南洋浦咸塘社区古盐田	地上部分	0.44	2.31
3	四川广元	四川成都荷花池药市	地上部分	0.48	1.03
4	广西贵港	广西南宁贵港神农药业	地上部分	0.32	1.08
5	广西贵港	海南海口药店	地上部分	0.35	1.60
6	广西贵港	安徽亳州药市	地上部分	0.28	0.85
7	安徽临泉	安徽亳州药市	叶	0.32	0.94
8	广西贵港	安徽亳州药市	茎	0.16	1.40
9	广西贵港	广西横县校椅镇校椅村	地上部分	0.31	3.34
10	广西贵港	广西贵港市桥圩镇桥圩村	地上部分	0.34	1.25
11	安徽临泉	安徽亳州药市	茎	0.06	0.80
12	安徽临泉	安徽阜阳市临泉县牛庄村	地上部分	0.26	2.52
13	安徽临泉	安徽阜阳市临泉县谭赐乡	地上部分	0.29	2.42

二、方法

1. **抑菌活性测定**　称取不同产地穿心莲药材粗粉适量，10 倍量去离子水浸泡 30 min，回流提取 2 次（10 倍量水 2 h，8 倍量水 1.5 h），合并提取液，浓缩，真空减压干燥得干浸膏备用。分别取不同产地穿心莲干浸膏适量，以 LB 培养基为溶剂，配制成药液（相当于生药量25 mg），0.22 μm 微孔滤膜过滤除菌。

在无菌条件下，精密加入 5 ml 接种了痢疾杆菌的 LB 培养基至 20 ml 玻璃瓶中，接种量为 2×10^6（CFU）/ml。再加入 5 ml 用 LB 培养基配制的各样品药液，加盖瓶塞，密封，放入微量量热仪中,跟踪记录痢疾杆菌生长代谢的热谱曲线。控温于 37℃,当曲线再次回归到基线时,结束实验。

2. 穿心莲化学指纹图谱建立

(1) 色谱条件:Waters BEH C18 色谱柱 (2.1 mm×100 mm,1.7 μm),柱温 25℃,流动相乙腈(A) −0.05%磷酸水(B) 梯度洗脱(0 min,10% A;4 min,17% A; 7 min,27% A; 14 min,32% A; 18 min, 80% A),流速 0.3 ml/min,检测波长 250 nm,进样量 5 μl。

(2) 对照品溶液的配制:精密称取穿心莲内酯、脱水穿心莲内酯对照品适量,分别置于 10 ml 量瓶中,加 50%甲醇 10 ml 超声溶解,放冷,补加甲醇至刻度,摇匀,0.22 μm 滤膜过滤即得标准品溶液。

(3) 供试品溶液的配制:取 13 批不同产地穿心莲样品干浸膏适量,精密称定,分别置于 10 ml 量瓶中,加 50%甲醇 10 ml,超声溶解,放冷,补加甲醇至刻度,摇匀,0.22 μm 滤膜过滤,配制成 10 g/L(以生药量计) 的供试品溶液。

(4) UPLC 指纹图谱的建立:分别取穿心莲供试品溶液、对照品溶液 5 μl,注入超高效液相色谱仪,记录 18 min 内色谱图。

3. 相关分析 采用 SIMCA−P+12.0.1 统计软件进行偏最小二乘法(PLS) 回归分析,通过比较各色谱峰的标准化回归系数的大小与正负分析指纹图谱色谱峰与抑制率的相互关系,VIP>1 为有统计学意义。

三、结果与分析

1. 生物热活性检测

(1) 痢疾杆菌的生长代谢热谱曲线:图 5−2−1 是在恒温 37℃条件下,痢疾杆菌在空白培养基中的生长代谢的热谱曲线。根据热谱曲线,痢疾杆菌的生长代谢过程可分为 4 个时期:第 1 指数生长期(A−B)、停滞期(B−C)、第 2 指数生长期(C−D) 和衰亡期 (D−E)。通过热谱曲线,得到一个关于指数增长期的 $\ln P_t$ 与 t 的线性方程,第 1、第 2 指数生长速率常数 k_1、k_2,最大发热功率 P_1、P_2,达峰时间 t_1、t_2 及总的产热量 Q。

$$P_t = P_0\exp(k_t) \text{ 或 } \ln P_t = \ln P_0 + k_t \quad (1)$$

方程(1)中,P_0、P_t 分别是细菌在指数生长的起始点和 t 时的热功率。将图谱的两个指数生长期 P、t 值代入公式进行线性拟合,可得到痢疾杆菌的第 1、第 2 指数生长期生长速率常数 k_1、k_2 值。

(2) 穿心莲作用于痢疾杆菌的热谱曲线:在 37℃,采用安瓿法测定了痢疾杆菌生长代谢热谱曲线以及 3 g/L 不同产地穿心莲提取物作用下的生长代谢热谱曲线见图 5−2−2(详附录

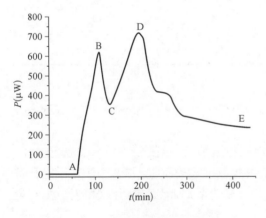

**图 5−2−1 痢疾杆菌的生长代谢的
热谱曲线(37℃)**

彩图47)。从图中可以看出,13批不同产地穿心莲药材细菌生长代谢两个最高峰的峰高及出峰时间明显发生了改变,并且其上升段的斜率也不同,表明细菌的生长代谢受到了影响,具体表现为达峰时间 t 的延长,生长速率常数 k 也降低,总产热量 Q 减小,体现在表5-2-2,给药组与空白组比较,在不同产地穿心莲作用下痢疾杆菌生长代谢的 k_2、P_2 减小,t_2 增大,表明痢疾杆菌的生长受到抑制。

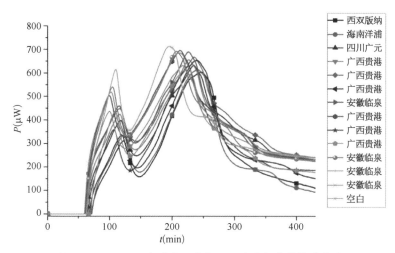

图5-2-2 不同产地穿心莲作用于痢疾杆菌的热谱曲线

(3) 热力学参数的主成分分析:不同产地的穿心莲抑制痢疾杆菌作用的生物热动力学特征信息可由生物热活性参数(k_1,t_1,P_1,k_2,t_2,P_2,Q_t)进行表征。为了判断影响生物热活性的主要因素,以穿心莲对痢疾杆菌作用的生物热活性的热力学参数作为因子进行主成分分析,各热动力学参数依次用 X_1(k_1),X_2(k_2),X_3(t_1),X_4(P_1),X_5(t_2),X_6(P_2),X_7(Q_t)表示,以SPSS 13.0统计分析软件进行主成分分析。

由相关矩阵的特征值可知,前两个主成分的贡献率分别为 59.276% 和 20.054%,累计贡献率为 79.33%。由特征向量得到前两个主成分的关系式:

$$F_1 = 0.493X_1 + 0.026X_2 - 0.806X_3 + 0.905 X_4 - 0.959X_5 + 0.867X_6 + 0.883X_7$$

$$F_2 = 0.592X_1 + 0.849X_2 - 0.017X_3 + 0.004X_4 - 0.191X_5 - 0.148X_6 - 0.407$$

系数的绝对值越大,说明该主成分受指标的影响越大,因此决定第1主成分和第2主成分大小的主要为 X_5 和 X_2,即第2指数生长期的达峰时间 t_2 和第2生长速率常数 k_2 可较大程度的表征穿心莲热谱曲线的整体信息。

(4) 穿心莲作用于痢疾杆菌的热动力学参数:根据主成分分析的结果,在整个热力学参数中 t_1、k_2 为主要的影响因子,即 t_2 和 k_2 在一定程度上可以表达整个生物动力学参数的信息,反应为痢疾杆菌代谢的主要指标,由于第2指数生长期的达峰时间 t_2 贡献率(59.276%)高于第2指数阶段生长速率常数 k_2(20.054%),因此本文选择 t_2 计算抑菌率 I(%)为穿心莲作用于痢疾杆菌生长代谢量效关系的评价指标,按公式(2)进行计算。

$$I/\% = (t_2 - t_0)/t_0 \times 100\% \tag{2}$$

式中 t_0 为未经药物干预时痢疾杆菌生长代谢的第 2 指数生长期的达峰时间，t_2 为痢疾杆菌在不同产地穿心莲作用下的第 2 指数生长期的达峰时间。

由图 5-2-2 热谱曲线和表 5-2-2 的热力学参数可知，产于西双版纳地区的穿心莲药材作用于痢疾杆菌生长代谢过程的出峰时间延长最显著，抑制率 I 最高，表明产自西双版纳的穿心莲药材的抑菌作用最强。产自海南、广西、四川、安徽地区的穿心莲药材抑菌作用相对较差。

表 5-2-2　不同产地穿心莲作用于痢疾杆菌的热动力参数

样品	r_1	k_1	r_2	k_2	t_1 (min)	P_1 (μW)	T_2 (min)	P_2 (μW)	Q_1 (J)	I_1 (%)
空白	0.996 0	0.027 0	0.999 0	0.012 9	110.0	615.8	194.7	712.6	8.41	0
1	0.997 3	0.017 0	0.998 9	0.011 7	122.3	311.2	247.0	604.1	5.84	26.88
2	0.998 0	0.014 3	0.998 1	0.009 6	122.7	336.4	239.7	614.9	5.81	23.12
3	0.998 3	0.020 5	0.997 2	0.006 9	118.0	398.0	238.0	633.3	7.66	22.26
4	0.998 1	0.018 0	0.999 2	0.009 7	115.7	424.4	226.0	655.9	7.78	16.10
5	0.998 4	0.014 2	0.997 0	0.006 4	116.7	448.4	229.0	667.9	8.47	17.64
6	0.998 6	0.019 5	0.998 3	0.010 5	119.7	336.2	230.0	654.8	6.61	18.15
7	0.999 6	0.017 0	0.999 3	0.008 7	115.0	459.6	214.7	690.3	8.23	10.27
8	0.995 9	0.020 9	0.999 1	0.006 4	99.3	502.9	212.7	696.2	8.60	9.25
9	0.998 4	0.024 1	0.995 4	0.010 2	107.3	359.3	225.3	627.6	6.64	15.75
10	0.993 0	0.024 2	0.994 5	0.008 0	108.7	433.8	226.0	613.3	6.98	16.27
11	0.998 7	0.022 5	0.999 4	0.010 6	105.0	540.8	206.7	692.5	8.36	6.16
12	0.992 4	0.026 8	0.997 2	0.007 9	110.7	436.5	213.0	631.9	7.78	9.42
13	0.995 4	0.018 0	0.999 0	0.010 1	102.0	518.3	210.7	685.4	8.72	8.22

2. 穿心莲的指纹图谱分析　对该 UPLC 实验条件进行方法学考察，结果表明仪器的精密度、稳定性和方法的重复性良好，RSD 均＜3.0%。

根据色谱条件，建立 13 批不同产地穿心莲样品的指纹图谱，采用药典委员会推荐的"中药色谱指纹图谱相似度评价系统 2004 1.0A 版"软件进行分析，确定了 21 个共有峰，其中 13 号峰为穿心莲内酯，21 号峰为脱水穿心莲内酯，见图 5-2-3。

3. 穿心莲指纹图谱与抑菌活性的相关性分析　采用 PLS 法对 13 批穿心莲的抑菌作用与其对应的化学指纹图谱进行相关分析，发现两者有一定的相关性。根据交叉验证确定的 PLS 成分数为 3 时，模型对 X、Y 的解释能力分别为 0.869 和 0.831，交叉有效性 Q_2 为 0.547，说明模型具有良好的预测能力。其中 2、6、11、13、15、16、17、18、20 号色谱峰与抑菌活性的变化的相关性较强，即这 9 个色谱峰的相对峰面积影响痢疾杆菌的生长代谢，其中 2、

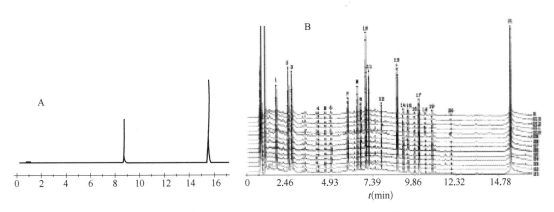

图 5 - 2 - 3　不同产地穿心莲的 UPLC 指纹图谱

（A：对照品；B：供试品。13：穿心莲内酯；21：脱水穿心莲内酯）

6、11、15、17 号色谱峰与抑菌活性的变化呈负相关，而 13、16、18、20 号色谱峰与抑菌活性的变化呈正相关，其标准化回归系数分别为 0. 217、0. 254、0. 253、0. 272，说明这 4 个色谱峰对抑菌活性的贡献最大。可以推测，这 4 个色谱峰可能是穿心莲产生抑菌活性起主要作用的色谱峰，即穿心莲生物热活性的不同效能主要由 13 号峰（穿心莲内酯），16、18、20 号色谱峰的含量决定，其中 16 号峰、18 号峰和 20 号峰均为未知峰，其具体的结构和名称需要进一步的研究。

四、讨论

本研究建立了微量量热法结合化学指纹图谱评价穿心莲药材质量的方法。生物活性检测可以反映药物的整体作用；化学指纹图谱能全面、综合地反映药所含成分的相对关系，两者结合可准确、可靠地评价不同产地穿心莲药材的质量。

微量量热实验结果表明，给药组相对于空白组，痢疾杆菌生长代谢曲线的第 1 生长峰和第 2 生长峰的达峰时间 t_2 整体呈后延趋势，说明不同产地的穿心莲药材对痢疾杆菌的生长均有抑制作用。其中，产自云南、海南、四川、广西地区的穿心莲抑菌效果较好，而来源于安徽地区的穿心莲抑菌效果较差。穿心莲喜温暖湿润气候，怕干旱，其最适宜温度为 25～30℃和较高的湿度。从地理环境上看，云南、广西、海南等地抑菌效果较好的穿心莲药材，其穿心莲内酯的含量也较高。说明气候条件及地理环境对穿心莲药材的质量影响较大，穿心莲药材适宜生长在温暖湿润的热带和亚热带地区。因此引种穿心莲时，应合理选择适宜生态环境的产地，提高穿心莲药材质量。

将中药活性作用与化学成分相关联的是研究中药有效成分的方法之一。偏最小二乘法（PLS）回归允许在样本数少于变量数的条件下进行回归建模，因而适用于中药指纹图谱小样本分析。因此本研究将中药穿心莲化学指纹图谱中化学成分的变化与微量量热技术结合起来，进行了 PLS 回归分析。通过回归分析，笔者发现了 4 个与抑菌活性成正相关的成分，其中之一为穿心莲内酯，另外 3 个成分的结构有待进一步的确定。由其含量测定可知，其穿心莲内酯含量较高的样品，抑菌活性也较好，并且从其不同部位来看，地上部分及叶中的穿心莲内酯含量较高,茎中的穿心莲内酯含量较少并且其抑菌效果也较差,说明穿心莲药材适合地上部分或者叶入药。然而,脱水穿心莲内酯是否为有效成分,其含量高低是否影响到穿心莲药材的抑菌活性,还有待进一步研究。

第三节 基于肝细胞毒价检测的雷公藤
质量评价方法研究

一、实验材料与仪器

1. 药物与试剂 采用第 4 次全国中药资源普查采集或采购的来自不同产地的 18 批雷公藤和 5 批昆明山海棠样品。本实验所有产地采集的样品均采挖于秋季(10 月),就地干燥。经解放军第三〇二医院全军中医药研究所肖小河鉴定分别为雷公藤 *T. wilfordii* Hook. f. 和昆明山海棠 *T. hypoglaucum*(Lévl.)Hutch 的干燥根。样品信息见表 5 - 3 - 1。

表 5 - 3 - 1 雷公藤及昆明山海棠药材来源

批次	产　地	基　源	备注
1	江西萍乡	雷公藤 *T. wilfordii* Hook. f.	产地采集
2	浙江金华	雷公藤 *T. wilfordii* Hook. f.	产地采集
3	浙江新昌儒岙镇	雷公藤 *T. wilfordii* Hook. f.	产地采集
4	湖南岳阳县城关镇	雷公藤 *T. wilfordii* Hook. f.	产地采集
5	湖南岳阳县蒋渭村	雷公藤 *T. wilfordii* Hook. f.	产地采集
6	湖南岳阳市岳阳县	雷公藤 *T. wilfordii* Hook. f.	产地采集
7	湖北通城沙堆镇	雷公藤 *T. wilfordii* Hook. f.	产地采集
8	福建三明市泰宁朱口镇神下村	雷公藤 *T. wilfordii* Hook. f.	产地采集
9	福建三明市泰宁朱口镇坰头村	雷公藤 *T. wilfordii* Hook. f.	产地采集
10	贵州黔东南苗族侗族自治州雷山县	雷公藤 *T. wilfordii* Hook. f.	产地采集
11	贵州黔东南苗族侗族自治州剑河县	昆明山海棠 *T. hypoglaucum*(Lévl.)Hutch	产地采集
12	湖南邵阳隆回县小沙江镇	昆明山海棠 *T. hypoglaucum*(Lévl.)Hutch	产地采集
13	江西遂川	昆明山海棠 *T. hypoglaucum*(Lévl.)Hutch	产地采集
14	云南玉溪扬武镇	昆明山海棠 *T. hypoglaucum*(Lévl.)Hutch	产地采集
15	安徽亳州药市	昆明山海棠 *T. hypoglaucum*(Lévl.)Hutch	市场采购
16	广西清平药市	雷公藤 *T. wilfordii* Hook. f.	市场采购
17	安徽亳州药市	雷公藤 *T. wilfordii* Hook. f.	市场采购
18	江西樟树天齐药业	雷公藤 *T. wilfordii* Hook. f.	市场采购

（续表）

批次	产　　地	基　　源	备　注
19	云南菊花药市	雷公藤 *T. wilfordii* Hook. f.	市场采购
20	云南菊花药市	雷公藤 *T. wilfordii* Hook. f.	市场采购
21	北京本草方源药业	雷公藤 *T. wilfordii* Hook. f.	市场采购
22	四川荷花药市	雷公藤 *T. wilfordii* Hook. f.	市场采购
23	河北安国药市	雷公藤 *T. wilfordii* Hook. f.	市场采购

Cell Counting Kit-8（CCK-8，日本同仁化学研究所，批号 EW728），对乙酰氨基酚（批号 100020-200405）购自中国食品药品检定研究院。

2. 仪器　SynergyTM HT 多功能酶标仪（美国 BioTek 公司），实时细胞分析仪（美国 Roche 公司），E-plate 16 检测板（美国 Roche 公司），IX71 型倒置显微镜（日本 Olympus 公司），AL204 微量分析天平（瑞士 Mettler Toledo 公司），KQ-500DE 型数控超声波清洗器（昆山市超声仪器有限公司），旋转蒸发仪（德国 Heidolph 公司），ZK-82B 型真空干燥箱（上海市实验仪器总厂），恒温二氧化碳培养箱（美国 NAPCO 公司）。

3. 细胞系　人正常肝细胞 L02 细胞系购自中国典型培养物保藏中心，在含有 10%胎牛血清的 RPMI 1640 培养基中，37℃，5% CO_2 进行常规培养，实验均在细胞生长对数期进行。

二、方法

1. 提取方式的考察　将雷公藤药材粉碎，取 3 份雷公藤粗粉适量，置于 3 个磨口锥形瓶中。分别加入 10 倍量 75% 乙醇，浸泡 30 min。其中 1 份超声处理（功率 300 W，频率 40 kHz）30 min；1 份回流提取 30 min；1 份冷浸 30 min；均提取 1 次。提取液进行抽滤，减压回收溶剂，真空干燥，得干浸膏，计算得率，备用。

2. 提取溶剂的考察　将雷公藤药材粉碎，取同 1 批次雷公藤粗粉 3 份适量，置于 3 个磨口锥形瓶中，分别加入 10 倍量 95%、75%、50%的乙醇，浸泡 30 min，超声处理 30 min，提取液进行抽滤，减压回收溶剂，真空干燥，得干浸膏，计算得率，备用。

3. 细胞生长曲线的测定　将 L02 细胞以 1.4×10^5/ml 接种在 E-16-plate 检测板上，设 2 个复孔，倍比稀释成 7×10^4 ml、3.5×10^4 ml、1.75×10^4 ml、8.75×10^3 ml、4.38×10^3 ml、2.22×10^3 ml。采用实时细胞分析仪（real-time cell analyzers，RTCA），每 20 min 检测 1 次。E-16-plate 检测板底部具有微电极点阵传感器，细胞贴附于电极后，细胞生长在其上可产生细胞阻抗。若细胞状态如细胞数目、细胞形态及贴壁状态等发生变化，会使 E-16-plate 检测板底的电流环路电阻相应的发生改变。其中电阻与细胞指数（Cell Index，CI）值具有相关性，通过 xCELLigence 系统追踪细胞变化情况，进行记录。

4. 药物作用时间的确定　雷公藤药材溶解度较差，因此加入适量的 DMSO 进行溶解。通过对 DMSO 进行一系列体积分数（4.8%、2.4%、1.2%、0.6%、0.3%、0.15%、0.075%）考察，发现 DMSO 体积分数为 0.3%时能对药物进行很好的溶解，并且对细胞生长无影响，因此选择加入 0.3% DMSO 溶解雷公藤药材。将 L02 细胞以 3.5×10^4/ml 接种于 96 孔细胞培养板中,每孔 $200\,\mu l$,在常规条件下培养 24 h 后,吸弃上清,将雷公藤提取物以生药量的 2 mg/ml、3 mg/ml 给药,每孔 $200\,\mu l$。分别在作用 12 h、24 h、48 h,采用 CCK-8 法检测样品对细胞生长的抑制率,每个时间点设 6 个复孔。

5. 雷公藤肝细胞毒价检测 将所配雷公藤样品溶液和对乙酰氨基酚对照品溶液,按 1:0.65 的间距稀释,以对乙酰氨基酚对照品溶液为对照组(S),不同产地雷公藤样品溶液为供试品组(T),分别测定对照品和供试品对肝细胞的毒性。首先定义对乙酰氨基酚毒价为 400 U/g,将对照品溶液和供试品溶液各设高低两个剂量组,随机区组设计实验,每组平行测定 5 次,以细胞抑制率为效应指标。按照 2010 年版《中华人民共和国药典》(二部)附录 ⅩⅣ 生物检定统计法项下的"量反应平行线法"2.2 项检测雷公藤毒性效价。

6. 数据统计分析 数据组间比较采用 SPSS 13.0 统计软件进行分析,毒价检测采用国家药典委员会编制的"中国药典生物检定统计程序 BS2000"计算。

三、结果与分析

1. 药材不同提取方式提取效果比较 比较回流提取法、超声提取法、冷浸提取法 3 种常用的提取方法,结果表明不同提取方法得到的样品对肝细胞的抑制作用差异较大(图 5-3-1),对肝细胞的抑制作用强度为超声提取>回流提取>冷浸提取,超声提取显著高于回流、冷浸提取方式($P < 0.05$)。因此选择超声提取法对药材进行提取,可更完整体现雷公藤的肝毒性强度。

2. 提取溶剂的考察 比较不同体积分数乙醇(95%、75%、50%)提取的雷公藤提取物对 L02 细胞生长抑制作用,结果表明用 50% 乙醇提取时,雷公藤提取物对肝细胞的毒性最大,经方差分析显示,50% 乙醇与 75% 乙醇提取差异不大($P > 0.05$),与 95% 乙醇提取相比有显著性差异($P < 0.05$)。考虑到用 50% 乙醇提取药材更经济,因此选择 50% 乙醇提取药材。结果见图 5-3-2。

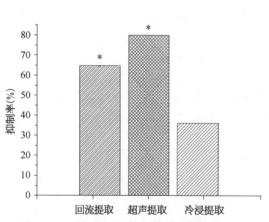

图 5-3-1 不同提取方法对雷公藤提取物 L02 细胞抑制作用的影响

(与冷浸提取比较: * $P < 0.05$)

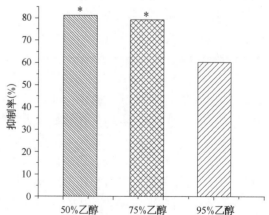

图 5-3-2 不同提取溶剂对雷公藤提取物 L02 细胞抑制作用的影响

(与 95% 乙醇提取比较: * $P < 0.05$)

3. 细胞生长曲线的测定　不同浓度细胞生长曲线见图5-3-3,一般选择在细胞的对数生长期进行药物干预,并且其 CI 为1左右时更为合适。因此当细胞浓度为 1.4×10^5 及 7×10^4 时,细胞增长过快,其最佳给药时间在 10 h 左右,不利于实验时间的安排。当细胞浓度为 3.5×10^4 时,最佳给药时间为 24 h 左右。随着细胞浓度减小,给药时间延长,导致实验周期过长。故选择细胞浓度为 3.5×10^4,药物干预时间选择培养 24 h。

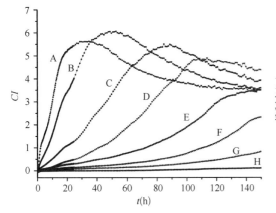

图5-3-3　不同接种密度的细胞生长状态曲线

（A: 1.4×10^5；B: 7.0×10^4；C: 3.5×10^4；D: 1.75×10^4；E: 8.75×10^3；F: 4.38×10^3；G: 2.22×10^3）

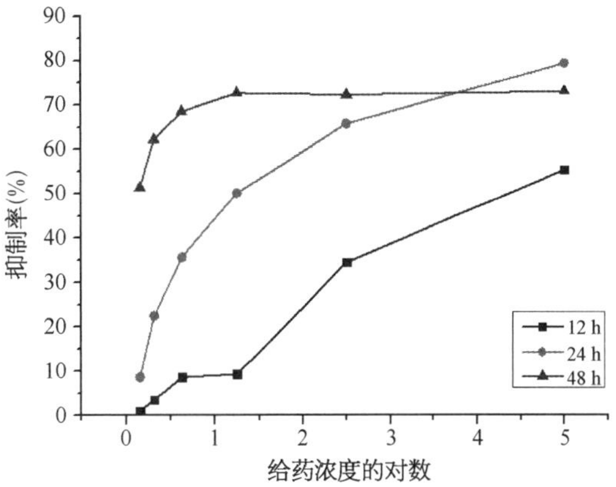

图5-3-4　不同作用时间对雷公藤提取物 L02 细胞抑制作用的影响

4. 药物作用时间的确定　药物干预不同时间对细胞抑制作用结果见图5-3-4。细胞抑制率随着药物干预时间的增加而增加,药物孵育 24 h 与药物孵育 12 h、48 h 相比,呈现出更好的量效关系,故选择药物作用时间为 24 h。

5. 不同产地雷公藤及昆明山海棠肝细胞毒价检测结果　本实验检测了资源普查从 16 个产地和药材市场收集的 18 份雷公藤样品和 5 份昆明山海棠样品的生物毒价,药材采集涉及了雷公藤主要的生产产地及部分市场采集的药材,在一定程度上较全面地代表了雷公藤药材的实际情况。毒价检测结果（图5-3-5）表明,雷公藤样品肝细胞毒价在 17.78~4 131.4 U/g,昆明山海棠样品肝细胞毒价在 209.42~7 422.2 U/g。进一步比较不同产地雷公藤样品毒价高低相差超过 200 倍,昆明山海棠样品毒价高低相差超过 30 倍,说明不同产地雷公藤及昆明山海棠药材毒价差异很大,其可能的原因为雷公藤种植区域广泛、生产加工储存等因素的影响。此外,产地采集的鲜品雷公藤毒性显著大于市场采集的雷公藤干货样品,即鲜品较干品的毒性大,提示雷公藤储存时间延长可能会降低其毒性。

四、讨论

药材质量是保证临床疗效和安全性的重要前提。雷公藤因其药材来源广泛、生长环境差异大、生产加工工艺的不同,可能造成药材的质量参差不齐,因而可能导致临床毒副反应发生。服用雷公藤造成肝损伤主要与用药剂量、不同给药部位及给药时间均密切相关。雷

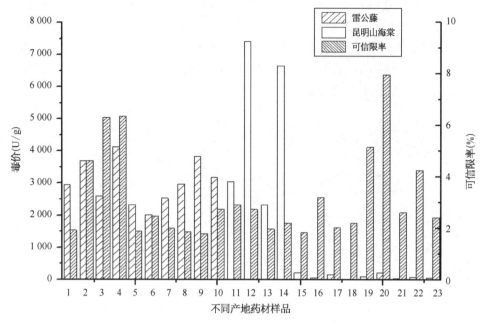

图 5‑3‑5　不同产地雷公藤及昆明山海棠药材肝细胞毒价

公藤有效剂量与中毒剂量接近,并且当前研究结果表明雷公藤有效成分同时又是毒性成分且治疗窗较窄,导致其毒性不易控制,药效不稳定,并且雷公藤药材总毒性成分难以去除或降低,据临床观察雷公藤的毒副反应发生率可达到 50%。雷公藤全植物均有不同程度的毒性,其芽、叶、花和根皮中有毒成分的量最高,据文献报道以嫩芽及叶的毒性最强,花次之,根本再次之,木质部最小;将不同季节采收的雷公藤提取物半数致死量进行小鼠急性毒性实验,结果发现夏季采收的毒性较大,以秋季采收毒性相对较小。

本研究发现,不同产地的雷公藤药材的肝细胞毒性大小差异显著,毒价高低相差 200 余倍,并且其同属地方习用品昆明山海棠的毒性比雷公藤相对更高。同时发现产地采集的鲜品雷公藤毒性显著大于市场采集的雷公藤干货样品,即鲜品较干品的毒性大。这些结果提示由于雷公藤质量不同,可能对其临床应用的安全性带来巨大影响。加强雷公藤毒副反应相关的质量控制,对提高雷公藤临床用药安全具有重要意义。

雷公藤所含成分较复杂,目前对雷公藤肝毒性物质基础的研究尚不深入,主要集中在雷公藤甲素,而对其他化学成分研究较少。中药的药效和毒性是其内含物质群整体协同作用的结果,雷公藤甲素与雷公藤中其他成分的毒性差异、构毒关系尚不清楚,加强雷公藤肝毒性物质基础的研究十分必要。

本实验建立的基于肝细胞毒价检测的雷公藤质量评价方法,直接关联其临床肝脏毒副作用,对从质量控制角度提高雷公藤临床用药安全具有参考价值。进一步以生物毒价为评价指标,找到高效低毒的药材资源,明确雷公藤毒性物质基础、功效物质基础以及两者之间的关系,合理利用炮制、配伍等降低其毒性,对于保证雷公藤安全有效地用药具有重要意义。

第四节　生物效价测定法用于三七品质评价的研究

三七是我国传统的名贵中药,属于亚热带高山阴性植物,生长范围较为狭窄,主要分布于我国云南文山州和广西百色地区,其中云南文山州的三七栽培面积和产量均占全国的90%以上,是三七的主产区。三七的药用价值高,市场需求大,其 GAP 栽培种植面积也在不断扩大,栽培过程中的突然环境恶化及连作障碍危害也日益突出。三七对生长环境要求特殊及种植生长年限长,生长期间易受到各种病虫害侵染,并且连作障碍显著。连作导致土壤养分、物理性质、微生物区系等发生变化,影响三七对土壤养分的吸收,病害突出,严重影响三七的品质。

全国中药资源普查是实现中药资源可持续发展的前提之一,针对三七种植情况的不断恶化,根据资源普查从三七主产区采集的样本为试验对象,通过测定三七活化部分凝血活酶时间(APTT),按照生物效价检测的要求设计和优化实验条件,初步建立了三七抗凝效价的品质评价方法。

一、实验材料与仪器

1. **药材与试剂**　活化部分凝血活酶试剂测定试剂盒(上海希森美康医用电子有限公司,批号 ST - 32012 - 64);一次性枸橼酸钠抗凝管(山东奥赛特医疗器械有限公司,批号 20140909)。

新西兰家兔(2.5～4 kg),雄性,由军事医学科学院提供,合格证号:SCXK(京)2011 - 0004。

采集或采购了来自不同产地的 12 批三七样品(表 5 - 4 - 1),经中国人民解放军第三○二医院全军中医药研究所肖小河鉴定为五加科植物三七 *Panax notoginseng*(Burk.) F. H. Chen。

表 5 - 4 - 1　三七药材来源

编号	产　　地	品　　种	来　　源
1	云南昆明市官渡区小哨街道办	三年生	*P. notoginseng*(Burk.)F. H. Chen
2	云南昆明市寻甸县功山乡羊毛冲村	三年生	*P. notoginseng*(Burk.)F. H. Chen
3	云南曲靖市师宗县竹基乡界桥村	三年生	*P. notoginseng*(Burk.)F. H. Chen
4	云南昆明市宜良县竹山乡白车勒村	三年生	*P. notoginseng*(Burk.)F. H. Chen
5	云南文山州砚山县江那镇铳卡村	三年生	*P. notoginseng*(Burk.)F. H. Chen
6	云南文山州丘北县锦屏镇密纳村	三年生	*P. notoginseng*(Burk.)F. H. Chen

（续表）

编号	产　地	品　种	来　源
7	云南文山州马关县马白镇方山村	三年生	*P. notoginseng*（Burk.）F. H. Chen
8	广西百色市靖西县禄峒乡耀峨村	三年生	*P. notoginseng*（Burk.）F. H. Chen
9	云南文山州文山县东山乡荒寨村	三年生	*P. notoginseng*（Burk.）F. H. Chen
10	云南红河州弥勒县西一镇油乍地村	三年生	*P. notoginseng*（Burk.）F. H. Chen
11	云南文山三七药材市场	三年生	*P. notoginseng*（Burk.）F. H. Chen
12	云南文山三七药材市场	三年生	*P. notoginseng*（Burk.）F. H. Chen

2. 仪器　分析天平（AL204 型，Mettler Toledo 瑞士），旋转蒸发仪（Heidolph，德国），电子调温电热套（98‑1‑B，天津泰斯特仪器有限公司），粉碎机，Milli‑Q 超纯水处理系统（Millipore，Bedford，美国）；全自动血凝仪（Sysmex CA‑0007，日本）。

二、方法

1. 活化部分凝血活酶（APTT）的测定

（1）供试品溶液的制备：将三七粉碎成粗粉，取适量置于磨口锥形瓶中，加入 10 倍量去离子水，浸泡 30 min，超声提取 30 min，合并提取液，浓缩，减压干燥得干浸膏（平均得率 6.11%）。取适量干浸膏，用生理盐水溶解，按照生药量配置成 15 mg/ml 溶液作为供试品溶液。

（2）对照品溶液的制备：取适量阿司匹林对照品，用生理盐水配置成 5 mg/ml，备用。

（3）兔血浆的制备：取新西兰家兔 2 只，禁食 12 h，用一次性采血针自家兔耳缘静脉取血，迅速注入一次性枸橼酸钠抗凝管中，充分混匀，3 000 r/min 离心 15 min，分离血浆置冰浴备用。

（4）APTT 的测定：取凝血仪测试杯，每通道加入所制备血浆 200 μl，供试品溶液或对照品溶液 200 μl，充分混匀，准确预温 180 s 后，用全自动凝血仪检测活化部分凝血活酶时间（APTT）。

2. 原始效价的赋值　为便于计算，对照品溶液进行原始效价赋值，定义阿司匹林效价为 500 U/g。

3. 三七抗凝效价测定方法　按照《中华人民共和国药典》附录生物检定项下"量反应平行线法"设计，测定 12 批三七药材样品抗凝效价。将所配置的三七样品及对照品溶液，按照剂距 1∶0.75 稀释（表 5‑4‑2），以阿司匹林为工作对照组（S），不同产地三七样品溶液为供试品组（T），依上述方法分别测定工作对照组和供试品组含药血浆的 APTT，各设对照品溶液和供试品溶液高、低 2 个剂量组，平行测定 6 次。测定结果按照《中华人民共和国药典》2010 年版二部附录生物检定统计法项下"量反应平行线法"进行统计学分析，计算不同产地三七抗凝效价（*PT*）和可信限率［*FL*（%）］。

表 5 - 4 - 2　三七与阿司匹林的效价转换原始数据

编号	阿 司 匹 林		三 七 样 品	
	750	1 000	750	1 000
1	37.2	34.1	33.2	32
2	36.9	34.1	35.6	31.3
3	35.4	33.3	35.8	33
4	36.2	34.4	35.6	31.7
5	33.8	31.5	33.8	32.3

4. 计算软件　在测定过程中,采用国家药典委员会编制的"中国药典生物检定统计程序 BS2000"技术样品的效价值。

三、结果

1. 三七抗凝活性量效关系考察　三七有较强的抗凝活性,本研究对三七抗凝活性的量效关系进行了考察。将给药浓度取对数为横坐标,APTT 为纵坐标,进行线性回归,回归方程 $Y = 32.18 + 6.08x$,如图 5 - 4 - 1 所示可得到一条近似通过原点的直线($r^2 > 0.98$),说明给药剂量与 APTT 间具有明显的线性关系,说明 APTT 法可以通过"量反应平行线法"对三七生物效价进行检定。

2. 方法学考察

(1) 精密度考察:按照上述条件,去同一份三七样品供试品溶液,分 6 次测定,完成后与阿司匹林对照品溶液进行对比检定,计算平均效价 105.3 U/g, RSD 为 6.8%。

(2) 重复性考察:同一批样品重复提取 6 次,分别制成供试品溶液,按上述方法与阿司匹林对照品溶液进行对比检定,计算平均效价 100.3 U/g,RSD 为 4.7%。

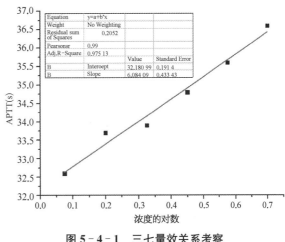

图 5 - 4 - 1　三七量效关系考察

(3) 中间精密度考察:按上述方法,考察不同实验人员对测定结果的影响。结果表明,平均效价 120.2%,RSD 为 6.4%,说明不同实验人员对测定结果影响较小,该方法稳定性好。

3. 不同产地三七样品的抗凝效价测定　本研究检测资源普查从 10 个主要生产县和药材市场收集的供 12 份三年生三七样品,产地涉及了三七主要的生产地区,在一定程度上较全面地代表了三七药材的实际情况。以阿司匹林为对照组,按照上述建立的方法对 12 批不同产地的三七药材进行对比检定,用 APTT 法测定并计算不同产地三七样品的效价(PT)和效价的可信限率[FL(%)],并检验其可靠性。

结果表明(表 5 - 4 - 3),回归项有非常显著意义($P < 0.01$),说明随着剂量的增加,APTT 呈规律地增加;剂间差异有非常显著意义($P < 0.01$),说明试验剂量比例和试验安排合理;偏离平行的差异无显著意义($P > 0.05$),说明对照品组和供试品组呈平行直线关系,可用量反应平行线法的法检测样品抗凝效价。

表 5 - 4 - 3　生物检定可靠性检验结果

变异来源	自由度	差方和	方　差	F 值	P 值
试品间	1	7.938	7.938	6.1967	>0.05
回归	1	33.282	33.282	25.981	<0.01
偏离平行	1	0.128	0.128	<1	>0.05
剂间	3	41.351	13.784	10.76	<0.01
误差	16	20.496	1.281		
总	19				

效价检测结果由表 5 - 4 - 4 可知,12 批不同产地三七样品抗凝效价值 88.7 ~ 218.87 U/g,不同产地样品效价高低相差近 3 倍,提示产地对三七药材品质有较大影响,其中采于昆明市寻甸县功山乡羊毛冲村的三七药材抗凝效价最高,从文山县东山乡荒寨村采集的样品以及药材市场购买的 2 份样品抗凝效价较低。

表 5 - 4 - 4　12 批不同产地三七样品的生物效价值

批　次	产　　　地	效价(U/g)	可信限率(FL)
1	云南昆明市官渡区小哨街道办	175.36	29.53%
2	云南昆明市寻甸县功山乡羊毛冲村	218.87	49.66%
3	云南曲靖市师宗县竹基乡界桥村	174.06	35.53%
4	云南昆明市宜良县竹山乡白车勒村	148.53	28.86%
5	云南文山州砚山县江那镇铳卡村	107.93	24.86%
6	云南文山州丘北县锦屏镇密纳村	112.29	24.73%
7	云南文山州马关县马白镇方山村	151.85	28.64%
8	广西百色市靖西县禄峒乡耀峨村	101.72	24.22%
9	云南文山州文山县东山乡荒寨村	89.466	22.54%
10	云南红河州弥勒县西一镇油乍地村	136.26	24.86%
11	云南文山三七药材市场	88.731	24.84%
12	云南文山三七药材市场	99.701	21.66%

四、讨论

三七是我国传统名贵药材,广泛用于跌打损伤、瘀血肿痛等,功能活血散瘀,消肿止痛。

三七主产于云南文山及其周边地区,分布范围十分狭小,三七的种植对地理气候等环境的选择性较高,三七的种植均集中在东经 102°～106°,北纬 23°30′～25°44′附近的狭小区域,表现出强烈的地域特征。本研究通过对凝血四项的考察,选择活化部分凝血活酶时间作为考察指标,建立了体外测定凝血酶时间的三七抗凝效价测定方法,检测结果表明采于道地产区文山县东山乡荒寨村的三七样品抗凝效价较低,而产于昆明市寻甸县功山乡羊毛冲村的三七药材抗凝效价较高,12 批不同产地三七样本抗凝效价高低相差 3 倍,三七的道地产区文山地区抗凝效价低于周边产区。可能原因为三七生长环境的特殊性和适宜种植区域分布的狭小性,连作障碍的问题导致三七种植土地周转困难,进而形成了三七适宜种植地块十分紧张,并已呈现出适宜种植区域向次适宜地区转移。

云南文山州是我国三七种植的主产区,自然条件复杂,土壤类型多,适宜三七的生长。但三七生长环境的特殊性,要求土壤能提供良好的生长条件外,土壤质地、土壤有机质及营养等均影响其生长发育和品质,连作障碍使土壤中病原菌增多引起病害加重,根的化感作用产生自毒现象以及土壤营养物质消耗使营养不足等因素,导致三七的主要生产地区云南文山州地质环境恶化,生产的三七品质下降,因此向周边地区寻找适宜三七生长的地区种植。

我们根据资源普查从不同产地采集药材,针对三七的抗凝功效,构建基于抗凝效价检测的三七质量生物评控方法,结果显示不同产地三七药材之间抗凝活性差异悬殊,说明地质环境的不同,影响了三七药材质量,制约了三七在临床中的应用。通过本研究生物效价检测的结果,初步了解不同产地三七质量差异,便于优化质量较差地区三七种植环境,寻找更适宜三七生长的地理环境,为中药材的种植资源提供基础数据。

参考文献

［1］国家药典委员会.中华人民共和国药典:一部[M].北京:化学工业出社,2005:69.

［2］LIU Y, WANG GL, ZHAO RM, et al. Microcalorimetric study on the growth of Escherichia coli HB101 effected by recombined plasmid [J]. Acta Chim Sin,2005,63:327-331.

［3］LIN XY, LIU Y, LIU P, et al. Microcalorimetric investigation on the growth model and the protein yield of Bacillus thuringiensis [J]. Biochem Biophys Methods,2004,59:267-274.

［4］吕巧莉,涂国刚,王嘉琦,等.穿心莲内酯的研究进展及临床应用[J].南昌大学学报:医学版,2013,53(1):83.

［5］张涛.穿心莲的研究进展[J].中药材,2000,23(6):366.

［6］管晨,李敏,任庆杰,等.穿心莲内酯通过抗炎和调节免疫提高 EV71 感染小鼠的生存率[J].免疫学杂志,2013,29(9):737.

［7］官妍,刘丽,李春,等.亚抑菌浓度的穿心莲内酯及与红霉素联用影响表皮葡萄球菌生物膜形成的初步研究[J].中国微生态学杂志,2013,25(7):766.

［8］程惠娟,刘江,张庚.穿心莲内酯抗铜绿假单胞菌生物被膜及与阿奇霉素协同抗菌作用[J].中国微生态学杂志,2012,24(2):120.

［9］SHEEJA K, GURUVAYOORAPPAN C, KUTTAN G. Antiangiogenic activity of Andrographis paniculata extract and andrographolide [J]. Int immunopharmacolo,2007,7(2):211.

［10］ZHAO F, HE E Q, WANG L, et al. Anti-tumor activities of andrographolide, a diterpene from Andrographis paniculata, by inducing apoptosis and inhibiting VEGF level [J]. J Asian Nat Prod Res,2008,10(5):467.

[11] CHAO W W，KUO Y H，LIN B F. Anti-inflammatory activity of new compounds from Andrographis paniculata by NF-κB transactivation inhibition [J]. J Agricul Food Chem，2010，58 (4)：2505.

[12] 黄璐琦，赵润怀，陈士林，等.第四次全国中药资源普查筹备与试点工作进展[J].中国现代中药，2012，14(1)：13.

[13] 黄璐琦，陆建伟，郭兰萍，等.第四次全国中药资源普查方案设计与实施[J].中国中药杂志，2013，38 (5)：625.

[14] 郭兰萍，陆建伟，张小波，等.全国中药资源普查技术规范制定[J].中国中药杂志，2013，38(7)：937.

[15] 国家药典委员会.中华人民共和国药典：一部[M].北京：中国医药科技出版社，2010：189.

[16] 肖小河，金城，赵中振，等.论中药质量控制与评价模式的创新与发展[J].中国中药杂志，2007，32 (14)：1377.

[17] 鄢丹，任永申，骆骄阳，等.中药质量生物测定的思考与实践——以板蓝根为例[J].中国中药杂志，2010，35(19)：2637.

[18] 李会芳，王伽伯，孙琴，等.生物效价检测在中药品质及药性研究中的应用[J].中医杂志，2012，53 (3)：190.

[19] 张丽杰，刘丽娟，齐凤琴，等.中药谱效关系研究进展[J].中国现代应用药学，2010，27(11)：971.

[20] ZANG Q C，WANG J B，KONG W J，et al. Searching for the main anti-bacterial components in artificial Calculus bovis using UPLC and microcalorimetry coupled with multi-linear regression analysis. [J]. Journal of Separation Science，2015，34(23)：3330 – 3338.

[21] 贾伟.医学代谢组学[M].上海：上海科学技术出版社，2011：212.

[22] KONG W J，ZHAO Y L，XIAO X H，et al. Spectrum-effect relationships between ultra performance liquid chromatography fingerprints and anti-bacterial activities of Rhizoma coptidis. [J]. Analytica Chimica Acta，2009，634(2)：279.

[23] Fan D L，Xiao X H，Ma X J. Calorimetric study of the effect of protoberberine alkaloids in Coptis chinensis，Franch on Staphylococcus aureus，growth [J]. Thermochimica Acta，2008，480(1 – 2)：49 – 52.

[24] Luo JY，Yang MH. Demethoxycurcumin：a potential antimicrobial agent Exposure by microcalorimetry and modified broth microdilution method [J]. J Therm Anal Calorim，2014，115 (3)：2331 – 2338.

[25] Braissant O，Bonkat G，Wirz D，et al. Microbial growth and isothermal microcalorimetry：Growth models and their application to microcalorimetric data [J]. Thermochimica Acta，2013，555(555)：64 – 71.

[26] DONG HJ，ZHANG ZJ，YU J，et al. Chemical Fingerprinting of *Andrographis paniculata* (Burm. f.) Nees by HPLC and Hierarchical Clustering Analysis [J]. J Chromatographic Sci，2009，47 (10)：931.

[27] LI WK，FITZLOFF JF. HPLC-PDA Determination of Bioactive Diterpenoids from Plant Materials and Commercial Products of Andrographis paniculata [J]. J Liq Chromatogra Related Technol，2004，27(15)：2407.

[28] 张敬君.穿心莲栽培管理技术[J].现代农业科技，2007(17)：45.

[29] 朱玉宝.药用植物穿心莲栽培技术[J].中国林副特产，2012(3)：60.

[30] 张磊，聂磊，王唯红.黄芪注射液色谱指纹图谱与抗氧化作用的相关分析[J].中药材，2009，32 (11)：1757.

[31] 陈晓萌,陈畅,李德凤,等.中药有效成分辨识的研究进展[J].中国实验方剂学杂志,2011,17(12):249.

[32] 王惠文.偏最小二乘回归方法及其应用[M].北京:国防工业出版社,1999:200.

[33] 薛璟,贾晓斌,谭晓斌,等.雷公藤的肝毒性研究及 ADME/Tox 评价思路[J].中草药,2009,40(4):655-658.

[34] 冯群,栾永福,孙蓉.基于功效和物质基础的雷公藤毒性研究进展[J].中国药物警戒,2013,10(2):88-92.

[35] 童静,马瑶,吴建元,等.雷公藤长期毒性作用及其时间节律性研究[J].中药材,2005,27(12):933-935.

[36] 马伟光,张滔,张超,等.有毒药物雷公藤的研究及展望[J].中华中医药杂志,2006,21(2):117-120.

[37] 柴智,周文静,高丽,等.雷公藤肝毒性及其作用机制的研究进展[J].中国实验方剂学杂志,2011,17(7):243-246.

[38] 丁虹,吴建元,童静,等.雷公藤甲素急性毒性及其机制研究[J].中药材,2004,27(2):115-118.

[39] 强春情,刘世任,都本敏.雷公藤药理研究进展[J].中国中医急症,2006,15(2):198.

[40] 谷颖.雷公藤在免疫性疾病治疗中的临床应用[J].中国医药指南,2011,28(9):241-242.

[41] 郭梦如,何东仪.雷公藤治疗类风湿关节炎的研究展[J].风湿病与关节炎,2013,2(2):58-62.

[42] 向明,张程亮.雷公藤免疫抑制作用研究进展[J].中草药,2005,36(3):458-461.

[43] 薛璟,贾晓斌,谭晓斌,等.雷公藤化学成分及其毒性研究进展[J].中华中医药杂志,2010(5):726-733.

[44] 骆永伟,施畅,原野,等.雷公藤甲素的毒理学研究进展[J].毒理学杂志,2009,23(1):74-77.

[45] SAAG KG，TENG GG，PATKAR NM，et al. American College of Rheumatology 2008 recommendations for the use of nonbiologic and biologic disease-modifying antirheumatic drugs in rheumatoid arthritis. [J]. Arthritis Care & Research，2010,59(6):762-784.

[46] James Zan Xing，Zhu，Lijun，Jackson，Jo Ann，et al. Dynamic monitoring of cytotoxicity on microelectronic sensors [J]. Chemical research in toxicology,2005,18(2):154-161.

[47] 郭艳红,谭垦.雷公藤的毒性及其研究概况[J].中药材,2007,30(1):112-117.

[48] 王月敏,张世良,夏素霞,等.雷公藤的毒性研究及对策[J].四川生理科学杂志,2008,30(1):28-31.

[49] BOYD J M，HUANG L，XIE L，et al. A cell-microelectronic sensing technique for profiling cytotoxicity of chemicals [J]. Analytica Chimica Acta,2008,615(1):80-87.

[50] URCAN E，HAERTEL U，STYLLOU M，et al. Real-time xCELLigence impedance analysis of the cytotoxicity of dental composite components on human gingival fibroblasts [J]. Dental Materials,2010, 26(1):51-58.

[51] 张子龙,王文全,王勇,等.连作对三七种子萌发及种苗生长的影响[J].生态学杂志,2010(8):1493-1497.

[52] 金航,崔秀明,陈中坚,等.三七栽培土壤地质背景分区特征[J].云南大学学报(自然科学版),2009,31:440-445.

[53] 简在友,王文全,游佩进.三七连作土壤元素含量分析[J].中国现代中药,2009,11(4):10-11.

[54] 刘莉,赵安洁,杨雁,等.三七不同间隔年限种植土壤的理化性状比较分析[J].西南农业学报,2013,26(5):1946-1952.

[55] 黄璐琦,陆建伟,郭兰萍,等.第四次全国中药资源普查方案设计与实施[J].中国中药杂志,2013,38(5):625-625.

[56] 孙磊.凝血酶原时间和活化部分凝血活酶时间测定的问题[J].中国医药指南,2013,11(5):177-178.

[57] LAU A J，TOH D F，CHUA T K，et al. Antiplatelet and anticoagulant effects of Panax notoginseng: comparison of raw and steamed Panax notoginseng with Panax ginseng and Panax quinquefolium. [J]. Journal of Ethnopharmacology,2009,125(3):380-386.

［58］JIN Y R，YU J Y，LEE J J，et al. Antithrombotic and Antiplatelet Activities of Korean Red Ginseng Extract［J］. Basic & Clinical Pharmacology & Toxicology，2007,100(3):170－175.

［59］周应群,陈士林,张本刚,等.基于遥感技术的三七资源调查方法研究[J].中国中药杂志,2006,30(24):1902－1905.

［60］王炳艳,韦美丽,陈中坚,等.文山三七产区土壤养分测试与分析[J].人参研究,2006,18(3):35－37.

［61］冯光泉,孙玉琴,崔秀明,等.有机三七基地选址标准操作规程[J].现代中药研究与实践,2012,26(2):4－6.

第六章

道地药材适宜性区划和品质区划

第一节 白芷道地药材的生长适宜性
区划和品质区划研究

一、白芷植物的生长环境

地理分布：根据《中国植物志》，白芷分布在中国大陆的东北及华北等地，生长于海拔 200～1 500 m 的地区，一般生于林下、林缘、溪旁、灌丛和山谷草地。

生长习性：常生长于林下、林缘、溪旁、灌丛及山谷地，国内北方各地多栽培供药用。白芷喜温和湿润的气候及阳光充足的环境，能耐寒。

二、生态因子筛选

从 74 个环境因子中，根据采样点处因子间的相关性，去掉相关性大于 0.8 的因子，得到 38 个因子，如图 6 - 1 - 1 所示。

三、生长适宜性区划研究

将白芷的 13 个采样点信息输入最大信息熵模型，得到白芷的生长适宜性区划结果。如图 6 - 1 - 2 所示。

适宜性区划的标准是按照如下的方式。

在计算得到的生长适宜度的图上提取出每个采样点处的生长适宜度，计算标准差 σ 和平均值 μ，按照正态分布的理论，选择 $\mu - \sigma$ 作为阈值，区分"不适宜区"和"适宜区"，选择 $\mu + 0.5\sigma$ 作为阈值，区分"适宜区"和"最适宜区"。划分规则如下。

$\geqslant 0$，$< \mu - \sigma$ 为不适宜；

$\geqslant \mu - \sigma$，$< \mu + 0.5\sigma$ 为适宜；

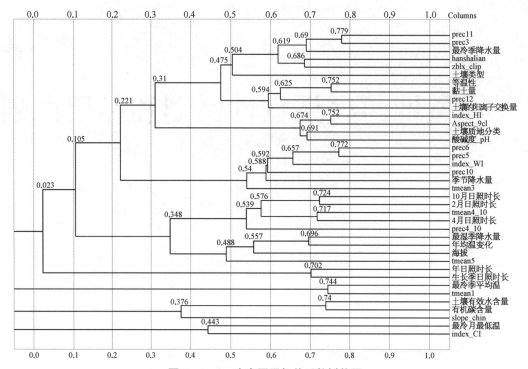

图 6-1-1　生态因子相关系数树状图

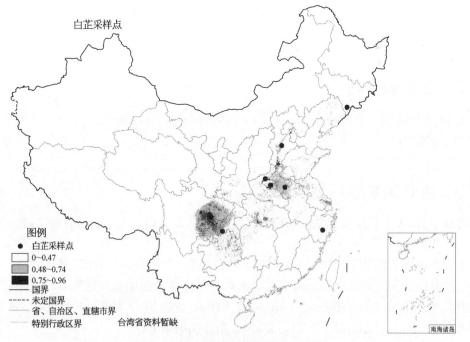

图 6-1-2　白芷的生长适宜性区划图

≥$\mu + 0.5\sigma$ 为最适宜。

白芷的适宜性区划结果是：[0，47.16%]为不适宜区，[47.17%，74.42%]为适宜区，[74.43%，96.33%]为最适宜区。区域放大图见图 6-1-3。

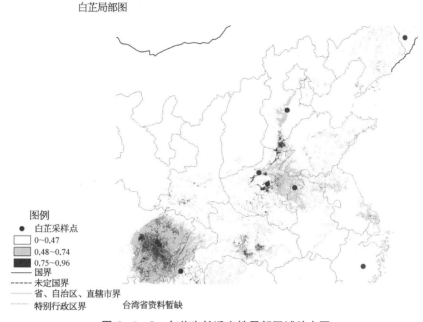

图 6-1-3　白芷生长适宜性局部区域放大图

分析对白芷生长有贡献的因子，结果显示对白芷分布影响较大的因子是植被类型、10月日照时长、年日照时长、生长季平均温以及土壤类型。Jackknife 检验结果和上述 5 个因子对白芷的生长适宜度的响应曲线如图 6-1-4 所示，分析发现其中植被类型和光照条件对白芷的分布影响比较大。

四、品质区划研究

一般来说，中药物质基础的种类决定其作用性质，物质基础含量决定其作用强度。本研究对化学成分结构上具有代表性且具有活性的、稳定的香豆素类化合物进行含量测定，并比较分析传统应用的杭白芷、川白芷、禹白芷、祁白芷和兴安白芷这些成分的含量差异。关于白芷中香豆素类化合物含量测定的方法，文献中多有报道，但主要是选用欧前胡素和异欧前胡素等少数香豆素苷元作为定量成分。

（一）材料

根据相关研究，这些成分是香豆素类化合物，属于苯丙素类化合物。把各类化学成分和环境因子做相关性分析，发现：

($2'S$,$3'R$)-$3'$-羟基印枳苷和季节降水量变异系数、3 月降水量、最冷季降水量、CI 指数的相关度较高（$R \geqslant 0.56$）。

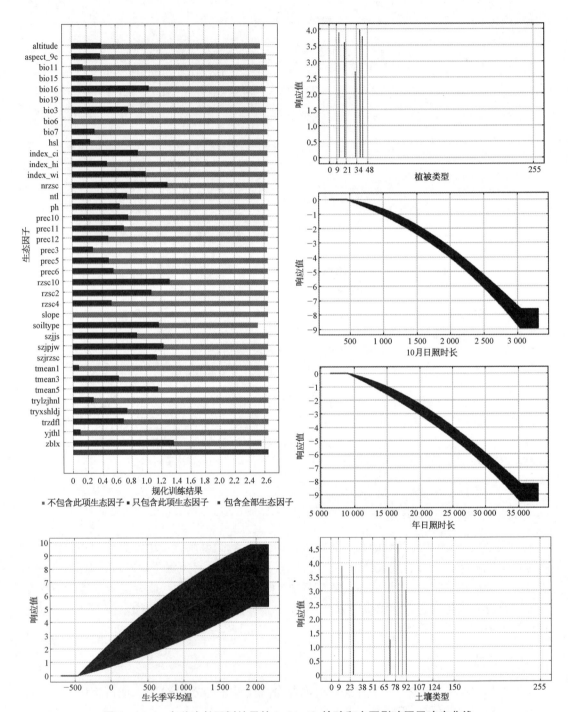

图 6 - 1 - 4　白芷生长区划结果的 jackknife 检验和主要影响因子响应曲线

表6-1-1　采样点处各香豆素类化合物成分含量信息（μg/g）

编号	(2′S,3′R)-3′-羟基印枳苷	印枳苷	伞形花内酯	花椒毒酚	水合氧化前胡素	比克白芷素	补骨脂素	花椒毒素	佛手柑内酯	欧前胡素	珊瑚菜内酯	异欧前胡素
1	118.68	24.95	16.09	21.74	317.87	165.24	162.05	194.53	315.52	2 200.49	1 191.81	932.87
2	15.05	15.67	0	35.59	329.09	206.59	18.83	18.11	173.87	1 537.6	1 064.71	957.88
3	0	26.38	0	26.3	279.94	202.14	11.91	37.91	134.9	1 523.27	847.41	656.14
4	37.57	28.63	0	27.17	310.65	91.99	19.01	11.76	68.08	1 466.3	603.04	495.69
5	35.38	38.62	0	18.61	336.29	63.61	0	11	98.63	1 937.21	811.9	482.37
6	57.5	28.5	12.57	26.67	363.36	134.73	59.65	68.02	155.84	1 760.69	808.73	692.4
7	39.84	22.72	0	24.29	331.02	112.75	13.19	7	125.52	1 186.41	971.61	710.54
8	88.9	53.79	0	101.78	411.66	1 101.41	83.01	36.05	70.82	817.66	459.88	628.15
9	0	0	0	16.42	157.9	120.58	0	6.48	57.24	1 234.72	588.65	656.04

印枳苷和等温性、生长季平均温、高程、5 月平均温的相关度较高（$R \geqslant 0.59$）。

伞形花内酯和季节降水量变异系数、HI 指数、11 月降水量的相关度较高（$R \geqslant 0.51$）。

花椒毒酚和生长季平均温、5 月平均温、CI 指数、WI 指数的相关度较高（$R \geqslant 0.88$）。

水合氧化前胡素和土壤黏土量、土壤阳离子交换能力、土壤质地分类、土壤类型的相关度较高（$R \geqslant 0.58$）。

比克白芷素和生长季平均温、5 月平均温、CI 指数、WI 指数的相关度较高（$R \geqslant 0.93$）。

补骨脂素和季节降水量变异系数、生长季日照时长、10 月降水量、4 月日照时长的相关度较高（$R \geqslant 0.63$）。

花椒毒素和季节降水量变异系数、10 月降水量、4 月日照时长、生长季日照时长的相关度较高（$R \geqslant 0.60$）。

佛手柑内酯和最湿季降水量、土壤类型、生长季降水量、季节降水量变异系数的相关度较高（$R \geqslant 0.54$）。

欧前胡素和 5 月平均温、HI 指数、生长季平均温、坡度的相关度较高（$R \geqslant 0.53$）。

珊瑚菜内酯和最湿季降水量、土壤类型、坡向、土壤含沙量的相关度较高（$R \geqslant 0.56$）。

异欧前胡素和最湿季降水量、等温性、植被类型、生长季降水量的相关度较高（$R \geqslant 0.63$）。

（二）方法

利用相关分析工具，分别确定各因子与目标成分之间的相关系数，按照相关系数大小排序来确定入选模型的因子，各因子与目标成分的相关系数，就是该因子的权重。确定了因子后，基于时间序列的目标成分数据和各因子数据建立目标成分的单因子线性回归模型。

1. 独立性权系数法原理　　独立性权系数法是根据各指标与其他指标之间的共线性强弱来确定指标权重的。

设有指标项 $X_1, X_2, \cdots, X_m$，若指标 X_k 与其他指标的复相关系数越大，则说明 X_k 与其他指标之间的共线性关系越强，越容易由其他指标的线性组合表示，重复信息越多，因此该指标的权重也就应该越小。

即若指标 X_k 与其他指标的复相关系数 R 越大，该指标的权重越小，其中

$$R = \frac{\sum(y - \bar{y})(\hat{y} - \bar{y})}{\sqrt{\sum(y - \bar{y})^2(\hat{y} - \bar{y})^2}} \tag{1}$$

由于本研究强调各相关因子与目标成分的关系，因此用各因子与目标成分的相关系数替代了各因子间的复相关系数。

2. 加权几何平均模型　　如果预测因子与目标成分的线性函数为 f_i，$i = 1, 2, \cdots, N$，N 为最终入选模型的因子数目。各个因子权重比值为 w_i，则目标成分 Y 为公式（2）：

$$Y = \left(\prod_N f_i^{w_i}\right)^{\frac{1}{\sum\limits_{i=1}^{N} w_i}} \tag{2}$$

3. 建立模型　本研究以相关度伞形花内酯和欧前胡素为例进行品质区划,其他成分的区划可参考本方法。

(1) 伞形花内酯:经过多次试验后,选取季节降水量变异系数($r = 0.617$)、HI 指数($r = -0.528$)作为预测因子。

计算得到季节降水量变异系数(x)与伞形花内酯(y)的线性回归函数为 $y = 0.177\,5x - 10.958$,$R^2 = 0.38$。

计算得到 HI 指数(x)与伞形花内酯(y)的线性回归函数为 $y = -1.326\,8x + 12.87$,$R^2 = 0.278\,5$。

根据各个因子与伞形花内酯的相关系数,得到相关系数的比值是 $r_1 : r_2 = |\,0.617\,| : |-0.528\,| = 6 : 5$。 于是各因子权重比值 $w_1 : w_2 = 6 : 5$。 于是利用加权几何平均模型构建伞形花内酯预测模型,如公式(3)所示:

$$Y = \left[\,(0.177\,5 \times X_1 - 10.958)^6 \times (-1.326\,8 \times X_2 + 12.87)^5\,\right]^{1/11} \tag{3}$$

上式中,X_1 是季节降水量变异系数,X_2 是 HI 指数,Y 是预测的伞形花内酯(单位:$\mu g/g$)。

利用实测的伞形花内酯预测值和测量值做比较,见表 6-1-2,计算得到均方根误差($RMSE$)是 $4.70\ \mu g/g$。

表 6-1-2　伞形花内酯和相关因子数值表

编　号	季节降水量变异系数	HI 指数	伞形花内酯测量值	伞形花内酯预测值
1	126	3.362 07	16.09	9.930 751 965
2	78	5.369 95	0	3.947 205 981
3	46	11.505 5	0	2.604 737 797
4	74	6.890 12	0	2.780 085 717
5	79	6.954 98	0	3.314 734 673
6	76	6.903 02	12.57	3.012 551 785
7	60	8.251 35	0	0.707 974 557
8	94	10.628 7	0	2.848 570 77
9	84	5.830 84	0	4.450 996 048

(2) 欧前胡素:经过多次试验后,选取 5 月平均温($r = 0.645$)、HI 指数($r = -0.61$)作为预测因子。

计算得到 5 月平均温(x)与欧前胡素(y)的线性回归函数为 $y = 10.442x - 592.17$,$R^2 = 0.416\,6$。

计算得到 HI 指数(x)与欧前胡素(y)的线性回归函数为 $y = -100.06x + 2\,248.6$,$R^2 = 0.372\,5$。

根据各个因子与欧前胡素的相关系数,得到相关系数的比值是 $r_1 : r_2 = |0.645| : |0.61| = 1 : 1$。于是各因子权重比值 $w_1 : w_2 = 1 : 1$。于是利用加权几何平均模型构建欧前胡素预测模型,如公式(4)所示:

$$Y = \left[(10.442 \times X_1 - 592.17)^1 \times (-100.06 \times X_2 + 2\ 248.6)^1 \right]^{1/2} \tag{4}$$

上式中,X_1 是 5 月平均温,X_2 是 HI 指数,Y 是预测的欧前胡素(单位:μg/g)。

利用实测的欧前胡素预测值和测量值做比较(表 6-1-3),计算得到均方根误差(RMSE)是 284.49 μg/g,平均相对误差是 17.79%。

表 6-1-3 欧前胡素和相关因子数值表

编 号	5 月平均温	HI 指数	欧前胡素测量值	欧前胡素预测值
1	207	3.362 07	2 200.49	1 732.295 489
2	207	5.369 95	1 537.6	1 638.766 967
3	196	11.505 5	1 523.27	1 263.355 825
4	222	6.890 12	1 466.3	1 640.446 166
5	216	6.954 98	1 937.21	1 607.041 869
6	220	6.903 02	1 760.69	1 629.816 236
7	205	8.251 35	1 186.41	1 484.379 851
8	137	10.628 7	817.66	996.776 005 1
9	209	5.830 84	1 234.72	1 627.255 522

通过预测模型的计算,全国范围内白芷内欧前胡素含量的分布如图 6-1-5 所示。

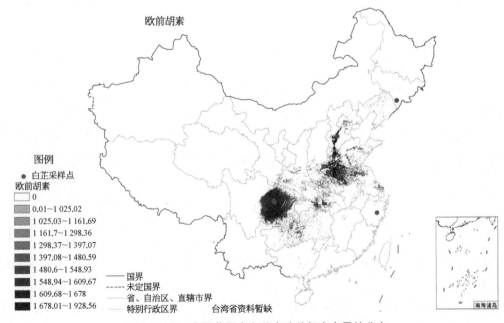

图 6-1-5 全国范围内白芷内欧前胡素含量的分布

第二节　穿心莲道地药材的生长适宜性区划

一、实验材料

穿心莲样品采集自广西、四川、安徽、海南、云南、广东和福建 7 省区 14 个有代表性的样地,共计 35 份样品,采集并记录样方的经纬度等数据(表 6 - 2 - 1),并依据各样地提取穿心莲生态因子数据(表 6 - 2 - 2),选取 11 项具有代表性的生态因子数据进行研究,包含年平均气温、年均降水量、土壤酸碱度(pH)、土壤含沙量、土壤含黏土量、土壤亚类、土壤质地分类、土壤有机碳含量、海拔、坡度、坡向。区划生态因子包含气候因子、土壤因子、地形因子等数据,均来源于"中药资源空间信息网格数据库"(http://www.tcm-resources.com/)。其中气候因子是根据 1950—2000 年间的气象观测数据插值而成,分辨率 1 km。土壤因子是根据第 2 次全国土地调查提供的《1∶100 万中华人民共和国土壤图》(1995 年编制)制成。该数据可为建模者提供模型输入参数,农业角度可用来研究生态农业分区,粮食安全和气候变化等。采用的土壤分类系统主要为 FAO - 90。地形因子包含分辨率 1 km 的海拔、坡度和坡向数据。

表 6 - 2 - 1　穿心莲采样信息及穿心莲内酯

样方	省份	地名	穿心莲内酯含量(%)	经度(E)	纬度(N)
1	广西	横县校椅镇校椅村	1.642	109.239 12	22.844 214
2	广西	贵港桥圩镇白屋村	0.967	109.733 34	22.988 374
3	广西	隆安县屏山乡刘家村	2.469 8	107.542 01	22.966 173
4	四川	宜宾市南溪县裴石乡	1.752 6	105.066 41	28.839 064
5	四川	宜宾市南溪县江南镇	1.938 1	105.003 13	28.827 444
6	安徽	阜阳市临泉县潭棚乡	0.669 8	115.416 04	32.929 727
7	安徽	阜阳市临泉县牛庄乡	0.758 3	115.351 58	33.018 177
8	海南	洋浦开发区咸塘社区	1.205 5	109.224 22	19.751 152
9	云南	景洪南药园(逸野)	1.344 3	100.796 01	22.008 147
10	广东	湛江市雷州市客路镇	2.920 4	110.012 2	21.092 62
11	广东	湛江市遂溪县北坡镇	2.779 3	109.897 61	21.227 174
12	福建	漳浦赤湖镇前张村	2.669 4	117.875 58	24.120 043
13	福建	龙海市隆教乡	3.282 2	118.069 85	24.262 746
14	福建	厦门市洪塘镇	2.875 7	118.206 02	24.717 038

表 6-2-2　穿心莲生态因子数据

样方	海拔 (m)	坡向	土壤含沙量(%)	年均降水量(mm)	年平均气温×10(℃)	土壤含黏土量(%)	酸碱度	坡度 (°)	土壤亚类	土壤质地分类	有机碳含量(%)
1	85	5	33	1 509	219	46	4	0	124	3	1
2	59	7	90	1 473	219	4	5	0	92	13	2
3	369	8	31	1 514	213	47	6	2	72	3	1
4	284	7	29	1 118	185	21	7	0	92	7	1
5	248	2	0	1 119	187	0	0	1	5	0	0
6	36	3	44	874	155	29	6	0	62	5	1
7	35	4	34	855	154	18	8	0	14	0	1
8	17	5	42	890	245	21	5	0	76	9	1
9	555	5	33	1 214	233	46	4	0	124	3	1
10	24	2	29	1 302	235	21	7	0	92	7	1
11	25	9	51	1 347	233	23	4	0	122	10	1
12	11	6	51	1 160	215	23	4	0	122	10	1
13	6	6	90	1 101	217	5	6	3	77	13	0
14	22	6	29	1 182	215	21	7	0	92	7	1

二、实验方法

1. 穿心莲内酯含量的测定　穿心莲内酯的含量测定见本书第二章中"不同产地穿心莲中穿心莲内酯和脱水穿心莲内酯的含量测定"部分。

2. 生态因子和穿心莲相关性分析　先将穿心莲各生态因子数据进行标准化处理,再使用 SPSS17.0 进行偏相关分析分析各生态因子与穿心莲内酯含量的关系,得出生态因子与穿心莲内酯含量的联系。使用刀切法(jackknife)分析不同生态因子对穿心莲生境适宜度的影响与其影响所占的权重,得出生态因子与穿心莲生境适宜度的关系。最后综合两者,得出既保证穿心莲内酯含量较高,又适合穿心莲生长的生态因子。

3. 基于穿心莲生态因子的生产区划分析　在对各地穿心莲生产调查、样品采集、穿心莲含量测定的基础上,利用 ArcMap 在中国地图上根据采样地的经纬度值,制作 14 个有效样地的地理分布图。根据穿心莲内酯含量与生态因子和穿心莲生境适宜度与生态因子的关系,综合得出既保证穿心莲内酯含量较高,又适合穿心莲生长的生态因子,利用最大信息熵模型 maxent 最终得出基于穿心莲生态因子的生产区划分析。

三、结果与分析

1. 生态因子和穿心莲内酯含量的关系　因为穿心莲生态因子数据数值、单位相差较大,所以先将数据进行标准化处理,对标准化后的年平均气温、年均降水量、土壤酸碱度(pH)、土壤含沙量、土壤含黏土量、土壤亚类、土壤质地分类、土壤有机碳含量、海拔、坡度、坡向这11项生态因子数据和穿心莲内酯含量进行偏相关分析,得到结果见表6-2-3。

表6-2-3　偏相关分析结果

生 态 因 子	简 单 关 系 系 数	偏 相 关 系 数
海拔	−0.156	0.061
坡向	0.265	0.128
土壤含沙量	0.068	−0.394
年均降水量	0.356	0.316
年平均气温	0.471	0.126
土壤含黏土量	0.101	0.463
土壤酸碱度	−0.008	−0.257
坡度	0.468	0.218
土壤亚类	0.305	0.102
土壤质地分类	0.158	−0.611
土壤有机碳含量	−0.182	−0.009

由表6-2-3中数据可以分析得出,穿心莲内酯含量与年均降水量、年平均气温、土壤含黏土量、土壤酸碱度、土壤亚类、土壤有机碳含量的简单关系系数和偏相关系数关联较为接近,说明与其关系较为密切。

2. 生态因子和穿心莲生境适宜度的关系　对穿心莲生境适宜度和年平均气温、年均降水量、土壤酸碱度(pH)、土壤含沙量、土壤含黏土量、土壤亚类、土壤质地分类、土壤有机碳含量、海拔、坡度、坡向这11项生态因子进行刀切法分析(图6-2-1),得出年平均气温、年均降水量、土壤含黏土量、土壤亚类和土壤质地分类与穿心莲生长关系较为密切。

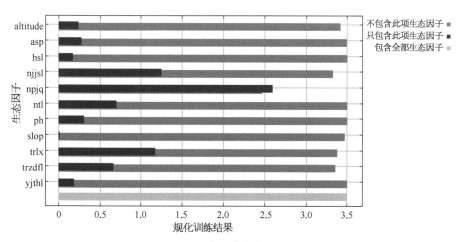

图6-2-1　穿心莲生态因子刀切图

3. 基于穿心莲生态因子的生产区划分析 由偏相关关系分析得出,穿心莲内酯含量与年均降水量、年平均气温、土壤含黏土量、土壤酸碱度、土壤亚类、土壤有机碳含量关系较为密切。由刀切法可以得出年平均气温、年均降水量、土壤含黏土量、土壤亚类和土壤质地分类与穿心莲生长关系较为密切。因此筛选出穿心莲年均降水量、年平均气温、土壤含黏土量、土壤亚类和土壤有机碳含量是最佳区划生态因子,具有指导穿心莲生产区划的意义。使用最大信息熵模型(maxent)对穿心莲年均降水量、年平均气温、土壤含黏土量、土壤亚类和土壤有机碳含量与穿心莲的生境适宜度进行了计算,结果如图 6-2-2～图 6-2-6 所示。

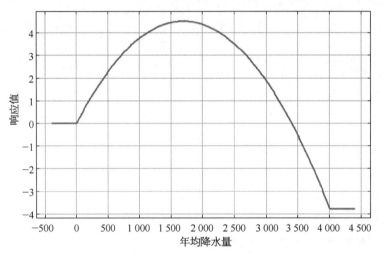

图 6-2-2 穿心莲年均降水量适宜度

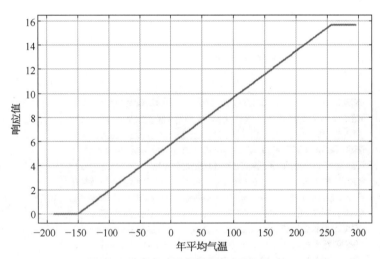

图 6-2-3 穿心莲年平均气温适宜度

年均降水量为 1 200～2 100 mm 时,穿心莲生境适宜度高且穿心莲内酯含量高;年平均气温大于 2.5℃时,穿心莲生境适宜度高且穿心莲内酯含量高;土壤含黏土量为 20%以内时,穿心莲生境适宜度高且穿心莲内酯含量高;土壤亚类为 LPm(Mollic Leptosols)、LVv(Vertic

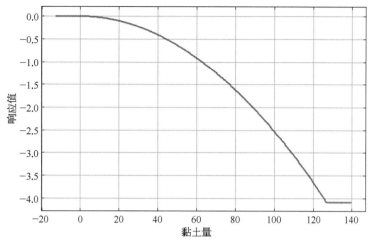

图 6-2-4　穿心莲土壤含黏土量适宜度

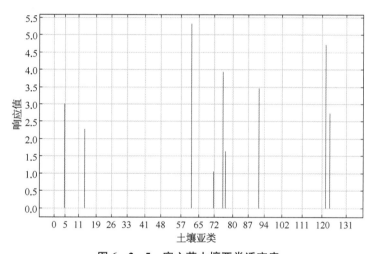

图 6-2-5　穿心莲土壤亚类适宜度

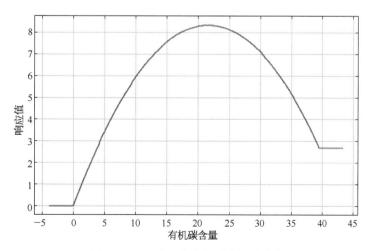

图 6-2-6　穿心莲有机碳含量适宜度

Luvisols)、ARg(Gleyic Arenosols)、NTu(Humic Nitisols)时,穿心莲生境适宜度高且穿心莲内酯含量高;土壤有机碳含量为 18%～25%时,穿心莲生境适宜度高且穿心莲内酯含量高。

4. 适宜性区划结果的评价分析　ROC 曲线(受试工作曲线)分析法在物种潜在分布预测模型评价中得到了广泛的应用。ROC 曲线分析法的 *AUC*(曲线下面积)值因其不受阈值影响,所以是得到认可的诊断试验最佳评价指标。本实验使用 ROC 曲线及 *AUC* 值对预测结果进行精读评测,分别对穿心莲生境适宜度、年平均降水量、年平均气温、土壤含黏土量、土壤酸碱度、土壤亚类、土壤有机碳含量和土壤质地分类等 11 项生态因子进行分析,由刀切法得出它们的 ROC 曲线,分析得出 *AUC* 为 0.995。表明模拟效果非常好,模型计算的穿心莲生境适宜度具有很高的可信度和准确度。ROC 曲线如图 6 - 2 - 7 所示。

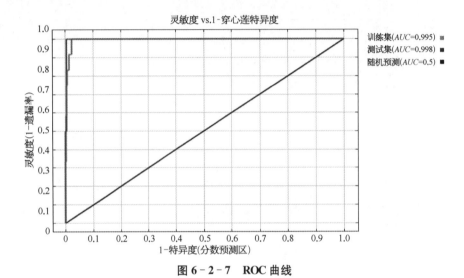

图 6 - 2 - 7　ROC 曲线

5. 穿心莲生态因子区划图构建　使用 arcmap 软件,根据 14 个采样点数据,在“中药资源空间信息网格数据库”(http://www.tcm-resources.com/)中选取筛选出穿心莲年均降水量、年平均气温、土壤含黏土量、土壤亚类和土壤有机碳含量这几项生态因子,建立穿心莲生态因子的中药区划图(图 6 - 2 - 8),根据区划结果,穿心莲生境适宜度分为不适宜、适宜、较适宜、最适宜四个区域,为穿心莲资源保护和人工种植提供参考依据。

四、讨论与小结

本研究先利用偏相关分析分析穿心莲内酯含量与生态因子的关系,再使用最大信息熵模型分析穿心莲生境适宜度与生态因子的关系,最后把两者综合探讨,筛选出既能使穿心莲内酯含量较高又能使穿心莲生境适宜度较好的生态因子,并对相关生态因子进行了探讨。同时对筛选出的生态因子进行中药区划,总结出了不同气候因子条件下穿心莲的分布规律,还明确分析出穿心莲的不适宜、适宜、较适宜、最适宜的分布区域。

对穿心莲生态因子进行优选,确定了穿心莲药材优生的生态因子是:年均降水量、年平均气温、土壤含黏土量、土壤亚类、土壤有机碳含量。穿心莲药材优生的气候因子条件是:

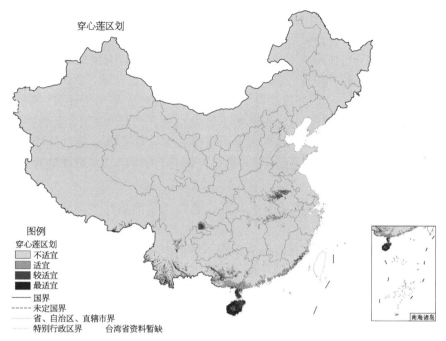

图例
穿心莲区划
　　不适宜
　　适宜
　　较适宜
　　最适宜
———　国界
-----　未定国界
·······　省、自治区、直辖市界
·······　特别行政区界　　台湾省资料暂缺

图 6 - 2 - 8　穿心莲中药区划图

年均降水量为 1 200～2 100 mm；年平均气温大于 2.5℃；土壤含黏土量为 20% 以内；土壤亚类为松软薄层土（mollic leptosols）、变性淋溶土（vertic luvisols）、潜育红砂土（gleyic arenosols）、腐殖质黏绨土（humic nitisols）；土壤有机碳含量为 18%～25%；穿心莲生境适宜度高且穿心莲内酯含量高。

　　由穿心莲生态因子区划图可以看出，穿心莲较适宜与最适宜区域与文献实地调查结果大体相同，说明结果可信度较高，可以为穿心莲资源的保护与利用提供理论依据，但影响穿心莲产地适宜性的因素有很多，实际运用时应结合其他相关条件，综合分析考虑。

第三节　雷公藤道地药材的生长适宜性区划和品质区划

　　本节在实地采样的基础上进行了雷公藤属植物的生长区划研究，得到了全国范围内雷公藤属植物的最适宜和适宜生长区，进一步在化学测定样品成分含量的基础上进行了品质区划的研究，得到了全国范围内雷公藤定碱含量分布图。

一、雷公藤属植物的生长环境

　　中药雷公藤来源于卫矛科雷公藤属，《中国植物志》记载雷公属植物 3 个种，包括雷公藤 *Tripterygium wilfordii* Hook. f.、昆明山海棠 *Tripterygium hypoglaucum*（Levl.）Hutch、

东北雷公藤 *Tripterygium regelii* Sprague et Takeda,三种植物临床均作雷公藤入药。目前市售药材主要来源于雷公藤与昆明山海棠。

雷公藤属植物多分布在疏林下或光照强度较低的区域。调查发现,光照、水分、土壤等对雷公藤属植物的生长和分布有一定的影响。

光照:暴露于强光下的雷公藤和昆明山海棠幼苗的叶面易出现叶斑,严重地影响了植物的光合作用。旷野中的雷公藤和昆明山海棠植株形态较为矮小,呈蔓生灌木状,光照强度相对较低的林下植株形态则更为高大呈攀缘灌木状。同一地区生于山坡阳面的植株多数叶片表面可观察到大量的黄色、黑色叶斑,而山坡阴面的植株叶片表面则相对较好。

水分:空气湿润或者水分充足的地方雷公藤属植物的植株形态高大,根系发达,根粗壮。

土壤:干旱或土壤板结地区雷公藤属植物植株形态较小,根系错综盘结且较细。目前种植地多选择砂岩红壤、黄壤、砖红壤等地。

二、生态因子筛选

从降水、气温、日照时长、土壤、地形、植被、综合气象指数等环境因子中,根据采样点处各因子的相关系数,选择了如下 36 个环境因子,其相关系数均小于 0.8,如图 6 - 3 - 1。

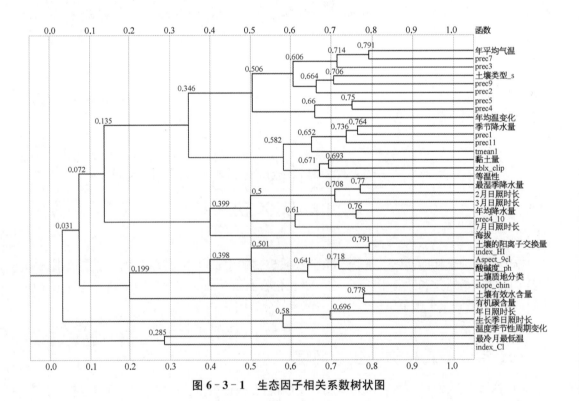

图 6 - 3 - 1　生态因子相关系数树状图

三、生长适宜性区划

将13个雷公藤属植物的采样点输入最大信息熵模型,得到雷公藤属植物的生长适宜性区划结果,如图6-3-2所示。

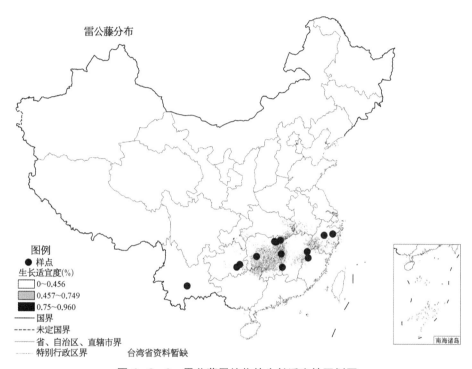

图6-3-2 雷公藤属植物的生长适宜性区划图

适宜性区划的标准是按照如下的方式。

在计算得到的生长适宜度的图上提取出每个采样点处的生长适宜度,计算标准差σ和平均值μ,按照正态分布的理论,选择μ-σ作为阈值,区分"不适宜区"和"适宜区",选择μ+0.5σ作为阈值,区分"适宜区"和"最适宜区"。划分规则如下。

≥0,<μ-σ为不适宜;

≥u-σ,<μ+0.5σ为适宜;

≥μ+0.5σ为最适宜。

雷公藤的适宜性区划结果是[0,45.6%]不适宜区;[45.7%,74.9%]适宜区;[75.0%,95.6%]最适宜区。区域放大图如图6-3-3。

分析对雷公藤生长有贡献的因子,结果如图6-3-4所示。对雷公藤属植物分布影响较大的因子是11月降雨量、1月降水量、寒冷指数(CI)、4月降水量、年均降水量。Jackknife检验结果和5个因子对雷公藤属植物的生长适宜度的响应曲线如图6-3-4所示。分析发现相比于光照和土壤等条件,降水对雷公藤的影响分布更大。

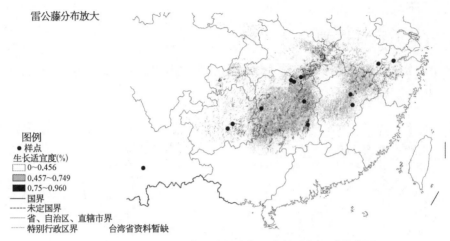

雷公藤分布放大

图例
● 样点
生长适宜度(%)
□ 0~0.456
▨ 0.457~0.749
■ 0.75~0.960
—— 国界
----- 未定国界
—— 省、自治区、直辖市界
----- 特别行政区界　　台湾省资料暂缺

图 6-3-3　雷公藤属植物生长适宜性局部区域放大图

四、品质区划研究

(一)相关分析

测定雷公藤属植物中的雷公藤甲素、雷公藤内酯酮、雷公藤定碱、雷公藤晋碱、雷公藤次碱的含量,分别将各成分含量与 36 个环境因子做相关分析,发现:

(1)雷公藤甲素和雷公藤内酯酮分别与 1 个因子相关度较高。雷公藤甲素与高程相关度较高($r = -0.55$),雷公藤内酯酮与寒冷指数(CI)相关度较高($r = -0.55$),但相关性不很显著。

(2)雷公藤定碱、雷公藤晋碱、雷公藤次碱和多个因子相关度较高。

和雷公藤定碱相关度较高的 4 个环境因子是:7 月降水量(-0.69)、季节降水量变异系数(-0.54)、年均温变化范围(0.53)、温度季节性变化标准差(0.52)。

和雷公藤晋碱相关度较高的 3 个环境因子是:最湿季降水量(0.58)、5 月降水量(0.56)、生长季降水量(0.51)。

和雷公藤次碱相关度较高的 8 个环境因子是:年均降水量(0.56)、3 月降水量(0.56)、5 月降水量(0.55)、1 月降水量(0.55)、植被类型(0.55)、最湿季降水量(0.53)、2 月降水量(0.53)、生长季降水量(0.52)。

由上分析可见,雷公藤甲素和雷公藤内酯酮的含量和环境的相关性不明显,雷公藤甲素是环氧二萜内酯化合物,它和酮类物质对环境的敏感度不强。

雷公藤定碱、雷公藤晋碱和雷公藤次碱都是碱,对环境的响应比较敏感,可以从环境来预测这些含量的高低。

(二)基于改进的独立性权系数法预测雷公藤碱类物质的模型

(1)方法:利用相关分析工具,分别确定各因子与目标成分之间的相关系数,按照相关

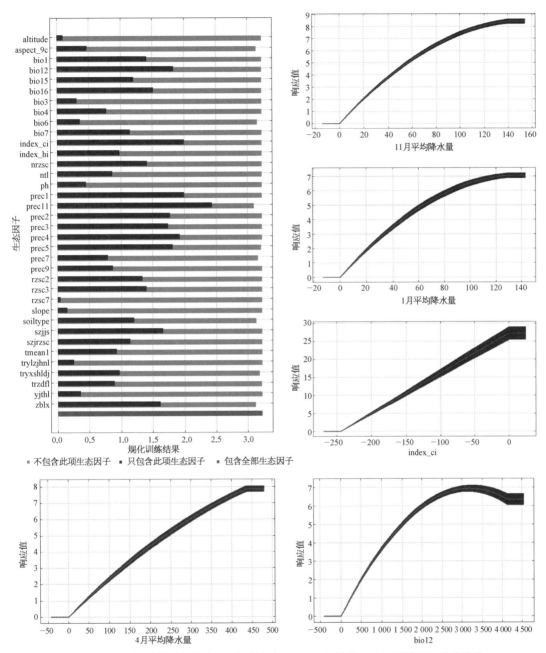

图 6 - 3 - 4　雷公藤属植物生长区划结果的 jackknife 检验和主要影响因子响应曲线

系数大小排序来确定入选模型的因子,各因子与目标成分的相关系数,就是该因子的权重。
确定了因子后,基于时间序列的目标成分数据和各因子数据建立目标成分的单因子线性回
归模型。

(2)独立性权系数法原理:独立性权系数法是根据各指标与其他指标之间的共线性强
弱来确定指标权重的。

设有指标项 X_1，X_2，…，X_m，若指标 X_k 与其他指标的复相关系数越大，则说明 X_k 与其他指标之间的共线性关系越强，越容易由其他指标的线性组合表示，重复信息越多，因此该指标的权重也就应该越小。

即若指标 X_k 与其他指标的复相关系数 R 越大，该指标的权重越小，其中

$$R = \frac{\sum (y - \bar{y})(\hat{y} - \bar{y})}{\sqrt{\sum (y - \bar{y})^2 (\hat{y} - \bar{y})^2}}$$

由于本研究中强调各相关因子与目标成分的关系，因此用各因子与目标成分的相关系数替代了各因子间的复相关系数。

（3）加权几何平均模型：如果预测因子与目标成分的线性函数为 f_i，$i = 1, 2, …, N$，N 为最终入选模型的因子数目。各个因子权重比值为 w_i，则目标成分 Y 为公式（1）：

$$Y = \left(\prod_N f_i^{w_i} \right)^{\frac{1}{\sum_{i=1}^{N} w_i}} \tag{1}$$

（4）建立模型：雷公藤定碱的预测模型。

经过多次试验后，选择 7 月降水量（−0.69）、季节降水量变异系数（−0.54）作为预测因子。

计算得到 7 月降水量与雷公藤定碱（y）的线性回归函数为 $y = -0.120\,5x + 25.534$，$R^2 = 0.476\,1$。

计算得到季节降水量变异系数与雷公藤定碱（y）的线性回归函数为 $y = -0.278\,3x + 22.504$，$R^2 = 0.292\,3$。

根据各个因子与雷公藤定碱的相关系数，得到相关系数的比值是 $r_1 : r_2 = |-0.69| : |-0.54| = 4 : 3$，于是各因子权重比值 $w_1 : w_2 = 4 : 3$，于是利用加权几何平均模型构建雷公藤定碱预测模型，如公式（2）所示：

$$Y = \left[(-0.120\,5 \times X_1 + 25.534)^4 \times (-0.278\,3 \times X_2 + 22.504)^3 \right]^{1/7} \tag{2}$$

上式中，X_1 是 7 月降水量，X_2 是季节降水量变异系数，Y 是预测的雷公藤定碱（单位：mg/g）。

利用实测的雷公藤定碱预测值和测量值做比较，计算得到均方根误差（$RMSE$）是 3.76 mg/g。

表 6 - 3 - 1　雷公藤定碱和相关因子数值表

编　号	7月平均降水量	季节降水量	雷公藤定碱测量值	雷公藤定碱预测值
1	137	51	8.261 000	8.711 922
2	118	48	16.440 000	10.328 48
3	114	48	7.824 000	10.577 65
4	151	48	3.452 000	8.064 563

（续表）

编　号	7月平均降水量	季节降水量	雷公藤定碱测量值	雷公藤定碱预测值
5	185	58	2. 507 000	4. 327 825
6	160	60	5. 219 000	6. 057 916
7	132	55	5. 105 000	8. 499 32
8	179	59	2. 457 000	4. 763 347
9	158	46	4. 041 000	7. 713 923
10	118	48	11. 679 000	10. 328 48
11	145	50	16. 920 000	8. 283 484
12	131	46	12. 255 000	9. 728 63
13	218	84	1. 270 000	0. 791 327

通过预测模型的计算，全国范围内雷公藤属植物内雷公藤定碱含量的分布如图 6-3-5
所示。

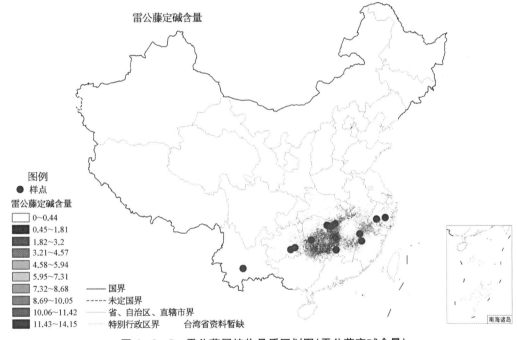

图 6-3-5　雷公藤属植物品质区划图（雷公藤定碱含量）

第四节　三七道地药材的生态适宜性区划

2010 年版《中华人民共和国药典》是以 R_1、Rb_1、Rg_1 作为评价药材质量优劣的指标成分。目前,已有不少学者对三七进行了生态适宜性方面的区划研究,但总体表现出研究范围小、精确度低。此外,基于最大信息熵模型(maximum entropy,maxent)的三七生态区划分析还未见相关报道。因此,本文利用 Maxent 模型及 GIS 空间分析方法,结合三七生长的气候、地形、土壤等环境因子和药材化学成分,从全国尺度下探究三七生长适宜种植区,为三七最佳种植地的选取、提高三七产量和质量提供科学理论依据。

一、材料与方法

1. 样品材料 笔者于 2012 年 10 月~11 月和 2013 年 10 月~11 月分别对广西靖西县和云南文山州、红河州、玉溪市、昆明市、曲靖市 6 个地区三七种植地进行实地调查,共采集到三七样品 43 份。样品信息见表 6-4-1。

表 6-4-1 样品信息表

编 号	产 地	经度(°)	纬度(°)	海拔(m)
1	广西靖西县	106.32	23.13	762
2	云南红河州建水县官厅	102.70	23.45	1 975
3	云南红河州建水县普雄	102.98	23.55	1 898
4	云南红河州泸西县平田	103.90	24.58	1 935
5	云南红河州蒙自县冷泉	103.20	23.02	1 677
6	云南红河州弥勒市西一	103.25	24.43	2 091
7	云南红河州屏边县(2 年)	103.68	22.97	1 578
8	云南红河州屏边县阿母黑	103.70	23.37	1 695
9	云南红河州屏边县戈纪街	103.67	23.33	1 780
10	云南红河州石屏县牛街	102.57	23.62	2 094
11	云南昆明市白邑	102.85	25.23	1 970
12	云南昆明市石林	103.35	24.80	2 130
13	云南昆明市小哨 1	102.97	25.18	1 986
14	云南昆明市小哨 2(2 年)	102.97	25.18	1 986
15	云南昆明市寻甸	103.33	25.73	2 114
16	云南昆明市宜良	103.07	24.57	1 973
17	云南曲靖市富源县(2 年)	104.26	25.43	1 835
18	云南曲靖市陆良	103.73	24.42	2 021
19	云南曲靖市罗平(2 年)	104.18	24.82	2 034
20	云南曲靖市麒麟区 1	104.05	25.17	1 901
21	云南曲靖市麒麟区 2	104.05	25.17	1 896
22	云南曲靖市师宗	104.00	24.88	2 034

（续表）

编　号	产　　地	经度(°)	纬度(°)	海拔(m)
23	云南文山州广南县珠街(2 年)	104.88	23.77	1 728
24	云南文山州马关县八寨	104.08	22.98	1 690
25	云南文山州马关县夹寒箐	104.42	22.91	1 533
26	云南文山州马关县马白	104.45	22.95	1 325
27	云南文山州马关县蔲厂	104.00	22.88	1 648
28	云南文山州马关县坡角镇	104.43	23.21	1 457
29	云南文山州马关县湾子寨	104.51	22.89	1 332
30	云南文山州马关县新小寨	104.42	22.98	1 580
31	云南文山州丘北县锦平	104.17	23.98	1 481
32	云南文山州丘北县双营	104.13	24.15	1 449
33	云南文山州文山县东山 1	104.23	23.43	1 597
34	云南文山州文山县东山 2	104.32	23.47	1 580
35	云南文山州文山县平坝	104.13	23.25	1 756
36	云南文山州文山县杨柳井(2 年)	104.28	23.20	1 467
37	云南文山州西畴县蚌谷	104.63	23.38	1 403
38	云南文山州西畴县么撒	104.62	23.42	1 510
39	云南文山州砚山县干河	104.43	23.70	1 479
40	云南文山州砚山县江那	104.30	23.65	1 603
41	云南文山州砚山县盘龙乡	104.32	23.43	1 539
42	云南文山州砚山县平远镇	103.73	23.75	1 464
43	云南玉溪市红塔区	102.43	24.42	1 921

2. 生态因子的筛选　本研究所用生态因子数据库为《中药资源空间信息网格数据库》，由中国中医科学院中药资源中心道地药材国家重点实验室提供。各生态因子的选取主要是依据对三七产量和质量有重要影响的环境因子。

三七为多年生宿根草本植物，性喜温暖而稍阴湿、凉爽的环境，怕严寒、水渍和酷热、强光。栽培于海拔 700～1 600 m 的斜坡上，年平均温度 15～17℃。以土壤疏松、含腐殖质丰富的偏酸性壤土为宜。云南文山州作为三七的道地产区，其处于云贵高原，具有光照充足、雨量充沛、年温差小、昼夜温差大，利于三七干物质的积累和有效成分的生物合成，这也是文山三七道地性形成的重要原因。

罗群等从气候因素（温度、湿度）、土壤因素（土壤类型、土壤 pH）和地形因素（海拔、坡度）三大方面分析了环境因素对三七生长的影响，明确了各因素对三七生长影响的程度及其适宜范围。表明温度、湿度、土壤类型及 pH、海拔、坡度等环境因子都对三七的生长分布有重要影响。丁贤法等通过分析三七与气候、土壤及地理环境等因素的相关性，得到海拔是影响三七栽培主产地和原产地的主导因素。冯旭芹等系统分析了三七药材有效成分与气候生态因子间的相关关系,并得到年温差与降水量是影响药材有效成分积累的重要因素。因此推测温度和降水量对三七药材质量影响较大,可筛选作为三七生态适宜区划分析的重要影响因子。在三七的生态区划和布局方面,陈中坚根据三七的生物学特性选取了年均温、最冷月均温、极端低温、年均降水量等生态因子对文山县三七基地进行了生态区划和布局研究。

综上,本研究选取了气候因子、土壤因子和地形因子3个方面的生态因子数据用于三七生态适宜性区划分析。其中,气候因子数据包括气温、降水等16个气候因子;土壤因子数据包括土壤类型、土壤pH;地形因子数据包括高程、坡度、坡向。用于三七区划分析的共计21个环境因子。

3. 区划方法 Maxent模型是基于生态位原理建立的在现代研究中常用的生态位模型,是从不完整的已知信息中做出推断或预测,利用物种分布数据和环境图层,探索物种已知分布区的环境特征与研究区域的非随机关系,在满足一定限制条件的情况下,找到最大的概率分布(即最均匀地分布)作为最优分布,用于物种的适生区预测。

该模型在生态区划研究领域中已得到广泛的应用。本研究采用Maxent模型模拟三七潜在的适宜种植分布区,使用Maxent模型运行两次,第1次运算的主要目的是识别主要环境变量,筛选出主要的环境因子;第2次运算的目的则是得出对药用植物的分布有重要影响的环境因子及其范围。采用SPSS对采样点的三七皂苷 $R_1 + Rg_1 + Rb_1$ 化学成分与生境适宜度和环境因子进行相关性分析,为三七的科学选址和保证其质量提供参考。

二、结果与分析

不同采样点的三七经纬度、海拔信息及5种皂苷类化学成分信息,见表6-4-2。

1. 环境因子指标的筛选 本研究共选取了21个环境因子指标用于三七生态适宜性区划分析。由第1次Maxent模型的运算结果可知,最干季降水量贡献率最大,为28.1%,最湿季平均温、最湿季降水量等6个环境因子贡献率仅为0(表6-4-3)。根据贡献率大小,同时考虑到尽量包含气候、土壤、地形三方面的信息,选取了从最干季降水量到昼夜温差月均值共11个环境因子用于下一步的分析。由第2次Maxent模型模拟结果可知,最干季降水量的贡献率最大,达到33.3%,其次是高程、最暖季降水量、最干月降水量等(表6-4-4)。总体来看,降水量对三七生长分布的影响较大,其次是海拔因素,这也与三七主要分布在云贵高原低纬度地带有关。根据总贡献率≥90%的原则,本研究筛选得到最干季降水量、高程、最暖季降水量、最干月降水量、等温性和最冷月最低温6个环境因子作为影响三七适宜分布的重要因素。

2. 三七适宜生境的筛选 由上面分析得到了最干季降水量、高程、最暖季降水量、最干月降水量、等温性(昼夜温差月均值与年均温变化范围的百分比)和最冷月最低温6个环境因子对三七的分布影响较大。根据各环境因子的响应曲线的高低变化情况(图6-4-2~图6-4-6),可得到三七生长的最优生境范围。

表6-4-2　不同产地三七产地信息、化学成分及环境因子信息表

编号	R₁(%)	Rg₁(%)	Rb₁(%)	(R₁+Rg₁+Rb₁)(%)	Re(%)	Rd(%)	总皂苷(%)	生境适宜度(%)	最干季降水量(mm)	最冷月最低温(℃×10)	最干月降水量(mm)	最暖季降水量(mm)	等温性
1	0.32	3.32	1.86	5.50	0.52	0.54	6.56	7.89	72	76	19	849	37
2	0.60	3.11	2.01	5.72	0.30	0.53	6.55	49.29	52	30	15	748	48
3	0.66	2.34	1.95	4.95	0.25	0.48	5.68	62.11	47	43	12	661	47
4	0.71	3.41	2.08	6.20	0.33	0.53	7.05	66.67	51	7	15	588	44
5	0.66	3.48	2.61	6.75	0.35	0.74	7.85	20.16	48	99	10	681	49
6	0.71	3.41	2.08	6.20	0.33	0.53	7.05	53.59	47	16	14	599	45
7	0.24	1.72	1.11	3.08	0.27	0.28	3.63	51.52	67	55	13	885	40
8	0.80	3.91	2.07	6.79	0.49	0.44	7.72	59.87	55	30	14	740	43
9	0.41	2.60	1.88	4.90	0.39	0.40	5.69	70.07	54	46	13	695	43
10	0.71	2.92	2.46	6.10	0.31	0.68	7.09	40.37	44	66	11	623	49
11	0.74	4.11	2.91	7.76	0.48	0.98	9.23	39.62	38	6	12	595	46
12	0.46	2.36	1.59	4.41	0.24	0.45	5.10	51.48	45	24	13	570	45
13	0.62	3.35	2.00	5.98	0.33	0.67	6.97	53.33	39	13	12	586	45
14	0.61	3.18	1.88	5.67	0.30	0.54	6.51	53.33	39	13	12	586	45
15	0.83	2.95	2.04	5.81	0.27	0.70	6.78	36.44	36	-3	9	555	46
16	0.64	2.86	1.90	5.40	0.30	0.52	6.21	42.83	45	38	12	565	46
17	0.88	2.49	2.04	5.40	0.41	0.56	6.37	51.34	49	4	15	622	42
18	0.58	2.88	1.82	5.28	0.35	0.53	6.17	48.82	49	21	14	550	45
19	0.39	2.37	1.45	4.21	0.23	0.43	4.87	71.58	52	7	15	604	43
20	0.68	3.08	2.91	6.66	0.42	0.93	8.02	60.38	47	13	14	584	43
21	0.78	3.64	2.53	6.94	0.49	0.84	8.28	60.38	47	13	14	584	43

（续表）

编号	R_1(%)	Rg_1(%)	Rb_1(%)	$(R_1+Rg_1+Rb_1)$(%)	Re(%)	Rd(%)	总皂苷(%)	生境适宜度(%)	最干季降水量(mm)	最冷月最低温(℃×10)	最干月降水量(mm)	最暖季降水量(mm)	等温性
22	0.56	2.61	2.05	5.22	0.31	0.63	6.17	60.44	49	14	15	574	43
23	0.49	2.63	1.49	4.61	0.20	0.44	5.25	58.00	53	21	16	676	40
24	0.62	2.78	2.33	5.73	0.40	0.57	6.70	65.37	58	43	11	917	38
25	0.90	5.75	4.10	10.74	1.01	1.03	12.78	74.95	52	48	11	935	37
26	0.52	3.96	2.11	6.59	0.56	0.57	7.73	72.65	51	53	11	896	38
27	0.60	2.55	2.22	5.37	0.42	0.64	6.42	34.74	60	69	12	898	38
28	0.33	3.25	2.81	6.39	0.63	0.68	7.70	65.26	47	66	11	687	40
29	0.67	5.45	4.65	10.78	1.02	1.21	13.01	67.20	50	66	9	903	38
30	1.06	5.13	4.25	10.43	0.96	1.13	12.52	79.71	51	54	11	873	38
31	0.60	3.58	2.43	6.61	0.60	0.73	7.94	72.60	46	42	13	532	44
32	0.48	3.04	1.83	5.35	0.31	0.49	6.14	62.65	47	42	13	524	44
33	0.58	2.64	2.07	5.29	0.50	0.51	6.30	67.44	46	53	13	597	42
34	0.60	3.17	2.38	6.15	0.41	0.73	7.30	73.49	47	42	13	635	41
35	0.87	4.14	2.86	7.87	0.53	0.75	9.14	76.51	53	40	13	754	40
36	0.51	3.87	2.52	6.90	0.62	0.96	8.48	64.89	49	52	12	720	39
37	0.68	3.91	2.39	6.98	0.36	0.68	8.03	54.75	48	46	13	688	40
38	0.53	2.66	1.91	5.10	0.43	0.56	6.09	55.74	48	46	13	674	40
39	0.47	2.75	1.64	4.86	0.31	0.35	5.52	77.89	47	42	14	576	42
40	0.50	2.79	2.16	5.45	0.37	0.56	6.37	82.92	48	40	14	585	42
41	0.74	5.28	2.58	8.60	0.56	0.57	9.74	71.64	48	40	13	657	40
42	0.41	3.75	2.16	6.32	0.30	0.50	7.13	68.92	45	55	11	522	46
43	1.05	3.24	1.87	6.16	0.35	0.62	7.14	57.74	42	35	13	571	47

表 6-4-3 第 1 次运行 Maxent 得到环境因子贡献率值

编 号	环境因子变量	贡献率(%)	编 号	环境因子变量	贡献率(%)
1	最干季降水量	28.1	12	最冷季降水量	0.3
2	高程	24.3	13	最暖月最高温	0.2
3	最干月降水量	16.3	14	最干季平均温	0.1
4	等温性	10.2	15	年均降水量	0.1
5	土壤类型	7.1	16	最暖季平均温	0
6	最暖季降水量	4.8	17	土壤 pH	0
7	最冷月最低温	2.0	18	最湿月降水量	0
8	坡向	1.8	19	年平均气温	0
9	最冷季平均温	1.8	20	最湿季平均温	0
10	坡度	1.7	21	最湿季降水量	0
11	昼夜温差月均值	1.1			

表 6-4-4 第 2 次运行 Maxent 得到环境因子贡献率值

环境因子变量	贡献率(%)
最干季降水量	33.3
高程	28.1
最暖季降水量	12.2
最干月降水量	7.4
等温性	4.9
最冷月最低温	4.1
土壤类型	3.7
最冷季平均温	2.7
坡度	2.5
坡向	0.5
昼夜温差月均值	0.5

由 6 个环境因子的响应曲线,纵坐标越高,代表该点所对应的环境因子数值越适宜三七的生长。因此,筛选到最适宜三七生长的最干季降水量的范围为 20～100 mm;最适宜的高程范围为 1 500～2 200 m;最暖季降水量的范围为 700～900 mm;最干月降水量的范围是 10～20 mm;等温性的最适宜范围为 40%～50%;最冷月最低温的最佳范围为 2～10℃。通过确定海拔、降水量、温度这几个因素的最佳范围后,可为三七的栽培种植提供实际指导意义。

3. 不同产地三七药材质量与生境适宜度及环境因子的相关分析 通过上面的分析,得到了三七最适宜种植区和最适宜生境范围,而未涉及不同产地的药材质量与环境因子的相关性。因此,本研究利用 Arcmap 分析软件,提取了不同采样点对应的最干季降水量、最

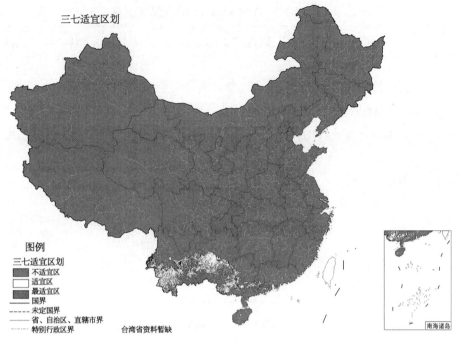

图 6 - 4 - 1　全国三七生态适宜种植区划图

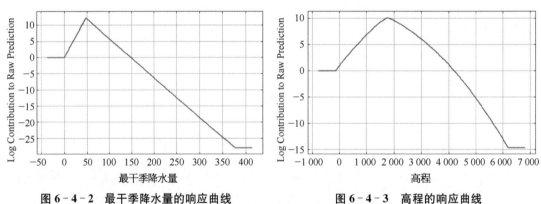

图 6 - 4 - 2　最干季降水量的响应曲线　　　　图 6 - 4 - 3　高程的响应曲线

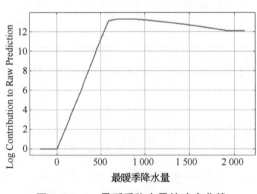

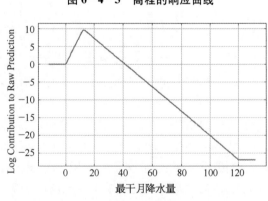

图 6 - 4 - 4　最暖季降水量的响应曲线　　　　图 6 - 4 - 5　最干月降水量的响应曲线

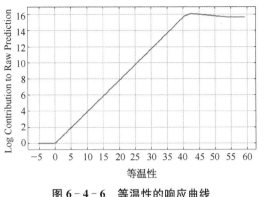

图 6-4-6 等温性的响应曲线

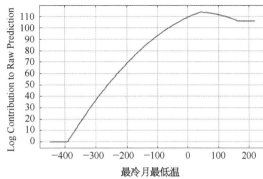

图 6-4-7 最冷月最低温的响应曲线

干月降水量、等温性、最冷月最低温和最暖季降水量 5 个环境因子(表 6-4-5)。

2010 年版《中华人民共和国药典》规定三七皂苷 $R_1 + Rg_1 + Rb_1$ 的含量不少于 5%,本研究对 43 个产地的测定结果可以看出,只有 7 个产地的药材质量未达到药典标准,合格率达到 83.72%。表明目前的种植区不仅适宜三七生长,而且又能保证药材的质量,与传统道地产区相一致。相关性分析表明,生境适宜度只与皂苷 Re 和等温性有显著相关性($P<$ 0.05),即生境适宜度越高,越适宜生长的地区,其皂苷 Re 的含量相对较高。从海拔、经纬度等分布来看,皂苷 Re 与经度呈极显著正相关($P<0.01$),与纬度和海拔呈极显著负相关($P<0.01$),表明低纬度、低海拔、高经度区域适宜三七皂苷 Re 的积累。从化学成分与环境因子关系来看,总皂苷含量与最干月降水量呈极显著负相关($P<0.01$),与最暖季降水量呈极显著正相关($P<0.01$),且药典规定的指标也与最干月降水量呈极显著负相关($P<$ 0.01),表明降水量气候因子对三七皂苷的积累有重要影响,其中最干月降水量越少,皂苷含量越高。这可为深入研究降水量对皂苷含量影响的作用机制提供参考。本研究通过对三七药材化学成分与环境因子间的相关分析验证了文山州作为三七的传统道地产区,既保证了其适宜生长,又保证了药材品质。

4. 适宜性区划结果的评价分析 ROC 曲线分析法在物种潜在分布预测模型评价中得到了广泛的应用。AUC 值为 ROC 曲线下的面积的大小,作为模型预测准确度的衡量指标,其值越大表示模型预测的准确度越好。AUC 值为 1 时,表示模型预测的分布区与物种实际的分布区相吻合。本研究采用 Maxent 模型预测得到了 ROC 曲线,结果显示,训练集和测试集的 AUC 值均为 0.997(图 6-4-8),表明本研究模拟的三七生态适宜区划分析结果较为科学准确,基本能够表示目前三七的主要分布区和潜在适宜种植区。

三、讨论与结论

由于三七对环境的要求较为特殊,目前三七的主要分布区集中在云南文山州地区,且据实地调查文山州已成为最大的三七种植基地,但连作障碍是困扰三七种植的最大问题,这就要求寻找新的潜在适宜种植区。虽然目前已有一些新兴的三七种植地区,如昆明、红河、玉溪等产区,但各地区间达不到大规模种植的目的。本研究通过对三七传统产区采样点的生

表 6 - 4 - 5 三七药材化学成分与环境因子间的相关性分析

指标	经度	纬度	海拔	R₁	Rg₁	Rb₁	药典指标	Re	Rd	总皂苷	生境适宜度	最干季降水量	最冷月最低温	最干月降水量	最暖季降水量	等温性
经度	1	-0.387*	-0.774**	-.295	0.194	0.163	0.143	0.397**	0.090	0.166	0.160	0.564**	0.269	0.371*	0.368*	-0.816**
纬度	-0.387*	1	0.672**	.191	-0.279	-0.291	-0.258	-0.444**	-0.064	-0.263	-0.172	-0.592**	-0.842**	0.175	-0.723**	0.525**
海拔	-0.774**	0.672**	1	0.313*	-0.332	-0.235	-0.248	-0.484**	-0.119	-0.265	-0.071	-0.525**	-0.663**	-0.074	-0.485**	0.672**
R₁	-.295	.191	0.313*	1	0.504**	0.508**	0.607**	0.352*	0.518**	0.589**	0.085	-0.355*	-0.241	-0.250	0.027	0.116
Rg₁	0.194	-0.279	-0.332	0.504**	1	0.823**	0.960**	0.806**	0.713**	0.945**	0.260	-0.097	0.187	-0.342*	0.346*	-0.328*
Rb₁	0.163	-0.291	-0.235	0.508**	0.823**	1	0.941**	0.881**	0.904**	0.956**	0.242	-0.090	0.273	-0.488**	0.421**	-0.339*
药典指标	0.143	-0.258	-0.248	0.607**	0.960**	0.941**	1	0.862**	0.840**	0.997**	0.257	-0.131	0.195	-0.427**	0.375*	-0.313*
Re	0.397**	-0.444**	-0.484**	0.352*	0.806**	0.881**	0.862**	1	0.760**	0.888**	0.308*	0.143	0.356*	-0.334*	0.568**	-0.592**
Rd	0.090	-0.064	-0.119	0.518**	0.713**	0.904**	0.840**	0.760**	1	0.872**	0.086	-0.219	0.119	-0.442**	0.275	-0.244
总皂苷	0.166	-0.263	-0.265	0.589**	0.945**	0.956**	0.997**	0.888**	0.872**	1	0.250	-0.118	0.208	-0.431**	0.394**	-0.342*
生境适宜度	0.160	-0.172	-0.071	0.085	0.260	0.242	0.257	0.308*	0.086	.250	1	-0.141	-0.139	-0.119	-.009	-.302*
最干季降水量	0.564**	-0.592**	-0.525**	-0.355*	-0.097	-0.090	-0.131	0.143	-0.219	-0.118	-0.141	1	0.422**	0.440**	0.681**	-0.583**
最冷月最低温	0.269	-0.842**	-0.663**	-0.241	0.187	0.273	0.195	0.356*	0.119	0.208	-0.139	0.422**	1	-0.292	0.508**	-0.277
最干月降水量	0.371*	0.175	-0.074	-0.250	-0.342*	-0.488**	-0.427**	-0.334*	-0.442**	-0.431**	-0.119	0.440**	-0.292	1	-0.181	-0.078
最暖季降水量	0.368*	-0.723**	-0.485**	0.027	0.346*	0.421**	0.375*	0.568**	0.275	0.394**	-.009	0.681**	0.508**	-0.181	1	-0.698**
等温性	-0.816**	0.525**	0.672**	0.116	-0.328*	-0.339*	-0.313*	-0.592**	-0.244	-0.342*	-.302*	-0.583**	-0.277	-0.078	-0.698**	1

注: * 在 0.05 水平（双侧）上显著相关; ** 在 0.01 水平（双侧）上极显著相关。

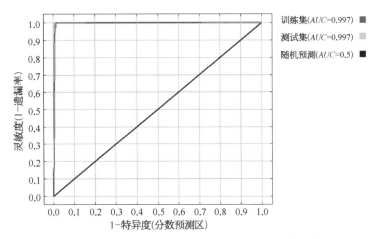

图 6 - 4 - 8　基于 Maxent 模型的三七 ROC 变化曲线

态环境进行综合分析模拟,得到了潜在的三七适宜区划图,并通过对环境因子的筛选得到收三七生长的最适宜生境范围。结果显示,三七最适宜的分布区有传统产区的文山州砚山县、丘北县、文山县、广南县、马关县、西畴县、麻栗坡县、富宁县西部。新兴潜在分布产区有云南红河州的蒙自县、开远市东部、屏边县北部、个旧市中部、金平县东南部、建水县、石屏县中北部、弥勒县西部、泸西县中部大部分地区,玉溪市的红塔区、通海县、华宁县、澄江县东北部,昆明市的石林县、宜良县、官渡区、盘龙区、晋宁县,曲靖市的陆良县、师宗县西部、罗平县西北部、马龙县、麒麟区东南部、宣威市、富源县等地区。此外,在海南省的白沙县、昌江县、乐东县的接壤处,五指山市与保亭县接壤处以及乐山市与东方市偏西部接壤处也适宜三七的种植。这为扩大三七的种植面积,缓解连作障碍提供科学理论依据。本研究还得到了对三七影响最重要的生境范围为:最干季降水量的范围为 $20\sim100$ mm;最适宜的高程范围为 $1\,500\sim2\,200$ m;最暖季降水量的范围为 $700\sim900$ mm;最干月降水量的范围是 $10\sim20$ mm;等温性的最适宜范围为 $40\%\sim50\%$;最冷月最低温的最佳范围为 $2\sim10℃$。

Maxent 模型是目前区划研究应用较多的一种物种潜在预测方法,也是评价较好的一种分析方式。但该模型模拟结果好坏的前提条件在于前期的采样,如果采样点没有代表性的话其分析结果也就没有可靠性。因此,区划分析之前首先明确三七目前的道地产区和主要分布区,这样才能保证采样的代表性。基于三七对环境特殊的生长特性,本研究所采样主要分布在云南省,而云南的环境特点与其他地区又有显著差异,故得到的三七生态适宜种植分布区主要集中在云南省。

通过对三七皂苷成分与环境因子的相关性分析可知,总皂苷含量与最干月降水量呈极显著负相关($P<0.01$),与最暖季降水量呈极显著正相关($P<0.01$)。其中,皂苷 Re 与经纬度、海拔、最暖季降水量和等温性均呈极显著相关性,表明三七皂苷类成分 Re 受地理环境因素的影响较大。生境适宜度大小代表了三七适宜生长的程度,本研究发现生境适宜度只与皂苷 Re 和等温性有显著相关性($P<0.05$),表明越适宜三七生长的地区,其药材中 Re 含量相对越高,且等温性越大,即昼夜温差变化越大,越有利于 Re 成分的积累。

第七章

道地药材加工技术示范

药材品质的形成与药材的品种、生长环境、种植方式、采收、加工方法等密切相关。不同品种在分子水平上体现在基因的差异、化学成分的组成和含量的差异;宏观上体现在外观性状的差异。生长环境主要包括海拔、温湿度、土壤类型、光照等。种植方式主要包括播种季节、播种方式、间作连作、田间管理等。采收包括采收时间与采收方法。加工主要指前处理及干燥方法的不同。所有这些环节都会导致药材的品质的差异,为临床用药安全与疗效造成隐患。

本研究采用从整体到局部的研究思路。首先收集不同产地、不同品种市场上主流的商品白芷药材,对其中的功效成分进行分析评价,整体上分析评价白芷药材的品质差异及优劣,并分析其可能造成差异的原因。其次从局部针对影响药材品质的采收时间和加工方法两个方面进行研究。通过不同采收时间白芷功效成分的评价分析,以确定白芷适宜采收期。传统白芷干燥加工方法如晒干、阴干、硫熏干燥,前两者存在着周期长、易污染、不易控的缺点,硫熏则易造成成分损失。笔者基于实验室干燥加工平台,采用不同现代干燥方法对白芷进行干燥,从外观性状和功效成分含量综合优选适宜产地干燥加工方法,为白芷适宜干燥技术规范的研究制定提供借鉴。

第一节　白芷药材资源性化学成分分析评价

一、不同产地白芷药材资源性化学成分分析评价

（一）香豆素类资源性化学成分的分析评价

白芷药材具有散风除湿、通窍之痛、消肿排脓之功效,其中香豆素类为其发挥临床功效主要功效物质之一。目前已从杭白芷中分离了 20 余种香豆素和 10 余种香豆素苷类化合物,主要为呋喃型香豆素。白芷中的香豆素被报道具有抗氧化、抗炎、抗肿瘤活性。

商品白芷因基原不同、产地多元、野生与人工栽培等形成了杭白芷、川白芷、祁白芷、禹白芷四大主流品种,此外还有亳白芷、山东白芷、甘肃白芷等,其种质均源于主产地。且由于

生长环境、种植技术、采收加工方法等不同，不同产地的药材在外观形状及化学成分上往往呈现出一定的差异。已有学者对不同产地白芷的欧前胡素及 HPLC 指纹图谱进行对比研究，认为产地生境及栽培技术对白芷的质量有较大影响。本实验从全国主要产区收集了包括以上主要白芷品种者共计 21 批白芷药材，对其中香豆素类资源性化学成分进行分析评价，以期为中药临床用药和白芷资源产业化提供一定的科学依据。

1. **材料**　不同来源白芷药材的样品信息见表 7-1-1。

表 7-1-1　不同来源白芷药材的样品信息

样品编号	药材基原	药材产地及商品信息	生长方式	商品规格	水分含量（%）
1		购自吉林通化佐安野生白芷 1，产地吉林省通化市	野生	统货	11.09
2		购自吉林通化佐安野生白芷 2，产地吉林省通化市	野生	统货	11.72
3		购自河北安国，产地河北省安国市	栽培	饮片	13.47
4		购自河北安国，产地河北省安国市	栽培	个子货	19.96
5		购自河南禹州市古城镇钟楼韩庄二组，产地河南省禹州市	栽培	个子货	15.47
6	白芷 *A. dahurica*	购自河南禹州药材市场，产地河南省禹州市	栽培	个子货	12.91
7		购自广州清平药材市场 1，产地安徽省	栽培	饮片	14.02
8		购自河北安国药材市场，产地安徽省亳州市	栽培	饮片	10.74
9		购自河南禹州市古城镇钟楼韩庄三组，产地河南省禹州市	栽培	个子货	9.51
10		购自广州清平药材市场 2，产地安徽省	栽培	饮片	13.95
11		购自四川荷花池药材市场，产地安徽省亳州市	栽培	个子货	12.83
12		购自河南禹州药材市场，产地河南省禹州市	栽培	饮片	11.57
13		购自四川遂宁船山区永兴镇中脊村，产地四川省遂宁市	栽培	个子货	14.45
14		购自重庆南川区三泉镇三泉村，产地重庆市南川区	栽培	个子货	7.58
15	杭白芷 *A. dahurica. var. formosana*	购自广州清平药材市场，产地四川省	栽培	饮片	13.25
16		购自樟树药材市场，产地四川省	栽培	饮片	10.80
17		购自昆明菊花药材市场，产地四川省	栽培	饮片	11.11
18		购自四川遂宁射洪县沱牌镇魏家营村（硫熏），产地四川省遂宁市	栽培	个子货	13.18

（续表）

样品编号	药材基原	药材产地及商品信息	生长方式	商品规格	水分含量（%）
19	杭白芷 *A. dahurica.* var. *formosana*	购自四川荷花池药材市场,产地四川省遂宁市	栽培	个子货	12.28
20		购自亳州药材市场,产地浙江省磐安县	栽培	个子货	10.34
21		购自浙江省磐安县,产地浙江省磐安县	栽培	饮片	7.62

2. 方法

（1）对照品溶液的制备：精密称取各对照品适量,加甲醇定容,制成浓度分别为佛手苷内酯（1 144 μg/ml）、氧化前胡素（2 257 μg/ml）、欧前胡素（3 201 μg/ml）、异欧前胡素（4 158 μg/ml）对照品溶液。分别精密吸取上述对照品溶液适量配制成浓度分别为14.4 μg/ml、64.25 μg/ml、40.2 μg/ml、31.6 μg/ml 的混合对照品储备液 10 ml。精密吸取混合对照品储备液适量,加甲醇定容至刻度,制成一系列不同浓度的混合对照品溶液,用以线性关系考察。混合对照品溶液经 0.22 μm 的微孔滤膜滤过,进 UHPLC 分析。所有的对照品溶液均放在 4℃ 条件下保存。

（2）供试品溶液的制备：精密称定各白芷样品粉末 0.5 g,置 50 ml 的具塞锥形瓶中。加甲醇 50 ml,超声提取 60 min。取出放冷后,加甲醇补足重量,摇匀,离心,上清经 0.22 μm 的微孔滤膜滤过,取续滤液作为香豆素供试品溶液。

（3）色谱条件：色谱柱：Acquity UPLC BEH C_{18} 色谱柱（100 mm×2.1 mm, 1.7 μm）；流动相：0.1% 甲酸-水溶液（A）-乙腈（B）,梯度洗脱：0～4 min,60%～60% A；4～4.5 min,60%～35% A；4.5～7 min,35%～35% A；7～10 min,35%～0 A；10～11 min,0～0A；11～12 min,0～60%A；流速：0.4 ml/min；柱温：30℃；进样体积：2 μl；检测波长：300 nm。色谱图见图 7-1-1。

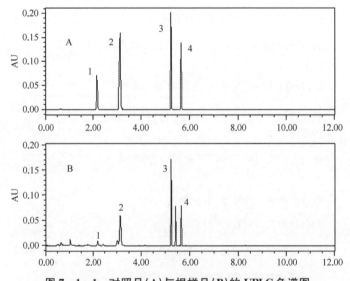

图 7-1-1 对照品（A）与根样品（B）的 UPLC 色谱图

（1：佛手苷内酯；2：氧化前胡素；3：欧前胡素；4：异欧前胡素）

（4）线性关系：将上述"对照品溶液的制备"的不同浓度的混合对照品溶液，按上述"色谱分析条件"所述分别进样 2 μl，对照品浓度为横坐标，以峰面积的积分值为纵坐标，绘制标准曲线（表 7-1-2）。

表 7-1-2　线性回归方程及 *LOD* 和 *LOQ* 测定结果

对照品	回归方程	R^2	线性范围（μg/ml）	*LOD*（μg/ml）	*LOQ*（μg/ml）
佛手苷内酯	$Y = 1.81 \times 10^4 X + 5.98 \times 10^2$	0.999 9	0.112 5～14.40	0.021	0.073
氧化前胡素	$Y = 1.31 \times 10^4 X + 1.62 \times 10^3$	0.999 9	0.502 0～64.25	0.092	0.26
欧前胡素	$Y = 1.27 \times 10^4 X + 1.42 \times 10^3$	0.999 9	0.314 1～40.20	0.064	0.19
异欧前胡素	$Y = 1.34 \times 10^4 X + 8.95 \times 10^2$	0.999 9	0.246 9～31.60	0.041	0.13

（5）精密度试验：精密吸取混合对照品储备液 2 μl，按上述色谱条件重复进样 6 次，测定峰面积的积分值，结果佛手苷内酯、氧化前胡素、欧前胡素、异欧前胡素的 *RSD* 分别为 1.84%、1.27%、1.29%、1.93%，表明仪器具有较好的精密度。

（6）稳定性试验：精密量取供试品溶液，分别在 0 h、4 h、8 h、12 h、24 h 进样 2 μl，测定峰面积的积分值，结果佛手苷内酯、氧化前胡素、欧前胡素、异欧前胡素的 *RSD* 分别为 1.62%、1.35%、1.91%、1.32%，表明供试品溶液在 24 h 内具有较好的稳定性。

（7）重复性试验：精密称取同一样品 6 份，每份 0.5 g，按上述"供试品溶液的制备"项下方法进行提取处理后，各精密进样 2 μl，测定含量，结果佛手苷内酯、氧化前胡素、欧前胡素、异欧前胡素的 *RSD* 分别为 2.09%、1.33%、1.94%、1.57%，表明本法重复性良好。

（8）加样回收率：精密称取同一样品 6 份，每份 0.25 g，分别加入与样品中各成分含量等量的对照品溶液，依法制备供试品溶液，在上述色谱条件下进行分析，计算回收率。结果佛手苷内酯、氧化前胡素、欧前胡素、异欧前胡素的平均回收率分别为 97.69%、98.03%、101.75%、102.21%，*RSD* 分别为 1.38%、1.06%、1.41%、2.01%。

（9）样品测定：分别将香豆素样品溶液放入超高效液相色谱仪中，进样 2 μl，测定峰面积积分值，根据对照品与供试品峰面积的比值计算样品中香豆素类成分的百分含量，结果见图 7-1-2。

3. **结果及讨论**　图 7-1-2 结果表明，佛手苷内酯以浙江磐安较高；氧化前胡素以吉林通化野生白芷药材较高；欧前胡素以吉林通化野生白芷药材较高；异欧前胡素以吉林通化野生白芷药材较高。总香豆素含量以吉林通化野生白芷药材较高，浙江磐安与河北安国次之。若以香豆素类主要化学成分为评价指标，提示吉林通化产野生白芷药材品质较佳。

本实验主要对不同产地、不同品种白芷的主要资源性化学成分的组成与含量差异进行分析。实验结果表明，所有 21 批样品中欧前胡素含量均达到现行版《中华人民共和国药典》不低于 0.08% 的标准，但不同产地间各香豆素类及多糖类化学成分的组成与含量差异较大。分析结果表明，野生白芷的香豆素类成分含量较高，特别是氧化前胡素的含量最高，与其他栽培品种差异较大。多数学者认为，中药白芷的野生种质来源是伞形科当归属兴安白芷。从外观性状分析，野生白芷与栽培白芷也具有明显差异，野生白芷主根较细、支根较多、质

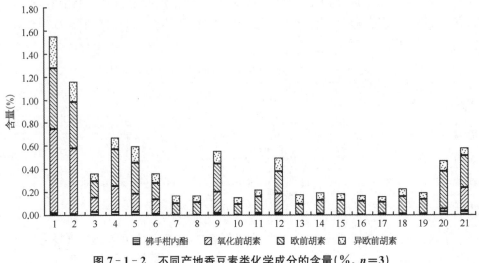

图 7-1-2　不同产地香豆素类化学成分的含量(%, $n=3$)

硬、粉性弱、断面中心有较大裂隙,与主流白芷品种在形态上差异也较大。虽然化学成分分析结果提示其主要香豆素成分含量较高,但与根条粗壮、体重质坚、粉性足等白芷传统外观评价指标有差异,其实际临床疗效是否优于其他栽培品种,有待进一步研究。

硫熏加工由于不受天气限制、增白、防虫蛀等优点,广泛用于白芷的产地加工,但文献报道硫熏加工可导致白芷香豆素尤其是氧化前胡素含量显著下降,且对白芷挥发性成分也有较大影响。本实验中,已知经硫熏加工的白芷样品(18 号样品)中未检测到氧化前胡素。产自四川(13,15~19 号)、重庆(14 号)、安徽(7,8,10 号)的样品在聚类分析中聚为一类,其氧化前胡素含量均低于检测限,而据报道四川产白芷中含有 0.14%~0.34%的氧化前胡素。因此推测其原因除地域因素外,可能为经过硫熏加工所致,因此有必要对白芷传统及现代加工方法进一步深入研究,以探索出白芷适宜的产地干燥加工方法。

(二) 多糖类资源性化学成分的分析评价

白芷药材传统上以"色白、质坚实、粉性足"为主要质量要求,这与药材中淀粉等多糖类成分的存在形态及含量有关。目前已经有了一些研究发现白芷多糖具有多种药理活性,曲见松研究发现分子量范围在 2 000～200 000 Da 之间的白芷多糖(angelica dahurica polysaccharides,ADP)能促进仓鼠肺细胞的生长。杭白芷多糖能够清除 · OH、O_2^- 等自由基,能够抗脂质过氧化。白芷多糖具有增加免疫抗肿瘤作用,其可以促进进 DCs 细胞的成熟,成熟的 DCs 细胞具有更强的刺激 T 细胞作用于抗原的能力,其作用机制为通过 TLR4 及其下游因子促进 DCs 细胞的成熟。因此,实验分别采用常用的苯酚-硫酸法和咔唑-硫酸法对不同产地白芷药材中多糖类化学成分进行了分析评价。

1. 材料　见表 7-1-1。

2. 方法

(1) 对照品溶液制备:精密称取经 105℃ 干燥至恒重的无水葡萄糖对照品 10.1 mg,置 100 ml 容量瓶中,加蒸馏水定容至刻度,摇匀,即得 101 μg/ml 葡萄糖对照品储备液。

精密称取经 105℃ 干燥至恒重的葡萄糖醛酸对照品 11.2 mg,置 100 ml 容量瓶中,加蒸馏水定容至刻度,摇匀,即得 112 μg/ml 葡萄糖醛酸对照品储备液。

(2) 供试品溶液制备:精密称定白芷样品粉末 1 g,于 50 ml 的具塞锥形瓶中,取 80% 无水乙醇 40 ml 于锥形瓶中,混合均匀并置于超声机中,超声提取(20℃,80 kHz)1 h。超声后抽滤,滤渣带滤纸一起挥干后,置于 50 ml 的具塞锥形瓶中,加蒸馏水 40 ml,超声提取(50℃,80 kHz)45 min,冷却后,摇匀,静置,上清即为粗总多糖溶液。取粗总多糖溶液 1 ml 于 25 ml 容量瓶中,定容至刻度,混合均匀,取适量离心(10℃,12 000 r/min,10 min),上清液作为中性多糖样品溶液。取粗总多糖溶液 1 ml,置于 10 ml 容量瓶中,定容至刻度并摇匀,取适量离心(10℃,12 000 r/min,10 min)离心,上清液作为酸性多糖样品溶液。

(3) 标准曲线的绘制

1) 葡萄糖标准曲线制备:取干燥的 10 ml 具塞试管若干,分别加入葡萄糖标准溶液 0.1 ml、0.2 ml、0.4 ml、0.6 ml、0.8 ml、1.0 ml 并加超纯水至 1 ml。同时取 1 ml 超纯水加入另一试管中作为对照。所有试管均加入 5% 苯酚溶液 2.0 ml,再加入浓硫酸溶液 7.0 ml,混合均匀后沸水浴中加热 15 min,水浴冷却 5 min 后,于 490 nm 波长处测定吸光度。以吸光度(Y)为纵坐标,葡萄糖溶液浓度(X)为横坐标进行线性回归,得回归方程:$Y = 6.9 \times 10^{-3} X + 1.0 \times 10^{-2}$,$r = 0.998\,2$;线性范围:10.1~101 μg/ml。

2) 葡萄糖醛酸标准曲线制备:取干燥的 10 ml 具塞玻璃试管,分别精密加入葡萄糖醛酸标准品溶液 0.1 ml、0.2 ml、0.4 ml、0.6 ml、0.8 ml 并加超纯水至 1 ml。同时取 1 ml 超纯水加入另一试管中作为对照。各试管中均加入 12.5 mmol/L 四苯硼钠硫酸溶液 5 ml,摇匀后于沸水浴中加热 10 min,水浴冷却 5 min,取 0.125% 咔唑无水乙醇溶液 0.2 ml 加入各试管,混合均匀并置沸水浴中加热 15 min,水浴冷却后,于 512 nm 波长处测定吸光度。以吸光度(Y)对葡萄糖醛酸溶液浓度(X)进行线性回归,得回归方程:$Y = 1.2 \times 10^{-2} X - 1.9 \times 10^{-2}$,$r = 0.999\,5$;线性范围:11.2~89.6 μg/ml。

(4) 方法学考察:参见"香豆素类资源化学成分的分析评价"中"方法"项下的(5)~(8)。

(5) 样品测定:分别吸取中性多糖和酸性多糖供试品溶液 1 ml,按照上述中性多糖和酸性多糖标准曲线制备方法,依法测定吸光度,根据标准曲线计算样品中中性多糖和酸性多糖的含量,结果见图 7-1-3。

3. 结果与讨论　结果表明,中性多糖以河北安国较高,浙江磐安次之;酸性多糖以河北安国较高,吉林通化野生白芷药材次之;总多糖以河北安国较高,浙江磐安次之。若以多糖类化学成分为评价指标,河北安国产白芷药材上乘。

白芷与杭白芷两个品种中多糖类化学成分含量差异不明显,产自河北安国的白芷和产自浙江的杭白芷中多糖类化学成分含量较高。本实验结果表明,多糖类成分含量的差异不足以将白芷和杭白芷区别开来。

(三) 不同产地样品香豆素和多糖类资源性化学成分综合评价

1. 聚类分析　采用 SPSS18.0 数据处理软件,对不同产地香豆素类和多糖类化学成分的含量进行系统聚类分析,以比较不同产地样品品质的差异。为消除原始数据数量级的差

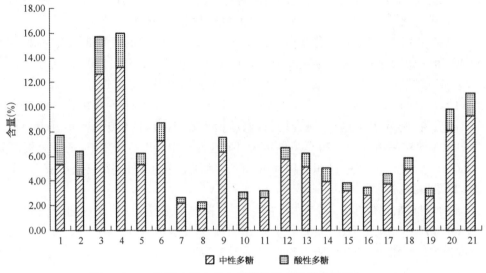

图 7-1-3　不同产地白芷多糖类化学成分的含量(%，*n*=3)

距对分析结果的影响，在分析过程中对原始数据进行了标准化处理。聚类方法采用组间距离（between groups linkage）法，距离类型采用欧式距离平方法（squared euclidean distance）。聚类结果见图 7-1-4。

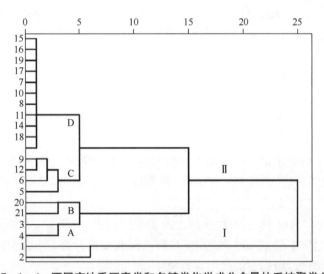

图 7-1-4　不同产地香豆素类和多糖类化学成分含量的系统聚类分析

　　系统聚类结果表明，全部 21 批样品被聚为两大类，吉林通化野生白芷(样 1、样 2)被聚为Ⅰ类，不同产地的栽培白芷被聚为Ⅱ类。根据含量测定数据，吉林通化野生白芷的香豆素类成分含量较高，特别是氧化前胡素的含量远高于其他栽培品种，差别较大。随着阈值的减小，Ⅱ类又可分为四小类，相同产地的样品多被聚在一起，如 A 类(样 3、样 4)河北安国白芷的两批样品相似度较高被分为一类，B 类浙江磐安(样 20、样 21)的两批样品相似度较高被分为一类。C 类中样 5、6、9、12 均来自河南禹州。D 类来自 3 个产地，分别是四川、重庆、安徽,这 3 个产地的成分较为相近。

2. 主成分分析 为了进一步评价不同产地白芷香豆素与多糖类成分含量的差异。分别对已测定的香豆素类和多糖类成分进行了主成分分析。提取特征值大于 1 的前两个主成分进行分析,第 1 主成分(PC1)和第 2 主成分(PC2)的累积方差贡献率达到 91.57%。采用方差极大法对因子载荷矩阵实行正交旋转以使因子具有命名解释性,并绘制旋转后的因子载荷图(图 7-1-5),结果显示氧化前胡素、欧前胡素、异欧前胡素在 PC1 上具有较大的载荷,中性多糖、酸性多糖、佛手柑内酯在 PC2 上具有较高载荷。因此,PC1 基本反映了香豆素类成分的主要信息,PC2 基本反映了多糖类成分的主要信息。旋转后方差贡献率第 1 主成分为 48.02%,第 2 主成分为 43.56%。根据得分系数计算不同产地白芷样品第 1 主成分和第 2 主成分的得分,并绘制散点图,见图 7-1-6。

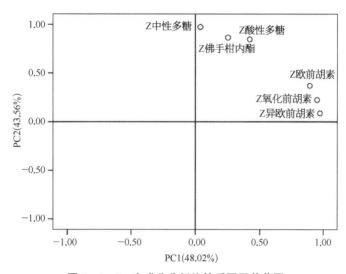

图 7-1-5 主成分分析旋转后因子载荷图

21 批样品被分为两个区域。样 1、样 2 的 PC1 得分较高,与其他产地区别差异较大,两者均为野生白芷,含量测定结果显示其香豆素类成分较高,其中氧化前胡素含量最高,可归为 I 区域,其他样品归为 II 区域。II 区域又可分为四小组,样 3、样 4 的 PC2 得分最高,均为河北安国白芷,含量测定显示其多糖类成分含量最高,可归为 A 组。样 20、样 21 的 PC2 得分较高,均为浙江磐安产白芷可归为 B 组。样 5、6、9、12 归为 C 组,均为河南样品。其余样品归为 D 组,其中样 7、8、10、11 均来自安徽产地,距离较近,样 13、14、15、16、17、18、19 均来自四川产地或重庆产地,相距较近。

结果表明,相同或相似产地的样品散点图中多距离较近,提示其化学成分相似。主成分分析可以较好地对不同产地白芷药材进行分类,主成分分析结果与系统聚类分析得到了基本一致的结果。进一步对不同产地样品测定结果采用综合得分法评价,综合得分的计算方法为:$F = PC1 \times 48.02\% + PC2 \times 43.56\%$,见表 7-1-3。综合得分结果表明:吉林通化野生白芷综合得分较高,其次为浙江磐安和河北安国产地。由此表明,以香豆素类及多糖类资源化学成分为评价指标,吉林省通化所产野生白芷药材品质较优。

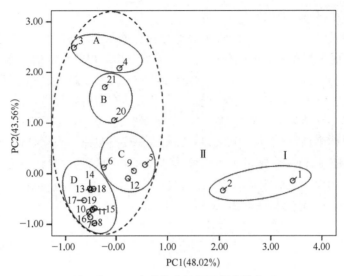

图 7-1-6 主成分分析因子得分散点图

表 7-1-3 不同来源白芷样品主成分分析综合得分表

样品编号	PC1	PC2	F	综合排名
1	3.428 7	- 0.142 0	1.584 6	1
4	0.072 2	2.084 1	0.942 5	2
2	2.069 2	- 0.333 2	0.848 5	3
3	- 0.827 4	2.488 7	0.686 7	4
21	- 0.221 0	1.705 6	0.636 9	5
20	- 0.034 1	1.053 7	0.442 6	6
5	0.561 8	0.174 7	0.345 8	7
9	0.347 1	0.053 8	0.190 1	8
12	0.230 7	- 0.093 2	0.070 2	9
6	- 0.240 8	0.122 1	- 0.062 5	10
18	- 0.447 2	- 0.300 1	- 0.345 4	11
14	- 0.521 0	- 0.292 7	- 0.377 7	12
13	- 0.503 6	- 0.319 3	- 0.380 9	13
11	- 0.424 6	- 0.686 5	- 0.502 9	14
17	- 0.630 4	- 0.523 7	- 0.530 8	15
15	- 0.472 1	- 0.711 8	- 0.536 8	16
19	- 0.473 4	- 0.712 6	- 0.537 7	17
16	- 0.539 0	- 0.749 5	- 0.585 3	18
10	- 0.513 8	- 0.861 7	- 0.622 1	19
7	- 0.428 9	- 0.977 6	- 0.631 8	20
8	- 0.432 4	- 0.978 8	- 0.634 0	21

3. 讨论　聚类分析可以对性质相近的事物进行归类,在比较差异性及分类等方面应用较多。主成分分析可以将众多评价指标简化为几个综合指标,在不同方法、不同来源的事物多指标评价方面应用较多。两者结合、综合分析已经在中药青蒿、金银花、大黄、麦冬等资源性成分的分析评价上得到应用。

为了更加直观明了地评价不同产地样品化学成分上的差异和特征,通过 SPSS 18.0 数据处理软件,采用聚类分析和主成分分析对不同产地的样品进行分类。两种方法的分析结果具有较好的一致性,野生白芷与栽培白芷明显被分开,栽培白芷中浙江磐安杭白芷归为一类,河北安国的两批样品归为一类,河南产地归为一类。从地理位置信息分析,野生白芷主要分布于东北地区,属中温带湿润型季风气候,而栽培白芷主要分布于华北、华东、西南地区,多属温带、暖温带或亚热带季风气候,土壤环境、气候、海拔、经纬度可能也是野生与栽培白芷品质差异原因之一。四川、重庆产地距离较近,重庆南川区三泉镇白芷有 40 余年栽培历史,据调查最早引种自四川遂宁,因此两个产地白芷化学成分较为接近。

二、不同生长期杭白芷的化学成分分析评价

药用植物在生长中其体内初生与次生代谢产物是动态变化的。陈郡雯研究了川白芷生长指标、养分、欧前胡素和异欧前胡素在 2 月至 7 月间动态变化,并划分了不同的生长期。张志梅等分析祁白芷不同生长时期干物质和化学成分变化,发现在 10 月底,白芷地上干物质及异欧前胡素总量均达到最大,因此认为祁白芷合理采收应在 10 月底。

目前,已有对白芷异欧前胡素生长期动态变化的报道,但未见对杭白芷中香豆素及多糖类成分同时动态评价相关研究。本实验通过对杭白芷全年生长过程中药用部位主要四种香豆素及多糖类成分的动态变化分析,为确定杭白芷的适宜采收期提供指导。

1. 材料　见表 7-1-1。

2. 方法　香豆素类和多糖类化学成分的测定方法同"不同产地白芷药材资源性化学成分分析评价"项下内容。

3. 结果

(1) 白芷根部香豆素成分含量:含量测定结果表明(图 7-1-7),白芷中香豆素类成分变化呈现出一定的规律性。佛手柑内酯和异欧前胡素在整个生长期内变化比较平缓,而氧化前胡素和欧前胡素变化波动较大。总香豆素成分含量在 3 月、7 月份呈现两个高峰。白芷在 1 月、2 月香豆素类成分含量都偏低,这时白芷正处于幼苗期,至 3 月份根部成分出现了第 1 次高峰,但这是正处于营养生长期,根部较小,总体生物量较少,不适宜采收。到了 7 月份,香豆素类成分出现了第 2 次高峰,四种香豆素成分含量均较高,此时药材的根部生物量也较大,适宜采收。7 月份之后,香豆素类成分呈降低趋势,到 10 月份略有升高趋势,其中氧化前胡素含量较高,其他成分含量偏低。

(2) 白芷根部多糖类成分含量:结果表明(图 7-1-8),不同月份白芷根部酸性多糖含量多低于中性多糖,且酸性多糖含量整个生长期内变化平缓,在 2 月份较高,而中性多糖波动较大。总多糖含量首先在 2 月、4 月呈现两个高峰期,4 月份之后多糖含量逐渐降低,至 7 月份多糖含量略升高,7 月份之后虽有升高趋势,但含量普遍偏低。1～4 月份白芷处于营养

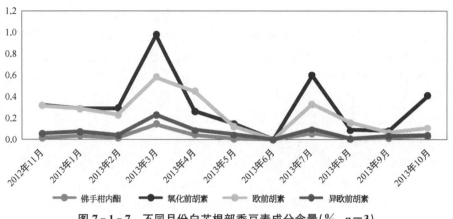

图 7-1-7 不同月份白芷根部香豆素成分含量(%, *n*=3)

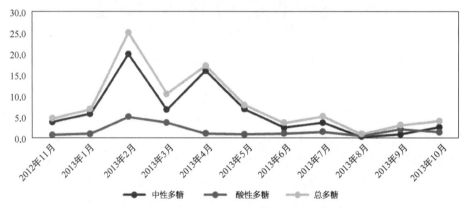

图 7-1-8 不同月份白芷根部多糖类成分含量(%, *n*=3)

生长的旺盛期,初生代谢比较旺盛,糖类成分含量较高,至 7 月份药材品质逐渐形成过程中,糖类成分减少并不断转化为淀粉贮存在根部,使药材粉性增加,药材品质形成。

(3) 相关分析:为了进一步探索不同月份白芷根中香豆素及多糖成分的动态变化规律,采用 SPSS18.0 统计分析软件对不同月份白芷香豆素及多糖类成分动态变化进行两两相关分析。首先将得到的数据进行正态检验,若两变量均具有正态性,就用 Pearson 分析;若任一变量不具有正态性,就用 Spearman 分析,结果见表 7-1-4。

表 7-1-4 相关性分析结果

成 分	佛手柑内酯	氧化前胡素	欧前胡素	异欧前胡素	中性多糖	酸性多糖
佛手柑内酯	1	0.809**	0.818**	0.864**	0.400	0.500
氧化前胡素	0.809**	1	0.795**	0.764**	0.373	0.382
欧前胡素	0.818**	0.795**	1	0.882**	0.545	0.155
异欧前胡素	0.864**	0.764**	0.882**	1	0.536	0.227
中性多糖	0.400	0.373	0.545	0.536	1	0.309
酸性多糖	0.500	0.382	0.155	0.227	0.309	1

注:表中数据标记**,表明呈极显著相关,$P < 0.01$。

正态性检验表明,除佛手柑内酯($P=0.001<0.05$)、异欧前胡素($P=0.008<0.05$)、中性多糖($P=0.013<0.05$)、酸性多糖($P=0.003<0.05$)数据外,其他数据均具有正态性。

相关性分析结果表明,不同月份的香豆素类成分与多糖类成分之间没有相关性,两类成分间的最大相关系数为0.545。中性多糖和酸性多糖之间也没有相关性,但不同月份的香豆素类化学成分之间显示出良好的相关性,四种香豆素成分之间两两都呈显著正向相关($P<0.01$)。

4. 讨论　药用植物体内的初生与次生代谢产物均是植物体适应环境变化的结果,不同生长期的药用植物生物量的积累与化学成分的含量均是动态变化的。本实验通过对不同月份杭白芷根部的香豆素和多糖类成分进行分析发现,3月份总香豆素含量最高,之后逐渐降低,至7月份白芷根部香豆素成分含量较高,多糖类成分逐渐转化为淀粉贮存在根部,使药材粉性好,此时根部生物量也较大,适宜杭白芷采收。据调查,杭白芷在7月份采挖,本研究与杭白芷传统采收期一致。

为进一步探究不同月份白芷根中香豆素及多糖类成分的积累规律,对测定结果进行了相关性分析。相关性分析结果表明,各香豆素成分间相关性较好,但香豆素与多糖类成分及中性多糖与酸性多糖之间没有相关性。在植物体中,香豆素类成分来源于苯丙烷类次生代谢途径,糖类合成主要来源于光合作用的初生代谢途径,推测两者合成途径的差异可能是两者含量变化无相关性的原因。而各香豆素成分均来源于苯丙烷类生物合成途径,且结构上均具有呋喃香豆素母核,其变化具有较好的相关性。中性多糖和酸性多糖变化无相关性,可能与其在植物体中所执行的功能不同有关,具体原因需进一步研究。

三、杭白芷非药用部位资源性成分分析

白芷药材通常在夏季和秋季之间叶子发黄时采收。其传统药用部位为根部,地上部分多作为废弃物丢弃。研究发现,兴安白芷茎中含有一定量的香豆素类成分,鲜白芷全草对肝硬化腹水有良好的临床效果。本实验通过对杭白芷全年生长过程中茎、叶非药用部位的香豆素及多糖类成分的动态变化分析,为杭白芷的深入研究和全面开发利用提供实验依据。

1. 材料　本实验所采用的杭白芷不同部位样品和前述根部样品同时采收,保存方法相同,具体样品信息见表7-1-5。

表7-1-5　不同月份不同部位白芷样品信息表

编　号	样品采集日期及部位	水分含量(%)
1	2012年11月茎	89.62
2	2012年11月叶	83.4
3	2013年1月茎	85.58
4	2013年1月叶	74.46
5	2013年3月茎	92.14
6	2013年3月叶	79.68

编　号	样品采集日期及部位	水分含量(%)
7	2013 年 4 月茎	88.93
8	2013 年 4 月叶	86.99
9	2013 年 5 月茎	89.02
10	2013 年 5 月叶	81.09
11	2013 年 6 月茎	91.45
12	2013 年 6 月叶	81.35
13	2013 年 7 月茎	19.67
14	2013 年 7 月叶	25.15
15	2013 年 10 月茎	79.66
16	2013 年 10 月叶	77.08

2. 方法

（1）香豆素类和多糖类化学成分的含量测定：参见"不同产地白芷药材资源性化学成分分析评价"中实验方法。

（2）茎叶未知成分的定性分析

UHPLC 色谱条件：色谱柱：Acquity UPLC BEH C_{18} 色谱柱（100 mm × 2.1 mm，1.7 μm）；流动相：0.1%甲酸水溶液（A）-乙腈（B）；梯度洗脱：0～4 min，60%～60%A；4～4.5 min，60%～35%A；4.5～7 min，35%～35%A；7～10 min，35%～0 A；10～11 min，0～0 A；11～12 min，0～60%A；流速：0.4 ml/min；柱温：30℃；进样体积：2 μl；检测波长：300 nm。

MS 检测条件：ESI 源，扫描方式：ESI^+ 模式；毛细管电压：3 kV；锥孔电压：40 V；离子源温度：120℃；脱溶剂气温度：350℃；锥孔气流量：50 L/h；脱溶剂气流量：500 L/h；碰撞能量（6～40 V）。质量扫描范围 m/z 100～1 000；数据采集方式和模式：Centroid 与 MS^E。

3. 结果

（1）不同部位差异成分鉴定结果：白芷根部的化学成分类型与含量和茎、叶部位差别较大。由对照品及样品的色谱图及比对 PDA 紫外吸收图可知对照品峰（1、2、3、4）在茎、叶样品中未检测到。本实验选取代表性月份 6 月的茎叶，采用 UHPLC-Q-TOF/MS 法对白芷茎叶中的未知成分进行初步鉴定。本次主要初步鉴定茎叶中共有峰（峰 7、8）。

峰 7 的 t_R 在 2.93 min 附近，与氧化前胡素（t_R3.08）较接近，推测峰 7 结构应与氧化前胡素相似。通过查阅相关文献，白当归脑化学结构与氧化前胡素相似。白当归脑分子量为 316，氧化前胡素分子量为 286。进一步对峰 7 进行质谱分析，主要碎片 m/z 317[M+H]$^+$，m/z 339[M+Na]$^+$，m/z 355[M+K]$^+$。峰 8 位于欧前胡素和异欧前胡素之间。根据相关文献报道，初步推测为珊瑚菜素或其同分异构体 cnidilin，其离子碎片为 m/z 301[M+

H]$^+$, m/z 323[M+Na]$^+$, m/z 339[M+K]$^+$, m/z 233 , m/z 218。

（2）不同部位多糖类成分测定结果：图7-1-9显示，杭白芷茎中含有多糖，其中总多糖有两个高峰，分别为3月和6月份，其中6月份较高。图7-1-10显示，杭白芷叶中也含有多糖，其中7月总多糖的含量较高。

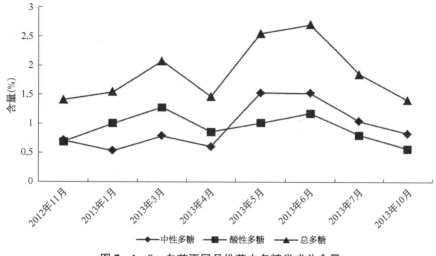

图7-1-9 白芷不同月份茎中多糖类成分含量

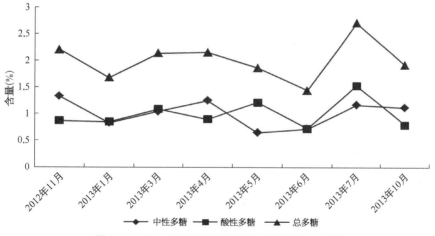

图7-1-10 白芷不同月份叶中多糖类成分含量

4. 讨论 白芷作为常用中药材，其传统药用部位为根部，但历史上也有白芷叶作为药用的记载。茎、叶等其他部位作为药用植物的一部分，应该含有与药用部位相同或相似的化学成分。已有研究表明，兴安白芷的地上与地下部分总皂苷作用类似，配伍相同剂量予补中益气汤中，两者疗效无差异。从中药资源化学的角度出发，研究并探索药用植物非传统药用部位中的可利用物质及利用途径，可有效地增加对资源的利用，避免其浪费。因此，我们同时收集了不同生长期的白芷根、茎、叶并对其中的化学成分进行分析测定。茎、叶中的化学成分与根有一定的差异，茎叶中均不含有4种对照品。且发现茎中所含成分较少(如 7、8、11 号峰),叶中所含成分种类较多(如 5～10 号峰)。这与王梦月等发现川白芷茎中香豆素(欧前胡素、异欧前胡素、水合氧化前胡素)含量较低,叶中也含有以上 3 种香豆素的研究结果不同,可能是由于检测条件、样品产地不同所造成的。实验结果同时表明,白芷的茎叶中均含有一定量的多糖类成分,茎中总多糖 6 月份较高(含量为 2.70%),7 月份叶中总多糖含量较高(含量为 2.71%)。7 月份正是白芷的采收期,地上部分多作为废弃物丢弃。白芷根中多糖具有一定促进细胞生长、抗病毒、抗氧化的药理作用,茎中多糖是否具有类似药理作用,能否对茎中多糖提取、富集、纯化,开发产品或另作他用,仍需进一步研究。

四、小结

通过对不同产地,不同生长期白芷的资源化学评价分析表明:白芷总香豆素含量以吉林通化野生最高;中性多糖、酸性多糖和总多糖含量以河北安国最高。从化学成分上,野生白芷与栽培白芷可明显区别;栽培白芷和杭白芷中香豆素和多糖类成分含量差异不显著。白芷 3 月和 7 月份总香豆素积累较高。总多糖在 2、4、7 月份积累较高。各香豆素成分间相关性较好,但香豆素与多糖类成分及中性多糖与酸性多糖之间没有相关性。7 月份白芷有效成分含量较高,为适宜采收期。

第二节　白芷现代干燥加工方法研究

一、不同干燥加工方法及其条件对杭白芷中香豆素及挥发油类化学成分的影响

杭白芷 *Angelica dahurica*(Fisch. ex Hoffm.)Benth. et Hook. f. var. *formosana*(Boiss.)Shan er Yuan 为常用中药白芷的基原植物之一。我国南方地区多有栽培,浙江为白芷四大历史产区之一。浙江产区的白芷栽培产区主要在磐安、东阳、缙云等地,并形成了传统的产地加工方法。

产地加工方法是中医药工作者长期生产实践的经验集成,蕴含着丰富的科学内涵,大量的现代研究证明其是科学合理的。随着中药材生产过程工业化程度的深化,热风干燥、微波干燥、冷冻干燥等现代干燥技术应用在中药材产地加工中,加工生产条件得以不断提升,如银杏叶可采用热风(80℃)干燥、百合可采用冷冻干燥等。

本实验通过分析不同干燥加工方法及其条件处理后的杭白芷中香豆素和挥发油类成分的含量变化规律,优化和建立适宜的干燥加工方法及其条件。

(一)材料

杭白芷鲜品(2012 年 7 月采自浙江磐安)洗净,经烘干(热风 40℃、60℃、80℃、100℃、

120℃干燥)、晒干、阴干、硫熏后晒干、石灰掩埋、冷冻干燥、微波干燥等方法处理后(表 7 - 2 - 1),粉碎过 60 目筛,得 24 组不同干燥加工方法及其条件下的样品。

表 7 - 2 - 1　杭白芷药材传统与现代干燥加工方法

样品组	加 工 方 法	样品组	加 工 方 法
1	鲜白芷带皮晒干	13	鲜白芷去皮冷冻干燥
2	鲜白芷带皮阴干	14	鲜白芷去皮红外干燥
3	鲜白芷带皮微波干燥	15	鲜白芷去皮热风 40℃ 干燥
4	鲜白芷带皮石灰掩埋干燥	16	鲜白芷去皮热风 60℃ 干燥
5	鲜白芷带皮冷冻干燥	17	鲜白芷去皮热风 80℃ 干燥
6	鲜白芷带皮红外干燥	18	鲜白芷去皮热风 100℃ 干燥
7	鲜白芷带皮热风 40℃ 干燥	19	鲜白芷去皮热风 120℃ 干燥
8	鲜白芷带皮热风 60℃ 干燥	20	鲜白芷去皮石灰掩埋干燥
9	鲜白芷带皮热风 80℃ 干燥	21	鲜白芷去皮微波干燥
10	鲜白芷带皮热风 100℃ 干燥	22	鲜白芷去皮阴干
11	鲜白芷带皮热风 120℃ 干燥	23	鲜白芷去皮硫熏干燥
12	鲜白芷带皮硫熏干燥	24	鲜白芷去皮晒干

（二）方法

1. 含量测定方法

(1) 对照品溶液的制备：精密称取干燥至恒重的对照品适量,加甲醇制成浓度分别为白当归素(1,1 262.5 $\mu g/ml$)、佛手柑内酯(2,1 570 $\mu g/ml$)、氧化前胡素(3,1 255 $\mu g/ml$)、欧前胡素(4,1 250 $\mu g/ml$)、异欧前胡素(5,1 252.5 $\mu g/ml$)对照品溶液。分别精密吸取上述对照品若干配制成浓度分别为 252.5 $\mu g/ml$、314 $\mu g/ml$、251 $\mu g/ml$、250 $\mu g/ml$、250.5 $\mu g/ml$ 的混合对照品储备液 10 ml。精密吸取上述溶液 0.02 ml、0.04 ml、0.2 ml、1 ml、2 ml、10 ml 至 10 ml 容量瓶中,加甲醇定容至刻度,制成一系列不同浓度的混合对照品溶液,用以线性关系考察。混合对照品溶液在注入液相色谱仪前经 0.22 μm 的微孔滤膜滤过。所有对照品溶液均在 4℃ 条件下贮藏。

(2) 供试品溶液的制备：取样品粉末 0.5 g,精密称定,置 50 ml 容量瓶中,加甲醇 50 ml 超声提取 60 min,取出放冷,加稀乙醇至刻度,摇匀,离心,上清液经 0.22 μm 的微孔滤膜滤过,取续滤液作为香豆素供试品溶液。

另取样品粉末 20 g,加 8 倍量正己烷超声提取 1 h,挥干溶剂,残渣加 20 倍量水,水蒸气蒸馏法提取 6 h,得挥发油,用正己烷定容到 1 ml,作为挥发油供试品溶液。

(3) 色谱分析条件

1) UHPLC 测定条件：色谱柱为 Phecad C18 色谱柱(250 mm×4.6 mm, 5 μm);流动相：甲酸-水溶液(0.1%, V/V, A)-乙腈(B),梯度洗脱(0～4 min,40%～40%B;4～4.5 min,40%～65%B;4.5～7 min,65%～65%B;7～10 min,65%～100%B;10～11 min,

100%～100%B;11～12 min,100%～40%B);流速：0.4 ml/min;柱温 30℃;进样体积：10 μl;PDA 检测波长 280 nm。

2）GC-MS 测定条件

色谱条件：HP-5MS 毛细管柱(30 m×0.25 mm,0.25 μm);载气：He,1.0 ml/min;进样口温度：220℃;程序升温：50℃,以 10℃/min 升温至 90℃,保持 15 min,再以 5℃/min 升至 200℃,保持 5 min 测定;进样量 1 μl;分流比 20∶1;溶剂延迟：3 min。

质谱条件：电子轰击离子源(EI);电子能量：70 eV;四级杆温度：150℃;离子源温度：230℃;接口温度：280℃;扫描范围：40～400;扫描速率 0.2 s/scan。

2. 数据处理　在对白芷中香豆素类成分的质量评价中,以一批市售白芷药材商品为参照物,欧前胡素为内标物,通过下述公式,计算香豆素成分在参照药材中的相对浓度比值(已有标准品的成分按绝对量计算其在参照药材中的相对浓度比值)。

$$f_x = \frac{A_{欧药材} \cdot C_{欧药材}{}^{-1}}{A_{x药材} \cdot C_{欧药材}{}^{-1}}$$

$$C_{x样品} = f_x \cdot \frac{A_{x样品}}{A_{欧样品} \cdot C_{欧药材}{}^{-1}}$$

$$\frac{C_{x样品}}{C_{x药材}}\% = \frac{A_{欧药材}}{C_{欧药材}} \cdot \frac{A_{x样品}}{A_{x药材}} \cdot \frac{C_{欧样品}}{A_{欧样品}} \cdot 100$$

注：f_x：未知香豆素的校正因子;$A_{欧药材}$：药材中的欧前胡素峰面积;$A_{x药材}$：药材中的未知香豆素峰面积;$A_{x样品}$：样品中的未知香豆素峰面积;$A_{欧样品}$：样品中的欧前胡素峰面积;$C_{欧药材}$：药材中的欧前胡素浓度;$C_{x药材}$：药材中的未知香豆素浓度;$C_{x样品}$：样品中的未知香豆素浓度;$C_{欧样品}$：样品中的欧前胡素浓度。

在对白芷中挥发油类成分的质量评价中,以同批市售白芷药材商品为参照物,水杨酸甲酯为内标物,计算挥发油类成分在参照药材中的相对浓度比值。

采用 SPSS 18.0 版分析软件对样品测定结果进行主成分分析(PCA)。在本实验中,由24 批样品中 16 个指标性组分的定量结果组成 24 行 16 列矩阵,数据经标准化处理后进行PCA 分析。PCA 分析时,提取主成分(PC1-4)进行分析,同时为各主成分因子更好地解释各变量,分析中对特征值及因子载荷矩阵采用了方差最大化正交旋转。

（三）结果

1. UPLC-PAD 法同时测定白当归素、佛手柑内酯、氧化前胡素、欧前胡素、异欧前胡素含量的方法学研究　具体方法如上述。

2. 样品测定结果　分别精密吸取香豆素供试品溶液各 10 μl,注入超高效液相色谱仪中,测定峰面积积分值,根据上述"数据处理"项下公式计算待测组分在参比药材中的相对浓度比值。结果见图 7-2-1。

分别精密吸取挥发油对照品溶液和供试品溶液各 1 μl 注入气相色谱仪,按内标标准曲线法以相对峰面积计算供试品溶液中各成分的在参照药材中的相对浓度比值。结果见图 7-2-2。

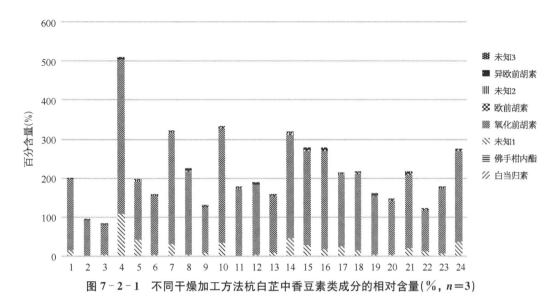

图 7-2-1　不同干燥加工方法杭白芷中香豆素类成分的相对含量(%，n=3)

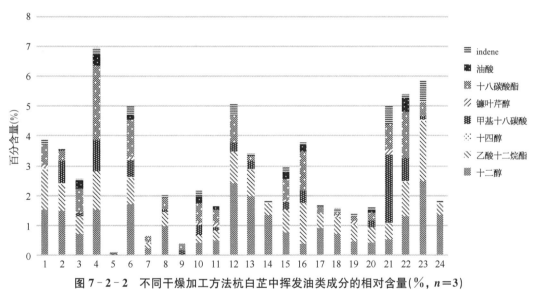

图 7-2-2　不同干燥加工方法杭白芷中挥发油类成分的相对含量(%，n=3)

（四）分析

为综合评价不同加工干燥方法对白芷效应成分的影响，对已测定的香豆素类和挥发油类成分进行了主成分分析。

由表 7-2-2 可知，前 4 个主成分的特征值均大于 1，说明前 4 个因子在反映不同加工干燥方法白芷样品的内在质量中起着主导作用，4 个主成分的累积贡献率达 72.269%，能够较客观地反映不同加工干燥方法白芷样品的内在质量，故选取前 4 个主成分进行分析。

由表 7-2-3 可知，氧化前胡素、欧前胡素、异欧前胡素、未知成分 1、未知成分 2 在 PC1 上有较高载荷，说明 PC1 主要反映了氧化前胡素、欧前胡素、异欧前胡素、未知成分 1、未知成分 2 等香豆素类成分的信息;同理,PC2 主要反映了十二醇、乙酸十二烷酯、indene、十四醇等挥发油类成分的信息;PC3 主要反映了白当归素、佛手柑内酯、未知成分 3 等香豆素类成分的信息;PC4 主要反映了甲基十八碳酸、十八碳酸酯、油酸等挥发油类成分的信息。PC1 和 PC3 包含了全部 8 种香豆素类成分的信息,而 PC2 和 PC4 包含了主要 7 种挥发油类成分的主要信息,前 4 个主成分基本包含了大部分香豆素及挥发油类成分的信息。

表 7-2-2　主成分的特征值及贡献率

主成分	初始特征值及方差贡献率			旋转后的特征值及方差贡献率		
	特征值	方差贡献率（%）	累积方差贡献率（%）	特征值	方差贡献率（%）	累积方差贡献率（%）
1	4.262	26.636	26.636	4.262	26.636	26.636
2	3.372	21.076	47.711	3.372	21.076	47.711
3	2.403	15.022	62.733	2.403	15.022	62.733
4	1.526	9.536	72.269	1.526	9.536	72.269

表 7-2-3　旋转变换后的因子载荷矩阵

指标	主成分			
	1	2	3	4
白当归素	-.247	.057	.867	.023
佛手柑内酯	.544	.011	.787	-.016
未知 1	.735	-.210	.109	-.348
氧化前胡素	.912	-.029	.036	-.115
欧前胡素	.890	.121	-.037	.036
未知 2	.685	.268	-.097	.115
异欧前胡素	.857	-.180	-.203	-.062
未知 3	-.056	-.331	.817	.112
十二醇	.014	.817	-.012	.118
乙酸十二烷酯	.024	.787	-.220	-.244
十四醇	-.340	.520	-.348	-.157
甲基十八碳酸	.071	.263	.187	-.529
镰叶芹醇	-.168	.169	.345	-.163
十八碳酸酯	.189	.185	.080	-.855
油酸	-.043	-.220	-.179	-.949
indene	.123	.840	.207	-.022

采用 4 个主成分对白芷不同加工方法进行评价。以各主成分因子得分与方差贡献率乘积之和相加,得出各白芷干燥加工品各类成分总因子得分值 F,其综合评价函数为:$F = 0.26636F1 + 0.21076F2 + 0.15022F3 + 0.09536F4$。

按综合评价函数计算出不同样品的综合得分(F),见表7－2－4。由综合得分(F)可知,鲜白芷带皮石灰掩埋干燥综合得分最高,鲜白芷带皮热风100℃干燥次之。

表7－2－4 不同干燥加工方法处理的白芷香豆素和挥发油类成分含量综合评分结果

样 品 组	$F1$	$F2$	$F3$	$F4$	F	综合排序
鲜白芷带皮石灰掩埋干燥	110.074	－10.865	5.501	－19.581	25.989	1
鲜白芷带皮热风100℃干燥	74.088	－4.781	2.730	－7.754	18.397	2
鲜白芷带皮热风40℃干燥	71.391	－4.646	2.708	－6.903	17.785	3
鲜白芷去皮红外干燥	70.156	－5.020	3.026	－8.185	17.303	4
鲜白芷带皮热风60℃干燥	61.963	－2.781	1.588	－5.538	15.629	5
鲜白芷去皮热风40℃干燥	61.584	－3.573	1.866	－6.393	15.321	6
鲜白芷去皮晒干	60.631	－4.314	2.402	－7.070	14.927	7
鲜白芷带皮热风60℃干燥	50.666	－1.394	1.142	－2.462	13.139	8
鲜白芷去皮热风100℃干燥	48.585	－2.282	1.331	－3.854	12.293	9
鲜白芷去皮微波干燥	47.853	－2.226	1.932	－5.218	12.070	10
鲜白芷去皮热风80℃干燥	47.058	－3.052	1.579	－5.180	11.634	11
鲜白芷带皮晒干	44.812	－1.563	1.834	－3.692	11.530	12
鲜白芷带皮硫熏干燥	42.372	－0.367	1.309	－2.436	11.173	13
鲜白芷去皮硫熏干燥	39.885	－0.162	1.121	－2.607	10.509	14
鲜白芷带皮热风120℃干燥	40.334	－1.170	1.111	－2.029	10.470	15
鲜白芷带皮冷冻干燥	42.083	－4.639	2.636	－7.005	9.960	16
鲜白芷带皮红外干燥	35.339	－0.397	1.998	－2.249	9.415	17
鲜白芷去皮热风120℃干燥	36.127	－0.985	0.691	－1.782	9.349	18
鲜白芷去皮冷冻干燥	35.613	－0.940	0.942	－2.607	9.181	19
鲜白芷去皮石灰掩埋干燥	33.448	－1.010	0.706	－1.946	8.617	20
鲜白芷带皮热风80℃干燥	28.435	－1.690	2.373	－2.185	7.366	21
鲜白芷去皮阴干	26.916	－1.020	1.006	－3.720	6.751	22
鲜白芷带皮阴干	21.262	0.150	0.846	－1.123	5.715	23
鲜白芷带皮微波干燥	18.537	－0.388	0.981	－1.478	4.862	24

（五）讨论

白芷的产地加工方法主要有烘干、晒干、硫熏干燥、石灰掩埋干燥,而杭白芷主要采用石灰掩埋法进行产地加工,《本草纲目》记载"今人采(白芷)根洗甜寸截,以石灰拌匀晒收,为其易蛀并欲色白也"。杭白芷起收后,将其置于有水的缸内,洗去泥土及须根,捞出用清水冲洗干净,然后放在木板或光滑水泥地面上,按鲜重加入5%左右的石灰,用铁耙推擦,搅拌,以石灰均匀黏附白芷表面为度,再分大小置竹匾或芦席上暴晒,一般小者8～9日,大者20日左右全干。现代文献报道,晒干、硫熏、烘干、石灰埋藏四种传统加工方法对杭白芷质量有很大影响,以晒干白芷中香豆素类含量最高,硫熏后含量最低,产地加工应以晒干或石灰埋藏为佳。硫熏和发汗干燥对挥发性成分影响较大,不适宜在产地加工中使用。

本实验通过分析不同干燥方法对杭白芷中香豆素及挥发油类化学成分的影响发现,带皮石灰掩埋干燥处理后的杭白芷样品主成分综合得分最高,药材综合品质最好,与传统加工方式一致,表明了杭白芷药材传统产地加工方法有一定的科学性和合理性。

干燥温度对白芷中香豆素类成分含量也有影响,实验发现,带皮热风(100℃)干燥的杭白芷样品的综合品质仅次于带皮石灰掩埋干燥的样品,该方法可提升杭白芷药材干燥效率,保障其品质。石灰干燥剂具有较强的腐蚀性,杭白芷采用传统的石灰掩埋方式干燥,可能影响药材的灰分检查,因此建议在产地加工中使用带皮热风(100℃)干燥方法。

二、禹白芷不同干燥方法干燥动力学研究以及品质评价

(一)干燥动力学研究

1. **实验材料** 实验所用新鲜白芷药材为采收自河南省焦作市温县的禹白芷药材。经鉴定为白芷 Angelica dahurica(Fisch. ex Hoffm.)Benth. et Hook. f 的新鲜根。采收时间:2014年9月22日。药材批号:20140924。采收时选择晴天,选取个头中等、大小一致的作为待干燥样品,剔除病根、腐烂根、细小侧根后,用麻袋盛装,在无挤压的状态下运至干燥实验室待用。新鲜白芷药材用纸箱分装后,放于4℃冰箱保鲜贮藏,尽量不要使纸箱接触冰箱壁,以免发生药材腐烂。干燥前将表面泥沙冲洗干净,晾干水分,备用。

2. **实验方法**

(1)干燥方案:共采用10种干燥方式(表7-2-5)。晒干:室外自然干燥箱中晒干;阴干:室外自然干燥箱中阴干;热风恒温干燥(45℃、50℃、60℃、70℃):将药材置于热风干燥箱,恒温干燥至目标含水量;中波红外恒温干燥(45℃、50℃、60℃、70℃):将药材置于中波红外干燥箱,恒温干燥至目标含水量。具体干燥方案见表7-2-5。其中控温控湿热风干燥箱排湿湿度设定为35%;中波红外干燥机风机频率设定为40 Hz。干燥终点含水率为小于14%。干燥后样品用真空包装机封装保存。

在每种干燥方法进行前,测定初始含水量与新鲜药材初始重量。干燥过程中,根据方案每隔一定观察时间,将整盘药材迅速取出,称定重量,计算含水率,做好外观记录后,然后迅速放回干燥箱中继续干燥。

表7-2-5 白芷不同干燥方法、干燥方案

编 号	实验项目	实验方法	干燥条件	观察间隔时间
1	晒干	自然干燥箱干燥	常温常湿	6 h
2	阴干	自然干燥箱干燥	常温常湿	6 h

（续表）

编　号	实验项目	实　验　方　法	干燥条件	观察间隔时间
3			45℃	5 h
4	热风干燥	热风控温控湿恒温干燥	50℃	4 h
5			60℃	3 h
6			70℃	2 h
7			45℃	5 h
8	中波红外干燥	中波红外干燥箱内恒温干燥	50℃	4 h
9			60℃	3 h
10			70℃	2 h

（2）Weibull 函数模拟分析

1）干基含水率（M）：实验过程中记录药材失重变化，并计算干基含水率，其表达式为：

$$M_t = \frac{W_t - W_0 \times (1 - M_0)}{W_0 \times (1 - M_0)} \tag{1}$$

其中，M_t 为 t 时刻药材的干基含水率，%；W_t 为 t 时刻药材的重量，g；W_0 为药材干燥初始重量，g；M_0 为药材干燥初始时间的含水率（%）。

2）水分比（MR，moisture ratio）：物料在干燥及函数模型模拟过程中，通常用水分比表示干燥过程中水分变化，其主要代表药材中剩余水分多少，其表达式为：

$$MR = \frac{M_t - M_e}{M_0 - M_e} \tag{2}$$

其中，MR 为水分比；M_0 为初始干基含水率；M_e 为平衡时干基含水率。

由于 M_e 通常很小，所以上述公式通常又可以简化为：

$$MR = \frac{M_t}{M_0} \tag{3}$$

3）干燥速率（DR，dry rate）：干燥速率代表了干燥过程中药材水分变化的快慢，其通常用如下公式表示。

$$DR = \frac{M_{t1} - M_{t2}}{t_2 - t_1} \tag{4}$$

其中，DR 为干燥速率；M_{t1} 为时间是 t_1 时的干基含水率；M_{t2} 为时间是 t_2 时的干基含水率。

4）Weibull 函数

$$MR = e^{\left(-\left(\frac{t}{a}\right)^\beta\right)} \tag{5}$$

公式中,参数 α 和 β 分别具有特殊的意义,α 与干燥的速度大小有关,而 β 与干燥过程物料状态及干燥阶段密切相关。

采用 SPSS 18.0 统计分析软件对干燥过程进行 Weibull 函数模拟。得到模型的优劣主要通过 R^2、$RMSE$ 和 χ^2 来判断,其中 R^2 为决定系数,$RMSE$ 和 χ^2 分别为均方根误差与离差平方和。模型拟合好坏与 R^2 大小成正比,与 $RMSE$ 和 χ^2 的大小成反比。公式如下。

$$R^2 = 1 - \frac{\sum_{t=1}^{N}(MR_{pre,i} - MR_{exp,i})^2}{\sum_{t=1}^{N}(MR_{pre,i} - MR_{exp,i})} \tag{6}$$

$$RMSE = \sqrt{\frac{2}{R}\sum_{t=1}^{N}(MR_{pre,i} - MR_{exp,i})^2} \tag{7}$$

$$\chi^2 = \frac{\sum_{t=1}^{N}(MR_{pre,i} - MR_{pre,i})^2}{N-2} \tag{8}$$

其中,$MR_{pre,i}$ 为第 i 个时间点根据函数计算出水分比的预测值;$MR_{exp,i}$ 为第 i 个时间点水分比的实际值;N 代表实验数据的数量;z 为模型函数中的参数数量。

3. 结果

(1) 白芷的干燥特性分析结果

1) 热风干燥:图 7-2-3 为热风干燥的水分比曲线。结果表明,干燥时间的大小顺序,RF45℃＞RF50℃＞RF60℃＞RF70℃,说明随着温度的升高,干燥时间逐渐减少,效率变高。图中还可以看到,曲线的斜率大小顺序:RF70℃＞RF60℃＞RF50℃＞RF45℃。曲线斜率代表着干燥初始阶段的速率大小,说明随干燥温度的升高,初始阶段的速率变大。

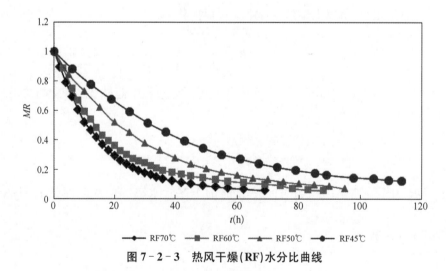

图 7-2-3　热风干燥(RF)水分比曲线

图7-2-4为热风干燥速率曲线。结果表明,干燥曲线整体呈现逐渐下降的状态,中间没有出现如西芹干燥所呈现的恒速干燥过程。白芷干燥过程主要是由内部水分迁移决定的降速干燥过程。干燥前期速率下降较快,干燥后期速率下降较慢。

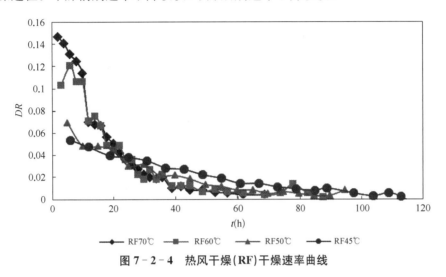

图7-2-4　热风干燥(RF)干燥速率曲线

2) 中波红外干燥:不同温度下白芷中波红外干燥水分比曲线呈现出与热风干燥相似的变化趋势,如图7-2-5。结果表明,温度越高,达到目标含水量的时间越短。从曲线的变化快慢来看,所有温度下均为干燥前期曲线斜率大,水分下降快,干燥后期曲线斜率小,水分下降慢。这主要是因为干燥后期,药材中水分变少,单位时间蒸发出的水分变少,另外到干燥后期药材失水收缩,使药材中水分运输的通道变窄,导致水分由内部向外部的运输变慢。另外发现,到干燥后期,药材的表皮逐渐硬化,结构变得致密,这也是不利于内部水分向外蒸发的主要原因。

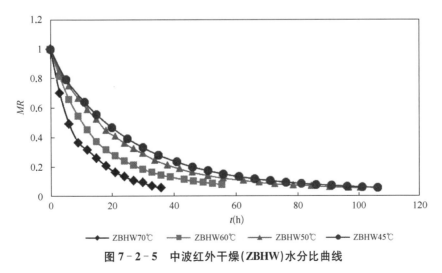

图7-2-5　中波红外干燥(ZBHW)水分比曲线

中波红外干燥的速率曲线,见图7-2-6。整体上均是逐渐降低的趋势,说明干燥过程始终处于降速干燥阶段,且前期速率变化快,后期变化慢。与热风干燥相比,同一温度下,红外干燥初期的速率均较大。可能由于红外干燥属于辐射加热,与一般的传导和对流方式区别较大,其辐射可以穿透到物料,实现内外同时加热。因此升温更迅速,干燥初期速率便很大。如图所示,中波红外干燥初始速率在 0.11~0.24 之间,而热风干燥在 0.05~0.15 之间。这种独特的加热方式也导致了相同干燥温度下,中波红外干燥的时间要比热风干燥短。

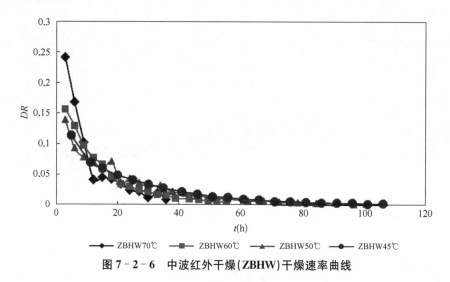

图 7-2-6　中波红外干燥(ZBHW)干燥速率曲线

3) 晒干和阴干:图 7-2-7 可以看出,晒干与阴干的干燥周期很长,且晒干时间小于阴干。晒干的曲线斜率较大,水分下降较快,干燥效率较阴干高。图 7-2-8 干燥速率曲线可以看出,晒干和阴干干燥速率,整体呈下降趋势,属降速干燥过程。但是晒干和阴干的干燥速率曲线波动较大,主要是因为晒干和阴干为室外干燥,干燥过程受天气变化影响比较大。同样天气,白天温度高,干燥速率大,晚上温度低,干燥速率小。不同天气,晴天要比阴天或雨天干燥速率大。图中部分时间点干燥速率为零或负值,主要是由于阴雨天气下,药材回潮所致。

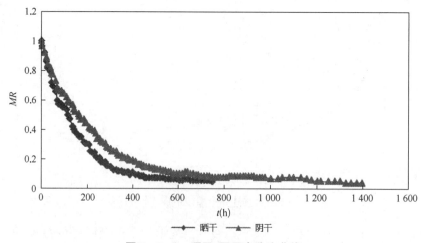

图 7-2-7　晒干、阴干水分比曲线

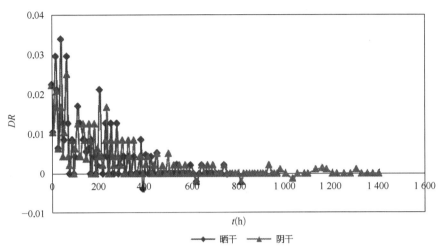

图7-2-8 晒干、阴干干燥速率曲线

（2）白芷干燥过程 Weibull 函数拟合结果

1）模型拟合结果：见表7-2-6。

表7-2-6 Weibull 函数拟合结果

干燥方法	α（min）	β	R^2	RMSE	χ^2	函 数 模 型
晒干	160.836	0.905	0.992	2.20×10^{-2}	4.97×10^{-4}	$MR = e^{\left(-\left(\frac{t}{160.836}\right)^{0.905}\right)}$
阴干	237.890	0.833	0.989	2.57×10^{-2}	6.69×10^{-4}	$MR = e^{\left(-\left(\frac{t}{237.890}\right)^{0.833}\right)}$
热风45℃	47.480	0.961	0.998	1.21×10^{-2}	1.63×10^{-4}	$MR = e^{\left(-\left(\frac{t}{47.480}\right)^{0.961}\right)}$
热风50℃	31.543	0.940	0.999	1.04×10^{-2}	1.21×10^{-4}	$MR = e^{\left(-\left(\frac{t}{31.543}\right)^{0.940}\right)}$
热风60℃	20.739	0.851	0.991	2.47×10^{-2}	2.18×10^{-5}	$MR = e^{\left(-\left(\frac{t}{20.739}\right)^{0.851}\right)}$
热风70℃	16.579	0.906	0.996	1.61×10^{-2}	2.80×10^{-4}	$MR = e^{\left(-\left(\frac{t}{16.579}\right)^{0.906}\right)}$
中波红外45℃	27.311	0.851	0.999	9.37×10^{-3}	9.67×10^{-5}	$MR = e^{\left(-\left(\frac{t}{27.311}\right)^{0.851}\right)}$
中波红外50℃	23.935	0.861	0.998	1.33×10^{-2}	1.93×10^{-4}	$MR = e^{\left(-\left(\frac{t}{23.935}\right)^{0.861}\right)}$
中波红外60℃	16.163	0.832	0.997	1.44×10^{-2}	2.30×10^{-4}	$MR = e^{\left(-\left(\frac{t}{16.163}\right)^{0.832}\right)}$
中波红外70℃	9.826	0.793	0.998	1.10×10^{-2}	1.42×10^{-4}	$MR = e^{\left(-\left(\frac{t}{9.826}\right)^{0.793}\right)}$

2）模型参数 α 的意义：Weibull 函数中参数 α 称尺度参数。α 的大小通常和整个干燥过程进行 63% 所用的时间近似相等，即约等于水分比（MR）由 1 变化为 0.37 所用的时间，它反映了干燥速率的大小。由表7-2-6可知，发现无论是热风干燥还是中波红外干燥，α

均呈现相同规律,即 45℃>50℃>60℃>70℃,说明温度越高,干燥过程进行越快。另外,同一温度下,中波红外参数 α 均小于热风干燥,说明其干燥效率较高。晒干与阴干的 α 最大,说明过程进行最慢。

3) 模型参数 β 的意义:模型参数 β 称为形状参数,其数值大小与干燥过程所处的阶段有关。一般来说,当 β 值位于 0.3~1 之间时,代表了整个干燥过程为降速干燥;而若 β 值大于 1,则表明在整个干燥过程水分比曲线呈现先升后降的现象。本实验所得到的 β 值在0.793~0.961 之间,说明上述干燥属于降速干燥过程。降速干燥过程干燥速率主要由内部水分扩散速度控制,水分扩散越快,则干燥速率越大,水分扩散越慢,则干燥速率越小。

4. 讨论　本实验研究了白芷热风与中波红外恒温干燥下的干燥特性。结果发现两种干燥方法均表现出随干燥温度升高,干燥时间越短,效率越高的规律。中波红外干燥的干燥时间比热风干燥略短,可能与其特殊加热机制有关。发现了白芷干燥过程为降速干燥,干燥主要由内部水分扩散过程控制。

进一步利用 Weibull 函数对白芷干燥水分比曲线进行了模型拟合,结果其对白芷干燥过程拟合良好。其决定系数 R^2 在 0.989~0.999 之间,$RMSE$ 在 $1.04×10^{-2}$~$2.57×10^{-2}$之间,χ^2 在 $9.67×10^{-5}$~$6.69×10^{-4}$ 之间,$RMSE$ 和 χ^2 均较小。此研究结果将对白芷干燥过程控制及后期工艺参数优化具有指导意义。

(二) 不同干燥方法禹白芷药材的外观及香豆素品质评价

白芷为传统中医临床常用中药,在止痛方面具有良好疗效,如治疗牙痛、头痛。此外还可用于治疗鼻炎、白癜风、咳嗽、痤疮、哮喘、牛皮癣、雀斑、银屑病等疾病。香豆素是白芷中迄今为止研究最多的一类成分,是其主要功效成分。这类成分显示出良好的抗炎、抗菌、解热、镇痛、抗癌等活性。2010 年版《中华人民共和国药典》也对欧前胡素作了限量要求,作为控制白芷药材质量的重要指标。

目前白芷产地干燥主要以晒干、阴干、硫熏干燥为主,干燥过程中温度、水分的变化均会对白芷中香豆素成分产生影响。晒干、阴干不易控制,而硫熏干燥对欧前胡素破坏较大,甚至低于药典最低限量标准。有学者以欧前胡素结合外观评价,优选出了替代产地硫熏干燥的方法为烘房、炕床及吸附式低温干燥。本实验主要对采用 19 种干燥方法对白芷加工,考察其中香豆素成分的差异,并结合外观评价结果,优选白芷适宜产地干燥方法。

1. 实验材料　参见前述"干燥动力学研究"项下实验材料。

2. 试验方法

(1) 干燥加工方法:干燥方法除前述方法外,增加了变温干燥,包括如热风变温干燥:将药材置于热风干燥箱内低温烘干至含水量 50%,再调制高温烘干;热风变温缓苏干燥:将药材置于热风干燥箱内低温烘干至含水量 50%,再调制高温烘干至含水量 30%,缓苏至规定时间后,再高温烘干;中波红外变温干燥:药材置于中波红外干燥箱内低温烘干至含水量50%,再调制高温烘干。其中控温控湿热风干燥机排湿湿度设定为 35%;中波红外干燥机风机频率设定为 40 Hz。不同干燥方法见表 7-2-7。

(2) HPLC-PDA 法测定香豆素类成分:实验比较了甲醇、乙醇、乙酸乙酯、丙酮、80%甲醇、60%甲醇、40%甲醇、水等对所测定香豆素类成分的提取效果($n=3$)。总香豆素含量：丙酮＞乙酸乙酯＞甲醇＞乙醇＞80％甲醇＞60％甲醇＞40％甲醇＞水。实验发现丙酮提取所得总香豆素含量最高，但是丙酮自身在 300 nm 处吸收太大，导致所测定色谱峰太低，乙酸乙酯提取对佛手柑内酯、氧化前胡素色谱峰分离度要次于甲醇或乙醇提取，甲醇提取总香豆素稍高于乙醇提取，甲醇水溶液则随水的比例增高，总香豆素含量逐渐降低。因此，本实验选择甲醇作为提取溶剂。采用正交设计实验优化了料液比（1：10，1：20，1：30）、时间（30、40、50 min）、超声功率（300、400、500 W），得到最佳提取条件为料液比 1：10，时间 60 min，超声功率 400 W。

表 7 - 2 - 7　禹白芷不同干燥方法

编　号	干　燥　方　法	干燥时间（h）
1	晒干	749.5
2	阴干	1 397.5
3	热风 45℃干燥	113.3
4	热风 50℃干燥	95.0
5	热风 60℃干燥	88.0
6	热风 70℃干燥	69.0
7	热风变温干燥（45℃—50％～50℃）	111.0
8	热风变温干燥（45℃—50％～60℃）	101.0
9	热风变温干燥（45℃—50％～70℃）	76.0
10	热风变温缓苏干（45℃—50％～50℃—30％—HS 8h～50℃）	115.0
11	热风变温缓苏干（45℃—50％～60℃—30％—HS 8h～60℃）	104.0
12	热风变温缓苏干（45℃—50％～70℃—30％—HS 8h～70℃）	92.0
13	中波红外 45℃干燥	106.0
14	中波红外 50℃干燥	100.5
15	中波红外 60℃干燥	55.5
16	中波红外 70℃干燥	36.0
17	中波红外变温干燥（45℃—50％～50℃）	106.0
18	中波红外变温干燥（45℃—50％～60℃）	89.0
19	中波红外变温干燥（45℃—50％～70℃）	66.0

实验分别考察了甲醇-水、乙腈-水、乙腈-0.1％甲酸水等流动相体系。发现乙腈-0.1％甲酸水峰形较窄，分离度好。比较了乙腈-0.1％甲酸水、乙腈-0.3％甲酸水、乙腈-0.5％甲酸水，发现甲酸浓度对分离效果几乎没有影响。同时比较了 Hanbon Phecda C_{18} 和 Grace Apollo C_{18} 两种色谱柱的分离效果，发现后者较前者对主要色谱峰氧化前胡素及其相邻峰的分离更好，分离度＞1，因此选择 Grace Apollo C_{18} 用于本实验样品测定。

（3）外观性状评价：根据 2010 年版《中华人民共和国药典》对白芷药材的外观性状描述结合实际观察结果，分别制订了 5 个评价指标，采用综合评分法进行外观评价（表 7 - 2 - 8）。

表 7-2-8　白芷个子货外观评分标准

分数	表面颜色,形状(20分)	质地(20分)	断面性状(20分)	粉性(20分)	气味(20分)
20	颜色灰棕或黄棕色,纵皱纹细	质地坚实	灰白或白色	粉性强	香气浓
15	颜色灰棕或黄棕色,纵皱纹较细	质地较坚实	黄白色	粉性较强	香气较浓
10	颜色灰棕或黄棕色,纵皱纹较粗	质地较轻	浅棕色	粉性较弱	香气较淡,或有较淡焦糊味
5	颜色灰棕或黄棕色,纵皱纹粗	质地轻	棕色	粉性弱	香气淡,或有较强焦糊味

3. 实验结果

(1) 香豆素类成分测定结果:香豆素类成分测定结果见图 7-2-9。晒干法总香豆素含量高于阴干法,可能由于阴干法干燥时间(1 397.5 h)高于晒干法(749.5 h)所致。中波红外变温干燥(45℃—50%～50℃)方法所得样品总香豆素含量最大,中波红外 45℃ 干燥和晒干法次之。恒温干燥:热风干燥 45℃>热风干燥 50℃>热风干燥 70℃>热风干燥 60℃;中波红外 45℃>中波红外 50℃>中波红外 60℃>中波红外 70℃。变温干燥:热风变温干燥(45℃—50%～50℃)>热风变温干燥(45℃—50%～70℃)>热风变温干燥(45℃—50%～60℃);中波红外变温(45℃—50%～50℃)>中波红外变温(45℃—50%～60℃)=中波红外变温(45℃—50%～70℃)。

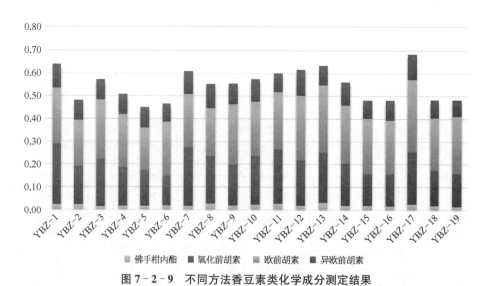

图 7-2-9　不同方法香豆素类化学成分测定结果

(2) 外观性状评价结果:不同干燥方法及鲜品白芷外观见附录彩图 16、17、18。

外观评价结果表明(表 7-2-9),热风 50℃ 外观性状最好,其次为晒干、阴干、中波红外 50℃ 干燥、热风 60℃。中波红外 70℃ 外观性状最差,中波红外变温 70℃、热风 70℃ 干燥次之。

表 7-2-9　不同干燥方法外观得分

样品	表面颜色,形状(20分)	质地(20分)	断面性状(20分)	粉性(20分)	气味(20分)	总分
1	灰棕色,纵皱纹细(20)	坚实(20)	白色(20)	较弱(10)	较浓(15)	85
2	灰棕色,纵皱纹细(20)	坚实(20)	黄白色(15)	较强(15)	较浓(15)	85
3	灰棕色,纵皱纹较细(15)	坚实(20)	黄白色(15)	较强(15)	较浓(15)	80
4	灰棕色,纵皱纹细(20)	坚实(20)	白色(20)	强(20)	较浓(15)	95
5	灰棕色,纵皱纹细(20)	坚实(20)	白色或浅黄白,个别中间有空隙(10)	强(20)	较浓(15)	85
6	灰棕色,纵皱纹较细(15)	较轻(10)	黄白色,个别中间有空隙(10)	较弱(10)	较弱(10)	55
7	灰棕色,纵皱纹较细(15)	坚实(20)	黄白色,极少数浅黄棕(10)	较强(15)	较浓(15)	75
8	灰棕色,纵皱纹较粗(10)	较坚实(15)	黄白色,极少数浅黄棕(10)	较强(15)	较浓(15)	65
9	灰棕色,纵皱纹较粗(5)	坚实(20)	黄白色,极少数浅黄棕(10)	较弱(10)	较浓(15)	60
10	灰棕色,纵皱纹较粗(10)	较坚实(15)	黄白色,极少数浅黄棕(10)	较弱(10)	较浓(15)	60
11	灰棕色,纵皱纹较粗(10)	较坚实(15)	黄白色,极少数浅黄棕(10)	较弱(10)	较浓(15)	60
12	灰棕色,纵皱纹较细(15)	较坚实(15)	一半黄白色,一半浅黄棕,个别中间有空隙(10)	较弱(10)	较弱,较淡焦糊味(10)	60
13	灰棕色,纵皱纹较粗(10)	较坚实(15)	浅黄白色(15)	较弱(10)	较浓(15)	65
14	灰棕色,纵皱纹细(20)	坚实(20)	浅黄白色(15)	较强(15)	较浓(15)	75
15	灰棕色,纵皱纹较细(15)	较坚实(15)	浅黄白色(15)	较强(15)	较浓(15)	75
16	灰棕色,纵皱纹较粗(10)	较轻(10)	浅棕色或棕色,大部分中间有空隙(5)	弱(5)	较弱,较强焦糊味(10)	40
17	灰棕色,纵皱纹较细(15)	较坚实(15)	黄白色,极少数浅黄棕(15)	较弱(10)	较浓(15)	70
18	灰棕色,纵皱纹较粗(10)	坚实(20)	浅黄棕色(10)	较弱(10)	较弱,较淡焦糊味(10)	60
19	灰棕色,纵皱纹较粗(10)	较轻(10)	浅棕色或棕色,大部分中间有空隙(5)	较弱(10)	较弱,较淡焦糊味(10)	45

4. 讨论 本实验采用不同干燥加工方法干燥禹白芷,并对其进行外观评价和所含的香豆素类成分进行了含量测定。所有干燥样品中欧前胡素含量(0.188 0%～0.317 0%)均超过 2010 年版《中华人民共和国药典》中欧前胡素限量标准(≥0.08%)。结果表明若以香豆素类成分含量评价不同干燥加工方法,低温干燥有利于香豆素类成分的保留,热风变温干燥总香豆素成分含量整体上高于恒温干燥。禹白芷在 50℃ 干燥条件下的外观性状及香豆素类成分均较高,为禹白芷干燥加工的适宜温度。另外本实验发现,热风缓苏干燥香豆素类成分含量总体较高。本实验统一缓苏 8 h,后期实验可对适宜缓苏时间展开研究。

(三) 不同干燥方法禹白芷挥发油类化学成分分析评价

挥发油类成分也为白芷中主要功效成分,自古以来,"香气浓郁"就是优质白芷药材的传统评价指标之一。白芷挥发油被报道有较强的镇痛、镇静功效,另外还有抗过敏活性。对白芷显微组织化学观察,发现挥发油主要集中在皮层和韧皮部,且根的含量要大于茎和叶,叶最少。

已有研究表明,不同加工方法、不同品系白芷挥发油成分的种类、含量与数量均存在差异。本实验对白芷挥发油的提取方法、提取溶剂作了考察,并对色谱条件作了优化,采用 GC‐MS 定性,并结合内标法定量分析,从而优选较优的白芷产地干燥加工方法。

1. 实验材料 参见前述"干燥动力学研究"项下。

2. 实验方法

(1) 干燥方法:参见前述"干燥加工方法"项。

(2) 内标溶液配制:吸取内标水杨酸甲酯 46.66 mg,于 25 ml 量瓶。正己烷定容得到 186.64 μg/ml 的内标溶液。混合均匀后,密封。4℃ 冰箱避光保存。

(3) 供试品溶液制备:取白芷样品 30 g 于锥形瓶。加入 5 倍量乙醚,超声 30 min (40 kHz, 400 W)。超声过程中,为了减少乙醚挥发,需向超声机中不断加入冰块,使水温保持在 0℃。提取完成后,将上清倒入 1 000 ml 的烧瓶中,40℃ 水浴挥干乙醚。然后加入 300 ml 纯水,采用水蒸气蒸馏法提取白芷挥发油。将得到的挥发油部分用 1 ml 正己烷萃取,上层部分转移到 2 ml 量瓶。再加内标溶液 200 μl,正己烷定容,混匀,即可。

(4) GC‐MS 仪器分析条件:

色谱条件 色谱柱:Agilent J&W GC Column(30 m×0.25 mm×0.25 μm);氦气:1 ml/min;进样口:250℃;程序升温:初始 60℃ 保持 4 min,15℃/min 升到 140℃,保持 4 min,0.2℃/min 升到 145℃,保持 2 min,2℃/min 升到 240℃,保持 3 min。

质谱条件 EI 电离;电子能量:70 eV;离子化温度:230℃;传输端温度:200℃;进样端温度:250℃;质量范围 35～600;分流比:20∶1;进样 2 μl。

(5) 样品测定:根据样品的目标峰峰面积和标准曲线计算样品浓度,进一步计算药材中各成分的百分含量。挥发油测定采用内标相对定量法,根据 2010 年版《中华人民共和国药典》内标法原理,式中校正因子 f 与内标物质浓度 c_s 均为固定值,所以待测成分浓度(c_x)与 A_x/A_s 呈正比。因此,可用待测成分峰面积与内标峰面积比值表示各成分的相对含量。

$$待测成分浓度(c_x) = f \cdot \frac{A_x}{A_s \cdot c_s^{-1}}$$

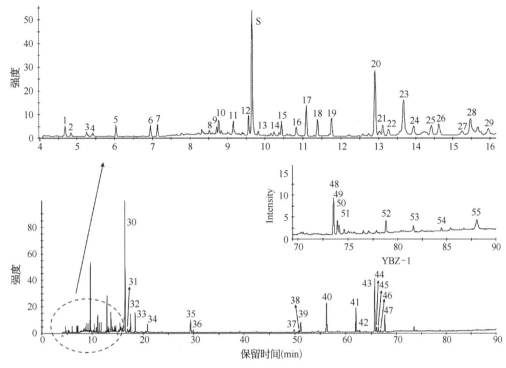

图 7 - 2 - 10　白芷 GC - MS 总离子流图(S,水杨酸甲酯)

其中,A_x 为供试品待测成分的峰面积;c_x 为供试品待测成分的浓度;A_s 为内标物质的峰面积;c_s 为内标物质的浓度;f 为待测成分响应因子与内标物质响应因子之比,即校正因子。

三、结果与讨论

本实验共从白芷中得到了 55 个成分(见图 7 - 2 - 10),根据 NIST MS Search 2.0 谱库检索确定其结构,共鉴定出了 45 个成分。各挥发性成分的含量采用相对定量法,各成分相对含量以各成分峰面积与内标峰面积的比值表示,见表 7 - 2 - 10、表 7 - 2 - 11。

结果显示,白芷挥发油成分主要为酯类、碳烯类、酚类成分。此外还含有醇、醛、饱和及不饱和烷烃类成分。其中含量较高化合物主要是 2,6 - 二叔丁基对甲苯酚(峰 30)、棕榈酸乙酯(峰 40)、9,12 - 十八碳二烯酸甲酯(峰 41)、9,12 - 十八碳二烯酸丁酯(峰 43)。

为了从挥发油层面更好的评价不同加工方法白芷的品质,本实验以 55 个成分相对含量之和作为评价指标,比较不同加工方法的差异结果见图 7 - 2 - 11。结果表明,晒干法的挥发油总量大于阴干法,且挥发油的数量晒干法(51)大于阴干法(48),推测原因可能为阴干干燥时间约为晒干的两倍,导致挥发性成分损失较多。已有研究结果发现,薄荷、荆芥、干姜、姜黄的远红外干燥(1～3 h)均比自然晾晒干(24～72 h)挥发油含量高。

恒温干燥:热风恒温干燥:RF50℃＞RF45℃＞RF60℃＞RF70℃,其中 RF70℃总量约为 RF50℃ 的一半;中波红外恒温干燥:ZBHW45℃ ＞ ZBHW50℃ ＞ ZBHW60℃ ＞ZBHW70℃,两种干燥方法结果基本一致,即低温干燥挥发油成分总量保留较多,随着干燥

表7-2-10 不同干燥加工方法禹白芷挥发油成分峰面积与内标峰面积比值

序号	保留时间(min)	名称	化学式	分子量	1	2	3	4	5	6	7
1	4.71	乙基苯(ethylbenzene)	C_8H_{10}	106.08	0.0335	0.0624	0.0517	—	0.0046	0.0707	0.0380
2	4.87	邻二甲苯(1,2-dimethylbenzene)	C_8H_{10}	106.08	0.0167	0.0389	0.0218	0.0044	0.0860	0.0259	0.0182
3	5.29	苯乙烯(styrene)	C_8H_8	104.06	0.0283	0.0579	0.0316	0.0098	0.0263	0.0304	0.0313
4	5.45	正庚醛(heptanal)	$C_7H_{14}O$	114.10	0.0437	0.0793	0.0422	0.0110	0.0311	0.0246	0.0441
5	6.07	α-蒎烯(α-pinene)	$C_{10}H_{16}$	136.13	0.0644	0.1105	0.0968	0.0174	0.0223	0.0678	0.0917
6	6.98	β-蒎烯(β-pinene)	$C_{10}H_{16}$	136.13	0.0568	0.0922	0.0644	0.0360	0.0788	0.0797	0.0651
7	7.17	正辛醛(octanal)	$C_8H_{16}O$	128.12	0.1460	0.2442	0.1330	0.0770	0.0904	0.0861	0.1778
8	8.50	沉香醇(linalool)	$C_{10}H_{18}O$	154.14	0.0216	0.0411	0.0263	0.0129	0.0088	0.0360	0.0264
9	8.74	1,2,3,4-四甲基苯(1,2,3,4-tetramethylbenzene)	$C_{10}H_{14}$	134.11	0.0232	0.0374	0.0340	0.0264	0.0394	0.0283	0.0297
10	8.80	1,2,3,5-四甲基苯(1,2,3,5-tetramethylbenzene)	$C_{10}H_{14}$	134.11	0.0429	0.0675	0.0845	0.0882	0.0934	0.0867	0.0537
11	9.16	未知1			0.0883	0.1169	0.0900	0.0782	0.1086	0.0816	0.0438
12	9.60	萘(naphthalene)	$C_{10}H_8$	128.06	0.1066	0.1406	0.1247	0.1023	0.1432	0.1236	0.1180
S	9.68	水杨酸甲酯(methyl salicylate)	$C_8H_8O_3$	152.05	1.0000	1.0000	1.0000	1.0000	1.0000	1.0000	1.0000
13	9.81	未知2			0.0215	0.0292	0.0233	0.0215	0.0279	0.0197	0.0135
14	10.27	顺式-2-癸烯醛[(Z)-2-decenal]	$C_{10}H_{18}O$	154.14	0.2354	0.1608	0.0898	0.0492	0.0240	0.0742	0.3555
15	10.46	反式-2-癸烯醛[(E)-2-decenal]	$C_{10}H_{18}O$	154.14	0.1703	0.1101	0.0996	0.0857	0.1117	0.1594	0.1922
16	10.86	五甲基苯(pentamethylbenzene)	$C_{11}H_{16}$	148.13	0.0449	0.0805	0.0582	0.0580	0.0676	0.0501	0.0539

（续表）

序号	保留时间(min)	名称	化学式	分子量	1	2	3	4	5	6	7
17	11.12	1-甲基萘(1-methylInaphthalene)	$C_{11}H_{10}$	142.08	0.1922	0.2667	0.2380	0.2179	0.2649	0.2083	0.2270
18	11.38	未知3			0.1358	0.1606	0.1378	0.1278	0.1596	0.1199	0.1286
19	11.77	δ-榄香烯(δ-elemene)	$C_{15}H_{24}$	204.19	0.1077	0.0492	0.0448	0.0517	0.1571	0.1236	0.1080
20	12.93	β-榄香烯(β-elemene)	$C_{15}H_{24}$	204.19	0.4878	0.2893	0.2832	0.3400	0.7294	—	0.5025
21	13.13	十二醛(dodecanal)	$C_{12}H_{24}O$	184.18	0.1508	0.2176	0.1422	0.1702	0.1074	0.0801	0.1402
22	13.29	1-甲氧甲基-4-甲基萘(1-methoxymethyl-4-methylInaphthalene)	$C_{13}H_{14}O$	186.10	0.0590	0.0882	0.0755	0.0756	0.0854	0.0648	0.0741
23	13.70	反式-石竹烯(trans-caryophyllene)	$C_{15}H_{24}$	204.19	0.2869	0.2349	0.1791	0.2594	0.3883	0.4662	0.4160
24	13.97	α-柏木烯(α-cedrene)	$C_{15}H_{24}$	204.19	0.0732	0.0796	0.0477	0.0732	0.1123	0.1116	0.0867
25	14.44	二氢海葵内酯(dihydro lactone anemones)	$C_{15}H_{24}$	204.19	0.1078	0.1140	0.0570	0.0995	0.1195	0.1290	0.1374
26	14.65	α-葎草烯(α-humulene)	$C_{15}H_{24}$	205.19	0.0916	0.0532	0.0445	0.0719	0.1376	0.0928	0.0881
27	15.20	未知4			0.0435	0.1017	0.0106	0.0209	0.0348	—	0.0310
28	15.47	大牛儿烯D(germacrene D)			0.0754	0.0248	0.0346	0.0574	0.1846	0.1243	0.1030
29	15.96	α-蛇床烯(α-selinene)			0.0361	0.0179	0.0176	0.0535	0.0673	0.1013	0.0657
30	16.47	2,6-二叔丁基对甲苯酚(2,6-di-tert-butyl-4-methylphenol)	$C_{15}H_{24}O$	220.18	2.8750	3.7698	3.4564	3.4919	4.1210	3.3250	3.4656
31	16.92	未知5			0.0420	0.0117	0.0082	0.0196	0.0552	0.0511	0.0385
32	17.54	β-榄香烯(β-maaliene)	$C_{15}H_{24}$	204.19	0.4545	0.3777	0.2627	0.4308	0.5643	0.8115	0.5438

（续表）

序号	保留时间(min)	名称	化学式	分子量	1	2	3	4	5	6	7
33	18.47	大根香叶烯B(germacrene B)	$C_{15}H_{24}$	204.19	0.447 4	0.153 8	0.203 9	0.287 7	0.672 9	0.616 9	0.454 6
34	20.89	乙酸十二烯基酯（Lauryl acetate）	$C_{14}H_{28}O_2$	228.21	0.379 2	0.330 8	0.122 8	0.242 1	0.232 8	0.473 3	0.259 3
35	29.41	Z-9-十五碳烯醇（Z-9-pentadecenol）	$C_{15}H_{30}O$	226.23	0.052 0	0.011 4	0.005 3	0.103 8	0.299 5	0.409 0	0.055 3
36	29.90	未知6				—	0.021 6	—	0.005 3	0.006 8	—
37	49.79	氧杂环十七烷-2-酮（oxacycloheptadecan-2-one）	$C_{16}H_{30}O_2$	254.22	—				0.013 3	0.034 7	—
38	50.83	7,10,13-十六碳三烯酸甲酯（7,10,13-hexadecatrienoic acid methyl ester）	$C_{17}H_{28}O_2$	264.21	—			0.017 5	0.013 9		—
39	51.19	棕榈酸甲酯（hexadecanoic acid methyl ester）	$C_{17}H_{34}O_2$	270.26	0.211 9	0.010 0	0.128 9	0.262 3	0.309 5	0.153 4	0.354 7
40	56.22	棕榈酸乙酯（hexadecanoic acid ethyl ester）	$C_{18}H_{36}O_2$	284.27	5.603 3	1.656 1	3.655 0	3.885 1	1.138 6	0.641 7	5.121 3
41	62.00	9,12-十八碳二烯酸甲酯（9,12-octadecadienoic acid methyl ester）	$C_{19}H_{34}O_2$	294.26	0.863 0	0.217 3	0.672 6	0.992 8	0.573 9	0.774 9	1.775 7
42	62.75	10-十八碳烯酸甲酯（10-octadecenoic acid methyl ester）	$C_{19}H_{36}O_2$	296.27	0.005 9	—	0.009 2	0.047 2	0.016 9	0.013 6	0.053 3
43	65.71	9,12-十八碳二烯酸丁酯（9,12-octadecadienoic acid butyl ester）	$C_{22}H_{40}O_2$	336.30	11.684 7	4.553 8	8.834 7	10.493 5	2.115 1	1.434 1	13.067

（续表）

序号	保留时间(min)	名称	化学式	分子量	1	2	3	4	5	6	7
44	66.02	油酸乙酯(ethyl oleate)	$C_{20}H_{38}O_2$	310.29	1.574 2	0.275 1	0.962 8	1.169 6	0.025 2	0.039 6	1.712 9
45	66.34	未知7			0.643 7	0.229 2	0.625 0	0.958 0	0.054 2	0.045 8	1.066 2
46	66.81	叶绿醇(phytol)	$C_{20}H_{40}O_2$	312.30	0.103 3	0.073 6	0.119 9	0.074 2	0.016 8	0.125 0	0.109 4
47	67.65	未知8			0.621 0	1.699 1	1.790 4	0.153 0	0.560 4	0.184 7	1.096 6
48	73.54	欧前胡素(imperatorin)	$C_{16}H_{14}O_4$	270.09	0.201 6	0.145 1	0.186 8	—	0.159 5	0.362 6	0.140 7
49	73.92	1-三十七醇(1-heptatriacotanol)	$C_{37}H_{76}O$	536.59	0.079 4	0.028 5	0.042 8	0.031 8	—	—	0.062 0
50	74.07	亚麻酸乙酯(ethyl linolenate)	$C_{20}H_{34}O_2$	306.26	0.041 2	0.011 2	0.057 6	0.021 4	—	—	0.058 0
51	74.63	亚油酸乙酯(ethyl linoleate)	$C_{20}H_{36}O_2$	308.27	0.016 8	0.007 0	—	—	—	—	—
52	78.76	氧化前胡素(oxypeucedanin)	$C_{16}H_{14}O_5$	286.08	—	0.026 3	0.033 5	—	—	—	0.012 3
53	81.58	未知9			—	—	—	—	—	—	0.006 5
54	84.38	未知10			—	—	0.004 4	—	—	—	0.011 9
55	88.00	十六酸十八脂(hexadecanoic acid octadecyl ester)	$C_{34}H_{68}O_2$	508.52	0.003 6	—	—	—	—	—	—

表7-2-11 不同干燥加工白芷挥发油成分峰面积与内标峰面积比值

序号	保留时间(min)	8	9	10	11	12	13	14	15	16	17	18	19
1	4.71	0.044 2	—	—	0.004 5	—	—	—	—	—	0.006 2	0.052 7	0.018 8
2	4.87	0.026 8	—	—	0.031 2	—	—	—	—	—	—	0.029 1	—
3	5.29	0.040 0	0.010 6	0.003 2	0.020 6	0.005 1	0.004 4	0.005 3	0.006 0	0.005 6	0.007 2	0.045 4	—
4	5.45	0.030 4	—	—	0.034 9	—	—	—	—	—	—	0.038 7	—
5	6.07	0.087 0	—	—	0.012 7	—	—	—	—	—	—	0.091 3	—
6	6.98	0.074 3	0.018 3	—	0.059 6	0.004 9	0.003 7	0.010 0	0.006 2	0.008 6	0.007 3	0.077 4	0.018 8
7	7.17	0.092 1	0.015 1	0.004 0	0.076 8	0.001 8	0.004 5	0.006 6	0.003 4	—	0.032 9	0.163 4	0.012 2
8	8.50	0.050 3	0.022 6	0.003 4	—	—	0.006 8	0.006 7	—	0.002 4	—	0.026 9	—
9	8.74	0.031 4	0.011 0	0.004 3	0.025 8	—	0.004 2	0.006 1	—	—	0.005 2	0.034 2	—
10	8.80	0.056 2	0.021 0	0.009 0	0.046 0	—	—	0.011 5	0.005 4	0.003 1	0.008 7	0.061 3	0.018 8
11	9.16	0.061 6	0.031 4	0.009 4	0.054 7	—	0.004 4	0.019 7	0.005 3	0.003 0	0.009 9	0.093 1	0.018 5
12	9.60	0.123 8	0.058 4	0.025 0	0.092 7	0.003 2	0.015 1	0.034 4	0.008 9	0.003 1	0.017 6	0.135 0	0.027 8
S	9.68	1.000 0	1.000 0	1.000 0	1.000 0	1.000 0	1.000 0	1.000 0	1.000 0	1.000 0	1.000 0	1.000 0	1.000 0
13	9.81	0.020 6	0.087 0	0.007 4	0.019 6	—	0.005 4	0.007 7	—	—	—	0.025 2	—
14	10.27	0.109 0	0.008 8	0.032 7	0.039 2	—	0.005 4	0.004 6	—	—	0.034 5	0.264 7	0.007 8
15	10.46	0.049 2	0.075 5	0.024 1	0.170 6	—	0.043 2	0.055 2	0.006 2	0.006 1	0.087 4	0.195 6	0.069 9
16	10.86	0.059 0	0.036 7	0.020 8	0.048 9	—	0.008 1	0.027 1	0.006 6	0.004 2	0.008 6	0.066 8	0.018 2
17	11.12	0.234 0	0.167 2	0.103 4	0.199 5	—	0.053 2	0.114 5	0.015 0	0.010 5	0.048 7	0.248 9	0.088 3
18	11.38	0.136 4	0.104 8	0.060 3	0.112 9	—	0.034 3	0.070 4	0.008 6	0.007 0	0.030 7	0.146 2	0.051 7

（续表）

序号	保留时间(min)	8	9	10	11	12	13	14	15	16	17	18	19
19	11.77	0.095 8	0.141 8	0.020 8	0.142 6	0.012 6	0.037 4	0.098 0	0.025 6	0.039 3	0.060 6	0.152 5	0.057 9
20	12.93	0.472 8	0.558 3	0.213 7	0.556 4	0.093 9	0.319 4	0.767 5	0.244 6	0.293 5	0.340 6	0.597 5	0.439 7
21	13.13	0.244 9	0.102 6	0.010 8	0.171 3	0.007 9	0.101 8	0.099 1	0.048 2	0.018 5	0.097 1	0.166 0	0.037 0
22	13.29	0.074 7	0.073 9	0.049 3	0.065 2	—	0.038 5	0.062 4	0.014 9	0.005 9	0.038 7	0.082 7	0.029 4
23	13.70	0.398 4	0.374 4	0.129 0	0.344 3	0.022 9	0.167 7	0.292 3	0.110 1	0.113 3	0.068 7	0.526 7	0.207 9
24	13.97	0.085 7	0.097 5	0.011 0	0.078 5	0.006 8	0.050 8	0.105 7	0.032 7	0.027 5	0.041 9	0.116 2	0.044 6
25	14.44	0.113 7	0.128 1	0.510 5	0.094 1	0.008 4	0.056 0	0.121 7	0.041 7	0.039 8	0.057 7	0.132 0	0.040 1
26	14.65	0.077 9	0.074 1	0.021 6	0.069 9	0.008 9	0.043 1	0.103 7	0.017 8	0.016 0	0.038 2	0.102 2	0.036 1
27	15.20	0.022 5	0.066 6	0.027 4	0.011 1	0.002 6	0.008 5	0.029 1	0.011 1	0.016 3	0.009 8	0.022 4	0.007 4
28	15.47	0.059 7	0.109 0	0.014 7	0.153 9	—	0.052 7	0.149 4	0.013 3	0.032 1	0.074 9	0.120 4	0.031 2
29	15.96	0.045 5	0.163 1	0.015 8	0.030 9	0.012 7	0.015 6	0.091 5	0.045 4	0.053 6	0.025 5	0.039 0	0.020 6
30	16.47	3.445 8	3.610 5	3.468 6	3.214 8	0.964 3	3.386 1	3.544 8	1.860 8	1.256 7	3.545 0	3.799 5	2.741 8
31	16.92	0.024 7	0.057 3	0.012 8	0.026 1	0.005 4	0.019 6	0.055 9	0.013 4	0.027 5	0.015 4	0.025 0	0.011 6
32	17.54	0.360 4	0.705 7	0.217 1	0.456 5	0.081 0	0.391 7	0.578 3	0.155 6	0.147 1	0.437 6	0.551 4	0.180 7
33	18.47	0.221 3	0.421 7	0.154 2	0.439 7	0.038 7	0.255 4	0.529 1	0.068 6	0.118 6	0.327 3	0.425 5	0.169 9
34	20.89	0.371 6	0.263 7	0.061 5	0.292 6	0.086 3	0.464 4	0.194 6	0.073 7	0.143 8	0.450 4	0.423 0	0.173 0
35	29.41	0.166 9	0.164 5	0.009 5	0.105 6	0.025 8	0.066 3	0.246 5	0.040 1	0.133 1	0.233 8	0.146 3	—
36	29.90	—	0.008 1	—	—	—	—	0.010 8	—	—	0.007 7	—	—
37	49.79	—	—	—	—	—	—	0.012 8	—	0.084 8	0.023 8	0.005 0	—

（续表）

序号	保留时间(min)	8	9	10	11	12	13	14	15	16	17	18	19
38	50.83	—	0.004 5	—	—	—	0.002 3	0.010 2	—	—	—	—	—
39	51.19	0.446 0	0.528 6	0.206 4	0.297 4	0.245 4	0.431 8	0.703 3	0.196 1	0.199 2	0.627 5	0.284 6	—
40	56.22	5.996 8	4.060 4	4.076 2	4.666 0	1.480 9	6.819 8	4.143 3	1.156 3	0.425 1	5.865 3	3.250 5	0.129 8
41	62.00	1.942 8	1.921 5	0.997 8	1.254 0	0.812 0	2.362 4	2.545 4	0.938 4	1.185 5	2.599 5	1.114 0	0.034 2
42	62.75	0.059 3	0.058 2	0.006 5	0.036 3	0.010 3	0.084 3	0.118 9	0.009 6	0.046 4	0.103 1	0.019 5	—
43	65.71	16.337 5	8.732 7	13.116 6	9.216 3	4.331 7	17.829 0	10.158 9	3.296 4	1.714 2	17.229 0	8.984 8	0.356 2
44	66.02	1.845 8	0.775 9	0.793 3	1.512 7	0.302 1	2.642 7	0.846 9	0.142 1	0.121 1	2.497 7	1.070 0	—
45	66.34	1.341 7	0.590 6	0.296 1	0.874 8	0.263 3	1.525 7	0.936 7	0.149 2	0.094 0	1.516 9	0.544 1	—
46	66.81	0.297 4	0.187 3	0.038 4	0.125 4	0.042 5	0.353 9	0.293 6	0.067 1	0.016 3	0.341 4	0.114 8	—
47	67.65	1.655 2	1.301 7	0.266 8	0.713 0	0.304 5	0.512 1	0.215 0	0.228 9	0.382 5	0.391 8	1.763 4	—
48	73.54	0.700 6	0.386 2	0.020 9	—	—	0.246 4	—	—	—	—	0.157 5	—
49	73.92	0.252 1	0.040 6	0.025 4	0.060 4	0.003 6	0.106 5	0.104 5	—	—	0.097 1	0.057 2	—
50	74.07	0.138 7	0.023 2	0.016 3	0.059 2	—	0.076 6	0.089 2	—	—	0.091 4	0.049 9	—
51	74.63	—	—	—	—	—	—	—	—	—	—	—	—
52	78.76	—	—	—	—	—	—	—	—	—	—	—	—
53	81.58	0.138 6	—	—	—	—	0.034 7	—	—	—	—	—	—
54	84.38	—	—	—	0.011 0	—	0.010 3	0.020 4	0.010 0	—	0.006 6	0.017 2	—
55	88.00	—	—	—	0.004 5	—	0.017 4	0.019 8	0.013 0	—	0.008 6	—	—

温度升高,挥发油成分总量下降,推测可能原因为高温干燥可以加速水分的蒸发,缩短干燥周期,但高温也可能会加速挥发性成分的挥发和降解。变温干燥:热风变温干燥(45℃—50%～60℃)>热风变温干燥(45℃—50%～50℃)>热风变温干燥(45℃—50%～70℃);热风变温缓苏干燥(45℃—50%～60℃—30%—HS 8h～60℃)>热风变温缓苏干燥(45℃—50%～50℃—30%—HS 8h～50℃)>热风变温缓苏干燥(45℃—50%～70℃—30%—HS 8h～70℃);中波红外变温干燥(45℃—50%～50℃)>中波红外变温干燥(45℃—50%～60℃)>中波红外变温干燥(45℃—50%～70℃),变温干燥后期干燥温度高,挥发性成分的含量低,此结果与恒温干燥结果一致。

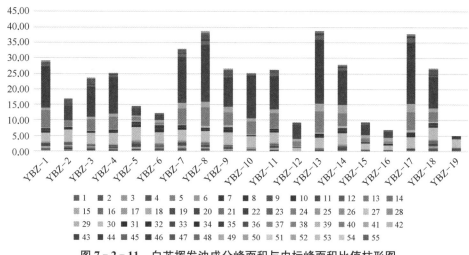

图 7 - 2 - 11　白芷挥发油成分峰面积与内标峰面积比值柱形图

四、结论

白芷药材目前主要以晒干、阴干、硫熏加工干燥为主。晒干、阴干是最古老的加工方法,易污染、条件不易控制、干燥周期长,硫熏加工虽防虫蛀、易保存,但对其含有的香豆素及挥发油成分有破坏作用,且药材内部残留的硫化物也会对身体造成危害,同时也会造成白芷药材较大的品质差异和药效差异。随着技术的进步,出现了不少新的干燥技术,如控温控湿干燥、真空干燥、微波干燥、红外干燥等,已经广泛地应用在农业、林业、水产、食品、化学材料等领域,并创造出的良好的经济效益与社会效益,但针对中药材的干燥加工研究相对较少。本研究主要采用了控温控湿干燥、中波红外干燥结合不同的干燥条件,同时与传统的晒干、阴干法比较,优选白芷药材的干燥工艺。

不同干燥方式的干燥时间不同。晒干和阴干的干燥时间最长,远大于热风干燥和中波红外干燥,且晒干时间小于阴干。白芷热风恒温干燥、变温干燥、变温缓苏干燥与中波红外干燥均表现出干燥温度越高,干燥时间越短的规律。热风变温干燥、热风变温缓苏干燥时间比同温度下热风恒温干燥略长。中波红外干燥的干燥时间比热风干燥略短,可能与其特殊的加热机制有关,红外干燥属于辐射加热,与传统的传导和对流加热不同,其辐射可以穿透到物料内部,实现物料内外同时加热。

白芷传统外观形状为具纵皱纹,外皮灰棕或黄棕色,断面白或灰白色,粉性,质坚实,气芳香,味辛,微苦。不同的干燥方式对白芷的外观形状有较大影响。质地方面,晒干、阴干的质地坚实,而热风干燥 70℃、中波红外 70℃ 及中波红外变温 70℃ 的质地最轻,推测温度较高可能对其挥发性成分的损失较大;断面方面,不同干燥方法均呈现出,在较高温度时断面中空的现象,如热风 70℃,热风变温 70℃,中波红外 70℃,中波红外变温 70℃,推测较高温度下,药材内部失水较快,药材内部形变幅度较大,组织结构断裂。另外中波红外 70℃ 与中波红外变温 70℃ 除中空外,大部分断面呈棕色,且有焦糊味,虽然红外干燥具有辐射加热,可以穿透到药材内部,从内部加热的优势,但在干燥后期白芷药材表皮易硬化,结构变得致密,内部热量难以散出导致内部温度过高,使药材内部褐化,结构遭到破坏。

不同干燥方式对其中香豆素及挥发油类化学成分的含量也有影响。所有干燥样品中欧前胡素含量(0.188 0%~0.317 0%)均超过现行版药典中欧前胡素限量标准(≥0.08%)。若以香豆素类成分含量评价不同干燥加工方法,恒温干燥温度越低,越有利于香豆素类成分的保留。热风变温干燥总香豆素成分含量整体上高于恒温干燥。禹白芷挥发油受干燥温度的影响也较大。恒温干燥中,温度越高,挥发油含量越低。热风变温整体上优于热风恒温干燥。中波红外 45℃ 和 50℃ 干燥要优于热风 45℃ 和 50℃ 干燥。

综合评价白芷的干燥时间、外观性状、功效成分。控温控湿 50℃ 干燥外观性状最好,优于变温干燥及中波红外干燥,变温干燥及变温缓苏干燥外观性状整体得分较低。虽然中波红外干燥 50℃ 在香豆素和挥发油含量上略高于控温控湿 50℃ 干燥,但由于其干燥原理,易造成白芷药材内部的褐化。在功效成分含量符合标准的条件下,推荐禹白芷加工使用控温控湿热风干燥机,适宜温度为 50℃,排湿湿度 35%。

第三节　穿心莲引种种植及最佳采收期的确定

一、穿心莲引种种植

(一)穿心莲药材资源调研

于 2012 年 10 月 30 日到广西南宁隆安县进行种植地的资源调查。隆安县位于广西壮族自治区中部偏西南,右江下游两岸。地处东经 107°21′~108°6′,北纬 22°51′~23°21′。隆安属南亚热带湿润季风气候,炎热多雨,冬短夏长,常年平均气温 21.8℃,气候条件很适宜穿心莲的生长。对当地农民进行走访,了解本地对穿心莲的种植及加工方式,并于隆安县布泉乡新盏村、布泉乡高峰村、布泉乡欧亚村及小林村采集了部分新鲜样品带回本校进行穿心莲加工方法的预实验(见附录彩图 19)。

(二)引种种植

在南京中医药大学药苑及江苏淮安选地,进行穿心莲的种植(见附录彩图 20~22),以利于后期对最佳采收期及加工方法的研究,其种子来源于广西贵港。

种植于 2013 年清明时期进行,并选取直播及育苗种植两种方式。

在种植期对穿心莲进行不同采收期的样品采集。共分为以下几个时期:叶期、花蕾前期、花蕾期、开花前期、开花期、结种期。

在此期间,对穿心莲的光和特性、生理等进行测定,结果见表 7-3-1。

表 7-3-1 不同时期 31 种穿心莲的生理特性

时　期	含水量(%)	叶片数(片)	株　高(cm)	分叉数(个)
叶期	70.80	66	14	4
叶期	72.60	80	20	5
花蕾前期	79.96	104	30	8
花蕾期	67.96	100	28	8
开花期	69.29	100	28	7

在此期间,对穿心莲的光和特性、生理等进行测定。其蛋白含量为 43.14 mg/g,CAT 酶活为 87.25 U/mg,SOD 酶活为 10 387 U/mg。

二、穿心莲最佳采收期及采收方法的确定

试验地点设在穿心莲主产地广东遂溪、福建漳浦及引种地江苏南京及淮安,引种地穿心莲种子来源于广西贵港。在 7 月至 10 月期间分别于穿心莲叶盛期、现蕾期、始花期、盛花期、果期不同生长期采集样品,分析其不同生长期药效成分含量,确定最佳采收方法。

1. 不同生长期穿心莲生长特性　在引种地区江苏南京,根据穿心莲的生长情况,于穿心莲各生长期采集样品,采摘后 2 h 内分别测定样品鲜质量、株高、叶片数、分叉数,取其平均值。采用《中华人民共和国药典》2010 年版方法测定植株含水量。

2. 穿心莲内酯和脱水穿心莲内酯含量的测定　采用 HPLC 对穿心莲内酯和脱水穿心莲内酯含量进行的测定见图 7-3-1。

供试品溶液的制备:将穿心莲样品干燥粉碎,过 40 目筛,称取 0.2 g 样品,加甲醇 5 ml 超声提取 0.5 h,用甲醇补足重量,摇匀,过 0.45 μm 滤膜,取续滤液,即得。

3. 结果与分析

(1) 穿心莲不同生长期生物量变化:4 个产地穿心莲的物候期有所差异。江苏淮安的穿心莲其生长期相对较长,于 9 月中旬出现花蕾,果实成熟期相对较晚(10 月下旬),其茎较长,质脆,生物量相对较高;广东的穿心莲一般于 8 月底出现花蕾;福建的在 9 月下旬(农历 8 月底)结果实。表 7-3-2 为引种地江苏南京的穿心莲不同生长期的生物量变化,穿心莲幼苗生长缓慢,在 6～8 月,其株高增长较快,叶片数快速增多,生长较快,为快速生长期。在 8 月中旬,穿心莲出现花蕾,此后,植株生长缓慢,进入生殖生长期。

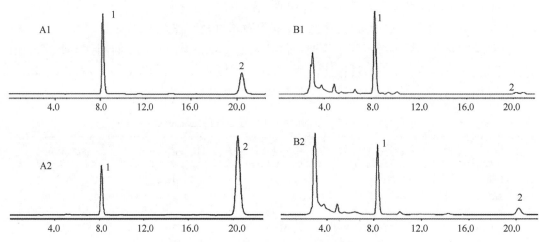

图 7-3-1 对照品 A 和样品 B 的 HPLC 图

(A1(B1)：225 nm；A2(B2)：254 nm。1：穿心莲内酯；2：脱水穿心莲内酯)

表 7-3-2 穿心莲不同生长期生物量

采收期	株高(cm)	叶片数(片)	分叉数(个)	鲜重(g/株)	含水量(%)
叶盛期	30.2±0.2	96±1	5±1	35.22±0.65	72.62±0.11
现蕾期	46.0±0.3	118±1	9±1	59.29±0.84	79.96±0.11
始花期	51.5±0.4	129±1	11±1	63.08±0.42	72.80±0.08
盛花期	52.6±0.1	134±1	13±1	65.61±0.44	72.50±0.04
果期	52.8±0.2	126±1	13±1	66.30±0.03	68.08±0.05

(2) 穿心莲不同生长期穿心莲内酯含量变化：4 个产地穿心莲不同生长期的穿心莲内酯含量变化趋势一致，其含量均在始花期前快速增长，到始花期达到最大值，此后呈下降趋势。如表 7-3-3 所示，江苏南京的样品中，始花期穿心莲内酯含量比叶期提高 30.16%，淮安的提高 20.06%，广东遂溪提高 24.36%，福建漳浦提高 19.04%。

表 7-3-3 不同生长期穿心莲中穿心莲内酯含量(%)

采收期	江苏南京	江苏淮安	广东遂溪	福建漳浦
叶盛期	2.510±0.049	2.770±0.022	2.471±0.015	2.658±0.011
现蕾期	3.026±0.013	3.137±0.012	2.593±0.013	2.753±0.019
始花期	3.267±0.046	3.381±0.042	3.073±0.036	3.164±0.007
盛花期	2.889±0.018	3.054±0.015	2.745±0.027	2.708±0.027
果期	2.638±0.043	2.190±0.033	2.275±0.031	2.420±0.057

(3) 穿心莲不同生长期脱水穿心莲内酯含量变化：4 个产地样品中脱水穿心莲内酯在不同生长期变化较平缓(表 7-3-4)，其含量总体为下降趋势。

表7-3-4　不同生长期穿心莲中脱水穿心莲内酯含量(%)

采收期	江苏南京	江苏淮安	广东遂溪	福建漳浦
叶盛期	0.286±0.002	0.303±0.002	0.281±0.001	0.262±0.002
现蕾期	0.265±0.002	0.269±0.003	0.256±0.002	0.222±0.003
始花期	0.225±0.004	0.265±0.002	0.231±0.004	0.216±0.003
盛花期	0.192±0.003	0.206±0.001	0.224±0.002	0.184±0.005
果期	0.165±0.004	0.163±0.003	0.154±0.002	0.163±0.001

4. 小结　不同生长环境、不同采收季节等因素都有可能影响中药材成分含量。中医药传统理论中以季节作为中药材采收期依据缺乏对不同地区物候期的考虑,本节各产地穿心莲生长物候期不完全一致,各地栽培环境条件亦不相同,研究结果表明其最佳采收期为始花期,最佳采收期的确定应以植物物候期作为依据,与药材产量、活性成分含量相结合。

2010年版《中华人民共和国药典》穿心莲活性成分含量标准为:穿心莲内酯和脱水穿心莲内酯之和不得低于0.80%。本节所有样品中穿心莲内酯和脱水穿心莲内酯之和均达到标准,引种地江苏南京及江苏淮安穿心莲活性成分含量也均在0.80%以上,有效成分的积累动态与广东、福建基本一致,且生物量也较高,表明穿心莲可以在江苏引种种植。

第四节　穿心莲现代干燥加工方法研究

一、穿心莲现代干燥加工方法对品质的影响

研究干燥方法对穿心莲药材品质的影响并进行评价:新鲜样品采自广西隆安布泉乡新盏村、高峰村和欧亚村。

加工方法:微波干燥,红外干燥,40℃烘干,100℃烘干,冷冻干燥,晒干,阴干,真空干燥。

1. 不同干燥方法对穿心莲中黄酮类成分的影响研究　采用UV法对不同干燥方法穿心莲中总黄酮含量的影响进行评价,结果表明:微波干燥、100℃烘干、红外干燥方法的穿心莲药材中总黄酮含量较高,而真空干燥、40℃烘干方法的穿心莲药材中总黄酮含量较低。结果见表7-4-1。

表7-4-1　不同干燥方法穿心莲总黄酮含量

加　工　方　法	总黄酮含量(%)
微波	1.17
40℃烘干	0.65
100℃烘干	1.04
红外	1.56

加 工 方 法	总黄酮含量（%）
真空	0.67
冷冻	1.01
阴干	1.67
晒干	1.14

2. 不同干燥方法对穿心莲中内酯类成分的影响研究　采用 HPLC‐DAD 法对不同干燥方法（表7‐4‐2、表7‐4‐3）穿心莲中内酯类成分含量的影响进行评价,结果表明:穿心莲内酯含量随着加工温度的升高有所下降,脱水穿心莲内酯含量随着加工温度的升高而升高。

表7‐4‐2　穿心莲实验室加工方法

样品号	加 工 方 式	样品号	加 工 方 式
1	40℃干燥24 h	6	冷冻干燥24 h
2	60℃干燥10 h	7	真空干燥24 h
3	80℃干燥8 h	8	红外干燥2.5 h
4	100℃干燥2 h	9	微波干燥3～5 min
5	120℃干燥1 h		

表7‐4‐3　穿心莲产地加工方法

样品号	加 工 方 式
10	晒干（安徽、四川）
11	阴干
12	晒5 h后,阴干（广西南宁）
13	晒2日后,捆绑成束阴干（广西贵港）
14	晒3日,切成小段,用拖拉机压,分叶子、杆,两者分开卖（福建）
15	晒两日,翻面晒1日,干至85%扎捆,堆积成堆,用布盖住,白天揭开再晒,晚上盖起,反复1周（广东）

对不同加工方法下穿心莲的药效成分含量进行测定,其结果如图7‐4‐1。

从结果中发现,穿心莲在红外加工方法下药效成分含量较高,进一步对红外加工中穿心莲药效成分含量进行研究,其变化如图7‐4‐2。

从中看出,穿心莲内酯含量不断下降,脱水穿心莲内酯含量先上升再下降。因此,穿心莲加工过程中需控制干燥时间,以免加工时间过长导致其药效成分流失。

3. 不同干燥方法对穿心莲中氨基酸类成分的影响　采用 UPLC‐TQ/MS 联用技术对

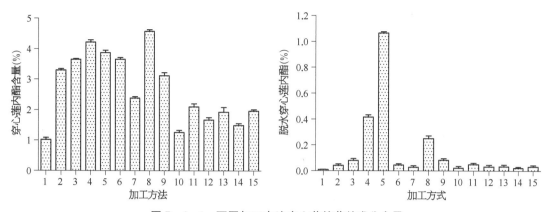

图7-4-1　不同加工方法穿心莲的药效成分含量

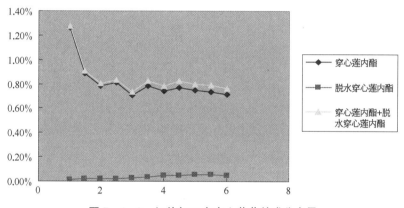

图7-4-2　红外加工中穿心莲药效成分含量

不同干燥方法穿心莲中氨基酸类成分含量的影响进行评价,结果表明:穿心莲中氨基酸含量较低,主要包括亮氨酸、异亮氨酸、甲硫氨酸、苯丙氨酸、酪氨酸、丙氨酸、苏氨酸、色氨酸、天冬氨酸、谷氨酸、谷氨酰胺、L-脯氨酸、缬氨酸、H-脯氨酸、赖氨酸、精氨酸、瓜氨酸。用冷冻干燥法加工的穿心莲各氨基酸含量相对较高,随着干燥温度的升高,其含量降低。

4. 不同干燥方法对穿心莲中核苷酸类成分的影响　采用UPLC-TQ/MS联用技术对不同干燥方法穿心莲中核苷酸含量的影响进行评价,结果表明:穿心莲中主要包括鸟嘌呤、胸腺嘧啶脱氧核苷、环磷酸腺苷胞嘧啶核苷酸、次黄嘌呤、黄嘌呤,其含量均较低,且不稳定。

5. 不同干燥方法对穿心莲中脂肪酸的影响　采用GC-MS技术对不同干燥方法穿心莲中脂肪酸类成分含量进行评价,结果表明:穿心莲中主要包括乙二酸、丙二酸、柠檬酸、棕榈酸。

6. 不同干燥方法对穿心莲中糖类成分的影响　采用UV法对不同干燥方法穿心莲中糖类成分的影响进行评价,结果表明:微波、100℃烘干、红外等快速干燥加工方法的穿心莲含糖量与其他干燥方法相比较高,干燥时间较长者含糖量较低(表7-4-4)。

表 7 - 4 - 4　不同干燥方法穿心莲多糖含量

加 工 方 法	多糖含量(%)
微波	10.60
40℃烘干	8.88
100℃烘干	12.65
红外	12.50
真空	9.72
冷冻	10.54
阴干	8.68
晒干	7.70

二、穿心莲最佳干燥工艺研究

(一) 不同产地加工工艺调研

笔者走访调研收集了各主产地对穿心莲的传统加工方法,并运用现代化干燥技术,对穿心莲分别进行不同干燥方法的处理。同时,选用综合加权评分法对不同干燥加工方法进行综合评价,最终确定穿心莲最佳加工方法,整理其加工方法见表 7 - 4 - 5 和表 7 - 4 - 6。

表 7 - 4 - 5　穿心莲实验室现代加工方法

样品号	加 工 方 法	样品号	加 工 方 法
1	40℃干燥 24 h	6	冷冻干燥 24 h
2	60℃干燥 10 h	7	真空干燥 24 h
3	80℃干燥 8 h	8	红外干燥 2.5 h
4	100℃干燥 2 h	9	微波干燥 3～5 min
5	120℃干燥 1 h		

表 7 - 4 - 6　穿心莲产地传统加工方法

样品号	传统加工方法
10	晒干(安徽、四川)
11	阴干
12	晒 5 h 后,阴干(广西南宁)
13	晒 2 日后,捆绑成束阴干(广西贵港)
14	晒 3 日,切成小段,用拖拉机压,分叶子、杆,两者分开卖(福建)
15	晒两日,翻面晒 1 日,干至 85%扎捆,堆积成堆,用布盖住,白天揭开再晒,晚上盖起,反复 1 周(广东)

（二）加工过程中化学组分变化分析

试验地点设在穿心莲引种地江苏南京及淮安,引种地穿心莲的种子来源于广西贵港。于初秋穿心莲茎叶茂盛期采集样品,样品从采集到实验测试不超过 24 h。

采用 HPLC 对穿心莲不同加工方法穿心莲内酯和脱水穿心莲内酯含量的测定(图 7-4-3)。

供试品溶液的制备:取干燥的穿心莲药材粉碎,过 40 目筛,称取 0.2 g 样品,加甲醇 5 ml 超声提取 0.5 h,用甲醇补足重量,作为供试品溶液。

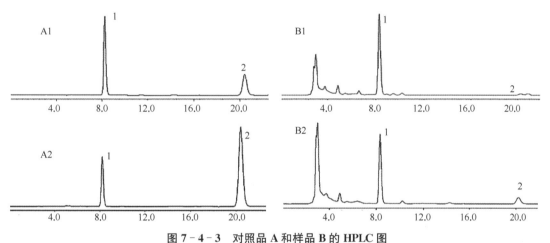

图 7-4-3　对照品 A 和样品 B 的 HPLC 图

（A1(B1):225 nm;A2(B2):254 nm。1:穿心莲内酯;2:脱水穿心莲内酯）

（三）结果与分析

1. 穿心莲内酯和脱水穿心莲内酯含量测定　对两地不同加工方法的样品进行穿心莲内酯以及脱水穿心莲内酯含量的测定,所得结果如图 7-4-4。从图中可以看出,现代加工方

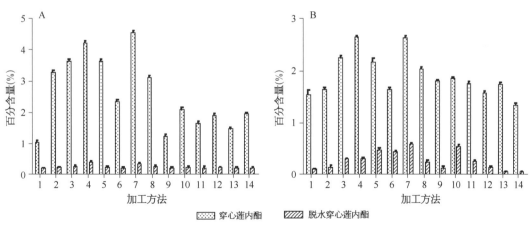

图 7-4-4　不同加工方法穿心莲内酯和脱水穿心莲内酯含量

法所保留的药效成分含量较高,其中,红外干燥、100℃干燥及微波干燥其药效成分保留最好。

2. 不同加工方法穿心莲含水量的测定 依照 2010 年版《中华人民共和国药典》含水量测定方法对穿心莲样品进行含水量的测定,发现不同加工方式下,穿心莲的含水量均可达到药典标准(图 7-4-5),但是产地加工含水量较难控制,且天气影响较大,耗时较长。

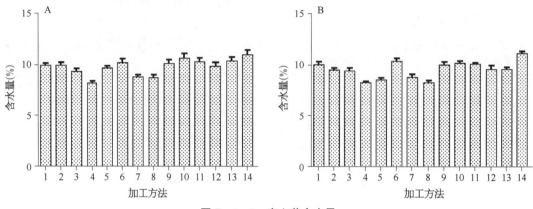

图 7-4-5 穿心莲含水量

3. 不同加工方法穿心莲醇溶性浸出物的测定 按照 2010 年版《中华人民共和国药典》中热浸法对穿心莲的醇溶性浸出物进行含量测定,结果见图 7-4-6。各加工方法下,穿心莲的醇溶性浸出物含量皆达到药典中相关规定(8%)。

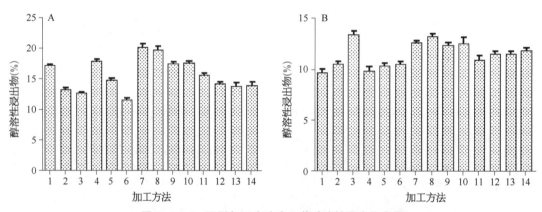

图 7-4-6 不同加工方法穿心莲醇溶性浸出物含量

4. 对不同加工方法下的样品的性状进行评价 判断标准见表 7-4-5。

表 7-4-5 成品形状评分标准

评　分	性　　　状
100	质脆,易折断,叶完整,颜色明亮,味极苦
80	较脆,较易折断,叶易碎,颜色较亮,味苦
60	微脆,可折断,颜色较暗,略有焦痕,味苦
40	基本无脆性,不易折断,颜色暗绿色

5. 综合加权评分法评价 本研究选用穿心莲内酯含量、脱水穿心莲内酯含量、醇浸出物、含水量、成品性状以及人力电力等进行综合评分。对不同的指标分配不同的权重系数，再进行加权求和，综评分（OD）= $0.3 \times W1/W_{max1} \times 100 + 0.3 \times W2/W_{max2} \times 100 + 0.15 \times W3/W_{max3} \times 100 - 0.1 \times W4/W_{max4} \times 100 + 0.05 \times W5 + 0.05 \times W6 + 0.05 \times W7$。采用加权评分法对各项结果进行评测，所得结果见表7-4-6。

表7-4-6 综合结果

加工方法	得分	排序
1	34.91	14
2	45.65	7
3	60.56	3
4	70.50	2
5	60.26	4
6	44.84	8
7	78.54	1
8	57.93	5
9	39.78	11
10	49.24	6
11	44.27	9
12	39.81	10
13	37.08	12
14	36.01	13

（四）小结

产地干燥方法中，选取的多是晒干或阴干。此类方式虽然操作简便，但是容易受到人为、自然等因素的影响，其耗时长，阴雨天气容易是药材霉烂变质，同时易返潮。所以，生产化干燥宜选择现代加工方式。

本实验中，采用在不同温度干燥，随着干燥温度的上升穿心莲内酯含量有所上升，但温度过高之后有效成分的含量又有所下降。造成此现象的原因可能是烘干温度低，样品干燥时间过长，部分成分可被酶水解从而造成成分含量减少；烘干温度高，可在较短时间内将酶灭活，使有效成分保留下来。红外干燥热效率较高，能在较快时间内使酶灭活，因而药材有效成分的保存也较好。微波干燥的速度最快，干燥彻底，可杀灭微生物，故干燥的药材不易返潮及霉变。真空干燥由于其耗时长，药材中水分难以排出，导致较难灭活酶活性，因而药材中有效成分的积累不多，干燥亦不彻底。真空冷冻干燥得到的药材成品性状较好，保留的成分较多，也方便药材的保存，但此方法设备昂贵，加工成本高，因此不做理想之选。因此，综合考虑，穿心莲的加工方法宜选用红外干燥方法。

第五节　贮藏时间对穿心莲有效成分含量的影响

本研究采用 HPLC 对不同储藏时间的穿心莲有效成分含量进行测定，比较了不同贮藏时间对穿心莲药材有效成分的影响，为穿心莲药材的保质期的制定提供一定的科学依据(图 7-5-1)。

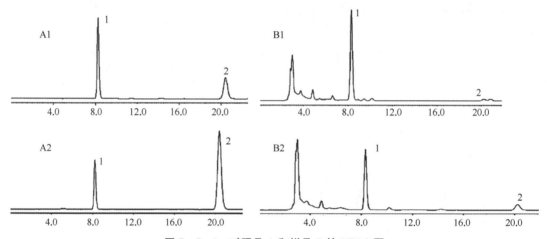

图 7-5-1　对照品 A 和样品 B 的 HPLC 图

(A1(B1)：225 nm；A2(B2)：254 nm。1：穿心莲内酯；2：脱水穿心莲内酯)

1. **供试品溶液的制备**　将穿心莲样品干燥粉碎，过 40 目筛，称取 0.2 g 样品，加甲醇 5 ml 超声提取 0.5 h，用甲醇补足重量，摇匀，过 0.45 μm 滤膜，取续滤液，即得。

2. **方法与结果**

(1) 线性关系考察：取混合对照品标液，对其进行测定，分别进样 5、10、15、20、25 μl，分别以进样量和峰面积为横、纵坐标，绘制标准曲线，回归方程分别为：穿心莲内酯 $Y = 18\,791X + 195\,046$，$r_2 = 0.999\,5$，脱水穿心莲内酯为 $Y = 7\,500X + 22\,129$，$r_2 = 0.999\,7$。实验表明穿心莲内酯和脱水穿心莲内酯在 0.1~0.5 mg/ml 范围内其线性关系良好。

(2) 精密度试验：取对照品溶液连续进样 6 次，每次 10 μl。分别计算穿心莲内酯、脱水穿心莲内酯面积的 *RSD*，结果为 0.41% 及 1.11%，数据表明其精密度良好。

(3) 稳定性试验：常温下取一份供试品溶液分别于 0 h、4 h、8 h、16 h、24 h 进行含量测定，计算样品中穿心莲内酯、脱水穿心莲内酯百分含量及 *RSD*，得 *RSD* 分别为 1.75% 和 1.49%，结果表明样品溶液可以在 24 h 内能够维持稳定。

(4) 加样回收率试验：精密称取穿心莲粉末 0.2 g，分别加入已知含量的穿心莲内酯和脱水穿心莲内酯混合标样，按样品测定方法项下测定，得穿心莲内酯平均回收率为 96.12%，

RSD 为 1.49%,脱水穿心莲内酯平均回收率为 96.60%,*RSD* 为 1.48%。

(5) 样品测定:于贮存期 0、1、2、3、6、9、12 个月分别测定样品中的穿心莲内酯和脱水穿心莲内酯的含量,其变化见图 7-5-2。

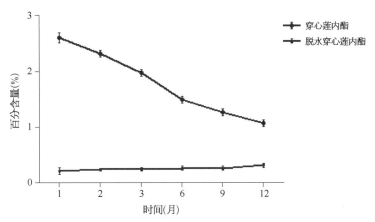

图 7-5-2 不同贮存期穿心莲药效成分含量变化

图 7-5-2 结果显示,穿心莲随着贮存时间的延长,其穿心莲内酯含量逐渐下降,而脱水穿心莲内酯的含量随着贮藏时间的延长有所上升,总内酯含量下降。

3. 小结 中药材于采收之后,其贮存过程中某些成分可能因受热或酶解等因素的影响而改变其性质,致使药材的品质改变。本实验结果显示,穿心莲在刚采收时,穿心莲内酯的含量较高,经放置一年之后,其含量大大下降,而脱水穿心莲内酯含量却有所增加,这可能与穿心莲内酯及脱水穿心莲内酯之间的相互转化有关。据文献报道,穿心莲内酯不稳定,pH、温度等因素均有可能导致穿心莲内酯的结构发生变化,穿心莲内酯有可能脱水形成脱水穿心莲内酯,从而使穿心莲药材在长期储存中其脱水穿心莲内酯含量有一定升高。有实验显示,穿心莲药材在 25℃ 极其干燥的情况下其保存期较长,因此,想要延长穿心莲药材的贮存期,需改善其贮存条件,将其贮存在避光、干燥的环境中,减缓药材的陈化速度,以确保贮存期间药材品质。

第六节 不同干燥条件对雷公藤药材品质的影响研究

笔者通过对全国主要分布地区不同产地不同品种雷公藤药材的调查、采集,分析其中雷酚内酯、去甲泽拉木醛、雷公藤红素在不同温度加工方法下的质量分数,系统的评价雷公藤药材的质量,从中筛选出优良的品种和良好的加工处理方法,为今后推广种植和提取分离雷酚内酯、去甲泽拉木醛、雷公藤红素奠定基础。

1. 仪器与药材

(1) 仪器与试剂:同上文"雷公藤药材中萜类成分分析"项下内容。

（2）药材：13 批雷公藤药材收集于全国各地，其详细信息见表 7-6-1。经南京中医药大学段金廒鉴定为雷公藤 *Tripterygium wilfordii* Hook. f. 的干燥根或昆明山海棠 *T. hrpoglaucum*（Levl.）Hutchins. 的干燥根。

表 7-6-1　雷公藤药材信息表

编　号	样　品　来　源	药材基源	类　型	收集时间
1	湖北通城沙堆镇	雷公藤	野生	2013. 8. 28
2	湖南邵阳市隆回县小沙江镇	昆明山海棠	野生	2013. 9. 2
3	湖南岳阳县蒋渭村	雷公藤	野生	2013. 8. 30
4	湖南岳阳县城奂镇	雷公藤	栽培	2013. 8. 30
5	福建三明市泰宁和镇神下村	雷公藤	栽培	2013. 9. 5
6	福建三明市泰宁朱口镇坰头村	雷公藤	野生	2013. 9. 6
7	贵州黔东南苗族侗族自治州雷山县	昆明山海棠	野生	2013. 9. 10
8	贵州黔东南苗族侗族自治州剑河县	昆明山海棠	栽培	2013. 9. 9
9	浙江新昌县儒岙镇得恩德制药基地	雷公藤	栽培	2013. 9. 17
10	浙江新华	雷公藤	野生	2013. 9. 22
11	江西遂州	昆明山海棠	栽培	2013. 10. 5
12	江西萍乡	雷公藤	栽培	2013. 10. 5
13	云南玉溪市新平县扬武镇	昆明山海棠	栽培	2013. 10. 10

2. 实验方法

（1）供试品溶液的制备：随机选取雷公藤根部新鲜药材，将药材分为带皮部位、外皮部位，分别将其在晒干、40℃、60℃、80℃、100℃下干燥烘干，然后分别打粉（过 20 目筛）。取带皮、外皮粉末各 1 g，精密加入乙酸乙酯溶液 20 ml，精密称定，在 18℃、100 kHz 下超声 1 h 提取，过滤，滤液在 2 000 r/min 下离心 10 min，取上清液过 0. 22 μm 的膜，进样。

（2）其他：溶液的制备、色谱条件、线性范围的考察、精密度试验、稳定性试验、重复性试验、回收率试验、样品测定均同上文。

3. 结果　不同产地不同品种的雷公藤药材中雷公藤甲素、雷酚内酯、去甲泽拉木醛、雷公藤红素的差异较明显，不同产地野生品雷公藤中萜类的含量变化比较大，而不同产地栽培品中萜类成分含量变化幅度较小，整体上野生品萜类成分含量均优于栽培品中的含量，而且外皮部分雷酚内酯、雷公藤红素、去甲泽拉木醛的含量均较高，带皮部分含量低于外皮。雷公藤甲素含量 38. 013 2～70. 305 3 mg/g，雷酚内酯含量为 0～1. 806 6 mg/g，去甲泽拉木醛的含量为 0. 251 3～9. 111 9 mg/g，雷公藤红素含量为 1. 201～15. 316 7 mg/g。

雷公藤药材外皮干燥时，雷公藤甲素以贵州（野生）最高（70. 305 3 mg/g），福建（野生）、湖南岳阳（野生）次之；雷酚内酯以湖北邵阳市（野生）含量最高（1. 806 6 mg/g），福建（野生)、湖南岳阳(野生)次之;去甲泽拉木醛以湖北(野生)最高(9.204 6 mg/g),浙江(栽培)、贵州(栽培)次之;雷公藤红素以湖北邵阳市(野生)最高(15.316 7 mg/g),贵州(野生)、湖北运城(野生)次之。不同干燥温度过程中,雷公藤甲素野生品以 60℃最优,40℃次之,雷公藤甲素栽培品以 100℃最优,80℃次之;雷酚内酯野生品以 80℃最优,而晒干次之,栽培品以80℃最优,100℃次之;雷公藤红素野生品干燥温度以 40℃最优,80℃次之,栽培品干燥温度以 40℃最优,60℃次之;去甲泽拉木醛野生品以 80℃最优,40℃次之,栽培品以 40℃最优,60℃次之。

雷公藤药材带皮干燥时,雷公藤甲素以江西遂川(栽培)最高(47.368 4 mg/g),湖南岳阳(野生)、湖南邵阳(野生)次之;雷酚内酯以福建(野生)含量最高(1.244 9 mg/g),福建(栽培)、湖南邵阳(野生)次之;去甲泽拉木醛以贵州(栽培)最高(7.910 0 mg/g),福建(栽培)、湖南邵阳(野生)次之;雷公藤红素以贵州(野生)最高(12.967 8 mg/g),湖南邵阳(野生)、福建(野生)次之。不同温度干燥过程中,雷公藤甲素野生品以晒干最优,80℃次之,雷公藤甲素栽培品以 100℃最优,80℃次之;雷酚内酯野生品以 40℃最优,栽培品以 80℃最优;雷公藤红素野生品以 80℃最优,栽培品以 60℃;去甲泽拉木醛野生品以 40℃最优,栽培品以 60℃最优。

不同产地的雷公藤在不同温度下处理得到的雷酚内酯、雷公藤红素和去甲泽拉木醛的含量有差异,其中不同温度下雷酚内酯含量相差较大,有的品种基本不含或含有很少雷酚内酯,雷公藤红素含量相差近 2 倍,去甲泽拉木醛含量相差 3 倍左右,这可能主要是萜类成分不够稳地,不同萜类在不同温度下会发生氧化或者重排反应。(表 7-6-2 至表 7-6-5)

表 7-6-2　不同干燥条件下雷公藤中雷公藤甲素的含量

种类	编号	干燥		40℃		60℃		80℃		100℃	
		根	根皮	根	根皮	根	根皮	根	根皮	根	根皮
野生	1	43.10	44.10	44.53	43.96	43.64	43.84	44.13	44.64	41.34	48.01
	2	42.76	43.36	42.10	42.45	42.48	42.99	43.62	44.08	43.50	44.64
	3	45.32	47.86	43.36	48.81	44.65	48.01	45.59	49.82	44.14	49.21
	6	51.83	64.98	52.18	66.18	53.57	60.56	55.91	63.95	55.59	66.92
	10	41.31	42.04	41.30	43.31	38.67	43.18	42.30	44.96	43.05	45.16
栽培	4	43.15	44.85	42.11	42.70	43.44	43.55	42.83	44.54	44.05	45.53
	5	40.03	46.22	42.17	46.45	43.85	43.54	42.47	43.25	43.40	46.34
	8	43.79	43.51	43.62	43.77	41.01	44.86	43.99	44.54	44.93	45.76
	9	42.62	42.78	43.64	44.38	42.01	47.75	42.31	46.47	45.19	47.01
	11	45.37	46.35	43.90	44.78	45.93	46.55	45.47	47.66	45.55	46.49
	12	41.00	43.45	39.71	42.29	37.94	43.65	41.66	42.76	41.31	45.08
	13	40.58	40.06	38.64	41.25	39.65	39.93	41.34	42.30	43.57	44.24

表 7-6-3　不同干燥条件下雷公藤药材中雷酚内酯的含量

种类	编号	干燥		0℃		60℃		80℃		100℃	
		根	根皮	根	根皮	根	根皮	根	根皮	根	根皮
野生	1	0.317 9	0.641 5	0.225 7	0.844 6	/	0.293 7	/	0.472 8	/	/
	2	0.560 4	1.197	0.879 5	1.807	0.839 0	1.157	0.988 7	1.015	0.986 7	1.646
	3	/	0.213 8	/	0.763 0	0.238 6	0.891 3	0.095 03	0.268 8	0.171 9	0.858 8
	6	0.640 7	0.832 0	1.245	0.949 5	0.617 7	0.974 6	0.658 4	0.939 0	0.906 8	0.912 3
	7	/	0.114 5	0.165 7	0.159 9	0.058 54	/	/	0.097 81	/	/
	10	0.348 0	0.341 8	0.391 7	0.531 2	0.215 4	0.335 2	0.338 1	0.436 3	0.445 6	0.410 2
栽培	4	0.092 23	0.420 6	0.088 3	0.534 8	0.136 9	0.527 3	0.231 1	0.669 3	0.150 6	0.580 0
	5	/	0.439 0	0.090 6	0.346 9	0.117 7	0.393 1	0.346 7	1.164	0.096 4	0.761 0
	8	0.225 3	0.247 8	0.105 0	0.190 9	0.166 2	0.436 1	0.328 9	0.481 0	0.148 0	0.269 9
	9	0.104 7	0.149 4	0.538 0	0.593 7	0.540 2	0.585 8	0.487 3	0.510 8	0.427 5	0.569 8
	11	0.343 7	0.597 6	0.601 4	0.431 6	0.515 0	0.863 6	0.797 0	0.906 1	0.891 4	
	12	0.240 5	0.376 5	0.392 5	0.455 1	0.339 0	0.542 5	0.706 1	0.431 4	0.162 5	0.421 4
	13	/	/	/	/	/	/	/	/	/	/

表 7-6-4　不同干燥条件下雷公藤药材中去甲泽拉木醛的含量

种类	编号	干燥		40℃		60℃		80℃		100℃	
		根	根皮	根	根皮	根	根皮	根	根皮	根	根皮
野生	1	2.554	2.691	2.860	4.531	4.273	2.923	1.352	2.556	0.831 9	2.911
	2	4.001	8.530	5.432	8.275	5.441	7.584	4.922	9.205	5.066	6.908
	3	2.055	3.462	2.069	1.903	2.017	3.048	1.265	3.404	1.477	2.223
	6	3.146	5.174	5.008	6.275	4.753	4.111	3.210	4.764	1.910	3.230
	7	0.599 6	0.657 5	1.116	1.290	0.776 9	0.895 3	0.826	0.840 7	0.351 3	0.445 9
	10	3.740	4.490	3.726	4.740	3.271	4.397	3.732	4.364	3.489	4.399
栽培	4	2.385	2.561	1.678	3.260	2.400	2.389	1.831	2.792	1.725	2.303
	5	2.977	5.010	5.250	8.333	7.046	7.389	4.618	4.995	5.033	6.688
	8	4.542	6.885	7.214	8.135	5.514	7.803	4.882	8.520	5.511	7.925
	9	4.150	6.401	5.111	8.106	5.452	9.112	4.849	7.210	4.230	7.722
	11	0.970 1	1.105	1.365	1.816	1.380	1.736	1.050	1.891	1.769	1.861
	12	2.816	3.733	2.890	3.996	3.349	3.467	3.624	3.715	3.007	4.037
	13	1.684	1.837	1.321	1.838	2.139	2.147	1.602	1.889	1.787	1.621

表 7‑6‑5　不同干燥条件下雷公藤药材中雷公藤红素的含量

种类	编号	干　燥		40℃		60℃		80℃		100℃	
		根	根皮	根	根皮	根	根皮	根	根皮	根	根皮
野生	1	6.952	8.843	6.301	11.02	6.053	7.890	9.067	14.50	5.242	13.27
	2	9.112	13.876	9.112	14.02	11.54	12.36	12.80	15.32	10.33	14.99
	3	3.991	6.122	3.899	4.111	4.189	5.625	4.948	5.663	3.920	4.357
	6	4.290	7.164	4.480	7.672	7.372	9.430	6.538	10.01	5.038	7.582
	7	7.633	11.21	8.525	14.25	8.454	10.36	12.97	13.69	11.53	11.69
	10	5.040	5.063	4.822	5.076	3.974	4.773	5.032	5.242	5.097	5.187
栽培	4	4.940	4.958	4.643	4.695	6.176	6.757	5.432	5.524	4.869	4.926
	5	4.692	6.373	7.120	8.759	7.910	8.094	6.906	7.348	6.959	7.299
	8	5.820	6.314	3.202	7.263	7.570	7.641	5.729	7.647	6.590	7.591
	9	6.017	6.816	6.599	6.992	6.400	7.588	6.109	6.594	5.656	6.910
	11	3.733	4.932	4.321	4.900	4.464	5.529	3.819	5.253	5.254	4.965
	12	4.928	5.483	5.266	6.327	5.608	6.031	5.028	5.305	5.054	5.552
	13	4.031	4.198	3.536	4.343	4.742	4.758	4.192	4.278	4.327	4.424

第七节　趁鲜清洗和干制后清洗对三七药材质量的影响

三七为五加科植物三七 *Panax notoginseng*（Burk.）F.H.Chen 的干燥根和根茎,为我国常用大宗中药材,主产于云南文山及其周边地区,具有极其重要的药用价值和经济价值。当前,我国三七药材饱受农残和重金属超标等问题困扰,极大影响了三七临床用药安全和药材出口创汇。三七农残、重金属超标问题不仅同种植地土壤污染和生产上不科学施用农药、化肥有关,同产区粗放的产地加工方式也有较大关系。传统三七产地加工,采挖后基本不清洗,直接采根曝干(晒或烘)或采用边晒边打磨的加工方式;农产品加工上现普遍采用清洗的方式来降低农残和提高产品品质;生产上各饮片厂和中成药厂则是将采购的干三七原料采用清洗机刷洗后再烘干(即水洗三七)的方式来清除泥土。我们前期研究发现,趁鲜清洗和干制后清洗两类不同清洗方式可有效降低三七主根、剪口和筋条中重金属含量,其中新鲜三七趁鲜用冷水或温水清洗后再干燥可降低三七不同部位药材 30%～80% 的 Cu、Pb、As、Hg和 8%～30% 的 Cd,而干燥后打磨和干制后再清洗的方式对重金属清除效果较差。曾宪彩等也比较了流水冲洗、清水浸泡和锉刀打磨 3 种清洗处理方式对三七剪口中重金属及药效成分的影响,发现流水冲洗可有效降低剪口重金属含量并保证皂苷成分不损失,而清水浸泡则会降低剪口中皂苷含量。尉广飞等也发现新鲜丹参水洗对丹参中丹酚酸 B 等 5 种成分含量有较大影响。而关于不同清洗方式对三七主根和筋条外观和内在品质是否有影响，笔者未见相关文献报道。本实验在前期工作基础上，以三七主根（主要药用部位）为对象，模拟生产上常用加工工艺，进一步研究了不同清洗方式对三七药材外观和内在品质的影响，以期为规范三七药材产地加工工艺，选择科学合理的清洗方式去除药材外源污染物，保证三七药材质量和临床用药安全提供重要的理论依据。

一、仪器与材料

岛津 LC‑20A 型高效液相色谱仪（SPD‑20A 型紫外检测器），AR223CN 电子分析天平，SZMCTV（1/2）体式显微镜，KQ2200DB 型数控超声波清洗器，HWS28 型水浴锅，KWS 型马弗炉，TD25‑WS 台式低速离心机（湖南湘仪实验室仪器开发有限公司）。

三七皂苷 R_1（批号 110745‑201318），人参皂苷 Rg_1（批号 110703‑201128），人参皂苷 Rb_1（批号 110704‑201424），人参皂苷 Re（批号 110754201324），人参皂苷 Rd（批号 111818‑201302）均购于中国食品药品检定研究院，三七素标准品购于上海铭瑞生物有限公司（HPLC 纯度＞98%）。乙腈为色谱纯，其他试剂均为分析纯。

实验用新鲜三七药材样品，于 2014 年 10 月份采购自云南省文山州文山市三七国际交易市场，经湖北中医药大学药学院刘大会鉴定为五加科人参属植物三七 *Panax notoginseng* (Burk.) F.H.Chen 的根和根茎。

二、试验设计

选择根形完整、组织紧密、手感充实、无破损、无腐烂的新鲜三七，分拣出主根并混合均匀。试验设置了 6 组处理，具体如下。

1. 传统不清洗直接晒干（CK_1）　取 10 kg 新鲜三七主根，不清洗，直接在大棚内进行晾晒至足干（采用称重法，以连续 3 日三七干重不变化视为已足干，下同）。

2. 传统打磨加工（CK_2）　取 10 kg 新鲜三七主根，按照 CK_1 方法在大棚内晾晒至足干，然后将足干后三七药材放入麻袋内撞至表皮光滑。

3. 趁鲜清洗后晒干（F_1）　取 10 kg 新鲜三七主根，用高压水枪冲洗干净（清水，清洗时间 2～3 min），然后在大棚内进行晾晒至足干。

4. 干药材清水浸泡清洗 5 min 后再晒干（D_1）　取 10 kg 新鲜三七主根，按照 CK_1 方法在大棚内晾晒至足干，然后将足干后三七药材放入水桶中，并将水桶放在流水下（自来水水龙头下）用毛刷在桶中进行搅拌清洗 5 min（模拟生产上滚筒毛刷清洗机），将清洗后三七打捞起来，再在大棚内进行晾晒至足干。

5. 干药材清水浸泡清洗 15 min 后再晒干（D_2）　取 10 kg 新鲜三七主根，按照 CK_1 方法在大棚内晾晒至足干，然后将足干后三七药材放入水桶中，并将水桶放在流水下（自来水水龙头下）用毛刷在桶中进行搅拌清洗 15 min（模拟生产上滚筒毛刷清洗机），将清洗后三七打捞起来，再在大棚内进行晾晒至足干。

6. 干药材清水浸泡清洗 30 min 后再晒干（D₃）　取 10 kg 新鲜三七主根，按照 CK₁ 方法在大棚内晾晒至足干，然后将足干后三七药材放入水桶中，并将水桶放在流水下（自来水水龙头下）用毛刷在桶中进行搅拌清洗 30 min（模拟生产上滚筒毛刷清洗机），将清洗后三七打捞起来，再在大棚内进行晾晒至足干。

上述各处理设置 3 组重复，并将部分干后药材在高速粉碎机粉碎过筛。

三、测定项目及分析方法

1. 常规测定　统计各处理的干燥脱水时间和药材折干率。采用 AR223CN 型美国奥豪斯电子天平加密度组件测定加工后三七药材的密度，其密度测定方法是借助于阿基米德原理（浮力法）来实现。通过肉眼和 SZMCTV（1/2）体式显微镜进行三七表皮观察和拍照。

2. 灰分和醇提物含量测定　总灰分和酸不溶性灰分含量参照《中华人民共和国药典》（2015 年版）一部的附录Ⅸ K 项下方法测定；浸出物含量参照《中华人民共和国药典》（2015 年版）一部附录 X A 项下的热浸法测定，用甲醇做溶剂。

3. 皂苷测定　参照《中华人民共和国药典》（2015 年版）一部"三七"项下的高效液相色谱法测定。

色谱条件：LC－20A 岛津高效液相色谱仪，Intramax 色谱柱（4.6 mm × 250 mm，5 µm），流动相：乙腈（A）－水（B），二元梯度洗脱（0～12 min，19%A；12～55 min，19%～38%A；55～ 60 min，38%～100%A；60～70 min，100%A）；流速 1.0 ml/min；进样体积 10 µl；检测波长 203 nm；柱温为室温，色谱图见图 7－7－1。

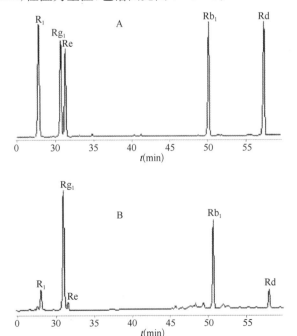

图 7－7－1　三七皂苷标准对照品 HPLC 图谱（A）和三七样 HPLC 图谱（B）

对照品及线性关系：精密称量 R₁、Rg₁、Rb₁、Rd、Re 对照品各 10 mg，各加甲醇 5 ml 配制成 2 mg/ml 的对照品溶液，再分别准确移取各对照品溶液 0.2 ml、0.4 ml、0.6 ml、0.8 ml、1.0 ml 加入到 5 ml 量瓶中并定容到 5 ml，配成质量浓度分别为 0.08 mg/ml、0.16 mg/ml、0.4 mg/ml、0.32 mg/ml、0.40 mg/ml 的混合标准溶液。以峰面积为纵坐标，浓度为横坐标，作线性回归，得回归方程，结果见表 7-7-1，5 种皂苷的 r^2 值均大于 0.999 0。

表 7-7-1　三七 5 种皂苷标准曲线回归方程

三七皂苷	线性范围(mg/ml)	标　准　曲　线	r^2
R₁	0.04～0.40	$Y = 6\,863\,768\rho - 83\,155$	0.999 6
Rg₁	0.04～0.80	$Y = 5\,477\,018\rho - 75\,507$	0.999 1
Rb₁	0.04～0.80	$Y = 5\,818\,541\rho - 55\,571$	0.999 8
Rd	0.04～0.32	$Y = 6\,780\,168\rho + 23\,432$	0.999 3
Re	0.04～0.40	$Y = 4\,469\,812\rho + 38\,204$	0.999 1

供试品溶液制备：取三七药材粉末 0.30 g，精密称量，装于具塞比色管中，精密加入甲醇 25 ml，密塞后称取重量，过夜，置于超声波清洗机中 300 W 功率下常温超声提取 1 h，冷却至室温，再次称定重量，用甲醇补重，摇匀，过滤，取续滤液过 0.45 μm 有机滤膜，并依上法测定皂苷含量。

4. 三七素测定　参照崔秀明等 HPLC 方法测定三七中三七素。

色谱条件：岛津 LC-20A 高效液相色谱仪，Thermo Scien-tific Hypersil GOLD C₁₈ 色谱柱(4.6 mm×250 mm，5 μm)；流动相：0.3%四丁基氢氧化铵(A)-甲醇(B)(磷酸调 pH4.0)，梯度洗脱：0.01～15 min，15%～20%A；15～25 min，20%～15%A；流速 1 ml/min；进样量 10 μl；柱温：25℃；检测波长 220 nm，见图 7-7-2。

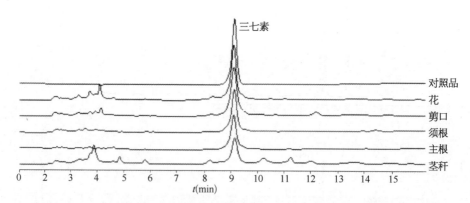

图 7-7-2　三七素标准对照品和三七样品(花、剪口、须根、主根、茎秆)HPLC 图谱

对照品溶液制备：精密称取三七素对照品 0.017 6 g，用水溶 10 ml 具塞三角瓶中，制成质量浓度为 10 mmol/L 的对照品储备液。

线性关系考察：精密称取对照品溶液 2 μl、5 μl、100 μl、200 μl、500 μl、1 000 μl 分别置于 1 ml 量瓶中，加水定容，得到浓度为 0.2 mmol/L、1 mmol/L、5 mmol/L、10 mmol/L 三七素

对照品。分别精密吸取上述对照品 10 μl 就行测定。以峰面积(Y)为纵坐标,以浓度(X)为横坐标进行线性回归,在 0.2~10 mmol/l 内线性关系良好,三七素回归方程为 $Y = 2 \times 106X - 218\,414$,$r^2 = 0.999\,9$。

供试品溶液制备:准确称取三七样品 1 g 于具塞锥形瓶中,加纯水 20 ml,称重,连续超声提 2 次,每次 15 min,以 3 500 r/min 离心 15 min,经 0.45 μm 微孔滤膜滤过,取续滤液,即得。

5. 总黄酮、可溶性糖测定 参照《中华人民共和国药典》(2015 年版)铝盐比色法测定三七中总黄酮含量,采用蒽酮比色法测定三七中可溶性糖。

6. 统计方法 采用 Excel 进行数据处理,用 SPSS19.0 进行单因素方差分析(ANOVA)和相关分析。

四、结果与分析

1. 不同清洗方式对三七药材干燥时间、折干率及密度的影响 三七趁鲜清洗后晾晒干燥(F_1)可有效缩短三七主根干燥时间,其同传统上不清洗直接晾晒处理(CK_1)和传统打磨处理(CK_2)相比可缩短 2 日的干燥时间。原因可能为传统三七不清洗直接晾晒干,其表皮附着大量泥土,阻碍了表皮皮孔水分的挥发和主根内部水分向根表皮的外渗。新三七趁鲜清洗后晾晒(F_1)还可显著提高三七主根的折干率,而传统打磨处理(CK_2)由于主根表皮受到撞击磨损损失(图 7-7-3),折干率较 F_1 处理和 CK_1 处理下降 10.0% 和 5.3%。三七趁鲜清洗后晾晒(F_1)药材密度也较 CK_1 和 CK_2 有小幅提高,这是因为清洗过后有利于三七脱水,三七表皮紧实、细密,见表 7-7-2。

表 7-7-2 三七趁鲜清洗对三七药材干燥时间、折干率和密度的影响($n=3$,$\bar{x} \pm s$)

清洗方式	干燥时间(日)	折干率(%)	密度(g/cm³)
CK_1	27	38.24 ± 0.32b	1.29 ± 0.01a
CK_2	27	36.21 ± 0.39c	1.30 ± 0.02a
F_1	25	40.25 ± 0.06a	1.31 ± 0.01a

注:同列数值后不同字母 a,b,c 表示同一处理间差异达到 5% 显著水平。

2. 不同清洗方式对三七药材外观性状的影响 药材外观性状是中药质量重要评价指标,其中颜色和气味是外观质量检查中的主要指标。传统上不清洗直接晾晒处理(CK_1)三七主根表皮因黏附大量红色灰土,颜色呈红黄色,显微镜下观察表皮横向皮孔大、粗糙、无光泽,抽沟明显,药味不浓;传统打磨加工(CK_2)三七主根表皮经打磨后黏附灰土大幅减少,颜色呈灰黄色,有一定光泽,显微镜下观察表皮因遭到机械撞击而破坏严重,有部分残存的灰黄栓皮、横向皮孔大、纵皱纹较深,抽沟明显,表皮褶皱处仍附着红色泥土,表面较紧密,有光泽,药味不浓;三七趁鲜清洗再晾晒处理(F_1)三七主根表皮干净不带泥土,颜色呈灰褐色或灰棕绿色,显微镜下观察表皮完整、细密、有光泽,皮孔较小,纵皱纹较浅,药味浓烈,商品外观性状好。将干制后再清洗处理时(D_1~D_3),随着浸洗时间延长(5~30 min),三七主根表皮红黄色逐步变浅和发白;清洗 5 min 时(D_1)三七表皮褶皱中还残留大量泥土,显微镜下观察表皮层因刷洗开始脱落,表皮粗糙、无光泽、抽沟明显,药味较淡;清洗 30 min 时(D_2)三七表皮因磨损严重而发白,显微镜下观察表皮皮层因刷洗大量脱落并变得毛糙、疏松,无光泽,药味很淡。

3. 不同清洗方式对三七药材灰分和醇提物的影响　传统不清洗直接晾晒(CK_1)、传统打磨加工(CK_2)和三七趁鲜清洗后晾晒(F_1)三七药材总灰分含量高,且处理间差异不大,说明将三七趁鲜清洗后晾晒不会造成三七内在成分损失;而将干制后三七再浸泡刷洗时(D_1~D_3),三七总灰分含量随着浸泡刷洗时间延长呈显著大幅降低,总灰分下降幅度为 9.9%~17.7%,说明三七干制后再清洗会造成内在成分大幅损失,且随着浸泡刷洗时间越长,损失越大。酸不溶性灰分主要是指一些污染的泥沙和药材中存在的微量 SiO_2 等物质。传统不清洗直接晾晒(CK_1)和传统打磨加工(CK_2)因药材表皮黏附灰土,因而酸不溶性灰分含量较高。

将三七趁鲜清洗后晾晒(F_1),药材酸不溶性灰分显著降低,仅为 CK_1 的 43.5%,说明灰土等杂质大幅降低;将干制后三七再浸泡刷洗时(D_1~D_3)也能显著降低三七药材酸不溶性灰分含量,浸泡刷洗 15 min(D_2)后其酸不溶性灰分就不再下降,说明表皮黏附灰土已清洗干净。三七趁鲜清洗后晾晒(F_1)和传统打磨加工(CK_2)均会造成三七醇提物含量较传统不清洗直接晾晒(CK_1)有小幅度降低,但差异不显著;而将干制后三七再浸泡刷洗时(D_1~D_3),则会显著导致醇提物含量下降,下降幅度为 8.3%~15.9%,且随浸泡刷洗时间延长呈大幅降低,进一步说明干三七再清洗会造成内在成分大幅损失,见表 7-7-3。

表 7-7-3　不同清洗方式对三七药材灰分和醇提物含量的影响($n=3,\bar{x}\pm s$)

清洗方式	总灰分(%)	酸不溶性灰分(%)	醇提物含量(%)
CK_1	3.34 ± 0.00a	0.23 ± 0.00a	20.04 ± 0.20a
CK_2	3.34 ± 0.04a	0.22 ± 0.01a	19.75 ± 0.25a
F_1	3.32 ± 0.04a	0.13 ± 0.00b	19.15 ± 0.12a
D_1	3.01 ± 0.12b	0.20 ± 0.02a	18.37 ± 0.54bc
D_2	2.86 ± 0.05bc	0.14 ± 0.02b	17.35 ± 0.42cd
D_3	2.75 ± 0.07c	0.14 ± 0.01b	16.85 ± 0.29 d

注:同列数值后不同字母 a、b、c、d 表示同一处理间差异达到 5% 显著水平。

4. 不同清洗方式对三七药材有效成分含量的影响　同传统不清洗直接晾晒(CK_1)和传统打磨加工(CK_2)相比,将三七趁鲜清洗后晾晒(F_1)和干制后三七再浸洗时(D_1~D_3),三七药材中单体皂苷 Rg_1 含量有小幅增加趋势;而将干制后三七再浸洗时(D_1~D_3),药材中单体皂苷 Re 含量则是显著大幅降低;其他单体皂苷 R_1、Rb_1、Rd 以及 R_1 + Rg_1 + Rb_1 三者和的含量则是差异不大,见表 7-7-4。三七素含量在各组处理中差异较大:传统不清洗直接晾晒(CK_1)的三七素含量最高为 0.72%,而传统打磨加工(CK_2)、三七趁鲜清洗后晾晒(F_1)和将干制后三七再浸洗时(D_1~D_3)均会引起三七素含量的降低,其中 CK_2、D_2 和 D_3 处理下降幅度最大,分别为 18.1%、27.8% 和 36.1%。三七药材总黄酮含量在各组处理间差异不大,范围在 0.05%～0.07% 之间,说明总黄酮含量受清洗方式的影响较小。同传统不清洗直接晒晒(CK₁)和传统打磨加工(CK₂)相比,将三七趁鲜清洗后晒晒(F₁)处理可溶性糖含量有小幅度下降,但差异不显著;而将干制后三七再浸洗时(D₁～D₃),三七中可溶性糖含量大幅度降低,下降幅度为 27.3%～37.4%,且浸洗时间越长,下降幅度越大,见表 7-7-5。

表 7-7-4 不同清洗方式对三七药材皂苷成分含量的影响($n=3$, $\bar{x}\pm s$)

清洗方式	皂苷成分含量(%)					
	R₁	Rg₁	Rb₁	Re	Rd	R₁ + Rg₁ + Rb₁
CK₁	1.03±0.11a	4.32±0.09a	2.77±0.04a	0.72±0.01a	0.56±0.07a	8.13±0.24a
CK₂	1.03±0.12a	4.15±0.28a	2.77±0.08a	0.67±0.06a	0.60±0.07a	7.95±0.58a
F₁	0.98±0.06a	4.76±0.02a	2.80±0.28a	0.76±0.06a	0.63±0.01a	8.54±0.33a
D₁	1.03±0.05a	4.56±0.04a	2.66±0.17a	0.26±0.08b	0.65±0.07a	8.25±0.22a
D₂	1.02±0.24a	4.69±0.10a	2.57±0.16a	0.24±0.03b	0.66±0.05a	8.28±0.46a
D₃	0.95±0.26a	4.59±0.11a	2.70±0.20a	0.21±0.02b	0.65±0.01a	8.24±0.60a

注:同列数值后不同字母 a、b、c 表示同一处理间差异达到 5% 显著水平。

表 7-7-5 不同清洗方式对三七药材三七素、总黄酮和可溶性糖成分的影响($n=3$, $\bar{x}\pm s$)

清 洗 方 式	成分含量(%)		
	三七素	总黄酮	可溶性糖
CK₁	0.72±0.02a	0.05±0.00a	21.01±0.01a
CK₂	0.59±0.03b	0.06±0.00a	21.50±0.02a
F₁	0.65±0.01b	0.06±0.00a	20.74±0.74a
D₁	0.63±0.03b	0.07±0.03a	15.28±0.10b
D₂	0.52±0.01c	0.06±0.01a	15.25±1.04b
D₃	0.46±0.02d	0.06±0.03a	13.11±0.29c

注:同列数值后不同字母 a、b、c、d 表示同一处理间差异达到 5% 显著水平。

5. 三七药材中各成分间相关性分析 对经过不同处理的三七药材中的总灰分、酸不溶性灰分、醇提物、皂苷 R₁、皂苷 Rg₁、皂苷 Rb₁、皂苷 Re、皂苷 Rd、总皂苷(R₁ + Rg₁ + Rb₁)、三七素、总黄酮、可溶性糖等 12 个指标进行相关性分析。结果表明,三七药材中各成分间具有紧密的联系,其中三七药材中总灰分含量分别与醇提物含量、皂苷 Re 含量和可溶性糖含量呈极显著相关,与药材总三七素含量呈显著相关;三七药材中酸不溶性灰分含量与皂苷 Rg₁ 呈显著性相关;三七药材中醇提物含量与可溶性糖含量呈极显著相关,与皂苷 Re、皂苷 Rd 和可溶性糖含量呈显著相关;三七药材中皂苷 Rg₁ 与总皂苷(R₁ + Rg₁ + Rb₁)呈极显著相关;三七药材中皂苷 Rb₁ 与皂苷 Re 呈显著相关;三七药材中皂苷 Re 与可溶性糖含量呈极显著相关,见表 7-7-6。

表 7 - 7 - 6　三七药材中各成分间相关性分析($n=18$)

	总灰分	醇提物	R₁	Rg₁	Rb₁	Re	Rd	R₁+Rg₁+Rb₁	三七素	总黄酮	可溶性糖
总灰分	1										
醇提物	0.977[1]	1									
R₁	0.442	0.561	1								
Rg₁	−0.496	−0.617	−0.521	1							
Rb₁	0.785	0.73	−0.141	−0.388	1						
Re	0.959[2]	0.899[1]	0.213	−0.389	0.857[1]	1					
Rd	−0.785	−0.858[1]	−0.401	0.722	−0.684	−0.78	1				
R₁+Rg₁+Rb₁	−0.157	−0.303	−0.505	0.926[2]	−0.036	−0.037	0.473	1			
三七素	0.830[1]	0.870[1]	0.556	−0.283	0.549	0.736	−0.717	0.017	1		
总黄酮	−0.393	−0.408	0	0.327	−0.402	−0.549	0.742	0.196	−0.304	1	
可溶性糖	0.982[2]	0.945[2]	0.411	−0.508	0.76	0.972[2]	−0.789	−0.189	0.745	−0.493	1

注：1) 在 0.05 水平(双侧)上显著相关；2) 在 0.01 水平(双侧)上显著相关。

五、结论与讨论

三七药用部位为根部，生长环境中较高的重金属背景值会使自身富集一部分重金属，同时采挖时根表皮会携带一部分含重金属的土壤。近期研究表明，三七药材中 Cd 含量超标现象依然严重，As 含量超标有加重的趋势，Cu 和 Pb 含量有明显降低。江滨等曾提出三七中重金属主要源自附着在药材表面的浮土，要解决商品三七中重金属含量偏高的问题，须从药材采集加工入手。通过采用新鲜三七趁鲜清洗和干制后三七再清洗可显著降低三七不同部位药材中重金属的含量，且三七趁鲜清洗晾晒清除重金属的效果要显著优于干三七再清洗的清除效果。而且我们前期研究发现，三七药材清洗还能降低三七药材农残的含量。因而，三七药材清洗是保证药材质量安全的一个关键环节。

人参和西洋参均是鲜参先洗刷再干燥的产地加工方式。三七传统习惯是采挖后不清洗，直接暴干(晒或烘)或边晒边打磨的加工方式。当前在三七产地一般采用采挖后不清洗，直接分拣后晾晒干或烘烤干，直接销售的产地加工方式。也有少部分销售商将干三七用机械滚筒加石蜡打磨或清洗机刷洗后(即水洗三七)再晒干进行零售。中药饮片厂和中成药药厂一般是采购没有清洗的三七原料，回厂后先用清洗机刷洗后再烘干来做饮片或投料。本实验发现，传统打磨加工方式对三七药材表皮磨损破坏较大，表皮抽沟明显，表皮黏附灰土清除不彻底，并导致折干率降低和药用成分人参皂苷 Rg₁ 和三七素损失。而饮片厂和药厂采用的干制后三七再浸洗、烘干的二次加工清除泥土的方式(水洗三七)，浸洗时间短则无法彻底将三七表面的灰土清除干净；浸洗时间过长，虽可将药材表皮泥土清除干净，但会导致药材表皮磨损脱落，表皮发白无光泽，影响外观质量，并导致药材总灰分、醇提物、人参皂苷

Re、三七素和可溶性糖等内在成分的大幅损失,且浸洗时间越长,成分损失越大。

综合本实验和前期研究结果,我们建议在三七药材产地加工上,应参考人参和西洋参鲜参先洗刷再干燥的产地加工方式,将三七趁鲜清洗后再干燥,这既清除了三七药材表皮泥土和重金属等污染物,保证了药材外观品质;又利于三七脱水,缩短了干燥时间,提高了折干率和药材密度,大幅降低药材酸不溶性灰分,并大幅降低药材内在成分的损失,保证了药材外观和内在质量,临床用药的安全、有效。

参考文献

[1] 赵兴增,冯煦,贾晓东,等.杭白芷香豆素类成分的研究(Ⅰ)[J].中草药,2007,38(4):504-506.

[2] 贾晓东,赵兴增,冯煦,等.杭白芷香豆素类成分的研究(Ⅰ)[J].中草药,2008,39(12):1768-1771.

[3] Piao X L, Park I H, Baek S H, et al. Antioxidative activity of furanocoumarins isolated from *Angelicae dahurica* [J]. J Ethnopharmacol,2004,(93):243-246.

[4] Ban H S, Lim S S, Suzuki K, et al. Inhibitory effects of furanocoumarins isolated from the roots of *Angelica dahurica* prostaglandin E2 production [J]. Food Chem Toxicol,2003,(69):408-412.

[5] Kim Y K, Kim Y S, Ryu S Y. Antiproliferative effect of furanocoumarins from the root of *Angelica dahurica* on cultured human tumor cell lines [J]. Phytotherapy Res,2007,(21):288-290.

[6] 马逾英,郭丁丁,蒋桂华,等.白芷种植资源的调查报告[J].华西药学杂志,2009,24(5):457-460.

[7] 郭丁丁,马逾英,吕强,等.不同产地白芷中欧前胡素含量及 HPLC 指纹图谱的对比研究[J].中药材,2010,33(1):22-25.

[8] 刘培,陈京,周冰,等.不同干燥加工方法及其条件对杭白芷中香豆素及挥发油类化学成分的影响[J].中国中药杂志,2014,39(14):2653-2659.

[9] 卢晓琳,马逾英,张福卓,等.不同硫磺熏蒸程度白芷二氧化硫残留量与有效成分含量的相关性[J].中国实验方剂学杂志,2013,19(9):139-142.

[10] 张翠英,李振国,王青晓,等.不同加工干燥方法对禹白芷挥发性成分的影响[J].中药材,2008,31(2):196-199.

[11] 杨芳,万丽,胡一晨,等.一侧多评法测定川白芷药材中3种香豆素成分的含量[J].中国中药杂志,2012,37(7):956-960.

[12] 曲见松,康学军,王林波,等.白芷多糖的提取纯化及其对仓鼠肺细胞生长作用的研究[J].山东中医杂志,2005,24(3):172-174.

[13] 王德才,高丽君,高艳霞,等.杭白芷多糖体外抗氧化活性的研究[J].时珍国医国药,2009,20(1):173-174.

[14] Hyung Sook Kim, Bo Ram Shin, Hong Kyung Lee, et al. Dendritic cell activation by polysaccharide isolated from *Angelica dahurica* [J]. Food and Chemical Toxicology 2013,(55):241-247.

[15] 吕洁丽,陈红丽,段金廒,等.不同加工方法对当归多糖的影响[J].中国中药杂志,2011,36(7):846-849.

[16] Sylwia Mildner-Szkudlarz, Henryk H. Jelen, et al. The potential of different techniques for volatile compounds analysis coupled with PCA for the detection of the adulteration of olive oil with hazelnut oil.Food Chemistry,2008,110:751-761.

[17] Qimeng Fan a, Chaoyin Chen b, Yuping Lin, et al. Fourier Transform Infrared (FT-IR) Spectroscopy for discrimination of Rhizoma gastrodiae (Tianma) from different producing areas [J]. Journal of Molecular Structure,2013,1051:66-71.

[18] 孙鹏,张小松,杨腊虎,等.不同产地青蒿 FTIR 特征图谱的系统聚类分析和主成分分析[J].药物分析杂志,2008,28(10):1633 - 1636.

[19] 张强,陈秋生,李波,等.不同产地金银花无机元素的主成分分析和聚类分析[J].辽宁中医杂志,2014,41(11):2426 - 2429.

[20] 戴晓燕,盛振华,郝云云,等.不同产地大黄中微量元素含量的主成分分析及聚类分析[J].中华中医药杂志,2012,27(5):1445 - 1448.

[21] 刘江,陈兴福,刘莎,等.基于主成分聚类分析的川产麦冬种质资源质量综合评价研究[J].中国中药杂志,2010,35(5):569 - 573.

[22] 陈郡雯,吴卫,侯凯,等.川白芷生长发育、养分及有效成分的动态研究[J].中国中药杂志,2010,35(21):2812 - 2817.

[23] 张志梅,翟志席,郭玉海,等.白芷干物质积累和异欧前胡素的动态研究[J].中草药,2005,36(6):902 - 904.

[24] 邓晓华,王萍.正交设计法优化兴安白芷茎中总香豆素的提取工艺[J].中国林副特产,2009,(3):19 - 21.

[25] 傅学锋.鲜白芷全草治疗肝硬化腹水 11 例报告[J].中草药,1995,(4):204.

[26] 张滋明,苏占辉,刘学军,等.兴安升麻地上部分研究进展[J].世界中医药,2014,9(12):1701 - 1703.

[27] 王梦月,贾敏如,马逾英,等.不同入药部分及不同加工方法对白芷香豆素类成分含量的影响[J].中药材,27(11):826 - 828.

[28] 段金廒,宿树兰,吕洁丽,等.药材产地加工传统经验与现代科学认识[J].中国中药杂志,2009,34(24):3151 - 3157.

[29] 段金廒,肖小河,宿树兰,等.中药材商品规格形成模式的探讨——以当归为例[J].中国现代中药,2009,11(6):14 - 17.

[30] 赵润怀,段金廒,高振江,等.中药材产地加工过程传统与现代干燥技术方法的分析评价[J].中国现代中药,2013,15(12):1026 - 1035.

[31] 管汉亮,钱大玮,段金廒,等.银杏叶干燥方法的优化及其机制探讨[J].中国中药杂志,2013,38(13):2140 - 2146.

[32] 聂慧,严辉,钱大玮,等.加工方法对百合质量的影响研究[J].中国现代中药,2013,15(4):308 - 313.

[33] 赵恒,周斌,孔英华,等.产地加工方法对白芷化学成分的影响[J].中药材,1996,19(3):134.

[34] 李宏宇,戴跃进,谢成科.中药白芷熏硫前后香豆素成分含量比较[J].中国中药杂志,1991,16(1):27 - 28.

[35] 张玉方,余红梅.硫熏对白芷香豆素成分含量的影响研究[J].中国中药杂志,1997,22(9):536 - 538.

[36] 金洁,金传山,吴德玲,等.不同加工工艺对白芷有效成分的影响[J].中国实验方剂学杂志,2012,18(14):88 - 91.

[37] 张强,李章万.杭白芷挥发油成分的 GC - MS 分析[J].中药材,1997,20(1):28 - 30.

[38] 张翠英,李振国,王青晓,等.不同加工干燥方法对禹白芷挥发性成分的影响[J].中药材,2008,31(2):196 - 199.

[39] 张志梅,杨太新,翟志席.干燥方法对白芷中香豆素类成分含量的影响[J].中国中药杂志,2005,21.

[40] 褚爱士,成忠.西芹热风干燥动力学研究[J].农机化研究,2007,3:139 - 142.

[41] BANTLE M, KOLSAKER K, EIKEVIK T M, et al. Modification of the Weibull distribution for modeling atmospheric freeze-drying of food [J]. Drying Technology, 2011, 29(10):1161 - 1169.

[42] YONG C, JIN Y C, CHEN Y F, et al. A novel HPLC method to analyze imperatorin and isoimperatorin of Angelica dahurica oils obtained by supercritical fluid extraction. [J]. Journal of

Liquid Chromatography & Related Technologies,2009,13(4):2384 - 2395.

[43] ZHAO G，PENG C，DU W，et al. Pharmacokinetic study of eight coumarins of Radix Angelicae Dahuricae in rats by gas chromatography-mass spectrometry［J］. Fitoterapia,2013,89(1):250.

[44] 吴晓毅,巢志茂,王梦缘,等.硫磺熏蒸对白芷中欧前胡素含量的影响［J］.中国中医药信息杂志,2014, 21(8):85 - 88.

[45] 蒋桂华,兰群,马逾英,等.白芷替代熏硫的产地加工方法研究［J］.时珍国医国药,2012,23(12): 3065 - 3067.

[46] 聂红,沈映君,吴俊梅,等.白芷挥发油镇痛、镇静作用和身体依赖性研究［J］.中药新药与临床药理, 2002,13(4):221 - 223.

[47] 聂红,沈映君,曾南,等.白芷总挥发油对疼痛模型大鼠的神经递质的影响［J］.中药药理与临床,2002, 18(3):11 - 14.

[48] 涂兴明,吴康郁,熊颖,等.白芷挥发油抗过敏的实验研究［J］.海峡药学,2008,20(3):45 - 47.

[49] 陈莹,惠楠,童珍珍,等.白芷营养器官形态结构及其挥发油的组织化学定位［J］.时珍国医国药,2014, 25(9):2162 - 2164.

[50] 郭耀杰,吴卫,李静夜,等.川白芷不同品种（系）挥发油成分 GC - MS 分析［J］.中国实验方剂学杂志, 2013,19(8):110 - 116.

[51] 张翠英,李振国,王青晓,等.不同加工干燥方法对禹白芷挥发性成分的影响［J］.中药材,2008,31(2): 196 - 199.

[52] 马逾英,王娜.不同前处理方法所得白芷挥发油成分的 GC - MS 分析［J］.成都中医药大学学报,2009, 32(4):50 - 53.

[53] LIN L Y，YAN X L，LIAO X Y，et al. Accumulation of soil Cd，Cr，Cu，Pb by Panax notoginseng and its associated health risk［J］. Acta Ecol Sin（生态学报），2014,34(11):2868 - 2875.

[54] QIAN Y X，YANG Y，ZHAO W，et al. Analysis on influential factors of Chinese medicinal herb growers' willingness to use green pesticides：evidence on Panax notoginseng production areas in Wenshan，Yunnan province［J］. China J Chin Mater Med（中国中药杂志），2013,38(20): 3453 - 3457.

[55] GAO Y J，FAN Z J，LU Y，et al. Removal of pesticide residue in fresh-cut lettuces using different cleaning method and its effect on quality［J］. Food Mach（食品与机械），2011,27(5):159 - 162.

[56] WANG P，MENG Z Y，CHEN X J，et al. Evaluation of household cleaning and processing methods for reducing imidacloprid residues on apples［J］. Food Sci（食品科学），2016,37(2):58 - 62.

[57] LIU D H，XU N，WANG L，et al. Effects of different cleaning treatments on heavymetal removal of Panax notoginseng（Burk）F. H. Chen［J］. Food Addit Contamin（Part A），2014,31(12): 2004 - 2013.

[58] ZENG X C，ZHU M L，JIANG Y X，et al. Influence of different processing methods on heavy metals and effective components in Notoginseng Radixet Rhizoma［J］. Chin J Exp Tradit Med Form （中国实验方剂学杂志），2015,21(8):9 - 12.

[59] WEI G F，LI C，LIU Q，et al. Influence of washing before drying on active components of Salvia Miltiorrhizae Radix et Rhizoma［J］. Chin Tradit Herb Drugs（中草药），2015,46(16):2467 - 2470.

[60] Ch. P（2015）Vol I（中国药典 2015 年版•一部）［S］. 2015:11 - 12.

[61] CUI X M，XU L S，WANG Q，et al. Determination of dencichine in Radix Notoginseng［J］. Chin Pharm J（中国药学杂志），2005,40(13):1017 - 1019.

[62] LI L，WANG C X，QU Y，et al. Content determination of dencichine in Panax notoginseng by a

reversed phase ion-pair chromatography [J]. China J Chin Mater Med (中国中药杂志), 2015, 40 (20): 4026 - 4030.

[63] ZHAO J, LIU Y, ZHANG A H, et al. Determination and analysis of heavy metals content in of different origination [J]. China J Chin Mater Med (中国中药杂志), 2014, 39(20): 4001 - 4006.

[64] JANG B, WEN X. Preliminary study of heavy metal content control in Panax notoginseng [J]. Chin J Ethnomed Ethnopharm (中国民族民间医药杂志), 1997, (6): 33 - 37.

第八章

道地药材特色生产技术评价及规范

本章通过分析和整理穿心莲、雷公藤、三七道地药材特色栽培技术,为道地药材的优质生产制定规范,促进道地药材传统知识保护。

第一节　穿心莲生产技术

穿心莲在我国最初引种在广东和福建南部地区,现今长江以南各地以及山东、北京、陕西等地均有栽培,已形成了广西横县及周边地区、广东英德市及周边地区、福建漳浦县及周边地区、四川宜宾市及周边地区四大主产区。各产区因气候、地理、人文环境不同形成了各具特色的栽培加工技术。为此,我们对全国穿心莲四大产区的种植生产情况进行调查,总结归纳出了各地的栽培历史、种质来源、环境因素、种植和采收加工技术以及各产区特色技术,为穿心莲生产、科研提供参考,同时为制定穿心莲生产质量标准提供参考依据。

一、方法

参照有关资源学生态调研的调查方法,采用样地实地调查和走访问卷调查相结合的方式,根据穿心莲药材的栽培信息,选择具有代表性的主产区进行调查。同时走访调查当地中药材生产加工企业,主要考察穿心莲生长环境、种质来源、产量、栽培和生产加工技术等。

二、结果

1. 穿心莲主产区　全国穿心莲四大产区生态环境如表8-1-1。

广东省为最早引种穿心莲的省份之一,目前主要在湛江市遂溪县洋青镇和清远市英德大湾镇有大规模的穿心莲种植。广州白云山和记黄埔中药有限公司在这两个地区分别建立了面积近 1 000 亩的穿心莲 GAP 基地,保证了其生产穿心莲中成药产品的原料供应。

表 8-1-1 穿心莲产区生态环境调查

产 区	种质资源	土壤类型	平均气温(℃)	年平均降水量(mm)	海拔(m)
广东	本地种质	黄黏土	20.7	1 900.0	60
广西	本地种质	棕褐土	21.6	1 310.9	72
福建	本地种质	灰褐砂壤土	21.1	1 524.7	12
四川	广西种质	灰褐土	26.5	1 072.7	267

广西穿心莲由广东引入,采用穿心莲与玉米套作的栽培模式,是所有产区中种植效益最好、种植面积最大者。目前以贵港、玉林、南宁、桂林为穿心莲主产区,其面积达到 1.5 万~2 万亩。

福建也是最早引种穿心莲的省份,主要分布在漳浦、晋江、三明、厦门等地。漳浦县是福建省穿心莲核心产区,漳浦县穿心莲主要分布于沿海乡镇,尤其是深土镇、涤土镇、佛昙镇、旧镇等地方,当地农户种植经验丰富,种植过程中病虫害较少。漳浦县穿心莲是广东各中药厂家的主要原料来源地。但由于近年穿心莲价格不高,药农种植积极性降低。目前漳浦县穿心莲种植面积 800~1 000 亩。

四川省宜宾市南溪县有一定规模的穿心莲种植。当地主要由四川文龙药业采用"政府+公司+农户"的发展模式进行引导种植,同时还将其作为该地的扶贫发展项目。南溪县山地较多,穿心莲种植以小块单位、零散分布于该地区主要集中在江南镇、裴石乡附近的村子,面积约为 800 亩。

2. 栽培种质 穿心莲原产于亚洲热带地区,后经引种在我国广东、广西、福建等地区进行栽培。目前生产上栽培的穿心莲主要以自繁种质为主。各地区种质具有不同的特点,其中广西种质较好,具有长势好、叶片大、产量高等特点。此外,广州白云山和记黄埔中药有限公司在大湾镇穿心莲 GAP 基地进行穿心莲种质资源筛选实验,比较分析各地穿心莲产量和有效含量,为后期穿心莲大面积种植提供经济性状整齐、高产、优质的种质提供科学依据。

3. 栽培技术 穿心莲为一年生草本植物,种植方式分为直播和移栽。广西南宁、福建漳浦县地区多采用直播方式,广东大湾镇、四川南溪县地区采用移栽方式(表 8-1-2)。在生产管理上可进行遮阴、打顶等技术措施,促进生长,进而达到增产的目的。在栽培模式上,可采用套作模式,提高空间利用率和单位面积产量。

(1)育苗

1)苗床准备:苗床整地要求精细,育苗地播种前要进行土地处理,广东大湾镇地区在春季 3 月中下旬,四川宜宾地区在春季 4 月上旬对所选的育苗地块进行深翻,深度为 20~30 cm,并随翻随捡虫。同时施足底肥,方法是翻地后撒施腐熟农家肥 1 000~1 500 kg/亩,或撒施钙镁磷肥 100 kg/亩、腐熟土杂肥 1 000 kg/亩。然后再撒石灰 100 kg/亩进行土壤消毒。若苗床地块地下害虫严重,可用75%辛硫磷乳油500倍液泼洒苗床,进行苗床消毒,以杀灭地下害虫。耕细整平后起80～150 cm宽,高10～20 cm的畦面,周围开深30 cm的排水沟。

2) 种子准备:穿心莲种子发芽率因成熟程度不同而有差异,种皮棕色的老熟种子,发率为95%以上;种皮褐色的中等成熟种子,发芽率在60%左右;而黄色的嫩种子,发芽率仅为5%左右。要尽量选取成熟度高、棕褐色、饱满、均匀的种子,保证出苗率。

3) 种子处理:穿心莲种子细小且种子坚硬,种皮外面有一层蜡质,吸水慢,又含有抑制发芽物质,发芽困难,因此在播种前应进行处理,才能使穿心莲发芽顺利,出苗整齐。具体方法如下。

用细沙2份、种子1份放入袋中用力来回揉搓,直到种皮失去光泽,种子表面覆盖的蜡质被破坏后播种(种子多时可用碾米机进行处理)。或温汤浸种,将精选的穿心莲种子放在盆中,用40～50℃的温水(标准:放手下去感觉温暖而不烫,温度超过80℃,种子完全丧失发芽能力)浸泡24 h,温水水面高于种子约10 cm,每6 h换一次水,换2～3次。浸泡好的种子用纱布包好,揉搓,以蜡质层部分磨损即可,勿摩擦过度,以免损伤种子。

4) 育苗播种:广东大湾镇产区在3月中下旬到4月上旬清明前后播种,四川产区在4月中上旬播种,气温较低时可采用小拱棚加地膜覆盖的方法育苗。选晴天,先将苗床喷水湿透,然后将处理过的种子与细沙或草木灰按1∶20的体积比例拌匀,均匀撒播在苗床上,亩施穿心莲种子2.5～5 kg,上覆盖细土,厚度不宜过厚,一般为0.5 cm左右,再贴地面覆盖一层薄膜或稻草,一般10～15日即可出苗。

5) 浇灌保湿:穿心莲种子发芽温度在15～40℃,最适温度为28～30℃。苗床管理出苗前保持苗床湿润(标准:不使表土干燥发白),若干燥应及时喷施防止苗床过干,影响穿心莲出苗。

注意:浇灌时要少量多次,因为苗床过湿易造成幼苗发黄、烂苗,严重时易感染猝倒病,导致幼苗成片死亡。

6) 透气炼苗:播种1周后种子开始发芽,随着气温升高,要注意防风透气。在出苗50%～70%,当夜间最低温度达20℃左右时,可揭除薄膜或稻草覆盖物炼苗,并适当控制水分。中午温度高达35℃以上时,要适当遮阴;幼苗有4片真叶时,中午就不必遮阴。一般在播后7日开始出苗,15日左右齐苗。

7) 除草施肥:发现杂草及时除草。苗期施肥应以尿素为主,复合肥为辅,结合浇水施用,每50 kg水放100 g尿素,或50 g尿素和50 g复合肥,每7～10日结合浇水施用一次,以促进幼苗生长,使根系发育良好。

8) 间苗:苗高6 cm时间苗,剔除弱苗和过密的苗。

(2) 移栽

1) 整地:广东、广西产区5～6月间深翻土地,每亩施腐熟的农家肥1 000～2 000 kg、磷肥50 kg作基肥,再每亩撒石灰100 kg进行土壤消毒。然后把细平整,做成宽1.2～1.5 m,高15～20 cm的平垄,四周开深30 cm的沟以利于灌溉和排水。福建和广西产区整地方法与广东产区相似,不同处在于福建施用磷肥较多,每亩施用100 kg,广西地区施用磷肥较少,每亩施用20～30 kg,这可能与当地土壤含磷情况有关。

2）移植：在5～6月份，在苗龄一般1～2个月，幼苗6～8片真叶、苗高10 cm左右即可起苗移栽。苗太小移栽成活率太低，苗太高缓苗期长，生长慢，且影响分枝。移栽以阴天、下雨天傍晚为好，不要在阳光强烈的天气移栽植。

广西南宁产区多数农户采用套种模式，在5月下旬，玉米喇叭口期播种。将种子均匀撒播于畦面，用种量约1.5 kg/亩。

起苗：移栽前一日苗床需要浇水一次，选着健壮、无病害的幼苗，用平铲起苗或人工拔苗，将带有少量土的幼苗装入洁净无污染的编织袋内。福建产区在挖苗时，一般会在浇水后喷洒一次600倍快丰收生长调节剂＋70％甲基托希800倍药液，以利于移植。

运苗：运苗时注意轻拿轻放和使用清洁无污染的运输工具，防止在运输途中损伤和污染幼苗根。远距离运苗时，在起苗后应适时给幼苗喷水。车载时不宜堆压过高，否则引起高温烧苗，在运输途中应注意给穿心莲种苗洒水和遮阴。

挖穴：移栽畦要平整，表土细碎疏松。一般亩植株数为10 000～12 000株。肥土适当稀植。贫瘠土壤适当密植，较贫瘠的地块按株行距20 cm×20 cm或20 cm×15 cm挖穴，肥沃的地块按株行距25 cm×25 cm或25 cm×20 cm挖穴。福建产区和四川产区定苗数小于广东产区，定苗株数分别为8 000株和5 000～7 000株。这可能与当地种植习惯和土壤肥力有关。

植苗：选择大苗、壮苗移栽，适当深栽种。植苗时应左手扶苗，右手将根垂直与地面，植入土壤中，注意苗根系舒展，每穴栽苗1株或2株，植后覆土压实。

浇水：随栽随浇定根水，该措施是提高保苗成活率的关键。此后每日早晚各浇1次，直到幼苗成活。

（3）田间管理

1）补苗：定植3～5日后进行查苗补苗，发现缺苗后及时选壮苗（带土）每穴补栽1～2株，株距10～15 cm。补苗宜早不宜晚。补苗成活后，注意肥水管理，可在补苗的地方追施50～100 g尿素，使补苗尽快赶上原移植的苗，达到生长一致。

2）灌溉排水：在6～8月雨水多的季节要及时通沟排水，穿心莲受淹超过1日就会造成根部腐烂，植株死亡。

3）追肥：追肥以氮肥为主，磷钾肥为辅，严禁使用硝态氮肥。原则：勤施薄施，前期薄施，后期重施。整个生长期一般要求追肥不少于3次，苗高10～15 cm时可施一次薄肥，每亩施用尿素4～5 kg。在封行前，每隔20～30日追肥1次，每亩追施高氮的复合肥15～20 kg或尿素10 kg。封行后，结合喷灌或灌溉追施1次，每亩追施复合肥20 kg。

4）肥料名称与使用方法

尿素：兑水淋施或喷施，每1 g尿素加水250 L。

高氮复合肥：撒施或兑水喷施，每亩施用15～20 kg。

颗粒复合肥：兑水喷施，施用量约为20 kg/亩。

注意：下雨前或下雨中不要施肥，因为施肥易被雨水冲走，造成肥料损失。

5）中耕除草：结合施肥对穿心莲进行中耕除草，中耕宜浅，避免伤根，影响生长。当穿心莲高 30~40 cm 时,结合松土,在基部适当培土,促进不定根生长,从而增强吸收水、肥的能力。

6) 摘心:苗高 15 cm 时摘心,促进萌发侧芽,提高产量。

7) 加固设施:风害严重的地方,当穿心莲长到 30~40 cm 时要及时培土加固植株,防止风害。

表 8-1-2 穿心莲主产区种植方法

主产区	气候类型	面积(亩)	种质来源	栽种时间	基 肥	追肥类型	摘心	采收方式	产量(kg)
广东大湾镇	亚热带季风气候	2 000	本地种质	3月中下旬	农家肥 1 000~2 000 kg/亩、磷肥 50 kg/亩	尿素、高氮复合肥	否	人工	500
广西南宁	亚热带季风气候	1.5万~2万	本地种质	5月中旬	粪水 1 500~2 000 kg/亩、复合肥 40~60 kg/亩	尿素、复合肥	否	人工	450~500
福建漳浦	亚热带季风气候	800~1 000	本地种质	4月上中旬	钙镁磷肥 100 kg/亩、腐熟土杂肥 1 000~2 000 kg/亩	尿素、复合肥	否	人工	400
四川宜宾	亚热带季风气候	600~800	广西种质	4月上中旬	有机肥 1 000~2 000 kg/亩、磷肥 50 kg/亩	尿素	是	人工	500~550

(4) 病虫害的防治:穿心莲生长在高温高湿的环境中,病虫害较多。因此加强对穿心莲的规范化管理,重视病虫害的有效防治,是保证其优质、稳产、高效的关键措施。穿心莲生长过程中的主要病虫害有猝倒病、枯萎病、黑茎病、疫病、蝼蛄等(表 8-1-3)。

表 8-1-3 穿心莲主产区主要病虫害及对应措施

病虫害	病虫害特点	对 应 措 施	主产区
猝倒病	又称立枯病,俗称"烂秧"常在幼苗长出 1~2 对真叶时发病	(1) 首先做到及时清沟排水,降低土壤湿度。 (2) 土壤消毒:结合整地亩施石灰粉 100 kg 进行消毒。 (3) 加强田间管理,及时除草、间苗、清除病苗。 (4) 药剂防治:在发病前,在苗期可用石灰粉 20 kg 与草木灰 80 kg 混合均匀,每亩撒施 100~150 kg,有很好的防治效果,也可用 0.5% 波尔多液或 10%~20% 的硫酸亚铁药液喷雾。发病后可用迪克松、托布津、百菌清稀释 500~800 倍液喷施防治,每隔 10 日喷施 1 次,连喷 2~3 次,防止效果很好	广东大湾镇、广西南宁、福建漳浦、四川宜宾

(续表)

病虫害	病虫害特点	对 应 措 施	主产区
枯萎病	常在 6～10 月发病,发病初期,植株顶端嫩叶发黄,下边也仍然青绿,植株矮小,根及整基部变黑,最后全株死亡	(1) 实行 3 年以上轮作,有条件的最好与禾本科作物进行水旱轮作。或葱蒜作物轮作,注意选用较抗病和耐病的品种。 (2) 土壤消毒:结合整地亩施石灰 100 kg 进行消毒翻。 (3) 种子消毒:可以通过温汤浸种和药剂消毒两种方式进行。用种子重量 5% 的 50% 多菌灵可实行粉剂拌种;或 40% 甲醛 300 倍液浸种 4 h,再用清水洗净,晒干。 (4) 加强肥水管理,严防大水漫灌,施用充分腐熟的有机肥,增施饼肥、氮磷肥与石灰,改良土壤。 (5) 药剂防治:发病初期,可用多菌灵 800～1 000 倍液喷雾、灌根或用 50% 多菌灵可湿性粉剂 500 倍液喷药	广东大湾镇、广西南宁、福建漳浦、四川宜宾
黑茎病	常在 7～8 月份发生,主要危害茎部和根部,发病初期,白天植株凋萎,夜间稍能恢复,4～5 日全株黄萎死亡	(1) 加强田间管理,及时疏沟排除积水。 (2) 土壤消毒:结合整地亩施石灰 100 kg 进行消毒。 (3) 增施磷钾肥,提高植株抗病性。 (4) 药剂防治:发病期用 45% 代铵水剂 800 倍液,每隔 7～10 日喷施 1 次,喷 3～4 次	广东大湾镇、四川宜宾
疫病	在 7～8 月份高温多湿季节发生,发病时穿心莲叶上产生水渍状绿色病斑,致使穿心莲植株枯萎死亡	(1) 加强田间管理,及时疏沟排除积水。 (2) 土壤消毒:结合整地亩撒施石灰 50 kg 进行消毒。 (3) 药剂防治:发病初期用 50% 多菌灵可湿性粉剂 800～1 000 倍液喷雾;每隔 5～7 日喷施 1 次,连喷 2～3 次	广西南宁
蝼蛄	夜间 21～23 时活动最盛,特别在气温高、湿度大、闷热的夜晚,大量出土活动。在土中咬食萌动的种子,或咬断穿心莲幼苗的根茎	物理方法:人工捕杀或毒饵诱杀,用 90% 晶体敌百虫加水溶解后,与 50 kg 的花生麸或大豆麸拌匀,做成小团,置地块中诱杀	广西南宁、福建漳浦、四川宜宾市

4. 穿心莲的采收与加工

(1) 采收时间:现蕾至初花期。全国各地产区因气候不一样,采收时间各异,一般在 9 月中下旬到 10 月中上旬采收。

(2) 采收要求:选晴天,在离地面约 3 cm 处用镰刀割取地上部分,除净泥土和杂质,将有病虫害的病株挑去、剔除杂质,然后用干净的绳子捆成把,用农用车运回干净整洁的晾晒场进行晾晒。

(3) 晾晒:收割后的穿心莲鲜药材,去除根须、杂草、泥土等杂质,在种植地放置 2～3 日后运回晾晒场,全草晒至七八成干时,搭成小捆,晾晒时按头向上、尾向下的倒立放置,至全干即可(标准:茎干发脆,打捆时叶易脱落、易碎),此时穿心莲叶子不宜收集,容易丢失。全草以身干、色绿、叶多、无杂质、霉变为优。

(4)注意事项:晾晒过程中要经常翻动,晚上或雨天要用芦苇席、竹席或干净无污染的塑料袋薄膜盖起来,防止淋湿影响品质。如果没晒干,又遇到阴雨天应该及时摊开,不能堆积,防止穿心莲遇水、受潮或堆闷发热后易变成黑色,含量降低影响品质。

(5)标准要求:广东产区穿心莲加工采收标准如表8-1-4所示,其他产区穿心莲可参照实施。

表8-1-4　广东产区穿心莲加工采收标准

项　目	指　标　要　求
切段	穿心莲全草按要求切段(长度≤6 cm)
包装	采用符合药材包装要求的全新素色纤维布,每件重50 kg,并挂上规定标签
含量	总内酯≥2.8%,穿心莲内酯≥2.0%
水分	≤13%

5. 穿心莲与玉米套作　该栽培模式适用于广西春玉米种植区。套种玉米不仅为穿心莲苗期生长创造了遮阴环境,还提高了土地利用率,大幅增加经济效益(表8-1-5、表8-1-6,数据来源:广西桂林马岭镇大发穿心莲种植合作社)。

表8-1-5　"套作"与"单作"模式下玉米产量比较

栽培方式	亩产穗数	单　穗					折合产量(kg/亩)
		穗长(cm)	穗行数	穗粒数	千粒重(g)	穗粒重(g)	
单作	3 000	18.1	15.8	38.9	326.0	171.5	514.4
套作	3 000	18.9	17.7	37.8	325.3	169.1	507.3

表8-1-6　"套作"与"单作"模式下穿心莲产量比较

栽培方式	单　株				亩产(kg)
	株高(cm)	分枝数	鲜重(g)	干重(g)	
单作	77.5	19.4	44.5	19.0	533.6
套作	77.1	18.5	43.0	18.3	493.5

玉米—穿心莲套作田块,玉米产量507.3 kg/亩,按市场价格2.3元/kg计算,收入1 166.7元/亩;穿心莲产量493.5 kg/亩,按市场价格5.0元/kg计算,收入2 466.5元/亩,玉米和穿心莲合计收入元3 633.2元/亩。单作田块,玉米产量514.4 kg/亩,收入1 286元/亩;穿心莲产量533.6 kg/亩,收入2 668元/亩。套作模式比玉米单作总产值增收2 347.2元/亩,效益提高182.5%;比穿心莲单作增收965.2元/亩,效益提高36.1%。

三、穿心莲生产关键技术

1. 穿心莲种子处理技术　穿心莲种子小而坚硬,种皮外面有一层蜡质,吸水慢,又含有抑制发芽物质,发芽困难。才能使之发芽顺利,出苗整齐。广东、四川产区在播前都会对种子进行处理,而广西、福建两地只有少部分农户对穿心莲种子进行播前处理。经过播前处理的穿心莲地块产量要比不处理的穿心莲地块产量高出 10%～15%。具体操作方法:① 用细沙 2 份、种子 1 份放入袋中用力来回揉搓,直到种皮失去光泽,种子表面覆盖的蜡质被破坏后播种(种子多时可用碾米机处理)。② 温汤浸种,将精选的穿心莲种子放在盆中,用40～50℃的温水(标准:放手下去感觉温暖而不烫,温度超过 80 度,种子完全丧失发芽能力)浸泡 24 h,温水水面高于种子约 10 cm,每个 6 h 换 1 次水,一共换 2～3 次。浸泡好的种子用纱布包好,揉搓,以蜡质层部分磨损即可,勿摩擦过度,以免损伤种子。

2. 穿心莲套作技术　穿心莲前期喜阴凉、怕烈日,而玉米喜高温强光,有极强的边行优势,穿心莲与玉米套作既为两种作物的旺盛生长提供了有利条件,又提高了土地利用率,大大增加经济效益。该技术调查于广西春玉米种植区,其他省份穿心莲种植区可参照实施。技术要点:① 玉米品种应选择中晚熟品种。这样可在穿心莲生长期得不到较好遮阴。若选择早熟品种,则会造成穿心莲过早的暴露在强光照下,影响生长。② 玉米要稀植,株行距控制在 30 cm×60 cm,密植会挤压穿心莲生长空间,影响其品质和产量。③ 增加氮肥施用量,玉米和穿心莲都是喜肥作物,套作时要适当增加氮肥的施用量。较单作穿心莲要多施用 10～15 kg 氮肥。④ 合理灌水。穿心莲幼苗期需要湿润的环境,套种玉米后,田间通风差,水分不宜散发。因此要根据土壤情况进行灌水。保证土壤含水量低于 25%～30%时浇水。

3. 穿心莲追肥技术　穿心莲喜肥,肥沃的土壤环境利于穿心莲植株的生长,从而达到高产的效果。但在施肥过程中追肥要做到“勤施、薄施”的原则,特别是在苗期,过重的追肥不仅会造成“烧苗”情况的出现,还会影响土层结构,出现板结的情况。因次,每次追肥时氮肥用量为 4～5 kg/亩,复合肥用量为 10～15 kg/亩。

四、穿心莲生产存在问题

1. 品种混杂　长期以来,对合理开发穿心莲中药材资源认识不足,缺乏对传统地道的穿心莲药材资源的收集、整理、提纯、复壮,药材种性退化,品种混杂,造成穿心莲质量、产量下降,不利于穿心莲药材产业的可持续发展。

2. 专业化程度低、产量低　广州白云山和记黄埔中药有限公司穿心莲种植基地连片种植外,穿心莲种植多以农户分散种植为主,缺乏先进的生产技术,如先进的栽培方法、专用机械、配方施肥技术,大多利用边角地块及果园间套种,基本无灌溉条件,管理粗放,产量不高,种植效益低。同时,年轻劳动力持续向外转移,劳动力严重不足,成为阻碍了穿心莲规模化发展的主要因素。

第二节　雷公藤生产技术

雷公藤(*Tripterygium wilfordii*)又称水莽草、黄药、黄根藤、菜虫药、断肠草、山砒霜,属卫矛科雷公藤属植物,是中国特有的珍贵药用植物。雷公藤具有抗炎、抗肿瘤、抗艾滋病病毒以及免疫抑制等作用。临床上常用于治疗类风湿关节炎、红斑狼疮、肾炎及各种免疫性皮肤病等。随着研究的不断深入,临床应用的病种将日趋广泛,雷公藤的利用价值和需求量也将不断增加。雷公藤野生变家种起步较晚,福建泰宁县从 1986 年开始进行雷公藤驯化技术的研究现已形成了福建泰宁县及周边地区、浙江新昌县及周边地区两大主产区,各产区因气候、地理、人文环境不同形成了各具特色的栽培加工技术。为此,我们对雷公藤两大主产区的种植生产情况进行调查,为雷公藤规范化生产提供参考。

一、方法

参照有关资源学生态调研的调查方法,采用样地实地调查和走访问卷调查的方式,根据雷公藤药材的栽培信息,选择具有代表性的主产区进行调查。同时走访调查当地中药材生产加工企业,考察雷公藤生长环境、种质来源、产量、栽培和生产加工技术等。

二、结果

1. 生长习性及栽培历史　雷公藤对生长环境有一定要求,雷公藤喜温暖避风的环境,适宜生长在微酸性的类泥沙或红壤,排水良好的田块,pH 5～6 时生长较好。潮湿、荫蔽的泥沙土壤中不利于生长。雷公藤抗寒能力较强,产区在 -5℃ 时可不加防寒物自然越冬,但怕霜,霜害可引起雷公藤幼苗顶端和新梢冻伤,影响后续的生长。同时,雷公藤还是喜光植物,除一年生小苗在夏季怕烈日暴晒外,均喜充足阳光,光照不足影响正常生长。雷公藤主要集中在长江流域以南地区,一般分布在 300～500 m 的丘陵地和山地。福建泰宁县及周边地区、浙江新昌县及周边地区是雷公藤主要产区。

福建泰宁县是我国雷公藤最大的种植产区。其雷公藤产业发展起步最早,从 1986 年就开始进行雷公藤驯化技术研究,2001 年开始大面积人工种植。该地区以丘陵山地为主,约占该地区总面积的 81%。光照充足,雨量充沛,温和湿润,红壤分布广泛,土地深厚肥沃,利于雷公藤的生长。其核心产区位于泰宁地区,并辐射到下渠、朱口、开善和大龙等乡镇。但近年来种植雷公藤效益下降,农户逐渐放弃种植雷公藤,其总面积由高峰时期的 3.5 万亩下降到不足 1.5 万亩,多呈小面积分布(见附录彩图 23)。

浙江新昌县是我国雷公藤种植产区之一。浙江新昌县雷公藤种植起步较晚,2002 年开始大规模种植雷公藤。该地区属亚热带气候,地处中、北亚热带过渡区,温和湿润,四季分明。山地面积约占该地区总面积的 3/4,土层深厚且肥沃,保水保肥能力强,非常适合雷公藤的种植。目前新昌县已形成种植、生产、加工于一体的生产模式，是全国雷公藤加工工艺最好的地区，种植面积在 700 亩左右。浙江新昌县所产雷公藤多用于生产雷公藤多苷片。

2. 栽培种质　目前生产上栽培雷公藤主要以福建、浙江当地自种自繁种质为主。传统上认为福建种质较好，所产雷公藤总生物碱含量达 1.51%，是其他产区的 2～3 倍；浙江种质具有长势好、产量高等特点。此外，浙江新昌地区选育出雷公藤新品种"浙藤 1 号"也已在浙江地区进行生产示范，在产量、有效成分含量等方面表现优异，有很好的推广前景。

3. 栽培技术　雷公藤为多年生攀缘藤本植物，种植方式为条播和移栽。浙江新昌地区采用条播方式，福建泰宁地区采用移栽方式（表 8-2-1）。按采收部位的不同，根部采收在种植 3～5 年后秋冬季，叶片采收在种植 5～7 年后夏秋季。在生产管理上可进行扩穴、施肥等技术措施，促进生长，进而达到增产的目的。在栽培模式上，可采用混交栽培模式，提高空间利用率和单位面积产量。

表 8-2-1　雷公藤主产区种植方法

主产区	气候类型	在地面积（亩）	种质来源	移栽时间	基肥	追肥类型	是否植株调整	排水灌水	采挖方式	产量情况（kg）
福建泰宁	中亚热带季风型山地湿润气候	1 万～1.5 万	本地种质为主	11 月～翌年 3 月	每穴 0.5 kg 土杂肥或农家肥	尿素、复合肥	是	春夏季注意排水。适干旱情况浇水	人工采收	鲜叶 300～400
浙江新昌	亚热带山地气候	500～700	浙藤 1 号为主	11 月～翌年 3 月	每穴施商品有机 300 g，草木灰 400 g，菜籽饼肥 45 g	复合肥	是	春夏季注意排水。适干旱情况浇水	人工采挖	鲜根 1 500

注：叶片采收为 7 年生栽培雷公藤，鲜根采收为 3～5 年生栽培雷公藤。

（1）扦插育苗：雷公藤的繁殖方法有扦插育苗和野生驯化两种，目前福建泰宁和浙江新昌两地种植的雷公藤均采用扦插育苗的方法繁殖（见附录彩图 24、25）。两地区都有育苗地用于繁育雷公藤种苗。通过扦插育苗可以大量生产雷公藤种苗满足当地大规模种植需要，且成活率高，长势均匀，便于管理。

1）苗床准备：育苗地块宜选择东西向的山脚处或半阴的丘陵地，排灌方便，土层深厚。质地宜选疏松、肥沃、透水通气良好的砂壤土。播前深翻土地，每亩施腐熟厩肥或土杂肥 4 000 kg，过磷酸钙 50 kg，耙细整平，作宽 1.1 m，高约 15 cm 的苗床，沟宽 40 cm。有条件的地区还应搭建遮阴棚。

2）插条选择：不同树龄、不同部位的插穗生根率有明显差异。一般选择 1～2 年生、健壮无病虫害的茎枝进行扦插，用剪刀直接截成 12～15 cm 长的插穗，每段带有 3～4 节（通常不少于 2～3 个节）。将插穗按 100 段绑成捆,要防止上下头颠倒,捆好后备用。剪口要平,上剪口距芽 1～1.5 cm 处剪平,下剪口在侧芽基部或节处平剪,一般离节处 2～3 mm,剪口要平滑。

3）插条时间:扦插时间一般选在春季,在福建泰宁和浙江新昌地区扦插时间均为每年 1 月下旬～3 月中旬,日平均地温在 10℃ 以上时进行。

4）插条处理:雷公藤在扦插时可用 ATP 生根粉进行处理,以提高成活率。浙江新昌地区使用国光生根粉 500 ppm,浸泡 10～20 min 的方式对雷公藤扦插苗进行处理。

5）扦插方法:福建泰宁地区将茎枝按 8 cm×12 cm 的株行距以 75°～85° 的向北夹角,斜插在苗床上,扦插茎枝埋入土中约 2/3,露出地面约 1/3,压紧,浇足水。

浙江新昌地区扦插方法与泰宁地区相似,不同处为株行距为 10 cm×10 cm,采用直插的方式。

6）后期管理:在育苗期及定植、追肥后要多浇水,待情况适宜再浅浅地松土、除草,连续 2 遍,常保持土表疏松、湿润。在育苗期可用 0.5% 的尿素溶液作根外追肥,用量不宜多,1 亩地年总量不超过 25 kg。

7）成苗标准:福建泰宁地区标准一般控制在 1 年生左右,地上茎高 30 cm 以上,根直径（最大处）2 mm 以上,长 16 cm 以上的侧根达 3 根以上时,即可移栽。浙江新昌地区育苗时间也为 1 年,成苗标准分为 3 个等级,见表 8-2-2。

表 8-2-2　浙江雷公藤苗木的质量等级标准

级　别	地径(cm)	苗高(cm)	检疫对象	外　观　要　求
一级	≥0.8	≥80	无	植株健壮、根系发育良好
二级	≥0.6	≥60	无	植株健壮、根系发育良好
三级	≥0.4	≥60	无	植株健壮、根系发育良好

（2）移栽定植:福建雷公藤移栽时需对山林进行炼山或清理。若清理,将清理的地被物耙成带状整齐堆放于规划挖穴的行间,不能影响挖穴。并沿水平方向,隔一定距离进行带状翻土,先在带外缘挖土做梗,再里切外垫,使带面保持外高内低,带宽 80 cm～100 cm,然后再带上每隔 1 m 挖穴,穴规格为 40 cm×30 cm×30 cm,应尽量保持同行的植株在同一水平上。种植时间为当年 11 月至翌年 3 月。移栽前,在每穴中施 0.5 kg 的土杂肥或农机堆肥,苗木出圃时应修剪处理,剪去过长根须及地上茎。苗木运至种植地时应立即打浆,半日内无法完成栽植的苗木应进行假植。种植时做到苗正根舒（苗木位于穴中,根系舒展,不得窝根）、深浅适宜（深度以苗木出圃时所留茎干土痕为基准,再高出 5 cm）、穴土打紧（以两指提苗,感觉苗木稳固为准）、植后培土（苗木打紧后应再培上 10 cm 松土）。每穴栽 1 株苗,种后覆土压实苗根,非雨天浇足定根水。

浙江雷公藤一般移栽于大田。种植时间以 11 月至翌年 3 月,应选阴天定植。在宽 80～120 cm 的畦上种植 1 行或 2 行,株距 1 m。每穴栽种 1 株,定植时将苗的根系展开,扶正苗木,边覆土边轻轻向上提苗,覆土至盖没根系,压实。按每穴施商品有机肥 300 g,草木灰

400 g,菜籽饼肥 45 g,再覆土至高出苗根茎部 5 cm,压实,浇透水。

（3）施肥特点：雷公藤喜欢生长在土层深厚、肥沃、疏松、有灌溉条件砂质壤土中。因此合理施肥对雷公藤生长十分重要。福建泰宁地区种植的雷公藤管理较为粗放,一般在当年结合中耕锄草每亩施用尿素、碳酸氢铵等 10～15 kg 或淋施腐熟人畜粪尿 2 000～3 000 kg。以后每年 10～11 月每亩追施复合肥 8～13 kg。在每年 7～8 月份适当采摘部分茎叶后,每亩追施尿素、碳酸氢铵等 8～11 kg,促进茎叶的快速萌发健壮生长,以抵抗冬霜袭击,保证根、冠的协调生长,达到优质高产的目的。

浙江新昌地区种植的雷公藤施肥通常分为基肥、春肥、冬肥三部分。基肥：定植时每穴施商品有机肥 300 g,草木灰 400 g,菜籽饼肥 45 g。春肥：每年春季新稍抽生后,5 月上中旬,结合除草,施复合肥（氯化钾型）于植株根周围,15～20 kg/亩。冬肥：10 月～11 月,在植株四周 20～30 cm 处环状开沟,施入商品有机肥,400～500 kg/亩。

（4）排水灌水：福建泰宁地区属中亚热带季风气候,每年 3～4 月份梅雨季节和 6～8 月份台风季节应做好排水措施,防止积水烂根；干旱年月应适当浇水。浙江新昌地区春夏多雨季节应及时做好开沟排水,沟深保持 30～35 cm。高温季节,田间过于干旱时,应及时浇水。

（5）摘心及修剪：雷公藤在正常生长过程中,由于顶端生长优势,对萌蘖力有制约。通过摘心和剪稍去顶的办法,可削弱顶端生长,促进侧芽萌发和二次枝生长,增加分枝数。福建泰宁地区种植的雷公藤一般在冬季疏剪过长的藤蔓、细弱茎、病虫枝,剪短主茎,保留茎长度约为 50 cm。浙江新昌地区种植的雷公藤整枝的方法是 6～8 月雷公藤开花时,选晴天,及时摘除花蕾,每隔 10 日检查 1 次。5～9 月,选晴天,在新稍长到 40～60 cm 时,剪除或摘除顶芽,每隔 20 日检查 1 次。

（6）常见病虫害：雷公藤的病虫害危害比较少,但也不可忽视,加强对雷公藤的规范化管理,重视病虫害的有效防治,也是保证其优质、稳产、高效的关键措施。雷公藤生长过程中的主要病虫害有根腐病、炭疽病、卷叶蛾类幼虫、红蜘蛛、双斑锦天牛等（表 8-2-3）。

表 8-2-3　各主产区雷公藤主要病虫害及对应措施

病虫害	病虫害特点	对 应 措 施	主产区
根腐病	多发生在 6 月～8 月雨季	结合整地,每亩用 5 kg 多菌灵或 50 kg 生石灰进行土壤消毒；病穴用 5% 石灰水或退菌特 500 倍液处理；发病初期用 25% 代森锌 1：500 倍溶液或 70% 甲基托布津 1：1 500 倍液灌根。发病时,可用 50% 退菌特 600～1 000 倍液或 50% 托布津 800～1 000 倍液喷雾	福建泰宁
炭疽病	一般始于 6 月份,直至秋稍；多雨季节和高温高湿季节容易出现盛病期	选择 1 种或几种农药,7～10 日 1 次,连续喷 2～3 次。药剂有 1：1：200 波尔多液；或 50% 多菌灵可湿性粉剂 500 倍液；或 65% 代森锌可湿性粉剂 500 倍液；50% 二硝散 200 倍液；70% 甲基托布津 800～1 000 倍液；或退菌特 1 000 倍液混加 0.3%～0.5% 尿素	福建泰宁、浙江新昌

表 8-2-6　五年生厚朴雷公藤复合林生长状况

林分类型	树　种	经营密度 （株/hm²）	平均胸径 （cm）	平均树高 （m）	枝下高 （m）	基径 （cm）	支数 （支/丛）
厚朴雷公藤 复合林	厚朴	2 495	3.15	3.18	1.10		
	雷公藤	2 500				1.35	12.3
厚朴林	厚朴	2 475	2.75	2.96	0.83		
雷公藤对照		5 625				1.06	7.5

三、雷公藤生产关键技术

1. 地膜覆盖技术　浙江新昌得恩得制药有限公司栽培基地,在扦插育苗时使用了地膜覆盖技术。该项技术具有保温、保墒、抑制杂草生长的作用,更重要的是节省人工和材料。结合地膜覆盖雷公藤幼苗在扦插时可不需要进行搭棚遮阴,成活率与搭棚遮阴扦插的雷公藤相差不大,成本可节省 1 000～1 500 元。

2. 芽肥技术　福建泰宁汉堂生物制药有限公司主要以叶片为采收对象,所属雷公藤基地通常在每年的 7～9 月适当采收部分茎叶后,及时追施芽肥,促进茎叶的快速萌发和健壮生长,以抵抗冬霜袭击,保证根、冠的协调生长,达到优质高产的目的。

3. 防霜害技术　雷公藤抗寒能力较强,产区在 -5℃ 时可不加防寒物自然越冬,但怕霜,霜害可引起雷公藤幼苗顶端和新梢冻伤,影响生长。而雷公藤扦插育苗多在春季的 1 月下旬～3 月中旬时进行,易发生霜害。避免霜害的发生可在清晨、傍晚对育苗圃进行喷水,此方法可降低霜害的发生,提高幼苗的成活率。

四、雷公藤生产存在问题

1. 新药研发缓慢　雷公藤是一种常用中草药,具有活血化瘀、清热解毒、消肿散结、杀虫止血等功效。现代医疗中雷公藤的应用也十分广泛,在临床上多用于类风湿关节炎、系统性红斑狼疮、慢性肾脏病、银屑病等疾病的治疗,效果显著。但雷公藤属有毒蜜源性植物,其有效剂量与毒性剂量相似。随着雷公藤的临床应用越来越广,它的毒副作用也越来越受到人们的关注。目前雷公藤新药研发方面一直未有突破性进展,不能很好地控制有效剂量与毒性剂的关系,因此雷公藤在许多领域的应用受到限制,严重制约了雷公藤产业的发展。

2. 效益低下,农户多放弃种植　雷公藤为多年生药材,生产周期长,回报率低。以浙江新昌得恩得制药有限公司鲜根收购价格 5 元/kg 计算,种植 3 年雷公藤亩收益为 3 000～4 000 元,年收益仅为 1 000 元左右,远远低于种植其他经济作物。福建泰宁地区由于没有稳定的收购,当地农户多改种杉木和毛竹。

3. 机械化水平低,人工成本高　栽培雷公藤的种植从种到收基本依赖人工,特别是福建泰宁产区,雷公藤多种植在山地丘陵,机器无法作业。另外由于近些年年轻劳动力持续向外转移,农村劳动力的老龄化日益严重,主产区劳动力严重不足,人工成本高涨,如浙江新昌产区仅人工采挖成本已达 1 500 元/亩,严重打击了当地农户种植雷公藤的积极性。

第三节 三七生产技术

一、产地调查

2012 年 10～11 月对广西靖西和云南文山、红河、玉溪、曲靖、昆明的商品三七种植地进行调查取样,共调查了 11 个传统产地和 15 个新产地。调查采样记录见图 8 - 3 - 1,各产地信息和采样点分布见表 8 - 3 - 1 和图 8 - 3 - 2。

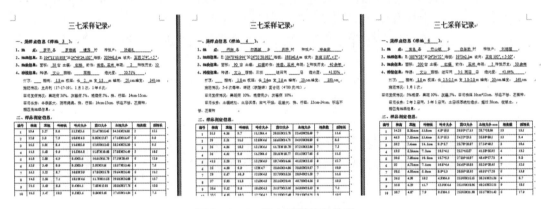

图 8 - 3 - 1 三七采样记录信息

表 8 - 3 - 1 2012 年三七采样地的地理信息和生境概况

	产 地	经度(E)	纬度(N)	海拔(m)	土壤类型	坡向及坡度	地 貌
传统产区	文山西畴么撒	104°37′	23°25′	1 510	黄壤	正东	梯田上部台地
	文山砚山江那	104°18′	23°39′	1 603	红棕	西北	丘陵下部台地
	文山砚山干河	104°26′	23°42′	1 479	黄棕	正西南,<2°	丘陵顶部坡地
	文山文山市东山	104°14′	23°26′	1 597	黄棕	正东,4～8°	丘陵上部坡地
	文山文山市平坝	104°08′	23°15′	1 756	红壤	正南	丘陵上部台地
	文山马关马白	104°27′	22°57′	1 443	水稻土	西南,<5°	丘陵中部坡地
	文山马关夹寒箐	104°23′	23°03′	1 325	黄棕	东南	丘陵下部水稻田
	文山丘北锦屏	104°10′	23°59′	1 481	红壤	西北,<3°	丘陵中部坡地
	文山丘北双营	104°08′	24°09′	1 449	红壤	东南	台地
	文山广南珠街	104°53′	23°46′	1 728	红壤	西	山顶中部坡地
	广西靖西禄峒	106°19′	23°08′	762	红壤	西北	台地

（续表）

产　地	经度（E）	纬度（N）	海拔（m）	土壤类型	坡向及坡度	地　貌
昆明官渡小哨	102°58′	25°11′	1 986	红壤	东南，<2°	丘陵中部坡地
昆明寻甸功山	103°20′	25°44′	2 114	红壤	东南，<5°	山脚坡地
昆明宜良竹山	103°04′	24°34′	1 973	红壤	正南向，5~10°	山顶坡地
昆明石林圭山	103°38′	24°44′	2 130	红壤	西南，<2°	丘陵中部坡地
红河弥勒西一	103°15′	24°26′	2 091	红壤	西南，<3°	丘陵中部坡地
红河建水官厅	102°42′	23°27′	1 975	红壤	东南向，10~15°	山顶坡地
红河建水普雄	102°59′	23°33′	1 898	红壤	西南向，5~10°	丘陵上部坡地
红河石屏牛街	102°34′	23°27′	2 094	红壤	东北向，<2°	丘陵中部坡地
红河屏边戈纪	103°43′	23°15′	1 778			
红河屏边阿姆黑	103°40′	23°19′	1 679			
红河屏边	103°41′	23°22′	1 951			
玉溪红塔春和	102°26′	24°25′	1 921	红壤	正北，<3°	低山脚坡地
曲靖师宗竹基	104°00′	24°53′	1 881	红壤	东南向，<3°	丘陵中部坡地
曲靖罗平罗雄	104°11′	24°49′	2 034	红黄壤	正西向，<5°	山顶坡地
曲靖富源富村	104°32′	25°29′	1 804	红黄壤	正东向，<15°	山中部坡地

（说明：左侧纵向合并单元格标注为"新产区"）

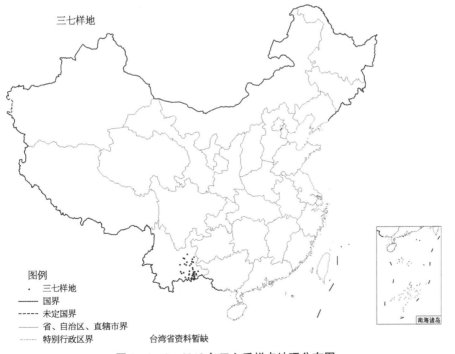

图 8-3-2　2012 年三七采样点地理分布图

2013 年 10 月对云南文山、红河、曲靖、昆明的商品三七种植地进行调查取样,共调查了 7 个传统产地和 6 个新产地。各产地信息和采样点分布见表 8-3-2。

表 8-3-2 2013 年三七采样地的地理信息和生境概况

	产 地	经度 (E)	纬度 (N)	海拔 (m)	土壤 类型	坡向及坡度	地 貌
传统产区	文山西畴蚌谷	104°38′	23°23′	1 403	黄壤	偏西	梯田上部台地
	文山砚山平远	103°44′	23°45′	1 464	红壤	东偏南	丘陵台地
	文山砚山干河	104°26′	23°42′	1 479	黄棕	西南,<2°	丘陵顶部坡地
	文山文山市杨柳井	104°17′	23°12′	1 467	红壤	东南,3°	丘陵上部坡地
	文山文山市东山	104°19′	23°28′	1 580	黄棕壤	东偏南,<5°	山中部坡地
	文山马关八寨	104°5′	22°59′	1 690	红壤	东北,<8°	山中下部坡地
	文山马关蔑厂	104°0′	22°53′	1 648	红砂壤	东南,<15°	山中部坡地
新产区	昆明嵩明滇源	102°51′	25°14′	1 970	红壤		丘陵下部平地
	红河泸西平田	103°54′	24°35′	1 935	红壤	西,<1°	丘陵上部坡地
	红河蒙自冷泉	103°12′	23°12′	1 677	黄壤	西北,2°	丘陵中部坡地
	曲靖麒麟东山	104°3′	25°10′	1 896	红壤	偏东,<1°	丘陵顶部坡地
	曲靖陆良召夸	103°44′	24°25′	2 021	红壤	东偏南,<2°	丘陵地
	曲靖宣威于家河口	104°3′	25°58′	2 111	红壤	西北,<15°	丘陵地

二、栽培及加工情况调查

1. 种植制度调查　经过调查,三七种植绝大部分采用育苗移栽的"一二"制栽培方式,即育苗 1 年,移栽 2 年起七(见附录彩图 29),少量有直播栽培和"一三"制栽培方式。

2. 建棚方式调查　三七种植全部采用人工建造荫棚方式种植(见附录彩图 30、31)。建棚材料有玉米秆棚、杉树枝棚、蕨草棚、遮阳网棚、杉树枝+遮阳网棚。七权(建棚支撑材料)一般采用杉树,两排七权的距离为 1.7~2.0 m,七权长 2.0~2.2 m,棚高 1.7~1.8 m。一年生种苗荫棚遮透光率为 10%~15%,即园内光照强度为自然光的 10%~15%,二年生在 20%~25%,三年生在 25%~40%。

3. 理墒作畦方式调查　三七种植要理高畦。一般在荫棚下采用人工开沟,将沟内的土壤提到两边作畦。将畦沟开挖结束后,将整理畦面,一般采用钉耙进行整理,将畦面赶平,在整理时要求将畦面做成中间略鼓,以便于雨季排水,在整理过程中清除畦面的石块或杂草等物。畦面宽 120~140 cm,长度根据地形酌定,一般超过百米时要留出腰沟,腰沟可较宽,作为主行道及主排水沟。畦高根据坡度的大小为 20~25 cm 之间,沟的宽 30~50 cm,下宽 20 cm 左右(如附录彩图 32)。

4. 种植密度调查　三七种子播种密度在(4~5)cm×5 cm,一般直接用做好的压穴器压孔播种(见附录彩图 33),亩育苗 12 万~15 万株。三七种苗种植密度在(10~15) cm×15~20 cm 之间,亩定植三七种苗 2.5 万~3.2 万株。

5. 产地初加工调查　2011~2013 年,笔者连续几年对文山三七交易市场和产地初加工进行了深入调研,发现三七产地初加工分为:分拣——晾晒——揉搓——筛灰——抛光——分级——商品三七。分拣采用人工方法将三七地下块茎的剪口、主根、筋条和须根分开,剪口、主根、须根直接在太阳下晾晒、揉搓干,晾晒方式有室外空地晾晒、大棚里晾晒和烤房烘干法,以直接在大棚里晾晒、堆捂和揉搓效果最好,烘干三七外观不佳。晾晒干三七直接筛灰分级后,送到市场交易。有些做饮片的三七还进行抛光处理,进入药厂药材不需抛光。

三、调查分析结果

(一)不同三七产地三七农艺性状比较

1. 三七传统产区和新产区的生境比较　三七传统产区的经度在东经 104°08′~106°19′,纬度在北纬 22°57′~23°42′,海拔一般在 1 325~1 756 m(除广西靖西为762 m);而三七新产区经度在东经 102°26′~104°00′,纬度在北纬 23°27′~25°42′,海拔一般在 1 881~2 130 m。这表明三七新产区明显向西、向北和向高海拔地区在迁移。传统产区三七种植地海拔均低于 1 800 m,新产区海拔都接近 1 900 m 或以上。三七传统产区的种植土壤是以红壤为主,黄棕壤、黄壤和水稻土等土壤类型也有利用,地貌多为丘陵中上部的台地、坡地,也有丘陵下部台地甚至水稻田,地块坡度均较小;而三七新产区的种植土壤全部是红壤,地貌基本选择有一定坡度的丘陵中上部坡地或山上坡地(利于通风排水)。见表 8-3-1 和图 8-3-1。

2. 三七传统产区和新产区的农艺性状比较　不同产地三七植株形态存在显著差异,其中三七植株株高以红河石屏牛街(HSN)植株最高,文山马关夹寒箐(WMJ)水稻田种植的三七和昆明官渡小哨(KGX)、寻甸功山(KXG)等地植株较低矮;茎粗以红河石屏牛街、昆明石林圭山(KSG)和红河建水官厅(HJG)较粗壮,文山砚山江那(WYJ)和文山马关夹寒箐(WMJ)较细;叶片以文山砚山干河(WYG)、昆明石林圭山、红河石屏牛街等地植株叶柄长、叶片长和叶片宽均较大,昆明官渡小哨(KGX)、广西靖西禄峒(GJL)、文山砚山江那等地植株叶片较小;剪口以昆明寻甸功山、红河石屏牛街、昆明石林圭山等地较粗长,文山马关马白(WMM)、广西靖西禄峒、昆明官渡小哨等地较细长,文山文山市东山(WWD)、文山砚山干河(WYG)等地较粗短,文山西畴么撒(WXM)和文山砚山江那剪口较小;主根以红河建水官厅、红河石屏牛街、昆明石林圭山、文山砚山干河、玉溪红塔春和(YXC)等地较长,文山市东山、红河弥渡西一(HMX)、昆明石林圭山、文山市平坝(WWP)等地较粗,文山马关夹寒箐、文山丘北双营(WQS)、文山砚山江那、昆明官渡小哨等地主根较细小;支根数以红河建水官厅、红河建水普雄(HJP)、文山砚山干河等地较多,根长以文山砚山江那、昆明石林圭山、文山西畴么撒等地较长,文山马关夹寒箐支根数最少且根长较短。见表 8-3-3。

表8-3-3　不同产地三七农艺性状比较（$\bar{x}±s$, $n=20$)

编号	株高(cm)	茎粗(mm)	叶柄长(cm)	叶片长(cm)	叶片宽(cm)	剪口长(mm)	剪口粗(mm)	块根长(mm)	块根粗(mm)	支根数(条)	根长(cm)
WXM	29.57±7.35ghi	6.02±1.12cde	7.49±1.60jk	11.70±2.24def	4.36±0.94cdef	24.95±4.17cdefgh	13.97±3.27i	37.92±11.21fgh	23.60±5.27def	6.5±2.6cdef	16.04±3.65abc
WYJ	25.22±6.07ijk	4.06±0.80j	7.62±1.36ijk	10.12±1.17g	3.70±0.62fg	24.51±7.41defgh	15.25±4.87hi	34.27±8.21h	20.61±4.23f	4.3±2.0gh	16.99±3.09a
WYG	45.22±4.52ab	6.82±0.82b	11.35±0.94a	14.18±0.82ab	5.53±0.43a	25.62±4.51bcdefgh	22.71±3.12ab	49.13±6.80abcd	22.80±2.46ef	8.9±2.2ab	14.54±1.34bcdef
WWD	38.98±9.17cd	7.40±1.11a	9.08±1.11fgh	13.19±1.34bc	4.92±0.59abc	23.69±5.73efghi	24.89±3.56a	42.10±8.94defg	34.56±5.24a	7.0±2.5cde	11.55±2.38ghi
WWP	35.94±7.47def	6.30±0.86bc	8.78±1.25hg	12.07±1.79cde	4.41±0.84cdef	22.38±6.21hi	18.88±6.41cdef	38.67±10.59efgh	28.25±5.28bc	7.3±2.9bcde	15.24±3.58abcd
WMM	26.66±6.90i	4.90±0.62ghi	9.50±1.52defg	11.36±1.66ef	4.03±0.50def	28.59±3.37abc	15.89±4.74ghi	33.33±7.92hi	22.23±4.57ef	6.6±2.1cde	12.50±2.47fghi
WMJ	20.75±2.00k	4.46±0.29ij	8.30±0.93hij	11.60±0.19def	3.75±0.21fg	23.45±1.81fghi	17.07±2.25fgh	27.07±3.16i	23.70±3.04def	0.9±0.4i	8.33±1.06j
WQJ	32.24±6.93fgh	5.55±0.78def	8.93±1.44gh	12.22±1.63cde	4.42±0.76cdef	26.16±3.95bcdefg	20.67±5.10bcd	39.80±7.09efgh	26.42±5.33cde	7.7±2.0abc	15.00±2.68abde
WQS	29.43±5.34ih	5.52±0.96defg	8.49±1.31ghi	10.08±0.97g	3.86±0.28defg	22.85±3.16ghi	18.47±3.75defg	27.16±5.65i	23.22±4.10ef	4.0±2.7h	12.81±2.94efghi
GJL	28.11±4.42ih	4.67±0.69hi	7.24±1.07k	10.03±2.46g	3.95±1.28def	27.26±5.19bcde	13.90±2.36i	35.45±6.21gh	20.59±3.38f	6.4±2.2def	11.28±2.50i
KGX	21.65±5.12jk	5.46±0.76efg	6.69±0.74k	8.62±1.23h	3.18±0.54g	28.20±5.13abcd	15.81±3.07ghi	32.83±4.76hi	20.98±6.30f	4.3±1.4gh	12.62±2.46fghi

（续表）

编号	株高 (cm)	茎粗 (mm)	叶柄长 (cm)	叶片长 (cm)	叶片宽 (cm)	剪口长 (mm)	剪口粗 (mm)	块根长 (mm)	块根粗 (mm)	支根数 (条)	根长 (cm)
KXG	21.58± 4.44jk	5.10± 0.89fgh	8.62± 1.15gh	10.72± 1.11fg	3.82± 0.59efg	31.60± 5.12a	23.02± 4.39ab	44.78± 15.50bcdef	25.55± 5.48cde	4.6± 3.1fgh	11.15± 3.58i
KYZ	34.08± 8.76efg	6.17± 1.12cd	9.23± 2.30efgh	10.88± 2.17g	4.28± 0.53cdef	24.72± 3.52defgh	16.55± 4.18fghi	42.17± 10.88defg	25.21± 6.26cdef	6.2± 3.2defg	12.90± 3.33efgi
KSG	41.45± 5.25bc	7.74± 0.83a	11.21± 1.68ab	14.34± 1.72a	5.01± 0.59abc	29.29± 7.10ab	21.11± 4.04bcd	51.23± 10.07ab	28.04± 4.46bc	5.6± 3.1efgh	16.17± 6.37ab
HMX	38.45± 10.07cde	6.05± 1.08cde	9.99± 1.62cdef	12.95± 1.42c	4.93± 0.71abc	24.51± 4.45defgh	21.84± 5.03bc	43.86± 14.11cdef	31.37± 8.27ab	8.0± 2.7abcd	11.72± 2.55ghi
HJG	42.18± 7.82bc	7.66± 1.12a	10.53± 1.44abc	14.20± 1.67ab	5.23± 0.60ab	28.10± 4.90abcd	21.50± 4.82bc	55.36± 16.15a	26.71± 4.45cde	9.5± 3.5a	13.64± 2.29defgh
HJP	36.02± 6.11def	6.03± 1.04cde	8.52± 1.21ghi	12.64± 1.23cd	4.58± 0.60bcd	25.86± 4.27bcdefgh	20.13± 3.76bcde	45.43± 14.05bcde	24.05± 4.15def	8.4± 2.3abc	13.90± 2.66cdefg
HSN	48.47± 10.21a	7.86± 1.01a	10.95± 2.17abc	14.00± 1.50ab	5.37± 0.70a	31.10± 7.68a	21.65± 4.02bc	54.36± 12.93a	25.87± 5.41cde	7.5± 3.4bcd	14.50± 4.44bcdef
YHC	25.41± 4.48ij	6.17± 1.22cd	10.19± 1.85cde	12.68± 1.67cd	4.80± 1.50abc	26.99± 5.24bcdef	22.65± 4.74ab	49.86± 8.71abc	24.49± 6.03def	6.7± 2.8cde	13.64± 3.13defgh
QSZ	31.32± 4.77gh	5.10± 0.76fgh	10.29± 0.94bcd	12.22± 0.83cde	4.52± 0.33bcde	20.59± 3.98i	17.60± 4.52efgh	34.49± 10.23h	25.43± 7.48cdef	6.1± 3.4defg	10.70± 2.80i

注：同列不同字母代表差异显著，$P<0.05$。

三七植株地上部分干重以红河石屏牛街最高,达 11.88 g/株,其次为红河建水官厅和昆明石林圭山,昆明官渡小哨最低,仅为红河石屏牛街地上部分干重的 22%;不同产地三七地下部分干重范围在 6.22～22.44 g/株(表 8-3-4),其中剪口以红河石屏牛街、文山西畴么撒、文山市东山的干重较高,块根以昆明石林圭山、文山西畴么撒的干重较高,根条以红河建水官厅、红河石屏牛街、红河建水普雄的较高,地下部分总重以红河石屏牛街、红河建水官厅、文山西畴么撒和昆明石林圭山的较高,均超过 20 g/株。不同产地三七植株地上地下质量比一般在 2.0 以上,其中文山西畴么撒和昆明石林圭山最高,分别为 2.82 和 2.76,文山砚山干河、文山丘北江那、红河弥渡西一和红河石屏牛街四产地的地上地下质量比为 1.90～1.99,而文山马关夹寒箐仅为 1.29,这可能同该地土地类型为丘陵下部水稻田,田间土壤通透气较差有关。

表 8-3-4 不同产地三七植株产量组成比较

编 号	地上部分(g/株)				地下部分(g/株)			地下/地上质量比
	叶	茎	叶+茎	剪口	块根	根条	剪口+块根+根条	
WXM	5.29	2.23	7.52	4.28	13.62	3.32	21.22	2.82
WYJ	2.52	1.02	3.54	1.54	4.67	1.95	8.15	2.31
WYG	3.58	2.05	5.63	2.49	6.75	1.65	10.88	1.93
WWD	4.84	2.41	7.24	4.01	10.18	1.64	15.83	2.18
WWP	4.07	2.06	6.13	2.32	6.98	3.56	12.85	2.10
WMM	4.85	2.08	6.93	2.15	8.57	3.75	14.47	2.09
WMJ	4.52	1.33	5.85	2.28	4.33	0.95	7.56	1.29
WQJ	2.91	1.28	4.19	1.82	4.76	1.76	8.34	1.99
WQS	2.24	0.90	3.14	1.69	4.78	0.31	6.78	2.16
GJL	2.69	1.11	3.80	2.04	4.54	1.36	7.93	2.09
KGX	1.96	0.63	2.59	0.64	4.72	0.85	6.22	2.40
KXG	3.12	0.98	4.10	1.38	8.20	1.75	11.32	2.76
KYZ	3.54	2.24	5.78	2.30	9.54	2.28	14.11	2.44
KSG	5.66	2.86	8.51	2.56	14.14	4.20	20.90	2.46
HMX	3.60	1.66	5.26	1.26	6.51	2.19	9.96	1.90
HJG	6.11	3.14	9.25	3.60	12.14	6.71	22.44	2.43
HJP	4.31	1.98	6.29	2.34	7.28	5.36	14.98	2.38
HSN	7.37	4.51	11.88	4.53	11.90	6.28	22.70	1.91
YHC	5.04	1.64	6.68	2.55	9.22	4.55	16.31	2.44
QSZ	4.00	1.76	5.76	2.35	8.78	1.67	12.80	2.22

同传统产区相比,新产区三七植株除须根长、剪口重两项农艺性状指标较传统产区略有降低外,其他农艺性状指标均较传统产区有不同程度提高,其中提高幅度较大的有根条重、

块根重、地下部分总重(剪口+块根+根条)、茎重、地上部分总重(叶+茎)、主根长等农艺指标,增加幅度均超过 20%,而且主根长的差异达到显著水平(表 8-3-5)。

表 8-3-5 三七传统产区和新产区农艺性状比较

产 区	传统产区	新产区	产 区	传统产区	新产区
株高(cm)	31.21±7.16	34.06±9.08	须根长(cm)	13.43±2.62	13.09±1.64
茎粗(mm)	5.57±1.08	6.33±1.06	叶干重(g/株)	3.75±1.11	4.47±1.59
叶柄长(cm)	8.68±1.19	9.62±1.37	茎重(g/株)	1.65±0.57	2.14±1.13
叶片长(cm)	11.66±1.37	12.20±1.95	叶+茎重(g/株)	5.40±1.62	6.61±2.67
叶片宽(cm)	4.29±0.58	4.70±0.72	剪口重(g/株)	2.46±0.94	2.35±1.13
剪口长(mm)	24.95±1.99	27.10±3.33	块根重(g/株)	6.92±3.07	9.24±2.84
剪口粗(mm)	18.17±3.70	20.19±2.60	根条重(g/株)	2.03±1.15	3.58±2.10
块根长(mm)	36.49±6.67	45.44±7.63*	剪口+块根+根条(g/株)	11.40±4.67	15.17±5.50
块根粗(mm)	24.60±4.42	26.31±2.69			
根条数	5.95±2.29	6.66±1.65	地下地上质量比	2.18±0.38	2.33±0.26

注:* 表示达到显著水平。

3. 不同产地三七植株农艺性状的聚类分析 为了研究不同产地三七植株的相似性,根据 21 个农艺性状指标计算材料间欧式平方距离,对 20 个产地采用组间连接法进行聚类分析,结果见图 8-3-3。当欧式平方距离在标尺上为 7 时,20 个产地可以分为 4 组。Ⅰ组分别将 4 个传统产区文山市平坝、文山市东山、文山丘北锦屏、文山西畴么撒和 4 个新产区昆

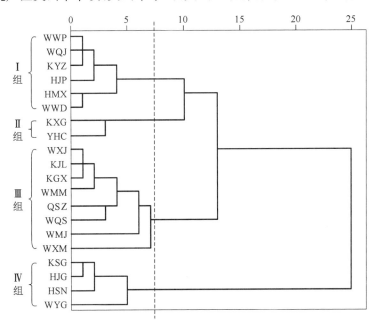

图 8-3-3 不同产地三七主要农艺性状的聚类图

明宜良竹山、红河建水普雄、曲靖师宗竹基、红河弥渡西一聚为一类,表明从综合农艺性状来评价宜良、普雄等4个新产区同文山市平坝、东山等4个传统产区所生产的三七比较一致。Ⅲ组分别将5个传统产区文山马关马白、文山马关夹寒箐、文山砚山江那、文山丘北双营、广西靖西禄峒和新产区昆明官渡小哨聚为一类,表明新产区昆明官渡小哨同马关马白、甲寒箐等5个传统产区所生产的三七比较一致。Ⅳ组分别将3个新产区红河建水官厅、红河石屏牛街、昆明石林圭山和传统产区的文山砚山干河聚为一类,表明官厅、牛街、圭山3个新产区同传统产区砚山干河所生产的三七比较一致。新产区的昆明寻甸功山和玉溪红塔春和两个产地单独聚为Ⅱ组,两产地也分别为三七种植分布的最北线和最西线,进一步聚类分析Ⅱ组同Ⅰ组比较接近(当欧式平方距离在标尺上为10时可聚为一组),表明功山和春和两个新产地同文山市平坝、东山等传统产地所生产的三七比较接近。4个组之间比较,Ⅰ、Ⅱ、Ⅲ组间距离较近,当欧式平方距离在标尺上为14时可聚成一大组,而Ⅳ组同其他三组的距离较远,单独成一个类别。

4. 三七植株农艺性状的相关分析和回归分析　三七植株各农艺性状间具有紧密的联系。三七块根长同植株株高、茎粗、叶柄长、叶片长、叶片宽、叶重、茎重、叶+茎重、剪口粗、根条数等性状指标极显著正相关,同剪口长呈显著正相关;块根粗同植株茎粗、剪口粗两性状指标极显著正相关,同株高、叶片长、叶片宽呈显著正相关,而同剪口长粗比呈极显著负相关;块根重同植株茎粗、叶片长、叶片宽、叶重、茎重、叶+茎重、块根长、剪口重、根条重等性状指标极显著正相关,同株高、叶柄长呈显著正相关。三七剪口粗同植株茎粗、叶柄长、叶片长等性状指标极显著正相关,同株高、叶片宽呈显著正相关;剪口重同植株株高、茎粗、叶片长、叶片宽、叶重、茎重、叶+茎重、根条重等性状指标极显著正相关,同块根长呈显著正相关(表8-3-6)。

进一步对三七块根干重与其他农艺性状间的关系进行逐步回归分析,建立最优回归方程:

$$Y_{1(块根干重)} = -2.68 + 0.611X_2 + 1.776X_5 + 3.342X_6 + 2.673X_7 - 0.237X_{11} - 0.158X_{16} - 0.667X_{18} - 0.952X_{19} - 24.060X_{20}(n=20, F=77.174^{**})$$

多元回归分析表明,茎粗(X_2)、叶片宽(X_5)、叶片长/宽(X_6)、叶干重(X_7)、剪口宽(X_{11})、根条数(X_{16})、剪口干重(X_{18})、根条干重(X_{19})和地上地下质量比(X_{20})是影响块根干重的主要因子。各农艺性状指标对块根干重的偏回归系数绝对值大小顺序为地上地下质量比$r(y, X_{20}) = -0.972^{**} >$叶干重$r(y, X_7) = 0.918^{**} >$根条干重$r(y, X_{19}) = -0.859^{**} >$剪口宽$r(y, X_{11}) = -0.779^{**} >$叶片宽$r(y, X_5) = 0.731^{**} >$茎粗$r(y, X_2) = 0.644^* >$剪口干重$r(y, X_{18}) = -0.606^* >$叶片长/宽$r(y, X_6) = 0.587^* >$根条数$r(y, X_{16}) = -0.394$。

进一步对三七剪口干重与其他农艺性状间的关系进行逐步回归分析,建立最优回归方程:

$$Y_{2(剪口干重)} = 7.28 - 0.038X_1 - 0.535X_3 + 0.304X_4 + 0.987X_5 - 0.640X_9 - 0.137X_{11} - 0.981X_{12} + 0.939X_{17} - 0.170X_{18} - 0.459X_{19} - 7.816X_{20}(n=20, F=40.631^{**})$$

表 8-3-6　三七各农艺性状间相关分析(n=20)

性状	X_1	X_2	X_3	X_4	X_5	X_6	X_7	X_8	X_9	X_{10}	X_{11}	X_{12}	X_{13}	X_{14}	X_{15}	X_{16}	X_{17}	X_{18}	X_{19}	X_{20}	X_{21}
株高 X_1	1																				
茎粗 X_2	0.844[2]	1																			
叶柄长 X_3	0.716[2]	0.657[2]	1																		
叶片长 X_4	0.771[2]	0.735[2]	0.818[2]	1																	
叶片宽 X_5	0.850[2]	0.779[2]	0.802[2]	0.727[2]	1																
叶片长/宽 X_6	-0.385	-0.279	-0.159	0.152	-0.523[1]	1															
叶重 X_7	0.557[1]	0.678[2]	0.601[2]	0.741[2]	0.591[2]	0.119	1														
茎重 X_8	0.798[2]	0.802[2]	0.660[2]	0.714[2]	0.751[2]	-0.206	0.904[2]	1													
叶+茎重 X_9	0.668[2]	0.744[2]	0.639[2]	0.748[2]	0.669[2]	-0.010	0.985[2]	0.964[2]	1												
剪口长 X_{10}	0.078	0.268	0.156	0.123	0.041	0.117	0.305	0.296	0.309	1											
剪口粗 X_{11}	0.515[1]	0.632[2]	0.646[2]	0.683[2]	0.542[2]	0.018	0.336	0.346	0.347	0.221	1										
剪口长/粗 X_{12}	-0.447[1]	-0.475[1]	-0.496[2]	-0.564[2]	-0.476[1]	0.029	-0.139	-0.162	-0.151	0.324	-0.810[2]	1									
块根长 X_{13}	0.706[2]	0.796[2]	0.694[2]	0.729[2]	0.772[2]	-0.204	0.623[2]	0.696[2]	0.668[2]	0.526[1]	0.669[1]	-0.372	1								
块根粗 X_{14}	0.501[1]	0.625[2]	0.420	0.500[1]	0.512[1]	-0.111	0.346	0.397	0.374	-0.110	0.648[2]	-0.635[2]	0.400	1							
块根长/粗 X_{15}	0.373	0.378	0.467[1]	0.337	0.511[1]	-0.311	0.360	0.436	0.400	0.479[1]	0.206	0.004	0.734[2]	-0.206	1						
根条数 X_{16}	0.724[2]	0.591[2]	0.492[1]	0.585[2]	0.687[2]	-0.392	0.345	0.508[1]	0.419	0.129	0.409	-0.257	0.690[2]	0.290	0.525[1]	1					
须根长 X_{17}	0.368	0.334	0.123	0.224	0.242	-0.157	0.157	0.291	0.215	0.153	-0.017	0.101	0.375	-0.056	0.329	0.393	1				
剪口重 X_{18}	0.566[2]	0.640[2]	0.367	0.596[2]	0.576[2]	-0.105	0.833[2]	0.815[2]	0.845[2]	0.068	0.220	-0.161	0.466[1]	0.292	0.252	0.372	0.215	1			
根条重 X_{19}	0.524[1]	0.605[2]	0.481[1]	0.607[2]	0.520[1]	0.032	0.809[2]	0.774[2]	0.814[2]	0.434	0.274	-0.026	0.739[2]	0.148	0.592[2]	0.574[2]	0.410	0.577[2]	1		
块根重 X_{20}	0.501[1]	0.716[2]	0.514[1]	0.563[2]	0.589[2]	-0.138	0.805[2]	0.771[2]	0.810[2]	0.317	0.262	-0.064	0.639[2]	0.427	0.424	0.365	0.331	0.738[2]	0.661[2]	1	
地上地下质量比 X_{21}	-0.028	-0.206	0.068	0.121	-0.075	0.353	0.040	-0.029	0.013	-0.266	-0.011	-0.148	-0.325	-0.024	-0.434	-0.352	-0.497[1]	-0.058	-0.255	-0.448[1]	1

注:1) 在 0.05 水平(双侧)上显著相关;2) 在 0.01 在 0.05 水平(双侧)上显著相关。

多元回归分析表明,株高(X_1)、叶柄长(X_3)、叶片长(X_4)、叶片宽(X_5)、叶+茎干重(X_9)、剪口粗(X_{11})、剪口长/粗(X_{12})、须根长(X_{17})、块根干重(X_{18})、根条干重(X_{19})和地上地下质量比(X_{20})是影响剪口干重的主要因子。各农艺性状指标对剪口干重的偏回归系数绝对值大小顺序为须根长$r(y,X_{17})=0.939^{**}>$叶柄长$r(y,X_3)=-0.925^{**}>$根条干重$r(y,X_{18})=-0.898^{**}>$叶片宽$r(y,X_5)=0.866^{**}>$剪口粗$r(y,X_{11})=-0.862^{**}>$地上地下质量比$r(y,X_{20})=-0.845^{**}>$叶片长$r(y,X_4)=0.785^{**}>$剪口长/粗$r(y,X_{12})=-0.731^{*}>$株高/$r(y,X_1)=-0.650^{*}>$块根干重$r(y,X_{18})=-0.632^{*}>$叶+茎$r(y,X_9)=-0.620$。

5. 小结 三七为名贵中药材。近几年来三七价格的持续高涨,促进了三七种植面积逐年大幅增加。三七生产上连作障碍问题非常严重,导致传统产地土地轮换周转困难,现生产基地大规模向红河、昆明、曲靖等新产区扩展。本次调查发现,文山州的文山、马关、砚山3个三七传统生产大县现主要从事三七种子和种苗的生产,商品三七生产是大规模向西、向北外扩展,其中最北发展到昆明寻甸功山,向西扩展到红河石屏牛街和玉溪红塔黄草坝,向东是向曲靖师宗、罗平和文山的西畴、广南在发展;而历史上的传统产地广西靖西和德保现在还是处在恢复生产阶段,种植面积不大。三七传统产地海拔一般在1 300～1 800 m之间,陈中坚等也在三七基地区划时将海拔1 400～1 800 m作为三七最适宜的种植区,将海拔1 000～1 400 m和1 800～2 000 m之间作为三七适宜种植区域;本研究发现三七新产区海拔一般在海拔1 800～2 000 m的适宜种植区内,少部分在海拔2 000～2 130 m。研究表明,三七种植适合中低山斜坡及缓丘地貌,以碳酸盐岩和碎屑岩混合型黄红壤区和碳酸盐岩红壤区为最适宜和适宜土壤。本次调查发现,三七传统产区由于连作障碍可供选择的种植地有限,多种地貌和土壤类型都在利用;而新产区可供选择的多,种植地貌多选择在有一定坡度的丘陵中上部坡地或山上坡地(利于通风排水),种植土壤全部是红壤。

三七不同产地植株在株高、茎粗、块根大小、支根数等农艺性状的差异较大,其中红河石屏牛街、昆明石林圭山、红河建水官厅等地所产三七植株高大粗壮、块根和剪口大、支根发达,昆明官渡小哨、广西靖西禄峒、文山砚山江那等地的植株较瘦小,块根和剪口也较小。三七新产区植株地下部分的块根、根条大小与重量较传统产区有大幅度提高,这可能同新产区海拔较高(均在1 800 m以上),昼夜温差大,有利于三七地下部分淀粉等糖分物质的积累有关。进一步聚类分析表明,红河建水官厅、红河石屏牛街、昆明石林圭山3个新产区和传统产区文山砚山干河聚为一类,该类产地环境条件下所产三七植株高大粗壮、单株生物量和经济产量高,为三七高产区域;昆明宜良竹山、红河建水、曲靖师宗竹基、红河弥渡西一、昆明寻甸功山和玉溪红塔春和6个新产区同传统产区文山平坝、文山东山、文山丘北锦屏和文山西畴么撒聚为一大类,该类产地环境条件下所产三七植株较高大,单株生物量和经济产量较高,为三七中产区域;而传统产区的文山马关马白、文山马关夹寒箐、文山砚山江那、文山丘北双营、广西靖西禄峒和新产区昆明官渡小哨聚为一类,该类产地环境条件下植株瘦小、单株生物量和经济产量较低,为三七低产区域。

相关性分析表明,三七主要经济产量指标块根、剪口的大小和重量,同植株地上部分的株高、茎粗、叶片大小、叶重和茎重显著正相关;在生产上要注意三七地上部分的养护,以提高单株三七经济产量。回归分析表明茎粗、叶片宽、叶片长/宽、叶干重、剪口宽、根条数、剪口干重、根条干重和地上地下质量比是影响块根干重的主要因子；株高、叶柄长、叶片长、叶片宽、叶＋茎干重、剪口粗、剪口长/粗、须根长、块根干重、根条干重和地上地下质量比是影响剪口干重的主要因子。本研究只是对三七新产区和传统产区的产地环境和植株农艺性状与产量组成进行了考察、评价和分析，为了更加准确的评价三七生态适宜性，合理选择三七新产地，下一步还需进行新产区的三七品质检测与评价，以期为三七的引种栽培和制定三七生产区划提供更加详细的信息与科学依据。

（二）不同三七产地土壤比较

对三七传统产地和新产地土壤理化性状进行分析测定，发现土壤 pH 在 4.21～7.39 之间，一般含量为 6.0 左右；三七田间土壤水分 22.85%～30.68%，土壤有机质 25.65～47.56 g/kg，全氮 1.16%～3.01%，碱解氮 92.01～225.57 mg/kg，硝态氮 1.68～143.00 mg/kg，铵态氮 0.81～3.82 mg/kg，全磷 0.52～2.35 mg/kg，速效磷 4.44～60.83 mg/kg，全钾 3.20～23.16 mg/kg，速效钾 83.11～820.17 mg/kg（表 8‑3‑7）。土壤以酸性为主，养分含量中速效钾含量高。

表 8‑3‑7　不同三七产地土壤理化性状比较

产　地	pH	水分(%)	有机质(g/kg)	全氮(g/kg)	碱解氮(mg/kg)	硝态氮(mg/kg)	铵态氮(mg/kg)	全磷(g/kg)	速效磷(mg/kg)	全钾(g/kg)	速效钾(mg/kg)
曲靖麒麟东山1	6.88	26.69	42.90	2.02	155.82	63.67	1.36	1.45	13.71	4.20	311.32
曲靖麒麟东山2	7.39	25.06	47.37	2.22	176.60	111.49	0.81	1.38	14.76	4.18	356.21
曲靖陆良召夸	5.28	22.85	33.44	1.44	102.40	10.97	0.97	1.07	40.37	5.05	125.95
文山砚山平远	4.21	26.52	41.26	1.61	157.30	67.75	3.82	1.21	32.63	3.20	245.28
文山文山杨柳井	5.79	30.65	27.70	1.16	92.01	13.84	2.21	0.89	10.07	8.93	143.28
文山马关八寨	6.67	25.90	27.28	1.62	130.59	4.78	1.03	0.52	4.44	23.16	138.27
文山马关蔑厂	5.56	28.02	26.30	1.54	152.85	7.95	1.12	1.23	29.57	15.09	83.11
文山西畴蚌谷	5.48	26.09	34.12	2.06	155.82	11.12	1.00	2.35	60.83	7.44	583.47
文山文山市东山新	5.55	28.61	36.12	1.49	111.30	2.73	2.00	0.78	11.51	16.25	355.58
文山文山市东山5	6.03	28.30	25.65	1.25	129.11	1.68	1.09	0.94	15.81	15.51	326.28
红河蒙自冷泉	6.42	30.68	47.56	2.51	225.57	3.68	1.04	1.92	20.30	7.60	246.81
红河泸西平田	5.65	28.60	34.74	1.60	139.50	4.62	1.86	0.90	16.86	6.89	376.90
昆明嵩明滇源镇	7.02	26.34	32.26	1.55	126.14	143.00	1.53	1.26	32.25	7.68	820.17
文山马关新小寨	6.17	27.18	43.74	3.01	155.82	12.83	1.45	1.56	32.25	15.30	160.10
文山马关县湾子寨	5.52	25.16	33.29	2.12	154.34	50.59	1.41	1.53	25.85	20.63	111.70

（三）不同钾肥品种及其配施对三七生长和产量影响

1. 对三七植株生长和产量的影响　同 CK 处理相比，施用氯化钾和硫酸钾及其两者配施均能显著促进三七植株生长,植株株高增加 5.91%~25.00%、叶柄长增加 8.83%~24.46%、叶片长增加 12.00%~18.84%、叶片宽增加 11.00%~21.74%、剪口长增加 35.68%~64.58%、块根长增加 16.06%~39.27%、块根粗增加 7.07%~18.87%,其中增加效果最明显的为剪口长,其次为块根长,剪口粗增加效果不显著。两种不同钾肥品种间相比,对三七植株生长促进效果差异不大,说明施用氯化钾和硫酸钾对三七植株生长具有等效作用。将两种钾肥配合施用,有提高三七植株株高、块根大小的趋势,但差异不显著。上述结果进一步验证了前人施用钾肥可促进三七植株生长的试验结果,且不同钾肥品种及其不同配比对三七植株生长促进作用效果差异不大(表 8-3-8)。

表 8-3-8 氯化钾和硫酸钾配施对三七农艺性状的影响

KCl/ K_2SO_4	株高 (cm)	叶柄长 (cm)	叶片大小		剪口大小		块根大小	
			长(cm)	宽(cm)	剪口长 (mm)	剪口粗 (mm)	块根长 (mm)	块根粗 (mm)
CK	21.16± 0.63c	8.83± 0.17b	10.67± 0.33b	3.68± 0.13b	15.50± 0.87c	21.66± 3.65a	21.11± 1.11b	26.13± 3.07c
100:0	24.14± 0.72ab	9.77± 0.19ab	12.46± 0.63a	4.07± 0.18ab	21.03± 1.92b	23.56± 2.80a	25.63± 4.01ab	30.71± 3.61ab
75:25	26.45± 1.33a	9.61± 1.18ab	12.68± 0.45a	4.45± 0.43a	23.67± 6.52ab	21.67± 3.970a	28.19± 5.61ab	30.85± 0.77ab
50:50	22.41± 2.08bc	10.09± 0.80a	12.37± 0.97a	4.33± 0.43a	21.73± 1.33ab	20.04± 2.96a	24.50± 2.90ab	32.21± 2.56a
25:75	25.95± 2.60a	9.91± 1.07ab	11.95± 0.59a	4.16± 0.17a	25.51± 1.17a	21.58± 3.70a	28.84± 8.34a	30.49± 2.20ab
0:100	23.34± 2.09bc	10.22± 0.88a	12.61± 0.43a	4.48± 0.34a	24.55± 1.73ab	21.00± 2.83a	29.40± 4.39a	28.12± 1.44bc

注:同列不同小写字母表示处理间显著差异($P<0.05$),下同。

施用钾肥也能显著提高三七不同部位生物量。同 CK 相比,单施氯化钾对三七茎叶、剪口和块根+须根三部位的增产率分别达到 55.32%、91.30% 和 44.41%,单施硫酸钾对三七上述部位的增产率则分别达到 49.29%、56.21% 和 38.82%,均达到显著水平。等量钾肥条件下,单施氯化钾对三七不同部位生物量的增产率要优于单施硫酸钾处理。三七不同部位间相比,施用钾肥增产效果最大的是剪口,其次是茎叶,块根+须根最低;特别是单施氯化钾和氯化钾与硫酸钾配施对剪口的增产效果最佳。同 CK 相比,施用氯化钾和硫酸钾及其两者配施均也大幅提高了每棚三七的总产量,且不同钾肥品种及其配施之间差异一般不显著。但由于市场上氯化钾较硫酸钾的价格便宜 1/3 以上,因而换算成每千克三七产出(剪口和根)的钾肥投入成本,单施氯化钾的最低,分别仅为单施硫酸钾处理的近 1/2 的成本投入。上述研究表明,不同钾肥品种对三七生物量和产量影响不大,但因氯化钾价格便宜,施用氯化钾可大幅降低三七生产上钾肥投入成本(表 8-3-9、表 8-3-10)。

表 8 - 3 - 9　氯化钾和硫酸钾配施对三七植株生物量的影响

KCl/K₂SO₄	茎　叶		剪　口		块根＋须根	
	平均株重(g/株)	增产率(%)	平均株重(g/株)	增产率(%)	平均株重(g/株)	增产率(%)
CK	2.82±0.24b	—	0.92±0.16b	—	6.08±0.23b	—
100∶0	4.38±0.26a	55.32	1.76±0.29a	91.30	8.78±0.95a	44.41
75∶25	3.98±0.56a	41.13	1.65±0.04a	79.34	8.36±0.73a	37.50
50∶50	3.92±0.29a	39.01	1.79±0.46a	94.56	8.78±1.43a	44.41
25∶75	4.11±0.13a	45.74	1.74±0.32a	89.13	8.30±0.88a	36.51
0∶100	4.21±0.47a	49.29	1.44±0.25a	56.21	8.44±0.68a	38.82

表 8 - 3 - 10　氯化钾和硫酸钾配施对三七植株产量的影响

KCl/K₂SO₄	茎　叶		剪　口		块根＋须根		钾肥投入成本	
	总产(g/盆)	增产率(%)	总产(g/盆)	增产率(%)	总产(g/盆)	增产率(%)	元/盆	元(kg)(剪＋根)
CK	15.76±1.63c	—	5.11±0.61b	—	34.05±3.72b	—	—	—
100∶0	23.76±3.72a	50.76	9.57±2.45a	87.28	47.19±4.77a	38.59	0.0206	0.3629
75∶25	18.95±1.72b	20.24	7.94±0.86a	55.38	40.09±5.08b	17.74	0.0249	0.5184
50∶50	21.14±2.12ab	34.14	9.56±2.28a	87.08	47.43±9.69a	39.30	0.0292	0.5124
25∶75	23.05±2.55a	46.26	9.63±1.17a	88.45	46.28±5.05a	35.92	0.0335	0.5992
0∶100	23.46±1.97a	48.86	7.98±0.97a	56.16	47.19±5.39a	38.59	0.0378	0.6852

注：硫酸钾(50%)市场售价 3.5 元/kg，相当于 7.00 元/kg；氯化钾(60%)市场售价 2.3 元/kg，相当于 3.83 元/kg。

2. 对三七植株养分吸收的影响　施用氯化钾和硫酸钾及其两者配施能够显著促进三七植株对 K 素的吸收，其地上部分 K 含量比 CK 处理提高了 3.87～4.45 g/kg，地下部分 K 含量比 CK 处理提高了 0.95～1.09；同氯化钾相比，施用硫酸钾有促进三七 K 素吸收，提高三七地上、地下部分 K 含量的趋势，但差异不明显。同 CK 相比，施用氯化钾和硫酸钾及其两者配施有促进三七植株地下部分 N、P 养分吸收，而降低地上部分 N、P 养分吸收的趋势；说明施用钾肥可促进三七植株 N、P 养分向药用部位(根部)转移的作用；不同钾肥品种及其配施对三七植株不同部位 N、P 吸收影响不大，说明施用氯化钾和硫酸钾对三七植株 N、P 养分吸收有等效作用。三七植株不同部位间相比，N 素营养是地上部分大幅高于地下部分，P 素营养地上、地下部分差异不大；而 K 素营养，施钾处理是地上部分大幅高于地下部分(地上部分是地下部分的近 1 倍)，CK 处理则是地下部分大幅高于地上部分，说明在缺 K 的环境下三七植株会优先将 K 营养累积到药用部位(根部)，从而促进植株根部生长和成分累积。三七植株 N、P、K 营养间相比，是 K＞N＞P，进一步验证了前人三七对 K 素营养需求最高的结果(表 8 - 3 - 11)。

表 8－3－11　氯化钾和硫酸钾配施对三七植株氮、磷、钾含量的影响

KCl/ K₂SO	地上部分(%)			地下部分(%)		
	N	P	K	N	P	K
CK	2.22±0.12a	0.15±0.00a	0.47±0.11b	1.10±0.09b	0.12±0.01ab	0.64±0.05b
100∶0	2.15±0.16a	0.14±0.01ab	2.31±0.05a	1.22±0.15ab	0.13±0.02ab	1.25±0.03a
75∶25	2.12±0.04a	0.13±0.02b	2.48±0.16a	1.30±0.00a	0.14±0.02a	1.34±0.02a
50∶50	2.14±0.04a	0.14±0.01ab	2.35±0.17a	1.22±0.09ab	0.14±0.01ab	1.32±0.06a
25∶75	2.11±0.06a	0.14±0.01ab	2.29±0.38a	1.19±0.14ab	0.12±0.01b	1.26±0.12a
0∶100	2.17±0.21a	0.14±0.01ab	2.56±0.30a	1.23±0.08ab	0.13±0.01ab	1.32±0.01a

3. 对三七药材皂苷成分的影响　皂苷是三七药材主要的药理活性成分和质量指标成分,施用钾肥也显著增加了三七药用部位(剪口、块根、须根)皂苷成分的含量(图 8－3－4)。同 CK 相比,施用氯化钾和硫酸钾及其两者配施均显著增了三七药材中三七皂苷 R_1 和人参皂苷 Rg_1、Rb_1、Rd 以及总皂苷含量:其中 R_1 增加了 54.54%～72.72%,Rg_1 增加了 11.15%～37.55%,Rb_1 增加了 2.26%～29.68%,Rd 增加了 10.34%～51.72%,总皂苷含量增加了 13.85%～25.52%。等施钾量条件下,氯化钾和硫酸钾配施时三七药材各单体皂苷和总皂苷含量最高,其中 KCl/K₂SO₄ 为 75∶25 时 R_1 和 Rd 含量最高,其次为单施氯化钾处理,单施硫酸钾时最低;而 Rg_1、Rb_1 和总皂苷含量是随着硫酸钾比例的增加呈先增加后降低的趋势,分别在 KCl/K₂SO₄ 为 50∶50、25∶75 和 50∶50 时达到最大值,Rg_1 和总皂苷含量是单施氯化钾处理略高于单施硫酸钾处理,Rb_1 含量则是单施氯化钾处理略低于单施硫酸钾处理,两种钾肥品种间相比,差异不大(表 8－3－12)。上述结果表明,施用氯化钾不会降低三七药用成分(皂苷)的含量,相反,除人参皂苷 Rb_1 含量略低于施用硫酸钾处理外,其他皂苷成分和总皂苷成分均是施用氯化钾优于硫酸钾处理;而且将 KCl/K₂SO₄ 配施的 KCl 比例不低于 50% 时,对各种单体皂苷和总皂苷含量提高效果最佳。

表 8－3－12　不同氯化钾和硫酸钾配比对三七药材皂苷累积量的影响

KCl/ K₂SO₄	皂苷累积量(mg/株)				
	三七皂苷 R_1	人参皂苷 Rg_1	人参皂苷 Rb_1	人参皂苷 Rd	皂苷总量
CK	16.12±1.85c	88.12±7.99c	101.22±8.45c	18.83±2.23c	224.29±19.04c
100∶0	28.20±3.26b	143.37±12.11b	138.36±4.11b	29.99±0.56b	309.92±16.75b
75∶25	34.28±3.38a	149.92±4.37a	172.12±8.83a	38.16±0.35a	397.16±7.34a
50∶50	36.40±4.93a	162.71±10.30a	178.22±22.14a	36.25±5.71a	408.41±34.38a
25∶75	33.83±6.38a	162.02±18.53a	167.44±12.96a	35.37±5.66a	393.06±29.25a
0∶100	28.51±4.63b	146.59±22.10a	144.47±20.62b	30.07±5.40b	306.89±24.9b

4. 总结　有些植物对氯离子非常敏感,当吸收量达到一定程度,会明显地影响产量和品质,通常称这些植物为"忌氯植物"。氯化钾因含有较高的氯离子,常会导致忌氯植物氯中

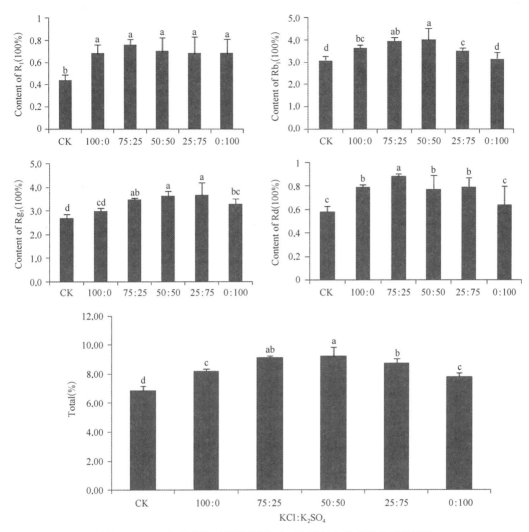

图 8 - 3 - 4 氯化钾和硫酸钾配施对三七药材皂苷成分含量的影响

毒,影响植物生长和品质,而不推荐在一些高经济价值植物上使用。本研究发现,在等钾量条件下,施用氯化钾和施用硫酸钾对三七植株生产、产量和品质具有等效作用,甚至施用氯化钾的产量和品质要略优于硫酸钾,这说明三七植株对氯离子并不是非常敏感,三七生产上可以直接施用氯化钾,不必施用价格和成本更高的硫酸钾。

本研究首次证实,施用钾肥(氯化钾和硫酸钾)可以促进三七药材各种单体皂苷和总皂苷的合成,从而显著提高其含量和累积量。这同王静等发现钾肥可提高桔梗总皂苷含量的结果是一致的。三七皂苷成分属于达玛烷型萜类化合物,以 C、H、O 三种元素为主,主要通过甲羟戊酸(MVA)途径进过一系列酶促反应进行合成。因此,植物体内碳水化合物含量与皂苷含量有重要的联系。施用钾肥促进三七各种单体皂苷及总皂苷合成与累积,可能同钾肥促进三七植物光合作用,提高相关酶活性和促进同化产物合成与运输等有关。但具体作用机制有待进一步研究。

表 8 - 3 - 13 不同三七产地土壤理化性状比较

产地	剪口(%)						块根(%)						根条(%)					
	R_1	Rg_1	Re	Rb_1	Rd	总	R_1	Rg_1	Re	Rb_1	Rd	总	R_1	Rg_1	Re	Rb_1	Rd	总
小哨(3年)	1.27	6.10	0.55	3.99	1.28	13.19	0.62	3.35	0.33	2.00	0.67	6.97	0.43	2.57	0.25	1.53	0.45	5.23
小哨(2年)	0.97	4.09	0.50	2.36	0.81	8.73	0.61	3.18	0.30	1.88	0.54	6.51	0.26	2.05	0.26	1.03	0.28	3.88
寻甸	1.38	4.56	0.48	1.47	1.40	9.29	0.83	2.95	0.27	2.04	0.70	6.78	0.53	1.99	0.17	1.24	0.38	4.31
罗平(2年)	0.96	4.97	0.48	2.84	1.02	10.28	0.39	2.37	0.23	1.45	0.43	4.87	0.20	1.33	0.14	0.43	0.14	2.24
师宗	1.03	4.05	0.46	3.42	1.25	10.21	0.56	2.61	0.31	2.05	0.63	6.17	0.51	1.97	0.25	1.22	0.40	4.35
宜良	1.11	4.58	0.52	3.16	1.00	10.37	0.64	2.86	0.30	1.90	0.52	6.21	0.60	2.13	0.21	1.41	0.38	4.74
砚山江那	0.84	4.73	0.58	3.69	1.08	10.92	0.50	2.79	0.37	2.16	0.56	6.37	0.44	2.20	0.31	2.07	0.39	5.40
砚山干河	0.75	3.91	0.54	2.28	0.64	8.12	0.47	2.75	0.31	1.64	0.35	5.52	0.48	1.77	0.27	1.14	0.29	3.95
丘北锦平	0.92	4.68	0.75	3.33	1.02	10.71	0.60	3.58	0.60	2.43	0.73	7.94	0.53	2.52	0.41	1.78	0.53	5.77
丘北双营	0.89	5.36	0.62	3.56	1.29	11.72	0.48	3.04	0.31	1.83	0.49	6.14	0.35	1.62	0.23	1.32	0.79	4.31
马关夹寨菁水田	0.70	3.98	0.67	2.62	0.86	8.84	0.38	2.56	0.49	1.82	0.52	5.78	0.23	1.38	0.24	0.72	0.31	2.88
马关马白	0.79	5.94	0.76	3.08	0.94	11.52	0.52	3.96	0.56	2.11	0.57	7.73	0.29	3.03	0.37	1.51	0.42	5.61
西畴	0.91	4.14	0.79	3.16	1.07	10.08	0.53	2.66	0.43	1.91	0.56	6.09	0.38	1.95	0.38	1.34	0.37	4.41
广南(2年)	0.92	4.34	0.42	2.38	0.77	8.84	0.49	2.63	0.20	1.49	0.44	5.25	0.26	1.70	0.17	0.83	0.18	3.14
广西靖西	0.64	5.08	0.84	2.99	0.98	10.53	0.32	3.32	0.52	1.86	0.54	6.56	0.32	2.34	0.37	1.42	0.40	4.85
文山东山	1.02	4.05	0.70	3.32	0.88	9.97	0.58	2.64	0.50	2.07	0.51	6.30	0.33	2.11	0.33	1.28	0.28	4.33

（续表）

产地	剪口（%）						块根（%）						根条（%）					
	R₁	Rg₁	Re	Rb₁	Rd	总	R₁	Rg₁	Re	Rb₁	Rd	总	R₁	Rg₁	Re	Rb₁	Rd	总
文山平坝	1.05	5.19	0.66	3.97	1.09	**11.95**	0.87	4.14	0.53	2.86	0.75	**9.14**	0.41	2.61	0.32	1.94	0.49	**5.77**
弥勒	1.00	4.63	0.49	2.86	0.92	**9.90**	0.71	3.41	0.33	2.08	0.53	**7.05**	0.42	2.36	0.22	1.42	0.33	**4.75**
建水官厅	1.04	4.99	0.54	3.43	1.07	**11.07**	0.60	3.11	0.30	2.01	0.53	**6.55**	0.38	2.51	0.25	1.35	0.36	**4.85**
建水普雄	1.20	3.59	0.46	3.10	0.98	**9.33**	0.66	2.34	0.25	1.95	0.48	**5.68**	0.72	2.30	0.24	1.89	0.52	**5.67**
石屏牛街	1.15	4.77	0.60	3.91	1.27	**11.70**	0.71	2.92	0.31	2.46	0.68	**7.09**	0.45	2.39	0.31	1.93	0.51	**5.59**
玉溪红塔	1.60	4.64	0.40	2.67	1.01	**10.32**	1.05	3.24	0.35	1.87	0.62	**7.14**	0.60	2.64	0.27	1.30	0.40	**5.22**
石林	1.07	4.58	0.39	2.77	0.97	**9.78**	0.46	2.36	0.24	1.59	0.45	**5.10**	0.31	1.88	0.19	1.06	0.29	**3.73**
曲靖富源（2年）	0.88	2.49	0.41	2.04	0.56	**6.37**	0.58	1.89	0.23	1.33	0.37	**4.39**	0.19	1.06	0.12	0.65	0.15	**2.18**
屏边戈纪街	0.66	3.80	0.61	2.96	0.74	**8.78**	0.41	2.60	0.39	1.88	0.40	**5.69**	0.57	2.22	0.48	2.56	1.49	**7.33**
屏边阿母黑	1.26	5.62	0.71	3.01	0.84	**11.43**	0.80	3.91	0.49	2.07	0.44	**7.72**	0.67	2.67	0.33	1.24	0.29	**5.19**
屏边阿母黑（2年）	0.83	3.07	0.65	2.48	0.79	**7.81**	0.24	1.72	0.27	1.11	0.28	**3.63**	0.32	1.37	0.17	0.90	0.20	**2.96**
马关夹寨箐	0.90	5.36	0.77	4.23	1.27	**12.54**	0.90	5.75	1.01	4.10	1.03	**12.78**	0.62	4.24	0.58	4.21	0.95	**10.61**
砚山苗乡	0.73	5.49	0.56	2.86	0.77	**10.41**	0.74	5.28	0.56	2.58	0.57	**9.74**	0.34	3.54	0.36	1.64	0.33	**6.20**
马关山车	0.72	4.54	0.70	3.07	0.73	**9.76**	0.34	3.10	0.58	2.66	0.64	**7.33**	0.31	2.64	0.50	2.06	0.48	**6.00**

本研究发现,将氯化钾和硫酸钾配合施用时,可以显著提高三七药材各种单体皂苷和总皂苷的含量和累积量,这同 Nurzynski 在莴苣、菠菜上研究发现氯化钾和硫酸钾配施可显著改善品质的研究结果是一致的。其原因可能是除钾肥中的钾素营养能显著促进三七皂苷成分合成与积累外,氯化钾中氯营养和硫酸钾中硫营养同样也促进皂苷成分的合成与积累。但氯、硫营养对三七皂苷成分合成的促进作用也有待于下一步深入研究和证实。

(四)不同三七产地皂苷含量比较

对三七不同年限和不同产地药材样品进行分析,发现三年生三七不同部位皂苷含量显著高于二年生三七。不同产地间相比,传统文山、砚山和马关产三七的皂苷成分含量总体要高于新产区(表 8-3-13)。

(五)不同初加工方法对三七重金属残留的影响

表 8-3-14～表 8-3-18 进行了不同初加工方法对三七重金属残留影响的比较。从中可发现传统打磨加工方法可显著降低三七铜、汞、砷、铅的残留量,采用冷水清洗、温水清洗、洗涤剂清洗后干燥和晒干后清洗的方法也可显著降低铜、汞、砷、铅的残留量,以温水清洗和洗涤剂清洗的效果最佳。三七对镉有富集作用,不同加工方法对其清除效果不佳。

表 8-3-14　不同初加工方法对三七 Cu 残留的影响(mg/kg)

部位	产地	不清洗干燥	冷水洗干燥	温水洗干燥	洗涤剂洗干燥	冷水洗干燥	不清洗晒干打磨	晒干后清洗
剪口	砚山	13.10	8.05	6.77	7.67	—	12.08	11.11
	马关	14.81	8.73	7.71	7.21	—	12.86	12.71
	文山	12.56	10.72	7.11	6.30	—	10.96	19.23
	平均	13.49	9.16	7.20	7.06	—	11.97	14.35
主根	砚山	5.82	7.14	9.98	4.40	—	6.33	3.66
	马关	16.13	10.33	7.57	7.01	—	10.63	19.64
	文山	8.97	12.16	4.40	9.74	—	7.55	7.65
	平均	10.31	9.88	7.32	7.05	—	8.17	10.32
毛根	砚山	34.20	11.39	13.07	8.77	—	—	—
	马关	34.74	10.06	18.64	9.56	—	—	—
	文山	26.01	8.63	9.64	4.58	—	—	—
	平均	31.65	10.03	13.78	7.64	—	—	—
整株	砚山	—	—	—	—	9.66	—	—
	马关	—	—	—	—	7.88	—	—
	文山	—	—	—	—	6.05	—	—
	平均	—	—	—	—	7.87	—	—

表 8-3-15　不同初加工方法对三七 Hg 残留的影响(mg/kg)

部位	产地	不清洗干燥	冷水洗干燥	温水洗干燥	洗涤剂洗干燥	冷水洗干燥	不清洗晒干打磨	晒干后清洗
剪口	砚山	0.038	0.030	0.015	0.014	—	0.024	0.002
	马关	0.024	0.006	0.009	0.003	—	0.019	<0.001
	文山	0.044	0.025	0.006	0.010	—	0.003	0.008
	平均	0.04	0.02	0.01	0.01	—	0.02	0.01
主根	砚山	0.024	0.133	0.048	0.014	—	0.005	0.001
	马关	0.010	0.004	0.009	<0.001	—	0.007	0.069
	文山	0.003	<0.001	0.026	0.014	—	0.006	0.004
	平均	0.01	0.07	0.03	0.01	—	0.01	0.02
毛根	砚山	0.091	0.019	0.039	0.044	—	—	—
	马关	0.020	0.021	0.027	0.033	—	—	—
	文山	0.050	0.029	0.009	<0.001	—	—	—
	平均	0.05	0.02	0.02	0.04	—	—	—
整株	砚山	—	—	—	—	0.007	—	—
	马关	—	—	—	—	0.015	—	—
	文山	—	—	—	—	0.003	—	—
	平均	—	—	—	—	0.01	—	—

表 8-3-16　不同初加工方法对三七 As 残留的影响(mg/kg)

部位	产地	不清洗干燥	冷水洗干燥	温水洗干燥	洗涤剂洗干燥	冷水洗干燥	不清洗晒干打磨	晒干后清洗
剪口	砚山	4.50	2.89	2.18	1.78	—	2.46	2.76
	马关	2.82	0.53	0.72	0.27	—	1.24	1.00
	文山	7.24	1.59	0.81	1.22	—	2.82	2.68
	平均	4.85	1.67	1.24	1.09	—	2.17	2.15
主根	砚山	3.63	2.04	0.98	1.47	—	1.30	1.30
	马关	1.35	0.76	0.24	0.80	—	0.58	0.56
	文山	4.79	1.09	0.88	0.79	—	2.24	1.30
	平均	3.26	1.29	0.70	1.02	—	1.37	1.05
毛根	砚山	19.50	3.43	2.92	2.23	—	—	—
	马关	8.76	1.18	1.17	0.73	—	—	—
	文山	16.66	0.99	1.45	0.92	—	—	—
	平均	14.97	1.87	1.84	1.29	—	—	—

（续表）

部位	产地	不清洗干燥	冷水洗干燥	温水洗干燥	洗涤剂洗干燥	冷水洗干燥	不清洗晒干打磨	晒干后清洗
整株	砚山	—	—	—	—	4.37	—	—
	马关	—	—	—	—	0.77	—	—
	文山	—	—	—	—	1.91	—	—
	平均	—	—	—	—	2.35	—	—

表 8-3-17　不同初加工方法对三七 Cd 残留的影响（mg/kg）

部位	产地	不清洗干燥	冷水洗干燥	温水洗干燥	洗涤剂洗干燥	冷水洗干燥	不清洗晒干打磨	晒干后清洗
剪口	砚山	0.38	0.35	0.39	0.29	—	0.31	0.36
	马关	0.98	0.82	0.80	0.88	—	1.06	0.78
	文山	0.34	0.30	0.24	0.31	—	0.32	0.28
	平均	0.57	0.49	0.48	0.49	—	0.56	0.47
主根	砚山	0.31	0.23	0.23	0.21	—	0.22	0.22
	马关	0.79	0.69	0.77	0.76	—	0.81	0.81
	文山	0.19	0.23	0.16	0.20	—	0.19	0.20
	平均	0.43	0.38	0.39	0.39	—	0.41	0.41
毛根	砚山	0.55	0.66	0.73	0.57	—	—	—
	马关	1.66	1.99	1.99	2.09	—	—	—
	文山	0.62	0.57	0.56	0.57	—	—	—
	平均	0.94	1.07	1.09	1.08	—	—	—
整株	砚山	—	—	—	—	0.28	—	—
	马关	—	—	—	—	0.89	—	—
	文山	—	—	—	—	0.30	—	—
	平均	—	—	—	—	0.49	—	—

表 8-3-18　不同初加工方法对三七 Pb 残留的影响（mg/kg）

部位	产地	不清洗干燥	冷水洗干燥	温水洗干燥	洗涤剂洗干燥	冷水洗干燥	不清洗晒干打磨	晒干后清洗
剪口	砚山	3.40	1.21	2.01	1.22	—	1.75	2.15
	马关	2.51	0.81	1.08	1.08	—	1.86	1.40
	文山	4.88	0.97	1.02	1.15	—	1.65	1.59
	平均	3.60	1.00	1.37	1.15	—	1.75	1.71

（续表）

部位	产地	不清洗干燥	冷水洗干燥	温水洗干燥	洗涤剂洗干燥	冷水洗干燥	不清洗晒干打磨	晒干后清洗
主根	砚山	2.18	2.06	1.27	1.21	—	0.85	1.09
	马关	1.20	1.12	0.90	1.63	—	1.59	0.93
	文山	2.57	1.39	0.77	0.81	—	0.96	0.94
	平均	1.98	1.52	0.98	1.22	—	1.13	0.99
毛根	砚山	7.88	4.12	3.11	2.76	—	—	—
	马关	5.00	2.15	2.19	2.30	—	—	—
	文山	11.83	2.16	2.20	2.17	—	—	—
	平均	8.24	2.81	2.50	2.41	—	—	—
整株	砚山	—	—	—	—	2.66	—	—
	马关	—	—	—	—	1.26	—	—
	文山	—	—	—	—	1.62	—	—
	平均	—	—	—	—	1.85	—	—

附一　穿心莲特色产地栽培技术规范

穿心莲特色产地栽培技术规范

一、范围

本标准规定了道地药材穿心莲特色栽培技术的术语、定义、技术要求。

本标准适用于药材穿心莲的栽培生产。

二、规范性引用文件

下列文件所包含的条款，通过在本标准中引用而构成为本标准的条款。

标准中如引用的方法药典中没有收载还需引用其他标准。

GB 3095　环境空气质量标准；

GB 3838　地面水环境质量标准；

GB 15618　土壤环境质量标准；

GB 4285-89　农药安全使用标准；

GB/T 8321　农药合理使用准则；

《定量包装商品计量监督管理办法》[国家质量监督检验检疫总局令第75号]；

《中华人民共和国药典》(2015年版)一部。

三、定义

穿心莲为爵床科植物穿心莲 *Andrographis paniculata* (Burm. f.) Nees 的干燥地上部分。秋初茎叶茂盛时采割，晒干。穿心莲从播种到收获要经过1年。

四、产地环境

1. 海拔高度　穿心莲大田栽培适宜海拔在300 m以下。

2. 温度　适宜在年平均气温20℃左右。

3. 降水量　适宜年平均降雨量1 000～2 000 mm。

4. 土壤　富含有机质的褐土，土层厚度≥25 cm，排水良好的土壤，pH中性至弱碱性。

5. 土壤环境质量　应符合GB 15618的规定。

6. 地面水环境质量　应符合GB 3838的规定。

7. 空气环境质量　应符合GB 3095的规定。

8. 农药使用　应符合GB 4285-89和GB/T 8321标准。

五、栽培技术要求

1. 引种和留种

(1) 引种：广西种质较好，具有长势好、叶片大、产量高特点。

(2) 留种：穿心莲种子一般在10月中上旬采收，穿心莲种子发芽率因成熟程度不同而有差异，种皮棕色的老熟种子，发率为95%以上；种皮褐色的中等成熟种子，发芽率在60%左右；而黄色的嫩种子，发芽率仅为5%左右。要尽量选取成熟度高、棕褐色、饱满、均匀的种子，精选保证出苗率。

2. 播种

(1) 土地选择：土地通常选择海拔高度300 m以下的熟地、轮歇地，尤以土层深厚、肥沃的熟地为宜。

(2) 整地：育苗地要求土层深厚、肥沃疏松、富含腐殖质的沙壤土，pH近中性。每亩施腐熟的农家肥1 000～2 000 kg、磷肥50 kg作基肥，撒石灰100 kg进行土壤消毒。然后耙细平整，做成宽1.2～1.5 m，高15～20 cm的平垄，四周开深30 cm的沟、以利于灌溉和排水。

(3) 播前浸种：穿心莲种子细小且种子坚硬，种皮外面有一层蜡质，吸水慢，又含有抑制发芽物质，发芽困难，需要做种子前处理，方法①：用细沙2份、种子1份放入袋中用力来回揉搓，直到种皮失去光泽，种子表面覆盖的蜡质被破坏后播种(种子多时可用碾米机进行处理)。方法②：温汤浸种，将精选的穿心莲种子放在盆中，用40～50℃的温水浸泡24 h，温水水面高于种子约10 cm，每6 h换一次水，换2～3次。浸泡好的种子用纱布包好，揉搓，以蜡质层部分磨损即可,勿摩擦过度,以免损伤种子。

(4)播种时间:3月中下旬到4月上旬清明前后播种。套种玉米模式时间在5月下旬,玉米喇叭口期播种。将种子均匀撒播于畦面,用种量约1.5 kg/亩。

(5)播种方法:穿心莲种子细小,须精细整地播种。采用条播,按15～18 cm行距开条沟,沟深1.5～2 cm,播后覆盖细土约1 cm,以盖住种子为度,稍加镇压,有条件的地区可再覆盖约3 cm厚的稻草,可保持土壤湿润和地温,一般20～35日出苗。每亩用种量为2.0～2.5 kg。

(6)育苗:气温较低时可采用小拱棚加地膜覆盖的方法育苗。选晴天,先将苗床喷水湿透,然后将处理过的种子与细沙或草木灰按1:20的体积比例拌匀,均匀撒播在苗床上,亩施穿心莲种子2.5～5 kg,上覆盖细土,厚度不宜过厚。一般为0.5 cm左右,再贴地面覆盖一层薄膜或稻草,一般10～15日即可出苗。

(7)移栽:在5～6月份,苗龄一般1～2个月,幼苗6～8片真叶、苗高10 cm左右即可起苗移栽。亩植10 000～12 000株。较贫瘠的地块按株行距20 cm×20 cm或20 cm×15 cm挖穴,肥沃的地块按株行距25 cm×25 cm。移栽以阴天、下雨天傍晚为好。不要在阳光强烈的天气移栽植。随栽随浇定根水。

3. 田间管理

(1)间苗与补苗:定植3～5日后进行查苗补苗,发现缺苗后及时选壮苗(带土)每穴补栽1～2株,定苗补苗宜早不宜晚。

(2)中耕除草:当穿心莲高30～40 cm时,结合施肥中耕除草,中耕宜浅,避免伤根。

(3)追肥:追肥以氮肥为主,磷钾肥为辅,严禁使用硝态氮肥。原则:勤施薄施,前期薄施,后期重施。整个生长期一般要求追肥不少于3次,苗高10～15 cm时可施一次薄肥,每亩施用尿素4～5 kg。在封行前,每隔20～30日追肥一次,每亩追施高氮的复合肥15～20 kg或尿素10 kg。封行后,结合喷灌或灌溉追施1次,每亩追施复合肥20 kg。

(4)灌水和排水:定苗后灌水1次,至收获前不遇大旱不再进行灌水。进入雨季后,当遇连阴雨且田间有积水时要及时排出,防止造成烂根。

(5)摘心:苗高15 cm时摘心,促进萌发侧芽,提高产量。

4. 主要病虫害防治

穿心莲的生长期间主要的病害有:猝倒病、枯萎病、黑茎病、疫病和地下害虫。

(1)农业防治

1)合理轮作倒茬:在重病区实行水、旱轮作或非寄主植物轮作,可降低土壤带菌量,减轻发病程度。

2)人工消灭病源:拔除病株,发病初期经常检查,发现病株及时拔除烧毁,并在病穴处浇注10%石灰水进行消毒,防止进一步传染。

3)加强栽培管理:精耕细作,增施腐熟有机肥。在低洼地或多雨地区种植,应作高畦,注意排水。每亩用50～100 kg石灰粉减轻发病。也可在整地时用50%多菌灵,每亩撒施55 kg进行土壤消毒。

4)浸种消毒:播种前用40%甲醛溶液100～150倍液浸种10 min,然后再播种,可杀灭种子上的各种病原菌。

（2）化学防治

1）枯萎病防治：发病初期，可用多菌灵 800～1 000 倍液喷雾、灌根或用 50% 多菌灵可湿性粉剂 500 倍液喷药。

2）猝倒病的防治：在发病前，在苗期可用石灰粉 20 kg 与草木灰 80 kg 混合均匀，每亩撒施 100～150 kg；也可用 0.5% 波尔多液或 10%～20% 的硫酸亚铁药液喷雾。发病后可用迪克松、托布津、百菌清稀释 500～800 倍液喷施防治，每隔 10 日喷施 1 次，连喷 2～3 次。

3）黑茎病的防治：发病期用 45% 代铵水剂 800 倍液，每隔 7～10 日喷施一次，喷 3～4 次。

4）疫病的防治：发病初期用 50% 多菌灵可湿性粉剂 800～1 000 倍液喷雾；每隔 5～7 日喷施 1 次，连喷 2～3 次。

5）蝼蛄防治：4～5 月，人工捕杀或毒饵诱杀，用 90% 晶体敌百虫加水溶解后，与 50 kg 的花生麸或大豆麸拌匀，做成小团，置地块中诱杀。

5. 穿心莲的采收与加工

（1）采收时间：现蕾至初花期。全国各地产区因气候不一样，采收时间各异，一般在 9 月中下旬到 10 月中上旬采收。

（2）采收要求：选晴天，在离地面约 3 cm 处用镰刀割取地上部分，除净泥土和杂质，将有病虫害的病株挑去、剔除杂质，然后用干净的绳子捆成把，用农用车运回干净整洁的晾晒场进行晾晒。

（3）晾晒：收割后的穿心莲鲜药材，去除根须、杂草、泥土等杂质，在种植地放置 2～3 日后运回晾晒场，全草晒至七八成干时，搭成小捆，晾晒时按头向上、尾向下倒立放置，至全干即可（标准：茎干发脆，打捆时叶易脱落、易碎），此时穿心莲叶子不宜收集，容易丢失。全草以身干、色绿、叶多、无杂质、霉变为优。

附二　文山三七道地药材特色栽培技术规范

文山三七道地药材特色栽培技术规范

一、范围

本标准规定了文山三七道地药材特色栽培的术语和定义、产地环境、选地、整地、土壤改良、搭棚造园、播种育苗、大田移栽、田间管理、科学施肥、病虫害防治等技术要求。

本标准适用于云南省文山州的文山市、砚山县、马关县及周边地区等三七主产区的栽培生产。

二、规范性引用文件

下列文件对于本文件的应用是必不可少的。凡是注日期的引用文件，仅所注日期的版

本适用于本文件。凡是不注日期的引用文件,其最新版本(包括所有的修改单)适用于本
文件。

GB 3095－2012 环境空气质量标准;

GB 5084 农田灌溉水质量标准;

GB 15618 土壤环境质量标准;

GB/T 8321 农药合理使用准则1－7;

GB/T 19086 地理标志产品 文山三七;

《中华人民共和国药典》(自动升级至最新版本)一部。

三、术语和定义

1. 三七 本标准中三七指来源于五加科人参属植物三七 *Panax notoginseng*(Burk.)
F. H. Chen 的干燥根和根茎。

2. 道地药材 本标准中三七道地药材指产于云南省文山州文山市、砚山县、马关县及
周边地区的三七药材。

四、生态环境要求

1. 海拔 适宜海拔在 1 400 m～1 800 m。

2. 无霜期 无霜期 300 日以上。

3. 温度 生长期最低温不低于－2℃,最高温不宜超过 35℃;适宜年平均气温 15～
17℃,最冷月均温 8～10℃,最热月均温 20～22℃,10℃ 及 10℃ 以上年积温4 500～5 500℃。

4. 光照 年日照时数在 1 516～2 016 h,日照百分率 34%～46%。

5. 水分 适宜年平均降雨量 900～1 300 mm,环境相对湿度 75%～85%。

6. 土壤 以红壤、黄棕壤等为主,土壤质地以结构疏松的壤土为佳,土壤 pH 以 5.5～
6.5 为宜,土层厚度要在 30 cm 以上。

7. 地形地势 以坡度小于 15°的坡地,坡向以东南至西北方向为佳,田间通风和排水条
件良好,有浇灌条件。

五、环境质量要求

1. 土壤 应符合土壤质量 GB 15618 二级标准。

2. 灌溉水 应符合农田灌溉水质量 GB 50842 标准。

3. 空气 应符合空气质量 GB 3095 二级标准。

六、选地

在文山市、砚山县、马关县等县市及其周边地区选地。选择地势偏高,排水良好,通风向

阳,靠近水源的地块。土壤要求土层深厚,质地疏松,透气沥水。前作应选择玉米、小麦、陆稻、万寿菊、烟草、油菜等作物,忌种植茄科、葫芦科等作物。忌连作,要求选择新地或间隔年限在 10 年以上地块来种植。

七、整地

种植前土地前要进行三犁三耙。第 1 次翻犁时间为 11 月初,以后每隔 15 日翻犁 1 次,翻犁深度为 25 cm 以上。要求做到充分破碎和翻耙,将各土层中的病菌及虫卵翻出土面,经阳光充分暴晒死亡,减少次年病原及虫卵的数量,减轻病虫的发生。

八、土壤改良

用生石灰进行土壤消毒灭菌和土壤改良。生石灰处理的时间在 10~11 月进行,结合第 2 次或第 3 次土壤翻犁,生石灰用量为 50~70 kg / 亩,均匀施入耕作层土壤中。

九、搭棚造园

1. 造园时间　三七种植前 20 日以上完成搭棚造园。一般在 11 月中下旬至 12 月中下旬进行搭棚造园。

2. 造园步骤

(1) 画线:用石灰在土地上画线,顺坡向画线(线与地块等高线垂直),两线间距离(两排七杈)为 1.7~2.0 m,并定出栽杈打穴的点,线上打点规格为 2.0~2.2 m。

(2) 打穴栽:采用杉木等树棒做七杈,七杈长 2.1~2.2 m,棒粗在 5 cm 以上。

用打穴器在画线交叉点上打出深 30~35 cm、直径比七杈略粗的土穴,将七杈置于土穴中,七杈要求露土部分长 1.8 m 左右。

(3) 栽地马桩:在每排七杈对应的位置距离桩外 1 m 左右挖 50 cm 深的坑,将铁线一端绑一块约 5 kg 重的石块置于坑中,然后回填泥土。也可用长 60 cm 的木桩斜埋土中,然后将铁线绑在木桩上。

(4) 固定:用 8 号铁线搭在七杈上,固定于地马桩,通过紧线钳绞紧铁线,将所有同排七杈与绞紧的铁线固定。此过程也可使用竹竿直接固定于七杈上。在垂直于大杆的方向每隔 20~25 cm 放置小杆一根,固定。小杆也可用 10~14 号铁线绞紧代替。

(5) 盖荫棚:荫棚草可为杉树枝、蕨草、玉米秸秆等。边铺草边放置压条,并用 22 号铁线固定于小杆上,育苗棚调节透光率为 10%~15%,二年生三七调节透光率 15%~20%,三年生三七调节透光率 20%~25%。也可直接采用三七专用遮阳网,一般采用 2~3 层网。

(6) 围边及留门:三七荫棚的围边根据荫棚高度单独制作,连接成可活动的围边。每间隔 4~5 个排水沟留出 1 m 作为园门。

(7) 理畦做床:作畦前将建棚时残留在地面的杂物清理干净。用线沿两排七杈间的中央处拉线,并用石灰沿拉线处打线,该位置即畦沟位置。沿已画好的开沟线进行开沟,将沟内的土壤提到两边作畦。畦面宽120～140 cm,长度根据地形酌定,每百米要留出腰沟,腰沟可较宽,作为主行道及主排水沟。畦高根据坡度的大小为 20～25 cm 之间,沟的宽 30～50 cm,下宽 20 cm 左右(图 8-附-1)。畦沟开挖结束后,整理畦面,将畦面土壤赶平,做成中间略鼓两边略低的"瓦面状",便于雨季排水。在整理过程中清除畦面的石块或杂草等物。

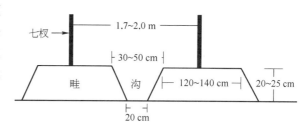

图 8-附-1　三七地理畦做床示意图

（8）施用钙镁磷肥：结合理畦做床,在畦面上施用钙镁磷肥 100～150 kg/亩,并均匀拌施入畦面表土中。

（9）床土处理：畦面土壤药剂处理的时间,为移栽前进行。采用 65% 敌克松可湿性粉剂 1 kg/亩,与半干细土 30～40 kg 拌匀;或采用 50% 多菌灵可湿性粉剂 1 kg/亩,兑半干细土 30～40 kg 混合,均匀撒施于畦面上,并捣入耕作层土壤中混匀,并将畦面平整即可进行三七播种或移栽。

十、播种育苗

1. 种子生产

（1）留种要求：选择三年及三年生以上的无病虫害三七园进行留种。田间选择植株高大、茎秆粗壮、生长健壮的植株留种。

（2）种子采集：三七红籽于 11 月份开始成熟采收。选择色泽鲜红饱满、果皮无病斑、无损伤的果实,分批采收。红籽采收时,在距果柄 10 cm 处用清洁的剪刀将整株红籽剪摘下来,盛于洁净的容器中(容器一般采用竹箩)运到园外。

（3）种子加工：采收后的三七红籽及时进行初加工。采用机械或人工袋揉搓法除去种子果皮,再用清水漂洗除去秕粒及腐烂变质的种子,然后从清水中捞出晾晒至种子表面水分干燥为止(种子忌过分失水),最后用筛子筛选出饱满和不饱满的种子,即为三七白籽。

（4）种子后熟：揉洗去外果皮后的白籽用 70% 甲基托布津可湿性粉剂 600～800 倍液消毒 15 min,捞出进行贮藏,完成种子生理后熟。贮藏后熟时间一般为 45～60 日,环境温度控制在 20℃ 左右。

（5）贮藏方法：准备含水量为 20%～30% 的细河沙,将药剂处理后的三七种子与河沙分层置放于竹制容器中,并贮藏于洁净、通风的环境,河沙含水量保持在 20%～30%。每间隔 15 日检查 1 次,以清除腐烂、霉变的三七种子或调节湿度以控制种子发芽。

（6）种子质量要求：种子千粒重要求在 100 g 以上,生活力不低于 80%,发芽率不低于90%,净度不低于 95%。

2. 种苗生产

（1）播种：播种时期为头年的 12 月中、下旬至翌年 1 月中下旬。先用压穴器在三七畦面压 1 cm 深播种孔,孔穴密度为(4～5) cm×5 cm。将用湿砂贮藏后熟好的种子,筛去河砂,加入钙镁磷肥和多菌灵干粉(多菌灵用量为种子重量的0.5%)包裹后直接点播。播种完后用充分腐熟农家肥拌土将三七种子覆盖,以见不到种子为宜。然后在畦面上均匀覆盖一层松针,覆盖厚度以床土不外露为原则。

(2)浇水:三七播种后应视土壤墒情及时浇水1次,以后每隔10~15日浇水1次,使土壤水分一直保持在20%,直至雨季来临。

(3)除草:三七出苗后,及时除草,保证田间清洁。

(4)病虫害防治:三七苗期主要有种腐病、立枯病、猝倒病、黑斑病、疫霉病,虫害有蚜虫、吊丝虫和地老虎。应根据病虫害种类及时做好防护。

(5)施肥:在7月和10月,视田间长势可追施2次肥。肥料以三七专用复合肥为主,每次追施量在10~15 kg/亩。另外,结合田间打药可叶面喷洒磷酸二氢钾。

(6)防涝:雨季时应随时检查七园,出现水分过多应及时排涝。

(7)通风除湿:雨季将荫棚四周围边和园门打开,进行棚内通风除湿,降低田间病虫害。

(8)炼苗:10~12月份进行炼苗,调节棚内透光度20%左右,控制田间土壤水分在15%~20%,增强种苗抗性,提高种苗质量。

(9)起苗:种苗一般在移栽前采挖,即育苗当年的12月中下旬至翌年1月中下旬。用自制竹条从床面一边向另一边顺序采挖。起挖时应避免损伤种苗,受损伤的、病虫危害的及弱小的种苗应在采挖时清除。选用休眠芽肥壮、根系生长良好、无病虫感染和机械损伤,单株重在1.25 g/株子条做种苗。

3. 种苗运输　种苗一般用竹筐或透气蛇皮袋装放和运输。边采挖、边运输种植。如种植地较远,三七种苗运输途中要做好保湿防晒。一般采挖后2~3日内栽种完。

4. 大田移栽

(1)种植时期:移栽定植时间为12月中下旬至翌年1月中下旬。

(2)种植密度:定植株行距为10 cm×12.5 cm~12 cm×15 cm,亩种植密度为2.5万~3.2万株。

(3)种植方法

1)种苗消毒:种苗种植前用杀毒矾500~800倍液进行浸种处理15~20 min,取出带药液移栽。

2)制作打穴模板:用木板制作打穴模板,即在长1.3~1.5 m,宽30 cm左右的木板上固定两排倒三角形木块,排列规格为10 cm×12.5 cm~12 cm×15 cm。

3)打穴:两人分别用种苗打穴模板在畦面上打出深3 cm左右的穴。

4)种苗定植:将用药液处理好的三七种苗放入打好的土穴中,一个土穴放置一株三七种苗。种苗移栽时,放置种苗要求全园方向一致,以便于管理。坡地、缓坡地由低处向高处放苗,第1排种苗的根部向坡上方;第2排开始根部向坡下方,种芽向坡上方;床面两侧的根部朝内,种芽朝外,利于保湿和防止畦头塌落而露根影响三七生长。

5)覆土:用细土覆盖三七种苗,以看不见三七种苗根系和休眠芽为宜,2~3 cm厚。

6)盖草:用松毛覆盖整个畦面,厚度以看不到床土为宜,盖草过程中要求厚薄均匀一致。

7)浇水:三七种植完后,及时浇足定根水。

十一、田间管理

1. 抗旱浇水与防涝排湿　在干旱、半干旱地区,三七移栽后应视墒情抗旱浇水,使土壤水分保持在 20% 左右。

雨季来临时应随时检查三七园,出现水分过多应及时排涝,并打开园门通风换气以减小七园湿度,以预防或减轻田间病害。

2. 田间除草　三七出苗后,及时除草,保证田间清洁。

3. 调节荫棚　在三七年生长的前期,对荫棚较稀的地方用杉树叶或其他遮阴物进行修补,使整个荫棚透光基本均匀一致。

在三年生三七生长的后期或过密的荫棚要进行稀疏,稀疏次数分为 3～4 次进行。第 1 次于晴天 15～16 时,用木棍或竹竿轻轻拍打,敲掉过密的荫棚材料,使之脱落。第 1 次删除数量为原设定删除的 1/3。第 2 次稀疏荫棚于第 1 次 20～30 日后,当三七已经适应稀疏后的光照强度时,删除量为原设定删除的 1/3。于 20～30 日后,当三七已经适应稀疏后的光照强度时,进行第 3 次稀疏荫棚,删除量为原设定删除的 1/3。在每次稀疏荫棚后,把三七植株上的荫棚材料破碎物清扫干净。

如是采用的遮阳网,后期适当揭除 1～2 层遮阳网来调节荫棚。

4. 摘蕾

(1) 时间:商品三七生产大田在 7 月中下旬开始摘蕾,以促进三七块根生长。以未开放时采收的花蕾质量较好。一般在晴天采摘。采花前 30 日应停止使用农药。

(2) 采摘方法:在距花蕾 3～5 cm 处,用剪刀剪摘花蕾,盛于洁净容器中(容器一般用竹箩)运往园外。

5. 科学施肥

(1) 二年生三七的追肥

1) 第 1、第 2 次追肥

时间:第 1 次追肥在 5 月上旬展叶期,此时为旱季,施肥在人工浇水 2～3 日后进行,施肥时间掌握在晴天上午 10 点以后,田间三七叶片露水干后进行。第 2 次追肥在 8 月份的现蕾期,此期为雨季,施肥必须在晴天上午 10 点以后,田间三七叶片露水干后进行。

种类、用量和方法:施肥种类为 10∶10∶15～20 的复合肥,施用量为 15 kg/亩,采用田间撒施。

清洁:施肥结束后用细竹棍或松树枝将三七叶面上肥料全部清除,或用汽油喷雾器鼓风将叶片上肥料吹拂下来,以防下雨或喷施农药后灼烧叶片。

2) 第 3 次追肥

时间:12 月下旬至翌年 1 月的倒苗期,待田间三七茎叶剪除后进行。

种类、用量和方法:肥料种类以有机肥为主,在 8 月份时将牛粪、羊粪和秸秆一起堆置发酵,发酵时间在 3 个月以上,充分杀除有机肥中病菌和虫卵。追肥时先将发酵好有机肥和钙镁磷肥、硫酸钾、多菌灵一起混合,混合比例为 1 000 kg 有机肥加 50 kg 钙镁磷肥、10 kg 硫酸钾和 1 kg 多菌灵,将混合好的肥料均匀撒施在三七畦面上,并适当撒施松毛覆盖好畦面。

清洁：施肥结束后，做好七园田间卫生，及时将田间三七残枝烂叶和杂草清除，将畦沟中冲积下来的积土和松毛清掏到畦面，保证雨季排水通畅，并全园喷一遍农药，杀菌、杀虫过冬。

浇水：田间清洁做完后，全园浇一遍透水，保证田间墒情和三七过冬。

（2）三年生三七的追肥

1）追肥时间：追施 2 次，第 1 次在 4 月底~5 月上旬，第 2 次在 7 月中下旬。施肥时间掌握在晴天上午 10 点以后，田间三七叶片露水干后进行。

2）种类、用量和方法：施肥种类为 10：10：20 的复合肥，施用量为 20 kg/亩，采用田间撒施。

3）清洁：施肥结束后用细竹棍或松树枝将三七叶面上肥料全部清除，或用汽油喷雾器鼓风将叶片上肥料吹拂下来，以防下雨或喷施农药后灼烧叶片。

6. 病虫害防治

（1）综合防治原则：三七病虫害的防治要认真贯彻"预防为主，综合防治"的植保方针，采取预测预报、植物检疫、农业防治、物理防治、生物防治、化学防治等综合防治措施，创造有利于三七生长发育，不利于各种病菌繁殖、侵染、传播的环境条件，将有害生物控制在允许范围内，使经济损失降到最低限度。

（2）综合防治措施

1）植物检疫：采取局部地区检疫的方式，对已出现根结线虫病的三七产区外调种苗进行检疫，以避免传入无根结线虫病的三七产区。

2）农业防治：① 认真选地，实行轮作。② 培育和选用健壮无病的种子、种苗。③ 调整适宜荫棚透光率，加强田间通风排湿。④ 保持田间清洁，及时彻底地清除病残体和田间杂草。⑤ 施用完全腐熟的有机肥，增施磷钾肥、镁肥和硼肥，避免施肥过量。⑥ 起高畦栽培，加深田间畦沟，防止田间积水。⑦ 施用石灰进行田间病害防治。

3）生物防治：生物防治是三七田间病虫害防治重要方向。包括以菌治菌技术：主要是利用微生物在代谢中产生的抗生素来消灭病菌，有春雷霉素、阿维菌素、多抗霉素、农用链霉素等生物抗生素农药；以菌治虫技术：利用自然界微生物来消灭害虫，有细菌、真菌等，如苏云金杆菌、白僵菌、绿僵菌、颗粒体病毒、核型多角体病毒等；植物性杀虫、杀菌技术：从天然植物中提取的杀菌、杀虫制剂，如印楝素、除虫菊酯、鱼滕精、烟碱、万寿菊提取物等。

4）物理防治：利用简单工具和光、热、电、温度、湿度和放射能来防治病虫害。目前有利用 55℃温水浸种 10 min 来进行种子脱毒灭菌，深翻炕晒土壤杀虫灭菌，利用防虫黄板诱杀蚜虫、蓟马，利用黑光灯诱杀地老虎、金龟子，利用捕鼠夹杀老鼠等。

5）化学防治：根据病虫草等有害生物的发生、为害规律，制定农药使用规范，严格控制农药残留。推广使用高效、低毒、低残留的环境友好农药品种，禁止使用高毒、高残留等国家及行业明令禁止使用的农药。农药使用必须遵行科学、合理、经济、安全的原则，控制使用次数和用量。农药安全使用间隔期遵守国标 GB 8321.1-7，没有标明农药安全间隔期的品种，收获前 30 日停止使用。农药混剂，农药安全残留间隔期执行残留量最大的品种。

（3）根腐病的防治

1）加强田间管理：选择无病地块播种或移栽。种子和种苗在播种前或移栽前先进行药剂消毒处理。发现病株立即连土挖出销毁，病根周围土壤撒施石灰消毒。

2）药剂防治：① 每亩用叶枯宁 + 敌克松各 1 kg 与 25 kg 干细土混匀，制成毒土撒施。② 用叶枯宁 + 杀毒矾 + 百菌清按 1∶1∶1 的比例混合，加水稀释成 300～500 倍液灌根。③ 用叶枯宁 + 异菌脲（扑海因）按 1∶1 的比例混合，加水稀释成 300～500 倍液灌根。④ 用瑞毒霉锰锌 + 多菌灵 + 百菌清按 1∶1∶0.5 的比例混合，稀释成 300～500 倍液灌根。

（4）黑斑病的防治

1）加强田间管理：选择无病地块播种或移栽。保证三七荫棚透光适宜而均匀，防止出现明显空洞。加强田间通风，降低田间空气相对湿度。彻底清除杂草及病株残体；雨季注意清沟排水，降低三七园湿度；增施钾肥，不偏施氮肥等，提高植株抗性。

2）药剂防治：① 异菌脲（扑海因）+ 甲霜·锰锌按 1∶1 的比例混合，加水稀释成 300～500 倍液喷雾。② 多抗霉素 100～150 倍液，喷雾。③ 菌核净 400～600 倍液，喷雾。④ 福星 800～1 000 倍液，喷雾。⑤ 世高 6 000～7 000 倍液，喷雾。

（5）疫病的防治

1）加强田间管理：在三七疫病发生季节，每日都要检查三七园，若发现中心病株及时清除，并用药剂对发病区进行控制，避免病原扩散。加强荫棚管理，及时修补老三七园荫棚，为三七生长创造有利环境，增强植株抗病能力。

2）药剂防治：① 雷多米尔 300～500 倍液，喷雾。② 三乙磷酸铝 300～500 倍液，喷雾。③ 烯酰吗啉（安克）600～800 倍液，喷雾。④ 抑快净 600～800 倍液，喷雾。

（6）圆斑病的防治

1）加强田间管理：选择背风地块建造三七园。降雨季节注意清沟排水，打开园门和围边，加强通风，调节三七园湿度。增施钾肥，不偏施氮肥等，提高植株抗性。

2）药剂防治：① 氟硅唑 8 000～10 000 倍液加春雷霉素 800 倍液，喷雾。② 苯甲·苯环唑 3 000 倍液，喷雾。

（7）三七害虫及有害动物的防治

1）地下害虫：对蛴螬、地老虎数量较多的地块，每亩可用 90% 晶体敌百虫 50 g～75 g 拌 20 kg 细潮土撒施，或与 50 kg 剁碎的新鲜菜叶拌匀后于傍晚作厢面撒施处理。

2）地上害虫：发生蚜虫、介壳虫的危害时，用敌敌畏乳油 1 000 倍液、辛硫磷乳油 1 000 倍液、50% 抗蚜威可湿性粉剂 3 000 倍液等，任选其中一种药剂进行喷雾防治。

3）螨类：防治螨类（红蜘蛛）的有效药剂有克螨特乳油 3 000 倍液、杀螨酯 1 500～2 000 倍液等，可任选其中一种进行喷雾防治。

4）蛞蝓：利用其日伏夜出的活动特点，用蔬菜叶于傍晚撒在三七园中，次日晨收集得蛞蝓后集中杀灭；或用石灰沿厢边及厢沟撒施，每亩用石灰 15 kg；或在蛞蝓发生期间用 20 倍茶枯水喷洒；还可每亩用 1 kg 密达杀螺剂均匀撒施。

5）鼠害防治：以物理机械防治为主，对死鼠应及时收集深埋。

十二、道地药材栽培特色（或关键栽培技术）

1. **产地选择**　选择低纬中高海拔区域,南亚热带喀什特的地形、地貌,红壤或黄棕壤的土壤种植三七,并严格采用轮作栽培,保证三七人工种植成功和药材品质。

2. **人工搭建荫棚**　采用杉树棒和杉树枝或专用遮阳网搭建荫棚,提供三七生长的阴湿环境;荫棚高 1.8 m 左右,在方便田间人工操作的同时,具有防风抗风作用;并根据三七生长年限、季节和海拔科学调整棚内透光率,保证三七正常生长。

3. **起畦摘蕾**　畦宽 120～140 cm,畦沟宽 30～50 cm,畦沟深 25 cm 以上,保证三七根部透气;摘花蕾促进块根膨大。

4. **注重磷、钾肥施用**　根据红壤肥力特性和三七需肥规律,生产上大量施用钙镁磷肥和钾肥,并施用石灰调酸,改良土壤。

第九章

三七道地产区土壤微生态及土壤修复

第一节　连作障碍及分析

一、连作障碍及其发生、控制

连作障碍(continuous cropping obstacle),又被称为重茬病、再植病害、忌地现象等,是指同一种作物或者亲缘关系较为接近的作物连续种植在同一地块,即使在常规农业管理条件下,也会出现的生长发育受阻、病虫害加重、产量降低、质量下降和生育状况恶化等现象。连作障碍可发生于多种作物、蔬菜、果树和苗木等,常见的有马铃薯、芝麻、大豆、苹果等。由于现代种植业具有高度集约化、复种指数高和种类单一等特点并且具有愈演愈烈之势,植物的连作障碍现象更加突出。为了最大程度的减少连作障碍给现代农业生产所带来的危害和经济损失,人们对连作障碍的产生原因、发生过程以及调控技术等进行全面、深入的研究。植物连作障碍的研究成果将为土地可持续利用和作物田间栽培管理提供理论依据,尤其是为与人类衣食住行紧密相关的经济作物的栽培生产提供技术支持。

连作障碍产生的原因错综复杂,是植物、土壤和微生物三者复合系统内诸多因素相互作用的结果。前人对连作障碍发生的原因进行过广泛的研究,Plenk、Decandole 等首先提出了毒素学说,后来 Molish 提出了作物间的"相生相克"现象,日本的 Klvus 将其总结归纳为五大因子学说,近年来我国学者对已有研究成果进行归纳、总结并提出"根际微生态失衡说"。根据现有研究结果,人们普遍认为产生连作障碍的原因可以归纳为以下几个方面:土壤理化性状的恶化、植物对营养成分的不均衡吸收、植物本身的自毒作用也即化感作用、根际土壤环境中植物残体和有害微生物产生的有毒物质以及土壤真菌和(或)线虫等引起的病害加重等。其中,由土壤微生物介导的根际土壤微生态系统失衡和适应调节能力的变化是连作障碍发生、植物减产降质的重要原因。

解决植物连作障碍是现代农业生产的一大难题,前人在这个方面进行了全面的摸索后发现,虽然迄今为止尚未有根治的办法,但是可以通过以下措施缓解植物连作障碍的发生。

轮作是解决连作障碍最为简单和传统的方法,也是最有效的方法之一。研究表明,实施黄瓜栽培后轮作玉米、黑豆和(或)黄豆等能有效地预防和克服土壤连作障碍的发生。合理进行间作和(或)套作,也一定程度上减缓连作障碍的发生。西瓜与旱稻进行间作栽培种植,大幅度降低根际土壤中西瓜枯萎病致病菌-尖孢镰刀菌的数量,有效地阻止西瓜枯萎病的发生,抑制西瓜连作障碍。另外,生产上有针对性的施用专用肥、利用化学和(或)物理方法进行的土壤灭菌以及新型抗性品种的培育都对连作障碍的减缓作出重要的贡献。

这些措施涵盖了栽培管理、肥料施用、土壤处理以及作物品种改良等多个方面,针对连作障碍产生的不同原因,建立抑制病原菌生长、适宜作物生长的微生态环境,达到植物连作栽培条件下减缓连作障碍现象的目标。

二、药用植物种植中的连作障碍问题

同种或者同科的药用植物连作后,常常会出现较为严重的连作障碍现象,例如人参属的多数植物长期遭受连作障碍的影响,包括人参、西洋参和三七。连作障碍比较严重的药用植物还有地黄、太子参、黄连、当归、桔梗等,这给我国中药材的种植业带来了巨大的经济损失。由于近年来中药材的社会需求不断攀升,加上道地药材对地域的依赖性,实行连作、复种连作或者大幅度的缩短轮作周期越发普遍,连作障碍已经严重制约我国中药材种植业甚至中药事业的发展。

药用植物连作障碍产生原因主要包括两个方面:一方面是由于化学物理障碍导致,包括土壤养分的偏耗、土壤酸化盐渍化以及土壤物理性质恶化;另一个方面是由于生物障碍导致,包括土壤微生物群落结构发生改变、土传病原菌大量繁殖和植物的自毒作用。随着对药用植物连作障碍产生因子研究的深入,目前普遍认为生物障碍中的微生物群落结构的改变发挥了至关重要的作用。土壤微生物是土壤的重要生物组成部分,广泛的参与各个营养元素的生物地球化学循环过程,是土壤有机质和养分转化以及能量传递的重要动力之一。前人大量的研究结果表明,随着药用植物栽培时间的延长,土壤中的细菌种类大量减少,其群落结构也趋于简单,促进土壤微生物区系由高肥的"细菌型"向低肥的"真菌型"转化。

栽培土壤的理化性状以及微生物因子的改变,直接或者间接地改变土壤中养分供应、离子浓度以及有益微生物与病原微生物配比,进一步对生长其中的药用植物生理、代谢以及生长等方面产生危害。连作障碍对药用植物的危害主要体现在以下3个方面:首先是药用植物生长发育受到抑制,植株形态、叶片的光合生理和活性氧代谢均不同程度地受到连作的影响;其次是植株病害频发,连作降低药用植物植株的抗逆能力,加重病虫害的发生,尤其是根部的土传病害;最后是中药材品质下降,植物新陈代谢产物特别是次生代谢产物直接构成中药材的药效成分,受到植物体内各种生理活动的影响,连作改变植物体内正常的生理代谢,降低中药材的药用成分含量。

三、三七连作障碍研究进展

三七 *Panax notoginseng* (Burkill) F. H. Chen 是五加科人参属多年生草本植物,是驰

名中外的名贵中药材,又名"文山三七"和"田七",被世人赋予"金不换""南国神草"等美誉,主要以干燥根和(或)根茎入药。根据《本草纲目拾遗》记载,三七具有化瘀止血、消肿止痛等多种功效。20世纪30年代云南彝族民间医生曲焕章以三七为主要药物之一,创制了著名的"百宝丹",也就是著名的云南白药,对跌打损伤、刀枪伤以及各种伤害引发的内外出血有独特疗效。近年来,三七也被用于心脑血管系统、神经系统和造血系统等方面疾病的治疗。

三七的社会需求逐年升高,栽培面积也逐步上升。据统计,截至2005年底,三七栽培面积已达8 300 hm²。三七对生境要求苛刻,分布范围主要局限在北纬23°30′附近的中高海拔地区。野生三七资源已经有多年未发现,目前市场上流通的三七全为人工种植。除广东、广西有少量栽培外,三七主要分布于云南省文山壮族苗族自治州及其周边地区。

三七有严重的"忌地"问题,连作障碍严重。三七连作障碍主要表现为,多种病虫害爆发严重,尤以根腐病最为突出,保苗率极低,这严重影响三七的产量和品质。开发未种植过三七的地块、开垦新地或者长时间轮作其他作物是解决连作障碍最传统也是最有效的方法。文山州属于多山地区,山区和半山区占到总土地面积的97%以上,所以三七适宜种植地块十分有限,"七农"不断缩短轮作年限,甚至将三七的种植范围逐步向次适宜地区转移。此举不仅增加三七的种植成本,还将严重影响到三七的产量和质量,制约三七产业的健康、可持续发展。

(一)三七连作障碍原因分析

1. 土壤理化性状的恶化　土壤为三七生长提供各种养分,既决定三七的产量,也对其品质形成有一定的影响。刘莉等分析三七不同轮作年限土壤的理化性状,发现随着轮作年限的增加,土壤粉粒、黏粒、胶粒和土壤pH、阳离子交换量、有机质、腐殖质含量等都呈现出先降后升的趋势,而土壤中粉砂、细砂、中砂、粗砂和砾石等成分则相反。另外,土壤碱解氮、有效磷、有效钙和有效镁等的含量持续增加,而速效钾和有效硫持续降低。这说明三七生长对不同养分的差异利用加剧土壤理化性状的恶化。杨建忠等以换土的方法将三七种植地不同轮作年限土壤转移到大棚内栽培三七,发现随着轮作年限的增加,三七的出苗率升高、病害减轻,产量和质量逐步回升。三七和与其同属的人参、西洋参拥有类似的特性,其生产模式、连作障碍都呈现出极大的相似性,故三七连作障碍的研究可借鉴人参和西洋参等已有研究成果。王韵秋等研究表明,与新林地相比,种植过人参的土壤比重、容重增大,总孔隙度降低,土壤砂粒减少、黏粒增多、土壤板结,透气、透水性能都大幅下降,土壤酸化严重。

植物对矿质养分的需求是遵守特定规律的,尤其是某些微量元素。同一作物的连作必然造成土壤中部分元素的亏缺或者富集,如果它们得不到及时的补充与改善,便会呈现所谓的"木桶效应",妨碍植物的正常生长发育,削弱植物抵抗恶劣环境的能力,降低农产品品质,更有甚者会导致植株死亡,造成减产或绝收。三七对养分的吸收利用也具有选择性,加上肥料的不合理施用,使土壤中养分含量变化极大,进一步影响下一茬作物的正常生长。所以,人们常比较分析三七连作土壤和新土中矿质养分含量,从土壤理化性状或者土壤养分的角度解释连作障碍发生原因并提出合理的解决措施。简在友等测定并比较三七生茬土和3年重茬土中铁、锰、锌、铜、钾、硼、钙、镁、钠和硅元素的含量,发现3年重茬土中铜和钙的含量显著降低,而铁、锰、钾和钠显著富集。据此,笔者提出通过补充或者平衡三七生长对土壤矿质养分的消耗,即"测土配方施肥技术",以缓解三七连作障碍。

2. 植物本身的自毒作用 化感作用(allelopathy),指一种植物通过向周围环境释放化学物质而对另一种植物(包括微生物)产生的直接或者间接毒害现象。自毒作用(autotoxicity)是化感作用的一种,植物通过多种途径释放化学物质,包括地上部的淋溶、根系渗出以及植物残体的腐解,抑制同茬或者下茬同种或者同属的植物生长,被认为是引发连作障碍的重要原因之一。植物根系的渗出主要是通过两个途径进行的:一个是地上部光合作用产物以根系分泌物的形式进入土壤,据报道光合作用产物的 20%~30%都是通过这种形式输送到地下;另外一个是根表衰老细胞的脱落,释放出黏液和黏胶等难溶性有机物质。植物根系的渗出物在根系与土壤界面(即根际)富集形成典型的营养带,促进根际土壤微生物的生长发育与繁殖,其中部分微生物活动向环境释放有毒物质进一步加剧连作障碍。

据统计,目前在人工种植栽培的药用植物当中,根和根茎类药材占总到70%以上。根茎和块茎等部位药用成分含量最高也是入药的主要部位,发挥着双重作用,获取营养物质和接受地上部光合作用产物、转化为药用成分并累积于此。为了达到药用的标准,多数药用植物的生长周期都较长,短则三五年,长则十几年甚至几十年,像地黄、黄芪、丹参以及三七等都是生长 3 年后开始收获;人参、黄连、西洋参等则需要生长 6 年以上才具有药用价值,也有极少数的根茎类入药的药用植物生长周期较短,如贝母、半夏和太子参等生长一年便可收获入药。药用植物长时间的在地生长,即使没有进行重茬栽培,自毒物质以及一些微生物分泌的有毒物质也会随栽培时间的延长而不断累积,破坏植物栽培土壤的微环境,严重抑制植物的生长发育以及药用成分的形成与累积。

自毒物质改变植物细胞膜的通透性,降低离子和水分的吸收,抑制光合作用,干扰蛋白质和 DNA 合成等,进一步影响植物正常的生长发育。王燕等发现自毒物质降低植物根系活力,助长土传病害发生,加剧植物连作障碍。抑制矿质养分的吸收、根系生长和光合作用以及改变植物的酶功能和活性是自毒作用的主要机制。黄瓜根系分泌的 10 种酚酸物质被证明可抑制根系对阴离子 NO_3^- 和 SO_4^{2-},以及金属阳离子 K^+、Ca^{2+}、Mg^{2+} 和 Fe^{2+} 等的吸收利用,酚酸的浓度和介质的 pH 与此抑制作用紧密相关。研究发现,酚酸类物质导致花生叶片气孔关闭,降低光合作用速率。Shibu 和 Andrew 以胡桃醌为例对酚酸类物质的化感作用机制开展研究,发现胡桃醌显著降低大豆叶片的叶绿素含量和增加线粒体吸氧量,降低其净光合速率。其他常见的酚酸类物质如咖啡酸、香豆酸和阿魏酸等也具有类似的阻碍效应。化感作用对种子的萌发具有明显抑制效应,主要表现在种子萌发过程中多种关键酶被抑制。连作显著降低种子萌发率,可能与自毒物质酚酸类化合物的累积紧密相关。

三七是多年生宿根植物,栽培方式独特,为自毒物质的分离、纯化与鉴定工作带来不小阻力。近年来,人们不断改进自毒物质的收集和提取方法,三七根系分泌物中的自毒物质陆续得到分离与鉴定。游佩进等从三七连作土壤和根系中同时分离到的人参皂苷 Rh_1 对三七幼苗的生长具有极显著的抑制作用。吴立洁测定土壤中羟基苯甲酸、香草酸、丁香酸、对香豆酸、阿魏酸和苯甲酸等 6 种酚酸类含量,发现酚酸类物质总量随着种植年限的增加显著增加。孙玉琴等发现阿魏酸溶液对三七、玉米和小麦种子的萌发具有显著的抑制效应。韦美丽发现阿魏酸和三七总皂苷显著的抑制三七幼苗根系的生长,间接证明这些化合物为三七自毒物质。目前,已经从三七根系分泌物中分离并鉴定出一些酚酸类的自毒物质,但是否还有其他种类的自毒物质参与自毒作用还不清楚。另外,三七自毒物质的具体释放途径和作用机制还有待进一步深入研究。

3. 植物根际土壤微生态失调　前人研究发现,多种植物包括药用植物地黄和人参、经济作物马铃薯和大豆以及果木作物苹果等的长期连作可导致植物根际土壤微生物区系发生异常。徐福利等通过对不同连作年限大棚土壤的微生物群落组成的比较分析,发现随着连作时间的延长,细菌和真菌的数量显著增加,而放线菌的数量显著减少,并且微生物数量的改变与土传病害紧密相关。所以,根际土壤微生物在植物连作障碍发生中也发挥着重要的作用。

大量的研究结果表明,随着连作时间的延长或者栽培年限的增加,植物根际土壤中细菌和放线菌群落组成发生明显的变化,微生物种类和数量都急剧下降。于妍华和傅佳等对连作西洋参根际土壤微生物群落组成进行过相应研究,发现长连作时间显著增加根际土壤中有害病原菌的数量。真菌群落作为土壤微生物中一个重要的类群,参与动、植物残体的分解,成为土壤中氮、碳循环不可缺少的动力,特别是在植物有机体分解的早期阶段,真菌比细菌和放线菌更为活跃,有与植物共生的、对植树造林起着重要作用的菌根真菌,也有产生链霉素的链霉菌以及产生青霉素的青霉菌,在根际微生态系统发挥不可替代的作用。然而,有许多土壤真菌还是重要的植物病原菌主要来源,为了减少病原菌给植物生产带来的损害,需要施用多种化学农药,给众多作物尤其是药用作物的种植带来巨大的经济损失和环境灾害。吴雄等借助高通量测序技术对不同连作年限的香草根际土壤细菌和真菌群落组成进行分析,发现真菌群落结构随连作年限的增加发生显著的变化,而细菌群落结构变化甚微,另外发现有害病原菌尖孢镰刀菌逐渐累积并且其数量与香草病情指数呈显著正相关。傅佳、于慧英以及唐杰等人的研究也表明,随着植物连作年限的增加,植物根际土壤真菌呈现急剧上升的趋势。真菌群落结构的变化以及数量的增加都会恶化根际微生态环境,加剧植物土传病害发生的风险,引发植物连作障碍。简言之,在植物连作障碍的诸多因素当中,根际土壤微生态系统的失衡是连作障碍发生的主导生物因子。

综上所述,三七连作障碍的发生是多种因素相互作用的结果,而土壤微生态系统的失衡是其核心原因。三七连作障碍的主要田间表现就是根腐病发生严重,并且三七根腐病的发生与雨水充沛程度以及空气湿度密切相关。关于三七根腐病病原已有不少的研究,其结果各不相同。马莉等人总结前人研究成果认为土壤真菌可能是引发三七根腐病发生的主导因子,但是也有研究认为细菌的侵染引发了三七根腐病的发生。通过进一步田间跟踪、病原分离鉴定等工作,缪作清等认为毁坏柱孢霉 *Cylindrocarpon destructans* 和三七黄腐病菌 *C. didymum* 是田间三七根腐病的主要病原菌。朱有勇等人针对三七根腐病开展深入研究,通过分离、鉴定以及回接和再分离等程序后确定毁坏柱孢霉是三七根腐病的重要病原菌。但是,目前三七根腐病方面的工作主要偏向于单个病原菌的分离、鉴定以及该病原微生物的生理代谢活性并相应地采取单纯的化学防治,而单纯的化学防治只是尽快控制该病蔓延的一种应急措施,不是一种根本上有效地防治三七根腐病的措施,并且会带来严重的农药残留等问题,我们需要针对根际土壤微生物群落结构及其生态学功能对三七连作根腐病发生原因及预防措施开展深入的研究。

（二）三七连作障碍的效应

在植株不同的生长发育阶段，三七连作障碍在田间具有多种不同的表现形式。连作条件下，三七出苗率以及植株生长活力都有所降低。受连作障碍的影响，三七植株正常的生理过程被阻断，表现为生长缓慢、发育受阻甚至终止，无法完成正常的生命周期，这直接导致中药材产量和质量的双双下降。在植株生长过程中病虫害爆发严重，包括黑斑病、炭疽病、灰霉病、圆斑病、病毒病、根腐病等，其中根腐病表现尤为突出。三七拥有较长的生长周期，加上温暖潮湿、密闭不透风、缺少光照的生长环境，导致三七上述病害更加容易爆发并且发病严重。根腐病的发生贯穿于三七生长发育全过程，在每年 3～4 月以及 7～8 月的温暖潮湿时间段出现两个发病高峰。文山三七生产全年因根腐病危害而减产高达 10%～20%，严重时可达到 70% 以上，更有甚者整个"七园"绝收。

另外，在三七种植过程中，化学肥料与农药的盲目施用破坏土壤生态系统，使得土壤养分比例失调、土壤供肥能力下降。据调查，种植三七一茬后的地块需要轮作 8 年以上时间才能进行再次种植。由于较长的轮作年限，三七的种植需要频繁地更换地块，并频繁地对"七棚"设施进行投入和重建，极大地影响三七 GAP 基地建设，制约我国三七产业的发展。

四、三七根腐病害研究进展

三七根腐病是一种典型的土传性病害。根腐病可以在三七植株生长发育的任意阶段发生，一年生和二年生发生轻微，但是二年生以上病害发生较为严重。连作栽培三七根腐病暴发更为严重，并且其发病过程跟空气湿度有一定的相关性。根据田间调查、采集和识别的结果，可以将三七根腐病症状归纳为黄腐型、干裂型、髓烂型、湿腐型、茎基干枯型和急性青枯型 6 种类型。

（一）三七根腐病的病原菌

前人对三七根腐病病原菌进行了系统的田间调查、病原分离与鉴定，总结其研究结果发现三七根腐病的病原菌具有较高的多样性，既包括真菌性病原菌也包括细菌和线虫等，但是以真菌为主。三七根腐病真菌性病原菌主要有人参链格孢 *Alternaria panax*，蕉草镰孢霉 *Alternaria tenuis*，毁坏柱孢霉 *Cylindrocarpon destructans*，双孢柱孢霉 *Cylindrocarpon didynum*，腐皮镰刀菌 *Fusarisum solani oxysporum*，恶疫霉 *Phytophthora cactorum*，草茎点霉 *Phoma herbarum* 和立枯丝核菌 *Rhizoctonia solani* 等，而细菌性病原菌包括假单胞杆菌 *Pseudomonas* sp. 和青枯菌 *Ralstonia* sp.，另外一些寄生性线虫像茎线虫 *Ditylenchus* sp.，小杆线虫 *Rhabditis elegans* 和根结线虫 *Meloidogyne* spp. 等也是三七根腐病的重要病原。有研究结果表明，三七根腐病很有可能不是单一病原菌作用的结果，而是由几种不同营养类型的病原微生物先后侵染的综合效应，由侵染性较强的假单孢杆菌作为先锋优先实施侵染，造成根系局部的坏死和腐烂，这为后续腐皮镰孢、细链格孢和小杆线虫等侵染性较弱的寄生和腐生微生物的侵入创造条件，后续侵染的这些微生物繁殖迅速、代谢旺盛，具有合成毒素的能力,进一步加速根腐的进程。这些研究成果为该病害的防治研究提供方向性的理论指导,由单一病原菌的防治转向多种病原微生物的综合防控。

(二)三七根腐病的发生与环境及管理措施的关系

三七根腐病常年普遍发生,在每年的3~4月以及7~8月出现两次发病高峰,与这两个时间段内文山地区气候温暖(温度为20℃左右)、潮湿(相对湿度在95%以上)和光照充足(透光率为30%以上)等因素紧密相关。与轮作地块以及新栽地块相比较,连作地块三七根腐病发病严重,其病情随着连作年限的增加而加重,并且排水不良、土壤含水量过高也会加重三七根腐病害的发生。陈昱君等针对三七根腐病的发生与生态因子的关系这一问题开展大范围的田间调查,结果表明,在1 400~2 000 m海拔范围内随着海拔的上升根腐病的发生逐渐减轻,分析原因认为温度是引发该趋势的主要原因,因为低海拔温热的气候条件有利于病原菌的繁殖、生长,而高海拔较低的气温抑制病原菌的活动能力;在地势上,三七根腐病发病依次表现为:平地>陡坡地>台地>缓坡地,这主要跟地块排水能力、土壤持水量有关;在土壤类型方面,随着黄棕壤、黄壤、黄沙壤、红壤类型的转化,三七根腐病害表现出加重的趋势;在轮作上,随着轮作时间的延长,三七根腐病害的发生大幅度降低,另外该调查还发现三七根腐病害的发生与种植地块前茬作物、种苗质量以及荫棚透光率等有关。总之,温度、湿度条件以及各生态因子对三七根腐病害的发生都有促进或者抑制的作用。

(三)三七根腐病的防治

三七根腐病害发生具有暴发集中、发病迅速、防治难度大等诸多特点,目前针对该病害的田间防治主要采取"预防为主,综合防治"的策略,从种植地块选择、种植前土壤处理、种苗质量控制、日常预防以及病害发生时的防治等各个环节采取措施,积极开展化学防治、生物防治相结合的综合防治。在化学防治方面,采用代森铵、代森锌和退菌特等比列混合300倍稀释液浸果、浸种可以有效抑制病原菌活性。在三七种苗萌发前后以及整个生长过程中定期的施用代森铵、退菌特以及代森铵、代森锌等比例500倍稀释液能极大地减少根腐病害的发生。目前的研究结果表明化学农药能够有效缓解三七根腐病的发生与扩散,但是不能达到完全的控制。

在生物防治方面,外源枯草芽孢杆菌和木霉的施用能够有效地促进三七种子的出苗,但是对根腐病防治效果不理想。刘立志等通过对三七轮作土壤以及三七根际土壤中的细菌进行分离、鉴定,获得142个对三七根腐病具有拮抗作用的细菌菌株。马莉等从三七根、茎、叶和果实中分离得到1 000多种内生细菌,其中104种至少对一种根腐病病原具有拮抗作用。张玉洁等针对三七根腐病开展具有抑制作用的内生真菌方面的研究,认为三七内生真菌是三七根腐病潜在的拮抗微生物源之一,并分离到对三七根腐病菌 *Cylindrocarpon destructans* (Zinss.)Scholt. 具有较强抑制作用的毛壳属真菌 *Chaetomium* sp. 。通过生物防治手段来控制三七根腐病害的发生,既能够为三七产业可持续发展提供保障,也能够减少传统化学农药施用所带来的农药残留和环境污染等问题,但是获取针对根腐病的有效生防微生物是该方面研究的重中之重,还有待更多研究力量的投入。

五、菌根在根际微生态调控中的作用及在控制三七根腐病害中的可能应用

丛枝菌根真菌（Arbusular mycorrhiza fungi，简称 AM 真菌）是球囊菌门 Glomeromycota 的一类真菌，广泛存在于植物根际，能与地球上 80% 以上的陆生植物形成菌根结构，进行共生生长。作为一种土壤习居微生物，AM 真菌与宿主植物形成具有特定形态结构和生理功能的互惠共生体，从个体水平影响植物的生理生化过程，改变植物生长状况，到从群落的水平影响植物生态功能。AM 真菌在宿主植物根内形成丛枝结构和根内菌丝，根外形成外生菌丝，其广泛分布的外生菌丝是其宿主植物根系统的延伸，能够有效地增强宿主植物对矿质营养元素的吸收，特别能够改善其磷营养状况，促进宿主植物生长。研究还发现，AM 真菌促进植物对水分的吸收，抵抗干旱，并提高植物抗病和耐病能力。普遍认为 AM 真菌在农业生态系统中发挥重要的作用，增加作物产量，改善品质。以 AM 真菌制备的微生物菌剂将是一种安全、高效的生物肥料，有助于减少化学肥料和传统农药的施用，改善农田土壤的生物学质量，减少农残发生，形成一种可持续发展的绿色有机中药材种植模式。

六、科学问题

随着天然野生药用植物资源的枯竭，药用植物的人工栽培为中药提供重要的资源保障。近年来随着社会经济的快速发展，人们对健康的认识和需要都得到了加强，为中药产业的发展注入强大的生命力，中药事业也因此呈现出前所未有的繁荣。随着中药消费市场的快速拓展以及药材深加工的逐步深入，中药材的需求在快速增长，给传统的中药材种植模式带来新的挑战和压力。在经济利益和市场需要的双重驱动下，人们开启大面积的集约化生产模式，大量地使用化学肥料和农药，降低生物多样性的同时带来农药残留，对生态环境造成极大的破坏。

大多数药用植物常常有严重的连作障碍的问题，需要药农不断的开发新地进行种植生产或者利用其他作物进行长时间的轮作。药材的种植栽培具有严格的地域要求，即道地性，过度的扩张种植区域会造成减产降质的严重后果。人们为了最大限度地解决这种供给和需求矛盾，不得不开始采用连作或缩短轮作年限的方式来进行生产。这样做的最大后果是病虫害爆发严重，尤其是一些土传病害问题，如根腐病等，进一步增加化学农药施用带来的环境风险。为了减缓连作障碍对中药材生产带来的一系列负面作用，人们尝试着从连作障碍的危害、作用机制以及重要土传病害的防治等角度展开研究，期望为药用植物连作障碍问题提供解决方案。

三七连作引发严重的土传病害，主要体现为根腐病，产量大幅度下降。为减缓连作障碍的发生，人们通常需要在一茬三七收获后轮作其他作物 8 年以上甚至更长的时间，这给三七 GAP 基地建设设置不小的阻力。目前的研究认为三七的种植改变土壤的理化性状，影响矿质元素等养分的供应；累积大量的自毒物质，影响下一茬植株的正常生长；扰乱土壤微生物

群落的结构组成,带来严重的土传病害问题。随着研究的逐步深入,越来越多的证据将引发三七连作障碍的主要原因指向根际土壤微生态的失衡,也使得根际土壤微生态研究成为三七连作障碍的研究热点和解决连作障碍问题的突破口。确认三七连作障碍的主要原因,以及三七重要土传病害根腐病的发生与土壤微生物群落组成关系的研究有助于我们更加深入的理解连作障碍发生的机制,从而提出有效的管理措施,最大程度地缓解连作障碍造成的损失,维持立地生态环境的可持续发展。

七、研究目的

三七对生长环境条件有极为特殊的要求,具有严重的连作障碍,是多数药用植物以至是各种经济作物的一个典型代表。连作障碍是三七栽培生产所面临的常见问题和关键问题,对其发生机制的理解和应对措施的研究有助于我们对其他植物连作障碍的认识和缓解。

作为一味珍贵的大宗中药材,三七在中药领域发挥举足轻重的作用,其产量和质量的波动都势必对中药产业的发展带来一定的影响。由于受生长地域的严格限制,近年来大面积缩短轮作年限甚至是连作的现象时有发生,土传病害问题是七农面临的最关键问题。克服土传病害问题是解决三七连作障碍的前提,所以三七土传病害根腐病问题的研究成为重中之重。植物根际土壤微生物在养分元素的生物地球化学循环中发挥决定性的作用,其群落结构的变化直接影响到土壤的质量和健康状况。根腐病发生与植株根际土壤微生物关系的研究有助于我们对连作障碍发生机制进行深入理解,为三七连作障碍的解决提供理论支撑。

AM 真菌是植物根际土壤微生物群落的重要组成部分,能极大地提高农作物的生产力,保持土壤微生态系统稳定可持续发展。AM 真菌能够与 80% 以上的陆地植物形成良好的共生关系,增加植物对矿质养分的吸收,促进植物生长,缓解外界环境胁迫,因此具有重要的生态功能。AM 真菌能提高多种作物包括药用植物的抗逆性,减轻土传病害的发生,提高产量并能改善其品质。将 AM 技术运用到中药材的种植栽培当中,加强药用植物的规范化栽培,减少病害发生,实现产量和质量的双丰收。本研究将 AM 真菌技术引入到三七高质量种苗培育当中,并探究其在促生方面的作用机制,为形成绿色有机中药材栽培技术奠定基础。

八、研究内容

1. 三七野外适宜种植范围与根腐病发生状况调查,以及健康与根腐病发病植株与根际土壤样品的采集 在云南省文山壮族苗族自治州及其周边地区进行广泛、深入的野外调查,记录三七根腐病发生等级与程度,根据根腐病发生状况调查结果,选择 19 处典型的三七种植园针对健康与发病植株的配对样品采集,为后续的根际土壤微生物区系与三七健康状况关系研究提供试验材料。

2. 三七健康与发病植株根际土壤、根内微生物区系组成差异分析 利用野外调查与田间采样获得的三七植株材料和根际土壤样品,借助微生物碳源利用测定技术、微生物高通量测序技术以及病原菌毁坏柱孢霉的实时荧光定量 PCR 技术等,分析三七健康与发病植株根际土壤和根系内微生物区系组成差异。

3. 三七健康与发病植株根际土壤微生物生物量组成差异分析　通过磷脂脂肪酸技术(phospholipid fatty acid,PLFA)定量测定土壤中不同类群微生物生物量组成,考查发病植株根际土壤微生物生物量组成的变化以及环境因子的影响,从整个微生物群落组成上研究根际土壤微生物区系组成与三七植株健康状况的关系。

4. 三七根际土壤以及根系内的微生物群落的环境响应　通过微生物高通量测序技术 Illumina MiSeq 对三七植株根际土壤以及根系内细菌和真菌群落组成进行测定,考查三七发病植株根际土壤以及根系内微生物群落组成的变化以及环境因子的影响,从真菌和细菌群落组成上研究根际以及根系内真菌、细菌结构与三七植株健康状况的关系。

5. 自毒物质与土壤微生物作用分析　通过分室装置模拟栽培试验,研究三七种植土壤中自毒物质和微生物对三七生长和根腐病发生的影响。比较研究三七种植土壤中自毒物质与微生物在根腐病发生上的相对贡献程度。

6. 三七植株根际土壤病原真菌 *C. destructans* 与植物生长和 AM 真菌侵染的数量效应关系分析　基于实时定量 PCR 技术建立一种快速、准确的三七根腐病病原真菌毁坏柱孢霉(*C. destructans*)的分子定量检测方法,探讨毁坏柱孢霉与植株生长和 AM 真菌侵染之间的数量效应关系,研究了毁坏柱孢霉的根腐病病原菌地位以及 AM 真菌的潜在生物防治作用。

7. AM 真菌接种对三七生长以及代谢等的调控作用研究　通过室内模拟接种试验,研究 AM 真菌与三七根系间的共生关系,同时研究 AM 真菌的接种对三七植株生长、根系发育的影响,通过对三七植株 P 浓度、叶绿素荧光参数以及生理代谢的分析,研究 AM 对三七生长发育的调控作用及其机制。

第二节　三七适宜种植区与根腐病
发生状况调查

我们分别于 2011 年 12 月和 2012 年 10 月赴云南文山州各个区县、昆明以及广西靖西县,对这些区域三七种植以及根腐病发生状况开展调查和采样。针对根腐病发病状况,选择了 19 个种植园,进行健康和根腐病发病植株材料和根际土壤的配对采样(见附录彩图 34),该材料用于后续的根际土壤微生物区系与三七健康状况关系研究。

所采集的健康植株地上部碳、氮元素含量以及根系氮含量显著地高于发病植株,其他指标无显著性差异(表 9 - 2 - 1)。健康植株根际土壤速效钾显著地低于发病植株,从 0.23 mg/kg 上升为 0.34 mg/kg,其他土壤理化性状在两组样品间无显著性差异(表 9 - 2 - 2)。

表9-2-1　三七植株生物量及碳、氮和硫元素含量

	干重(g)		C含量(%)		N含量(%)		S含量(%)	
	地上部分	根	地上部分	根	地上部分	根	地上部分	根
健康植株	2.88± 0.50	2.93± 0.41	41.23± 0.30	41.5± 0.24	1.93± 0.07	1.46± 0.08	0.19± 0.02	0.05± 0.01
发病植株	1.94± 0.31	2.66± 0.33	38.80± 0.62	37.53± 1.08	1.44± 0.10	1.57± 0.06	0.14± 0.02	0.05± 0.01
差异显著性	无差异	无差异	＊＊	＊＊	＊＊＊	无差异	无差异	无差异

注：＊＊，$P<0.01$；＊＊＊，$P<0.001$。

表9-2-2　三七根际土壤理化性质

	pH	有机碳 (g/kg)	有效磷 (mg/kg)	有效氮 (mg/kg)	速效钾 (mg/kg)	全碳 (%)	全氮 (%)	全硫 (%)
健康植株	5.69± 0.22	12.37± 0.76	143.81± 14.08	36.38± 2.94	0.23± 0.02	1.53± 0.11	0.12± 0.01	0.02± 0.001
发病植株	5.72± 0.20	12.67± 0.66	147.55± 18.89	34.40± 4.22	0.34± 0.04	1.49± 0.09	0.12± 0.01	0.02± 0.001
差异显著性	无差异	无差异	无差异	无差异	＊＊	无差异	无差异	无差异

注：＊＊，$P<0.01$。

　　田间调查工作表明，三七适宜种植范围主要是文山壮族苗族自治州及其周边地区，在该区域以外，距离该区域越远三七的生长状况越差，以根腐病为代表的土传病害的发生愈发严重。

第三节　三七健康与根腐病植株根际
土壤微生物差异分析

一、微生物量组成差异分析

　　根据不同类群土壤微生物的特征脂肪酸含量和总脂肪酸量可以估算出不同类群微生物的生物量。三七健康植株根际土壤PLFAs总量（19.44～44.32 nmol/g）显著低于发病植株（20.07～71.62 nmol/g，$P=0.001$），细菌和真菌的特征脂肪酸含量在健康和发病植株根际土壤间的差异也达到显著或者极显著水平，真菌/细菌比在两组间没有显著性差异（图9-3-1）。

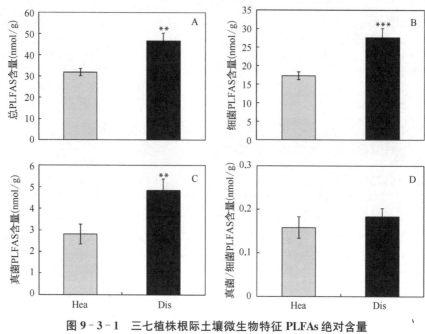

图 9 - 3 - 1　三七植株根际土壤微生物特征 PLFAs 绝对含量

（Hea,健康植株;Dis,发病植株。＊＊,$P<0.01$;＊＊＊,$P<0.001$）

分析不同类群微生物特征 PLFAs 的相对丰度发现,发病植株根际土壤微生物群落结构明显有别于健康植株(图 9-3-2),主成分一和主成分二分别解释 53.64% 和 19.71% 的微生物群落组成差异(图 9-3-3,表 9-3-1)。革兰阳性细菌、放线菌和 AM 真菌特征 PLFAs 在发病植株根际土壤中的相对丰度显著低于健康植株,而革兰阴性细菌显著高于健康植株(图 9-3-2)。

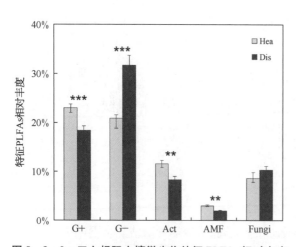

图 9 - 3 - 2　三七根际土壤微生物特征 PLFAs 相对丰度

（Hea,健康植株;Dis,发病植株。G＋,革兰阳性细菌;
G－,革兰阴性细菌;Act,放线菌;AMF,AM 真菌;Fungi,
真菌;＊＊,$P<0.01$;＊＊＊,$P<0.001$）

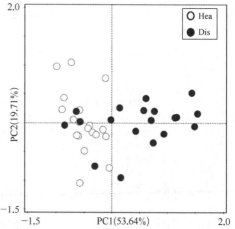

图 9 - 3 - 3　三七根际土壤微生物群落磷脂脂肪酸组成主成分分析

（Hea,健康植株;Dis,发病植株）

表 9-3-1 土壤微生物群落结构差异性分析

比　较 (Hea * Dis)	ANOSIM（单因子相似性分析）		Adonis（多因素方差分析）			MRPP（多响应置换过程）		
	R	P	R^2	F	P	观察 δ	预期 δ	P
磷脂脂肪酸方法	0.317	0.001	0.229	10.691	0.001	0.191	0.215	0.001

注：Hea，健康植株；Dis，发病植株。

根际土壤微生物群落结构组成与环境因子的冗余分析结果表明(图 9-3-4)，各样品在第 1 轴和第 2 轴差异显著，第 1 轴解释微生物群落组成差异的 30.02%，第 2 轴解释了 6.41%。在所有环境因子中，只有机碳、丛枝丰度、有效氮以及土壤质地对土壤微生物群落组成具有显著性影响，其中有机碳能解释 11.80% 的变异，丛枝丰度能解释 9.00% 的变异，有效氮能解释 6.70% 的变异，土壤质地能够解释 10.00% 的变异。其他所分析的环境因子对微生物群落结构没有显著性影响。

二、微生物群落组成差异分析

健康植株根际土壤细菌的 OTU（操作分类单元）数、ACE 指数、Chao1 指数和香农威纳多样性指数均高于发病植株，真菌的 OTU 数、ACE 指数

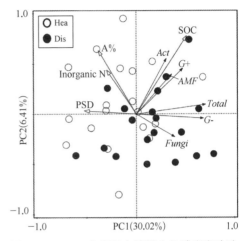

图 9-3-4 三七根际土壤微生物磷脂脂肪酸组成与环境因子关系的冗余分析

（Hea，健康植株；Dis，发病植株；Total，总微生物；G+，革兰阳性菌；G-，革兰阴性菌；Act，放线菌；AMF，AM 真菌；Fungi，真菌；Inorganic N，无机氮；SOC，土壤有机酸；PSD，土壤粒径分布特征值）

和 chao1 指数也表现出相同的趋势，但是真菌群落香农威纳多样性指数没有显著性差异。然而，植株根系内的微生物群落，不论细菌还是真菌，健康植株的 OTU 数、ACE 指数、chao1 指数和香农威纳多样性指数都显著地高于发病植株(表 9-3-2)。

表 9-3-2 三七根际土壤以及根内细菌和真菌群落多样性和 OTU 数

组　别		细　菌				真　菌			
		OTU 数	ACE 指数	Chao 指数	香农指数	OTU 数	ACE 指数	Chao 指数	香农指数
土壤	健康样品	1 177±82	3 223±306	2 211±137	5.9±0.27	213±39	432±47	344±40	2.57±0.60
	发病样品	919±172	2 958±316	1 912±231	4.85±0.87	189±39	432±56	316±34	2.29±0.67
	显著性	***	***	**	***	***	***	**	NS
根系	健康样品	247±49	1 438±272	705±127	3.68±0.84	75±15	209±39	141±24	2.58±0.52
	发病样品	177±33	1 108±152	549±77	2.49±0.64	61±9	200±30	124±17	2.12±0.55
	显著性	***	***	***	***	***	***	***	***

注：***，$P<0.001$；**，$P<0.01$；NS，$P>0.05$。

通过基于 OTU 的主成分分析比较健康和发病植株根际土壤以及根系内的细菌和真菌群落组成差异,结果表明不论在根际土壤还是根系内,健康样品与发病样品的细菌和真菌群落在 OTU 水平均具有显著性差异(图9-3-5,表9-3-3)。

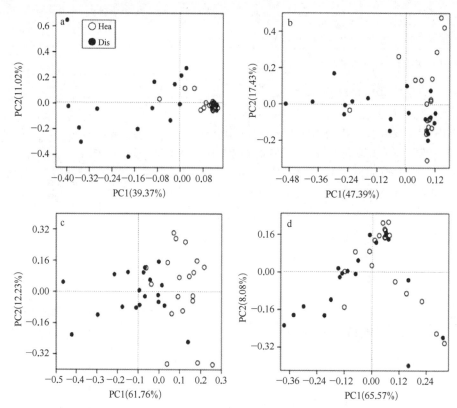

图9-3-5 根际土壤(a和b)以及植物根系内(c和d)细菌(a和c)和真菌(b和d)
OTU 水平群落结构主成分(PCA)分析

(Hea,健康植株;Dis,发病植株)

表9-3-3 不同样品根际土壤以及根系内细菌和真菌群落结构差异性分析

比　较		单因子相似性分析		多因素方差分析			多响应置换过程		
		R	P	R^2	F	P	观察δ	预期δ	P
根际土壤	细菌	0.163	**0.008**	0.068	2.644	**0.006**	0.671	0.688	**0.005**
	真菌	0.097	**0.019**	0.065	2.50	**0.014**	0.628	0.642	**0.012**
植物根系	细菌	0.279	**0.001**	0.146	6.166	**0.001**	0.539	0.576	**0.001**
	真菌	0.2	**0.001**	0.103	4.142	**0.001**	0.548	0.575	**0.001**

在三七植株根际土壤中,Acidobacteria、Gemmatimonadetes、Planctomycetes 和 Verrucomicrobia 等门细菌的丰度在健康样品中显著地高于发病植株,而 Proteobacteria 门细菌的丰度低于发病植株。发病样品中 Ascomycota 门真菌的丰度显著高于健康样品,而 Glomeromycota 门真菌在健康样品显著地高于发病样品(表9-3-4)。植物根系内细菌和真菌群落组成比较相似,健康植株根系内除 Proteobacteria 门细菌的丰度低于发病植株外,

其他多数门细菌的丰度都高于发病植株。发病植株根系内 Ascomycota 门真菌的丰度高于健康植株,但是 Zygomycota 门真菌表现与之相反(表 9-3-4)。

表 9-3-4　三七根际土壤以及根内微生物群落在门水平上的组成

门		根际土壤(%)			植物根系(%)		
		Hea	Dis	Sig.	Hea	Dis	Sig.
细菌	Acidobacteria	16.35	9.63	＊＊	1.13	1.01	NS
	Actinobacteria	12.25	11.60	NS	1.27	1.42	NS
	Armatimonadetes	0.35	0.18	NS	0.02	0.01	＊
	Bacteroidetes	9.60	10.10	NS	2.78	4.45	NS
	BRC1	0.01	—	NS	—	—	—
	WPS1	0.92	0.33	＊	0.03	0.02	NS
	WPS2	0.47	0.20	NS	0.03	0.02	NS
	Saccharibacteria	—	—	—	0.02	0.04	NS
	Chlamydiae	0.22	0.09	NS	—	—	—
	Chloroflexi	5.52	4.02	NS	0.28	0.25	NS
	Cyanobacteria	2.82	1.66	＊	67.86	43.77	＊＊＊
	Elusimicrobia	—	—	—	0.23	0.12	＊＊
	Firmicutes	2.35	1.65	＊	0.17	0.23	＊＊
	Gemmatimonadetes	2.33	1.37	＊＊	0.10	0.10	NS
	Latescibacteria	0.03	0.02	NS	—	—	—
	Microgenomates	0.02	—	NS	0.01		NS
	Nitrospirae	0.84	0.60	NS	0.04	0.04	NS
	Parcubacteria	0.29	0.10	NS	—	—	—
	Planctomycetes	1.40	0.69	＊	0.15	0.08	＊＊
	Proteobacteria	31.02	49.13	＊＊＊	24.53	47.28	＊＊＊
	Saccharibacteria	0.53	0.50	NS	—	—	—
	Spirochaetes	0.02	0.01	NS	—	—	—
	Verrucomicrobia	5.06	2.85	＊＊	0.40	0.32	＊
	unclassified	7.63	5.26	＊＊	0.96	0.82	NS
真菌	Ascomycota	54.08	72.26	＊＊	72.81	82.40	＊
	Basidiomycota	10.76	7.70	NS	12.01	10.27	NS
	Chytridiomycota	0.08	0.04	NS	0.59	0.12	NS
	Glomeromycota	0.20	0.04	＊	0.05	0.03	NS
	Zygomycota	28.16	17.95	NS	10.74	5.38	＊＊
	unclassified	6.72	1.99	NS	3.79	1.79	＊＊

注:Hea,健康植株;Dis,发病植株;Sig,差异显著性;＊＊＊,$P<0.001$;＊＊,$P<0.01$;＊,$P<0.05$;NS,$P>0.05$。

　　根际土壤以及根系内细菌和真菌群落结构组成与环境因子的冗余分析(RDA)结果(图9-3-6)显示：在所分析的13种环境因子中,土壤质地和菌根共生对三七植株根际土壤微生物群落组成具有显著性影响,与三七健康状况正相关;而植株C和N元素浓度显著的影响三七根系内微生物群落组成,与三七健康状况正相关(图9-3-6)。

　　对根际土壤样品而言,各样品在第1轴上差异显著,第1轴解释细菌群落结构差异的27.40%,解释真菌群落结构差异的21.82%。在所有的环境因子中,只有土壤黏粒含量、菌根侵染强度和碱解氮含量被筛选为细菌群落结构的显著影响因子,分别解释了细菌群落结构变化的17.30%、9.40%和6.20%;而对真菌群落结构具有显著影响的环境因子有土壤黏粒含量和丛枝丰度,分别解释真菌群落结构变化的12.90%和6.50%。

　　对植株根系样品而言,各样品在第1轴上有差异,第1轴解释细菌群落结构差异的13.03%,解释真菌群落结构差异的29.60%。在所有的环境因子中,只有植株地上部C含量和N含量被筛选为细菌群落结构的显著影响因子,分别解释细菌群落结构变化的8.90%和9.30%;而对真菌群落结构具有显著影响的环境因子有土壤C/N比和植株地上部氮含量,分别解释真菌群落结构变化的19.40%和7.60%。

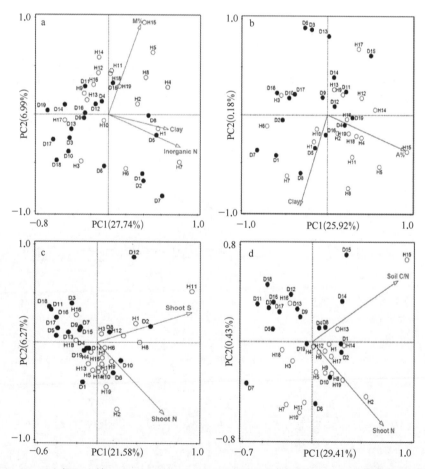

图9-3-6　三七根际土壤(a和b)和根系(c和d)内真菌以及细菌各个门与环境因子的冗余分析

(各因子仅在第一轴具有显著性差异。箭头代表环境变量,空心圆圈代表健康植株,实心圆圈代表发病植株)

第四节　三七种植土壤自毒物质与微生物作用分析

采用如图9-4-1所示定制分室培养装置进行模拟试验,解析自毒物质和根际土壤微生物对三七生长和根腐病发生的影响。

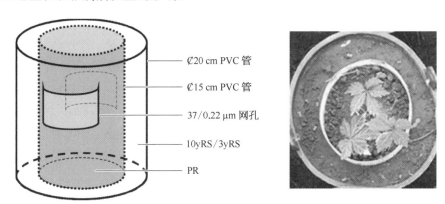

图9-4-1　分室培养系统装置示意图

一、三七植株生长状况

试验条件下,自毒物质透过处理的病情指数与对照处理没有显著性差异,但是自毒物质和微生物同时透过处理显著的提高病情指数($P<0.05$),是对照处理的4.5倍(图9-4-2)。三个处理的地上部生物量处理没有表现出明显的差异,自毒物质透过处理根系生物量与对照处理没有差异,自毒物质和微生物同时透过处理显著的降低根系生物量($P<0.05$),只有对照处理生物量的65.61%(图9-4-3B)。

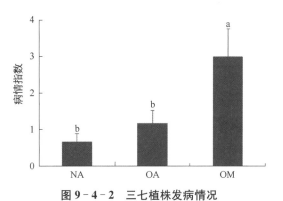

图9-4-2　三七植株发病情况

(NA,对照处理;OA,自毒物质透过处理;OM,自毒物质和微生物都透过处理)

二、土壤自毒物质含量

经过HPLC测定,不同处理的三七栽培土壤中四种酚酸类物质浓度见图9-4-4所示。经过比较发现,三七栽培土壤中这四种酚酸类物质浓度为:对羟基苯甲酸>香草酸>对香豆酸>阿魏酸,说明对羟基苯甲酸在土壤中浓度比较稳定,不易发生降解或者转化。经过独

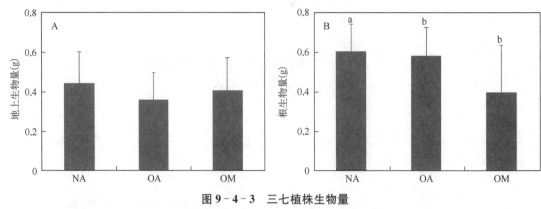

图 9 - 4 - 3　三七植株生物量

A,地上部生物量干重;B,根系生物量干重

(NA,对照处理;OA,自毒物质透过处理;OM,自毒物质和微生物都透过处理)

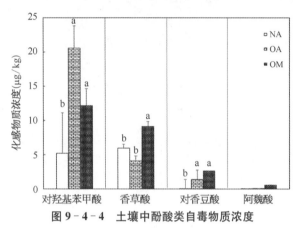

图 9 - 4 - 4　土壤中酚酸类自毒物质浓度

[NA,对照处理;OA,自毒物质透过处理;OM,自毒物质和微生物都透过处理;同种物质不同字母表示经独立样本 t 检验两组样品间有显著性差异($P<0.05$)]

立样本 t 检验发现,对羟基苯甲酸、香草酸、对香豆酸在轮作 3 年的土壤处理中显著地高于轮作 10 年的土壤,而阿魏酸在各个处理间没有表现出显著性差异。

三、Illumina MiSeq 测序总体构成

细菌部分,经过质量控制,所有土壤样品总共获得了 463 770 条有效的细菌序列(表 9 - 4 - 1),各样品序列数从 28 556 到 54 804 条不等,平均每个样品 38 648 条。在 97% 的相似度下,聚类结果显示,所有的有效序列能够分成 2 872 个 OTU,每个样品的 OTU 数从 465 到 645 个不等,平均 OTU 数为 538 个。

真菌部分,经过质量控制,所有土壤样品总共获得了 261 330 条有效的真菌 ITS1 序列(表 9 - 4 - 1),各样品真菌 ITS1 序列数从 13 401 到 31 950 条不等,平均每个样品 21 113 条。在 97% 的相似度下,聚类结果显示,所有的有效序列能够分成 912 个 OTU,每个样品的 OTU 数从 393 到 558 个不等,平均 OTU 数为 476 个。

表 9 - 4 - 1　不同样品 Illumina MiSeq 测序条数与 OTU 个数统计

	细　菌		真　菌	
	序列数	OTU 数	序列数	OTU 数
NA1	37 117	561	19 771	479
NA2	34 281	547	19 376	480
NA3	41 320	561	15 199	410

（续表）

	细　菌		真　菌	
	序列数	OTU 数	序列数	OTU 数
NA4	30 731	555	12 960	417
OA1	28 968	502	17 795	514
OA2	40 745	546	20 225	502
OA3	54 804	645	18 171	464
OA4	37 028	465	31 950	478
OM1	34 326	475	27 172	547
OM2	48 526	567	31 280	558
OM3	47 308	521	13 401	393
OM4	28 556	507	26 061	467

注：NA,对照处理；OA,自毒物质透过处理；OM,自毒物质和微生物都透过处理。

四、物种稀释曲线和微生物群落 α 多样性

由物种稀释曲线可知,当细菌序列条数达到 10 000 时,细菌 OTU 个数上升的幅度已经非常缓慢,而每个样品的序列条数均在 20 000 以上,已经到达平台期(图 9－4－5A),所以本研究细菌群落结构以及多样性结果完全可以准确地反映样品中细菌的真实情况；而针对真菌,当序列达到 10 000 条时,真菌 OTU 个数也开始缓慢增长(图 9－4－5B),该研究中每个样品的真菌序列条数均在 13 000 以上,试验结果能够真实地反映样品真菌群落组成和多样性情况。

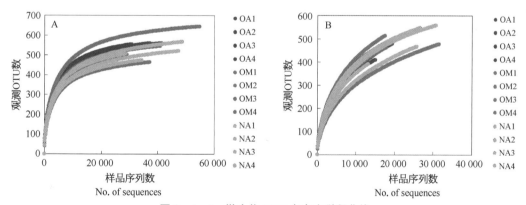

图 9－4－5　微生物 OTU 丰富度稀释曲线

（A:细菌；B:真菌。NA:对照处理；OA:自毒物质透过处理；OM:自毒物质和微生物都透过处理）

五、土壤微生物群落结构

对各个处理的微生物群落进行主成分分析(图 9－4－6)。二维排序图能较好地区分连

作土壤自毒物质和微生物对植物生长室细菌和真菌群落的影响,图9-4-6A的轴1和轴2分别代表了细菌群落13.31%和11.79%的变异,图9-4-6B的轴1和轴2分别代表了真菌群落17.27%和14.14%的差异。运用三种多元统计对各个处理细菌和真菌群落进行两两间的差异分析,结果表明：对照与自毒物质和微生物同时透过处理、自毒物质透过处理与自毒物质和微生物同时透过处理的土壤细菌群落组成差异显著,而每两个处理间的真菌都有显著性的差异(表9-4-2~表9-4-3)。

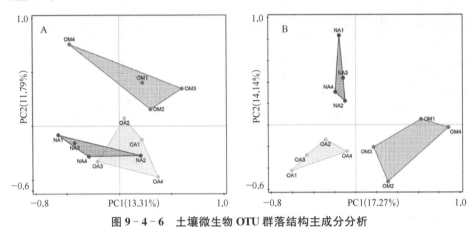

图9-4-6 土壤微生物OTU群落结构主成分分析

(A：细菌；B：真菌。NA：对照处理；OA：自毒物质透过处理；OM：自毒物质和微生物都透过处理)

表9-4-2 土壤微生物α-多样性指数

微 生 物		实测OTU数	丰富度指数	辛普森指数	香农威纳指数
细菌	NA	489.90	546.89	0.04	4.17
	OA	534.31	589.74	0.04	4.30
	OM	512.77	565.98	0.05	4.11
真菌	NA	417.25	595.87	0.07	3.60
	OA	413.75	580.19	0.09	3.42
	OM	422.00	613.85	0.08	3.53

注：NA,对照处理；OA,自毒物质透过处理；OM,自毒物质和微生物都透过处理。

表9-4-3 土壤微生物群落结构差异性分析

比 较		ANOSIM		Adonis			MRPP		
		R	P	R^2	F	P	观察δ	预期δ	P
细菌	NA X OA	0.052	0.337	0.178	1.301	0.122	0.373	0.379	0.22
	NA X OM	0.323	0.057	0.225	1.741	**0.027**	0.425	0.451	0.06
	OA X OM	0.072	0.238	0.173	1.253	**0.025**	0.425	0.433	0.08
真菌	NA X OA	0.385	0.094	0.239	1.879	**0.033**	0.304	0.325	0.058
	NA X OM	0.354	**0.022**	0.249	1.992	**0.033**	0.397	0.428	**0.025**
	OA X OM	0.292	0.056	0.254	2.047	**0.001**	0.405	0.438	**0.025**

注：NA,对照处理；OA,自毒物质透过处理；OM,自毒物质和微生物都透过处理。

分别针对细菌和真菌选取丰度最高的 30 个和 15 个 OTU 的分类地位注释结果进行分析,结果表明连作土壤微生物的透过的确引发了植物生长室内一些病原微生物丰度的改变(表 9‑4‑4 和表 9‑4‑5)。

表 9‑4‑4　丰度最高的 30 个细菌 OTU 注释信息

属	NA	OA	OM	Sig
Arthrobacter	3.35%	1.73%	1.65%	*
Chondromyces	0.58%	1.49%	0.93%	NS
Gaiella	0.94%	1.14%	1.02%	NS
Gemmatimonas	2.04%	1.76%	0.55%	*
Levilinea	2.46%	3.89%	1.52%	*
Limnobacter	3.52%	4.87%	4.85%	NS
Nitrospira	0.70%	0.73%	1.22%	**
Nocardioides	0.73%	0.81%	0.34%	NS
Pirellula	0.78%	0.70%	0.56%	**
Pragia	0.79%	0.90%	0.78%	NS
Pseudolabrys	2.62%	0.88%	0.89%	NS
Pseudomonas	1.08%	1.24%	0.87%	NS
Pseudonocardia	2.49%	1.16%	1.08%	*
Rhodoplanes	2.37%	3.30%	3.42%	NS
Sideroxydans	0.52%	0.80%	0.59%	NS
Solirubrobacter	3.37%	2.21%	1.48%	**
Sphingomonas	1.03%	0.93%	1.21%	NS
Sporosarcina	0.55%	0.73%	0.43%	NS
Steroidobacter	1.14%	1.89%	1.35%	NS
Terrimonas	4.36%	4.93%	4.03%	NS
other	16.37%	17.97%	19.26%	NS

注:NA,对照处理;OA,自毒物质透过处理;OM,自毒物质和微生物都透过处理。*,$P<0.05$;**,$P<0.01$;NS,$P>0.05$。

表 9‑4‑5　丰度最高的 15 个真菌 OTU 注释信息

种	NA	OA	OM	Sig
Camarophyllopsis hymenocephala	1.55%	1.94%	1.06%	NS
Cortinarius sublilacinopes	1.75%	0.53%	1.10%	**
Cytospora diatrypelloidea	5.94%	15.74%	1.93%	*
Fusarium oxysporum	15.08%	15.89%	15.11%	NS

（续表）

种	NA	OA	OM	Sig
Fusicolla acetilerea	2.07%	2.03%	2.06%	NS
Mortierella alpina	4.60%	4.28%	5.58%	NS
Mortierella elongata	13.51%	15.77%	14.20%	NS
Mortierella epigama	0.19%	0.17%	0.25%	NS
Ophiostoma pluriannulatum	0.96%	0.02%	3.89%	NS
Ophiostoma setosum	2.76%	1.12%	0.73%	*
Petrakia echinata	12.27%	5.55%	3.92%	*
Pisolithus abditus	3.04%	6.12%	1.61%	NS
Preussia aemulans	2.93%	1.20%	1.35%	***
Sporobolomyces sasicola	0.11%	0.07%	15.37%	NS

注：NA，对照处理；OA，自毒物质透过处理；OM，自毒物质和微生物都透过处理。*，$P<0.05$；**，$P<0.01$；***，$P<0.001$；NS，$P>0.05$。

第五节 三七根际土壤病原菌与植株生长和 AM 真菌侵染的数量效应关系

一、毁坏柱孢霉定量检测体系构建

分别以毁坏柱孢霉 *C. destructans* 标准株 DNA 和混合土壤样品全基因组 DNA 为模板使用引物对 CDL1b 和 CDU1 进行扩增并测序，获得单一序列，经 Blast 比对发现该序列与 *C. destructans* rDNA 基因 *IGS* 序列（GenBank 登录号 AY037554）对应区段相似性高达 99%。基于此设计定量引物 CDL2b 和 CDU2，对毁坏柱孢霉 *C. destructans* 标准株 DNA 和混合土壤样品全基因组 DNA 进行扩增和测序验证也同样获得单一序列，表明该引物对病原菌毁坏柱孢霉 rDNA 基因 IGS 序列具有特异性。

毁坏柱孢霉 *C. destructans* ACCC36225 在 PDA 培养基上菌落形态如图 9-5-1A 所示。经过 DNA 提取、PCR 扩增（引物 CDL2B 和 CDU2）和测序验证等一系列程序后获得 152 bp 的 rDNA 基因 IGS 序列的特异性目标片段（图 9-5-1B），再经连接反应、热击转化、质粒提取和目标片段的测序验证获得浓度为 $3.13×10^8$ copies/μl 标准品质粒 DNA。对浓度梯度标准样品进行定量 PCR 扩增，分别以 Ct 值、稀释倍数的对数为纵坐标和横坐标，获取定量 PCR 标准曲线（图 9-5-1D），其相关系数和扩增效率分别为 0.999 和 90.0%，所以该定量方法对标准样品质粒 DNA 在 $10^{-1} \sim 10^{-7}$ 的梯度稀释范围内具有非常好的线性关系。溶解曲线分析结果表明，该 PCR 反应过程中没有出现引物二聚体和非特异性扩增产物（图 9-5-1C）。

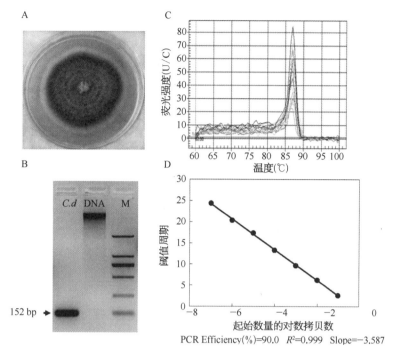

图 9 - 5 - 1　毁坏柱孢霉 *C. destructans* 定量检测方法的建立

（A：毁坏柱孢霉标准株 *C. destructans* ACCC36225 菌落形态；B：特异性目标基因片段电泳图谱；C：定量 PCR 的溶解曲线；D：定量 PCR 标准曲线图。M：DNA marker DL2000）

二、三七植株根际土壤毁坏柱孢霉的定量检测

应用上述方法对三七根际土壤毁坏柱孢霉进行测定，结果显示发病植株根际土壤 *C. destructans* rDNA 基因 *IGS* 序列片段拷贝浓度显著高于健康植株（$P < 0.05$），发病植株为 $8.38 \times 10^{4} \sim 1.94 \times 10^{7}$ copies/g 干土，而健康植株为 $7.18 \times 10^{3} \sim 1.02 \times 10^{5}$ copies/g 干土（表 9 - 5 - 1）。

表 9 - 5 - 1　植株根际 *C. destructans* rRNA 基因 *IGS* 序列片段拷贝数

样 地 编 号	健康植株（copies/g）	发病植株（copies/g）
1	7.18E + 03	8.38E + 04
2	7.50E + 04	3.20E + 06
3	2.61E + 04	1.94E + 06
4	1.02E + 05	1.44E + 07
5	4.90E + 04	6.62E + 06
6	2.83E + 04	1.94E + 07
均值	4.80E + 04a	7.61E + 06b
标准差	1.44E + 04	3.13E + 06

三、三七根际土壤毁坏柱孢霉与植株生长和菌根侵染的数量效应关系

三七地上部和根系生物量在健康与发病植株之间无显著性差异。三七根际土壤 *C. destructans* rDNA 基因 IGS 序列片段拷贝浓度经对数（*log*）正态转化后与地上部以及根系生物量进行相关分析,结果显示,根际土壤 *C. destructans* rDNA 基因 *IGS* 序列片段拷贝浓度与植株地上部生物量负相关（图 9 - 5 - 2A, $P < 0.05$）,随着根际土壤 *C. destructans* rDNA 基因 *IGS* 序列片段拷贝数上升,植株地上部生物量表现出明显的下降趋势,但与根系生物量无显著相关关系（图 9 - 5 - 2B, $P = 0.066$）。

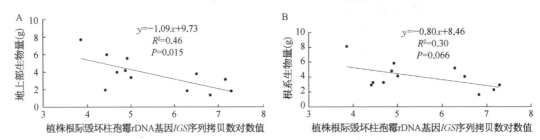

图 9 - 5 - 2　三七植株根际毁坏柱孢霉 rDNA 基因 IGS 序列拷贝数与三七植株生物量的相关关系

（A: 地上部;B: 根系）

健康三七植株的 AM 真菌侵染强度为 $21.86(\pm 4.11)\%$,显著高于发病植株（$0.4\% \sim 15.62\%$）。植株根际土壤 *C. destructans* rDNA 基因 IGS 序列片段拷贝数浓度经正态转化后与 AM 真菌侵染程度进行相关分析,结果表明根际土壤 *C. destructans* 与菌根侵染强度（M%）显著负相关（图 9 - 5 - 3A, $P < 0.05$）,植株根际土壤 *C. destructans* 的数量随着菌根侵染强度的升高而减少,而与丛枝丰度（A%）相关性不显著（图 9 - 5 - 3B, $P = 0.124$）。

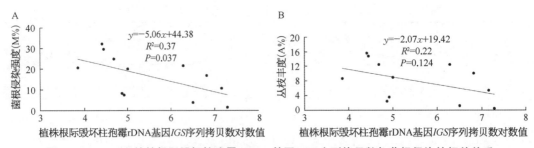

图 9 - 5 - 3　三七植株根际毁坏柱孢霉 rDNA 基因 IGS 序列拷贝数与菌根侵染的相关关系

（A: 侵染强度;B: 丛枝丰度）

第六节　AM 真菌对三七生长以及代谢的调节作用研究

一、三七幼苗根系菌根侵染状况测定

通过对接种 AM 真菌的三七幼苗菌根的显微观察表明,三七根系能够被 AM 真菌侵染,形成良好的菌根共生关系。三七幼苗根系被 AM 真菌感染 3 个月后,产生较多的根内和根外菌丝、丛枝以及孢子结构,但是没有观察到泡囊的出现(图 9 - 6 - 1A～E)。经统计并计算得出,三七幼苗菌根的侵染频率达到 20.90%～40.50%的中度侵染水平,整个根系的丛枝丰度为 1.14%～7.57%,处在一个较低的水平。

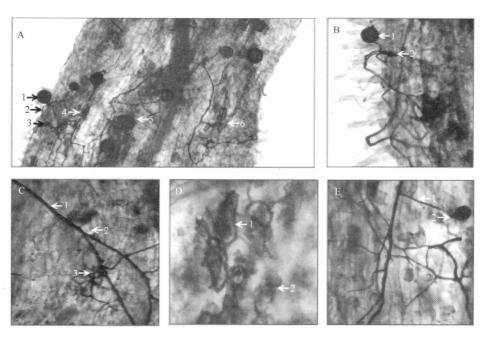

图 9 - 6 - 1　三七丛枝菌根形成结构(40×)

[A:丛枝菌根真菌 *R. intraradices* 侵染的根段。A1:厚垣孢子(chlamydo-spore),孢子直径多在100～200 μm 之间;A2:孢子产生的芽管(germ tube),一个孢子可产生多个芽管,一个芽管能长出许多菌丝,以便真菌与根的共生形成;A3:侵入点(Entry point);A4:丛枝(arbuscule),为重楼型(Paris-type);A5:孢子;A6:内生菌丝(internal hyphae)。B:三七根段根毛区菌根真菌的侵染。B1:厚垣孢子;B2:侵入点。C:分布在根外的外生菌丝(external hyphae)。C1:厚壁菌丝,粗糙,壁厚,无隔膜;C2:菌丝有双叉分枝;C3:薄壁菌丝,直径较小,穿透能力强,具有较强的养分和水分吸收能力。D:三七根段内内生菌丝团和丛枝结构。D1:根内菌丝,可分为胞间菌丝(intercellular hyphae)和胞内菌丝(intracellular hyphae);D2:丛枝(arbuscular),为根内菌丝在细胞内经过连续双叉分枝形成的灌木状结构,是植物与菌根真菌进行物质交换的优势位点和主要场所。E:根外菌丝顶端形成孢子。E1:连孢菌丝(subtending hyphae);E2:孢子]

二、接种 AM 真菌对三七幼苗生长的影响

由图 9-6-2 可以看出,三七幼苗生长 90 日后,接种 AM 真菌植株的地上部和根系生物量与对照植株之间差异不显著,植株株高也表现出相同的趋势(表 9-6-1)。根长、根面积和根体积是植物根系形态三个重要的表征指标,接种 AM 真菌没有表现出对三七幼苗根系形态的显著性影响(表 9-6-1)。表明接种 AM 真菌的处理,在 90 日的生长期内对三七幼苗的生长没有表现出显著性影响。

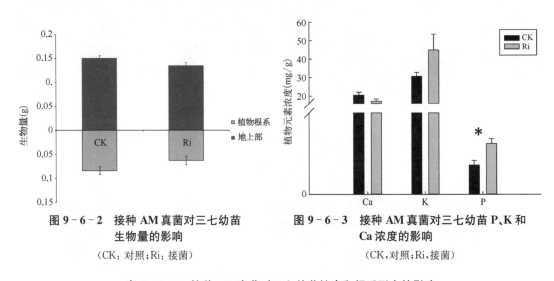

图 9-6-2　接种 AM 真菌对三七幼苗　　　　图 9-6-3　接种 AM 真菌对三七幼苗 P、K 和
　　　　　生物量的影响　　　　　　　　　　　　　　Ca 浓度的影响

（CK：对照；Ri：接菌）　　　　　　　　　　　　（CK，对照；Ri，接菌）

表 9-6-1　接种 AM 真菌对三七幼苗株高和根系形态的影响

	对照（CK）	接菌（Ri）
株高（cm）	12.09 ± 0.50	10.90 ± 0.05
根长（cm）	61.77 ± 7.97	69.19 ± 6.03
根面积（cm²）	8.06 ± 0.34	7.30 ± 0.27
根体积（cm³）	0.14 ± 0.02	0.13 ± 0.02

三、接种 AM 真菌对三七幼苗磷、钾和钙浓度的影响

由图 9-6-3 可以看出,接种 AM 真菌处理下三七幼苗植株磷元素浓度显著高于对照($P < 0.05$),但是针对钾和钙元素,接种 AM 真菌均没有表现出显著性差异。表明接种 AM 真菌能促进三七幼苗对 P 元素的吸收,增加了三七植株 P 元素的浓度,改善三七幼苗 P 元素营养水平。

四、接种 AM 真菌对三七叶片 PSⅡ最大光化学效率的影响

分析叶绿素荧光参数,可以发现接种 AM 真菌显著的提高三七幼苗 PSⅡ最大光化学效率(表 9 - 6 - 2,$P = 0.001$),表明接种 AM 真菌有助于提高三七幼苗叶片的光合作用能力。

表 9 - 6 - 2　接种 AM 真菌对叶绿素荧光参数的影响

	原初光能转化效率	相对电子传递速率	光化学荧光猝灭值	非光化学猝灭值	最小荧光值	最大荧光值	最大光量子产量
对照	0.45±0.08	15.07±2.57	0.69±0.09	0.51±0.09	265.65±27.28	1 108.65±240.66	0.77±0.01
接菌	0.48±0.06	15.9±1.92	0.70±0.07	0.48±0.09	234.75±16.98	1 093.75±74.38	0.79±0.01
显著性	NS	NS	NS	NS	＊＊	NS	＊＊

注:NS,$P>0.05$;＊＊,$P<0.01$。

五、接种 AM 真菌对三七幼苗根系次生代谢的影响

对 GC/MS 图谱解析,经过原始峰提取、基线过滤与矫正、峰比对、反褶积分析、峰鉴定以及峰面积积分,我们共识别到 1 052 个峰(图 9 - 6 - 4A)。与 LECO-Fiehn Rtx5 图谱库进行图谱检索,对全部有效峰进行鉴定,总共鉴定出 524 个代谢物。通过 PCA 以及正交偏最小二乘判别分析发现,接种与不接种 AM 真菌处理的三七根系代谢物组成具有显著性差异($P<0.05$)(图 9 - 6 - 4B 和图 9 - 6 - 5)。

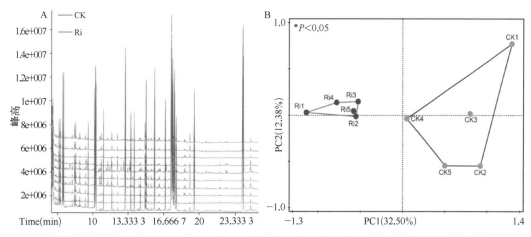

图 9 - 6 - 4　三七根系 GC - MS 指纹图谱(A)和基于指纹图谱的主成分分析(PCA)(B)

(CK,对照;Ri,接菌)

通过统计分析,发现接种与不接种处理间具有显著性差异的 33 种标志代谢物,涵盖了

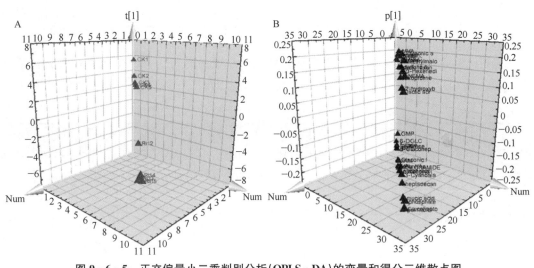

图 9 - 6 - 5 正交偏最小二乘判别分析(OPLS - DA)的变量和得分三维散点图

糖及其衍生物、脂类、醇类、胺、激素、氨基酸及其衍生物和有机酸,其中 14 种代谢物被 AM 真菌的接种下调,19 种代谢物被上调(表 9 - 6 - 3)。

表 9 - 6 - 3 GC - MS 鉴定出的三七根系标志代谢物以及接种 AM 真菌后的变化

化学类别	代 谢 物	CK (%)	Ri (%)	趋势	差异性
	2 - deoxy-D-glucose	1.56	1.18	D	0.018 7
	6 - deoxy-D-glucose	0.18	0.37	I	0.022 7
	d-glucoheptose	0.71	1.36	I	0.014 0
	erythrose	17.10	31.57	I	0.012 8
糖及其衍生物	fucose	0.71	0.99	I	0.027 4
	lactose	0.14	0.04	D	0.034 3
	xylose	7.74	4.99	D	0.007 8
	isopropyl-beta-D-thiogalactopyranoside	0.31	0.53	I	0.038 8
	guanosine - 5′ - monophosphate	0.10	0.17	I	0.044 3
	gluconic lactone	0.04	0.14	I	0.020 3
内酯类	lyxonic acid 1,4 - lactone	1.26	2.69	I	0.004 8
	mevalonic acid lactone	0.47	0.19	D	0.005 4
醇类	cyclohexane - 1,2 - diol	0.38	0.21	D	0.014 1
胺类	indole - 3 - acetamide	0.25	0.64	I	0.019 5
	malonamide	0.64	2.02	I	0.001 4
激素	tetrahydrocorticosterone	2.16	1.18	D	0.007 8

（续表）

化学类别	代 谢 物	CK（%）	Ri（%）	趋势	差异性
氨基酸衍生物	putrescine	0.79	1.47	I	0.007 8
	saccharopine	0.04	0.77	I	0.007 8
	oxoproline	0.60	0.42	D	0.044 1
	N-acetyl-beta-D-mannosamine	0.22	0.31	I	0.022 1
有机酸	sulfuric acid	8.44	6.81	D	0.007 6
	threonic acid	274.53	97.34	D	0.007 8
	2 - hydroxybutanoic acid	0.22	0.00	D	0.036 7
	3 - cyanoalanine	0.05	3.02	I	0.051 3
	3 - hexenedioic acid	0.17	0.03	D	0.034 5
	heptadecanoic acid	0.07	0.14	I	0.020 7
	lactic acid	142.58	6.46	D	0.032 3
	methylmalonic acid	0.22	0.02	D	0.007 6
	mucic acid	0.97	1.87	I	0.025 4
	N-ethylmaleamic acid	1.13	0.56	D	0.007 6
	palmitoleic acid	0.01	0.20	I	0.007 8
	glucoheptonic acid	0.88	2.10	I	0.002 8
	phosphate	4.16	20.30	I	0.023 7

注：D 和 I 分别代表接种 AM 真菌后显著上升和下降的标志代谢物。CK，对照；Ri 接菌。

第七节 结论与展望

综合上述研究，有以下主要结论。

（1）三七根腐病发生导致其根际土壤微生物群落发生明显的改变，对土壤健康状况产生影响，这种作用受到土壤理化性质以及菌根侵染等因素的影响。

（2）三七植株根际土壤以及根系内微生物分别受到土壤理化性状以及植株营养状况的影响，其群落结构与植株的健康状况密切相关。

（3）三七种植土壤微生物受到自毒物质的影响，其群落结构的改变与三七根腐病发生密切相关。

（4）*C. destructans* 是导致三七根腐病发生的一种重要病原菌。

（5）AM 真菌能够侵染三七根系并形成共生关系，具有潜在的促生和生理调节作用，显著提高三七种苗质量。

本研究获得了有一定价值的结论,但是在研究的过程中也发现一些有趣的现象和问题,值得进一步的探索和研究:

(1)借助长期的定位试验,研究时间因素对三七根际土壤和根系内微生物群落结构以及根腐病发生的影响,这将为三七根腐病病害的防治提供重要的理论基础。

(2)土壤有机质与土壤肥力以及土壤健康密切相关,而土壤质地通过改变土壤有机碳供给、土壤水分等对土壤微生物群落产生重要影响,将来相关的工作需要更加关注有机肥施用对土壤肥力和健康以及作物生长的影响。

(3)AM真菌增强植株抵抗病原菌的机制包括体质增强、生理调节以及生态位竞争等诸多理论,但是对于三七的作用机制尚待进一步研究确定。

(4)在开展本研究过程中,我们遭遇到不少的实际困难,主要是三七异地种植基本无法存活以及连茬栽培死亡率极高两个方面的问题(见附录彩图35、36、37)。随着对三七栽培过程以及生长环境的了解,我们对药材道地性的认识得到从量到质的跃变。所以,道地药材的异地种植和连茬种植可能是非常困难的,如果能克服这一问题将为三七产业发展以及三七相关的科学研究作出莫大的贡献。

参考文献

[1] ABREU ME, MUNNÉ-BOSCH S. Salicylic acid may be involved in the regulation of drought-induced leaf senescence in perennials: A case study in field-grown *Salvia officinalis* L. plants [J]. Environmental and Experimental Botany, 2008, 64(2): 105 – 112.

[2] ALDEA V. Role of microorganism in rhizosphere for determining "soil sickness" in fruit culture [J]. Acta Scientiarum Polonorum Hortorum, 1998, 477: 67 – 73.

[3] AL-KARAKI GN. Nursery inoculation of tomato with arbuscular mycorrhizal fungi and subsequent performance under irrigation with saline water [J]. Scientia Horticulturae, 2006, 109(1): 1 – 7.

[4] ALTSCHUL SF, GISH W, MILLER W, et al. Basic local alignment search tool [J]. Journal of Molecular Biology, 1990, 215(3): 403 – 410.

[5] AMIR S, MERLINA G, PINELLI E, et al. Microbial community dynamics during composting of sewage sludge and straw studied through phospholipid and neutral lipid analysis [J]. Journal of Hazardous Materials, 2008, 159(2): 593 – 601.

[6] AROCA R, RUIZ-LOZANO JM. Induction of plant tolerance to semi-arid environments by beneficial soil microorganisms-a review. In: LICHTFOUSE E. (Ed.), Climate Change, Intercropping, Pest Control and Beneficial Microorganisms[M]. Springer Netherlands, 2009: 121 – 135.

[7] BÁIDEZ AG, GÓMEZ P, DEL RÍO JA, et al. Antifungal capacity of major phenolic compounds of *Olea europaea* L. against *Phytophthora megasperma* Drechsler and *Cylindrocarpon destructans* (Zinssm.) Scholten [J]. Physiological and Molecular Plant Pathology, 2006, 69(4): 224 – 229.

[8] BAILEY KL, LAZAROVITS G. Suppressing soil-borne diseases with residue management and organic amendments [J]. Soil and Tillage Research, 2003, 72(2): 169 – 180.

[9] BAKKER mg, GLOVER JD, MAI JG, et al. Plant community effects on the diversity and pathogen suppressive activity of soil streptomycetes [J]. Applied Soil Ecology, 2010, 46(1): 35 – 42.

[10] BEN-HAMMOUDA M, GHORBAL H, HREMER RJ. Autotoxicity of barley [J]. Journal of Plant

Nutrition，2002，25(6)：1155－1161.

[11] BERGMANN GT，BATES ST，EILERS KG，et al. The under-recognized dominance of Verrucomicrobia in soil bacterial communities [J]. Soil Biology and Biochemistry，2011，43(7)：1450－1455.

[12] BEYER L，WACHENDORF C，BALZER FM，et al. The effect of soil texture and soil management on microbial biomass and soil enzyme activities in arable soils of Northwest Germany [J]. Agribiological Research (Germany)，1992.

[13] BOSSIO DA，SCOW KM，GUNAPALA N，et al. Determinants of soil microbial communities：effects of agricultural management，season，and soil type on phospholipid fatty acid profiles [J]. Microbial ecology，1998，36(1)：1－12.

[14] BRANT JB，SULZMAN EW，MYROLD DD. Microbial community utilization of added carbon substrates in response to long-term carbon input manipulation [J]. Soil Biology and Biochemistry，2006，38(8)：2219－2232.

[15] BRIMECOMBE MJ，DE LEIJ FA，LYNCH JM. The effect of root exudates on rhizosphere microbial populations. In：Pinton R，Varanini Z，Nannipieri P (eds) The rhizosphere. Biochemistry and organic substances at the soil-plant interface[M]. Marcel Dekker，New York，2001，95－140.

[16] BRUSSAARD L，DE RUITER PC，BROWN GG. Soil biodiversity for agricultural sustainability [J]. Agriculture，Ecosystems & Environment，2007，121(3)：233－244.

[17] BULLUCK III LR，RISTAINO JB. Effect of synthetic and organic soil fertility amendments on southern blight，soil microbial communities，and yield of processing tomatoes [J]. Phytopathology，2002，92(2)：181－189.

[18] BURTON J，CHEN C，XU Z，et al. Soil microbial biomass，activity and community composition in adjacent native and plantation forests of subtropical Australia [J]. Journal of Soils and Sediments，2010，10(7)：1267－1277.

[19] BUYER JS，TEASDALE JR，ROBERTS DP，et al. Factors affecting soil microbial community structure in tomato cropping systems [J]. Soil Biology and Biochemistry，2010，42(5)：831－841.

[20] CHANDANIE WA，KUBOTA M，HYAKUMACHI M. Interactions between the arbuscular mycorrhizal fungus Glomus mosseae and plant growth-promoting fungi and their significance for enhancing plant growth and suppressing damping-off of cucumber (*Cucumis sativus* L.) [J]. Applied Soil Ecology，2009，41(3)：336－341.

[21] CHEN BD，LIU Y，SHEN H，et al. Uptake of cadmium from an experimentally contaminated calcareous soil by arbuscular mycorrhizal maize (*Zea mays* L.) [J]. Mycorrhiza，2004，14(6)：347－354.

[22] China Pharmacopoeia Committee. Chinese pharmacopoeia[M]. Beijing：Chinese Medicine Science and Technology Press，2005，1：740.

[23] CORNFIELD AH. Ammonia released on treating soils with N sodium hydroxide as a possible means of predicting the nitrogen-supplying power of soils [J]. Nature，1960，187：260－261.

[24] CREELMAN RA，MULLET JE. Biosynthesis and action of jasmonates in plants [J]. Annual Review of Plant Biology，1997，48(1)：355－381.

[25] DAVIES TJ，PEDERSEN AB. Phylogeny and geography predict pathogen community similarity in wild primates and humans [J]. Proceedings of the Royal Society B：Biological Sciences，2008，275(1643)：1695－1701.

［26］ DENNIS PG, MILLER AJ, HIRSCH PR. Are root exudates more important than other sources of rhizodeposits in structuring rhizosphere bacterial communities? ［J］FEMS Microbiology Ecology, 2010, 72(3): 313 – 327.

［27］ DON A, SCHUMACHER J, FREIBAUER A. Impact of tropical land-use change on soil organic carbon stocks-a meta-analysis ［J］. Global Change Biology, 2011, 17(4): 1658 – 1670.

［28］ QUADROS P D D, ZHALNINA K, DAVISRICHARDSON A, et al. The effect of tillage system and crop rotation on soil microbial diversity and composition in a subtropical Acrisol ［J］. Diversity, 2012, 4(4): 375 – 395.

［29］ DROUX M. Sulfur assimilation and the role of sulfur in plant metabolism: a survey ［J］. Photosynthesis Research, 2004, 79(3): 331 – 348.

［30］ DRÜGE U, SCHONBECK F. Effect of vesicular-arbuscular mycorrhizal infection on transpiration, photosynthesis and growth of flax (*Linum usitatissimum* L.) in relation to cytokinin levels ［J］. Journal of Plant Physiology, 1993, 141(1): 40 – 48.

［31］ DUC G, TROUVELOT A, GIANINAZZI-PEARSON V, et al. First report of non-mycorrhizal plant mutants (Myc) obtained in pea (*Pisum sativum* L.) and fababean (*Vicia faba* L.) ［J］. Plant Science, 1989, 60(2): 215 – 222.

［32］ DURNER J, SHAH J, KLESSIG DF. Salicylic acid and disease resistance in plants ［J］. Trends in Plant Science, 1997, 2(7): 266 – 274.

［33］ EIUHELLIG F A. Mechanism of action of allelochemicals in allelpothy ［J］. Allelopathy, 1995(1): 97 – 115.

［34］ ELROY AC. The Rhizosphere［M］. Spring-Verlag Berlin, Heidelber, 1986.

［35］ FITTER AH. Darkness visible: reflections on underground ecology ［J］. Journal of Ecology, 2005, 93(2): 231 – 243.

［36］ FROSSARD A, GERULL L, MUTZ M, et al. Litter supply as a driver of microbial activity and community structure on decomposing leaves: a test in experimental streams ［J］. Applied and Environmental Microbiology, 2013, 79(16): 4965 – 4973.

［37］ FROSTEGÅRD Å, BÅÅTH E. The use of phospholipid fatty acid analysis to estimate bacterial and fungal biomass in soil ［J］. Biology and Fertility of Soils, 1996, 22(1 – 2): 59 – 65.

［38］ GAMLIEL A, AUSTERWEIL M, KRITZMAN G. Non-chemical approach to soilborne pest management-organic amendments ［J］. Crop Protection, 2000, 19(8): 847 – 853.

［39］ GARBEVA P, VAN VEEN JA, VAN ELSAS JD. Microbial diversity in soil: selection of microbial populations by plant and soil type and implications for disease suppressiveness ［J］. Annual Review of Phytopathology, 2004, 42: 243 – 270.

［40］ GARLAND JL, MILLS AL. Classification and characterization of heterotrophic microbial communities on the basis of patterns of community-level sole-carbon-source utilization ［J］. Applied and Environmental Microbiology, 1991, 57(8): 2351 – 2359.

［41］ GERDEMANN JW, NICOLSON TH. Spores of mycorrhizal endogone species extracted from soil by wet sieving and decanting ［J］. Transactions of the British Mycological society, 1963, 46(2): 235 – 244.

［42］ GUO H B, CUI XM, AN N, et al. Sanchi ginseng (*Panax notoginseng* (Burkill) FH Chen) in China: distribution, cultivation and variations ［J］. Genetic Resources and Crop Evolution, 2010, 57 (3): 453 – 460.

［43］GUO XC. New green industry-Takes Wenshan *Panax notoginseng* status and its future as an example
［J］. Ecological Economics，2007，1：114 - 117.

［44］HACKETT CA，GRIFFITHS BS. Statistical analysis of the time-course of biology substrate utilization［J］. Journal of Microbiological Methods，1997，30：63 - 69.

［45］HALL MH，HENDERLONG PR. Alfalfa autotoxic fraction characterization and initial separation
［J］. Crop Science，1989，29：425 - 428.

［46］HAO Z，CHRISTIE P，QIN L，et al. Control of fusarium wilt of cucumber seedlings by inoculation with an arbuscular mycorrhical fungus［J］. Journal of Plant Nutrition，2005，28(11)：1961 - 1974.

［47］HAO Z，LÉON F，DIEDERIK V T，et al. Local and systemic mycorrhiza-induced protection against the ectoparasitic nematode *Xiphinema index* involves priming of defence gene responses in grapevine
［J］. Journal of Experimental Botany，2012，63(10)：3657.

［48］HAO ZP，CHRISTIE P，ZHENG F，et al. Excessive nitrogen inputs in intensive greenhouse cultivation may influence soil microbial biomass and community composition［J］. Communications in Soil Science and Plant Analysis，2009，40(15 - 16)：2323 - 2337.

［49］HARTUNG AC，PUTUAM AR，STEPHENS CT. Inhibitory activity of asparagus root tissue and Extracts on asparagus seedling［J］. Journal of the American Society for Horticultural Science，1989，114(1)：144 - 148.

［50］HENRIK NILSSON R，TEDERSOO L，LINDAHL BD，et al. Towards standardization of the description and publication of next-generation sequencing datasets of fungal communities［J］. New Phytologist，2011，191(2)：314 - 318.

［51］HU Y，XIANG D，VERESOGLOU SD，et al. Soil organic carbon and soil structure are driving microbial abundance and community composition across the arid and semi-arid grasslands in northern China［J］. Soil Biology and Biochemistry，2014，77：51 - 57.

［52］ISMAIL Y，MCCORMICK S，HIJRI M. The arbuscular mycorrhizal fungus，*Glomus irregulare*，controls the mycotoxin production of *Fusarium sambucinum* in the pathogenesis of potato［J］. FEMS Microbiology Letters，2013，348(1)：46 - 51.

［53］IVES AR，CARPENTER SR. Stability and diversity of ecosystems. Science，2007，317(5834)：58 - 62.

［54］JANG CS，LIM JH，SEO MW，et al. Direct detection of Cylindrocarpon destructans，root rot pathogen of ginseng by nested PCR from soil samples［J］. Mycobiology，2010，38(1)：33 - 38.

［55］JEFFRIES P，GIANINAZZI S，PEROTTO S，et al. The contribution of arbuscular mycorrhizal fungi in sustainable maintenance of plant health and soil fertility［J］. Biology and Fertility of Soils，2003，37(1)：1 - 16.

［56］JOHNSON E G，WU J，BRIGHT D B，et al. Association of "Candidatus Liberibacter asiaticus" root infection，but not phloem plugging with root loss on huanglongbing-affected trees prior to appearance of foliar symptoms［J］. Plant Pathology，2014，63：290 - 298.

［57］JONSSON P，GULLBERG J. Nordström A，et al. A strategy for identifying differences in large series of metabolomic samples analyzed by GC/MS［J］. Analytical Chemistry，2004，76 (6)：1738 - 1745.

［58］KERNAGHAN G，REELEDER RD，HOKE SMT. Quantification of *Cylindrocarpon destructans* f. sp. panacis in soils by real-time PCR［J］. Plant Pathology，2007，56(3)：508 - 516.

［59］KOIDE RT，DICKIE IA. Effects of mycorrhizal fungi on plant populations. Diversity and

Integration in Mycorrhizas [J]. Springer Netherlands, 2002: 307 - 317.

[60] KONG Y. Btrim: a fast, light weight adapter and quality trimming program for next-generation sequencing technologies [J]. Genomics, 2011, 98(2): 152 - 153.

[61] LAGOMARSINO A, GREGO S, KANDELER E. Soil organic carbon distribution drives microbial activity and functional diversity in particle and aggregate-size fractions [J]. Pedobiologia, 2012, 55 (2): 101 - 110.

[62] LAUBER CL, HAMADY M, KNIGHT R, et al. Pyrosequencing-based assessment of soil pH as a predictor of soil bacterial community structure at the continental scale [J]. Applied and Environmental Microbiology, 2009, 75(15): 5111 - 5120.

[63] LI T, HU YJ, HAO ZP, et al. First cloning and characterization of two functional aquaporin genes from an arbuscular mycorrhizal fungus *Glomus intraradices* [J]. New Phytologist, 2013, 197(2): 617 - 630.

[64] LIU R, DAI M, WU X, et al. Suppression of the root-knot nematode [*Meloidogyne incognita* (Kofoid & White) Chitwood]on tomato by dual inoculation with arbuscular mycorrhizal fungi and plant growth-promoting rhizobacteria [J]. Mycorrhiza, 2012, 22(4): 289 - 296.

[65] MA L, CAO Y H, CHENG M H, et al. Phylogenetic diversity of bacterial endophytes of *Panax notoginseng* with antagonistic characteristics towards pathogens of root-rot disease complex [J]. Antonie van Leeuwenhoek, 2013, 103(2): 299 - 312.

[66] MAO ZS, LONG YJ, ZHU YY, et al. First report of *Cylindrocarpon destructans* var. *destructans* causing black root rot of Sanqi (*Panax notoginseng*) in China [J]. Plant Disease, 2014, 98(1): 162.

[67] MAZZOLA M. Elucidation of the microbial complex having a causal role in the development of apple replant disease in Washington [J]. Phytopathology, 1998, 88(9): 930 - 938.

[68] Mendes R, Raaijmakers J M. Deciphering the rhizosphere microbiome for disease-suppressive bacteria [J]. Science, 2011, 332(6033): 1097 - 1100.

[69] NEILL C, PICCOLO MC, CERRI CC, et al. Net nitrogen mineralization and net nitrification rates in soils following deforestation for pasture across the southwestern Brazilian Amazon Basin landscape [J]. Oecologia, 1997, 110(2): 243 - 252.

[70] NITTA T. Diversity of root fungal floras: its implications for soil-borne diseases and crop growth [J]. Japan Agricultural Research Quarterly, 1991, 25(1): 6 - 11.

[71] OLDEN JD, POFF NL. Toward a mechanistic understanding and prediction of biotic homogenization [J]. The American Naturalist, 2003, 162(4): 442 - 460.

[72] OLSEN SR. Estimation of available phosphorus in soils by extraction with sodium bicarbonate[M]. USDA Circular, 1954: 939.

[73] PHILLIPS JM, HAYMAN DS. Improved procedures for clearing roots and staining parasitic and vesicular-arbuscular mycorrhizal fungi for rapid assessment of infection [J]. Transactions of the British mycological Society, 1970, 55(1): 158 - IN18.

[74] QIU M, ZHANG R, XUE C, et al. Application of bio-organic fertilizer can control Fusarium wilt of cucumber plants by regulating microbial community of rhizosphere soil [J]. Biology and Fertility of Soils, 2012, 48(7): 807 - 816.

[75] RAHMAN M, PUNJA ZK. Factors influencing development of root rot on ginseng caused by *Cylindrocarpon destructans* [J]. Phytopathology, 2005, 95(12): 1381 - 1390.

[76] RAMSEY PW, RILLIG MC, FERIS KP, et al. Choice of methods for soil microbial community

analysis: PLFA maximizes power compared to CLPP and PCR-based approaches [J]. Pedobiologia, 2006, 50(3): 275 - 280.

[77] REELEDER RD, ROY R, CAPELL B. Seed and root rots of ginseng (*Panax quinquefolius*) caused by *Cylindrocarpon destructans* and *Fusarium* spp. [J]. Journal of Ginseng Research, 2002, 26(3): 151 - 158.

[78] REMY W, TAYLOR TN, HASS H, et al. Four hundred-million- year-old vesicular arbuscular mycorrhizae [J]. Proceedings of the National Academy of Scienccs, 1994, 91(25): 11841 - 11843.

[79] RILEY D, BARBER SA. Effect of ammonium and nitrate fertilization on phosphorus uptake as related to root-induced pH changes at the root-soil interface [J]. Soil Science Society of America Journal, 1971, 35(2): 301 - 306.

[80] RODRIGUES JL, PELLIZARI VH, MUELLER R, et al. Conversion of the Amazon rainforest to agriculture results in biotic homogenization of soil bacterial communities [J]. Proceedings of the National Academy of Sciences, 2013, 110(3): 988 - 993.

[81] ROESCH LF, FULTHORPE RR, RIVA A, et al. Pyrosequencing enumerates and contrasts soil microbial diversity [J]. The ISME Journal, 2007, 1(4): 283 - 290.

[82] RUIZ-LOZANO JM, PORCEL R, AROCA R. Does the enhanced tolerance of arbuscular mycorrhizal plants to water deficit involve modulation of drought-induced plant genes? [J]. New Phytologist, 2006, 171(4): 693 - 698.

[83] SANGUIN H, SARNIGUET A, GAZENGEL K, et al. Rhizosphere bacterial communities associated with disease suppressiveness stages of take-all decline in wheat monoculture [J]. New Phytologist, 2009, 184(3): 694 - 707.

[84] SCHANSKER G, VAN RENSEN JJS. Performance of active photosystem II centers in photoinhibited pea leaves [J]. Photosynthesis Research, 1999, 62(2): 175 - 184.

[85] SÈNE M, DORÉ T, PELLISSIER F. Effect of phenolic acids in soil under and between rows of a prior sorghum (*Sorghum bicolor*) crop on germination, emergence, and seedling growth of peanut (*Arachis hypogea*) [J]. Journal of chemical Ecology, 2000, 26(3): 625 - 637.

[86] SHIBU J, ANDREW RG. Alleiopathy in black walnut (*Juglans dgra* L.) alley cropping. II. Effects of juglone on hydrponjcally grown corn (*Zea mays* L.) and soybean (*Glycine max* L. Merr.) growth and physiology [J]. Plant and Soil, 1998, 203: 199 - 205.

[87] SHUKLA A, KUMAR A, JHA A, et al. Phosphorus threshold for arbuscular mycorrhizal colonization of crops and tree seedlings [J]. Biology and Fertility of Soils, 2012, 48(1): 109 - 116.

[88] SMITH SE, READ DJ. Mycorrhizal Symbiosis 2nd edn, London: Academic Press, 1997.

[89] SMITH SE, SMITH FA, JAKOBSEN I. Mycorrhizal fungi can dominate phosphate supply to plants irrespective of growth responses [J]. Plant Physiology, 2003, 133(1): 16 - 20.

[90] STEWART CN, VIA LE. A rapid CTAB DNA isolation technique useful for RAPD fingerprinting and other PCR applications [J]. Biotechniques, 1993, 14(5): 748 - 750.

[91] SUN HX, QIN F, YE YP. Relationship between haemolytic and adjuvant activity and structure of protopanaxadiol-type saponins from the roots of *Panax notoginseng* [J]. Vaccine, 2005, 23(48): 5533 - 5542.

[92] TANG J, XUE Z, DAROCH M, et al. Impact of continuous *Salvia miltiorrhiza* cropping on rhizosphere actinomycetes and fungi communities [J]. Annals of Microbiology, 2015, 65(3): 1267 - 1275.

[93] TEIXEIRA LC, PEIXOTO RS, CURY JC, et al. Bacterial diversity in rhizosphere soil from Antarctic vascular plants of Admiralty Bay, maritime Antarctica [J]. The ISME Journal, 2010, 4 (8): 989 - 1001.

[94] TEWOLDEMEDHIN YT, MAZZOLA M, MOSTERT L, et al. *Cylindrocarpon* species associated with apple tree roots in South Africa and their quantification using real-time PCR [J]. European Journal of Plant Pathology, 2011, 129(4): 637 - 651.

[95] TRAPPE J M. Phylogenetic and ecologic aspects of mycotrophy in the angiosperms from an evolutionary standpoint [J]. Research, 1987.

[96] TROUVELOT A. Mesure du taux de mycorhization VA d'un systeme radiculaire. Recherche de methodes d'estimation ayant une signification fonctionnelle [J]. Mycorrhizae: Physiology and Genetics, 1986: 217 - 221.

[97] UTKHEDE RS. Soil sickness, replant problem or replant disease and its integrated control [J]. Allelopathy Journal, 2006, 18(1): 23 - 38.

[98] BRUGGEN A H C V, SEMENOV A M. A new approach to the search for indicators of root disease suppression [J]. Australasian Plant Pathology, 1999, 28(1): 4 - 10.

[99] VIGO C, NORMAN JR, HOOKER JE. Biocontrol of the pathogen *Phytophthora parasitica* by arbuscular mycorrhizal fungi is a consequence of effects on infection loci [J]. Plant Pathology, 2000, 49(4): 509 - 514.

[100] VOS C, CLAERHOUT S, MKANDAWIRE R, et al. Arbuscular mycorrhizal fungi reduce root-knot nematode penetration through altered root exudation of their host [J]. Plant and Soil, 2012, 354(1 - 2): 335 - 345.

[101] VRIES F T, MANNING P, TALLOWIN J R B, et al. Abiotic drivers and plant traits explain landscape-scale patterns in soil microbial communities [J]. Ecology Letters, 2012, 15 (11): 1230 - 1239.

[102] WALLENHAMMAR AC, ALMQUIST C, SÖDERSTRÖM M, et al. In-field distribution of *Plasmodiophora brassicae* measured using quantitative real-time PCR [J]. Plant Pathology, 2012, 61 (1): 16 - 28.

[103] WANG J, LI X, ZHANG J, et al. Effect of root exudates on beneficial microorganisms-evidence from a continuous soybean monoculture [J]. Plant Ecology, 2012, 213(12): 1883 - 1892.

[104] WEBER KP, LEGGE RL. Community level physiological profiling, in: Cummings SP (eds.), Methods in molecular biology: bioremediation [J]. The Humana Press, New Jersey, 2010, pp. 263 - 281.

[105] WILLIAMS MA, MYROLD DD, BOTTOMLEY PJ. Carbon flow from ^{13}C-labeled clover and ryegrass residues into a residue-associated microbial community under field conditions [J]. Soil Biology and Biochemistry, 2007, 39(3): 819 - 822.

[106] WU QS, XIA RX. Arbuscular mycorrhizal fungi influence growth, osmotic adjustment and photosynthesis of citrus under well-watered and water stress conditions [J]. Journal of Plant Physiology, 2006, 163(4): 417 - 425.

[107] XIONG W, ZHAO Q, ZHAO J, et al. Different continuous cropping spans significantly affect microbial community membership and structure in a vanilla-grown soil as revealed by deep pyrosequencing [J]. Microbial Ecology, 2015, 70(1): 209.

[108] XU L, RAVNSKOV S, LARSEN J, et al. Soil fungal community structure along a soil health

gradient in pea fields examined using deep amplicon sequencing [J]. Soil Biology and Biochemistry, 2012, 46: 26 - 32.

[109] YANG G, GUO LP, HUANG LQ, et al. Inoculation methods of AM fungi in medicinal plant [J]. Resources Sci, 2008, 30(5): 778 - 785.

[110] YING YX, DING WL, LI Y. Characterization of soil bacterial communities in rhizospheric and nonrhizospheric soil of *Panax ginseng* [J]. Biochemical Genetics, 2012, 50(11 - 12): 848 - 859.

[111] YU JQ, MATSUI Y. Phytotoxic substances in root exudates of cucumber (*Cucumis sativus* L.) [J]. Journal of Chemical Ecology, 1994, 20: 21 - 31.

[112] YU L, NICOLAISEN M, LARSEN J, et al. Molecular characterization of root-associated fungal communities in relation to health status of *Pisum sativum* using barcoded pyrosequencing [J]. Plant and Soil, 2012, 357(1 - 2): 395 - 405.

[113] YU, JQ, MATSUI, Y. Phytotoxic substances in the root exudates of cucumber (*Cucumis sativus* L.) [J]. Journal of Chemical Ecology, 1994, 20(1): 21 - 31.

[114] YUAN CL, MOU CX, WU WL, et al. Effect of different fertilization treatments on indole-3 - acetic acid producing bacteria in soil [J]. Journal of Soils and Sediments, 2011, 11(2): 322 - 329.

[115] ZELLER V, BARDGETT RD, TAPPEINER U. Site and management effects on soil microbial properties of subalpine meadows: a study of land abandonment along a north-south gradient in the European Alps [J]. Soil Biology and Biochemistry, 2001, 33(4): 639 - 649.

[116] ZHENG H, OUYANG ZY, WANG XK, et al. Effects of regenerating forest cover on soil microbial communities: a case study in hilly red soil region, Southern China [J]. Forest Ecology and Management, 2005, 217(2): 244 - 254.

[117] 陈慧, 郝慧荣, 熊君, 等. 地黄连作对根际微生物区系及土壤酶活性的影响[J]. 应用生态学报, 2007, 18(12): 2755 - 2759.

[118] 陈昱君, 王勇. 三七根腐病发生与生态因子的关系[J]. 云南农业科技, 2001(6): 33 - 35.

[119] 陈昱君, 王勇, 冯光泉, 等. 三七根腐病发生与生态因子的关系[J]. 云南农业科技, 2001(6): 33 - 35.

[120] 陈昱君, 王勇, 刘芸, 等. 生物菌剂控制三七根腐病的初步研究[J]. 中国中药杂志, 2004, 29(11): 1102 - 1103.

[121] 崔秀明, 王朝梁, 刘丹, 等. 三七荫棚透光度初步研究[J]. 中药材, 1993, 16(3): 3.

[122] 董弗兆, 刘祖武, 乐丽涛. 云南三七[M]. 昆明: 云南科技出版社, 1988.

[123] 傅佳, 李先恩, 傅俊范. 西洋参生长过程中土壤微生物区系的动态变化[J]. 中国农学通报, 2008, 24(9): 371 - 375.

[124] 高群, 孟宪志, 于洪飞. 连作障碍原因分析及防治途径研究[J]. 山东农业科学, 2006(3): 60 - 63.

[125] 官会林, 陈昱君, 朱海春, 等. 三七病株根际土壤微生物特征研究[J]. 农业与技术, 2006, 25(6): 56 - 58.

[126] 郭兰萍, 黄璐琦, 蒋有绪, 等. 栽培苍术根际土壤微生物变化[J]. 中国中药杂志, 2007, 32(12): 1131 - 1133.

[127] 黄璐琦, 郭兰萍. 中药资源生态学研究[M]. 上海: 上海科学技术出版社, 2007.

[128] 简在友, 王文全, 游佩进. 三七连作土壤元素含量分析[J]. 中国现代中药, 2009, 11(4): 10 - 11.

[129] 李晓林, 冯固. 丛枝菌根生态生理[M]. 北京: 华文出版社, 2001.

[130] 李杨. 丛枝菌根真菌孢子萌发及芽管菌丝发育研究[D]. 武汉: 华中农业大学, 2007.

[131] 梁银丽, 徐福利, 杜社, 等. 黄土高原设施农业种植制度探析[J]. 中国生态农业学报, 2006, 14(2): 189 - 190.

[132] 林娟,殷全玉,杨丙钊,等.植物化感作用研究进展[J].中国农学通报,2007,23(1)：68－72.

[133] 刘立志,王启方,张克勤,等.三七根腐病拮抗菌的筛选及活性产物的初步分离[J].云南大学学报,2004,26(4)：357－359.

[134] 刘莉,赵宝洁,杨雁,等.三七不同间隔年限种植土壤的理化性状比较分析[J].西南农业学报,2013,26(5)：1946－1952.

[135] 刘莉,刘大会,金航,等.三七连作障碍研究进展[J].山地农业生物学报,2011,30(1)：70－75.

[136] 刘润进,李晓林.丛枝菌根及其应用[M].北京：科学出版社,2000.

[137] 罗文富,贺承福.三七根腐病病原及复合侵染的研究[J].植物病理学报,1997,27(1)：85－91.

[138] 罗文富,喻盛甫,黄琼,等.三七根腐病复合侵染中病原细菌的研究[J].云南农业大学学报,1999,2(14)：123－127.

[139] 马承铸,李世东,顾真荣,等.三七连作田根腐病复合症综合治理措施与效果[J].上海农业学报,2007,22(4)：63－68.

[140] 马汇泉,郑桂萍,赵九洲,等.大豆连作障碍及产生机制[J].土壤,1997(1)：46－48.

[141] 毛忠顺,龙月娟,朱书生,等.三七根腐病研究进展[J].中药材,2013,36(12)：2051－2054.

[142] 孟品品,刘星,邱慧珍,等.连作马铃薯根际土壤真菌种群结构及其生物效应[J].应用生态学报,2012,23(11)：3079－3086.

[143] 缪作清,李世东,刘杏忠,等.三七根腐病病原研究[J].中国农业科学,2006,39(7)：1371－1378.

[144] 秦越,刘萍,马琨.宁夏黄土高原马铃薯连作栽培对土壤可培养细菌遗传多样性的影响[J].西北农业学报,2014,23(9)：70－76.

[145] 冉懋雄.我国中药材种植的发展现状与建议[J].中国现代中药,2008,10(3)：3－6.

[146] 史瑞和,鲍士旦,秦怀英.土壤农化分析：2版[M].北京：中国农业出版社,1996.

[147] 苏世鸣,任丽轩,霍振华,等.西瓜与旱作水稻间作改善西瓜连作障碍及对土壤微生物区系的影响[J].中国农业科学.2008,41(3)：704－712.

[148] 孙玉琴,陈中坚,李国才,等.化感物对三七病原菌生长影响的初步研究[J].现代中药研究与实践,2009,22(6)：19－21.

[149] 孙玉琴,韦美丽,陈中坚,等.自毒物质对三七种子发芽影响的初步研究[J].特产研究,2008,30(3)：44－46.

[150] 孙玉琴,韦美丽,黄天卫,等.阿魏酸对三七化感作用的初步研究[J].特产研究,2008,30(2)：39－41.

[151] 檀国印,杨志玲,袁志林,等.药用植物连作障碍及其防治途径研究进展[J].西北农林科技大学学报,2012,40(1)：197－204.

[152] 唐咏,梁成华,刘志恒,等.日光温室蔬菜栽培对土壤微生物和酶活性的影响[J].沈阳农业大学学报,1999,30(1)：16－19.

[153] 王朝梁,崔秀明,李忠义,等.三七根腐病发生与环境条件关系的研究[J].中国中药杂志,1998,23(12)：714－716.

[154] 王闯,徐公义,葛长城,等.酚酸类物质和植物连作障碍的研究进展[J].北方园艺,2009,(3)：134－137.

[155] 王楫.基于合理施肥打破作物增产极限的理论分析[J].现代农业科技,2014(1)：247－247.

[156] 王金龙,徐冉,王彩洁,等.大豆连作条件下土壤环境的变化及其危害[J].山东农业科学,2005(2)：54－57.

[157] 王庆玲,董涛,张子龙.三七对小麦的化感作用[J].生态学杂志,2015,34(2)：431－437.

[158] 王淑琴,于洪军.三七根腐病的初步研究[J].特产研究,1989(2)：7－10.

[159] 王树起,韩丽梅,杨振明,等.大豆跟茬腐解液和营养液对大豆生长发育的自感效应[J].中国油料作物

学报,2000,22(3):43－47.

[160] 王燕,宗兆锋,程联社.放线菌在植物病害生物防治中的应用[J].杨凌职业技术学院学报,2005,4(3):221－223.

[161] 王韵秋.老参地土壤理化性状的变化[J].特产研究,1979(3):1－8.

[162] 韦美丽,孙玉琴,黄天卫,等.自毒物质对三七生长的影响[J].特产研究,2010(1):32－34.

[163] 吴凤芝,赵凤艳,刘元英.设施蔬菜连作障碍原因综合分析与防治措施[J].东北农业大学学报,2000,31(3):241－247.

[164] 吴立洁.三七根际土壤中酚酸类物质化感作用及其干预措施研究[D].北京:北京中医药大学,2014.

[165] 吴连举,赵亚会,关一鸣,等.人参连作障碍原因及其防治途径研究进展[J].特产研究,2008,30(2):68－72.

[166] 吴照祥,郝志鹏,陈永亮,等.三七根腐病株根际土壤真菌群落组成与碳源利用特征研究[J].菌物学报,2015,34(1):65－74.

[167] 夏鹏国,崔秀明,韦美膛,等.三七的生物学特性研究进展[J].中药材,2012,35(3):831－835.

[168] 徐福利,梁银丽,张成娥.日光温室土壤微生物特性与施肥的关系[J].水土保持学报,2004,11(1):20－22.

[169] 徐瑞富,王小龙.花生连作田土壤微生物群落动态与土壤养分关系研究[J].花生学报,2003,32(3):19－24.

[170] 杨建忠,孙玉琴,韦美丽,等.不同轮作年限土壤对三七生长的影响[J].现代中药研究与实践,2012,26(2):6－8.

[171] 游佩进.连作三七土壤中自毒物质的研究[D].北京:北京中医药大学,2009:19－20.

[172] 游佩进,张媛,王文全,等.三七连作土壤对几种蔬菜种子及幼苗的化感作用[J].中国现代中药,2009,11(5):12－13.

[173] 游佩进,王文全,张媛,等.三七根区土壤提取物对三七幼苗的化感作用[J].西北农业学报,2009,22(2):308－310.

[174] 于广武,许艳丽,刘晓冰,等.大豆连作障碍机制研究初报[J].大豆科学,1993,12(3):237－243.

[175] 于慧英,吕国忠,孙晓东.不同生长年限人参根际土壤真菌种类及数量的初步研究[J].人参研究,2006(4):9－11.

[176] 于妍华.西洋参连作障碍微生态机制及生防放线菌的抗病作用[D].杨凌:西北农林科技大学,2011.

[177] 余叔文,汤章诚.植物生理与分子生物学[M].北京:科学出版社,1998:191.

[178] 张雁,刘自刚.桔梗连作障碍成因及其对策初探[J].陕西农业科学,2007(2):107－109.

[179] 张玉洁,李洪超,三七内生菌分离及抗根腐病病原真菌筛选[J].北方园艺,2011,23:130－132.

[180] 张智慧,陈迪,赵丹丹,等.三七根中丛枝菌根真菌与深色有隔内生真菌侵染状况研究[J].中国中药杂志,2011,36(17):2311－2315.

[181] 张重义,陈慧,杨艳会,等.连作对地黄根际土壤细菌群落多样性的影响[J].应用生态学报,2010,21(11):2843－2848.

[182] 张重义,李萍,陈君,等.金银花道地与非道地产区土壤微生物元素分析[J].中国中药杂志,2003,28(3):207－213.

[183] 张重义,尹文佳,李娟,等.地黄连作的生理生态特性[J].植物生态学报,2010,34(5):547－554.

[184] 赵曰丰.人参西洋参忌地形成机制[J].特产研究,2001(1):40－45.

[185] 郑良水,胡剑非,林昌华,等.作物连作障碍的产生及防治[J].热带农业科学,2005,25(2):58－62.

[186] 周家明,张文斌,杨建忠,等.三七根际土壤自毒物质的初步分离鉴定[J].现代中药研究与实践,2012,26(1):14－16.

［187］周洁,郭兰萍,黄璐琦,等.植物化感作用及其在中药材栽培种的应用[J].世界科学技术:中医药现代化,2008,9(5):34-38.

［188］朱琳,马妮,崔秀明,等.种植三七土壤及植株残体挥发性成分分析[J].现代中药研究与实践,2014(1):3-5.

［189］朱艳,安娜,崔秀明,等.三七种子贮藏习性研究[J].现代中药研究与实践,2010,24(3):14-15.

［190］曾燕.丛枝菌根对三七生长、药效成分及抗病性的影响[D].北京:北京师范大学,2013.

第十章

三七组织培养及茉莉酸与二氢茉莉酮酸甲酯处理研究

三七 *Panax notoginseng* F. H. Chen ex C.H. Chow 又名田七,是五加科人参属植物,主要分布于我国云南省文山州,是传统名贵中药之一,常以其根及根茎入药。其味甘、微苦、性温,具有防治癌症、抗炎、降血压、抗衰老、抗疲劳、降血脂等多方面的药理作用及保健功能。三七总皂苷是其主要的活性成分,迄今为止,已从三七的根块、茎叶、花果和根茎等各部位分离和鉴定出 70 余种皂苷,均属于达玛烷型四环三萜皂苷,按其皂苷元类型不同又可细分为三种:① 20(S)-原人参二醇型[20(S)- protopanaxadiol],如人参皂苷(ginsenoside)Rb_1、Rd。② 20(S)-原人参三醇型[20(S)- protopanaxatriol],如人参皂苷 Rg_1、Re、三七皂苷(notoginsenoside)R_1。③ 其他皂苷,其皂苷元为达玛 20(双)-稀-3β,12β, 6 a, 25 -四醇,如三七皂苷 B_1。近年来,三七作为补益类药材被开发成各类产品,包括药品(云南白药)、保健产品等,在世界各地都有销售。三七对生长条件要求苛刻,全世界仅云南文山州以及广西部分地区适宜生长,加之生长周期长、病虫害严重、连作障碍、农药残留等问题,导致三七资源供不应求,限制了三七的可持续发展。植物组织培养具有培养周期短、无病虫害、培养条件易控制等优点,因此,我们可以通过植物组织培养技术部分解决三七资源问题,生产三七药用活性成分。

我们进行了三七组织培养的初步研究,成功诱导出了三七愈伤组织。通过筛选三七细胞系及不定根系,开展了三七组织(细胞或不定根)培养的系统研究,并进行反应器放大培养,这是对前期工作的深入。我们从培养的材料中获得了三七的活性成分,如三七皂苷、人参皂苷和人参多糖等。

第一节 三七细胞组织培养体系的建立与皂苷含量分析

一、三七细胞悬浮培养体系的建立

1. 三七愈伤组织的诱导与增殖　将新鲜的三七根用清水洗净后,置烘箱中烘干表面。在超净工作台中用乙醇喷洒三七根表面,火焰灼烧至干。用灭菌过的解剖刀在根表面割一个 1～2 mm 的切口,并从两边掰断,用解剖刀将根内部的组织接在含有 2.5 mg/L 2,4 - D(2,4 - dichlorophenoxyacetic acid,2,4 - D)、1.5 mg/L BA、3%蔗糖、0.7%琼脂的 MS 培养基中(pH 5.8,高压灭菌),进行暗培养,培养温度为(23±2)℃,30 日后将诱导出的愈伤组织转接入新鲜培养基继续培养。三七愈伤组织每隔 4 周继代培养一次。

2. 三七细胞悬浮培养体系的建立　选择经筛选传代后的生长速度快、质地松散、嫩白色透明状的愈伤组织,按接种量为 20～25 g/L 转移到液体培养基中进行悬浮培养,每 3～5 日添加相当于所述液体培养基积 5%的新鲜液体培养基,培养 6～8 日;将悬浮的大块愈伤组织用纱布过滤除去,滤过的悬浮细胞按接种量为 20～25 g/L 于更换后的液体培养基中继续悬浮培养,每隔 19～21 日继代一次;筛选分散度好、均匀、生长快、淡黄色透明的悬浮细胞作为种子,将种子按接种量为 20～25 g/L 于更换后的液体培养基中继续悬浮培养,每隔 19～21 日继代一次,共继代 1～5 次,获得高产皂苷的细胞株。所述悬浮培养的条件:转速为 110～130 r/min 的摇床培养,1 000 ml 三角瓶中装 400 ml 液体培养基,培养温度为 23±2℃(图 10 - 1 - 1)。

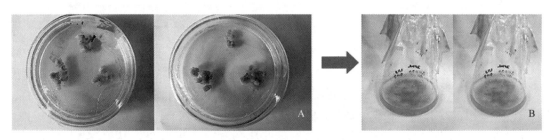

图 10 - 1 - 1　三七悬浮细胞培养体系的建立

(A:三七参愈伤组织;B:三七悬浮培养系统)

3. 三七悬浮细胞中皂苷含量分析　进行植物组织培养最直接的目的就是为了得到更多的次级代谢产物,因此对三七悬浮细胞中的皂苷含量进行分析,三七悬浮细胞中皂苷含量分析见表 10 - 1 - 1。

表 10 - 1 - 1　栽培品和三七悬浮细胞中皂苷含量比较

来源	皂苷(mg/g)						
	R_1	Rg_1	Re	Rb_1	Rg_2	Rd	总皂苷
细胞	0.11±0.06	0.17±0.02	0.07±0.01	0.40±0.04	1.10±0.24	0.46±0.03	2.21±0.40
栽培品	5.10±0.57	10.92±0.95	1.37±0.01	12.39±1.35	2.30±0.44	3.90±0.81	25.82±1.08

二、三七不定根培养体系的建立

1. 实验材料　栽培三七根(由中国云南省农业科学院药用植物研究所提供,经天津大学高文远鉴定为三七 *Panax notoginseng* F. H. Chen ex C. H. Chow 的新鲜根)。

2. 仪器与试剂　BCN - 1360 超级洁净工作台(哈尔滨市东联电子技术开发有限公司);电子分析天平(上海梅特勒－托利多仪器公司);电热恒温鼓风干燥箱(天津市天宇实验

仪器有限公司);恒温培养振荡器(天津市欧诺仪器仪表有限公司)。

超纯水(Milli－Q 系统,法国 Millipore 公司);无水乙醇(天津大学科威公司);次氯酸钠(分析纯,天津大学科威公司)。2,4－D(分析纯,北京马氏精细化学品有限公司);KT(分析纯,中国惠兴生化试剂有限公司);BA(分析纯,中国惠兴生化试剂有限公司);MS 培养基(PhytoTechnology Laboratories);SH 培养基(Phyto Technology Laboratories);蔗糖(分析纯,天津大学科威公司);琼脂(上海生工生物工程有限公司);75%乙醇。

3. **方法**

(1) 激素组合对三七愈伤组织生长情况的影响:不同外植体类型及不同激素对愈伤组织的形成有很大的差异。由根作为外植体时,生长到 40 日时出现黄白色愈伤组织。另外在图10－1－2 中我们可以看出 2,4－D 与 KT 或 6－BA 联合使用可以有助于愈伤组织的形成。当2.0 mg/L 2,4－D 与 1.5 mg/L 6－BA 联合使用时,生长到第 4 周时,诱导率达到最高。

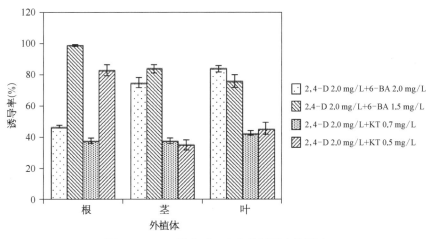

图 10－1－2　激素对三七愈伤诱导率的影响

(2) 三七愈伤组织的诱导与增殖:取三七植株,流水冲洗并晾干,将外植体的叶子、茎用75%的乙醇灭菌 30 s,用无菌水冲洗 2～3 次,用 2% NaClO 浸泡 20 min,无菌水冲洗 4～5次,吸干材料表面水分后,将叶子切成直径为 1 cm 小块,茎 0.5～1 cm 长;将三七根用清水洗净后,置烘箱中表面干燥。在超净工作台中用乙醇喷洒三七根表面,挥发至干。用灭过菌的解剖刀在根表面割一个 1～2 mm 的切口,并从两边断开,把内部的组织接到培养基中。将三七根、茎、叶分别接种在含有 2.0 mg/L 2,4－D 与 KT(0.7、0.5 mg/L)或 BA(1.5、2 mg/L)、3%蔗糖、0.65%琼脂的 MS 培养基中(pH 5.8,高压灭菌),进行暗培养,培养温度为(23±2)℃,30 日后将诱导出的愈伤组织转接入新鲜培养基继续培养。三七愈伤组织每隔 4 周继代培养一次。

(3) 三七不定根的固态诱导与液态培养体系的建立:三七愈伤组织接种于固态诱导培养基,即 MS 基本培养基＋5.0 mg/L IBA＋3%蔗糖＋0.65%琼脂(pH 5.8,高压灭菌),在温度为(23±2)℃进行暗培养,培养 30 日后即可看到由愈伤组织中发出的不定根。将不定根挑出接种于液态继代培养基中进行继代培养即可得到三七不定根液体培养体系。液体继代培养基为 SH 基本培养基＋3.0 mg/L IBA＋1.0 mg/L NAA＋3% 蔗糖,继代周期为 40～

45 日。每次继代时将不定根切成 1 cm 左右长的小段再接种入新鲜培养基中(图 10 - 1 - 3)。

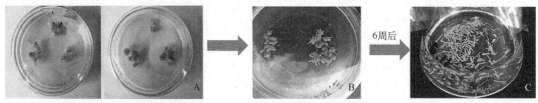

MS:2,4-D 2.5 mg/L+BA类1.5 mg/L   MS:IBA类5 mg/L   SH:IBA类3.0 mg/L+NAA类1.0 mg/L

图 10 - 1 - 3　三七不定根培养体系的建立

(A：三七参愈伤组织；B：不定根的诱导；C：不定根液态培养体系)

三、三七不定根中人参皂苷及三七皂苷的含量

1. **实验材料与仪器**　药材：栽培三七根(由中国云南省农业科学院药用植物研究所提供,经天津大学高文远鉴定为三七 *Panax notoginseng* F. H. Chen 的新鲜根)以及培养收获的三七不定根。

仪器：1200 型液相色谱仪(Agilent Technology Inc.，USA)；安捷伦 6310 质谱系统(Agilent Technology Inc.，USA)；BCN - 1360 超级洁净工作台(哈尔滨市东联电子技术开发有限公司)；电子分析天平(上海梅特勒-托利多仪器公司)；Helzdad WB 型旋转蒸发仪(德国 Heidolph 公司)。

试剂：甲醇(色谱级,天津康科德)；乙腈(色谱级,天津康科德)；甲酸(色谱级,天津市光复精细化工研究所)；超纯水(Milli - Q 系统,法国 Millipore 公司)。对照品三七皂苷 R_1(notoginsenosode R_1)、人参皂苷 Rg_1(ginsenoside Rg_1)、人参皂苷 Rg_2(ginsenoside Rg_2)、人参皂苷 Rb_1(ginsenoside Rb_1)、人参皂苷 Rd(ginsenoside Rd)、人参皂苷 Re(ginsenoside Re)均购自中国食品药品检定研究院,液相纯度均大于 98%。

2. **实验方法**　HPLC - MS 和 ESI - MSn 分析。

液相色谱条件：色谱柱为 Kromasil C18(4.6 mm × 250 mm，5 μm)；流动相 A：乙腈 0.005%(v/v)甲酸,B：水 0.005%(v/v)甲酸；梯度洗脱程序：0～35 min，21% A；35～36 min，21%～30% A；36～55 min，30%～40% A；55～65 min，40%～85% A；65～80 min，100% A。检测波长 20 nm；柱温 25℃；流速 1.0 ml/min；进样体积为 10 μl。

质谱检测条件：电喷雾采用正负离子检测模式；离子扫描范围 m/z 100～1 000；毛细管电压为 3 000 V；雾化气压力为 30.00 psi；干燥气流速为 8 L/min；干燥气温度为 350℃。

标准品溶液的制备：精密称取经减压干燥 24 h 以上的三七皂苷 R_1,人参皂苷 Rg_1、Rg_2、Rb_1、Rd、Re 标品各 1 mg,置于 5 ml 容量瓶中,少量甲醇超声溶解,再用甲醇定容至刻度,配成 0.2 mg/L 的,皂苷混合标准品储备液,密封置冰箱 4℃保存。

供试品溶液的制备：精密称取 0.2 g 干燥的不定根样品置于 100 ml 具塞三角瓶中,加入 20 ml 甲醇,60℃水浴 1 h,趁热抽滤,重复抽提一次,合并滤液。挥干滤液,再加入 10 ml 蒸馏水溶解,用 20 ml 正丁醇萃取 2 次,收集正丁醇层,再经旋转蒸发处理后,甲醇定容至

1 ml。用 0.22 μm 微孔滤膜过滤,得样品供试品。

3. 结果与分析　由图 10 - 1 - 4 和表 10 - 1 - 2 可知,三七不定根中的皂苷含量低于三七栽培品。由于三七栽培品生长时间比不定根长很多,体内的淀粉在多糖含量测定中会有所影响,导致栽培品的皂苷和多糖含量较高。

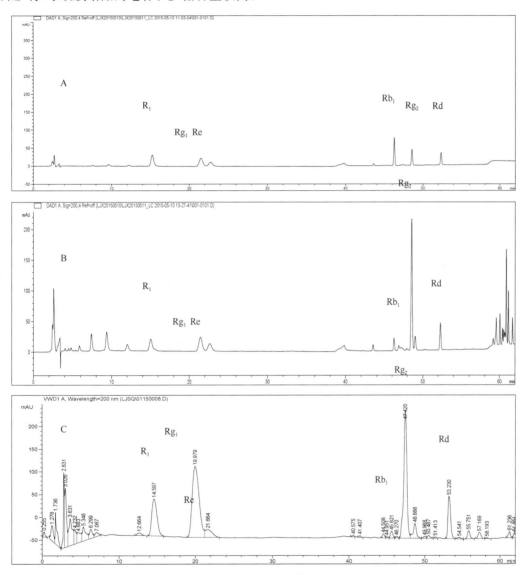

图 10 - 1 - 4　三七皂苷液相图

（A：标品图；B：三七不定根；C：三七栽培品）

四、三七中多糖成分的测定

1. 实验仪器及试药　　UV - 2000 紫外可见分光光度计(上海光谱仪器有限公司)。葡萄糖对照品(110833 - 200302),蒽酮、浓硫酸、无水乙醇均为分析纯,水为蒸馏水。

表 10-1-2　栽培品和三七不定根中皂苷含量比较

组织	皂苷含量（mg/g）							多糖含量（mg/g）
	R_1	Rg_1	Re	Rb_1	Rg_2	Rd	总皂苷	
栽培品	8.66 ±0.12	8.90 ±0.07	2.56 ±0.08	11.95 ±0.13	0.51 ±0.23	1.76 ±0.33	34.34 ±1.21	309.37 ±11.34
不定根	3.13 ±0.04	2.74 ±0.11	0.70 ±0.05	1.57 ±0.08	0.19 ±0.07	0.15 ±0.04	8.48 ±0.84	114.98 ±7.63

2. 实验方法

（1）标准曲线的测定：配制 100 μg/ml 的葡萄糖溶液：精密称取干燥恒重的标准葡萄糖 10 mg，加蒸馏水溶解，置于 100 ml 容量瓶中，定容。

测定标准曲线：分别准确量取 2.0 ml、4.0 ml、6.0 ml、8.0 ml、10.0 ml 葡萄糖溶液于 10 ml 容量瓶中，定容。分别准确移取 1 ml 标准溶液置于具塞试管中，以 1 ml 蒸馏水为空白，在冰水浴下，每管再加入 4 ml 蒽酮－硫酸溶液（精密称取蒽酮 0.2 g，加入浓硫酸 100 ml，置于棕色瓶中），待混合摇匀后，置于沸水浴中加热 7 min，之后用流动自来水迅速冷却至室温，放置 10 min 后，在 585 nm 处测定吸光度，以吸光度对葡萄糖溶液的浓度作回归处理，得回归方程：

$$A = 0.005\ 7C + 0.001\ 3,\ r = 0.999\ 8$$

（2）样品溶液的制备：精密称取 0.2 g 干燥样品置于 100 ml 具塞三角瓶中，加入 20 ml 甲醇于 60℃ 水浴 1 h，真空抽滤，收集滤液，滤渣重复抽提一次，合并滤液备用以进一步提取皂苷。将样品滤渣与滤纸一并置于 100 ml 具塞三角瓶中挥干，再加入 20 ml 的 80% 乙醇，90℃ 水浴回流 1 h，滤渣重复抽提一次，趁热抽滤，滤渣用 80% 热乙醇洗涤，挥干溶剂，滤渣与滤纸一并置于烧瓶中，加 20 ml 蒸馏水，100℃ 水浴浸提 1 h，趁热过滤，重复提取一次，合并滤液，4 800 r/min 离心 15 min，上清液置于 100 ml 容量瓶中，加蒸馏水定容后摇匀。

（3）样品中不定根多糖含量的测定：精密量取（2）中制得的样品溶液 1 ml 置于具塞试管中，按标准曲线的方法测定吸光度。由回归方程计算供试液中葡萄糖浓度，按下式计算样品中不定根多糖含量。

多糖含量（mg/g）＝供试液中葡萄糖浓度（mg/L）× 多糖的稀释因素（L）/ 供试品质量（g）

第二节　摇瓶培养条件的优化

一、仪器与试剂

BCN-1360 超级洁净工作台（哈尔滨市东联电子技术开发有限公司）；电子分析天平（上海梅特勒－托利多仪器公司）；恒温培养振荡器（天津市欧诺仪器仪表有限公司）。

超纯水(Milli-Q系统,法国Millipore公司);NAA(分析纯,中国惠兴生化试剂有限公司);IBA(分析纯,中国惠兴生化试剂有限公司);MS培养基(Phyto Technology Laboratories);SH培养基(Phyto Technology Laboratories);蔗糖(分析纯,天津大学科威公司);琼脂(上海生工生物工程有限公司)。

二、方法与结果

1. 激素组合对不定根生长情况的影响　考察了6种不同激素组合(表10-2-1)。将一定鲜重的切成小段的不定根接种于装有100 ml附加有IBA(0.5 mg/L、1.0 mg/L、1.5 mg/L)、NAA(3.0 mg/L、5.0 mg/L),4%蔗糖的SH培养基的250 ml三角瓶中,在温度为(23±2)℃下,置于摇床上培养45日,摇床转速120 r/min。培养基pH灭菌前调为5.8。每组重复3次。

表10-2-1　激素对不定根生长的影响

编号	1	2	3	4	5	6
IBA	3.0	3.0	3.0	5.0	5.0	5.0
NAA	0.5	1.0	1.5	0.5	1.0	1.5

形成的不定根的数量取决于培养基中生长素的水平。生长素以及它们与培养基中其他成分的相互作用,在很大程度上可以影响根的生长。在图10-2-1中我们发现,低浓度的IBA与NAA联合使用对根的生长最有效,这可能是因为IBA对根的生长最有效,NAA对增加根的数量最有效的缘故。

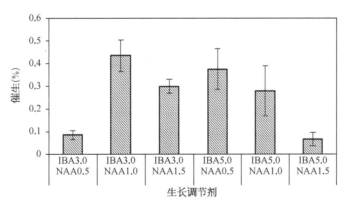

图10-2-1　激素组合对三七不定根的生长情况的影响

2. 接种量对不定根生长情况的影响　接种量是影响植物细胞及器官生物量的一个重要因素。植物细胞在低的接种量时不会正常生长,因为他们缺少了分散的一定必需的物质,结果导致一定的接种量在细胞培养中是必需的。但是,接种量太大也会抑制植物的生长,由于植物可以快速地达到生长稳定期,导致营养物质及氧气的缺乏。

本研究考察了0.6%、0.8%、1.0%、1.2% 5个接种量梯度。将不同梯度鲜重的切成小段的不定根接种于装有100 ml附加3.0 mg/L IBA+1.0 mg/L NAA+3%蔗糖的SH培养基的 250 ml 三角瓶中,置于摇床上培养 45 日,摇床转速 120 r/min。培养基 pH 灭菌前调为 5.8,每组重复三次。考察不同接种量条件下三七不定根的生长情况。从图 10-2-2 可以 看出,当接种量为 10 g/L 时生长率达到最大(1.86)。

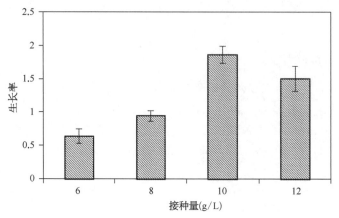

图 10-2-2　接种量对三七不定根的生长情况的影响

3. 盐浓度对不定根生长情况的影响　盐强是影响根生长的一个重要因素,本研究考察 了 1/2 SH、3/4 SH、SH、5/4 SH、3/2 SH 这五个无机盐浓度梯度。将已知鲜重的切成小段的 不定根接种于装有 100 ml 附加有 3.0 mg/L IBA + 1.0 mg/L NAA + 3%蔗糖的 SH 培养基 的 250 ml 三角瓶中,置于摇床上培养 45 日,摇床转速 120 r/min。培养基 pH 灭菌前调为 5.8,每组重复三次,考察不同盐强度下三七不定根的生长情况。从图 10-2-3 可以看出, 从 1/2 SH 到 3/2 SH,生长率呈现先上升后下降的趋势,生长率在 5/4 SH 达到最大(1.22)。 在 3/2 SH 呈现下降趋势可能是由于高的渗透压。

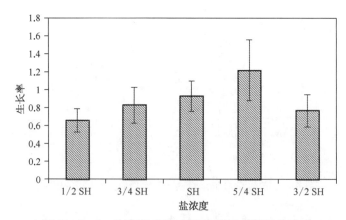

图 10-2-3　盐浓度对三七不定根的生长情况的影响

4. 蔗糖浓度对不定根生长情况的影响　蔗糖浓度是影响根生长的一个重要因素,本研 究考察了 2%、3%、4%、5%、6%这五个蔗糖浓度梯度。将已知鲜重的切成小段的不定根接 种于装有 100 ml 附加有 3.0 mg/L IBA + 1.0 mg/L NAA 的 SH 培养基的 250 ml 三角瓶 中,置于摇床上培养 45 日,摇床转速 120 r/min。培养基 pH 灭菌前调为 5.8,每组重复 3

次。按上文中所示分析方法考察不同蔗糖强度下三七不定根的生长情况。从图 10 - 2 - 4 中可以看出,从 2% 到 6%,生长率呈现先上升后下降的趋势,生长率在 4% 达到最大。在 6% 呈现下降趋势可能是由于高的渗透压。

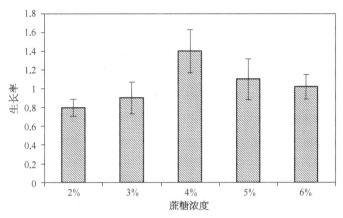

图 10 - 2 - 4 蔗糖浓度对三七不定根的生长情况的影响

三、三七不定根的逐级扩大培养

本试验采用 0.5 L 摇瓶、3 L 和 5 L 鼓泡式生物反应器对三七不定根进行逐级放大培养。将 2 g、2 g、2.5 g 新鲜三七不定根小切段分别接种于 500 ml 摇瓶,3 L、5 L 为鼓泡式生物反应器中(培养基分别为 200 ml、2 L、2.5 L SH + 3.0 mg/L IBA + 1.0 mg/L NAA + 4% 糖,pH 为 5.8),调节通气量为 0.6 vvm。温度为(23±2)℃,在自然光照条件下,用完全浸没式培养(即整个培养时间培养体一直处于浸泡状态)。每个处理重复 3 次,培养 40 日后收获。

对三七不定根进行了 5 L 反应器放大培养,如图 10 - 2 - 5。

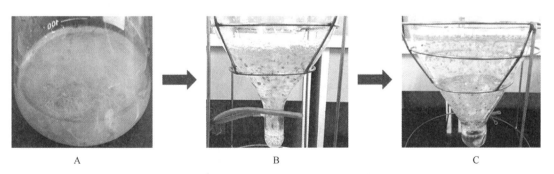

A   B   C

图 10 - 2 - 5 三七不定根的扩大培养

(A:0.5 L 摇瓶;B:3 L 反应器;C:5 L 反应器)

四、生物量及干重增值倍数的测定

不定根鲜重的测定:将培养收获的不定根用大量的蒸馏水清洗 2~3 次,然后用滤纸吸去表面上的水分,置于电子天平上称重,即为鲜重(*FW*)。不定根干重的测定:将培养收获的不定根于 50℃烘箱中烘干至恒重,置于电子天平上称重,即为干重(*DW*)。

$$生物量 = 收获干重(g)/培养液体积(L)$$
$$干重增殖倍数 = (收获干重 - 接种干重)/接种干重$$

第三节 茉莉酸与二氢茉莉酮酸甲酯处理对三七不定根代谢产物的影响

分别考察了茉莉酸(JA)与二氢茉莉酮酸甲酯(MDJ)对三七不定根生长及其皂苷含量及种类、多糖含量、基因、酶活的影响,分为 5 个浓度梯度,即 0、1 mg/L、5 mg/L、10 mg/L、20 mg/L。将已知鲜重的切成小段的不定根接种于装有 100 ml 附加有 3.0 mg/L IBA + 1.0 mg/L NAA + 30 g/L 蔗糖的 SH 培养基的 250 ml 三角瓶中,置于摇床上培养 28 日后,加入经 0.22 μm 滤膜过滤灭菌的用乙醇溶解的 JA 与 MDJ,使 JA 与 MDJ 终浓度达到实验要求,再培养 7 日收获,摇床转速 120 r/min。培养基 pH 灭菌前调为 5.8,每组重复 3 次。按上文所示分析方法考察三七不定根生物量、次级代谢产物含量情况以及种类、基因、抗氧化酶活性的变化。

一、茉莉酸与二氢茉莉酮酸甲酯对三七不定根中皂苷以及多糖含量的影响

在三七不定根培养过程中加入不同浓度的 JA 可以使次级代谢产物的含量与空白组相比有所增加。从表 10 - 3 - 1 中可以看出当 JA 的浓度为 5 mg/L 时,皂苷和多糖含量达到最大,分别为 71.93 ± 6.19 mg/g 与 140.20 ± 1.50 mg/g,分别为空白组的 8.46 倍与 1.60 倍。当浓度为 5 mg/L 皂苷皂苷达到最大为 20.88 ± 2.94 mg/g,浓度为 10 mg/L 多糖含量达到最大为 139.05 ± 6.53 mg/g,分别为空白组的 2.46 倍及 1.59 倍(表 10 - 3 - 2)。在对植物生长方面,生长率呈下降趋势,最大生长率为 1.82(图 10 - 3 - 1)。

表 10 - 3 - 1 茉莉酸对三七不定根中皂苷以及多糖含量的影响

茉莉酸浓度(mg/L)	皂苷含量(mg/g)							多糖含量(mg/g)
	R_1	Rg_1	Re	Rb_1	Rg_2	Rd	总含量	
0	1.59 ± 0.10a	1.31 ± 0.11b	2.75 ± 1.30bc	0.65 ± 0.31a	0.96 ± 0.27a	1.25 ± 0.08b	8.50 ± 0.50b	87.57 ± 23.06a
1	2.72 ± 0.05b	4.87 ± 2.50b	4.76 ± 2.38b	2.26 ± 0.12b	2.73 ± 0.38b	1.99 ± 1.16b	19.33 ± 1.06a	95.84 ± 14.23bc
5	6.56 ± 0.51c	16.81 ± 5.56a	25.75 ± 1.71a	7.03 ± 1.16c	6.16 ± 1.48c	9.63 ± 0.59a	71.93 ± 6.19c	140.20 ± 1.50ac

（续表）

茉莉酸浓度(mg/L)	皂苷含量(mg/g)							多糖含量(mg/g)
	R₁	Rg₁	Re	Rb₁	Rg₂	Rd	总含量	
10	0.47±0.18d	2.07±1.16b	2.55±1.32bc	1.71±0.08b	2.60±0.58b	2.38±0.94b	11.78±0.58b	135.44±22.81bc
20	0.44±0.07d	2.79±1.35b	1.37±0.11c	1.87±0.11b	2.77±0.60b	2.39±0.36b	11.64±0.77b	122.91±12.28c

表 10-3-2　二氢茉莉酮酸甲酯对三七不定根中皂苷以及多糖含量的影响

二氢茉莉酮酸甲酯浓度(mg/L)	皂苷含量(mg/g)							多糖含量(mg/g)
	R₁	Rg₁	Re	Rb₁	Rg₂	Rd	总含量	
0	1.59±0.10a	1.31±0.11b	2.75±1.30a	0.65±0.31abd	0.96±0.27a	1.25±0.08a	8.50±0.50a	87.57±23.06ac
1	0.34±0.01b	2.03±0.02b	7.15±0.47b	0.59±0.06ad	1.12±0.01a	0.81±0.03b	12.04±1.10b	105.11±4.21bc
5	1.00±0.07c	3.30±0.42c	12.29±1.87c	1.09±0.01bcd	1.98±0.02b	1.22±0.22a	20.88±2.94c	102.47±13.16bc
10	1.02±0.07c	2.83±0.80c	7.80±0.42b	1.14±0.06c	1.64±0.04b	2.67±0.24c	17.09±1.65d	139.05±65.53a
20	0.96±0.04c	0.51±0.04a	0.47±0.05d	0.69±0.22d	6.02±0.26c	0.51±0.01d	9.17±0.83a	107.21±4.74c

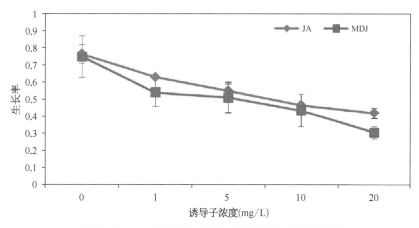

图 10-3-1　诱导子浓度对三七不定根生长率的影响

二、茉莉酸与二氢茉莉酮酸甲酯处理过的三七不定根中人参皂苷及三七皂苷的种类

使用 ESI-MSⁿ 的正极和负极对 JA 及 MDJ 作用过的三七不定根中的活性成分进行鉴

定。从表 10 - 3 - 3 中我们可以看出，共鉴定出了 13 种化合物，包括三七皂苷 R_1，人参皂苷 Rg_1、Rg_2 等。

在实验中，PPD - 20 - rha - 3 - glc - glc - glc 和 PPD - 20 - xyl - 3 - glc - glc - AcO 只在空白组检测到，在 JA 和 MDJ 处理组没有被检测到，这说明诱导子抑制了它们的合成。但是在表 10 - 3 - 3 中我们可以看出，经过诱导子处理后，有 6 个新的化合物产生。主要皂苷 R_1，Rg_1，Ro，Rg_2 and 20(R)- ginsenoside Rh_1 在空白组及诱导子处理组都存在。在我们的研究中，经 JA 及 MDJ 处理后，三七不定根中皂苷含量显著增加，这可能是因为合成了新的化合物的缘故。

表 10 - 3 - 3　三种三七材料的 HPLC - MS 数据

编号	t_R (min)	鉴定	MS (m/z)	ESI(+)MS^n	ESI(-)MS^n	分　布
1	5.3	oleanolic acid - 3 - glurA - glc	793		$793[M - H]^-$ $731[M - CO_2 - H_2O]^-$ $613[M - H - Glc - H_2O]^-$	JA
2	9	protopanaxatriol - 20 - glc - xyl - xyl - 6 - glc - glc	1 226		$1\,225[M - H]^-$ $962[M - H - 2xyl]^-$	JA
3	11	R_1	931	$955[M + Na]^+$	$769[M - glc]^-$ $637[M - xyl - glc]^-$ $475[M - xyl - 2glc]^-$	MDJ, JA, Control
4	15	oleanolic acid - 28 - glc - 3 - glurA - xyl	925	$949[M + Na]^+$ $641[M + Na - xyl - glura]^+$		JA
5	18.3	protopanaxatriol - 20 - AcO - glc - 6 - glc - rha	987	$1\,011[M + Na]^+$ $789[M + Na - AcO - glc]^+$	$943[M - CO_2]^-$	MDJ
6	21.7	Rg_1	800	$823[M + Na]^+$	$799[M - H]^-$ $637[M - H - glc]^-$	MDJ, JA, Control
7	29.6	Ro	956	$957[M + H]^+$	$793[M - H - glc]^-$ $613[M - H - 2glc - H_2O]^-$	MDJ, JA, Control
8	41	Rg_2	783		$782[M - H]^-$ $619[M - H - glc]^-$	MDJ, JA, Control
9	42	20(R)- ginsenoside Rh_1	637		$637[M - H]^-$ $619[M - H_2O]^-$ $457[M - H_2O - glc]^-$	MDJ, JA, Control
10	47.3	protopanaxadiol - 20 - glc - glc - 3 - AcO - glc - AcO - xyl	1 162	$1\,185[M + Na]^+$ $1\,055[M + Na - xyl]^+$		JA, MDJ

（续表）

编号	t_R (min)	鉴定	MS (m/z)	ESI(+)MSⁿ	ESI(−)MSⁿ	分布
11	53.2	protopanaxadiol - 20 - glc - glc - AcO -3 - glc - glc - AcOH	1 192	1 215[M + Na]⁺ 873[M + Na - 2glc - H₂O]⁺		JA
12	54.1	protopanaxadiol - 20 - rha - 3 - glc - glc - glc	1 061	1 062[M + H]⁺	915[M - rha]⁻	control
13	59.4	protopanaxadiol - 20 - xyl - 3 - glc - glc - AcOH	958	981[M + Na]⁺ 831[M + Na - xyl - H₂O]⁺	957[M - H]⁻ 897[M - H - AcO]⁻	control

第四节　茉莉酸与二氢茉莉酮酸甲酯对 *DS*、*SE*、*P*450 和 *CAS* 基因变化的影响

一、RNA 提取、cDNA 合成以及 PCR 分析

RNA 的提取依据植物 RNA 提取试剂盒（OMEGA，USA）。将 0.5 g 的新鲜三七不定根小段，置于研钵中，加入一定量的液氮进行研磨，研磨成粉末后，装入 1.5 ml 的离心管中，之后参照 RNA 提取试剂盒进行提取分离。

RNA 提取后，取 3 μg 的总 RNA 进行反转录，合成单链 cDNA。cDNA 的合成依据单链 cDNA 合成试剂盒（CWBIO，China）。

以单链 cDNA 为模板，进行 PCR 扩增，PCR 条件为：

PCR 反应混合体系：

2×Taq MasterMix	12.5 μl
Forward primer(10 μM)	1 μl
Reverse primer(10 μM)	1 μl
Template DNA	3 μl
RNase - free water	7.5 μl

PCR 反应条件：

94℃	2 min	
94℃	30 s	
57℃	1 min	35 个循环
72℃	50 s	
72℃	2 min	

取 PCR 扩增产物（10 μl），在 2.0% 琼脂糖胶上进行电泳。用 100 - bp Maker
（CWBIO，China）来测定产物的大小。引物的序列如表 10 - 4 - 1。

表 10 - 4 - 1　RT - PCR 引物序列

引物名称	引物序列(5′- 3′)
Actin	For：CAGAAGAGCACCCTGTTCTTT Rev：ATAAATGGGGACTGTGTGGCT
SE	For：AGC AGC AGT TGA CAA AGG Rev：GCC ACA TTC GTT TTG GTG AAG G
DS	For：CGGAAACGTGTTTGGTTGCC Rev：CAAACAACACCTATTTCCGATT
CAS	For：TCA TCA GAT GGC TCA TGG TAC G Rev：TCT CCT CCT GTG GGA AAT CAC C
CYP716A53v2	For：ATG GAT CTC TTT ATC TCATCT CAA Rev：TTA AAG CGT ACA AGG TGA TAGACG

二、茉莉酸与二氢茉莉酮酸甲酯处理对 *DS*、*SE*、*P450* 和 *CAS* 基因变化的影响

从图 10 - 4 - 1 可以看出，与空白组相比，*DS*、*SE* 和 *P450* 的表达量增加，*CAS* 下降。

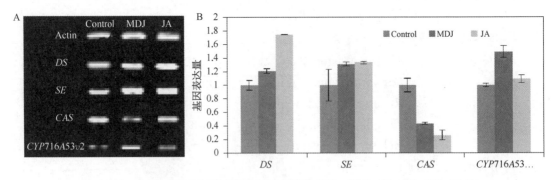

图 10 - 4 - 1　JA 和 MDJ 诱导的三七不定根中 GPS、FPS、SS、SE、DS、CAS、
CYP716A47 和 CYP716A53v2 基因的表达

当 JA 处理时 *DS* 和 *SE* 基因的表达量达到最大，分别为空白组的 1.74 倍和 1.33 倍。
同时，在 MDJ 处理组中 *CYP716A53v2* 基因的表达量达到最大。这个结果证明了次级代谢
产物的含量与其代谢途径中关键基因的表达呈正相关。

第五节　茉莉酸与二氢茉莉酮酸甲酯对 SOD、POD 酶活性变化的影响

一、抗氧化物酶活性

首先在研钵中加入液氮，取不定根 0.5 g，加入 4 ml 的磷酸缓冲液（pH 7.0～7.5，0.1 mol/L），将研磨好的组织在 15 000 r/min 下离心 10 min。将上清液贮存在 4℃ 的冰箱里。SOD 的检测依据 SOD 试剂盒（南京建成），POD 的检测依据 POD 试剂盒（南京建成）。

CAT 检测体系中，包含 1.0 ml Tris‐HCl（pH 7.0），1.7 ml 蒸馏水，0.1 ml 酶提取液和 0.2 ml H_2O_2（200 mmol/L）。反应 3 min 后，在 240 nm 的条件下测吸光度。

二、茉莉酸与二氢茉莉酮酸甲酯对 SOD、POD 酶活性变化的影响

图 10‐5‐1 展现的是当 JA 刺激三七不定根时，SOD 以及 POD 酶活性的变化情况。当 JA 的浓度在 5 mg/L SOD 以及 POD 的活性达到最大，分别为 123.58（U/g・FW），82.65（U/mg・protein）。

图 10‐5‐2 展现的是当 MDJ 刺激三七不定根时，SOD 以及 POD 酶活性的变化情况。当 MDJ 的浓度在 10 mg/L SOD 以及 POD 的活性达到最大，分别为 63.47（U/g・FW）、140.40（U/mg・protein）。

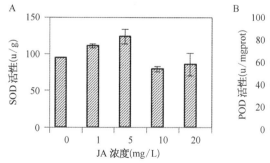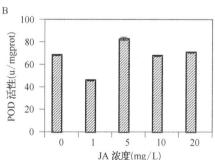

图 10‐5‐1　不同茉莉酸浓度对三七不定根中抗氧化酶体系的影响

（A：SOD；B：POD）

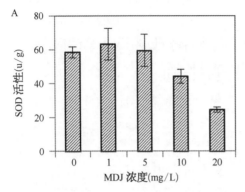
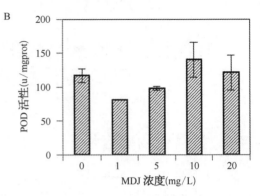

图 10‑5‑2　不同二氢茉莉酮酸甲酯浓度对三七不定根中抗氧化酶体系的影响
（A：SOD；B：POD）

第六节　结论与展望

本研究建立了三七细胞与不定根的液体培养体系并进行了反应器放大培养。比较了三七细胞、不定根与三七栽培品中皂苷以及多糖的含量。结果发现三七细胞与不定根中皂苷及多糖的含量低于三七栽培品，且细胞中的含量低于不定根。为了提高三七不定根中皂苷及多糖的含量，我们在三七不定根中加入诱导子 JA、MDJ，结果显示，当 JA 的浓度为 5 mg/L 皂苷和多糖含量达到最大，71.93 ± 6.19 mg/g 与 140.20 ± 1.50 mg/g，分别为空白组的 8.46 倍与 1.60 倍。经诱导子刺激后的皂苷经 LC‑MS 分析显示与对照组相比，有 6 种新皂苷出现，我们推测这有可能与经诱导子处理后皂苷含量增加的一个原因。随后又对其诱导机制进行了考察，发现诱导子是通过植物细胞中的过氧化酶体系来增强自身免疫，从而诱导皂苷合成途径中的功能基因发生变化来实现皂苷含量增加的，这为三七不定根的大规模培养提供依据。

参考文献

［1］赵瑞强.三七 SE 基因克隆及转化烟草、绞股蓝的初步研究［D］.南宁：广西医科大学,2007.

［2］黄勇.三七组织培养研究综述［J］.文山学院学报,2012,25(6):13‑15.

［3］AMOO S O, AREMU A O, STADEN J. Shoot proliferation and rooting treatments influence secondary metabolite production and antioxidant activity in tissue culture-derived Aloe arborescens grown ex vitro［J］. Plant Growth Regul，2013，70(2):115‑122.

［4］AZAMAL H, MOHINDER P. Effect of branch position and auxin treatment on clonal propagation of Tectona grandis Linn. f［J］. New Forests，2007，34(3):223‑233.

［5］LEE C W T, SHULER M L. The effect of inoculum density and conditioned medium on the production of ajmalicine and catharanthine from immobilized Catharanthus roseus cells［J］. Biotechnol Bioeng，2000，67(1):61‑71.

［6］PAEK K Y，HAHN E J，SON S H. Application of Bioreactors for Large-Scale Micropropagation Systems of Plants ［J］. In Vitro Cellular & Developmental Biology Plant，2001，37(2)：149－157.

［7］Min J Y，Jung H Y，Kang S M，et al. Production of tropane alkaloids by small-scale bubble column bioreactor cultures of Scoplia parviflora adventitious roots，Bioresour ［J］. Technol，2007，98(9)：1748－1753.

第十一章

穿心莲内生真菌对穿心莲主要活性成分的生物转化研究

穿心莲内酯（andrographolide）及新穿心莲内酯（neoandrographolide）是两种常见的穿心莲二萜内酯，是穿心莲的主要活性成分。目前关于穿心莲二萜内酯的结构改造的报道主要以化学合成（chemical synthesis）和生物转化（biotransformation）为主。化学合成方面多以穿心莲内酯为母核进行结构改造，穿心莲内酯的结构改造主要集中在以下几方面。

羟基的成酯修饰（主要是 3、14、19 - 羟基）：我国药物化学工作者率先合成了脱水穿心莲内酯琥珀酸半酯单钾盐，并制成穿琥宁注射液，研究结果表明其具有显著的解热、抗炎作用，临床用于病毒性肺炎和上呼吸道感染等。1991 年 Chang RS 等发现脱水穿心莲内酯琥珀酸酯的抗 HIV 活性。1999 年 Baskat A 等发现穿心莲内酯琥珀酸酯同样具有抗 HIV 活性，而其合成起始原料穿心莲内酯的抗 HIV 活性则较弱。

羟基的成醚修饰（主要是 3、14、19 - 羟基）：印度科学家 Nanduri S 等近年来合成了上百种穿心莲内酯衍生物，其中一部分的结构改造主要集中在羟基的成醚修饰。

双键的氧化修饰（主要是 8,17 - 双键环氧化方面）：得到了一系列体外具有明显抗癌活性的穿心莲内酯结构类似物。

双键的加成修饰（主要是 12,13 - 双键加成方面）：我国药物化学工作者首先利用 Michael 加成反应，合成了 14 - 去氧 - 12 - 亚硫酸钠穿心莲内酯，并制成莲必治注射液，临床用于治疗菌痢、急性胃肠炎、肺炎和上呼吸道感染等。

生物转化是指以外源性的天然或合成的有机化合物为底物，添加至处于生长状态的生物体系或酶体系中，在适宜的条件下进行培养，使得底物与生物体系中的酶发生相互作用，从而产生结构改变的过程。生物转化以其选择性强、催化效率高、反应条件温和、反应种类多、环境污染小，并且可以用于催化有机合成中难以完成的化学反应等特点日益受到重视，并已经由此获得了大量结构新颖的化合物，有些生物转化反应已达到了工业化生产规模。

目前，穿心莲二萜内酯类的生物转化研究主要集中在以下四种二萜内酯上：穿心莲内酯、去氧穿心莲内酯、新穿心莲内酯及 14 - 去氧 - 11,12 - 二去氢穿心莲内酯。已有研究报道，*Rhizopus stolonifer* ATCC 12939、*Aspergillus ochraceus* 及变形斑沙雷菌（*Serratiaproteamaculans*）均可以成功转化穿心莲内酯，并对其转化产物的抗肿瘤活性进行研究。新穿心莲内酯在 *Aspergillus niger*（AS 3.739）及 *Mucor spinosus*（AS 3.2450）的作用下，可以得到 NO 抑制活性较强的产物。

本研究通过对真菌体系、丹参毛状根体系及长春花细胞的转化筛选,表明丹参毛状根、长春花细胞及购买的真菌均不能转化两种底物,而内生真菌可以转化两种中药活性成分。因此,相对于其他转化体系而言,内生真菌体系更易于对穿心莲二萜内酯类化合物进行转化。由于内生真菌广泛存在于各类植物中,并在长期的进化过程中与宿主植物形成紧密的互利共生关系,内生真菌的生物降解作用及其体内丰富的酶体系参与到宿主植物的次生代谢中,影响活性成分的转化和积累。另外,内生真菌的独特生境使其相对于其他微生物在生物转化领域更具目的性和选择性,因此内生真菌越来越成为微生物转化的重要筛选模型。

本研究系统地开展了内生真菌对穿心莲内酯及新穿心莲内酯的生物转化研究,目的是获取结构新颖的穿心莲二萜内酯类衍生物,发掘穿心莲内酯及其衍生物的新的生物活性和应用途径,揭示其构效关系,为穿心莲的研究提供数据支持。

第一节　转化体系的确立

一、实验材料

穿心莲内酯:由上海中医药大学中药研究所化学实验室提供,纯度≥98%。

新穿心莲内酯:购自上海源叶生物技术有限公司,纯度≥98%。

用于转化的真菌来源为:本实验室保存的来源于铁皮石斛 *Dendrobium officinale* Kimura et Migo、蛇足石杉 *Huperzia serrata*(Thunb. ex Murray)Trev. 及穿心莲 *Andrographis paniculata*(Burm. f.)Nees 的 46 种内生真菌及外购菌株:刺囊毛霉 3.3450,串珠镰刀菌 3.4759,枯草杆菌 1.1470,黑曲霉 3.4628。

长春花细胞:C20hi,C20d,C20。由上海中医药大学中药研究所中药生物技术实验室提供。

丹参毛状根体系:利用农杆菌侵染丹参无菌苗叶片得到。

仪器、试剂及耗材见表 11-1-1 和表 11-1-2。

表 11-1-1　主要试剂及耗材

名　称	厂　家
琼脂	日本 Sanland
蔗糖(AR)	国药(集团)上海试剂化学公司
葡萄糖(AR)	国药(集团)上海试剂化学公司
甲醇(AR)	国药(集团)上海试剂化学公司
95%乙醇(AR)	国药(集团)上海试剂化学公司
乙酸乙酯(AR)	国药(集团)上海试剂化学公司
色谱纯甲醇	Thermo Scientific

名　　称	厂　　家
色谱纯乙腈	Thermo Scientific
液体石蜡（CP）	国药（集团）分上海试剂化学公司
甘油（AR）	国药（集团）分上海试剂化学公司
磷酸氢二钠	国药（集团）分上海试剂化学公司
磷酸二氢钠	国药（集团）分上海试剂化学公司
薄层层析硅胶 HSGF254	青岛海洋化工有限公司
100 ml 锥形瓶	上海青阳贸易公司
1 000 ml、50 ml 量筒	上海青阳贸易公司
玻璃棒	上海青阳贸易公司

表 11-1-2　主要仪器和设备

名　　称	产　　地
去离子纯水设备	美国 Labcanco
移液器	德国 eppendof
LS-B50L 立式蒸汽压力灭菌器	上海华线医用核子设备仪器有限公司
SA1480-2 水平层流洁净工作台	上海上净净化有限公司
-30℃冰箱	日本 Sanyo
ELT-BV-85V14-70℃低温冰箱	美国 Harric
电热恒温培养箱	上海跃进医疗器械厂
DHG-9416A 恒温电热鼓风干燥箱	上海精宏实验设备有限公司
电热恒温培养箱	上海跃进医疗器械厂
离心机 Avanti™ J-25	美国 BECKMAN
离心机 himac CR 22G	日本 HITACHI
IMT-2 倒置显微镜	日本 Olympus
旋转蒸发仪 Buchi	Switzerland
CQH-06 超声波清洗器	上海乐其工贸发展有限公司
成像倒置显微镜	日本 Olympus

二、实验方法

1. 真菌转化体系

真菌的转化筛选步骤为：菌种的活化→转接入液体培养基→预培养→加入底物→控制条件，继续培养→终止转化，样品处理与检测。

（1）菌种活化：将各参筛菌种从相应的斜面培养基上转接到相应的固体培养基平板上（表 11-1-3），在各菌种适宜生长的温度下（表 11-1-4）培养 2～3 日。

表 11-1-3　各种培养基配方

培养基	配方及配制方法
枯草杆菌纯化及保存：BPY 培养基	牛肉膏 5.0 g，蛋白胨 10 g，酵母提取物 5 g，葡萄糖 5 g，Nacl 5 g，蒸馏水 1 000 ml。固体培养基每升加 15 g 琼脂粉。121℃灭菌 25 min
内生真菌纯化及保存：PDA 培养基	马铃薯（去皮）200 g，葡萄糖 20 g，琼脂 16 g，水 1 000 ml。将马铃薯去皮，切成小块，于锅中加水 1 000 ml 煮沸半小时，用 4 层纱布过滤，取其滤液加糖和琼脂，溶化后，并加水补足 1 000 ml。自然 pH，121℃灭菌 25 min

（2）菌种摇瓶培养：将经活化的菌种接种于液体培养基里，每 100 ml 三角瓶 40 ml 培养液，在相应的温度下 120 r/min 摇床下培养 2 日，以利于微生物酶的产生，利于转化。

（3）底物的溶解及加入：分别将两种底物用 DMSO 溶解，配成浓度为 10 mg/ml 的母液，把底物溶液加入培养好的菌丝体培养液（实验组）中，每瓶加入 0.4 ml，同时设置两组对照：

1）发酵液对照，即培养液 + 菌 + 等体积的 DMSO，以排除菌自身发酵代谢化合物的干扰。

2）底物对照，即培养液 + 底物溶液，以排除底物与培养液作用产生新化合物的干扰。

3）实验组，即培养液 + 菌 + 底物溶液。

（4）转化过程及控制：加入底物后，将各种真菌置于各自适宜的培养条件（表 11-1-4）下继续培养 7 日，对发酵液进行的处理。

表 11-1-4　真菌的培养条件

菌　种　名	培养基	培　养　条　件
枯草杆菌 1.1470	BPY 培养基	120 r/min 37℃ 暗室，振荡培养 2 日
刺囊毛霉 3.3450 串珠镰刀菌 3.4759	PD 培养基	120 r/min 25℃ 光照，振荡培养 2 日
黑曲霉 3.4628	PD 培养基	120 r/min 28℃ 暗室，振荡培养 2 日
铁皮石斛，蛇足石杉，穿心莲内生真菌	PD 培养基	120 r/min 28℃ 光照，振荡培养 2 日

（5）样品处理：将转化后的发酵液 10 000 r/min，4℃，高速离心 10 min，经 4 层纱布过滤，分离菌体和菌液。加等量甲醇超声 30 min 提取菌体，经 4 层纱布过滤取滤液，减压旋蒸挥干甲醇，蒸馏水复溶后与菌液合并，加等量的乙酸乙酯萃取 3 次，减压旋蒸，挥干溶剂。加入 1 ml 甲醇复溶，经 0.22 μm 的有机相滤膜过滤后，经 HPLC 检测及 TLC 分析。

2. 长春花细胞体系

长春花细胞转化步骤：长春花细胞稳定传代 2～3 次（各种细胞的培养条件及培养基配方见表 11-1-5 及 11-1-6）→预培养→加入底物→控制条件，继续培养→终止转化，样品处理与检测。

表 11 - 1 - 5　三种长春花细胞的种类及培养条件

长春花细胞	培 养 基
C20hi	B5 基础培养基
C20d	B5 基础培养基 + 2,4D 1 ml/L
C20	B5 基础培养基 + 2,4D 1 ml/L + KT 1 ml/L

表 11 - 1 - 6　培养基配方

B5 基础培养基	成　分	使用浓度(mg/L)
大量元素	KNO_3	2 500
	$MgSO_4 \cdot 7H_2O$	250
	$CaCl_2 \cdot 2H_2O$	150
	$(NH_4)_2SO_4$	134
	$NaH_2PO_4 \cdot H_2O$	150
微量元素	KI	0.75
	H_3BO_4	3
	$MnSO_4 \cdot 4H_2O$	10
	$ZnSO_4 \cdot 7H_2O$	2
	$Na_2MoO_4 \cdot 2H_2O$	0.25
铁盐	$CoCl_2 \cdot 6H_2O$	0.025
	$CuSO_4 \cdot 5H_2O$	0.025
	Na_2EDTA	37.3
	$FeSO_4 \cdot 7H_2O$	27.8
有机成分	肌醇	100
	烟酸	1
	盐酸吡哆醇	1
	盐酸硫胺	10
	蔗糖	3 000

（1）长春花细胞的传代：将各参筛细胞从相应的培养液中转接到相应的新鲜培养液中（表 11 - 1 - 5），在 25℃暗室培养，通常 7～9 日代代一次。

（2）细胞的摇瓶培养：将稳定传代 2～3 次的细胞接种于新鲜液体培养基中，每 100 ml 三角瓶 40 ml 培养液，在 25℃暗室、120 r/min、摇床培养 2 日，以利于长春花细胞的扩增，利于转化。

（3）底物的溶解及加入：分别将两种底物用 DMSO 溶解，配成浓度为 10 mg/ml 的母液，把底物溶液加入培养好的细胞悬液（实验组）中，每瓶加入 0.4 ml，同时设置两组对照。

1）细胞悬液对照，即细胞培养液 + 细胞 + 等体积的 DMSO，以排除细胞自身代谢化合物的干扰。

2）底物对照，即细胞培养液＋底物溶液，以排除底物与培养液作用产生新化合物的干扰。

3）实验组，即细胞培养液＋细胞＋底物溶液。

（4）转化过程及控制：加入底物后，将长春花细胞继续置于25℃暗室、120 r/min、摇床培养7日，对转化液进行处理。

（5）样品处理：将长春花细胞转化液减压抽滤，用少量蒸馏水洗涤3次，合并滤液，等量的乙酸乙酯萃取3次，减压旋蒸，挥干溶剂。加入1 ml甲醇复溶，经0.22 μm的有机相滤膜过滤后，经HPLC检测及TLC分析。

3. 丹参毛状根体系

丹参毛状根的转化步骤：稳定传代4次→预培养→加入底物→控制条件继续培养→终止转化、样品处理与检测。

（1）丹参毛状根的诱导

1）农杆菌的活化：在超净台上，吸取3 ml加入利福平的YEB培养液（表11-1-7）至经过高压灭菌的洁净的10 ml离心管中，再吸取200 μl的4℃保存的农杆菌的菌液，然后将离心管至于28℃，200 r/min恒温振荡培养30 h。取出发酵液，按照1%的接种量，取200 μl至20 ml的YEB液体培养基中，28℃，200 r/min恒温振荡培养17 h。

表11-1-7 丹参毛状根培养配方

培养基	配　　　方
YEB	牛肉浸膏5 g/L 酵母膏1 g/L 蔗糖5 g/L 蛋白胨5 g/L SO$_4$·7H$_2$O 0.4 g/100 ml 琼脂1.5 g/100 ml　pH 7.4
MSOH（1 L）	MSOH大量：硝酸钾1.9 g，磷酸二氢钾0.17 g，无水硫酸镁0.18 g，无水氯化钙0.33 g； MS微量：碘化钾0.83 mg，硼酸6.2 mg，四水硫酸镁22.3 mg，七水合硫酸锌8.6 mg、钼酸钠0.25 mg、五水硫酸铜0.25 mg、氯化钴0.025 mg； MS有机：肌醇100 mg、维生素B$_1$ 0.5 mg、维生素B$_6$ 0.4 mg、烟酸0.5 mg、甘氨酸2 mg； MS铁盐：Na$_2$EDTA 37.3 mg、七水合硫酸亚铁27.8 mg、水解酪蛋白1 g、蔗糖30 g、琼脂6 g

2）农杆菌侵染丹参无菌苗：在超净台上，从丹参无菌苗上取下叶片，将叶片边缘去掉剪成叶盘，将上述菌液稀释2倍，将叶盘放入菌液中浸泡5 min后，无菌滤纸吸去叶盘上多余的农杆菌后，背面向上放在MSOH（表11-1-7）固体培养基上，置25℃暗培养2日。

3）转化体抗性筛选：将25℃暗培养2日的丹参叶片取出，转接入含有500 mg/L凯福隆的脱菌MSOH固体培养基上，置25℃暗培养2周后剪下较粗大的毛状根，转接入转接入含有50 mg/L凯福隆的脱菌MSOH固体培养基上，置25℃、120 r/min暗培养3周后转接入不含抗生素的MSOH的液体培养基中，25℃、120 r/min暗培养，每月转接一次。

4）丹参毛状根的传代：在无菌操作台上，挑取5～10 g丹参毛状根转接到新鲜的MSOH培养液中（表11-1-7），在25℃、120 r/min暗室培养，通常1个月传代1次。

5）毛状根的摇瓶培养：将稳定传代2次的毛状根接种于新鲜液体培养基中，每100 ml三角瓶装40 ml培养液，在25℃暗室、120 r/min、摇床培养14日，以利于丹参毛状根的扩增，利于转化。

（2）底物溶解及加入：分别将两种底物用 DMSO 溶解，配成浓度为 10 mg/ml 的母液，把底物溶液加入培养好的毛状根悬液（实验组）中，每瓶加入 0.4 ml，同时设置两组对照。

1）毛状根悬液对照，即培养液＋毛状根＋等体积的 DMSO，以排除毛状根自身代谢化合物的干扰。

2）底物对照，即培养液＋底物溶液，以排除底物与培养液作用产生新化合物的干扰。

3）实验组，即培养液＋毛状根＋底物溶液。

（3）转化过程及控制：加入底物后，将毛状根继续置于 25℃暗室、120 r/min、摇床培养 7 日，对转化后的毛状根培养液进行处理。

（4）样品处理：将转化 7 日后的毛状根样品减压抽滤，分离毛状根与转化液。毛状根置 50℃烘干，研碎，加适量甲醇冷浸提取，经 4 层纱布过滤取滤液，减压旋蒸挥干甲醇，蒸馏水复溶后与转化液合并，加等量的乙酸乙酯萃取 3 次，减压旋蒸，挥干溶剂。加入 1 ml 甲醇复溶，经 0.22 μm 的有机相滤膜过滤后，经 HPLC 检测及 TLC 分析。

4. 转化产物分析

（1）HPLC 方法

色谱柱：CAPCELL PAK C18（5 μm 250 mm×4.6 mm）；流速：1 ml/min；柱温：25℃；进样量：20 μl；流动相：乙腈-水，等度洗脱。

检测波长：225 nm（穿心莲内酯）；205 nm（新穿心莲内酯）。

平衡时间：5 min。

结果：见表 11-1-8、表 11-1-9。

表 11-1-8 洗脱方法（新穿心莲内酯）

时间（min）	乙腈（%）	水（%）
0	35	65
35	35	65
37	95	5
45	95	5

表 11-1-9 洗脱方法（穿心莲内酯）

时间（min）	乙腈（%）	水（%）
0	30	70
35	30	70
37	95	5
45	95	5

（2）QTOF 方法

色谱条件：HPLC。

色谱柱：WATERS T3 C18 1.8 μm 2.1×100 mm；流速：0.3 ml/min；柱温：40℃；进样量：3 L；流动相：A 0.1% 甲酸-水，B 乙腈。

质谱条件：毛细管电压：2.5 kV；采样锥：30；提取锥：4；源温度：120℃；去溶剂温度：350℃；锥孔气流量 50.0 L/；去溶剂气流量：850.0 L/；LM 分辨率 4.7；HM 分辨率 15.0。

结果：见表 11 - 1 - 10。

表 11 - 1 - 10 时间-流动相组成梯度表

流动相	初　　期	6	9	12
%A	90	50	30	90
%B	10	50	70	10
Curve		6	6	6
流速（ml/min）	0.3	0.3	0.3	0.3

（3）TLC 检测法

穿心莲内酯：将转化浓缩液点于薄层层析板上，并与经同样处理的两组对照进行对照点样，用展开系统（氯仿：乙酸乙酯：甲醇 = 20：15：2）展开，并用 5% 的 H_2SO_4 -乙醇溶液显色等检测手段，检测是否有转化产物的出现。

新穿心莲内酯：将转化浓缩液点于薄层层析板上，并与经同样处理的两组对照进行对照点样，用展开系统（氯仿：甲醇 = 9：1）展开，并用 Legal 试剂（甲液：吡啶；乙液：0.5% 的亚硝基铁氰化钠溶液；丙液：10% 的氢氧化钠溶液）和 Kedde 试剂（甲液：2% 的 3,5 -二硝基苯甲酸甲醇液；乙液：1 N 的氢氧化钾甲醇溶液；应用前甲、乙两液等量混合）显色等检测手段，检测是否有转化产物的出现。

三、实验结果

经预实验的初步筛选，实验室购买的真菌、丹参毛状根体系及长春花悬浮细胞体系均不能对所选的两种底物进行转化，而内生真菌转化体系对两种底物的转化结果见表 11 - 1 - 11。

46 种内生真菌对穿心莲内酯转化初筛，发现其中内生真菌 NT08Y01、NT43J06、L10Q27、2T01Y01、2T12J01A 及 NT62J03 可以转化穿心莲内酯。结果见表 11 - 1 - 11。

表 11 - 1 - 11 内生真菌对穿心莲内酯的转化初筛结果

	穿心莲内酯生物转化筛选实验		
参 筛 真 菌	NT01Y01	L10Q19A	★2T01Y01
	★NT08Y01	L10Q19B	★2T12J01A
	NT12J04	★L10Q27	2T13J04
	NT15J01	L10Q36	2T13J04A
	NT15J01A	L10Q37	2T24G01
	NT17J02	L10Q72A	G35J03
	NT21G02	L11Q08	G40G02

（续表）

穿心莲内酯生物转化筛选实验		
NT23G01	L11Q19	N01Y01
NT28G03	L11Q25	NO7Y01
NT40J01	L11Q62	LM03Y01B
★NT43J06	L11Q73	LM18J01
NT45G03	L11Q78	LM19J01
NT52Y03	L12Q32	★NT62J03
NT52Y03A	LQ2F01	NT64G01
NT57Y03	NT65G02	NT65G02A
		NT71J01

注：未标记，初筛阴性；★初筛有结果。

46 种内生真菌对新穿心莲内酯转化初筛，发现其中内生真菌 NT08Y01、NT15J01、NT43J06、L10Q27、L11Q08、2T01Y01、G40G02、2T12J01A 及 NT62J03 可以转化新穿心莲内酯。结果见表 11 - 1 - 12。

表 11 - 1 - 12　内生真菌对新穿心莲内酯的转化结果

新穿心莲内酯生物转化筛选实验		
NT01Y01	L10Q19A	★2T01Y01
★NT08Y01	L10Q19B	★2T12J01A
NT12J04	★L10Q27	2T13J04
★NT15J01	L10Q36	2T13J04A
NT15J01A	L10Q37	2T24G01
NT17J02	L10Q72A	G35J03
NT21G02	★L11Q08	★G40G02
NT23G01	L11Q19	N01Y01
NT28G03	L11Q25	NO7Y01
NT40J01	L11Q62	LM03Y01B
★NT43J06	L11Q73	LM18J01
NT45G03	L11Q78	LM19J01
NT52Y03	L12Q32	★NT62J03
NT52Y03A	LQ2F01	NT64G01
NT57Y03	NT65G02	NT65G02A
		NT71J01

注：未标记，初筛阴性；★初筛有结果。

四、讨论

本研究通过对真菌体系、丹参毛状根体系及长春花细胞的转化筛选,结果表明丹参毛状根、长春花细胞及购买的真菌均不能转化两种底物,而内生真菌可以转化两种中药活性成分。这表明:相对于其他转化体系而言,内生真菌体系更易于对穿心莲二萜内酯类化合物进行转化。这一方面是由于内生真菌广泛存在于各类植物中,并在长期的进化过程中与宿主植物形成紧密的互利共生关系,相对于植物组织(丹参毛状根)和植物悬浮细胞(长春花细胞)而言,对宿主植物的次生代谢参与程度较高,对活性成分的转化和积累的影响更大。另一方面在于内生真菌的独特生境(存在于宿主植物体内)使其相对于其他微生物在生物转化领域更具目的性和选择性,也可能由于长春花及丹参均为穿心莲的远缘植物,两种转化体系中的酶(系)根本不适于穿心莲二萜内酯的转化。

第二节　内生真菌对两种底物的转化研究

一、实验方法

在内生真菌对穿心莲内酯的转化研究中,我们选择初筛对穿心莲内酯有转化的6种真菌 2T01Y01、NT08Y01、2T12J01A、L10Q27、NT43J06 及 NT62J03 进行二次验证(转化筛选方法同前述真菌体系的转化筛选),将二次验证结果为阳性的菌株进行第 3 次筛选,将三次筛选均为阳性的菌株视为能稳定转化的目标菌株。

内生真菌对新穿心莲内酯的转化研究:我们选择初筛对新穿心莲内酯有转化的 9 种真菌 2T01Y01、NT08Y01、NT15J01、2T01Y01、G40G02、2T12J01A、L10Q27、NT43J06 及 NT62J03 进行二次验证(转化筛选方法同前述真菌体系的转化筛选),将二次验证结果为阳性的菌株进行第 3 次筛选,将三次筛选均为阳性的菌株视为能稳定转化的目标菌株。

内生真菌对穿心莲内酯及新穿心莲内酯的组合生物转化实验:组合生物催化是近几年形成的一种新的研究思路,它是将具有不同催化功能的多个催化体系(包括酶和整体细胞)结合起来,通过多步生物转化反应,生成大量取代方式各异的转化产物,即形成分子多样性;或是利用催化酶比较宽泛的底物特异性,同时催化多种底物发生类似的化学反应。组合生物转化的优点在于可以快速获得大量的转化产物,合成效率比单体系的生物转化有了显著提高。更为重要的是,在了解催化酶性质的基础上,它还可以实现产物的定向合成,使得生物转化的目标性更强。

内生真菌 2T12J01A、2T01Y01、NT08Y01、NT43J06 及 NT62J03 经分子生物学及形态学鉴定为五种不同的种属。将五种真菌等量混合,分别对两种底物进行组合生物转化,转化方法同真菌体系的转化筛选。

内生真菌对新穿心莲内酯的组合生物转化方法同新穿心莲内酯的组合生物转化。
转化产物分析：HPLC方法，QTOF方法及产物的TLC检测法。

二、实验结果

1. 内生真菌对穿心莲内酯的转化结果　我们选择初筛对穿心莲内酯有转化的6种真菌进行二次验证,结果发现内生真菌2T01Y01、NT08Y01、2T12J01A可以转化,三次筛选后没有一株内生真菌能够对穿心莲内酯进行转化,结果如表11-2-1所示。

表 11-2-1　内生真菌对穿心莲内酯的转化筛选结果

	穿心莲内酯生物转化筛选实验		
参筛真菌	NT01Y01	L10Q19A	◆★2T01Y01
	◆★NT08Y01	L10Q19B	◆★2T12J01A
	NT12J04	★L10Q27	2T13J04
	NT15J01	L10Q36	2T13J04A
	NT15J01A	L10Q37	2T24G01
	NT17J02	L10Q72A	G35J03
	NT21G02	L11Q08	G40G02
	NT23G01	L11Q19	N01Y01
	NT28G03	L11Q25	NO7Y01
	NT40J01	L11Q62	LM03Y01B
	★NT43J06	L11Q73	LM18J01
	NT45G03	L11Q78	LM19J01
	NT52Y03	L12Q32	★NT62J03
	NT52Y03A	LQ2F01	NT64G01
	NT57Y03	NT65G02	NT65G02A
			NT71J01

注：未标记,初筛阴性；★初筛有结果进行复筛；◆复筛阳性进行第三次筛选→阴性结果。

2. 内生真菌对新穿心莲内酯的转化结果　我们选择初筛对新穿心莲内酯有转化的9种真菌进行二次验证,结果发现内生真菌NT43J06、2T01Y01、NT08Y01及2T12J01A可以转化,三次筛选后发现内生真菌2T12J01A能够对新穿心莲内酯进行转化,即内生真菌2T12J01A为进一步研究的目标菌株。转化结果见表11-2-2。

表 11-2-2 内生真菌对新穿心莲内酯的转化结果

新穿心莲内酯生物转化筛选实验		
NT01Y01	L10Q19A	◆★2T01Y01
◆★NT08Y01	L10Q19B	●●★★2T12J01A
NT12J04	★L10Q27	2T13J04
★NT15J01	L10Q36	2T13J04A
NT15J01A	L10Q37	2T24G01
NT17J02	L10Q72A	G35J03
NT21G02	★L11Q08	★G40G02
NT23G01	L11Q19	N01Y01
NT28G03	L11Q25	NO7Y01
NT40J01	L11Q62	LM03Y01B
◆★NT43J06	L11Q73	LM18J01
NT45G03	L11Q78	LM19J01
NT52Y03	L12Q32	◆★NT62J03
NT52Y03A	LQ2F01	NT64G01
NT57Y03	NT65G02	NT65G02A
		NT71J01

（表左侧竖排："参筛真菌"）

注：未标记，初筛阴性；★初筛有结果进行复筛；◆复筛有结果进行第三次筛选；●三次筛选均为阳性。

从表 11-2-2 中可以看出，菌种 2T12J01A 对新穿心莲内酯的三次转化均为阳性，转化结果的 HPLC 图（图 11-2-1），其中图 A 为底物对照，图 B 为菌液对照，图 C 为转化实验组。三次转化均为阳性，验证了该菌种对该底物转化结果的可重复性及稳定性，因此内生真菌 2T12J01A 为进一步研究的目标菌株。

3. 内生真菌对穿心莲内酯及新穿心莲内酯的组合生物转化结果 穿心莲内酯的组合转化结果如图 11-2-2 所示，实验组与对照组相比，没有新的转化产物生成。可见，五种来自不同种属的内生真菌组合亦不能对穿心莲内酯进行转化。

新穿心莲内酯的组合转化结果如图 11-2-3 所示。从图中可以看出，与对照组相比，实验组多出了 1、2、3、4、5、6 个峰，为可能的转化产物峰，其中 NA 为新穿心莲内酯即底物峰。可见五种不同种属的内生真菌可以使新穿心莲内酯发生转化，但是由转化结果图可以看出，组合转化的底物有大量残留，转化率较低。

三、讨论

此前，已有研究报道，*Rhizopus stolonifer* ATCC 12939、*Aspergillus ochraceus* 及变形斑沙雷菌（*Serratiaproteamaculans*）均可以成功转化穿心莲内酯，使底物发生加成、消去、氧

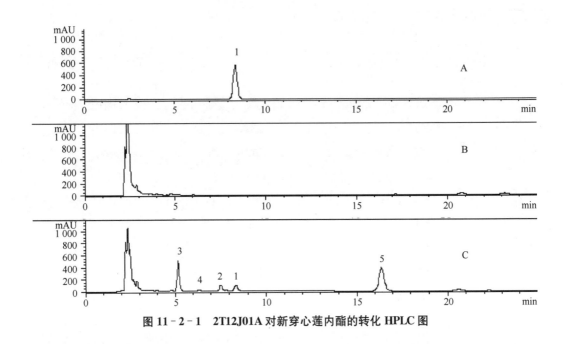

图 11 - 2 - 1　2T12J01A 对新穿心莲内酯的转化 HPLC 图

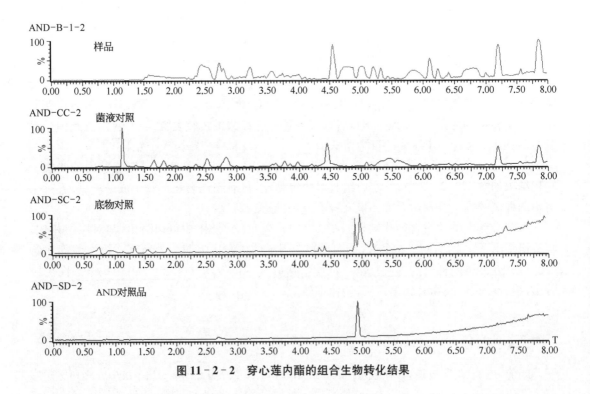

图 11 - 2 - 2　穿心莲内酯的组合生物转化结果

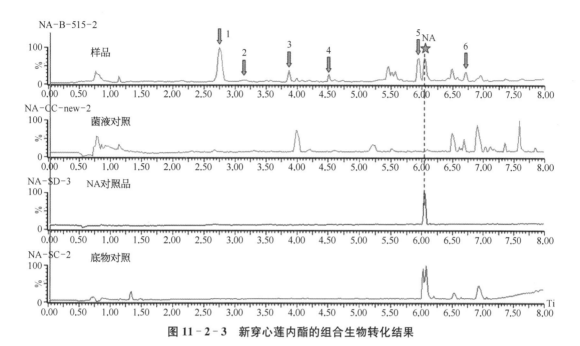

图 11 - 2 - 3 新穿心莲内酯的组合生物转化结果

化及还原反应。而本实验中的 46 种内生真菌均未能对穿心莲内酯进行稳定转化,一方面或许由于底物穿心莲内酯在内生真菌体系中较稳定,不易发生转化;另一方面或许由于参筛的内生真菌的种属比较集中,且所选的内生真菌中不含或含有极少催化穿心莲内酯转化的酶。

新穿心莲内酯在 *Aspergillus niger*(AS 3.739)及 *Mucor spinosus*(AS 3.2450)的作用下可以发生转化。目前尚未有内生真菌对新穿心莲内酯进行转化的报道,本研究首次筛选到一株内生真菌 2T12J01A 可以使其稳定转化,这一结果为其他活性成分的结构修饰研究有一定的指导意义。

组合生物转化可以快速获得大量的转化产物,合成效率比单体系的生物转化显著提高。更为重要的是,它还可以实现产物的定向合成,使生物转化的目标性更强。因而组合生物转化广泛应用在药物的发现和发展及先导化合物的优化中,例如,青蒿素的组合合成、红霉素 A 的组合生物合成。

内生真菌 2T12J01A、2T01Y01、NT08Y01、NT43J06 及 NT62J03 经分子生物学及形态学鉴定为五种不同的种属。由于内生真菌具有普遍存在性和多样性,多种真菌同时共存一种药用植物上相互作用,共同促进植物的生长。它们之间相互制约也有相互依存,一种内生菌可能抑制其中一些其他内生菌而促进另外一些内生菌的生长,据此做出将包含 2T12J01A 在内的五种真菌混合对两种底物进行组合生物转化的尝试。

虽然五种内生真菌也可以对新穿心莲内酯进行组合生物转化,但与单个菌的转化相比,底物有大量的剩余,转化率较低,加之考虑到实际操作的复杂性,我们选择单个菌的转化作为进一步的研究方向。

第三节　2T12J01A 对新穿心莲内酯的
转化条件的优化

一、实验方法

以底物终浓度、转速、转化时间 3 个影响转化的因素,做三因素三水平的 $L_9(3^4)$ 的正交实验。因素水平表如表 11-3-1 所示。

表 11-3-1　转化条件优化正交试验 $L_9(3^4)$ 因素水平表

水　　平	因　　　素		
	A	B	C
	底物终浓度(mg/ml)	转速(r/min)	转化时间(日)
1	0.05	120	3
2	0.1	150	5
3	0.2	180	7

按照正交表设计 9 次实验,以转化率为因变量进行结果分析。

二、实验结果

1. 正交设计的直观分析　如表 11-3-2。

表 11-3-2　转化条件的正交实验结果

实 验 编 号	A	B	C	转化率(%)
1	1	1	1	0
2	1	2	2	0
3	1	3	3	16.42
4	2	1	2	96.79
5	2	2	3	80.14
6	2	3	1	0
7	3	1	3	97.68
8	3	2	1	0
9	3	3	2	77.42

（续表）

实 验 编 号	A	B	C	转化率（%）
K1	16. 42	194. 47	0	
K2	176. 93	80. 14	174. 21	
K3	175. 10	93. 84	194. 24	
k1	5. 47	64. 82	0	
k2	58. 98	26. 71	58. 07	
k3	58. 70	31. 28	64. 74	
R	53. 51	38. 11	64. 47	

从表 11-3-2 中极差结果可以看出 RC＞RA＞RB，表明对转化率产生影响的因素从主到次的排序为转化时间、转速、底物浓度。从表 11-3-2 中还可以看出 k2A＞k3A＞k1A、k1B＞k3B＞k2B、k3C＞k2C＞k1C，表明最佳的转化条件为 A2B1C3，即：0.1 mg/ml，120 r/min，转化 7 日。

2. 正交实验的方差分析　如表 11-3-3。

表 11-3-3　正交实验的方差分析结果

因　　素	SS	df	MS	F	P
A	5 660. 683	2	2 830. 342	8. 793 344	0. 102 11
B	2 598. 382	2	1 299. 191	4. 036 344	0. 198 557
C	7 608. 834	2	3 804. 417	11. 819 61	0. 078 005
误差	643. 746 4	2	321. 873 2		
总计	31 595. 58	9			

由表 11-3-3 可以看出：取 $P=0.1$，可以看出，因素 A 与 C 的处理有统计学意义，对方差分析有统计学意义的因素进行 S-N-K 多重比较，结果如表 11-3-4。

表 11-3-4　正交实验的多重比较结果

因　　素	A	B	C
	2a	1a	3a
水平	3a	2a	2a
	1b	3a	1b

对于因素 A-底物终浓度而言，水平 2 与 3 之间没有差异，而水平 2 和 3 与水平 1 之间有差异；对于因素 B-转速而言，三个水平之间无差异；对于因素 C 而言，水平 2 与 3 之间没有差异，而水平 2 和 3 与水平 1 之间有差异。

由方差分析的结果可以看出,实验编号为 4、5、7、9 的四个实验均为可以选择的最优条件,结合正交实验所得的实际的转化率,并从经济性及可操作性上考虑,选择的转化条件为:底物终浓度为 0.1 mg/ml,150 r/min,转化 5 日。

以底物终浓度为 0.1 mg/ml、150 r/min、转化 5 日为转化条件进行反应,转化率为 92.41%,故以此条件放大培养。

三、讨论

内生真菌 2T12J01A 对新穿心莲内酯的转化率的高低与内生真菌的生长状态、底物浓度、转化时间直接相关。内生真菌的生长状态决定了其参与转化的酶含量的高低。通常选择在真菌生长的对数期加入底物,我们此前利用细胞干重法测定生物量来绘制内生真菌的生长曲线,其对数生长期在摇瓶培养 48～60 h,因此我们选择加入底物的时间为预培养 48 h 后。此外,培养环境(温度,转速,光照与否)对内生真菌的生长状态也有较大影响,而内生真菌的培养通常在 25～28℃、有光环境下进行。因此,转速成为最主要的影响因素之一。

此外,底物的浓度及转化时间也是至关重要的影响因素,它们决定了转化反应进行的程度,本实验选取了底物浓度、转速及转化时间作为正交设计的三个较为重要的影响因素,做三因素三水平的 $L_9(3^4)$ 的正交实验。

第四节 转化产物的制备、分离与结构鉴定

一、实验方法

1. 2T12J01A 对新穿心莲内酯的生物转化的放大培养 2T12J01A 对新穿心莲内酯的生物转化的放大培养在 1 000 ml 的培养瓶(含 400 ml 培养液)中进行,预培养 2 日后,加入底物,以底物终浓度为 0.1 mg/ml、150 r/min、28℃环境中转化 5 日,底物共投入 1 g,对发酵液的处理方法见上文,得到 200 ml 棕色膏状物。

2. 转化产物的制备与分离

仪器:LC 3000 制备级 HPLC,UV3000 检测器(北京创新恒通技术有限公司)。

色谱柱:CAPCELL PAK C18MG S5 20 mm×250 mm(5 μm)(日本资生堂)。

方 法:甲醇:水＝65∶35,等待 40 min。

检测波长:205 nm。

结果:1 g 底物得到转化产物 2(56 mg),3(128 mg),4(49 mg)及 5(163 mg)。

3. 转化产物的结构鉴定

仪器:NMR a Bruker ARX‑400 spectrometer;UV TU‑1901 双光束紫外可见分光光度计(北京普析通用仪器有限责任公司)。

根据各个转化产物的 1H 和 13CNMR,DEPT,HSQC,HMQC,NOESY 和 HRESIMS

数据解析,得到四种转化产物的结构。

二、实验结果与讨论

200 ml棕色膏状物经制备,得到 5 个化合物峰,经减压干燥,结晶纯化得到化合物 1 (50 mg),2 (56 mg),3 (128 mg),4 (49 mg)及 5 (163 mg)。四个转化产物的结构式见图 11 - 4 - 1。

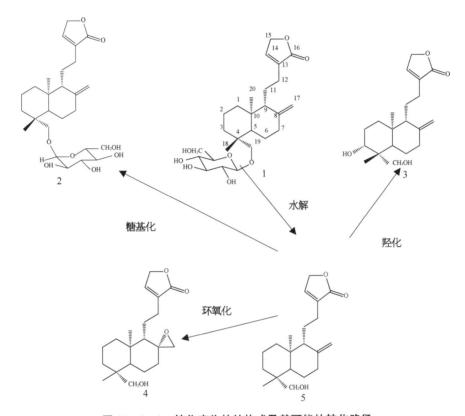

图 11 - 4 - 1 转化产物的结构式及其可能的转化路径

1. 化合物 1 白色无定型粉末;UV(MeOH) max(log ε) 206 (4.18) nm;HR - ESI - MS:m/z 503.263 0 ([M + Na]+, $C_{26}H_{40}O_8Na+$; calc. 503.262 1),分子式为 $C_{26}H_{40}O_8$; IR:3 375 cm^{-1}(羟基),1 742、1 648 cm^{-1}(α,β 不饱和 γ 内酯),904 cm^{-1}(内酯环外亚甲基);化合物 1 的 13C - NMR(表 11 - 4 - 1)和 1H - NMR(表 11 - 4 - 2),化合物 1 被确定为新穿心莲内酯,即残余的底物。

2. 化合物 2 白色无定型粉末;Legal 及 Kedde 反应呈阳性,表明 α,β 不饱和 γ 内酯的存在;通过 TLC 分析,化合物 2 的极性大于底物;HR - ESI - MS:m/z 503.263 0 ([M + Na]+,$C_{26}H_{40}O_8Na+$;calc. 503.262 1),分子式为 $C_{26}H_{40}O_8$;由化合物 2 的 1H - NMR(表 11 - 4 - 2)和 13C - NMR(表 11 - 4 - 1),可以看出葡萄糖和 andrograpanin 的存在,且 2 的 NMR 数据与 1 极其相似,初步推断:化合物 2 上所连接的为 a - 葡萄糖而不是化合物 1 上所

连接的 β-葡萄糖。α-葡萄糖基的存在可以从端基质子 d 4.68(d, *J* = 3.7 Hz，H-1′)及一系列的糖上的 C 谱数据，端基碳上 H-1 和 H-2 的耦合常数(JH1′，H2′ = 3.7 Hz)也说明了化合物 2 上的糖为 α 连接；在 HMBC 谱上，葡萄糖上的端基质子(dH 4.68)与 andrograpanin 的 C-19(dC 71.6) 相关，这表明化合物 2 为 andrograpanin-19-O-α-D-glucopyranoside；此外，化合物 2 的 α 构型可以通过 NOESY 谱上的 H-19、H-20 的信号看出，正如化合物 1 的 β 构型可以通过 NOESY 谱上的 H-9，H-18 的信号看出。因此，化合物 2 的结构式见图 11-4-1，命名为 isoneoandrographolide，为新化合物。

3. 化合物 3　白色无定型粉末；Legal 及 Kedde 反应呈阳性，表明 α，β 不饱和 γ 内酯的存在；通过 TLC 分析，化合物 3 的极性大于底物；由化合物 3 的 1H-NMR(表 11-4-2)和 13C-NMR(表 11-4-1)，化合物 3 被确定为 14-去氧穿心莲内酯。

4. 化合物 4　白色粉末；Legal 及 Kedde 反应呈阳性，表明 α，β 不饱和 γ 内酯的存在；通过 TLC 分析，化合物 4 的极性大于底物；由化合物 4 的 1H-NMR(表 11-4-2)和 13C-NMR(表 11-4-1)，化合物 4 被确定为 8α,17β-环氧-3,14-二去氧穿心莲内酯。

5. 化合物 5　白色无定型粉末；Legal 及 Kedde 反应呈阳性，表明 α，β 不饱和 γ 内酯的存在；通过 TLC 分析，化合物 5 的极性小于底物；由化合物 5 的 1H-NMR(表 11-4-2)和 13C-NMR(表 11-4-1)，化合物 5 被确定为 andrograpanin。

6. 关于转化路径的推测　四种转化产物分别为 isoneoandrographolide、14-deoxyandrographolide、8α,17β-epoxy-3,14-dideoxyandrographolide 和 andrograpanin。由四种转化产物的结构式可以推测可能的转化路径(图 11-4-1)：底物 neoandrographolide 先水解生成 andrograpanin，andrograpanin 又分别经过糖基化、环氧化、羟化反应生成 isoneoandrographolide、8α,17β-epoxy-3,14-dideoxyandrographolide、14-deoxyandrographolide。可能的转化路径图见图 11-4-1。

表 11-4-1　新穿心莲内酯及其转化产物的 C 谱数据

Carbon	1	2	3	4	5
1	39.7	40.2	36.5	39.8	40.2
2	23.0	20.1	34.6	19.4	20.0
3	37.2	37.0	74.8	36.5	36.5
4	40.7	39.2	40.2	40.2	40.6
5	57.7	57.7	55.0	57.0	57.6
6	25.5	25.7	25.2	22.8	25.5
7	39.4	39.6	39.8	37.9	39.7
8	149.2	149.1	151.2	60.1	149.2
9	57.9	57.7	55.9	54.9	57.8
10	40.2	40.6	40.0	41.4	40.0
11	20.0	22.9	20.0	21.0	23.0

（续表）

Carbon	1	2	3	4	5
12	25.6	25.4	27.8	27.8	25.4
13	134.8	134.8	134.7	134.5	134.8
14	147.6	147.6	147.7	147.8	147.6
15	72.1	72.0	72.1	72.1	72.0
16	177.0	176.9	176.9	177.3	176.9
17	107.3	107.3	104.2	51.5	107.3
18	28.3	28.5	22.7	27.9	27.9
19	71.7	71.6	64.8	64.8	64.8
20	15.8	15.8	15.8	15.8	15.8
glc - 1′	105.1	100.7			
glc - 2′	75.3	73.7			
glc - 3′	77.8	75.1			
glc - 4′	73.4	71.9			
glc - 5′	78.3	73.8			
glc - 6′	62.8	62.7			

表 11 - 4 - 2　新穿心莲内酯及其转化产物的 H 谱数据

Carbon	1	2	3	4	5
1	1.82 br d(13.2) 1.10 td(13.2 13.7)	1.83 br d(13.2) 1.11 td(13.2 13.7)	1.05 td(12.7 5.1) 1.68 m	1.80 br d (13.2) 0.97 td(13.2 13.7)	0.98 td(13.3 13.7) 1.85 m
2	1.65 d dt(13.9 8.1) 1.47 m	1.62 d dt(13.9 8.1) 1.51 m	2.10 td(12.9 5.4) 1.88 m	1.58 d dt(13.9 8.1) 1.35 m	1.36 m 1.59 d dt(13.9 8.2)
3	1.98 br d(13.9) 0.97 br d(13.9)	2.05 br d(13.9) 1.02 br d(13.9)	3.35 o	2.26 br d(13.9) 1.01 br d(13.9)	1.40 br d(13.9) 2.42 br d(13.9)
5	1.28 m	1.29 m	1.05 dd(12.9 2.6)	1.08 m	1.08 dd
6	1.89 m 1.41 m	1.90 m 1.41 m	1.71 m 1.39 qd(12.9 4.3)	1.80 m	1.75 m 1.36 qd(12.8 4.4)
7	2.44 dt(12.9 4.3) 1.99 m	2.44 dt(12.9 4.3) 2.00 m	2.39 dt(12.9 4.3) 1.92 m	1.88 m 1.36 m	1.95 m 2.42 dt(12.8 4.4)
9	1.70 t	1.69 t	1.59 t(4.9)	1.30 br s	1.62 t
11	1.83 m 1.69 m	1.80 m 1.65 m	1.72 m 1.52 m	1.46 m 1.09 m	1.48 m 1.78 m
12	2.42 m 2.12 m	2.42 m 2.12 m	2.40 m 2.12 m	2.31 br t 7.6	2.10 m 2.38 m
14	7.36 s	7.36 s	7.40 t(1.7)	7.35 o	7.35 m

（续表）

Carbon	1	2	3	4	5
15	4.84 brs	4.84 brs	4.81 d(1.7)	4.80 br s	4.82 m
17	4.88 brs 4.65 brs	4.89 brs 4.66 brs	5.25 br s 5.05 br s	2.79 d(4.3) 2.30 d(4.3)	4.62 s 4.85 s
18	1.05 s	1.06 s	1.35 s	1.29 s	0.95 s
19	4.12 d(9.6) 3.23 d(9.6)	3.60 d(9.6) 3.48 d(9.6)	4.78 d(10.0) 3.85 o	3.72 dd(10.7 4.8) 3.34 dd(10.7 4.7)	3.32 d(11.1) 3.73 d(11.1)
20	0.73 s	0.74 s	0.67 s	1.03 s	0.68 S
glc-1'	4.19 d(7.7)	4.68 d(3.7)			
glc-2'	3.17 m	3.37 dd(3.7 9.7)			
glc-3'	3.34 m	3.62 dd(9.7 9.6)			
glc-4'	3.31 m	3.24 dd(9.5 9.3)			
glc-5'	3.25 m	3.55 ddd(9.3 5.6 2.2)			
glc-6'	3.87 dd(2.2 11.8) 3.69 dd(5.3 11.8)	3.77 dd(2.2 11.8) 3.64 dd(5.6 11.8)			

第五节　转化产物的活性研究

一、实验材料

转化产物 2、3、4、5 及新穿心莲内酯（化合物 1）。

供试细胞：MB231（人胃癌细胞）、HCT‑116（人结肠癌细胞）、Hela（人宫颈癌细胞），均由上海中医药大学中药研究所药理实验室提供。

二、实验方法

（一）细胞培养的基础操作

1. 复苏

（1）将细胞冻存管从液氮中取出来，立即投入 37℃ 水浴锅中，轻微摇动。至液体全部融化（1～1.5 min），乙醇消毒后放进超净工作台。

（2）将上述细胞悬液吸到装 10 ml 培养基的 15 ml 的离心管中，用培养基冲洗冻存管，以减少细胞在管壁的吸附，1 000 r/min，离心 5 min。

(3) 倒掉上清液,加 1 ml 培养基使细胞悬浮,将细胞悬液吸到装有 10 ml 培养基的 10 cm 培养皿中前后左右轻轻摇动,使培养皿中的细胞均匀分布。

(4) 标记细胞种类、日期、培养人名字等,放到 CO_2 培养箱中培养,细胞贴壁后更换培养基。

2. 传代

(1) 培养皿中的细胞覆盖率达到 80%～90% 时传代。

(2) 将原有培养基吸掉,加入 1～2 ml 胰蛋白酶(覆盖细胞即可),然后置培养箱中消化 3 min。

(3) 细胞都变圆后加如入等体积的含血清的培养基终止消化。

(4) 吹打细胞,使细胞悬浮,将细胞悬液吸到 15 ml 的离心管中,1 000 r/min,离心 5 min。

(5) 倒掉上清液,加 1～2 ml 培养基,吹打细胞。

(6) 根据细胞种类将细胞传到数个培养皿中。一般 3～5 个,继续培养。

3. 冻存 将细胞消化下来并离心(同传代),用配好的冻存液(70% 的完全培养基 + 20%FBS + 10%DMSO. DMSO 要慢慢滴加,边滴边摇)使细胞悬浮,分装到灭菌的冻存管中,静止数分钟,写明细胞种类,冻存日期。4℃ 30 min,－20℃ 30 min,－80℃ 过夜,然后放到液氮灌中保存。

(二) 抗肿瘤活性研究

MB231 和 Hela 细胞在 DMEM 高糖、HCT－116 在 McCoys * 5A 培养基中(含青霉素 100 U/ml,链霉素 100 μg/ml 及 10% 的胎牛血清)培养。铺板密度为 1×10⁴ 个/ml,CO_2 培养箱中孵育 4 h 后,加入药物溶液 100 μl(初筛时药物浓度为 200 μmol/L)。加药后孵育 48 h,加入 20 μl 的 CCK－8 溶液,继续孵育 2 h 后,在 450 nm 下测定其吸光度。同时设置细胞对照组(C)。

实验组(S):细胞悬液 + 药物溶液 + CCK－8

细胞对照(C):细胞悬液 + 药物溶剂 + CCK－8

每组设置 3 个复孔,经过 3 次重复,初筛结果见表 11－5－1。

表 11－5－1 新穿心莲内酯及其转化产物的抗肿瘤活性初筛结果

细 胞 种 类	MB231	HCT－116	Hela
阴性结果的化合物	2	5	1、2
IC_{50}＞100 μmol/L	1、4、5	1、2、4	3、4

$$抑制率 = \left(1 - \frac{OD_s}{OD_c}\right) \times 100\%$$

进一步研究化合物 3 对 MB231、HCT－116 及化合物 5 对 Hela 的抗肿瘤活性研究,即设置不同浓度梯度 5、15、45、90、135 μM 的药物溶液,检测方法同上,每个浓度设置三个复孔,3 次重复,求得 IC_{50} 值。

（三）NO 抑制活性

RAW 264.7 细胞在 DMEN 高糖培养基中(含青霉素 100 U/ml，链霉素 100 μg/ml 及 10%的胎牛血清)培养。铺板密度为 1×10^4 个/ml，CO_2 培养箱中 37℃孵育 4 h 后，设实验组(LPS + sample)、对照组(untreated)、LPS 组(LPS)，加入相应溶液 100 μl(LPS 浓度为 3 μg/ml)，继续孵育 36 h 后，测定 NO 产生量。测定方法：按照 NO 检测试剂盒说明书进行。加入药物 24 h 后，利用 MTT 法进行细胞毒活性的检测。NO 含量通过 0、1、2、5、10、20、50、100 μmol/L 的 $NaNO_2$ 释放 NO 的含量所做的工作曲线测得。

三、实验结果

1. 抗肿瘤结果　利用三种肿瘤细胞 MB231、HCT－116 及 Hela 对转化产物的抗肿瘤活性进行研究，结果(表 11－5－2)：neoandrographolide 与 isoneoandrographolide 对三种肿瘤细胞均无抑制活性，14－deoxyandrographolide 对 MB231 及 HCT－116 细胞的 IC_{50} 值分别为 38.6±2.5、41.7±2.2 μmol/L，andrograpanin 对 Hela 细胞的 IC_{50} 为 50.6±1.2 μmol/L。

表 11－5－2　新穿心莲内酯及其转化产物的抗肿瘤活性结果

化合物	IC_{50}(μmol/L)		
	MB231	HCT－116	Hela
1	>100	>100	—
2	—	>100	—
3	38.6±2.5	41.7±2.2	>100
4	>100	>100	>100
5	>100	—	50.6±1.2

注：—表示为阴性结果。

2. NO 抑制活性结果　利用 RAW264.7 细胞对转化产的 NO 抑制活性进行研究，结果(表 11－5－3)：neoandrographolide、isoneoandrographolide、14－deoxyandrographolide、8α, 17β-epoxy－3, 14－dideoxyandrographolide 和 andrograpanin 的 IC_{50} 分别为 21.5 ± 0.7 μmol/L、35.6 ± 0.9 μmol/L、34.7 ± 1.4 μmol/L、52.1 ± 1.4 μmol/L 及 24.5 ± 1.2 μmol/L。

表 11－5－3　新穿心莲内酯及其转化产物的 NO 抑制活性结果

化合物	1	2	3	4	5
IC_{50}(μmol/L)	21.5±0.7	35.6±0.9	34.7±1.4	52.1±1.4	24.5±1.2

四、讨论

14－deoxyandrographolide 对人胃癌细胞 MB231 及人结肠癌细胞 HCT－116 的 IC_{50}

值分别为 38.6±2.5 及 41.7±2.2，andrograpanin 对人的宫颈癌细胞 Hela 的 IC_{50} 值为 50.6±1.2，其他化合物 neoandrographolide、isoneoandrographolide 及 8α,17β-epoxy-3, 14-dideoxyandrographolide 对三种肿瘤细胞均无显著抑制作用，这一结果与文献的研究结果相吻合，证实了已有的穿心莲二萜内酯类化合物的结构与抗肿瘤活性的构效关系。糖异构化产物即新化合物 isoneoandrographolide 的抗肿瘤活性较底物没有明显区别，而水解产物 andrograpanin 的抗肿瘤活性较底物有所增强。neoandrographolide、isoneoandrographolide 及 andrograpanin 的活性结果进一步说明，新穿心莲内酯上的糖基会抑制其抗肿瘤活性，新穿心莲内酯上糖基的消除可以显著增强抗肿瘤活性，而糖构型的改变对其抗肿瘤活性几乎没有影响。

　　neoandrographolide 及四个转化产物均具有较强的 NO 抑制活性，这与文献研究结果相吻合。糖异构化产物即新化合物 isoneoandrographolide 的 NO 抑制活性较底物没有明显区别，而水解产物 andrograpanin 的 NO 抑制活性与底物相当，活性较强。neoandrographolide、isoneoandrographolide 及 andrograpanin 的活性结果进一步说明，对新穿心莲内酯而言，糖构型的改变及糖苷键的水解均可降低其 NO 抑制活性。

第六节　目标菌株 2T12J01A 相关生物学特性研究

一、实验材料

内生真菌 2T12J01A，由本实验室保存。

二、实验方法

　　1. 载玻片湿室培养法及光镜观察　将菌株 2T12J01A 经平板 PDA 培养 3 日，接入装有 100 ml PD 液体培养基的 250 ml 三角瓶中，置于 28℃摇床上，120 r/min 振荡培养 7 日。在无菌操作台上，用玻璃棒蘸取少量 PDA 固体培养基，点于载玻片上，然后从纯化平板上挑取单菌落接种，接种后盖上盖玻片，置于无菌培养皿中，并在培养皿中加入少量无菌水。28℃恒温培养 3～4 日，至菌落形态最明显时，直接置于显微镜下观察。湿室培养法，限制菌丝体只能在载玻片和盖玻片之间的有限空间内沿盖玻片横向生长，但是能够保持真菌的自然生长状态，便于观察。

　　2. 扫描电镜观察　在无菌操作台上，将湿室培养下生长有菌丝体的玻片用 2.5%磷酸戊二醛固定液固定 2～3 h，PBS 缓冲液冲洗 3～4 次，梯度脱水后，用 CO_2 临界点干燥，表面喷金后，用扫描电镜观察。进一步详细观察孢子、孢子梗、孢子器的大小、长短、颜色、表面状况、聚集方式，对光镜的数据进行补充。

3. 2T12J01A 的分子鉴定

（1）基因组 DNA 的提取：将菌株 2T12J01A 经平板 PDA 培养 3 日，接入装有 100 ml PD 液体培养基的 250 ml 三角瓶中，置于 28℃ 摇床上，120 r/min 振荡培养 7 日，用无菌的布氏漏斗抽滤，分离菌丝体和菌液。收集到的菌丝体，用蒸馏水冲洗数次，最大限度地避免培养基对 DNA 提取的影响。将冲洗后的菌丝体，在烘箱中 40℃ 下干燥，然后进行基因组 DNA 的提取。具体操作步骤如下。

1）取干燥菌丝体约 0.1 g，加入液氮充分研磨，并转移至 1.5 ml 的 EP 管中。

2）加入 400 μl 的 PCL Solution，震荡混匀 1 min，再加入 15 μl 的 RNARase，充分混匀，置于 65℃ 水浴 15～30 min，其间颠倒混匀两次，直至裂解液变透明。

3）12 000 r/min 离心 5 min，轻轻吸取上清至干净的 EP 管中。

4）加入 150 μl 的 PP solution，上下颠倒混匀 3～5 次，冰上放置 15 min。

5）12 000 r/min 离心 5 min，轻轻吸取上清至干净的 EP 管中。

6）加入 600 ml 的 PB solution，混匀，室温静置 3 min。

7）取全部混合液到 Genclean Colum 中，12 000 r/min 离心 3 min，取下 Genclean Colum，倒掉收集管中的废液。

8）将 Genclean Colum 放回收集管中，加入 500 μl Wash solution，12 000 r/min 离心 30 s。

9）重复上述步骤一次。

10）取下 Genclean Colum，弃去收集管中的废液，将柱放回收集管中，12 000 r/min 离心 1 min，将 Genclean Colum 室温开盖放置 5 min，彻底去除残留的乙醇。

11）将 Genclean Colum 放入干净的 1.5 mlEP 管中，在 Genclean Colum 中加入 30 μl 的 Elution buffer，室温放置 2 min，12 000 r/min 离心 1 min，洗脱 DNA，离心管中的液体即为基因组 DNA。

（2）DNA 纯度的检测

1）紫外吸收检测：取 2LDNA 溶液用 TE 稀释 100 倍，在核酸蛋白分析仪上，测得 260 nm/280 nm 波长的吸收值。DNA 纯度的判断根据 OD_{260}/OD_{280} 的比值判断，符合要求纯度高的纯化 DNA 其 OD_{260}/OD_{280} 在 1.6～1.8 之间，低于此范围表明蛋白质含量超标，高于此范围表明样品中含有 RNA。

2）琼脂糖凝胶电泳检测：称取适量的琼脂糖粉末，量取一定体积的 TE 缓冲液加入同一锥形瓶中，配成浓度为 1% 的琼脂糖凝胶溶液，置微波炉中加热至充分溶解，摇匀，取出放置冷却至 50～60℃ 时加入 EB 溶液（EB 终浓度为 0.4 μg/ml），将胶液倒入制胶板中，插上梳子，待胶液凝固时，拔出梳子，取出凝胶，待用。吸取一定体积的 DNA 溶液，加适量溴酚蓝（10 μl DNA 抽提液加入 2 μl 溴酚蓝溶液）用以沉降与标记，充分混匀后，加入已凝固的 1% 的凝胶上样孔中，同时上样 DNA mraker 为参照，在 5 V/cm 的电压下电泳，至凝胶的 2/3 处，取出，拍照，检查 DNA 的提取效果。

（3）PCR 扩增 5.8SrDNA 及 18SrDNA 基因序列

引物：真菌 5.8SrDNA 通用引物 ITS1 和 ITS4 及 18SrDNA 通用引物 NS1 和 NS8 由上海百赛生物技术有限公司合成（表 11-6-1、表 11-6-2）。

表 11 - 6 - 1　5.8SrDNA PCR 扩增反应体系(25 μl)

Template	1 μl
Primer ITS1	1 μl
Primer ITS4	1 μl
10× taq mixture	12.5 μl
ddH$_2$O	9.5 μl

表 11 - 6 - 2　18SrDNA PCR 扩增反应体系(25 μl)

Template	1 μl
Primer NS1	1 μl
Primer NS8	1 μl
10× taq mixture	12.5 μl
ddH$_2$O	9.5 μl

ITS1(5′AACTCGGCCATTTAGAGGAAGT 3′)22bp

ITS4(5′TCCTCCGCTTATTGATATGC 3′)20bp

NS1(5′GTAGTCATATGCTTGTCTC 3′)19bp

NS8(5′TCCGCAGGTTCACCTACGGA 3′)20bp

扩增条件：94℃变性 5 min,然后 34 个循环：94℃变性 1 min,50℃退火 30 s,72℃延伸 1 min,最终 72℃延伸 10 min(图 11 - 6 - 1)。

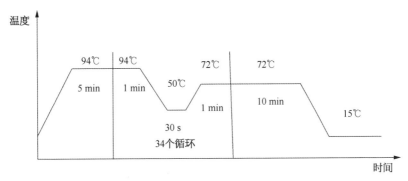

图 11 - 6 - 1　5.8 SrDNA PCR 扩增反应程序

扩增条件：94℃变性 5 min,然后 34 个循环：94℃变性 1 min,53℃退火 45 s,72℃延伸 1.5 min,最终 72℃延伸 10 min(图 11 - 6 - 2)。

(4) PCR 产物检测：扩增产物用 1.0%~1.5%的琼脂糖凝胶(加入 EB 使其终浓度为 0.4 μg/ml),0.5×TAE 为电泳缓冲液,5 V/cm 电压,上样 5 ml 电泳检测,设不加模板 DNA 的扩增产物为阴性对照,DNA Marker 指示分子量,凝胶成像仪观察并拍照。

(5) PCR 产物纯化：PCR 扩增产物因含有未反应完的 dNTP、引物、Taq 酶和一些无机离子及 DNA 样品中的一些杂质会影响测序结果,经常导致测序出现双峰甚至乱峰,所以测

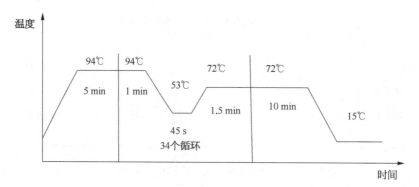

图 11‐6‐2　18SrDNA PCR 扩增反应程序

序前必须进行 PCR 产物纯化。用上海捷瑞生物技术有限公司的琼脂糖凝胶 DNA 纯化和回收试剂盒对扩增产物进行纯化。

（6）PCR 纯化产物检测：将纯化的 PCR 产物，用 1.0% 的琼脂糖凝胶（加入 EB 使其终浓度为 0.4 μg/ml），0.5×TAE 为电泳缓冲液，5 V/cm 电压，上样 2 ml 电泳检测，检测纯化样品纯度。一般来说，在紫外灯下观看，仅一条单一整齐的条带，即达到纯化目的，可以送去测序。

（7）基因序列的系统进化分析：登录 NCBI（National Center for Biotechnology Information）的 BLAST 页面，用 nucleotide-nucleotide BLAST（blastn），分别将 5.8SrDNA 及 18SrDNA 序列进行 BLAST 分析，得到相似度≥99% 的菌种及序列，构建系统发育树，进行系统进化分析。

三、实验结果

1. 2T12J01A 的光镜及电镜观察结果　我们通过对菌落形态、子实体、孢子等的光镜及电镜观察，依据魏景超的《真菌鉴定手册》，对内生真菌 2T12J01A 的形态描述及初步鉴定，结果如表 11‐6‐3 和图 11‐6‐3。

表 11‐6‐3　内生真菌 2T12J01A 形态及初步分类鉴定

菌株编号	形　态	鉴定结果
2T12J01A	菌落初始乳白色，后变为浅粉色，边缘不整齐；气生菌丝不发达，短绒毛状，分枝，有隔。分生孢子表面光滑，长椭圆形，弯曲，排列不规则，不成链	镰刀菌属 *Fusarium*

2. 基因组 DNA 提取　内生真菌基因组 DNA 的凝胶电泳结果显示 DNA 主带清晰，降解少，即用植物基因组试剂盒提取的 DNA 纯度较高。选用植物基因组提取试剂盒进行样品总 DNA 的提取比较可取。DNA 电泳结果见图 11‐6‐4。

3. PCR 扩增结果　5.8SrDNA 及 18SrDNA 的 PCR 电泳图见图 11‐6‐5 及图 11‐6‐6。

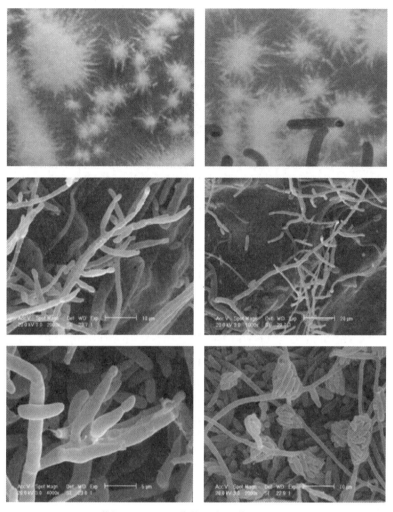

图 11-6-3 菌株 2T12J01A 菌落形态及菌丝和(或)孢子显微观察

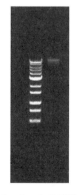

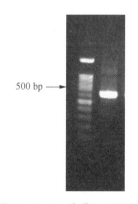

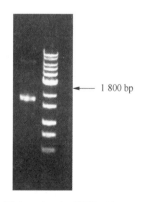

图 11-6-4 内生真菌基因组 DNA 电泳图

图 11-6-5 真菌 5.8SrDNA PCR 结果电泳图

图 11-6-6 真菌 18SrDNA PCR 结果电泳图

500 bp →

← 1 800 bp

从图 11-6-5 和图 11-6-6 可以看出,真菌基因组扩增出来的条带,特异性良好,无杂带,所扩增出的目的基因条带大小与文献报道中的一致。

4. 5.8SrDNA 及 18SrDNA 基因序列分析

(1) 5.8SrDNA 序列分析

```
  1 GGGATCATTA  CCGAGTTTAC  AACTCCCAAA  CCCCTGTGAA  CATACCACTT
 51 GTTGCCTCGG  CGGATCAGCC  CGCTCCCGGT  AAAACGGGAC  GGCCCGCCAG
101 AGGACCCCTA  AACTCTGTTT  CTATATGTAA  CTTCTGAGTA  AAACCATAAA
151 TAAATCAAAA  CTTTCAACAA  CGGATCTCTT  GGTTCTGGCA  TCGATGAAGA
201 ACGCAGCAAA  ATGCGATAAG  TAATGTGAAT  TGCAGAATTC  AGTGAATCAT
251 CGAATCTTTG  AACGCACATT  GCGCCCGCCA  GTATTCTGGC  GGGCATGCCT
301 GTTCGAGCGT  CATTTCAACC  CTCAAGCACA  GCTTGGTGTT  GGGACTCGCG
351 TTAATTCGCG  TTCCCCAAAT  TGATTGGCGG  TCACGTCGAG  CTTCCATAGC
401 GTAGTAGTAA  AACCCTCGTT  ACTGGTAATC  GTCGCGGCCA  CGCCGTTAAA
451 CCCCAACTTC  TGAATGTTGA  CCTCGGATCA  GGTAGGAATA  CCCGCTGAAC
501 TTAAGCATAT  CAATAAGCGG  AG
```

5.8SrDNA 基因序列已经提交到 GenBank 数据库,登录号为 KC429789.1。

登录 NCBI(National Center for Biotechnology Information)的 BLAST 页面,用 nucleotide-nucleotide BLAST(blastn),将 5.8SrDNA 序列进行 BLAST 分析,得到相似度≥99% 的 99 个菌种及序列,主要涉及 *Fusarium oxysporum* 及 *Hypocreales* sp.。根据相似度较高的原则选择来自两个属的菌种及序列,用 Clustalalx 比对、排序后,以邻接法(NJ)构建系统发育树见图 11-6-7,每一分支的 bootstrap 支持率的计算设定为 100 次重复取样的计算结果。

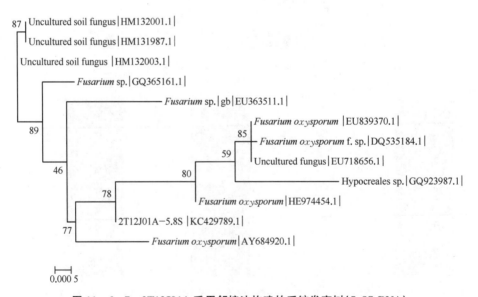

图 11-6-7 2T12J01A 采用邻接法构建的系统发育树(5.8SrDNA)

（2）18SrDNA 序列分析

```
   1 GGGTTAGCTT TTCTTCTCTA ATGACCGAGT TTGGAGAGCT TTCCGGCCCT
  51 GAGTGGTAGT TGCCCACCTC TCTGGGCCAG TCCGGACGCC TCACTGAGCC
 101 ATTCAATCGG TAGTAGCGAC GGGCGGTGTG TACAAAGGGC AGGGACGTAA
 151 TCAACGCAAG CTGATGACTT GCGCTTACTA GGGATTCCTC GTTGAAGAGC
 201 AATAATTGCA ATGCTCTATC CCCAGCACGA CGGAGTTTAA CAAGATTACC
 251 CGGACCTTTC GGACAAGGAA GTACTCGCTG GCTCCGTCAG TGTAGCGCGC
 301 GTGCGGCCCA GAACATCTAA GGGCATCACA GACCTGTTAT TGCCTCAAAC
 351 TTCCATCGGC TTGAGCCGAT AGTCCCTCTA AGAAGCCAGC GTACTGCCAA
 401 AGCAATACGG GCTATTTAGC AGGTTAAGGT CTCGTTCGTT ATCGCAATTA
 451 AGCAGACAAA TCACTCCACC AACTAAGAAC GGCCATGCAC CACCACCCAC
 501 AAAATCAAGA AAGAGCTCTC AATCTGTCAA TCCTCATTGT GTCTGGACCT
 551 GGTGAGTTTC CCGTGTTGA GTCAAATTAA GCCGCAGGCT CCACCCCTGG
 601 TGGTGCCCTT CCGTCAATTT CTTTAAGTTT CAGCCTTGCG ACCATACTCC
 651 CCCTGGAGCC CAAGCACTTT GATTTCTCGT AAGGTGCCGA ACGGGTCAAA
 701 AAATAACACC GTCCGATCCC TAGTCGGCAT AGTTTATGGT TAAGACTACG
 751 ACGGTATCTG ATCGTCTTCG ATCCCCTAAC TTTCGTTCCT GATTAATGAA
 801 AACATCCTTG GCAAATGCTT TCGCAGTAGT TAGTCTTCAA TAAATCCAAG
 851 AATTTCACCT CTGACAATTG AATACTGATG CCCCCGACTG TCCCTATTAA
 901 TCATTACGGC GGTCCTAGAA ACCAACAAAA TAGAACCACA CGTCCTATTC
 951 TATTATTCCA TGCTAATGTA TTCGAGCATA GGCCTGCCTG GAGCACTCTA
1001 ATTTTTTCAC AGTAAAAGTC CTGTTTCCCC GCCACACCCA GTGAAGGGCA
1051 TGGGGTTCCA CAGAGGGAAA GGCCCGGCCG GACCAGTACA CGCGGTGAGG
1101 CGGACCGGCC AGCCAGGCCC AAGGTTCAAC TACGAGCTTT TTAACCACAA
1151 CAACTTTAAT ATACGCTATT GGAGCTGGAA TTACCGCGGC TGCTGGCACC
1201 AGACTTGCCC TCCAATTGTT CCTCGTTAAG GGATTTAAAT TGTACTCATT
1251 CCAATTACAA GACCCAAAAG AGCCCTGTAT CAGTATTTAT TGTCACTACC
1301 TCCCCGTGTC GGGATTGGGT AATTTGCGCG CCTGCTGCCT TCCTTGGATG
1351 TAGTAGCCGT TTCTCAGGCT CCTTCTCCGG GGTCGAGCCC TAACCCTCCG
1401 TTACCCGTTG CAACCATGTT TGGCCAATAC CCAAACATCG AAAGTTGATA
1451 GGGAAGAAAT TTGAATGAAC CATCGCCGGC ACAAGGCCAT GCGATTCGAG
1501 GAGTTATCAT GAATCACCAG TGAGCCCCGA AGGGCATTGG TTTTTAATCT
1551 AATAAATACA TCCCTTCCGA AGTCGGGATT TTTAGCATGT ATTAGCTCTA
1601 GAATTACCAC GGTTATCCAA
```

18SrDNA 基因序列已经提交到 GenBank 数据库，登录号为 KC493355.1。

登录 NCBI（National Center for Biotechnology Information）的 BLAST 页面，用 nucleotide-nucleotide BLAST（blastn），将 18SrDNA 序列进行 BLAST 分析，得到相似度≥ 99% 的 99 个菌种及序列，根据相似度较高的原则选择来自不同种属的菌种及序列，用

Clustalalx 比对、排序后，以邻接法（NJ）构建系统发育树见图 11‐6‐8，每一分支的 bootstrap 支持率的计算设定为 100 次重复取样的计算结果。

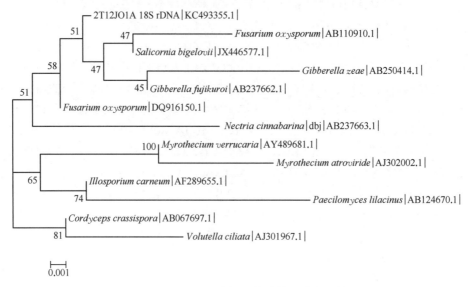

图 11‐6‐8 2T12J01A 采用邻接法构建的系统发育树（18SrDNA）

5. 2T12J01A 的分子鉴定结果　根据内生真菌 2T12J01A 的 5.8SrDNA 序列及 18SrDNA 序列的系统进化树分析，利用进化遗传距离分析，在分子水平上将 2T12J01A 鉴定为镰刀菌属（Fusarium）的一个种。同时结合光镜和电镜的经典形态观察结果，2T12J01A 被确立为 *Fusarium* 属的一个种。

第七节 结论与展望

本研究通过对真菌体系、丹参毛状根体系及长春花细胞的转化筛选表明：相对于其他转化体系而言，内生真菌体系更易于对穿心莲二萜内酯类化合物进行转化。这一方面是由于内生真菌广泛存在于各类植物中，并在长期的进化过程中与宿主植物形成紧密的互利共生关系，相对于植物组织（丹参毛状根）和植物悬浮细胞（长春花细胞）而言，对宿主植物的次生代谢参与程度较高，对活性成分的转化和积累的影响更大。另一方面在于内生真菌的独特生境（存在于宿主植物体内）使其相对于其他微生物在生物转化领域更具目的性和选择性，而对于毛状根和细胞系转化系统，由于长春花及丹参均为穿心莲的远缘植物，两种转化体系中的酶（系）不适于穿心莲二萜内酯的转化。

本研究从 40 多种内生真菌筛选得到一株能够稳定转化新穿心莲内酯的内生真菌 2T12J01A。为了使底物尽可能的充分转化，我们对转化条件进行了优化，以底物终浓度为 0.1 mg/ml、150 r/min、转化 5 日为最优的转化条件为进行放大培养，并对转化产物进行制备、分离及结构鉴定，得到 4 个转化产物，分别为 isoneoandrographolide、8α，

17β-epoxy-3,14-dideoxyandrographolide、andrograpanin 和 14-deoxyandrographolide,其中 isoneoandrographolide 为新化合物。

对转化产物生物活性的构效关系研究表明：新穿心莲内酯上的糖基会抑制其抗肿瘤活性,新穿心莲内酯上糖基的消除可以显著增强抗肿瘤活性,而糖构型的改变对其抗肿瘤活性几乎没有影响；糖构型的改变及糖苷键的水解均可降低其 NO 抑制活性。

此外,我们对目标菌株的相关生物学特性进行了研究。我们通过 18SrDNA 及 5.8SrDNA 的序列测定,并构建系统发育树利用遗传进化距离分析,同时结合经典形态观察结果,2T12J01A 被确立为 *Fusarium* 属的一个种。

新穿心莲内酯能够被 *Fusarium* 属内生真菌 2T12J01A 成功转化,发生水解、羟化、糖基化及环氧化反应,得到相应的转化产物,尤其糖异构化产物 isoneoandrographolide 的获得具有一定的意义。这启示我们：可以优先选择 *Fusarium* 属真菌对新穿心莲内酯(或穿心莲二萜内酯类化合物)进行转化筛选,以提高转化成功率；或根据研究目的的不同,从目标菌株中提取相关酶基因,并综合运用酶基因的克隆、菌种改良,不断提高微生物转化效果。

生物转化催化的多样性可大大丰富穿心莲二萜内酯类的化学结构,但目前大部分穿心莲二萜内酯类的生物转化研究仍停留在实验室的新反应发现和筛选研究的初级阶段。内生真菌的独特生境使其相对于其他微生物在生物转化领域更具目的性和选择性,因此内生真菌越来越成为微生物转化的重要筛选模型。将来的研究要在寻找新的转化模型筛选的同时,重视对重要的反应进行深入研究,比如加深对反应机制、酶的底物选择性、立体选择性等性质的规律性研究,建设完备的转化酶与底物的数据库,进而运用酶的定向进化技术获得高效的生物催化剂,并综合运用酶的基因的克隆、菌种改良、并结合发酵工程、固定化技术、基因重组技术,不断提高微生物转化效果,缩短这些转化体系与真正的工业化生产应用之间的距离。随着转化体系研究的累积和深入,生物转化工业也必然迎来新的突破。

参考文献

[1] HANDA S, SHARMA A. Hepatoprotective activity of andrographolide from Andrographis paniculata against carbontetrachloride [J]. Indian J Med Res., 1990, 92(7):276.

[2] PURI A, SAXENA R, SAXENA R, et al. Immunostimulant agents from Andrographis paniculata [J]. Journal of Natural Products, 1993, 56(7):995-999.

[3] 杨静.穿心莲内酯的研究进展[J].中草药,2009,7(7):1168-1170.

[4] 四川省中药研究所药化室穿心莲研究组.脱水穿心莲内酯琥珀酸半酯单钾盐及其注射液的研究[J].中草药通讯,1978(8):1.

[5] Chang R S, Ding L, Chen G Q, et al. Dehydroandrographolide succinic acid monoester as an inhibitor against the human immunodeficiency virus [J]. Proceedings of the Society for Experimental Biology and Medicine, 1991, 197(1):59.

[6] BASAK A, COOPER S, ROBERGE AG, et al. Inhibition of proprotein convertases-1, -7 and furin by diterpines of Andrographis paniculata and their succinoyl esters. Biochemical Journal 1999, 338(1):107.

[7] KUMAR R A, SRIDEVI K, KUMAR N V, et al. Anticancer and immunostimulatory compounds from Andrographis paniculata [J]. Journal of Ethnopharmacology, 2004, 92(2-3):291.

[8] NANDURI S, NYAVANANDI V K, THUNUGUNTLA S S R, et al. Novel Routes for the Generation of Structurally Diverse Labdane Diterpenes from Andrographolide [J]. Tetrahedron Letters 2004, 45(25):4883 - 4886.

[9] 孟正木.穿心莲内酯亚硫酸氢钠加成物的结构研究.药学学报,1981,16(8):571 - 574.

[10] NANDURI S, NYAVANANDI V K, THUNUGUNTLA S S R, et al. Synthesis and structure-activity relationships of andrographolide analogues as novel cytotoxic agents [J]. Bioorganic & Medicinal Chemistry Letters 2004, 14(18):4711 - 4717.

[11] LOUGHLIN WA. Biotransformations in organic synthesis [J]. Bioresource Technol, 2000, 74(1): 49 - 62.

[12] ROZZELL JD. Commercial scale biocatalysis:myths and realities [J]. Bioorgan Med Chem, 1999, 7(10):2253 - 2261.

[13] HE X, ZENG X, HU H, et al. Cytotoxic biotransformed products from andrographolide by Rhizopus stolonifer ATCC 12939 [J]. J Mol Catal B-Enzym, 2010, 62(3 - 4):242 - 247.

[14] HE X, WANG Y, HU H, et al. Novel bioconversion products of andrographolide by Aspergillus ochraceus and their cytotoxic activities against human tumor cell lines [J]. J Mol Catal B-Enzym, 2011, 68(1):89 - 93.

[15] 李合平,许东升,徐海伟,等.微生物转化法制备脱水穿心莲内酯[J].中国药科大学学报,2008,39(5): 479 - 480.

[16] CHEN LX, QIU F, QU GX, et al. Microbial transformation of neoandrographolide by Aspergillus niger (AS 3. 739) [J]. J Asian Nat Prod Res, 2007, 9(5):463 - 469.

[17] WANG Y, CHEN L, ZHAO F, et al. Microbial transformation of neoandrographolide by Mucor spinosus(AS 3. 2450) [J]. J Mol Catal B-Enzym, 2011, 68(1):83 - 88.

[18] LOUGHLIN WA. Biotransformations in organic synthesis [J]. Bioresource Technology, 2000, 74(1):49 - 62.

[19] ROZZELL JD. Commercial scale biocatalysis. myths and realities. Bioorganic & medicinal chemistry, 1999, 7(10):2253 - 2261.

[20] 马骁驰,果德安.中药活性成分生物转化的研究思路与方法[J],中国天然药物,2007(3):162 - 168.

[21] 马骁驰,邓卅,王长远,等. 桔梗悬浮细胞对莪二酮的生物转化研究[J].现代生物医学进展,2010,10(18):3537 - 3540.

[22] 戴均贵,鲁丹丹,崔亚君,等.桔梗悬浮培养对细胞天麻素的生物转化[J].药学学报,2001,36(12): 942 - 943.

[23] 叶敏,戴均贵,果德安.桔梗细胞悬浮培养体系对斑蝥素的生物转化研究[J].中草药杂志.2003,34(10): 869 - 871.

[24] 刘颖,程克棣,朱平,等.长春花悬浮细胞培养体系对脱氢表雄酮的生物转化[J].植物学报,2004,46(8):935 - 939.

[25] 戴均贵,巩卓,朱丹萌,等.长春花悬浮培养细胞对天麻素的生物转化[J].植物生态学报(英文版), 2002,44(3):377 - 379.

[26] 韩健,戴均贵,崔亚君,等.长春花及银杏植物细胞悬浮培养对青蒿素的生物转化研究[J].中草药杂志, 2003,34(2):166 - 168.

[27] 崔亚君,刘晓峰,韩健,等.掌叶大黄悬浮培养细胞和根培养体系对鬼臼毒素的生物转化研究[J].中国中药杂志,2008,33(9):989 - 992.

[28] 杨林,戴均贵.商陆培养细胞对6β - santonin 的生物转化[J].药学学报,2005,40(9):834 - 837.

[29] 唐煜,朱建华,于荣敏.黄花蒿悬浮培养细胞对二氢青蒿酸的生物转化研究[J].中草药,2010,41(8)：1358-1361.

[30] 严春艳,于荣敏,吕华冲,等.烟草悬浮培养细胞对呋喃囊吾酮的生物转化研究[J].中草药杂志,2008,39(6)：913-916.

[31] 邓文娟,周良彬,于荣敏.转基因何首乌毛状根生物转化瑞香素的研究[J].中国中药杂志,2011,36(3)：351-355.

[32] 梁艳,邓文娟,周良彬,等.转基因何首乌毛状根生物转化4-甲基-7-烯丙基氧香豆素的研究[J].中药材,2011,34(6)：901-904.

[33] 严春艳,马伟丽,颜雯雯,等.何首乌毛状根对倍半萜类化合物Furannoligularenone的生物转化研究[J].中药材,2008(5)：633-635.

[34] 董权锋,贾郡璋,朱建华,等.转基因何首乌毛状根生物转化麝香草酚[J].中药材,2009(10)：1495-1499.

[35] 朱建华,于荣敏.转基因何首乌毛状根生物转化青蒿酸的研究[J].中草药,2012(6)：1065-1067.

[36] 严春艳,张章,于荣敏,等.何首乌毛状根生物转化对苯二酚生产熊果苷的研究[J].中国中药杂志,2007(3)：192-192.

[37] 于荣敏,任胜芳,张章,等.转基因何首乌毛状根生物转化熊果苷的初步研究[J].中药材,2006(5)：427-429.

[38] 周立刚,阮德春,贺震旦,等.青蒿素在露水草毛状根中的生物转化[J].云南植物研究,1998(2).

[39] 李莉欣,苏艳芳,刘晓峰,等.大黄毛状根对青蒿素的生物转化研究[J].中国药学,2002(4)：104-107.

[40] 刘颖,程克棣,朱平,等.唐古特山莨菪毛状根对去氢表雄酮的生物转化[J].药学学报,2004(6)：445-448.

[41] 李祖义,魏志亮.组合生物催化[J].工业微生物,2003,33(001)：37-42.

[42] HE X, ZENG X, HU H, et al. Cytotoxic biotransformed products from andrographolide by Rhizopus stolonifer ATCC 12939 [J]. Journal of Molecular Catalysis B：Enzymatic, 2010, 62(3)：242-247.

[43] HE X, WANG Y, HU H, et al. Novel bioconversion products of andrographolide by Aspergillus ochraceus and their cytotoxic activities against human tumor cell lines [J]. Journal of Molecular Catalysis B：Enzymatic, 2011, 68(1)：89-93.

[44] 李合平,许东升,徐海伟,等.微生物转化法制备脱水穿心莲内酯[J].中国药科大学学报,2008,39(5)：479-480.

[45] 马晶.甘草次酸等中药活性成分的微生物转化研究[D].北京：北京化工大学,2008.

[46] 刘红梅,卓丽环,刘群录,等.利用正交设计优化百子莲农杆菌转化条件的初探[J].上海交通大学学报(农业科学版),2011,29(1)：62-67.

[47] 陈晨,曹致中,贺顺姬,等.农杆菌介导的紫花苜蓿遗传转化体系的建立与优化[J].甘肃农业大学学报,2004,39(5)：516-519.

[48] AL-AMIN M D, ISLAM M M, SIDDIQI M M A, et al. Neoandrographolide Isolated from Leaves of Adhatoda vasica Nees [J]. Dhaka University Journal of Science, 2012, 60(1)：1-3.

[49] CHEN L X, ZHUANG Y L, SHEN L, et al. Microbial transformation of 14-deoxy-11, 12-didehydroandrographolide and 14-deoxyandrographolide and inhibitory effects on nitric oxide production of the transformation products [J]. Journal of Molecular Catalysis B Enzymatic, 2011, 72(3)：248-255.

[50] CANGIANO T, DELLAGRECA M, FIORENTINO A, et al. Lactone diterpenes from the aquatic

plant Potamogeton natans [J]. Phytochemistry, 2001, 56(5): 469 - 473.

[51] HAN B H, YANG H O, KANG Y H, et al. In Vitro Platelet-Activating Factor Receptor Binding Inhibitory Activity of Pinusolide Derivatives: A Structure - Activity Study [J]. Journal of Medicinal Chemistry, 1998, 41(14): 2626 - 2630.

[52] CHEN L X, QIU F, QU G X, et al. Microbial transformation of neoandrographolide by Aspergillus niger (AS 3.739) [J]. Journal of Asian natural products research, 2007, 9(5): 463 - 469.

[53] WANG Y, CHEN L, ZHAO F, et al. Microbial transformation of neoandrographolide by Mucor spinosus (AS 3.2450) [J]. Journal of Molecular Catalysis B: Enzymatic, 2011, 68(1): 83 - 88.

[54] HE X, ZENG X, HU H, et al. Cytotoxic biotransformed products from andrographolide by Rhizopus stolonifer ATCC 12939 [J]. Journal of Molecular Catalysis B: Enzymatic, 2010, 62(3): 242 - 247.

[55] XIN X, SU D, WANG X, et al. Microbial transformation of dehydroandrographolide by Cunninghamella echinulata [J]. Journal of Molecular Catalysis B: Enzymatic, 2009, 59(1): 201 - 205.

[56] HE X, WANG Y, HU H, et al. Novel bioconversion products of andrographolide by Aspergillus ochraceus and their cytotoxic activities against human tumor cell lines [J]. Journal of Molecular Catalysis B: Enzymatic, 2011, 68(1): 89 - 93.

[57] XIN X L, MA X C, ZHANG B J, et al. Microbial transformation of dehydroandrographolide by Cunninghamella elegans [J]. Journal of Asian natural products research, 2009, 11(2): 187 - 191.

[58] WANG Y, CHEN L, ZHAO F, et al. Microbial transformation of neoandrographolide by Mucor spinosus(AS 3.2450) [J]. Journal of Molecular Catalysis B: Enzymatic, 2011, 68(1): 83 - 88.

[59] CHEN L X, ZHUANG Y L, SHEN L, et al. Microbial transformation of 14 - deoxy - 11, 12 - didehydroandrographolide and 14 - deoxyandrographolide and inhibitory effects on nitric oxide production of the transformation products [J]. Journal of Molecular Catalysis B: Enzymatic, 2011, 72(3): 248 - 255.

[60] DENG S, ZHANG B J, WANG C Y, et al. Microbial transformation of deoxyandrographolide and their inhibitory activity on LPS-induced NO production in RAW 264.7 macrophages [J]. Bioorganic & medicinal chemistry letters, 2012, 22(4): 1615 - 1618.

[61] 刘硕谦,田娜,李娟,等.青蒿素组合生物合成的研究进展[J].中草药,2007,38(9):1425 - 1431.

[62] MCDANIEL R, WELCH M, HUTCHINSON C R. Genetic approaches to polyketide antibiotics. 1 [J]. Chemical reviews, 2005, 105(2): 543.

附录　彩图

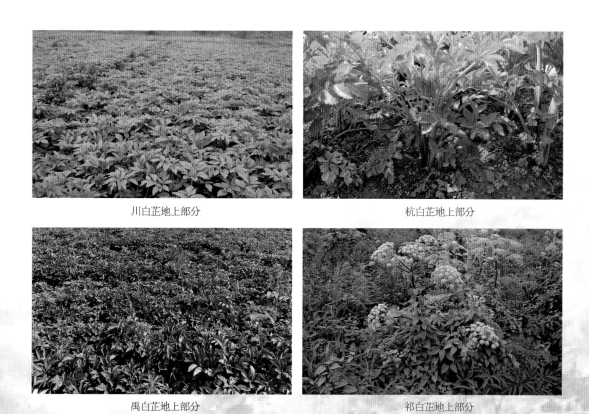

川白芷地上部分　　　　　　　　杭白芷地上部分

禹白芷地上部分　　　　　　　　祁白芷地上部分

彩图1　栽培川白芷、杭白芷、禹白芷和祁白芷地上部分

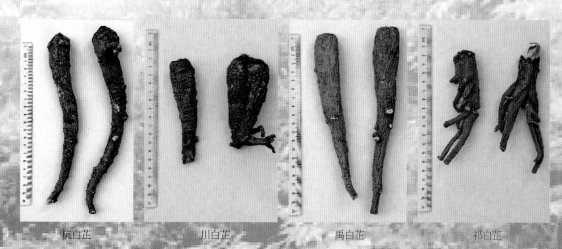

杭白芷　　　　　川白芷　　　　　禹白芷　　　　　祁白芷

彩图2　栽培杭白芷、川白芷、禹白芷和祁白芷药用部位

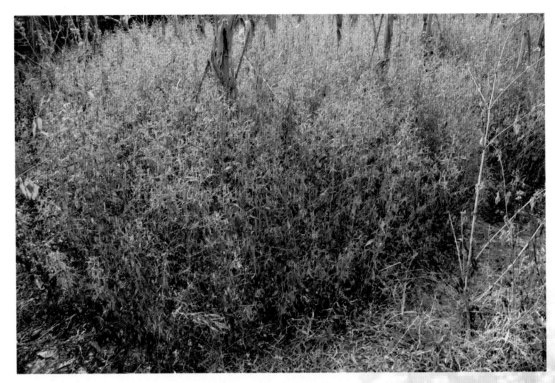

彩图3　广西贵港穿心莲生境

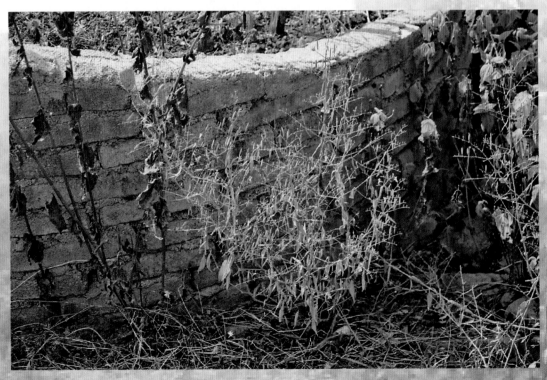

彩图4　海南洋浦穿心莲生境

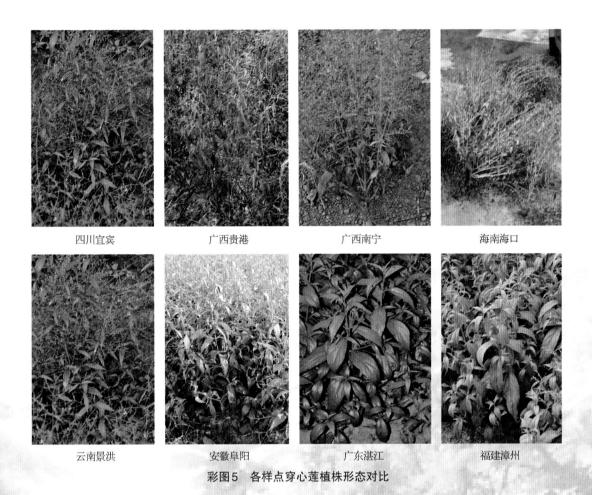

彩图5　各样点穿心莲植株形态对比

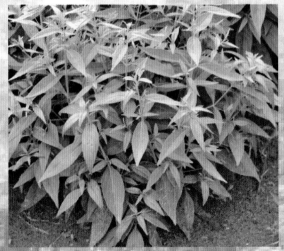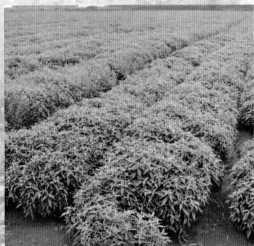

彩图6　广东遂溪穿心莲

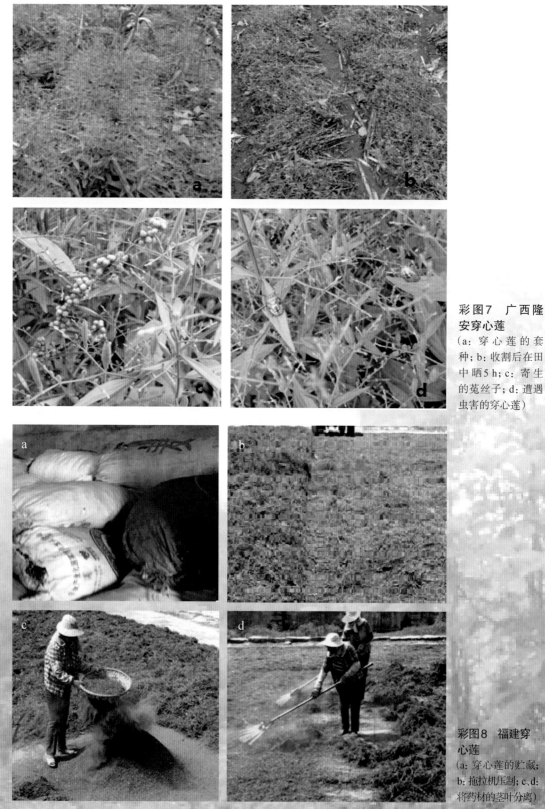

彩图7 广西隆安穿心莲
（a：穿心莲的套种；b：收割后在田中晒5 h；c：寄生的菟丝子；d：遭遇虫害的穿心莲）

彩图8 福建穿心莲
（a：穿心莲的贮藏；b：拖拉机压制；c、d：将药材的茎叶分离）

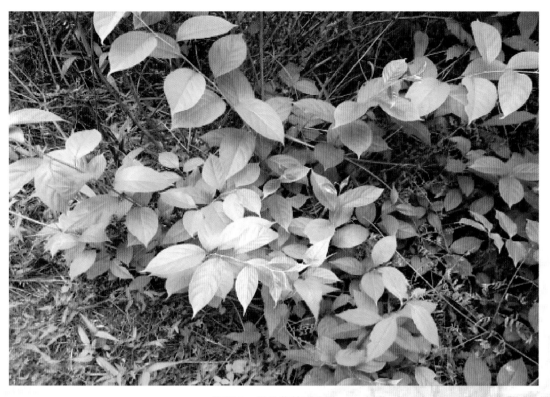

彩图9　雷公藤基原植物

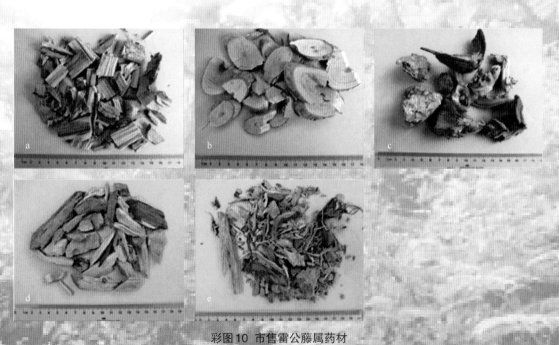

彩图10　市售雷公藤属药材

（a：云南菊花园药材市场；b：广西清平药材市场；c：四川荷花池药材市场；d：安徽亳州药材市场；e：河北安国药材市场）

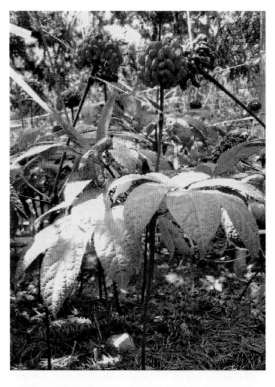

彩图11　三七基原植物

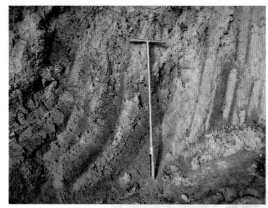

彩图12　某三七园的土层厚度

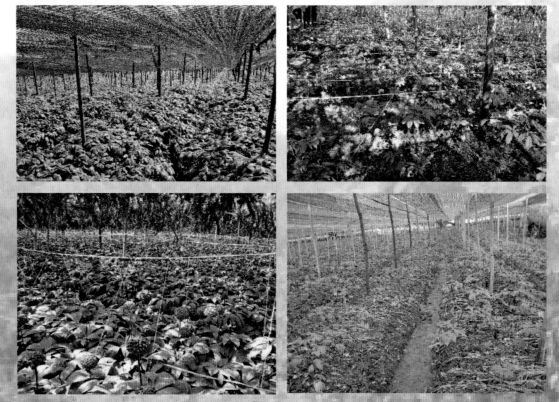

彩图13　三年期三七长势差别

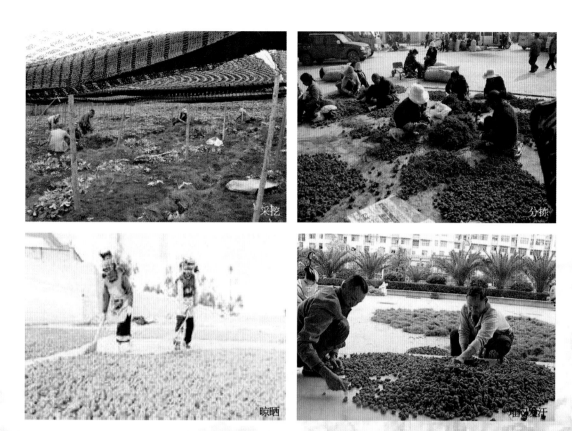

彩图14　三七的采收加工

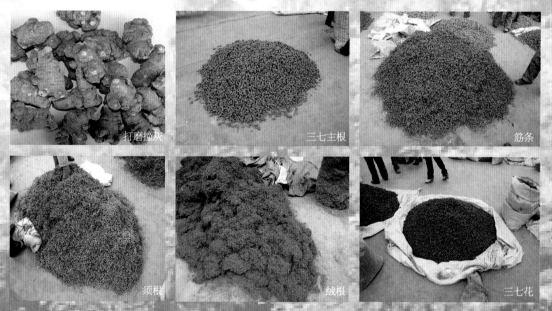

彩图15　文山三七市场上交易的三七、筋条、须根、绒根和三七花

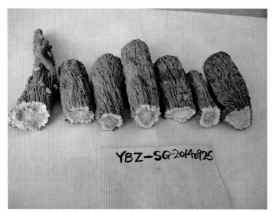
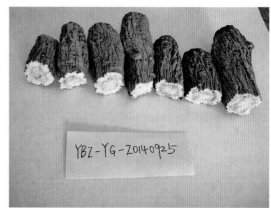

晒干　　　　　　　　　　　　　　　　　阴干

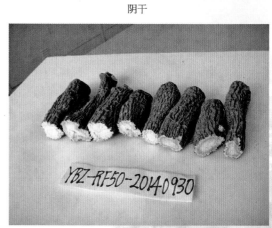

热风45℃　　　　　　　　　　　　　　　热风50℃

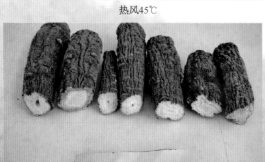
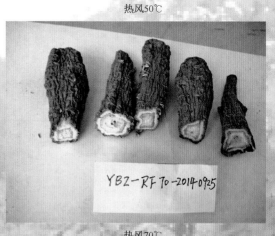

热风60℃　　　　　　　　　　　　　　　热风70℃

彩图16　不同干燥方法及鲜品白芷外观实物（一）

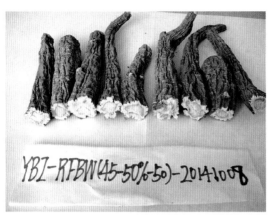

热风变温干燥(45℃—50%—50℃)

热风变温干燥(45℃—50%—60℃)

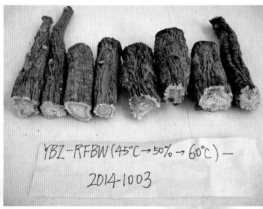

热风变温干燥(45℃—50%—70℃)

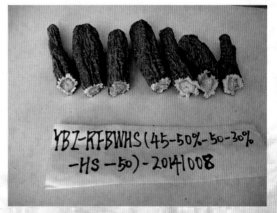

热风变温缓苏干燥(45℃—50%—50℃—30%—HS8h—50℃)

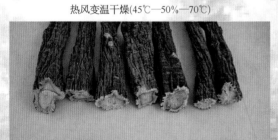

热风变温缓苏干燥(45℃—50%—60℃—30%—HS8h—60℃)

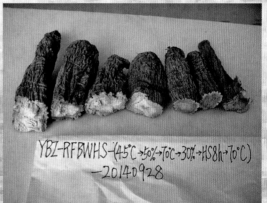

热风变温缓苏干燥(45℃—50%—70℃—30%—HS8h—70℃)

彩图17 不同干燥方法及鲜品白芷外观实物（二）

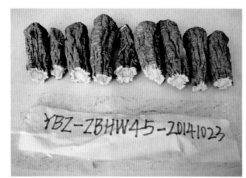

中波红外45℃

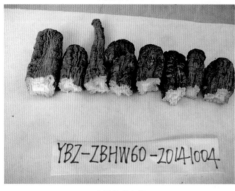

中波红外60℃

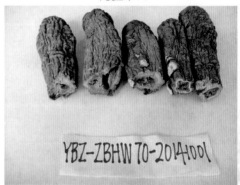

中波红外70℃

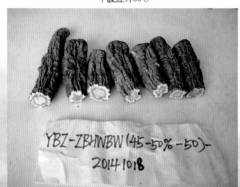

中波红外变温干燥(45℃—50%—50℃)

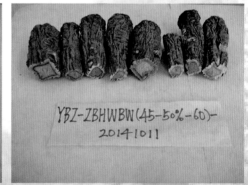

中波红外变温干燥(45℃—50%—60℃)

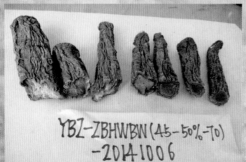

中波红外变温干燥(45℃—50%—70℃)

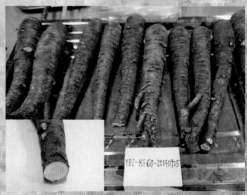

禹白芷鲜品

680　　　　　彩图18　不同干燥方法及鲜品白芷外观实物（三）

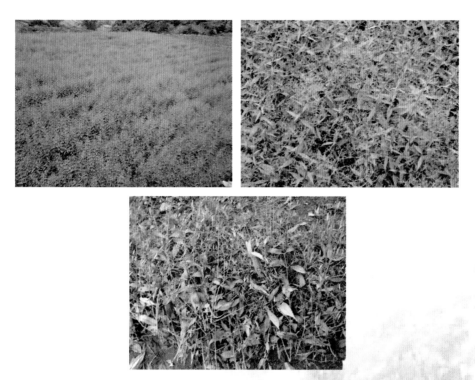

彩图19 广西隆安采集的穿心莲新鲜样品

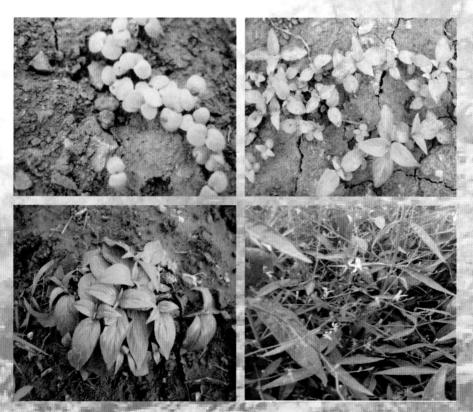

彩图20 药苑种植的穿心莲

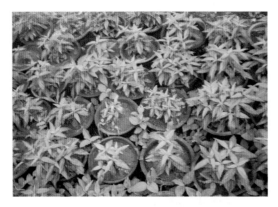

彩图21 花房育苗种植的穿心莲

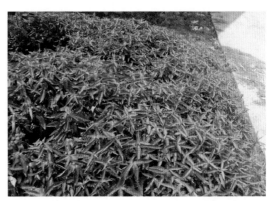

彩图22 江苏淮安种植的穿心莲

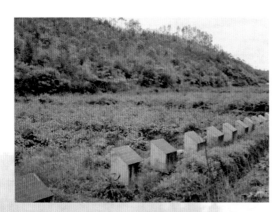

彩图23 福建雷公藤原种圃

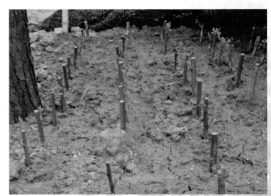

彩图24 雷公藤育苗圃

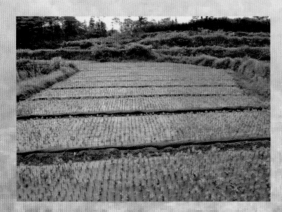

彩图25 雷公藤育苗地膜覆盖

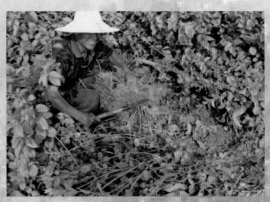

彩图26 雷公藤采收

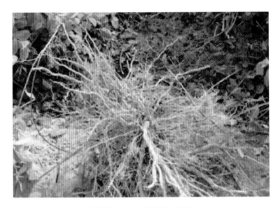

彩图27 雷公藤鲜根

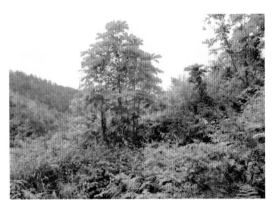

彩图28 雷公藤混交林

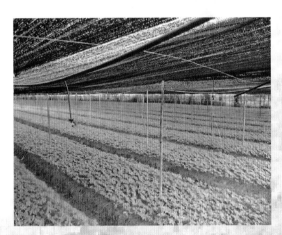

一年生种苗

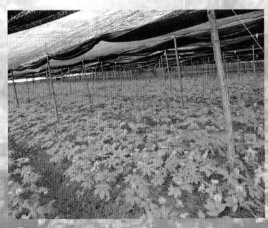

二年生三七

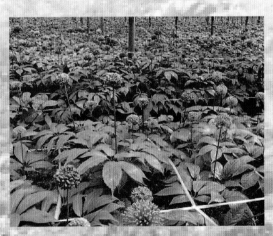

三年生三七

彩图29 三七"一二"制栽培制度

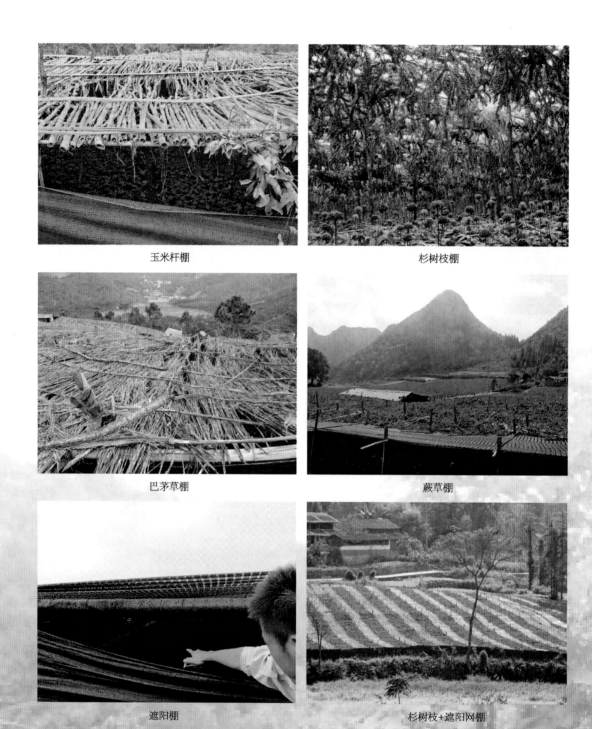

玉米杆棚　　　　　　　　　　　　　　杉树枝棚

巴茅草棚　　　　　　　　　　　　　　蕨草棚

遮阳棚　　　　　　　　　　　　　　杉树枝+遮阳网棚

彩图30　三七不同建棚方式

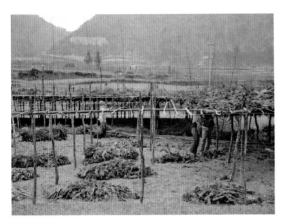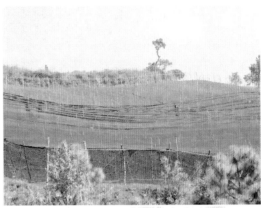

彩图31　三七田间建棚过程

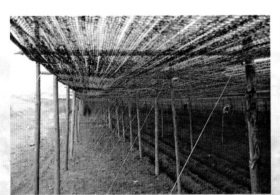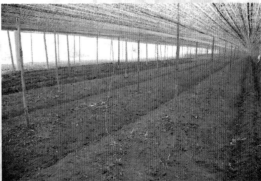

彩图32　三七种植地理畦

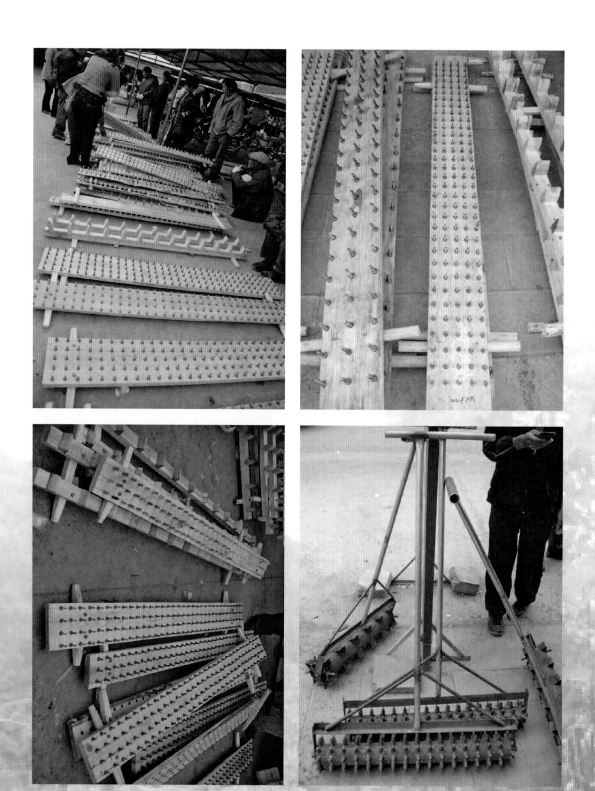

彩图33　三七种子压孔器

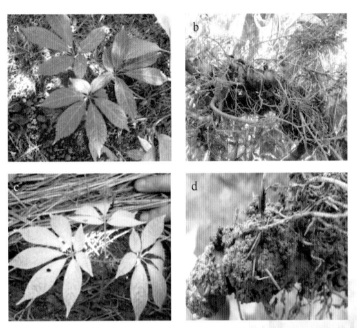

彩图34　三七健康与发病植株形态比较
（a：健康植株地上部；b：健康植株根系；c：发病植株地上部；d：发病植株根系）

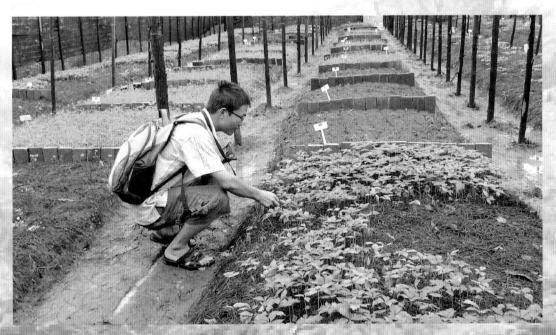

彩图35　大田菌根化育苗试验

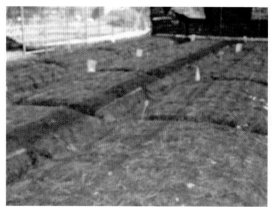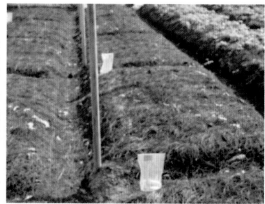

彩图36　菌根结合轮作田间修复试验

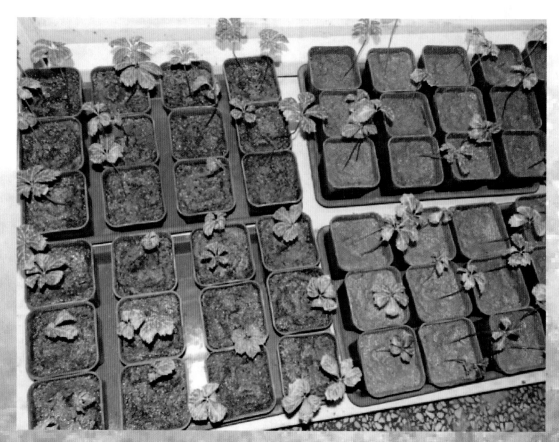

彩图37　菌根结合生物炭室内模拟修复试验

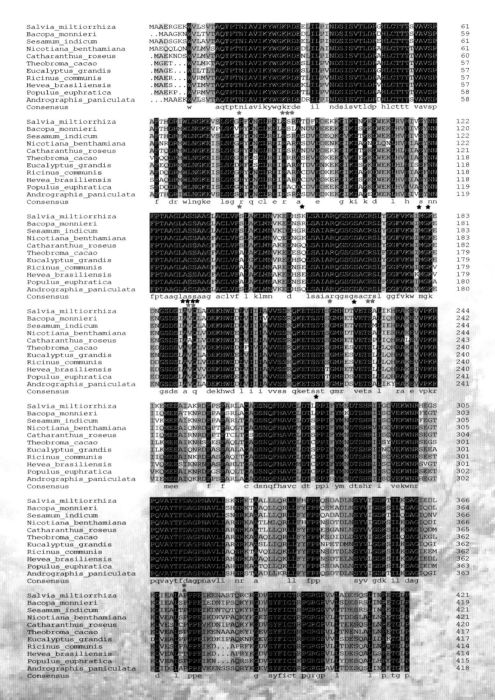

彩图38　穿心莲*MVD*基因编码氨基酸的序列比对

注：黑色星号★表示与ATP结合的氨基酸位点，红色星号★表示在物种中保守的氨基酸位点，蓝色三角符号▲表示决定酶蛋白活性的关键天冬氨酸位点。

GenBank登录号：丹参AEZ55675.1，假马齿苋AKF12286.1，芝麻XP_011084229.1，烟草BAR94036.1，长春花ADR65113.1，可可XP_007010314.1，巨桉XP_010032077.1，蓖麻XP_002521172.1，橡胶树BAF98285.1，胡杨XP_011024216.1

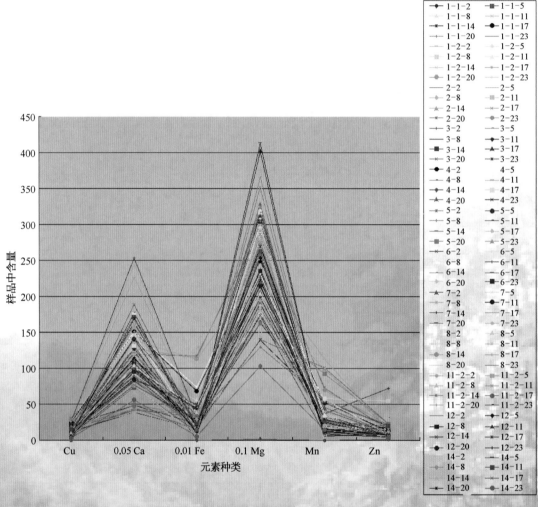

彩图39　三七中微量元素含量指纹图谱

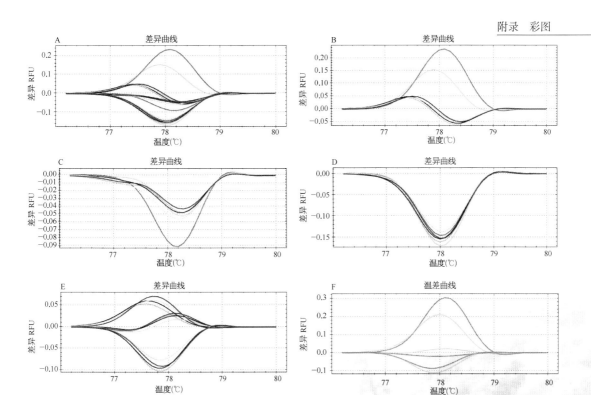

彩图40 不同退火温度下的HRM熔解曲线比较

（红、粉、蓝、橙、绿和浅绿分别为64.0℃、62.3℃、60.4℃、57.9℃、56.0℃和54.0℃下扩增三七、人参和西洋参的结果；B、C和D图分别为不同温度三七、人参和西洋参结果；E图为64.0℃、62.3℃、60.4℃和57.9℃扩增结果；F图为56.0℃和54.0℃下扩增结果）

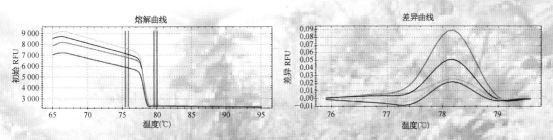

彩图41 不同引物用量的HRM熔解曲线比较

（红、粉、蓝、橙、绿和浅绿分别为引物用量在0.4 μl、0.6 μl、0.8 μl、1.0 μl和1.2 μl下的三七扩增结果）

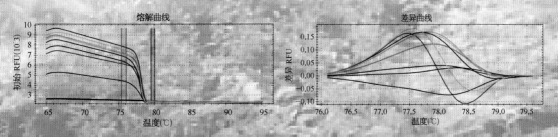

彩图42 不同模板浓度的HRM熔解曲线比较

［红、粉、蓝、橙、绿、浅绿和紫分别为2 μl、1 μl、1 μl（稀释10^2倍）、1 μl（稀释10^4倍）、1 μl（稀释10^6倍）、1 μl（稀释10^8倍）和1 μl（稀释10^{10}、10^{12}和10^{14}倍）下的三七扩增结果］

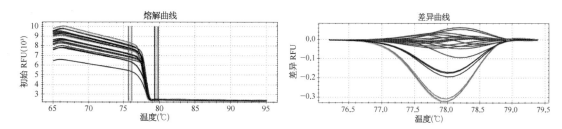

彩图43　样品平行实验

（红、蓝和绿色分别为三七、人参和西洋参）

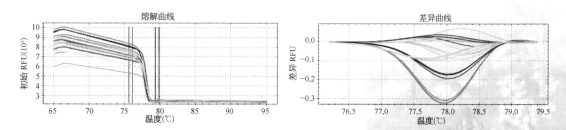

彩图44　三七不同比例掺入人参的熔解曲线

（红、蓝和绿色分别为纯三七、人参和西洋参，浅绿、橙、浅粉、紫和浅蓝色分别为三七中以1:1、10:1、20:1、50:1和100:1比例掺入人参）

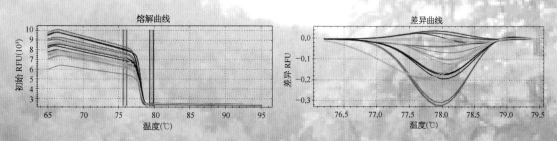

彩图45　三七不同比例掺入人参和西洋参的熔解曲线

（红、蓝和绿色分别为纯三七、人参和西洋参，浅绿、橙、浅粉、紫和浅蓝色分别为三七中以1:1:1、10:1:1、20:1:1、50:1:1和100:1:1比例掺入人参和西洋参）

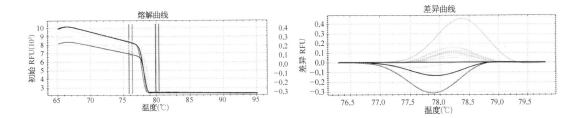

彩图46　三七粉的熔解曲线结果

（红、蓝、绿和浅粉色分别为纯三七、人参、西洋参和三七粉，其中橙色为三七粉F1）

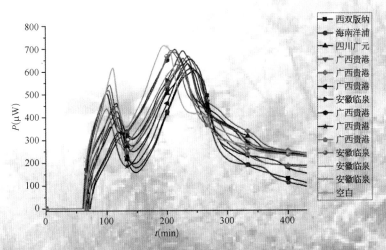

彩图47　不同产地穿心莲作用于痢疾杆菌的热谱曲线